미생물과 감염관리

2nd Edition

Microbiology for Surgical Technologists

CENGAGE

Microbiology for Surgical Technologists, 2nd Edition

Margaret H . Manning Rodriguezh

ISBN-13: 978-89-6069-677-8

Cengage Learning Korea Ltd.
14F YTN Newsquare 76 Sangamsan-ro
Mapo-gu Seoul 03926 Korea
Tel: (82) 2 330 7000
Fax: (82) 2 330 7001

Cengage Learning is a leading provider of customized learning solutions with office locations around the globe, including Singapore, the United Kingdom, Australia, Mexico, Brazil, and Japan. Locate your local office at: **www.cengage.com**

Cengage Learning products are represented in Canada by Nelson Education, Ltd.

To learn more about Cengage Learning Solutions, visit **www.cengageasia.com**

Printed in Korea
Print Number: 03 Print Year: 2022

2nd Edition

미생물과 감염관리

Microbiology for Surgical Technologists

Margaret H. Manning Rodriguez 저

김경미 김보환 김성란 김승주 김옥선 김은진 박남정 박진희 박희연
손희정 신명진 유소연 이지영 정선영 차경숙 최정실 최종림 편역

CENGAGE 학지사메디컬 HAKJISA MEDICAL

Andover • Melbourne • Mexico City • Stamford, CT • Toronto • Hong Kong • New Delhi • Seoul • Singapore • Tokyo

미생물과 감염관리 2판

Microbiology for Surgical Technologists 2nd Edition

2018년 1월 26일 1판 1쇄 발행
2022년 1월 30일 1판 3쇄 발행

지은이 | Margaret H. Manning Rodriguez
옮긴이 | 김경미 김보환 김성란 김승주 김옥선 김은진 박남정 박진희 박희연
손희정 신명진 유소연 이지영 정선영 차경숙 최정실 최종림

펴낸이 | 김진환
펴낸곳 | 학지사메디컬 HAKJISA MEDICAL
04031 서울특별시 마포구 양화로 15길 20 마인드월드빌딩
대표전화_ 02-330-5188 팩스_ 02-326-0338
등 록 | 2010년 2월 8일 제313-2010-36호
메 일 | hakjisamd@hakjisamd.co.kr
홈페이지 | http://www.hakjisamd.co.kr

ISBN 978-89-6069-677-8 93510

가 격 | 32,000원

역자 소개

대표 역자

김경미

편집위원

김경미, 김성란, 김승주, 김옥선, 박진희, 박희연, 유소연

역자

김경미 충북대학교 간호학과

김보환 가천대학교 간호대학

김성란 고려대학교 구로병원 감염관리실

김승주 한림성심대학교 간호학과

김옥선 KC대학교 간호학과

김은진 서울대학교병원 감염관리센터

박남정 부산대학교병원 감염관리실

박진희 우석대학교 간호학과

박희연 서울아산병원 감염관리실

손희정 이대목동병원 감염관리실

신명진 분당서울대학교병원 감염관리실

유소연 가톨릭대학교 성빈센트병원 감염관리실

이지영 제주관광대학교 간호학과

정선영 건양대학교 간호대학

차경숙 선문대학교 간호학과

최정실 가천대학교 간호대학

최종림 삼성서울병원 감염관리실

역자 서문

미생물은 인류의 역사와 함께 공존해 왔으며 병원성 미생물은 인간에게 각종 감염병을 일으키며 건강을 위협하고 있다. 최근 들어서는 신종 인플루엔자, 중증급성호흡기증후군(SARS), 중동호흡기증후군(MERS) 등의 신종·변종·재출현 미생물에 의한 감염병이 세계적으로 유행하여 국가 재난 사태를 초래하고 있다. 또한 현대의학의 발달로 항균제의 사용, 각종 침습적 기구의 사용, 항암화학요법, 장기이식 등으로 인한 면역저하환자가 증가하고 있고, 의료관련감염이 큰 문제로 대두되고 있어 미생물과 감염병, 감염관리에 대한 관심이 고조되고 있다.

간호사는 가장 가까이에서 환자를 돌보는 의료인으로서 감염병을 이해하고 감염환자의 치료가 잘 되도록 도울뿐만 아니라 감염의 전파를 막는 데 중요한 역할을 한다. 따라서 미생물과 감염관리에 대한 지식은 필수적이라 하겠다.

이 책은 간호학과와 보건계열에서 공부하는 학생들이 미생물과 감염관리에 대한 학습과 이해를 돕는 데 중점을 두어 출판되었다. 역자는 감염관리 실무경험이 있거나 미생물학을 강의하고 있는 간호대학 교수와 병원에서 활동하고 있는 감염관리전문간호사들로 구성되었으며, 크게 미생물학과 감염관리의 두 부분으로 구성하여 PART 1인 미생물학은『Microbiology for Surgical Technologists』2판을 간호학생과 보건계열 학생들에게 맞게 편역하였고, PART 2인 감염관리는 의료관련감염의 기본 개념 내용으로 구성하였다.

이 책의 특징은 다음과 같다.

첫 번째, 각 장의 첫머리에 **주요 용어**를 정리하여 학생들의 학습하는 데 이해를 돕고 있으며 **생각해보기**와 **임상에 적용해보기**를 제시하여 각 장의 학습을 시작하기 전 학습의 방향을 제시하였다.

두 번째, 각 장의 마지막 부분에는 **MICRO NOTES**를 통해 미생물과 감염관리에 관련된 역사적 사건, 에피소드를 다루어 학생들의 흥미를 유도하도록 하였다.

세 번째, 학생들이 배운 내용을 상기할 수 있도록 각 장의 마지막에는 **학습문제**를 수록하여 학습능력 향상을 도와주었다.

네 번째, 감염관리 파트는 현직 감염관리간호사들이 맡아 저술함으로써 감염관리의 최신지견을 반영하였으며, 관련 사진이나 삽화를 다양하게 삽입하여 학생들의 이해를 돕도록 하였다.

이 책은 미래의 간호사로서 간호학을 공부하는 학생은 물론 보건의료직종에 종사하는 근무자들에게도 미생물과 감염질환, 감염관리에 대한 지식을 갖추게 하는 데에 유용한 교재가 될 것이라 생각하며, 개선해야 할 부분은 다음 개정판에서 보충하도록 하겠다. 이 책이 나오기까지 수고를 아끼지 않으신 정담미디어 김진환 사장님과 임직원 여러분에게 감사드린다.

2018년 1월
역자 일동

저자 서문

수술 전문인을 위한 미생물학의 중요성

수술 전문인으로서 전염병 전파와의 전쟁에 대해 많은 관심을 기울이는 의료전문가는 거의 없다. 수술환경에서의 모든 과업, 기술, 절차 및 동태는 외과 환자가 중심이 되는 무균 필드를 형성, 보호 그리고 유지하기 위해 잠재적 위협 및 가장 작은 사항들을 향한 주의에 대하여 놀라울 만한 인식을 필요로 한다. 이와 동등하게 중요한 것은 수술 전문인과 그 팀원 모두가 수술실 및 우리가 살고 있는 바깥 세계에서 그들 자신을 감염성 및 병원성 미생물에의 노출로부터 보호하는 것이다. 미생물학과 보건관리 및 수술기법과의 미생물학의 연관성에 대한 기초 지식이 없다면, 상기 기념과 기법은 모두 강의실 혹은 실험실에서 가르치는 의미 없는 이론 및 실습에 불과할 것이다. 이 책에서 다루는 정보는 이론과 실습 간의 간극 및 요인과 결과에 대해 다리를 놓아줄 것이며, 무균 및 멸균기법에 대한 법칙의 개념과의 상관관계를 제공해줄 것이다.

2판에서 새롭게 추가된 내용

초판이 나온 직후 10년 동안, 과학계 및 언론의 관심은 타 생물종에서 인간에게로 전염되는 범국가적 바이러스성 전염병, 항균제 내성의 확대, 보건관리와 연관된 질병에 대한 국가 보험 규제, 면역과 공중보건의 영향에 관한 사회적 논쟁, 대량살상무기로서의 생물테러 매개 개발, 이전에 박멸된 질병들의 재유행, 미생물 종 돌연변이 식별 그리고 극적인 영향 및 사망률을 보이는 이전에 알려지지 않았던 질병들에 대해 집중되었다.

이 책의 2판에서는 학자들 및 과학자들이 천여 년에 걸쳐 관심을 보인 미생물의 세계와 인간간의 복잡한 관계와 더불어, 상기 주제들을 탐구한다. 하나 지구상 유기체의 2/3를 차지하며 인체의 모든 세포 중 9/10를 설명하는, 이 기이하고 찾기 힘들며 거의 보이지 않는 형태의 생명을 식별하기 시작한 것은 수 세기가 채 되지 않는다.

장(chapter) 개요

각 장은 주제별 자료를 설명하기 위한 다양한 색상의 사진, 그래픽 및 표를 사용하여 일반 및 미생물 분류뿐만 아니라 토착 미생물 및 체내 시스템 간의 상관관계에 대해 강조한다. 내용의 전개는 미생물과학 및 실험의 도입, 원핵생물, 진핵생물, 바이러스, 기생충, 그람양성알균 및 간균, 방선균, 그람음성알균, 스피로헤타 및 간균, 미생물의 성장과 생존력, 유전학과 돌연변이, 질병전파, 미생물 성장의 제어, 질병의 발생, 재발 그리고 재 창궐을 포함한다.

학생과 강사를 위해 새롭게 추가된 특징

학생과 강사는 **임상에 적용해보기**를 활용하여 각 장의 내용과 특정 수술기법 및 그에 따른 책임을 연결지을 수 있다. **생각해보기**에 제시된 질문은 학생들로 하여금 토의가 이루어지는 영역에서의 일반적인 주제에 관심을 가지고 집중할 수 있게 하며, 각 장 끝에 제시된 **학습문제** 부분에 나오는 사례 연구는 각 시나리오 질문을 통해 이해도를 평가하며 그것과 주변 환경과의 연관성에 대해 비판적으로 생각해볼 수 있다. MICRO NOTES는 미생물의 세계와 우리가 맺고 있는 관계에 대해 새로운 정보를 제공한다.

학생들이 얻는 결과

수술기법을 배우는 학생들은 다양한 감염 매개체에 의해 발생하는 병원성 조건에 대해 적절한 치료법을 정할 수 있도록 다양한 미생물 군에 대한 식별, 분류 그리고 시험 방법에 대해 이해할 수 있다.

이 책은 수술할 때 마주하게 되는 병원성 미생물과 생명을 위협하는 결과와의 상관관계와 함께, 개인보호구(personal protective equipment, PPE) 사용법, 손위생, 수술 양심, 배양 표본을 관리하고 다루는 법, 수술부위감염(surgical site infection, SSI) 그리고 의료관련감염(healthcare-associated infection, HAI)과 같은 주제를 다룬다. 이러한 지식은 동료 보건관리전문가로서의 수행을 향상시킬 뿐 아니라, 수술실과 여타 공동체에서 마주하는 매일 매일의 삶에서의 감염예방 전략을 알려줄 것이다. 이뿐 아니라, 해외에서 의료 · 외과 직종에 종사하려는 사람들에게는 위 질병 주제와 이용 가능한 예방법이 보건 유지에 있어 중요한 고려요인이 된다.

차례

PART 1 미생물학

PART 1
미생물학

CHAPTER 01

미생물학의 소개
Introduction to Microbiology

학습목표

이 장을 학습한 후, 학습자는:

1. 주요 용어를 정의할 수 있다.
2. 미생물학의 선구자들이 이룬 중요한 역사적 기여에 대해 설명할 수 있다.
3. 역사적으로 중요한 발견 및 사건들을 현재 문제와 관련지을 수 있다.
4. 자연발생설과 생물속생설을 비교하여 설명할 수 있다.
5. 코흐 법칙의 과학적 영향에 대해 설명할 수 있다.

주요 용어

순수배양기법Pure culture technique: 고체배지 또는 액체배지에서 한 종류의 미생물만을 자라도록 하기 위해 사용되는 실험실 기법

접합Conjugation: 함께 연결되거나 세포 간의 접촉을 통해 유전 정보가 전달되는 과정

파스퇴르제이션Pasteurization: 우유와 같은 음료의 화학적 구성이나 맛에 영향을 주지 않고 열을 사용하여 세균을 사멸시키는 과정이며, 파스퇴르의 이름을 따서 명명되었음

패트리접시Petri dish: 로버트 코흐(Robert Koch)의 조수인 줄리어스 패트리(Julius Petri)가 개발한 덮개가 있는 둥글고 얇은 유리 또는 플라스틱 접시로, 미생물 성장을 위한 배지가 들어 있음

혐기성Anaerobic: 공기가 없는 환경에서 생존하고 번식하며, 공기가 있으면 사멸하는 생물체

호기성Aerobic: 공기가 있는 환경에서 생존하고 번식하며, 공기가 없으면 사멸하는 생물체

생각해보기

우리가 당연하게 받아들이는 발견을 한 옛날 과학자들에 대한 역사를 배우면서 우리는 몰랐던 흥미로운 정보와 사실을 찾고, 배울 수도 있다. 이 장의 주제들을 살펴보며 다음을 생각해보자.

1. 미생물학의 선구자들이 환자 돌봄에 미친 가장 큰 영향은 무엇인가?
2. 우리가 살고 있는 이 세기에서 어떤 종류의 발견이 그러한 선구자들의 발견과 동등한가?
3. 질병의 발생, 치료, 박멸, 재발에는 패턴이 존재하는가?
4. 질병이 어떻게 전파되는지에 대해 아는 것이 일련의 감염을 막을 수 있는가?

임상에 적용해보기

어떤 기구가 멸균인지 비멸균 상태인지 육안으로 확인할 수는 없지만, 간호 중에 무균법을 적용하고 소독과 멸균을 철저히 한다면 환자들이 최선의 치료 결과를 볼 수 있을 것이다. Aeger Primo라는 말이 있듯이, 환자가 우선이다!

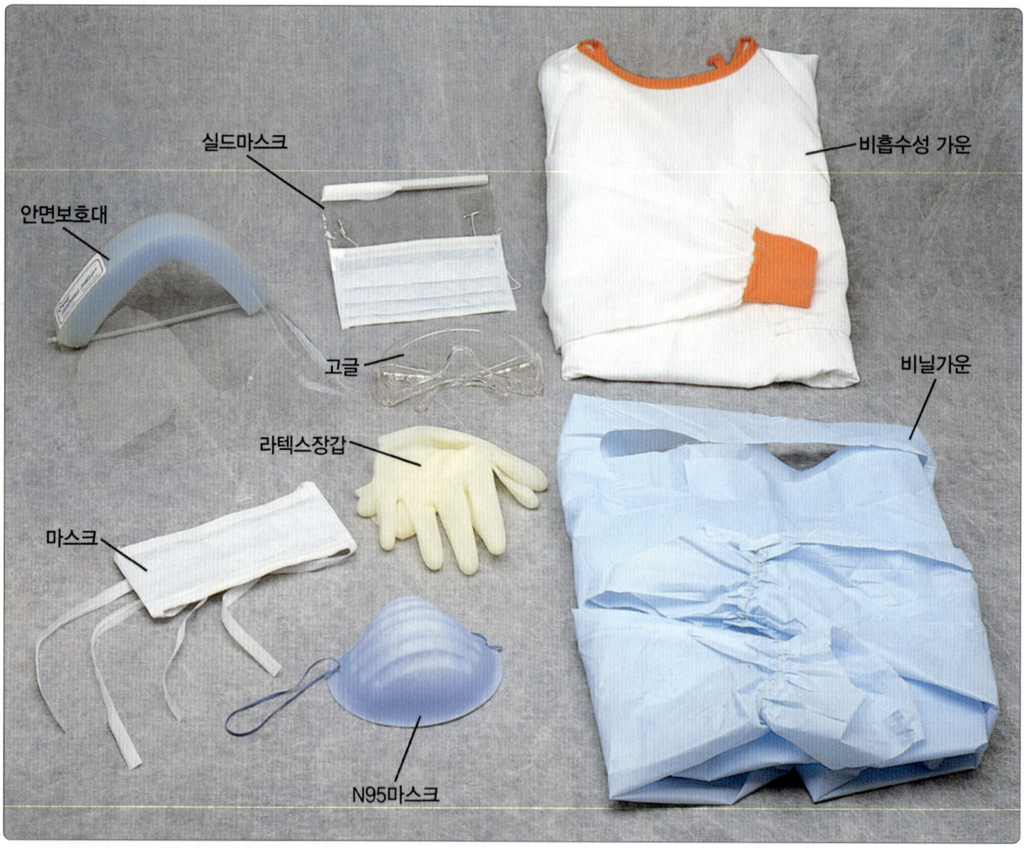

그림 1-1 개인보호구의 예

미생물학의 초기 선구자들

지롤라모 프라카스토로

오랜 세기 동안 사람들은 질병의 전파에 있어서 살아 있는 유기체의 존재가 원인임을 증명하기 위해 연구하고 노력해왔다. 이탈리아 베로나 출신의 의사 지롤라모 프라카스토로(Girolamo Fracastoro)는 그러한 초창기 선구자들 중 한 명으로, 1530년에 매독에 관해 연구하여 출판하였다. 그는 1546년에는 전염병에 관해 자신이 발견한 것들을 『De Contagione et Contagiosis Morbis(On Contagion and Contagious Diseases)』라는 제목으로 출판하였다. 그는 작고 육안으로 보이지 않는 유기체들이 감염된 숙주와 다른 존재 간의 직접 접촉, 간접 접촉, 옷을 통한 전파 또는 공기를 통한 전파와 같은 수단을 통해 퍼진다는 것을 이론화하였다. 과학적 법칙을 자신의 이론에 적용한 것은 프라카스토로가 처음이었다. 그의 발견은 그 시대에 전반적으로 받아들여졌으나, 1553년에 그가 사망한 이후로 사람들의 관심은 사그라들었다.

로버트 후크

왕성하게 연구하던 영국 과학자 로버트 후크(Robert Hooke)가 복합 현미경을 설계하고 개발했던 17세기 중반에 중요한 사건이 일어났다. 후크는 '후크의 법칙'이라고도 불리는 탄력성의 성질에 대한 연구로 이미 알려진 바 있었다. 그는 천국에 관한 연구를 위해 망원경을 만들었고, 이후에는 더 작은 물체에 대해 그의 재능을 쏟았다.

1665년에 그는 자신이 연구해온 바를 『Micrographia(작은 그림들)』이라는 제목으로 출판하였는데, 거기서 그는 코르크에 난 작고 벌집처럼 생긴 공간들을 지칭하기 위해 "세포"라는 용어를 처음 사용하였다. 후크의 발견은 모든 살아 있는 것들은 세포로 이루어져 있다는 세포이론의 시발점이었다.

안토니 반 레벤후크

안토니 반 레벤후크(Antonie van Leeuwenhoek)는 네덜란드 출신의 아마추어 과학자로 1673년에 세균과 원충류를 처음 발견한 사람이다. 한 개의 렌즈로 제작한 현미경(그림 1-2)을 사용하여 빗물, 타액, 심지어는 자신의 정액 등을 관찰하였다. 그는 자신이 관찰한 것을 "극미동물(animalcules)"이라고 명명하고 기술하여 그 결과를 영국 런던의 왕립한림원에 보고하였다. 레벤후크는 단순한 현미경으로 다양한 종류의 세균(그림 1-3)에 대해 최초로 정확하게 묘사하였다.

프란체스코 레디

레벤후크의 발견이 보고되기도 전에, 이탈리아 의사 프란체스코 레디(Francesco Redi)는 자연발생설(obiogenesis)에 대해 매우 비판적이었으며, 1668년에 독창적인 실험을 통해 이를 부정하려 하였다. 레디는 3개의 병에 부패하는 고깃덩어리를 각각 넣고 뚜껑으로 입구를 막았으며, 고깃덩어리를 다른 3개의 병에도 넣은 후 그 병들은 입구를 열어두었다. 열려 있던 병에는 고깃덩어리에 구더기가 발생하였으나, 입구가 막혀있던 병에는 구더기가 존재하지 않았다. 레디는 고깃덩어리에 접근하기 쉬운 파리가 그곳에 알을 낳았으며, 다른 병은 입구가 막혔기 때문에 파리가 그 병에

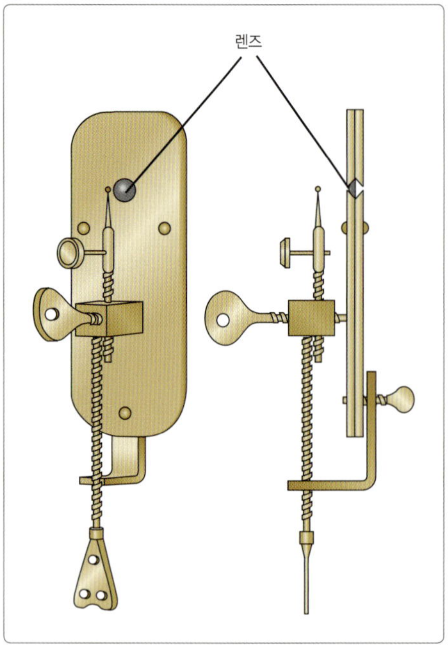

그림 1-2 레벤후크의 현미경

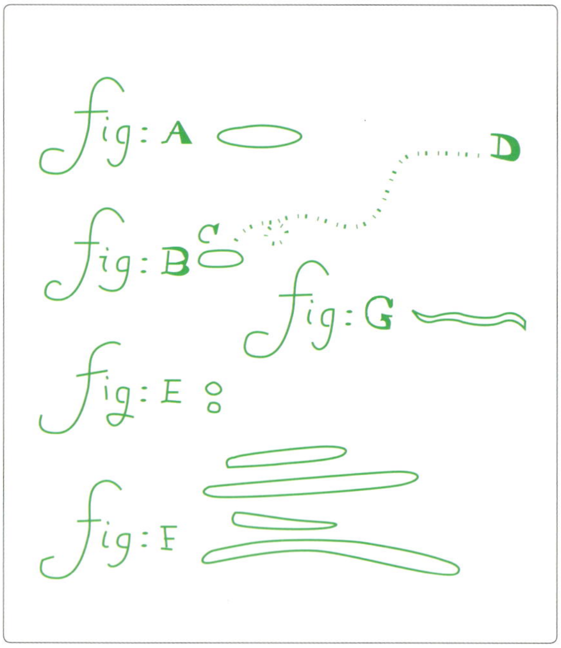

그림 1-3 훗날 세균으로 판별된 레벤후크의 세포 그림

든 고기에는 알을 낳지 못했다고 결론을 내렸다. 그를 반대하는 사람들은 신선한 산소가 동시발생의 요건이었다고 제시하며 그를 비웃었다.

레디는 그 후 두 번째 실험을 진행하였다. 마찬가지로 입구가 열린 3개의 병에 고깃덩어리가 들었으나, 이번에는 다른 3개의 병을 미세한 그물망으로 이루어진 거즈로 막음으로써 그를 비판하던 사람들을 만족시키고자 하였다. 결과는 첫 번째 실험과 같았다. 이는 자연발생설을 반박하는 데에 있어 강력한 근거를 마련하였으나, 당시 과학계는 이러한 결과를 받아들일 준비가 되어 있지 않았다.

존 니덤과 라자로 스팔란차니

19세기 후반까지, 많은 과학자들은 생명이 무생물로부터 발생할 수 있다는 동시발생이론, 또는 자연발생설을 믿었다. 반면, 1749년 영국출신의 신부 존 니덤(John Needham)은 미생물이 우글거리는 고기스프로 실험을 진행하였다. 후크와 레벤후크의 발견 이후로 많은 과학자들은 세포의 기원을 찾는 것에 관심을 보이고 있었다. 몇 년 후 이탈리아 과학자 라자로 스팔란차니(Lazzaro Spallanzani)는 자신이 직접 설계한 실험을 통해 자연발생설이 틀렸음을 입증하고자 하였으나 니덤이나 과학계에 영향을 주지는 못하였다.

에드워드 제너

1798년경 천연두는 세계 곳곳에서 죽음을 부르는 주요 원인이었다. '마마접종'이라 불리며 감염환자로부터 약간의 농포액을 추출하여 건강한 개인에게 접종하는 방식은 그리 효과적이지 못한 것으로 밝혀졌는데, 그 이유는 그러한 접종 방식이 사람들이 기대했던 대로의 경한 감염

사례 및 면역 효과를 유도하는 것에 실패했기 때문이다. 대신 인도와 중국에서 유래된 이러한 방법은 오히려 접촉노출에 의해 다른 이들에게 전파되는 심각한 감염을 초래하기도 하였다.

영국인 에드워드 제너(Edward Jenner)는 런던의 세인트 조지 병원 소속 저명한 외과의사 존 헌터의 학생이 되었다. 헌터는 제너에게 생각만 하지 말고 실험을 해보라고 하며 제너에게 과학적 호기심을 심어주었다. 또한 제너는 천연두로 인한 참상을 직접 목격했다. 그는 소에 의해 전염되며 천연두보다 훨씬 덜 심한 병인 우두에 걸린 사람들은 금방 회복하고 심지어 천연두균에 노출됨에도 불구하고 절대 천연두에 걸리지 않는 것을 관찰하였다. 제너는 우두에 걸린 유모의 수포로부터 나온 액체를 8살 소년에게 접종한 결과 소년은 가볍게 앓고 회복되었다. 제너는 뒤이어 동일한 소년에게 천연두를 접종하였지만, 소년은 어떤 감염의 징후도 보이지 않았다. 제너는 1823년에 세상을 떠나기 전에 백신으로 면역을 효과적으로 확보해낸 첫 인물로 인정받았다.

이그나스 제멜바이스

19세기 중반의 또 다른 선구자는 바로 오스트리아 산과에서 근무하며 산욕열에 의한 25~30%의 모성사망률을 목격했던 헝가리 의사 이그나스 제멜바이스(Ignaz Semmelweis)이다. 상처감염으로 인한 친구의 죽음을 경험한 후 제멜바이스는 병원 직원들과 학생들의 시행을 집중적으로 관찰하였다. 그는 환자를 살피기 전 부검에 참여한 의대생들이 담당한 환자보다 조산사들이 담당한 병동의 감염률이 훨씬 낮음을 발견하였다. 그의 조사에서 의대생들과 달리 조산사들은 환자와 접촉하기 전후에 손을 씻는 것에 더욱 신경을 쓴다는 것이 보고되었다. 근본 원인을 확인한 후 제멜바이스는 표백(chlorinated lime) 용액을 이용한 정기적 손씻기를 시행하였고, 이는 18% 이상이던 모성사망률이 1% 미만까지 급격하게 감소하는 결과를 가져왔다. 그러나 불행히도, 정기적 손씻기를 향한 헌신은 다른 의사들에 의해서는 받아들여지지 않았다. 그 뒤로 몇 년 동안 다른 나라의 산과 병원에 근무하는 동안에도, 의사들은 제멜바이스의 발견과 권유에 대해 여전히 부정적이었다. 그는 결국 정신분열에 시달려 보호시설로 보내졌고, 그곳에서 가벼운 수술을 받다가 상처감염으로 1865년에 사망하였다.

미생물학의 황금기

새로운 이론을 증명하고 질병의 기원과 전파에 대한 기존의 낡은 믿음이 틀렸음을 밝히는 실험과 과학적 방법을 장려했던 시대적 변화 속에, 약 1855년부터 1915년까지의 약 60년 동안 미생물학 연구에 있어서 주요한 진전이 이루어졌다.

루이 파스퇴르

미생물학의 황금기에 속했던 인물 중 가장 알려진 사람 중의 한 명으로는 화학과 물리학으로 자연과학 박사학위를 받은 프랑스 과학자 루이 파스퇴르(Louis Pasteur)가 있다(그림 1-4). 파스퇴르는 교육받은 과학자로서, 1800년대 후반까지 널리 받아들여지던 자연발생설이 틀렸음을 입증할 필요성을 강하게 느꼈다.

파스퇴르는 병목이 짧은 플라스크를 이용한 통제된 대조실험을 진행하였다. 그는 고기 수프로 몇 개의 플라스크를 채운 후 그것을 끓였다. 그중 일부 플라스크는 열린 채로 두었고, 이후 해당 플라스크에서 미생물이 수프에서 우글거리는 것을 확인하였다. 예상했던 대로 입구를 막은 플라스크에는 미생물이 발견되지 않았다.

이후 파스퇴르는 병목이 S자로 구부러진 플라스크를 이용하여 다시 한 번 고기 수프를 끓였고, 해당 플라스크의 입구를 막지 않은 채 그 안에 든 고기 수프가 식게 하였다(그림 1-5). S자로 된 플라스크에서 미생물이 나타나지 않았고, 플라스크의 구부러진 병목이 공기를 통해 전파되는 미생물을 가두었으며, 이것이 수프의 오염을 방지하였다고 결론을 내렸다. 그리하여 파스퇴르는 니덤의 생명력(vital force) 이론을 성공적으로 반박하면서 자연발생설을 영구히 잠재웠다.

루이 파스퇴르는 발효의 배종설(germ theory)로 이끈 실험들을 개발해내는 데에 가장 눈에 띄는 기여를 한 인물이다. 프랑스 황제 나폴레옹 3세는 증류작용을 동반하는 연구를 의뢰하였다. 파스퇴르의 실험은 세균이 맥주와 와인을 상하게 하는 원인임을 밝혔다. 그는 세균이 술을 아세트산(식초 성분)으로 변화시켰다는 것을 설명할 수 있었다. 그는 액체를 통해 공기가 드나들 수 있게 하여 의도하지 않게 발효과정을 포착한 후 이를 통해 일부 미생물은 공기가 존재하는 곳에서 살 수 없다는 것을 증명함으로써, 미생물을 유산소성 혹은 무산소성 분류로 범주화할 수 있다는 것을 처음으로 밝혔다.

이러한 문제에 대한 그의 해결책은 맛에 영향을 주지 않으면서 세균을 죽일 수 있는 정도만의 열을 사용하여 살균하는 것이었다. 동일한 열 공법이 오늘날 우유 속의 세균을 살균하는 데에 이용되며, 이는 파스퇴르제이션(pasteurization)이라 불리는 저온살균법이다(그림 1-6). 음식의 부패와 미생물의 관계에 대한 파스퇴르의 증명은 질병과 미생물의 관계 성립에 크게 기여하였다.

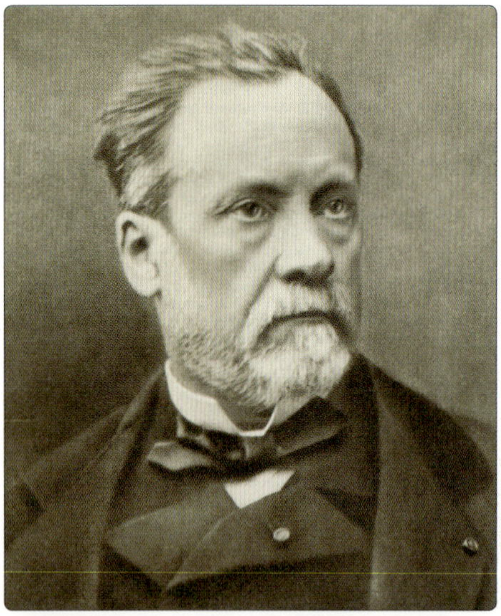

그림 1-4 루이 파스퇴르(1822~1895)

파스퇴르 이전에는 일부 질병에 대한 치료법은 병인론에 대한 지식 없이 나온 것들이었다. 파스퇴르가 해낸 효모와 술의 연결고리의 발견은 과학계에 전혀 새로운 관점을 심어주었다.

이밖에도 과학계는 미생물이 실제로 병을 유발할 수 있다는 가능성에 대해 숙고하기 시작했으며, 이는 질병에 대한 세균 이론(Germ Theory of Disease)으로 알려진 발상을 촉발시켰다.

보이지 않는 미생물이 질병의 원인이라는 이 이론은 당시에는 상상하기 힘든 것이었다. 그러나 이 황금기 동안 과학자들은 이 이론을 뒷받침하기 위한 방대한 정보를 축적하였다. 예를 들어, 1865년에 파스퇴르는 원생동물이 당시 크게 퍼지고 있던 누에병의 원인이었다는 점을 발견하였다. 이어서 그는 원생동물의 영향 아래에 있는 누에나방을 인식하는 기술을 개발했다. 침에 포함된 랍도바이러스가 숙주를 감염시키는 광견병에 대해 연구하기 시작한 지 몇 년 후인 1885년에, 파스퇴르는 직업

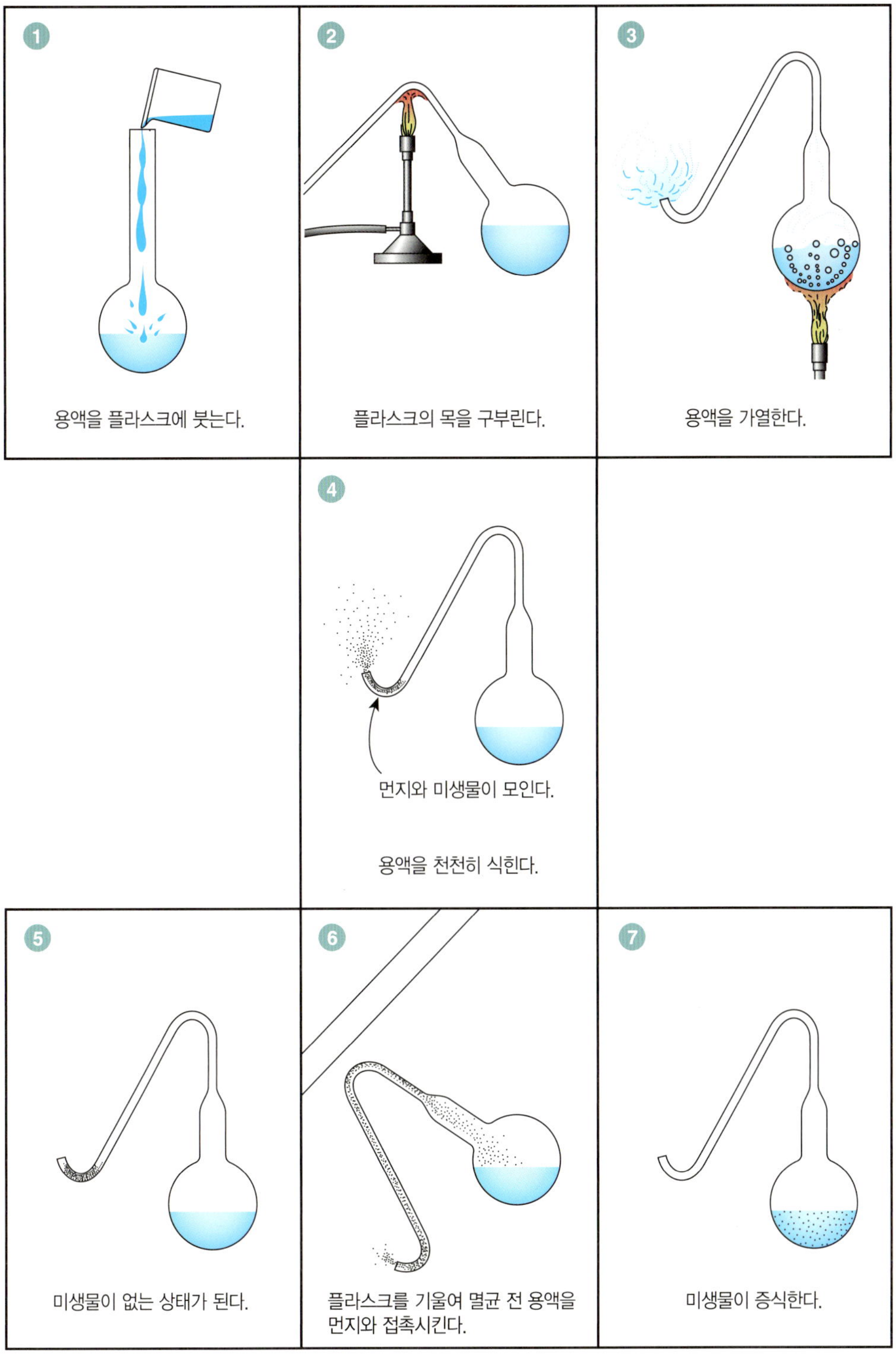

그림 1-5 자연발생설이 틀렸다는 것을 증명하기 위한 파스퇴르의 실험

적 딜레마에 빠졌다. 파스퇴르가 광견병 백신을 개발하는 것을 동반하는 연구를 한다는 것을 알고서 광견병에 걸린 동물에 물린 소년의 부모가 자신의 아들을 치료해 달라고 간청했던 것이다. 의사가 아니었던 파스퇴르는 직업적 · 법적 위험을 감수하고 그의 실험적 광견병 백신을

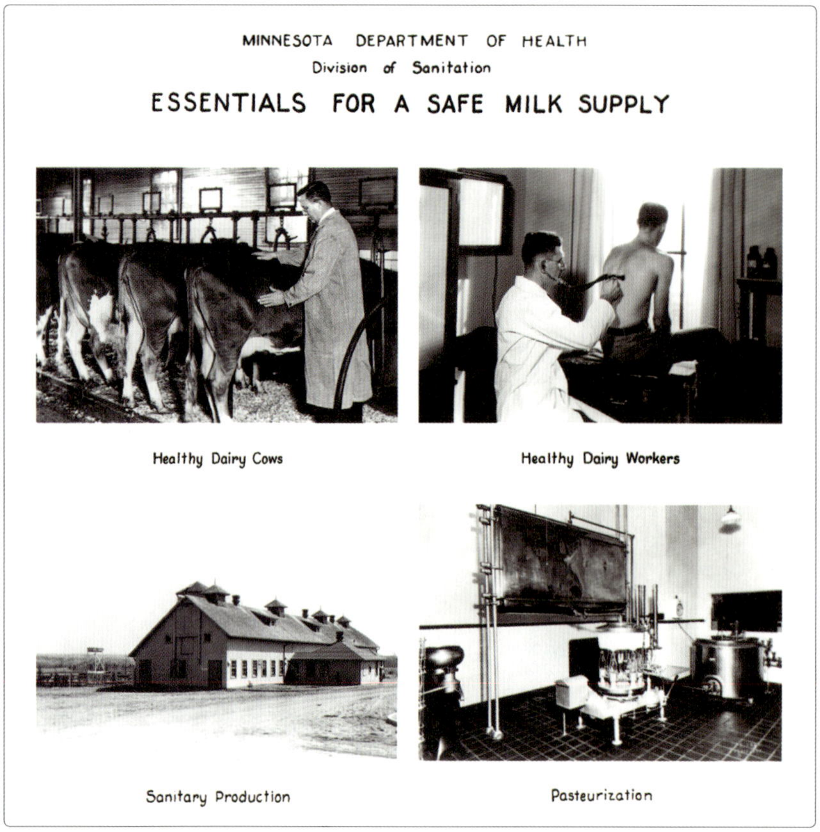

그림 1-6 1934년, 미네소타 보건부에서 발간된 안전한 우유 공급을 위한 점검 지침 전단
출처: Courtesy of CDC/Minnesota Department of Health, R.N. Barr Library; Librarians Melissa Rethlefsen and Marie Jones.

사용하였으나, 소년은 살았고 치명적인 증상은 나타나지 않았다.

조셉 리스터

1860년대 후반 영국의 선구자적 외과의 조셉 리스터(Joseph Lister)는 수술실에서 사용되는 무균법의 몇 가지 초창기 원칙을 확립한 인물이다. 리스터는 파스퇴르의 발견 중에서도 특히 동물 질병과 미생물 간의 연결고리의 중요성을 인지하였다. 리스터는 석탄산(페놀)이 미생물을 사멸시킨다는 것을 알고 수술 창상부위 치료에 페놀 용액을 직접 활용하였으며 페놀 용액에 담갔던 드레싱을 상처 부위에 적용함으로써 감염률이 현저하게 감소하였다.

리스터는 수술 전 환자의 환부를 소독하는 데 페놀을 사용하였고, 그의 수술팀은 수술을 시작하기 전에 페놀로 손 스크럽을 하였다. 또한 페놀 용액을 살균 에어로졸로도 사용하여 환자의 감염을 막기 위해 수술 환경에도 분무하였다. 리스터의 무균기법에 대한 기여는 페놀 사용으로 끝나지 않았다. 그는 수술을 진행할 때 장갑을 착용하는 것, 각 수술마다 가운 혹은 앞치마를 갈아입는 것, 그리고 다음 환자에게 사용하기 전 수술 도구들을 끓여 가열함으로써 그것을 깨끗하게 하고 소독하는 것에 대한 지지자였다.

로버트 코흐

독일 의사 로버트 코흐(Robert Koch)는 약학 및 전염병학의 역사에서 가장 영향력 있는 세균학자 중 한 명이었다. 그는 1840년대에 진행되던, 고대 그리스 시대에 확립되었던 미아스마설(miasma theory)과 질병의 체액전파설(humoral doctrine)이 틀렸음을 증명하기 위해 연구하였던 독일 해부학자 프리드리히 구스타프 야콥 헨레의 휘하에서 공부하였다.

헨레는 병이 미생물에 의해 유발된다고 믿었다. 1876년, 로버트 코흐는 오늘날 탄저균으로 알려진 막대 모양의 세균과 탄저병으로 인해 죽은 소의 필수 인과관계를 증명한 연구를 통해 의학계에서 유명해졌다. 그는 세균을 배양했고 그렇게 배양된 표본을 건강한 동물에게 주사하였다. 해당 동물이 앓다가 죽게 된 후, 그는 해당 동물의 혈액에서 세균을 분리한 후, 원래 가지고 있던 세균 표본과 비교해보았다. 그는 두 혈액 배양조직이 동일한 세균을 포함하고 있다는 점을 발견하였다. 그렇게 코흐는 특정 미생물이 특정 질병을 유발한다는 것을 실험적으로 증명하기 위한 일련의 단계를 확립하였다(그림 1-7).

코흐 법칙 또는 헨레-코흐 법칙으로도 불리는 이러한 단계는 1877년에 출판된 기록에 처음 논의가 되었으며, 내용은 다음과 같다.

1. 병원균이 질병(감염병)을 앓고 있는 환자와 동물에서 모두 관찰되어야 한다.
2. 병원균은 질병을 앓고 있는 환자나 동물로부터 순수배양법에 의해 분리되어야 한다.
3. 순수배양조직에서 분리된 병원균은 감수성이 있는 동물에 접종하면 동일한 질병을 일으켜야 한다.
4. 해당 미생물은 접종된 동물로부터 반드시 분리되어야 하며 본래 질병을 유발하는 병원균이었음이 증명되어야 한다.

코흐 법칙에는 예외가 존재하는데, 그 내용은 다음을 포함한다.

1. 많은 미생물 종류가 실험실 내 인공배지에서는 번식할 수 없다. 그러므로 병원균은 달걀, 동물 또는 인체 조직을 포함해 살아 있는 인간 혹은 다양한 종류의 동물세포에서 배양된 배양조직에서 번식한다.
2. 3번 법칙에도 나타나있듯이, 순수배양조직으로부터 병을 유도하려면 동물이 병원균에 반드시 민감한 상태여야 한다. 큰 쥐와 같은 일부 동물들은 미생물 감염에 내성을 지니고 있다. 다른 병원체의 경우 종특이성을 지니는데, 이는 병원체가 한 가지 특정 동물에게만 왕성하게 번식한다는 뜻이다. 알려진 병원체를 인간에게 주사하는 것은 도덕적 및 윤리적 문제가 있기 때문에 허용되지 않으며, 연구자는 인간세포 내의 병원체 중 실험실에서 배양될 수 있는 것만을 관찰할 수 있다.
3. 일부 질병의 경우 기회감염 병원체가 숙주를 감염시킬 수 있을 때만 나타난다. 인플루엔자로 인해 발생하는 폐렴이 그 예라고 할 수 있다. 만약 과학자가 특별히 인플루엔자 바이러스에 대해 연구하고 있다면 폐렴 유발 세균을 분리시킴으로써 바이러스를 추적할 수 있다.

코흐의 법칙은 여전히 실험실에서 진행되는 연구의 중요한 기반으로 사용된다. 그러나 몇 가지 질병을 일으킬 수 있는 능력을 지닌 병원체에 대해 조사할 때에는, 특정 질병을 일으키는 특정 병원체를 분리하기 위해 임상징후와 증상의 조합과 실험실 방법이 사용된다.

과학과 의학의 세계는 경쟁, 경합 그리고 심지어 정치적 갈등까지 불러일으켰다. 1800년대 초반의 코흐와 파스퇴르는 모두 각자의 조국과 과학계에서 유명한 사람이었으나 탄저균과 탄저병 사이의 관계를 발견한 공로에 대한 인정 문제를 두고 다툼에 휘말렸다. 파

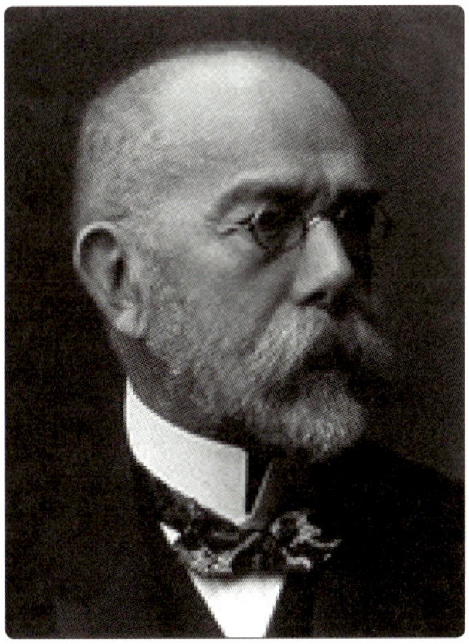

그림 1-7 로버트 코흐(1843~1910)
출처: Courtesy of the National Library of Medicine.

스퇴르는 1881년에 탄저병 백신을 얻는 데 성공하였다. 그러나 같은 해에 코흐는 그의 실험실 조교 줄리어스 패트리(Julius Petri)가 고안한 작은 접시에 붉은 해조류에서 추출된 세균 배양을 위한 증식배지로써 고체 배지를 개발할 수 있었다. 이러한 방법은 초기 과학자들에 의해 사용되던 기존의 액체 수프를 대체하였다.

또한 코흐는 오늘날 실험실에서도 여전히 사용하고 있는 순수배양기법(pure culture technique)을 개발하였다. 코흐는 멸균된 감자 슬라이스를 멸균 유리상자에 넣고 그 뚜껑을 세균배양의 배지로 사용하였다. 하지만 그는 감자 위에 자라나는 세균의 종류가 그리 많지 않음을 발견하였다. 코흐는 뒤이어 고기 배지와 젤라틴 배지를 만들어 그것을 세균을 함유한 물질로 코팅하였다. 배양 후, 코흐는 현미경 없이도 볼 수 있는 세균집락을 분리하고 집락의 일부를 가열멸균된 철사 고리를 이용하여 새로운 배지에 옮겼다. 그는 뒤이어 새로운 집락을 배양하였다.

코흐는 철사고리를 이용해 영양배지 위에 패턴을 '도말'하는 '평판 도말 배양법'을 개발하였다(그림 1-8). 패턴이 그려짐에 따라 세균은 고리로부터 조금씩 그 양이 줄어가며 배지에 옮겨진다. 마지막 남은 매우 적은 수의 미생물은 분리된 집락에서 번식하기에는 충분히 멀어진다. 코흐의 관찰은 순수배양체 안의 한 종류의 세균을 여러 미생물이 혼합되어 있는 표본으로부터 얻을 수 있음을 증명하였다.

코흐의 순수배양기법 개발은 저평가될 수 없다. 만일 미생물학에 대한 이러한 기여가 없었다면, 세균에 대한 연구는 현재의 수준으로 진보하지 못하였을 것이다. 순수배양기법의 확립은 세균 분류 영역에도 역시 기여하였다. 코흐는 별개의 세균 종이 존재하며 그러한 분류는 교차될 수 없다고 설정하였다. 코흐 이전에는 세균의 모든 종류가 동일하며 단지 환경의 변화에 의해서만 변화가 일어난다고 생각하였다. 순수배양기법은 그러한 기존 이론을 종식시켰다.

고형배지의 우수성이 받아들여진지 몇 년이 흐른 후, 덴마크 의사 한스 그람(Hans Gram)은 1884년에 세균을 염색하는 방법을 개발하였다. 그람염색은 한천이 있는 패트리접시

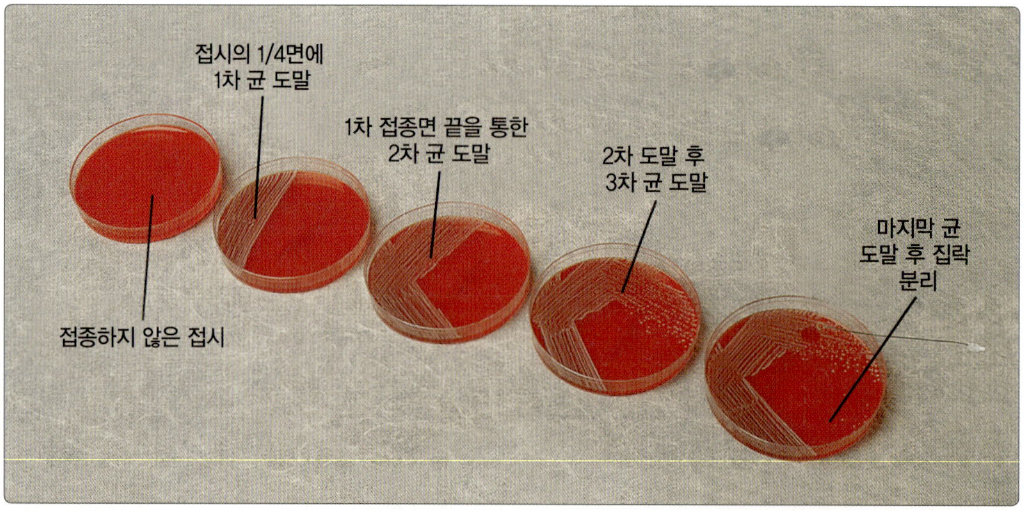

그림 1-8 혈액 한천에 도말 및 접종하는 과정

(Petri dish)처럼 21세기의 실험실에서도 여전히 일상적으로 사용되는 방법이다. 그람염색은 세포벽의 두께와 염색의 유지 정도의 식별을 통해 세균의 구별이 가능하도록 한다. 이러한 과정을 통해 세균은 그람양성균 혹은 그람음성균으로 분류된다.

1890년에 코흐는 '치료(cure)'라고 알려진 치료법 뉴스로 인해 결핵에 대한 대규모의 연구를 끝내게 되었다. 코흐가 '튜베르쿨린'이라고 불렀던 그의 처치법을 통해 결핵균에 의해 가벼운 피부 증상을 겪던 사람들 중 치료 효과를 본 일부 환자도 있었으나, 대부분의 환자는 치료 효과를 거의 보지 못하였으며, 일부 환자들은 치명적인 알레르기 반응을 겪기도 하였다. 코흐의 평판은 그가 튜베르쿨린의 생산에 대해 금전적 관심을 가졌다는 것이 밝혀지면서 더욱 악화되었다. 결핵에 대한 연구에 문제가 있음에도 불구하고, 코흐는 자신의 연구를 지속하면서 콜레라에 대해 집중하기 시작했다. 불행히도 영국의 미생물학자인 엠마누엘 클라인(Emanuel Klein)에 의한 콜레라 희생자 검역에 관한 그의 발견과 권고에 대한 공개적인 도전의 형태로 코흐를 다시 괴롭혔다. 궁극적으로, 과학계는 두 사람 모두의 업적으로부터 가치를 찾기로 동의하였고, 그들은 차례로 서로의 권고사항을 받아들일 수 있었다. 코흐는 결국 1905년에 노벨생리의학상을 수상하였다. 코흐가 그의 스승으로부터 영향을 받은 것처럼, 그의 몇몇 학생들 역시 계속 그들의 업적에 대해 인정받고자 하였다. 에밀 본 베링(Emil von Behring)은 1901년에 혈청요법과 그것의 파상풍 및 디프테리아에 대한 적용 연구로 스승보다 4년 일찍 노벨생리의학상을 수상하였다. 오거스트 본 바서만(August von Wassermann)은 매독을 감별하기 위해 범용 혈청검사를 제작하고자 진행한 알버트 나이서와의 공동 연구로 1906년에 유명해졌다. 코흐의 또 다른 학생 파울 에를리히(Paul Ehrlich)는 1908년에 노벨상 수상자가 되었다. 그는 자신의 과학계 동료 및 전임자들과 함께 분리하고 분류하였던 병원균의 치료를 위한 화학제로 "화학요법의 아버지"라는 이름을 얻게 되었다. 에를리히는 숙주에 해를 입히지 않으면서 병원체를 파괴할 수 있는 화학요법, 즉 자신이 첫 "마법의 탄환"이라고 불렀던 것을 개발하기 위해 독성 비소의 유도체 형태를 가지고 연구하였다. 살바르산은 비소화합물 606호였고 매독에 감염된 토끼들에게 처음으로 시험 투약되었다. 그 이후 에를리히는 매독에 대한 치료 효과는 오리지널보다 약하지만 용해되기 쉽고 대체 약물로 투약되기에 적합한 914호 약물 네오살바르산을 개발하였다.

미생물학의 현대기

현대 과학의 기초는 코흐와 그의 제자들에 의해 견고하게 다져졌으며, 그의 동료들은 광범위한 연구와 발견을 통해 대중적 인지를 쌓았다. 20세기가 진행되면서 미생물학, 세균학, 바이러스학 그리고 유전학은 괄목할만하게 발전하는 것처럼 보이며, 21세기로 이어졌다. 지난 백년 동안의 미생물학에서 주목할만한 발견, 진보 및 사건은 다음 연대를 포함한다.

1907: '장티푸스 메리'로 불린 메리 말론은 조사관들이 고용 이력을 통해 그녀가 요리사로서 고용되었을 적에 수많은 사람들에게 장티푸스열을 감염시켰고 적어도 두 명이 사망했음을 알게 된 후 강제로 감금되었다. "보균자" 개념의 질병 전파가 인지되고 받아들여진 것이다. 그녀

는 1910년에 다시는 요리사로서 일하지 않겠다는 서약과 함께 풀려났음에도 불구하고, 가명을 사용하여 다시 요리사로서 병원에서 일하기 시작하였으며 수많은 환자들이 장티푸스열에 걸린 후 감염 보균자로 확인되었다. 그녀는 1938년에 사망할 때까지 North Brother Island에 강제로 검역되었다.

1910: 파울 에를리히가 자신의 성공적인 매독 치료법의 결과를 「The Journal of Cutaneous Diseases」 11월호에 게재하였다.

1913: 벨라 시크(Bela Schick)는 널리 사용되는 "시크검사(Shick test)"를 개발하였는데, 이것은 개인이 디프테리아에 대해 감수성이 있는지 또는 면역이 있는지를 보여주는 피부 검사이다. 양성 반응이 나온 사람들을 대상으로 대규모 예방접종 프로그램을 실시한 결과 디프테리아 감염 사례가 크게 감소하였다.

1918: 3월에 미국 캔자스 주 포트 라일리에서 인플루엔자의 유행으로 인해 46명의 군인들이 사망하였다. 제1차 세계대전의 발발과 함께 포트 라일리에 있던 군인들이 전투를 위해 스페인에 배치되었다. 곧이어, 세계 각국에서 차출되어 전투에 동원된 군대가 같은 질병으로 인해 무너졌다. 군인들은 미국 및 각국으로 귀국하였다. 그 이후 1918년, 스페인 독감 범유행(Spanish Flu Pandemic)으로 불린 이 질병은 전세계로 퍼졌으며, 약 2천만~5천만 명이 사망한 것으로 추정되었다. 제1차 세계대전의 공식 사망자 수는 1천 6백만 명이었다. 미국인 4명 중 1명이 이 악성돌연변이 독감바이러스에 감염되었다

1928: 스코틀랜드 세균학자 알렉산더 플레밍(Alexander Fleming)은 오염된 패트리접시들을 폐기하던 중, 후에 *Penicillium notatum*으로 확인된 곰팡이를 우연히 발견하였다. 그는 세균이 번식을 멈춘 곳과 곰팡이 사이에 뚜렷한 경계가 있음을 알아차렸다. 플레밍은 최초의 항균제가 된 곰팡이의 분비물을 페니실린으로 명명하였다.

1933: 레베카 랜즈필드(Rebecca Lancefield)는 세포벽 내의 항원이 인체 면역체계에 어떻게 반응하는지에 따라 사슬알균을 분류하는 체계를 제안했다. 그녀는 사슬알균을 다양한 혈청형으로 분류하였다.

1937: 웨스트 나일 바이러스(West Nile virus)가 우간다에서 처음으로 보고되었다. 이 질병은 인간에게 치명적인 뇌염을 초래하였다.

1942: 731부대로 불렸던 일본의 은밀한 프로그램은 인간에게 끔찍한 실험을 수행하였는데, 세균전 전술을 완벽하게 만들기 위하여 사람에게 탄저, 콜레라, 티푸스, 선페스트에 노출되게 하였다. 중국에 몇 년 동안 전투기로부터 이러한 질병으로 뒤덮인 곤충들을 방출한 것도 이 부대의 소행으로 여겨진다. 이러한 공격으로 인해 약 27만 명의 희생자가 발생하였다.

1944: 오스왈드 에이버리(Oswald Avery), 콜린 맥리어드(Colin MacLeod), 그리고 매클린 매카시(Maclyn McCarty)는 데옥시리보핵산(DNA)이 유전 정보 전달자임을 확인하였다.

1946: 조슈아 레더버그(Joshua Lederberg)와 에드워드 테이텀(Edward Tatum)은 세균으로부터 나온 유전적 물질이 다른 세균으로 전이될 수 있다는 '접합(conjugation)' 과정을 발견하였다.

1947: 페니실린에 내성을 지니는 첫 황색포도알균의 사례가 보고되었다.

1949: 미국에서 천연두 감염의 마지막 사례로 보고되었던 텍사스 주 출신 여성이 사망하였다.

1953: 제임스 왓슨(James Watson)과 프랜시스 크릭(Francis Crick)은 DNA의 이중나선 구조와 복제에 대한 모델을 확립하였다.

1954: 조나스 소크(Jonas Salk)는 필라델피아 주의 어린이들을 위해 바이러스가 중추신경계를 공격하여 마비와 질식을 일으킬 수 있는 소아마비에 대한 대대적인 예방접종 캠페인을 시작하였다. 1955년이 되면서 접종 백신은 전국적으로 보급되었다.

1958: 미국 식품의약품안전처(Food and Drug Administration, FDA)는 페니실린에 내성을 지닌 황색포도알균의 급속한 증가를 차단하기 위해 후에 반코마이신으로 불리게 되는 화합물을 조기 승인하였다.

1960: 인터페론이 발견되었다. 인터페론은 인체 면역 체계의 특정 세포로부터 생산되며, 바이러스의 복제 능력을 방해한다.

1960: 페니실린 내성 황색포도알균에 대적하기 위한 새로운 항균제인 메티실린이 실제 사용을 위해 출시되었다.

1961: 자크 모노(Jacques Monod)와 프랑소와 자코브(Francois Jacob)는 단백질 합성 과정에 관여하는 화학물질인 전령 RNA를 발견하였다.

1961: 메티실린 내성 황색포도알균(methicillin-resistant *S. aureus*, MRSA)의 사례가 문서화되었다.

1963: 1958년에 개발된 홍역 백신이 대중에게 널리 보급되었다.

1967: 마버그 출혈성 바이러스의 첫 사례가 보고되었다. 독일 마르부르크에서 실험실 직원들이 우간다 태생 원숭이로 폴리오 실험을 수행하던 중 이 바이러스에 노출되었다.

1969: 미국 대통령 리처드 닉슨(Richard Nixon)이 생물학적 무기의 무조건적 포기를 선언하였다.

1971: 수막염에 대한 첫 백신이 개발되었다.

1971: 질병이 박멸됨에 따라 미국은 정기적 천연두 예방접종 프로그램을 중단하였다.

1976: 뉴저지 육군 기지에서 돼지인플루엔자 전염병이 발생하였다. 전국적 백신 프로그램이 질병의 확산은 막았으나, 백신의 사용이 마비 사례와 연관되어 그 해 말에 사용이 중지되었다.

1976: 필라델피아의 한 호텔에서 레지오넬라병이 발생하였다. 원인은 호텔의 환기체계를 오염시킨 레지오넬라 뉴모필라로 밝혀졌다.

1976: 아프리카 대륙의 국가 자이르(콩고)에서 2백 80명이 응고를 방해하는 출혈열인 에볼라 바이러스로 인해 사망하였다.

1979: 러시아 스베들롭스크에 위치한 한 세균전 공장(germ welfare plant)에서 탄저병 포자가 새어나와 두 달에 걸쳐 백 명 이상의 주변 마을 주민들이 사망하였다.

1979: 호주 출신의 로빈 워렌(Robert Warren) 박사가 환자들의 위 하부 조직검사 표본에서 처음으로 헬리코박터 파일로리를 확인하였다. 1982년에 배리 마셜(Barry Marshall) 박사는 느

리게 번식하는 이 세균을 배양하였다.

1979: 후천성면역결핍증(acquired immunodeficiency syndrome, AIDS)이 처음으로 진단되었다. 질병의 주요 징후 및 관련 질병은 감염된 환자의 피부에서 발견되는 카포시육종 병소였다. 이 질병은 "게이암(Gay cancer)"으로 명명되었다.

1984: 프랑스 출신 연구원들이 사람면역결핍바이러스(human immunodeficiency virus, HIV)가 AIDS의 원인균임을 밝혀냈다. 미국 과학자 로버트 갈로(Robert Gallo) 역시 같은 시기에 자신의 실험실에서 직원들과 동일한 연구결과를 밝혀냈으므로 두 연구팀은 함께 공로를 인정받았다. 1970년 말 갈로는 첫 레트로바이러스인 사람T세포백혈병바이러스(human T-cell leukemia virus, HTLV)를 발견하였다.

1987: 미국 식품의약품안전처는 사람면역결핍바이러스와 후천성면역결핍증의 치료를 위해 AZT의 판매를 승인하였다. 해당 기관에서는 항균제 Cipro 또한 승인하였다.

1988: 반코마이신 내성 장알균(vancomycin-resistant enterococcus, VRE)이 유럽에서 처음으로 보고되었다. 강력한 항균제인 반코마이신은 1958년부터 클로스트리디움 디피실레와 같은 그람양성균의 치료제로 사용되어 왔다.

1989: C형 간염 바이러스가 처음으로 문서화되었다.

1995: 미국 식품의약품안전처가 첫 수두 백신을 승인하였다.

1996: 세계보건기구가 남아프리카에서의 고도내성 결핵 감염의 증가에 대해 경고하였다.

1997: 미국 질병관리본부가 홍콩에서의 사망 사례 및 확산의 가능성에 대한 염려 이후, 조류 독감(H5N1) 백신에 대해 연구하기 시작하였다.

2001: 뉴욕 포스트지와 NBC에 탄저균이 담긴 편지가 배달되었고, 후에 몇몇 미국 상원의원과 하원의원에게도 배달되었다. 편지와 접촉하게 된 사무실 직원들은 피부탄저병에 걸렸으며, 몇몇 미국 우체국 직원들은 탄저균 흡입으로 인해 사망하면서 생물테러가 미국에서 현실이 되었다. 결국 한 정부 소속 과학자가 해당 범죄에 대해 책임을 지게 되었다.

2002: 추후에 오류였음이 밝혀졌긴 하지만, 유아기 접종과 자폐증의 위험 간의 상관관계에 대한 내용이 발표되었다. 연구가 왜곡되었다는 증거가 있었음에도 불구하고 부모들은 아이들에 대한 예방접종을 거부하기 시작했으며, 대부분 박멸되었다고 여겨진 질병의 발병이 그 시점에서 다시 증가하기 시작하였다.

2002: 시프로플록사신에 내성을 지닌 임균과 에리트로마이신에 내성을 지닌 A군 사슬알균의 사례에 대한 우려가 확산되었다.

2002: 두 여객선에서 많은 수의 승객들이 식중독에 시달리는 일이 발생하였다.

2002: 반코마이신에 내성을 지닌 포도알균 균주가 확인되었다.

2003: 중증급성호흡기증후군(Severe acute respiratory syndrome, SARS)의 감염 사례가 홍콩, 베트남, 중국 일부에서 나타나기 시작하였다.

2003: 메티실린 내성 포도알균이 피부접촉을 통해 건강한 사람들에게도 전파되기 시작하였다.

2003: 새로운 군의 광우병이 일본의 어린 황소들에서 확인되었다.

2005: 프랑스 및 남아프리카 출신 연구원들이 포경수술이 에이즈 감염의 위험을 70퍼센트까지 감소시킨다는 보고를 내놓았다.

2005: 미국에서 두 마리의 소가 광우병으로 사망하였고, 오스트리아에서도 한 마리가 사망하였다.

2006: 콘택트렌즈를 착용하며 식염수를 사용하는 사람들 중 희귀 곰팡이 감염으로 인해 실명한 사례가 1백 22건으로 증가하였다.

2006: 캘리포니아 주의 한 농장에서부터 추적된 병원성 대장균에 의해 1백 73명이 질병에 걸린 후로, 시금치 소비에 대해 주의할 것을 경고하였다.

2006: 미국 질병관리본부는 아프리카 및 아시아 여행자들에게 모기에 의해 전파되며 심각한 두통, 근육통 및 완치까지 몇 달이 걸리는 관절종창 등 뎅기열과 비슷한 증상을 동반하는 치쿤구니아 열에 대해 주의하라고 경고하였다. 해당 질병은 캐리비안 군도에서 그 이후 몇 년 동안 발견되었으며, 심지어 미국에서도 2014년에 발견되었다.

2006: 캘리포니아에서 계곡열로 잘 알려져 있는 콕시디오이데스 진균증에 5천 5백 명이 감염되었고, 이들 중 33명이 사망하였다. 남서부 지역에서 변형토에 의해 퍼진 아포가 감염유행의 원인이었다.

2007: 미국에서 3백 명이 땅콩버터에서 발견된 살모넬라균에 의해 병에 걸렸다.

2007: 애틀란타 출신 변호사는 비행기로 이탈리아에 여행할 때에, 자신이 다제내성 결핵에 걸려 있음을 인지하고 있었음에도 불구하고 대중에게 노출위험이 있다는 애틀란타 주의 경고를 무시하였다. 미국 및 이탈리아의 정부 관계자들은 모든 승객들에게 노출 위험에 대해 주의를 주려 노력하였다. 그는 귀국 시 1960년 이후 처음으로 강제 격리조치를 당하였다.

2008: 8백 명 이상의 소비자가 살모넬라균에 오염된 토마토를 먹고 병에 걸렸다.

2009: 전직 육군 마취전문간호사가 15명의 환자들이 C형 간염 바이러스에 감염된 후에 자신의 잘못임을 인정하였다. 그녀는 수술 과정에서 자기 자신에게 마약을 주사할 때 사용한 주삿바늘을 환자들에게 재사용 하였으며, 그녀의 감염된 혈액을 통해 환자들이 감염되었다.

2009: 콜로라도 주의 한 수술 전문인이 마취제를 빼돌리고 그것을 오염된 식염수 주사기로 대체하였다. 6천 명에 가까운 환자들이 C형 간염에 노출되었고 이 중 26명이 실제로 감염되었다.

2009: '돼지인플루엔자'라 불린 H1N1이 멕시코에서 처음으로 발생한 이후, 미국 질병관리본부와 세계보건기구는 1만 명 이상이 사망하였으며 약 20만 명이 감염되었다고 보고하였다. 2010년 6월 중순에는 전체 사망자 수가 1만 8천 명 이상으로 증가하였다.

2010: 영국 과학자들은 남아시아 혹은 인도의 병원에서 오는 환자들이 뉴델리 메탈로-락타마제-1(NDM-1)으로 불리는, 항균제에 내성을 지닌 '슈퍼버그'를 보유하고 들어오는 사례에 대해 우려를 나타냈다. 환자 한 명이 사망하였으며, 이는 전파 가능성에 대한 우려를 촉발

했다. 이후 인도에서 치료받은 한 일본인 환자 역시 같은 질병에 감염되었다.

2010: 아이티에서 1월에 발생한 대지진 이후 콜레라의 유행으로 인해 인구의 상당수가 노숙자가 되거나 불결한 곳에서 살게 되었다. 12월이 되면서 전체 사망자 수는 2천 명 이상에 육박하였으며, 질병에 걸린 사람은 8만 명에 이르렀다. 네팔에서 재해 구호를 하다 감염된 유엔군으로부터 전파된 것으로 추적된 이 콜레라 균주는 잘못 설계된 위생시설을 통해 사람들이 버린 쓰레기로 오염된 아르티보니트 강에 전파되었다.

2011: 미국 과학자들이 1974년부터 2007년 사이에 주로 백인 남성에게서 구강암이 225% 증가하였다고 언급하였다. 근거 자료들은 사람유두종바이러스(human papillomavirus, HPV)를 암 증가의 유력한 원인으로 꼽았다.

2011: 호주의 한 마취학자가 낙태 진료소에서 50명의 여성 환자들을 C형 간염에 감염되게 하였다.

2011: 세계보건기구는 50명 가까운 사망자를 발생시킨 병원성 대장균군이 이전에는 발견된 적 없는 새로운 변종이라고 선언하였다.

2011: 보건 당국은 '뇌먹는' 질병이라 불리는, 물에서 발견되는 아메바인 *Naegleria fowleri*로 인해 3명의 사망자가 나왔다고 보고하였다. 미국 질병관리본부는 1960년대에 아메바가 확인된 이후로 1백 20건의 감염 사례가 있었다고 하였으며, 대부분의 경우 치명적인 사례였다.

2011: 미국 콜로라도 주 칸탈루프에서 발견된 리스테리아로 33명의 사망자가 발생하였다.

2011: 한 해 동안 결핵에 새로 감염된 사례가 8백 70만 명이 발생하였으며 이 중 40만 명은 다제내성 결핵균에 감염된 사례였다.

2012: 심각한 폐렴 유사증상과 신부전으로 인해 사망한 사우디아라비아 남성으로부터 중증급성호흡기증후군과 증상이 비슷한 중동호흡기증후군(Middle East respiratory syndrome, MERS)이 확인되었다.

2012: 미국 텍사스 주에서 모기에 의해 전파되는 웨스트 나일 바이러스에 의해 17명이 사망하였다.

2012: 요세미티 공원 요원들은 흰발생쥐의 소변과 배설물로 전파되는 한타바이러스에 의해 6명이 질병에 걸리고 3명이 사망하여 객실을 폐쇄하였다.

2012: 미국 국립보건원에서 항균제 내성 *Klebsiella pneumonia*로 인한 총 사망자가 19명으로 늘었다. 이 감염유행은 분명하게 한 개인에 기인한 것이었다.

2012: 요통으로 인하여 스테로이드 주사 치료를 받은 수백 명의 환자들이 해당 약물의 오염에 의한 곰팡이 오염을 경고받았다. 이 곰팡이에 의해 4백 19명이 수막염에 걸렸고 이 중 30명이 사망하였으며, 해당 곰팡이는 *Exserohilum rostratum*으로 확인되었다. 미국 매사추세츠 주의 한 약국이 오염된 스테로이드제의 유일한 공급처였는데, 이미 이곳에서부터 적어도 18개의 각기 다른 주에 공급되었다.

2012: 여행 중이던 의료기사가 절도한 약물과 주사를 통해 적어도 39명의 환자를 C형 간염에 감염시켰다.

2013: 영국 공무원들은 항균제에 내성을 보이는 임질이 25% 증가했음을 밝혔다.

2013: 영국 보건장관은 항균제 내성 질환의 발생 및 전세계적 확산이 일반 대중뿐만 아니라 의료 환경 하의 환자들에게 치명적인 위협이 될 수 있다고 경고하였다.

2014: 두 건의 중동호흡기증후군이 중동지역에서 돌아온 환자들로부터 진단되었다. 2012년에 해당 질병이 처음으로 발견된 이후로 이 시점까지 17개국에서 1백 45건의 사망 사례를 포함해 총 5백 38건의 감염 사례가 있어왔다.

2014: 건강한 태반에 대한 연구는 입에서 발견되는 미생물과 태반에서 발견되는 미생물 사이의 잠재적 연관성이 있음을 보여주었는데, 이는 태아가 무균 환경에서 자란다는 통념과 반대되는 것이다. 예비 연구 결과는 조기 분만을 막는 것을 포함한, 이러한 미생물에 의해 태반이 얻는 이익을 나타낸다.

2014: 미국 애틀랜타의 질병관리 및 예방본부는 최소 84명의 실험실 종사자가 살아 있는 탄저균에 노출되었을 수 있다고 밝혔으며, 이는 실험실 절차 및 감시의 표준화에 대한 미국 의회 조사를 촉발시켰다.

2014: 아프리카의 기니, 시에라리온, 라이베리아에서 수천 명의 사람들이 에볼라 출혈열에 감염되었다. 1976년에 처음 발견된 이래로 18건의 에볼라 감염 발생이 있었으며 2015년 6월까지 총 1만 1천 1백 93명의 사망자가 발생하였다. 미국 텍사스 주의 두 간호사가 아프리카에서 에볼라 감염 환자를 치료하다가 감염되었으며, 이 환자는 에볼라로 인해 10월에 사망하였다.

2015: 2014년 12월에 미국 캘리포니아 주 디즈니랜드에서 비롯된 홍역이 24개의 주로 급속히 전파되었으며, 2015년 6월에는 총 1백 78건의 감염 사례 및 이 중 1백 17건의 캘리포니아 감염 사례가 나타났다. 해당 질병 발생에 대한 대처로 캘리포니아 주는 의무 예방접종법을 통과시켰다.

2015: 한국에서 발생한 MERS는 6월까지 총 1백 66건의 감염사례와 휴교 및 대규모 격리 사태를 초래하였다.

질병 전파의 사슬 끊기

병원성 미생물은 다음과 같은 다양한 경로를 통해 전파된다.

- 인간 간의 전파
- 동물 간의 전파
- 환경에 의한 인간 또는 동물로의 전파
- 곤충에 의한 인간 또는 동물로의 전파
- 실험실 검체에 의한 인간 또는 동물로의 전파
- 생물학적 테러 공격에 의한 전파

질병의 전파를 항상 예방할 수는 없지만 보건의료영역 근무자들은 자신이 환자에게 전파하는 것과 환자들이 다른 사람들에게 전파하는 것을 동시에 막아줄 수 있는 도구를 가지고 있다(그림 1-9). 이러한 도구는 개인보호구(예: 가운, 장갑, 마스크, 신발 커버, 보안경/안대, 인공호흡기, 앞치마 등)의 사용을 포함한다.

표준주의

미국 질병관리본부(Centers for Disease Control and Prevention, CDC)의 특별 산하기구로 보건의료 감염관리 실무 자문위원회(Healthcare Infection Control Practices Advisory Committee, HICPAC)가 있다. 이 위원회의 구성원들은 지침을 만들고 검토하며, 미국 질병관리본부, 미국 보건사회복지부, 기타 공중보건 문제를 다루는 단체들에게 자문하는 것을 담당한다. 보건의료 감염관리 실무 자문위원회가 2007년에 발간한 『Guideline for Isolation Precautions: Preventing Transmission of Infectious Agents in Health care Settings』에서 표준주의는 Universal Precautions(UP)와 Body Substance Isolation(BSI)의 주요 특징을 포함하며, 땀,

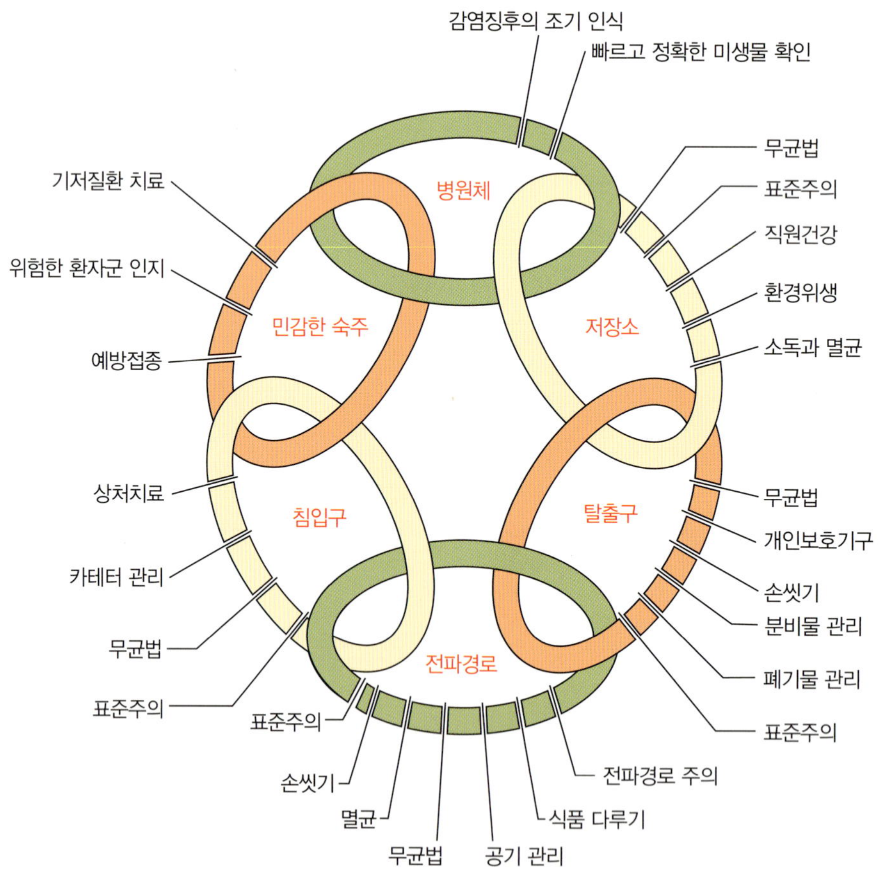

그림 1-9 감염사슬의 구성 요소

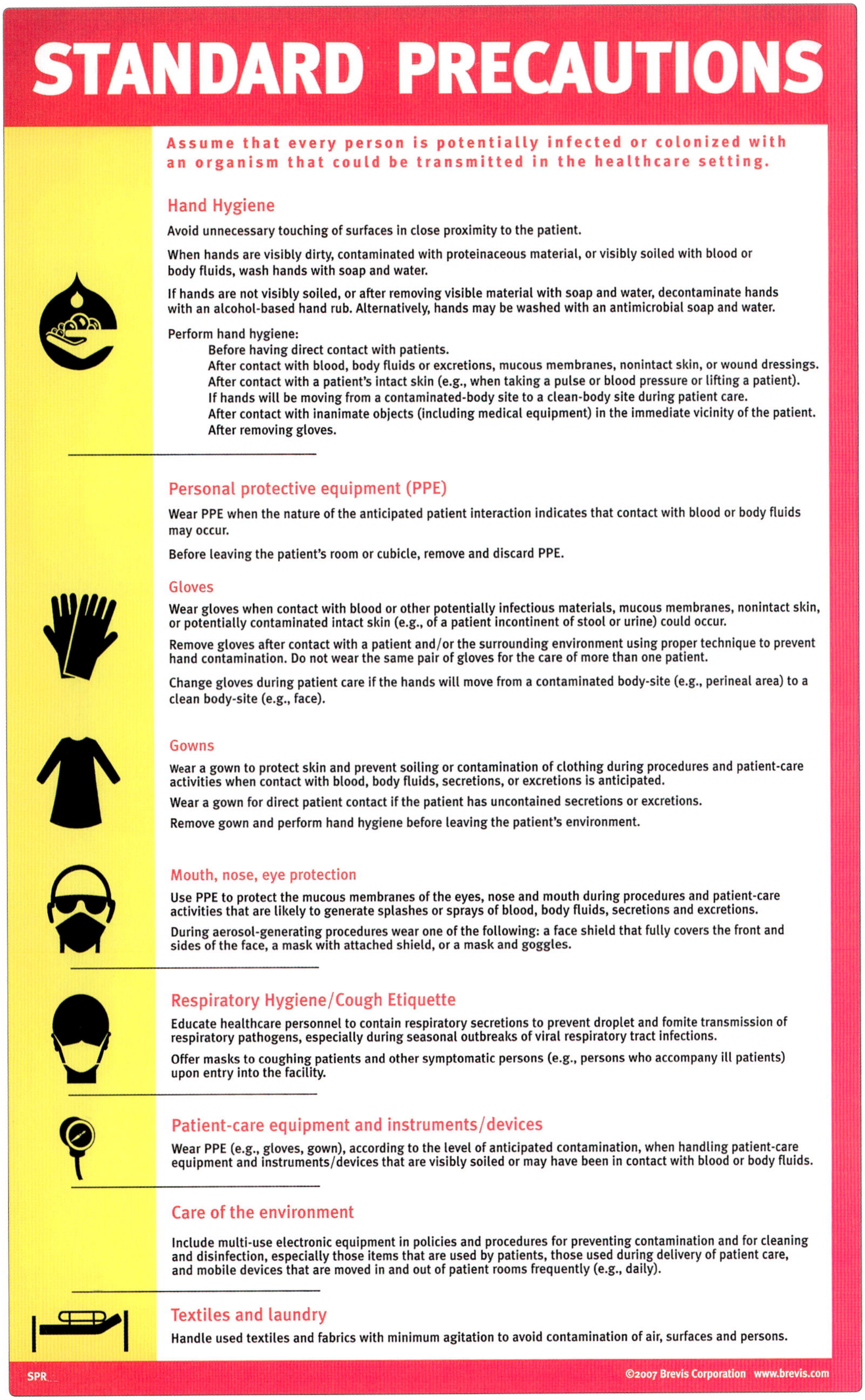

그림 1-10 표준주의

출처: Reprinted with permission from Brevis Corporation, www.brevis.com.

손상되지 않은 피부, 그리고 점막을 제외한 모든 혈액, 체액, 분비물, 배설물은 전파 가능한 감염 물질을 포함할 수 있다는 원칙에 기초한다. 표준주의는 의료환경에서 감염 의심 또는 감염 확진 상태와 관계없이 모든 환자들에게 적용하는 감염예방 실무이다(그림 1-10).

표준주의는 손위생, 장갑, 가운, 마스크, 눈 보호구 혹은 안면보호구의 착용, 안전한 주사 실무의 내용을 포함한다. 또한, 감염된 체액으로 오염되었을 수 있는 환자가 있는 환경의 장비 또는 기구의 경우 반드시 감염 물질의 전파를 막는 방법(예: 직접 접촉 시 장갑을 착용하는 것, 심하게 오염된 장비를 다룰 때, 그리고 다른 환자에게 사용하기 전 재사용 가능한 기구를 적절하게 세척하고 소독 또는 멸균하는 것 등)으로 다루어야 한다.

표준주의에는 추가된 세 가지 실무 영역이 있는데, 이는 호흡기 위생/기침 예절, 안전한 주사 실무 그리고 요추천자(예: 척수조영술, 척추 혹은 경막외 마취) 시 마스크 착용이다. Universal Precautions에서 발전된 표준주의의 많은 요소들이 병원직원의 보호를 위해 개발되었다면, 표준주의의 새로운 추가 요소들은 환자 보호에 초점을 두고 있다.

전파경로별 주의

표준주의는 모든 상황에서 적용되며 모든 환자들이 진단되지 않은 질병의 잠재적 보균자임을 전제로 한다. 특정 질병의 진행 또는 병원성 상태가 식별되면, 그것이 전파된 방식을 명확히 하기 위해 추가적 주의가 적용된다. 2007년 보건의료 감염관리 실무 자문위원회에서는 전파경로별 주의에는 접촉주의, 비말주의, 그리고 공기주의의 세 가지 범주가 있다고 하였다. 전파경로별 주의는 표준주의만으로는 전파경로가 완전히 차단되지 않을 때 사용한다. 여러 전파경로를 가진 일부 질병들은 한 가지 이상의 전파경로별 주의가 사용될 수 있다. 단일한 주의 혹은 여러 가지 주의들이 동시에 사용될 때 표준주의에 추가하여 적용된다.

MICRO NOTES

"구강청결제 Listerine®"

구강청결제인 Listerine®은 유명한 의사의 이름이 붙여진 것이다. 회사의 홈페이지에 따르면 Listerine®소독제는 1879년 조셉 로렌스(Joseph Lawrence) 박사와 조던 위트 램버트(Jordan Wheat Lambert)가 처음으로 만들었고, 외과수술에 소독제를 처음으로 사용한 조셉 리스터의 이름을 따서 명명하였다. 그의 업적은 현대적인 수술실 운영을 위한 길을 열었고, 19세기 환자의 사망률을 현저하게 감소시켰다. 초기에는 Listerine®이 인후통, 감기로부터 상처 치료까지 광범위하게 사용되었지만 구강청결제로만 사용하고 있는 현재에도 세균의 사멸능력은 있는 것으로 알려져 있다.

학습문제

1. 환자와 병원직원을 보호하기 위한 개인보호구(personal protective equipment, PPE)의 종류는 무엇인가?
2. 병원에서 근무하기 전 간호사가 필수로 맞아야 할 예방접종은 어떤 것이 있는가?
3. 상처감염을 감소시키기 위한 무균법의 필요성을 인지한 역사적 인물은 누구인가?
4. 의료환경에서 감염 의심 또는 감염 확진 상태와 관계없이 모든 환자들에게 적용하는 감염예방 방법은 무엇인가?

참고문헌

2014 Ebola outbreak in West Africa - case counts.(2015). Retrieved from http://www.cdc.gov/vhf/ebola/outbreaks/2014-west-africa/case-counts.html.

2014 Ebola outbreak in West Africa. Retrieved from http://www.cdc.gov/vhf/ebola/outbreaks/guinea/.

Augus von Wassermann.(n.d.). In *Encyclopaedia Britannica online*. Retrieved from http://www.britannica.com/EBchecked/topic/636621/August-von-Wassermann.

Auyang, S. Y.(n.d.). *Reality and politics in the war on infectious diseases*. Retrieved from http://www.creatingtechnology.org/biomed/germs.htm.

Bacteria live even in healthy placentas, says study.(2014). Retrieved from http://www.cbc.ca/news/health/bacteria-live-even-in-healthy-placentas-says-study-1.2650705.

Edward Jenner.(n.d.). In *Encyclopaedia Britannica online*. Retrieved from http://www.britannica.com/EBchecked/topic/302579/Edward-Jenner.

Fungal diseases.(2012). Retrieved from http://www.cdc.gov/fungal/diseases/other/exserohilum-rostratum.html.

Girolama Fracastoro.(n.d.). In *Encyclopaedia Britannica online*. Retrieved from http://www.britannica.com/EBchecked/topic/215496/Girolamo-Fracastoro.

Haiti's cholera outbreak tied to Nepalese U.N. peacekeepers.(2013). Retrieved from http://www.npr.org/templates/story/story.php?storyId=211434286.

Health care Infection Control Practices Advisory Committee(HICPAC). *2007 Guideline for isolation precautions: Preventing transmission of infectious agents in health care settings*.(n.d.). Retrieved from http://www.cdc.gov/hicpac/2007IP/2007isolation Precautions.html.

Humoral theory.(n.d.). In *The Free Dictionary online*. Retrieved from http://medical-dictionary.thefreedictionary.com/humoral+theory.

Ignaz Philipp Semmelweis.(n.d.). In *Encyclopaedia Britannica online*. Retrieved from http://www.britannica.com/EBchecked/topic/534198/Ignaz-Philipp-Semmelweis.

Louis Pasteur.(n.d.). In *Encyclopaedia Britannica online*. Retrieved from http://www.britannica.com/EBchecked/topic/445964/Louis-Pasteur.

Louis Pasteur. Retrieved from http://science.howstuffworks.com/dictionary/famous-scientists/chemists/louis-pasteur-info.htm

Paul Ehrlich - biographical. Retrieved from http://www.nobelprize.org/nobel_prizes/medicine/laureates/1908/ehrlich-bio.html.

Review of "On the treatment of syphilis with Ehrlich's new arsenical preparation." (n.d.).

Robert Koch. Retrieved from http://ocp.hul.harvard.edu/contagion/koch.html.

Robert Koch - biographical. Retrieved from http://www.nobelprize.org/nobel_prizes/medicine/laureates/1905/koch-bio.html.

Robert Hooke.(n.d.). In *Encyclopaedia Britannica online*. Retrieved from http://www.britannica.com/EBchecked/topic/271280/Robert-Hooke.

Rosenberg, J.(n.d.). *Typhoid Mary*. Retrieved from http://history1900s.about.com/od/1900s/a/typhoidmary_2.htm.

Rosenberg, J.(n.d.). *1918 Spanish flu pandemic*. Retrieved from http://history1900s.about.com/od/1910s/p/spanishflu.htm.

Steenhuysen, J.(2014). *CDC says more lab workers may have been exposed to anthrax*. Retrieved from http://www.reuters.com/article/2014/06/20/us-usa-anthrax-scare-idUSKBN0EV2FJ20140620.

The influenza epidemic of 1918. Retrieved from http://www.archives.gov/exhibits/influenza-epidemic/.

Timeline of microbiology. Retrieved from http://timelines.ws/subjects/Microbiology.HTML.

CHAPTER 02

미생물의 분류

Classification of Microbiology

학습목표

이 장을 학습한 후, 학습자는:

1. 주요 용어를 정의할 수 있다.
2. 정상균무리와 병원성 미생물을 구별할 수 있다.
3. 살아 있는 미생물의 다양한 구별 체계를 비교할 수 있다.
4. 원핵생물의 특징에 대해 논할 수 있다.
5. 바이러스와 프리온이 어떻게 병원성이 될 수 있는지를 설명할 수 있다.
6. 미생물을 구별하기 위한 명명법 및 구분법을 설명할 수 있다.

주요 용어

게놈Genome: DNA, RNA, 염색체 또는 유전자를 포함한 유기체의 완전한 유전체 세트

마이크로바이옴Microbiome: 인체 또는 특정 신체 부위(장, 호흡기, 질)와 같은 특정 환경에 있는 미생물 집단. 미소생물상(microbiota)이라고도 불리며, 이전에는 정상균무리(normal flora)라고도 함

분류체계Taxonomic hierarchy: 모든 생물체를 내림차순으로 분류하는 과학적 세분 체계(가장 넓은 것에서 가장 좁은 것): 계, 문, 강, 목, 과, 속, 종

삼투성Osmotrophic: 막을 통한 삼투 흡수를 통해 주변 용액으로부터 영양 요구 조건을 얻는 미생물에 대한 설명

표현론적 분류 Phenetics: 비교 유전학보다는 유사한 형태학 및 특성에 기초한 유기체의 연구 및 분류

생각해보기

간호사는 병원환경 그리고 심지어 우리 자신의 피부에도 미생물이 존재할 수 있음을 잘 알고 있다. 일과성 미생물(transient microflora)군은 표면과 접촉할 때에 획득된다. 상재 또는 토착 미생물들은 우리의 피부층 깊숙이 살고 있는 정상균무리이다. 이 장의 주제들을 살펴보며 다음을 생각해보자.

1. 우리는 수술이나 침습적인 시술 시 상재 미생물들을 어떻게 다룰 것인가?
2. 미생물의 특성과 분류를 정하는 것은 왜 중요한가?
3. 무균법 및 멸균기법이란 무엇인가?

임상에 적용해보기

"기록되지 않은 것은 법의 측면에서 볼 때는 일어나지 않은 일과 같다."라는 말이 있다. 이러한 견해는 연구와 보건의료 분야에서는 모든 과정과 결과, 절차, 관련된 모든 사람들에 대한 기록이 요구된다는 면에서 동일하다. 과학은 중요한 과정적 절차, 정확한 기록, 명확한 의사소통, 전문적 협력, 그리고 개인적 통합에 의존한다. 간호의 표준도 이러한 기준에 기초한다. 환자들은 과학적 연구와 최선의 의료에 의지한다.

미생물학의 정의

브리태니커 백과사전은 미생물학을 "미생물에 대한 연구. 세균, 고세균, 조류, 진균류, 원핵동물, 바이러스를 포함하는 다양한 종류의 미세하고 단순한 생명체인 미생물에 대해 연구하는 학문. 미생물학은 이러한 유기체의 구조, 기능, 분류 및 이들의 활동을 이용하고 통제하는 방법에 대해 다룬다."라고 정의하고 있다.

미생물의 개요

미생물은 극히 작은 생명체이거나 혹은 전통적인 생각 하에서는 살아 있는 것이 아닐 수 있는 물질이다. 이름이 암시하듯, 미생물은 육안으로는 보이지 않으며 반 레벤후크(Van Leeuwenhoek)가 현미경을 만들고 미생물을 관찰한 후 그의 발견을 발표한 후에야 인정되었다. 레벤후크의 단일 렌즈 현미경은 그가 빗물, 타액 그리고 정액에서 발견한 일부 큰 크기의 미생물을 관찰하기에 충분하였다. 최초의 발명품이 나오고 얼마 후 전자현미경과 같은 훨씬 강력한 배율시스템이 개발되어 과학자들은 발견하기 어렵고, 미처 발견하지 못한채로 남아 있었을 수 있는 바이러스와 기타 미생물의 세계를 탐색할 수 있게 되었다. 이 장에서는 미생물을 분류하고 명명하는 데에 사용되는 과학적 분류체계와 마찬가지로 미생물의 다양한 형태와 분류에 대해 설명한다.

지구상 생명체의 조상

미생물은 일반적으로 질병과 관련되어 있으며, 그것들은 많은 수의 심각한 병원성 상태의 원인 제공자이다. 그러나 미생물 없이는 어떤 살아 있는 유기체도 지구에 존재하거나 지속적으로 생존하지 못했을 것이다. 미생물은 고대의 깊은 빙하와 온천 등 지구 곳곳에서 발견할 수 있다. 지구에 존재하는 수백만 종류의 미생물 중 대다수는 인간에게 위협이 되지 않는다. 인간과 동물들은 강한 병원성 미생물의 침입을 막아내기 위해 소화기관과 피부의 정상균무리에 의존한다. 정상균무리는 음식으로부터 온 영양소가 소화기관의 다양한 곳을 거치는 동안 우리 몸이 그 영양소들을 합성할 수 있게 한다. 불행히도, 이러한 이로운 서식 미생물도 그들이 정상적으로 상주하는 환경 또는 미생물 군집(microbiome)을 벗어나게 되면 문제를 일으킬 수 있으며 스스로 침입자가 된다. 과학자들은 추정을 통하여 30억여 년이 넘는 미생물의 증거를 확인할 수 있었으며, 미생물은 지구의 가장 유력한 첫 생명체일 가능성이 높다. 미생물은 그들의 생존을 위해 환경에 적응할 수 있으며 특정 종들은 산소 없이도 살 수 있다. 바이러스와 프리온은 살아 있는 유기체로 간주되지 않는 미생물의 예이지만, 건강한 세포와 조직에 침투하여 숙주의 정상세포분열 및 성장을 통해 전파될 수 있다.

미생물의 과학적 분류

고대부터 인간은 자기 주변에 있는 것들을 분류하는 방법을 고안해 냈다. 기원전 4세기에 그리스 철학자 아리스토텔레스는 종들 간의 유사점과 차이점에 기초한 생물 분류체계에 관해 기술하였다. 그의 체계는 '계'라 칭해지는 두 가지 요소가 있었다. 식물계(식물)와 동물계(동물)가 그것이다. 이 체계는 오랜 세기 동안 인정되어 왔다.

독일 생물학자 에른스트 해켈은 1894년에 세 번째 계인 원생생물계를 추가하였고, 이 그룹에는 단세포 진핵생물과 세균(원핵생물)이 포함되었다. 1956년에 미국 생물학자 허버트 코플랜드는 해켈이 묘사한 원생생물계를 두 부분으로 나누어 4번째 계인 세균(bacteria)을 추가하였다. 그는 단세포 진핵생물과 세균 사이에는 다른 새로운 계를 만들기 충분할 정도의 상당한 차이가 존재함을 관찰하였다.

미국 식물 생태학자 로버트 휘태커(Robert Whittaker)는 계 분류체계를 검토하여 수정하였고, 1959년에 5계 체계를 처음으로 제안한다. 5계 체계는 과학계에서 널리 사용되며 최신 문헌에서도 발견되는 체계이다. 휘태커의 분류는 다음과 같다.

- 식물계(식물)
- 동물계(동물)
- 원생생물계(단세포 진핵생물)
- 진정생물계(단세포 원핵생물)
- 진균계(단세포 혹은 다세포 삼투영양성 진핵생물)

1977년에 미국 일리노이대학교의 생물물리학자이자 진화미생물학자인 칼 워즈(Carl Woese)와 그의 동료들은 진핵생물 및 원핵생물과는 유전적으로 뚜렷하게 다른 미생물군을 발견했다고 발표하였다. 그들은 이 새로운 군을 고세균(archaea)이라 명명하였다. 워즈 박사는 리보솜과

리보솜 DNA(세포의 구조를 구성하는 단백질)의 유전적 염기서열을 분석하는 데에 여러 해를 보냈다. 그는 이 연구를 통하여 고세균이 빙하, 온천 등과 같이 일부 가장 혹독한 환경에서 발견되며 원핵생물 및 진핵생물과 단일 유전적 조상을 공유하나, 각각 서로 완전히 다르게 진화되었다고 판단할 수 있었다. 그는 휘태커의 체계를 수정한 6계 분류체계를 1977년에 처음 제안했다. 그는 모네라(Monera) 계를 진정세균(Eubacteria)으로 바꾸고 고세균(Archaebacteria)계를 추가하였는데, 이는 후에 다른 원핵생물과 유전적으로 다르며 오히려 진핵생물에 더 가까운 원핵생물들을 포함하는 계로 정의되었다.

3역 분류체계

많은 종류의 분류체계로 인한 혼란이 일어날 가능성을 인식한 워즈 박사는 1990년에 3역 분류체계라는 완전히 새로운 체계를 제안하였다. 그는 그룹을 단순화하고 이들을 다음과 같이 정의하였다.

- 세균(단세포 원핵생물)
- 고세균(유전 전사 및 해석에 있어서 세균과 차이를 보이며 진핵생물에 더 가까운 원핵생물)
- 진핵생물(다세포 식물과 동물, 단세포 진핵생물, 단세포 및 다세포 삼투영양성 진핵생물)

처음 4가지의 체계는 표현론적 분류(phenetics)라 불리는 유기체 간의 유사성에 대한 과학적 관찰로부터 고안되었다.

2계와 3역

연구자들은 지구의 모든 생명체들 간의 연결고리와 관련된 복잡한 질문에 대해 설명하기 위해 계속해서 노력해 왔다. 비교유전체학은 모든 살아 있는 세포들을 아우르는 "생명계통수" 이론에 대한 의문을 제기하였다. 세균역, 고세균역, 진핵생물역 등 3개의 영역의 게놈이 지닌 뉴클레오티드 배열에 대해 연구하던 과학자들은 2010년에 두 주요 계(empire), 즉 3개 역을 포함한 세포성(cellular)과 바이러스(플라스미드, 트랜스포손 그리고 다른 유전 물질 입자 포함)로 나누는 것이 더 좋은 표기 방식이라고 이론화하였다. 연구자들은 복합 유전 교차결합 혹은 유전자 수평 전달을 포함하는 원핵생물과 바이러스의 연결망으로 계통수 모델을 대체할 것을 제안하였다. 게놈 연구자들은 세균과 고세균의 특징이 결합한 진화적 변화를 발견하였고, 항균제내성 균주의 출현을 설명할 수 있게 되었다.

진핵생물

인간, 포유류, 식물, 조류, 곤충은 진핵생물(eukaryotes)이다. 진핵생물의 각각의 세포는 세포막으로 결합된 세포소기관과 데옥시리보 핵산(DNA)을 보유한 핵을 지니고 있다. 단세포 진핵생물 세포는 원생동물, 녹조류 및 진균류를 포함한다.

원핵생물

모든 세균의 세포는 원핵생물(prokaryotes)이다. 이러한 미생물들은 유전 물질을 가지고 있으나 세포 구조의 일부로서 핵을 가지고 있지는 않다. 시아노박테리아(cyanobacteria)는 원핵생물의 특유한 종류이다. 청녹조류라 불리는 시아노박테리아의 경우는 물에서 서식하면서 광합성을 하는데, 이것은 물에서 살며 자신의 양분을 스스로 생산한다는 뜻이다. 발견된 화석은 35억 년 이상을 거슬러 올라간다. 시아노박테리아의 광합성을 통해 생산된 산소는 초기 지구의 역사에서 지구의 대기를 변화시켰으며, 생명이 형성될 수 있는 알맞은 환경을 조성하였다.

고세균

고세균(archaea)은 가장 최근에 연구된 원핵생물의 형태이지만, 진화의 역사 연대에 등장하는 어떤 다른 형태의 생명보다도 훨씬 더 이전으로 거슬러 올라갈 수도 있다. 이러한 단세포 유기체는 세균과 비슷한 세포 구조를 공유하지만, 뚜렷한 유전적 차이를 가지고 있다. 고세균은 빙하, 온천 그리고 해안가 염습지를 포함하는 극한 환경을 선호한다.

무생물 병원체

진핵생물과 원핵생물, 고세균 이외에 살아 있는 미생물의 정의에는 맞지 않으나 일반적인 미생물의 주제에서 다루어지는 것이 있다. 이 특별한 예외는 바이러스와 프리온이다.

바이러스

바이러스(viruses)는 DNA 또는 리보핵산(RNA) 둘 중 하나의 유전물질의 매우 작은 묶음이다. 전자현미경으로만 관찰 가능하며 어떤 세균보다 1만 배 더 작을 수도 있다. 바이러스는 무세포이며 캡소미어(capsomere)라는 단백질로 만들어진 캡시드(capsid)로 코팅된 핵산으로 구성되어 있다. 일부 바이러스는 외피(envelope)를 가지고 있다. 레트로바이러스는 RNA 유전물질만 사용하고 전파하며, 사람면역결핍바이러스(human immunodeficiency virus, HIV) 질

세균 (bacteria)	고세균 (archaea)	진핵생물 (eukarya)
• Cyanobacteria • Flavobacteria • Gram-Positive Bacteria • Green Non-sulfur Bacteria • Green Sulfur Bacteria • Purple Bacteria • Spirochetes • Thermatogales	• Crenarchaeota • Euryarchaeota • Halophiles • Methanobacteriales • Methanococcales • Thermophiles	• Alveolates • Animals • Ciliates • Diplomonads • Entamoebae • Flagellates • Fungi • Microsporidia • Plants • Protists • Rhodophytes • Slime molds • Trichomonads

그림 2-1 유기체 구분의 3역

환의 원인이다. 바이러스는 스스로 생식하는 능력이 없고, 때로는 세포내절대기생생물(obligate intracellular parasites)이라 불린다. 바이러스는 생식할 수 있는 숙주의 세포 없이는 대사적으로 비활성이며 증식할 수 없다.

프리온 병

전염성 해면상뇌증(transmissible spongiform encephalopathies, TSEs)은 동물과 인간 모두에게서 발견되며 뇌를 비롯한 중추신경계의 구조에서 주로 발견되는 감염물질에 의해 생기는 질병군을 구성한다. 이러한 물질(단백질 감염성 물질 proteinaceous infectious particles에서 유래)은 프리온(prion)이라 불리며 핵산과 세포 구조가 없다. 감염기전은 정상 프리온 단백질이 비정상적으로 접혀 뇌 조직을 파괴하고 구멍을 생성하여 마치 스펀지의 형상을 형성하는 것으로 추정된다. 동물 전염성 해면상뇌증은 소해면상뇌증(광우병), 양해면상뇌증(스크래피) 그리고 사슴, 엘프, 무스와 같은 북미 말굽동물에게서 발견되는 만성 소모성 질병(chronic wasting disease, CWD)으로 불린다.

인간 프리온 감염은 크로이츠펠트-야콥병과 변종 크로이츠펠트-야콥병, 게르스트만-슈트로이슬러-샤인커 증후군, 치명적 가족성 불면증 그리고 쿠루병이다.

분류학

모든 살아있는 유기체를 분류하는 체계를 분류학(taxonomy)이라 한다. 분류학의 목적은 다음과 같다.

1. 유기체 간의 관계를 정립하기 위함이다.
2. 두 집단의 유기체를 구별하기 위함이다.
3. 이전에는 알려지지 않았던 유기체를 분류하기 위함이다.

분류학은 질병을 일으키는 미생물의 식별에 있어 특히 중요하다. 세균이 환자로부터 분리되고, 그 특성은 이미 분류된 다른 미생물의 특징과 비교된다. 병원체가 확인되면 일련의 치료가 처방된다. 분류과학의 마지막 중요한 목적은 세계 곳곳의 과학자들과 미생물학자들에 의해 사용되는 보편적인 의사소통 언어를 확립하는 것이다. 분류학은 미생물 간의 관계 정도를 밝히는 taxa(단수형은 taxon)로 불리는 범주의 체계를 확립한다. 다른 말로 하면, taxa는 계통발생적(공통 조상) 관계를 보여준다. 이는 과학자들이 미생물의 복잡한 세계를 고려하는 상호 기준에서 소통할 수 있다는 기반에서 온 것이다.

명명법

18세기에 칼 린네는 유기체의 명명과 분류를 표준화한 과학적 명명법(nomenclature)을 개발하였다. 그 시대에 학자들이 라틴어를 사용했기 때문에 라틴어로 명명을 하였다.

이명법

이 체계는 이명법(Binomial Nomenclature)이라 칭한다. 모든 살아 있는 생물은 속명과 종명의 두 가지 이름을 지닌다. 두 이름은 모두 밑줄로 강조하거나 기울임체로 표기한다. 속명은 첫자는 항상 대문자로, 종명은 소문자로 표기한다. 또한 속명은 항상 명사이고, 종명은 형용사이다. 문헌에서 이름을 처음 사용할 때는 반드시 스펠링을 모두 표기하여야 한다. 그 이후로는 이름의 첫 대문자로 축약하여 속명을 사용할 수 있다. 그러나 종명은 절대 축약하지 않는다. 다음 예시를 생각해본다.

1. 호모 사피엔스(*Homo sapiens*: 인간): Homo는 "인간"을 뜻하는 속명이고, *sapiens*는 "지적인"을 뜻하는 종명이다. *H. sapiens*로 쓸 수 있다.
2. 폐렴막대균(*Klebsiella pneumoniae*: 폐렴을 일으키는 세균): *Klebsiella*는 속명이며, 해당 미생물을 발견한 과학자 에드윈 클렙스(Edwin Klebs)에서 비롯되었다. *pneumoniae*는 종명으로서 폐렴을 특징적으로 묘사하며, *K. pneumoniae*로 쓸 수 있다.

원핵생물 분류학 국제위원회(International Committee on Systematics of Prokaryotes)는 새로이 분류된 세균과 그 세균이 어떤 taxa에 지정될 것인지에 대한 규칙을 확정한다. 해당 규칙은 원핵생물 명명법에 대한 국제 규약(International Code of Nomenclature of Prokaryote)에 수록된다[일반적으로 세균명명규약(Bacteriological Code)이라 불린다.]. 세균의 정의 및 이에 대해 채택된 분류에 대한 근거가 International Journal of Systematic and Evolutionary Microbiology에 발표된 후, 세균은 가장 잘 알려진 표준 문헌인『버지의 세균학 분류 편람(Bergey's Manual of Systematic Bacteriology)』에 실릴 수 있었다.

분류위계

모든 살아 있는 유기체는 분류위계(taxonomic hierarchy)를 구성하는 세분화된 체계에 배치된다. 분류의 가장 위에서부터 시작하는 단계는 종(species)이며, 이는 상호 교배하는 밀접하게 관련된 유기체들의 묶음이자 살아 있는 유기체의 기본 군 단위이다. 그 다음은 속(genus)으로, 기원적으로 관련성을 지녔으나 그들끼리는 특정한 점에서 다른 종들을 구성한다. 연관된 속(genera; genus의 복수형)은 과(family)를 구성한다. 과의 묶음은 목(order)을 구성하며 비슷한 목들이 강(class)이라 불리는 그 다음 분류를 구성한다. 연관된 강들은 문(division or phylum)을 구성하며, 서로 비슷한 모든 문들은 계(kingdom)로 불리는 마지막 단계를 구성한다. 수정된 분류위계는 3역 체계(고세균계, 세균계 그리고 진핵생물계) 또한 포함한다(그림 2-2).

요약하면, 단계의 순서는 계(kingdom), 문(division 혹은 phylum), 강(class), 목(order), 과(family), 속(genus) 그리고 종(species)과 같다.

원핵생물의 표준 분류

세균의 분류학상의 분류는『버지의 세균학 분류 편람』에 수록되었다. 문헌의 초판은 1984년부터 1989년까지 4권의 책으로 출판되었으며, 현재 문헌인 2판은 다음과 같은 5권으로 이루어져 있다.

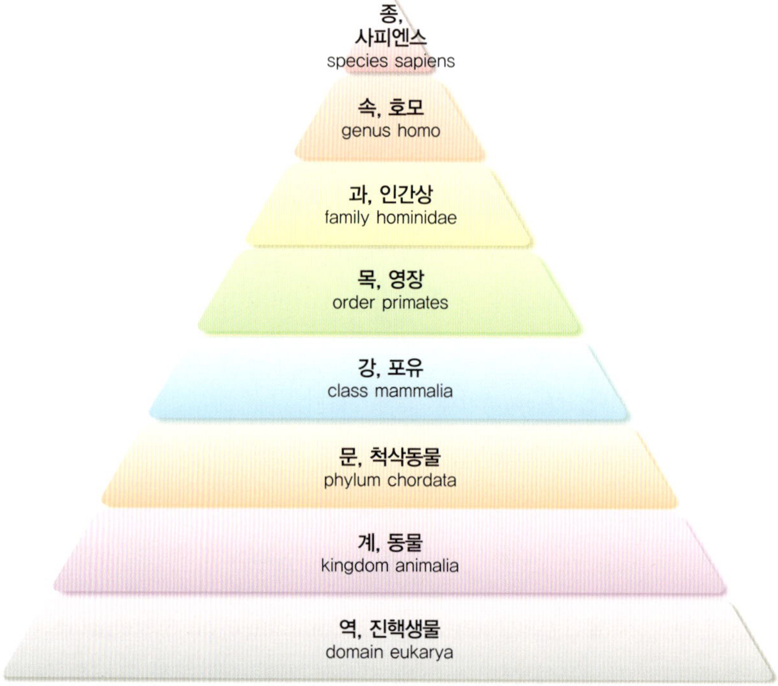

그림 2-2 인간의 분류 계층구조(역 포함)

- 1권(2001) 고세균(Archaea) 및 세부적으로 분지된 광영양성 세균
- 2권(2005) *Proteobacteria*
- 3권(2009) 후벽균(*Firmicutes*)
- 4권(2011) *Bacteroidetes*, *Spirochaetes*, *Tenericutes*(*Mollicutes*), *Acidobacteria*, *Fibrobacteres*, *Fusobacteria*, *Dictyoglomi*, *Gemmatimonadetes*, *Lentisphaerae*, *Verrucomicrobia*, *Chlamydiae*, *Planctomycetes*
- 5권(2012) 방선균(*Actinobacteria*)

바이러스 분류학

미생물학에 있어 가장 도전이 요구되는 분야 중 하나는 바이러스를 동정하고 분류하는 것이다. 무생물 세포침입자는 너무도 작아서 이들을 관찰하려면 전자현미경이 필요하다. 바이러스를 분류하는 방법에는 형태학, 핵산 종류, 복제 방식, 침입당한 숙주 생물의 종류, 바이러스가 일으키는 병의 종류가 포함된다. 바이러스는 크고 작은 살아 있는 유기체에 침범한다. 세 가지의 일반적 분류는 그들이 침투하는 숙주세포의 종류에 기초한다. 동물계에 속한 생물체를 감염시키는 것들은 zoophaginae라고 한다. 만일 식물을 감염시킨다면, phytophaginae으로 간주된다. 바이러스는 심지어 원핵생물에 침입하기도 하며, 이 경우는 phaginae으로 분류한다(그림 2-3).

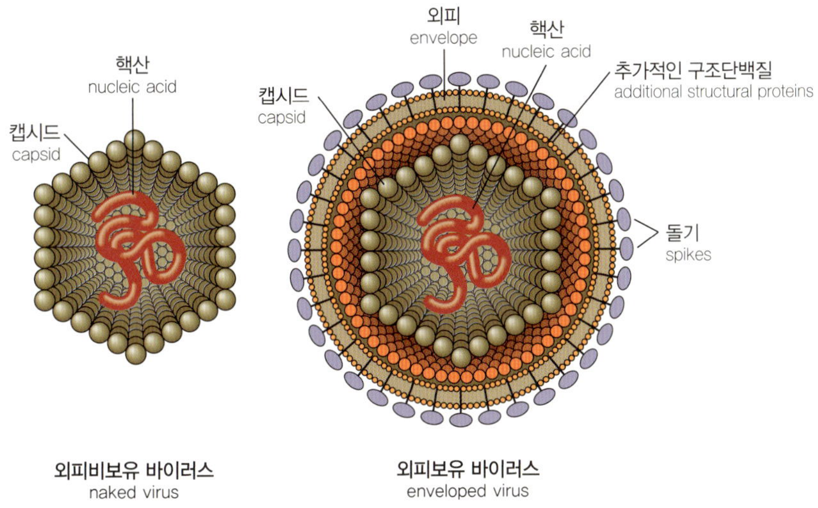

그림 2-3 **바이러스의 예시**
출처: Ingraham, John L., & Ingraham, Catherine A., Introduction to Microbiology: A Case-History Study Approach, 3e, Brooks/Cole, Cengage Learning.

ICTV 바이러스 분류학

국제바이러스분류위원회(International Committee on Taxonomy of Viruses, ICTV)는 국제원핵생물분류위원회(International Committee on Systematics of Prokaryotes)와 같은 방식으로 바이러스 종을 동정하고 분류하는 것을 담당한다.

현재 ICTV에 의해 공인된 세 가지 목(order)은 caudovirales, nidovirales, mo-nonegavirales이다. 바이러스에 대한 분류 위계는 역(domain)이나 계(kingdom)를 포함하지 않는데, 그 이유는 바이러스가 생물로 간주되지 않기 때문이다. 그러나 유전 정보 및 특징은 가지고 있으므로 목(order), 과[family; 혹은 아과(sub-family)], 속(genus), 종(species)으로는 그룹화가 가능하다. 종의 이름은 한 단어 이상일 수 있으나 반드시 바이러스임을 명확하게 묘사해야 한다. 예를 들어, 사람면역결핍바이러스는 HIV-1과 같이 번호가 부여된 하위 종들과 함께 사용되는 총칭이다. 또한 총칭은 밑줄로 강조하거나 혹은 기울임꼴로 쓰지 않는다. 만일 바이러스가 속이 부여되었다면 기울임꼴로 표기한다(예: *Papovaviridae*과에 속하는 *Papillomavirus*).

속명은 접미사 *-virus*로 끝난다. 하위 과(sub-family) taxon은 속(genera)의 복합 집단을 명명할 때 사용되며, 접속사 *-virinae*와 함께 쓰인다. 과(family) taxon에 사용할 때에는 *-viridae*를 사용한다. 목(order) 이름은 *-virales*로 끝날 것이다(그림 2-4).

볼티모어 분류체계

미국 바이러스 학자이자 노벨상 수상자인 데이빗 볼티모어(David Baltimore)는 바이러스의 게놈과 전령 RNA(mRNA)를 기반으로 7개 그룹으로 바이러스를 분류하는 체계를 고안하였다.

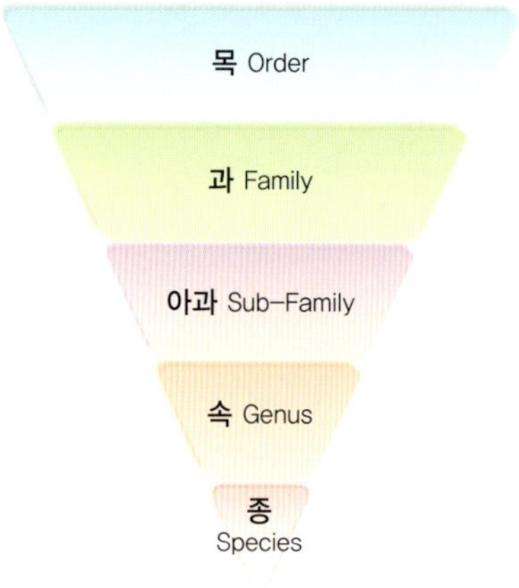

그림 2-4 바이러스 분류 계층구조

바이러스는 DNA 혹은 RNA의 단일 또는 이중 유전가닥을 지닌다. 여기에 추가하여, 볼티모어 분류는 양(+)의 방향인지, 음의 방향(-)인지를 고려한다. 이러한 명칭은 전령RNA의 숙주세포의 세포질과 상호작용하는 능력과 변형 과정에서 게놈 복제에 꼭 필요한 단백질 및 효소 생산 능력과 관련이 있다. 볼티모어 바이러스 분류의 7가지 분류집단은 다음과 같다.

- 집단 I: 이중가닥 DNA(dsDNA)
- 집단 II: 단일가닥 DNA(ssDNA)
- 집단 III: 이중가닥 RNA(dsRNA)
- 집단 IV: 양의 방향 단일가닥 RNA[(+)ssRNA]
- 집단 V: 음의 방향 단일가닥 RNA[(−)ssRNA]
- 집단 VI: 역전사 이배 단일가닥 RNA(ssRNA−RT)
- 집단 VII: 역전사 원형 이중가닥 RNA(dsDNA−RT)

MICRO NOTES

"The Good Old Boys(and Girls) Club"

The American Society for Microbiology는 세계에서 가장 오래되고 가장 큰 단일 생명과학 회원 조직이다. 회원은 1899년 59명의 과학자에서 시작하여 현재 3만 9천 명 이상의 회원으로 성장했으며, 회원의 1/3은 미국 외 지역에서 가입하였다. 회원들은 미생물학 전문 분야 26개 분야와 미생물 교육자 부문을 대표하고 있다.

학습문제

1. 유기체 분류위계(taxonomic hierarchy)의 낮은 순위부터 높은 순위는 무엇인가?
2. *Klebsiella pneumoniae*를 속명과 종명 부분으로 어떻게 나누는가?

참고문헌

Bergey's manual trust.(2014). Retrieved from http://www.bergeys.org/newsletter.html.

Confirmed variant Creutzfeldt-Jakob disease(variant CJD) case in Texas.(2014). Retrieved from http://www.cdc.gov/ncidod/dvrd/vcjd/other/confirmed-case-in-texas.htm.

Fatal familial insomnia.(2014). Retrieved from http://rarediseases.info.nih.gov/gard/6429/fatal-familial-insomnia/resources/1.

Gerstmann-Straussler-Scheinker disease. Retrieved from http://rarediseases.info.nih.gov/gard/7690/gerstmann-straussler-scheinker-disease/case/21304/case-questions.

International Journal of Systematic and Evolutionary Microbiology(2009). International Code of Nomenclature of Prokaryotes. Appendix 9: Orthography, 59, 2107–2113

International Committee of Systematics of Prokaryotes. *Homepage*. Retrieved from http://www.icsp.org/.

Introduction to the cyanobacteria: Architects of the earth's atmosphere. Retrieved from http://www.ucmp.berkeley.edu/bacteria/cyanointro.html.

Klappenbach, L.(n.d.). *How animals are classified: A history of high-order taxonomy*. Retrieved from http://animals.about.com/od/scientific-disciplines/a/classifyinganim_4.htm.

Koonin, E. V.(2010). *The Two Empires and Three Domains of Life in the Postgenomic Age*. Retrieved from http://www.nature.com/scitable/topicpage/the-two-empires-and-three-domains-of-14432998.

Microbiology.(n.d.). In *Encyclopaedia Britannica online*. Retrieved from http://www.britannica.com/EBchecked/topic/380246/microbiology.

Mycoplasma Infection (walking pneumonia, atypical pneumonia).(2011). Retrieved from http://www.health.ny.gov/diseases/communicable/mycoplasma/fact_sheet.htm.

National Institute of Allergy and Infectious Diseases.(n.d.). *Site map*. Retrieved from http://www.niaid.nih.gov/links_policies/_layouts/niaid.internet.controls/sitemap.aspx.

NIH and Italian scientists develop nasal test for human prion disease.(2014). Retrieved from http://www.niaid.nih.gov/news/newsreleases/2014/Pages/CJDtest.aspx.

NIH funding opportunity focuses on diagnostics for hospital-based antibacterial-resistant infections.(2014). Retrieved from http://www.niaid.nih.gov/news/newsreleases/2014/Pages/AntimicrobialResistanceRFA-.aspx.

NIH study supports camels as primary source of MERS-CoV transmission.(2014). Retrieved from http://www.niaid.nih.gov/news/newsreleases/2014/Pages/CamelsMERS-CoV.aspx

NINDS Kuru information page. Retrieved from http://www.ninds.nih.gov/disorders/kuru/kuru.htm.

Organization of the ICTV.(2014). Retrieved from http://www.ictvonline.org/organization.asp.

Replication of RNA viruses. Retrieved from http://education-portal.com/academy/lesson/replication-of-rna-viruses.html#lesson.

Variant Creutzfeldt-Jakob disease. Retrieved from http://www.cdc.gov/prions/vcjd/index.html.

Virus taxonomy assignments.(2014). Retrieved from http://www.ictvonline.org/virusTaxInfo.asp.

Viruses — and some virus-like agents. Retrieved from http://archives.microbeworld.org/microbes/virus/.

Yardley, W.(2012). *Carl Woese dies at 84; Discovered life's 'Third Domain'*. Retrieved from http://www.nytimes.com/2013/01/01/science/carl-woese-dies-discovered-lifes-third-domain.html?_r=0.

CHAPTER 03

미생물 관련 검사

Microbiology Laboratory

학습목표

이 장을 학습한 후, 학습자는:

1. 주요 용어를 정의할 수 있다.
2. 복합광학현미경의 부품을 나열하고 설명할 수 있다.
3. 병원 또는 미생물검사실에서 사용하는 기타 종류의 현미경에 대해 설명할 수 있다.
4. 다양한 종류의 배양기를 나열하고 설명할 수 있다.
5. 그람염색 분석을 시행하는 절차에 대해 설명할 수 있다.
6. 그람염색검사를 통해 나타난 결과와 그 의미에 대해 설명할 수 있다.
7. 미생물 분류에 사용하는 다양한 검사실 연구에 대해 설명할 수 있다.

주요 용어

결합반응Hybridization: 한 종의 DNA 한 가닥을 다른 종의 DNA 가닥과 결합(하이브리드화)하는 능력을 시험하는 과정으로 결합 정도가 강할수록 두 종 사이의 유사성이 커짐. 결합종을 생성하기 위하여 두 개의 종류 또는 생물의 종을 결합함

매염제Mordant: 염색의 효과를 높이기 위해 첨가되는 화학 첨가제

면역형광법Immunofluorescence: 알려진 항체에 노출시켜 항원을 확인하는 기술로 항체와 화학적으로 결합하는 형광 색소를 첨가하여 형광 항체가 세균 표면의 항원에 결합하면 세균이 형광을 띠게 됨

배양배지Culture media: 미생물 성장을 위한 영양소가 함유되어 있는 준비된 물질. 배지의 종류로는 액체, 젤라틴, 한천이 있으며 패트리접시 또는 시험관에 넣을 수 있음

유침대물렌즈Oil immersion objective: 세균의 특성을 관찰하기 위해 복합 현미경과 함께 사용되는 대물렌즈의 일종으로 렌즈는 시편과 대물렌즈 사이에 한 방울의 침지 오일과 함께 사용해야 함

접안렌즈Ocular lens: 접안경에 있는 복합 광학 현미경의 렌즈

한천Agar: 적색 해안 조류에서 얻은 복합 다당류로 한천을 액체에 첨가하여 고체화시킴

항혈청Antisera: 정성적인 슬라이드 응집을 통해 특정 미생물을 확인하기 위한 항체 용액. 특정 질병에 면역력을 부여하는 백신 제제

혐기성 챔버 Anaerobic chamber: 산소가 유입되지 않도록 공기 잠금장치가 장착되어 있는 혐기성 세균을 취급할 때 사용되는 실험실 장비

효소면역혈청법Enzyme-linked immunosorbent assays(ELISAs) test: 항혈청을 사용하여 특정 세균, 항체 또는 호르몬을 확인하는 실험실 검사

생각해보기

병동에서 간호사는 배양검사를 위해 검체를 미생물 검사실에 보내지만 실제로 미생물 검사실을 방문할 기회는 거의 없다. 이 장의 주제들을 살펴보며 다음을 생각해보자.

1. 두 개의 배양 튜브를 사용하여 분석하는 이유는 무엇인가?
2. 인체에서는 어떤 종류의 미생물이 발견되며 그 이유는 무엇인가?
3. 실험실 연구에서 검사를 수행하는 사람은 결과의 정확성에 어떤 영향을 미치는가?
4. 세균의 항균제 감수성의 최종 판단은 왜 오랜 시간이 소요되는가?

임상에 적용해보기

간호사는 채취한 검체를 어떻게 보관하고 이송해야 하는지를 반드시 알아야 한다. 또한 검사실에서 검체를 정확하게 분석하기 위한 다양한 검체의 올바른 수집 방법과 그 중요성에 대해 인지하고 있어야 한다. 동결절편, 세포배양, 조직 표본 염색 및 표식, 조직의 적절한 보관, 이물질, 악성종양 등의 검체가 적절하게 식별될 수 있게 하고, 조심스럽게 다루며 고정액을 함께 준비하는 것(혹은 정착액 없이 준비), 그리고 실험실로 적시에 안전하게 운반하는 것은 정확한 진단에 영향을 미칠 수 있다.

현미경 개요

미생물은 현미경을 사용하지 않고서는 관찰이 불가능하다. 가장 작은 미생물도 보이게 하는 정교한 현미경의 발명이 없었더라면 미생물학의 발전은 19세기 상황보다 나아가지 못했을 것이다.

측정 단위

미터법에서 길이의 표준 단위는 미터(m)이다. 미터법의 장점 중 하나는 10진법에 기초한다는 것이다. 따라서, 단위는 1 m = 10 데시미터(dm) = 100 센티미터(cm) = 1,000 밀리미터(mm)와 같이 이루어진다(표 3-1).

미생물은 마이크로미터, 나노미터 그리고 옹스트롬(angstrom)과 같은 훨씬 작은 미터 단위로 측정된다. 1 마이크로미터(μm)는 0.000001미터와 같다. 접두사 "micro"는 그 다음에 붙는 단위가 백만으로 나뉘어야 함을 뜻한다. 1 나노미터(nm)는 0.000000001 미터와 같다. 접두사 "nano"는 그 다음에 붙는 단위가 십억으로 나뉘어야 함을 뜻한다. 1 옹스트롬은 0.0000000001 미터와 같다. 옹스트롬은 더 이상 공식측정단위로 간주되지는 않지만, 과학문헌에서는 널리 사용되고 있다. 이는 0.1 나노미터와 같으므로, 수용되는 측정법이다.

표 3-1 현미경의 종류

현미경	특징
복합광학	• 광원을 갖춘 이중렌즈 구조 • 큰 미생물을 관찰하기 위한 고배율 건조렌즈 • 세균의 특징을 관찰하기 위한 유침 대물렌즈
암시야	• 미생물이 광학현미경으로 보이지 않거나 혹은 염색이 불가능한 경우에 사용함(예: 매독균) • 운동성이 쉽게 보이지 않음
위상차	• 미생물의 내부 구조에 대해 더욱 자세한 시각화가 가능하게 함 • 미생물을 고정 또는 염색할 필요가 없게 함
형광	• 자연적으로 형광을 띠는 미생물 혹은 형광 색소로 염색된 미생물의 시각화가 가능하게 함
전자	• 바이러스, 세포의 자세한 내부구조, 그리고 0.2 μm보다 작은 기타 물체의 시각화에 사용함
투과전자	• 2.5 nm에 해당하는 근접성의 물체도 볼 수 있는 해상력을 지님 • 1만 배에서 10만 배까지 물체를 확대할 수 있음
주사전자	• 투과전자현미경에 비해 두 가지 이점을 추가로 지님 1. 표본이 얇게 조각되지 않아도 됨 2. 3차원 보기를 얻을 수 있음

현미경의 종류

과학자들은 미세한 세계를 관찰하기 위해 다양한 종류의 현미경을 활용한다. 이 장에서는 복합광학현미경, 암시야현미경, 위상차현미경, 투과전자현미경 그리고 주사전자현미경 등에 대해 설명한다.

복합광학현미경

복합광학현미경(compound light microscope)은 광원과 결합된 이중렌즈 구조이기 때문에 복합광학 또는 명시야현미경이라고 부른다(그림 3-1). 빛의 경로는 표본과 렌즈를 통해 눈으로 되돌아온다. 한 렌즈는 표본 바로 근처에 맞추어져 있는 대물렌즈에 위치한다. 접안렌즈로 불리는 두 번째 렌즈는 접안부에 위치한다. 이러한 이중렌즈 구조는 대상물을 40~1,000배까지 확대할 수 있다. 확대의 정도는 "1,000×"와 같이 × 앞에 붙는 숫자로 표시하는데, 이때 ×는 배율을 의미한다. 40× 렌즈는 고배율 건조 렌즈로 불리며 녹조류, 원생동물, 기타 큰 크기의 미생물을 관찰하기 위해 사용한다. 100× 렌즈는 유침 대물렌즈이며 세균의 특징을 관찰하기 위해 사용한다. 유침 대물렌즈는 반드시 표본과 대물렌즈 사이에 침유 방울을 떨어뜨려 사용하여야 한다. 이 기름 방울은 빛의 산란을 줄이는 데에 도움을 준다. 표본의 명확한 관찰을 위해서는 반드시 빛이 집중되어야 한다. 고정된 재물대 아래에 위치해 있는 집광기(condenser)는 표본으로 빛을 집중시키는 데에 사용되고, 배출되는 빛의 양을 조절하며, 대물렌즈로 들어가는 광선의 모양을 형성한다. 배율이 높은 렌즈일수록 더욱 빛이 많이 필요하다.

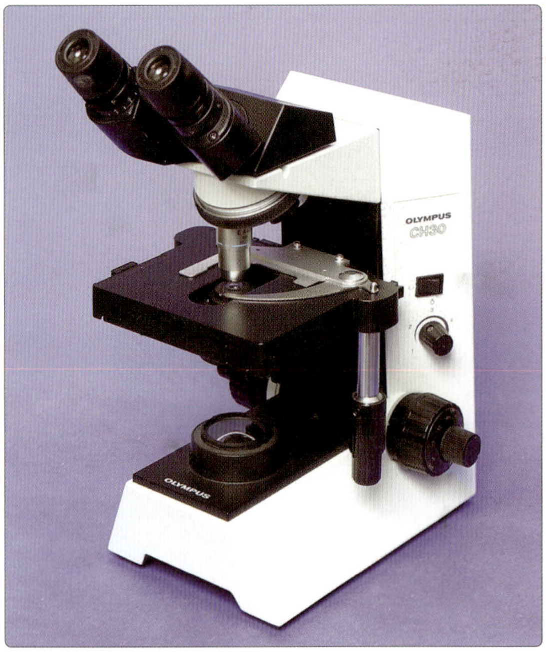

그림 3-1 복합광학현미경

그러나 확대는 단독으로 사용하는 경우 이미지의 구조와 세밀한 묘사가 없으면 그리 효과적이지 않다. 이미지의 선명도는 특정 거리만큼 떨어져 있는 두 물체를 구별하는 렌즈의 능력인 현미경의 해상도에 의존한다. 예를 들어, 현미경이 0.6 nm의 해상력을 지니고 있다면, 관찰하는 사람은 0.6 nm 혹은 그 이상 떨어져 있는 두 세균을 구분하는 것이 가능할 것이다. 복합광학현미경의 사용에 적용되는 원칙에는 빛의 파장이 짧을수록 해상도가 높아진다는 것이 있다. 복합광학현미경에 투과되는 빛은 긴 파장을 가지고 있으므로, 0.2 μm 이하의 해상력으로 미생물을 관찰할 수 있다. 그러나 이는 현미경의 확대 배율을 대략 2천 배로 한정한 것이다. 현미경을 통한 관찰에 있어서 또 다른 중요한 원칙으로는 굴절률(refractive index)이 있다. 현미경 하에서 물체의 명확하고 세부적인 이미지를 얻기 위해서는, 표본이 배지와 극적으로 대비되어야 한다. 대비를 얻기 위해서, 표본의 굴절률은 배지의 굴절률과 반드시 달라야 한다. 굴절률은 빛이 물체를 통과하는 상대 속도의 척도이다. 미생물의 굴절률은 염색 과정을 통해 변한다. 광선은 단일 배지에서 직선으로 나아가지만, 염색은 광선으로 하여금 검체와 표본을 서로 다른 굴절률로 통과하게 한다. 이는 광선으로 하여금 표본과 배지의 경계 지점에서 직선 길에서 각진 혹은 굴절된 길로 방향을 전환하게 하며, 두 개 사이의 대비를 증가시킨다. 광선이 표본에서 멀어짐에 따라 해상도가 높아진다. 광선은 대물렌즈를 통해 계속해서 나아가며 이미지가 확대된다.

암시야현미경

암시야현미경(dark-field microscope)은 암시야 집광기가 장착된 명시야 현미경이다. 암시야현미경은 미생물이 광학현미경을 사용해서는 보이지 않거나, 표준 방법을 통해 미생물이 염색이 되지 않거나, 염색이 미생물을 왜곡시키는 경우에 사용한다.

암시야현미경은 일반 집광기를 대신하여 불투명한 디스크를 포함하는 암시야 집광기를 사용한다. 불투명한 디스크는 집광기 아래에 삽입되거나 혹은 집광기의 영구 구성요소이다. 해당 디스크는 대물렌즈로 직접 들어오는 빛을 차단하고 주변에서 들어오는 광선만 통과할 수 있게 한다(그림 3-2).

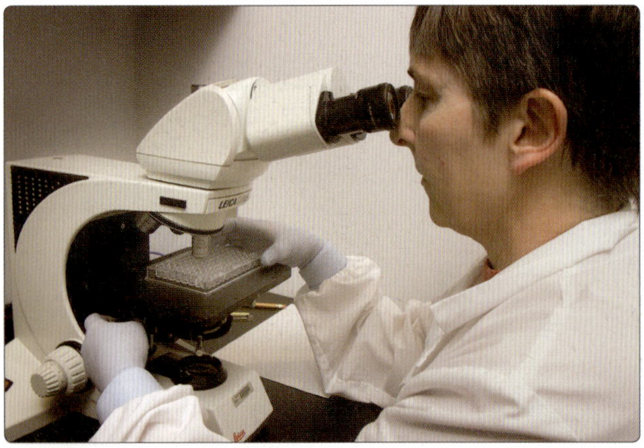

그림 3-2 암시야현미경

출처: Courtesy of CDC/Maryam I. Daneshvar, Ph.D.; Photo by James Gathany.

위상차현미경

위상차현미경(phase-contrast microscope)은 살아 있는 미생물의 내부 구조에 대한 세밀한 시각화가 가능하기 때문에 특히 유용하다. 편모, 과립형 미생물, 기타 다른 종류의 세균들은 위상차현미경으로 더욱 효과적으로 관찰 가능하다. 이것은 미생물을 변형시키거나 사멸시키는 과정이기 때문에 미생물을 고정시키거나 염색할 필요가 없다. 이 현미경은 고리 모양의 조리개가 달린 특수한 집광기가 장착되어 있다. 빛은 조리개를 통과하고 표본에 집중되어 그 주변에 빛의 후광을 형성한다. 이와 동시에 빛은 대물렌즈에 위치한 두 번째 고리 모양의 회절판에도 집중된다. 회절되지 않은 광선과 회절된 광선은 그 후 상(phase)이 서로 맞춰져서 검체의 이미지를 생성한다.

위상차현미경의 원칙은 굴절률에 기초한다. 광선의 속도는 검체를 통과하면서 미생물의 다양한 내부 구조에 의해 변한다. 광선은 꺾이고, 회절되며, 다양한 경로로 이동한다. 이것은 "상을 벗어났다."고도 표현되며, 상끼리의 차이는 현미경을 통해 다양한 각도와 밝기로 보인다. 그러므로 내부구조는 어두운 배경에 대조되는 밝기 정도로 나타나 관찰자가 해당 구조를 자세히 식별할 수 있게 해준다.

형광현미경

일부 미생물들은 형광 빛을 띠는데, 이는 그들이 자외선을 흡수한다는 것을 의미한다. 자외선을 흡수한 후 그들은 특수한 필터의 사용을 통해 볼 수 있는 더욱 긴 파장의 빛을 발산한다. 일부 미생물은 자연적으로 형광빛을 띠며 다른 미생물들은 형광색소로 불리는 색소 중 하나로 염색될 수 있다. 형광색소로 염색된 미생물은 자외선 광원을 사용하면 어두운 바탕에 대비되는 밝은 물체로 나타난다(그림 3-3).

형광현미경(fluorescence microscope) 관찰이 우선적으로 사용되는 사례 중 하나는 면역형광검사법(immunofluorescence)이라 불리는 진단기법이다. 이 기법은 세포 및 조직 내의 세균 및 다른 병원체를 판별하는 데에 유용하다. 이는 광견병과 매독을 진단하는 데에 가장 자주 사용되며 다음과 같이 수행된다.

1. 동물에게 특정 종류의 세균과 같은 항원을 주사한다.
2. 동물의 면역체계가 항원에 대한 특이 항체를 생산하기 시작한다.
3. 실험실 환경 하에서 동물의 혈청에서 항체를 제거한다.
4. 형광색소를 첨가하면 항체와 화학적으로 결합한다.
5. 형광 항체를 미확인 세균이 들어 있는 현미경 슬라이드에 놓는다.
6. 미확인 세균이 원래 동물에게 주입되었던 것과 동일하다면, 형광 항체가 세포 표면의 항원에 결합하여 형광 빛을 낸다.

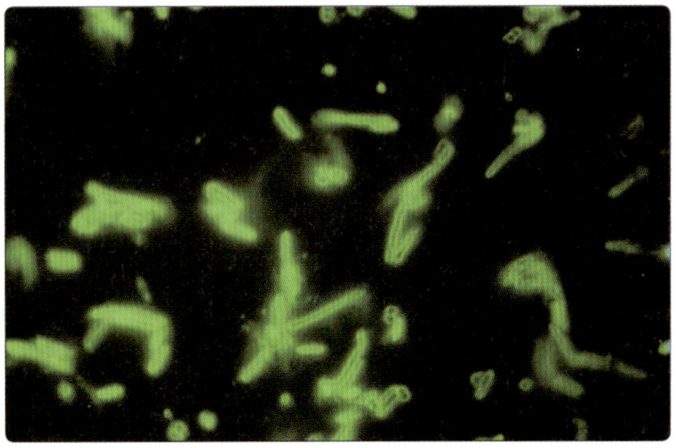

그림 3-3 조직화학적인 형광항원 염색 기법을 거쳐 관찰되는 막대균과 작은 원형 알균
출처: Courtesy of CDC.

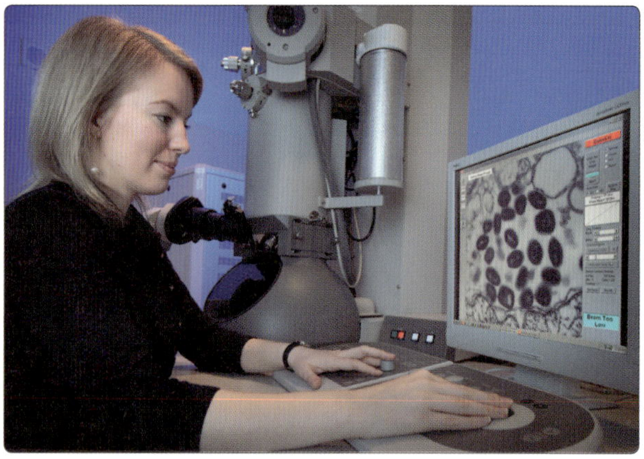

그림 3-4 투과전자현미경을 사용하고 있는 모습
출처: Courtesy of CDC.

형광 색소는 특정 미생물에 끌린다. 일반적인 두 가지 색소는 플루오레세인(fluorescein)과 로다민(rhodamine)이다. 플루오레세인은 연둣빛 형광을 생성하고 로다민은 불그스름한 주황빛을 낸다. 형광색소 아우라민 O(auramine O)은 결핵균(*Mycobacterium tuberculosis*)에 의해 많이 흡수되어 균이 자외선에 노출되었을 때 노랗게 보이게 한다. 결과적으로 세균은 어두운 배경에 대조되어 밝은 노란빛 생물로 시각화된다. 탄저균(*Bacillus anthracis*)은 플루오레세인 이소티오 시안산염(fluorescein isothiocyanate)이 탄저균(*Bacillus anthracis*)의 세포벽에 흡수되면 어두운 배경과 대조되어 적록색으로 나타난다.

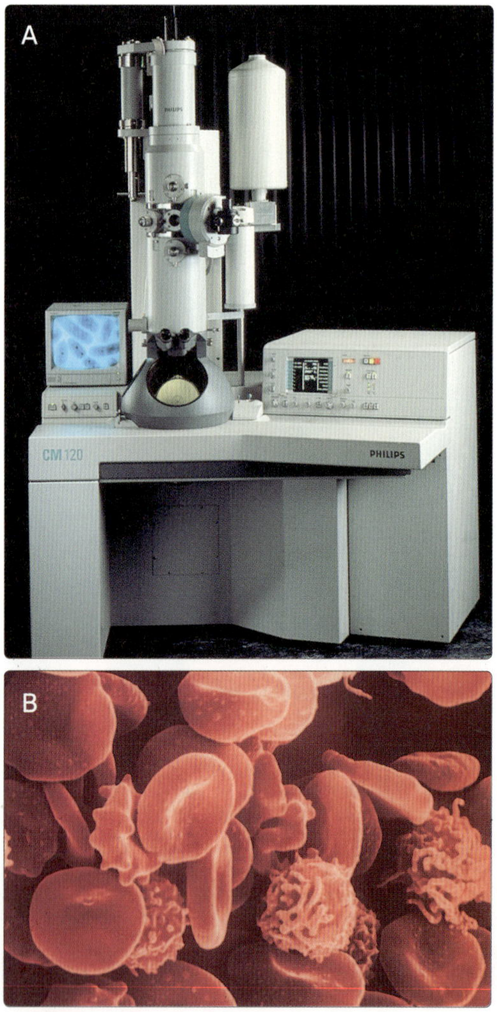

그림 3-5 A: 투과전자현미경, B: 주사전자현미경
출처: Courtesy of Philips Electronic Instruments Company.

전자현미경

전자현미경(electron microscope)의 발명은 바이러스, 세포의 내부구조 그리고 기타 0.2 μm보다 작은 물체의 시각화를 가능하게 하였다. 전자현미경은 빛 대신 전자 빔을 사용하므로 전자현미경의 해상력은 다른 현미경에 비해 훨씬 높다(그림 3-4). 향상된 해상력은 전자의 훨씬 짧은 파장 덕분이다. 전자현미경은 유리 렌즈 대신 전자기 렌즈를 사용한다. 렌즈는 튜브를 통해 이동하는 전자 빔을 표본으로 집중시킨다. 전자현미경에는 두 가지 종류가 있는데, 투과전자현미경(transmission electron microscope)과 주사전자현미경(scanning electron microscope)이 있다.

투과전자현미경

투과전자현미경(transmission electron microscope)은 전자총으로부터 방출되어 집중되는 전자 빔을 활용하며 검체의 매우 얇은 부분을 통과한다. 전자빔은 전자기 집광기 렌즈에 의해 검체의 작은 부분에 집중되어 빔이 직선으로 나아가도록 이끌고 검체를 비춘다. 전자기 렌즈는 조명, 배율, 초점을 조절한다. 검체는 구리로 만들어진 망상 그리드(mesh grid)에 놓인다. 전자 빔은 표본을 통과하고 이미지를 확대하는 역할을 하는 전자기 대물렌즈를 통해 계속해서 이동한다. 마지막으로, 전자기 투영렌즈가 전자를 형광 스크린 또는 사진 건판에 집중시킨다. 투과전자현미경은 2.5 nm의 근접성에 해당하는 해상력을 지니며 1만 배에서 10만 배까지 확대될 수 있다. 표본이 특별히 준비되어 있고 매우 얇기 때문에, 검체와 배지 사이의 대비는 약하다. 이는 전자를 흡수하여 더욱 어두운 이미지를 생성하는 염색을 통해 해결된다. 흔히 사용하는 염색 재료로 납, 텅스텐 그리고 우라늄이 있다. 두 가지 종류의 염색이 사용되는데 금속이 표본에 직접 고정되는 양성염색법(positive staining)과 둘러싸인 배경 영역의 전자 불투명성을 증가시키는 방식의 음성염색법(negative staining)이다. 바이러스 입자와 같이 가장 작은 미생물을 연구할 때에는 음성염색법이 가장 빈번하게 사용된다. 투과전자현미경의 해상도는 매우 높으며, 표본의 다양한 막을 연구하는 것을 가능하게 한다. 그러나 투과전자현미경은 다음과 같은 단점을 지니고 있다.

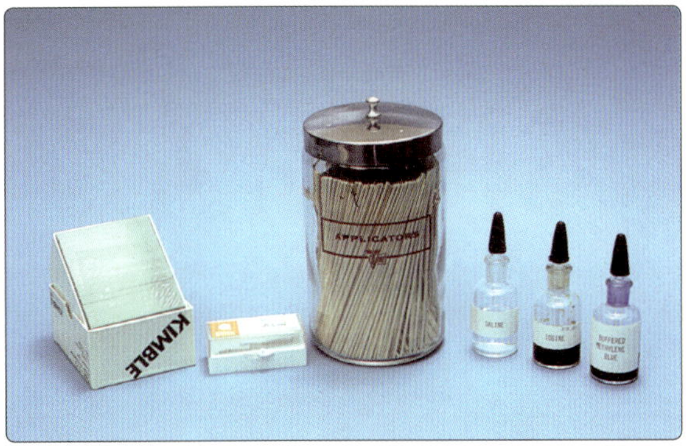

그림 3-6 3색 염색 물질 모습
출처: Courtesy of CDC/Dr. Mae Melvin.

1. 전자는 한정적인 투과력을 지니기 때문에 연구를 위해서는 표본의 극소 부분을 필요로 한다. 따라서 표본의 3차원적인 시야는 얻을 수 없다.
2. 표본은 반드시 탈수, 고정, 강한 진동 상태에서 관찰해야 한다. 이러한 조치는 살아 있는 미생물을 볼 수 없도록 하며 표본의 왜곡이 발생할 수 있다.

주사전자현미경

주사전자현미경(scanning electron microscope)은 투과전자현미경에 비해 두 가지 주요 장점이 있다.

1. 표본을 관찰하기 위해 표면의 단면을 얇게 자르고 준비할 필요가 없다.
2. 3차원 보기가 가능하다.

주사전자현미경에서는 전자총이 1차 전자빔이라 불리는 전자빔을 형성한다. 전자는 전자기 렌즈를 통과한 후 표본의 표면 위로 이동한다. 1차 빔은 표본의 표면 밖으로 전자를 튕겨낸다. 이러한 이차적인 전자들은 집전봉에 전송되고, 확대되며, 이미지를 보기 위해 사용된다(그림 3–5). 주사전자현미경은 세포 전체와 바이러스 전체의 표면 구조를 관찰하는 데에 유용하다. 이 현미경은 20 nm까지의 해상력을 지니며 1천 배에서 1만 배까지 확대할 수 있다.

실험실 염색기법

많은 미생물이 무색을 띠기 때문에 복합광학현미경으로 관찰할 경우 관찰하기 어렵다. 염색은 현미경 관찰 표본을 준비하는 하나의 방법이다. 염색 과정이 시행되기 전에는 표본이 반드시 현미경 슬라이드에 "고정"되어 있어야 하며, 그렇지 않고서는 염색 물질이 미생물을 씻어 없앨 것이다(그림 3–6).

미생물 고정의 한 가지 방법은 액체배지(broth) 또는 물에 부유되어 있는 일부 세균을 슬

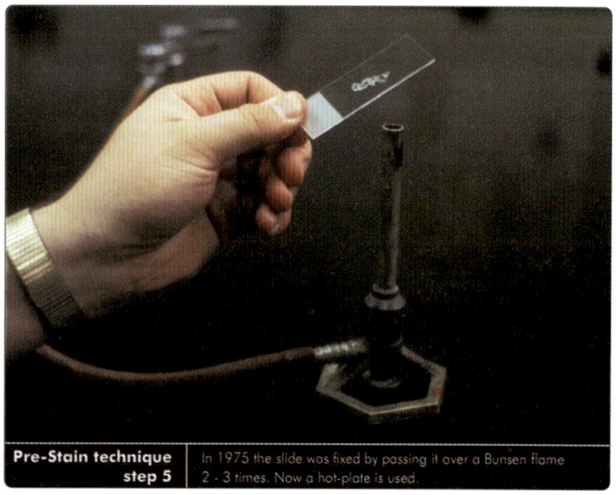

그림 3-7 슬라이드를 고정시키기 위한 분젠 버너
출처: Courtesy of CDC/Dr. Michael Rein.

라이드에 펼치기 위해 불에 달군 고리를 사용하는 것이다. 이를 도말(smear)이라 하며 공기 건조가 허용된다. 그 다음, 슬라이드는 도말면이 위로 오도록 하여 분젠 버너에서 나오는 화염 사이를 몇 차례 왔다 갔다한다. 화염은 세균을 죽이고 그것을 슬라이드에 고정시킨다. 두 번째 방법은 도말을 고정시키는 데에 100% 농도의 메탄올을 사용한다는 것을 제외하고는 모두 동일한 절차를 따른다(그림 3-7).

단순염색

단순염색(simple stains)은 세균의 모양과 기본적인 구조를 관찰하는 데에 충분하다. 이 방법은 도말을 고정하고, 물로 세척하고 건조시키는데 단일 염료를 사용한다. 도말에 침유 방울을 직접 놓으면, 표본을 관찰할 준비가 완료된다. 단순염색의 염료로 메틸렌 블루(methylene blue), 석탄산푹신(carbolfuchsin), 사프라닌(safranin), 크리스탈 바이올렛(crystal violet)이 있다. 때때로 매염체(mordant)라 불리는 화학 첨가물이 염색 기능을 증가시키기 위해 염료에 추가된다. 매염체는 염색과 특정 표본 간의 친화성을 향상시키는 기능을 하며, 세포 구조를 코팅하여 세포가 염색된 후 더욱 두껍고 잘 보이게 한다(그림 3-8).

감별염색

감별염색(differential stains)은 세균의 다양한 종류에 따라 각기 다르게 반응하여 세균끼리 구별하는 것을 더욱 쉽게 한다. 가장 많이 사용하는 감별염색으로 그람염색과 항산성염색이 있다.

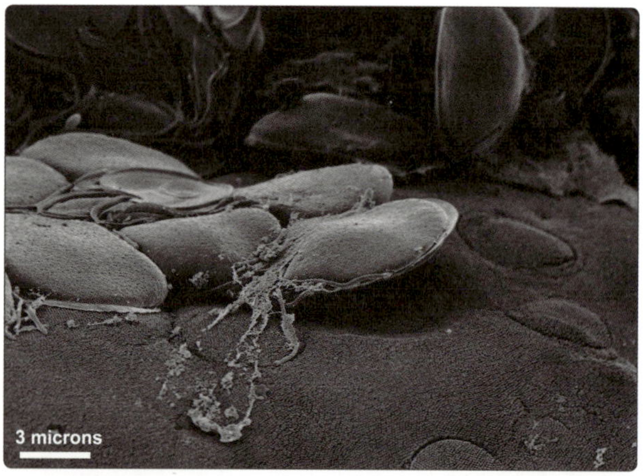

그림 3-8 장 점막에 무리 지은 편모충 영양체(*Giardia trophozoites*)의 주사전자현미경 사진. 편모충은 편모의 사용으로 자유유영성을 지님
출처: Courtesy of CDC/Dr. Stan Erlandsen.

그람염색

1884년에 덴마크 세균학자 한스 크리스티안 그람(Hans Christian Gram)은 그람염색(gram stain)이라 불리는 염색 기법을 개발하였다. 이 방법은 세균을 그람양성 또는 그람음성 둘 중 하나의 집단으로 구분한다. 염색 과정의 끝 무렵에 세균의 색은 화학 조성과 세균 세포벽의 두께에 따라 보라색 또는 붉은색을 띠게 된다(그림 3-9).

그람염색의 절차는 다음과 같다.

1. 공기가 건조되고 열로 고정된 도말을 크리스탈 바이올렛이라 불리는 보라색 염료로 충분히 덮는다. 해당 염료는 모든 세포에 흡수되며 이는 1차 염색으로 불린다.

2. 30초가 지난 후 염색을 물로 씻어내고 도말을 매염제인 요오드로 덮는다.
3. 30초 후 요오드를 물로 씻는다. 그람양성균과 그람음성균이 모두 어두운 보라색을 띤다.
4. 슬라이드를 에탄올로 불리는 탈색제로 씻는다. 에탄올은 일부 세균에서는 보라색 염료를 제거하고 일부 세균에서는 제거하지 않는다.
5. 알코올로 씻어낸 슬라이드는 사프라닌이라는 붉은 염료로 염색한다. 사프라닌은 1차 염색과 색이 대조되기 때문에 대조염색제이다. 염색은 슬라이드에 1분간 두었다가 물로 씻고, 건조한 후 침유를 통해 검사한다.

그람양성균은 크리스탈 바이올렛으로부터 보라색(혹은 진청색)으로 남아 있다. 그람음성균은 알코올로 인해 보라색이 사라지며 사프라닌 대조염색으로 인해 붉은색 또는 분홍색을 띤다(그림 3-10). 또한 일부 세균은 지속적으로 보라색으로 염색되거나 혹은 붉은색으로 염색되지 않으며 그람다양성(Gram-variable) 세균으로 불린다. 이러한 세균의 예로는 결핵균이 있다.

항산성염색

항산성염색(acid-fast stain)은 세포벽에 밀랍성 화학물질을 가지고 있는 세균에만 달라붙는다. 염색은 미코박테리움 속(genus)으로 분류되는 모든 세균을 동정하기 위해 사용한다(그림 3-11).

염색을 적용하는 절차는 다음을 따른다.

1. 밝은 빨간색 염료인 석탄산푹신(carbolfuchsin)을 고정된 도말에 적용한다. 현미경 슬라이드를 몇 분 동안 가열한다. 열은 염색이 세포에 침투하는 것을 돕는다.
2. 슬라이드를 식히고 물로 씻는다.
3. 산 및 알코올의 혼합물인 탈색제를 슬라이드 처리에 사용한다. 붉은색을 유지하는 미코박테리아와 같은 세균은 항산성을 지니고 있다고

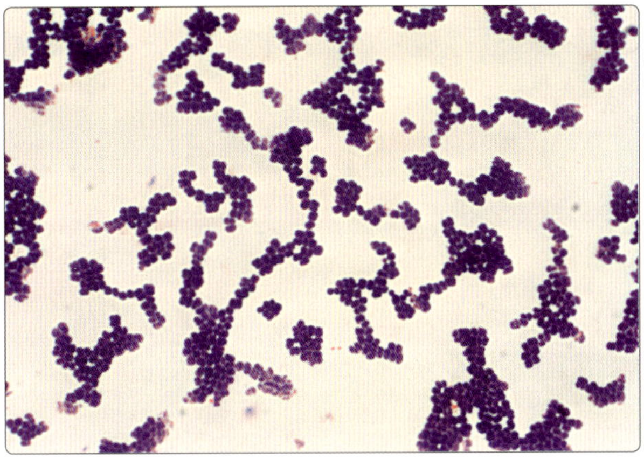

그림 3-9 320배 확대된 현미경 사진으로 많은 그람양성 *Micrococcus mucilaginosis*. 현미경 사진을 보면 포도알균과 매우 유사함
출처: Courtesy of CDC/Dr. Richard Facklam.

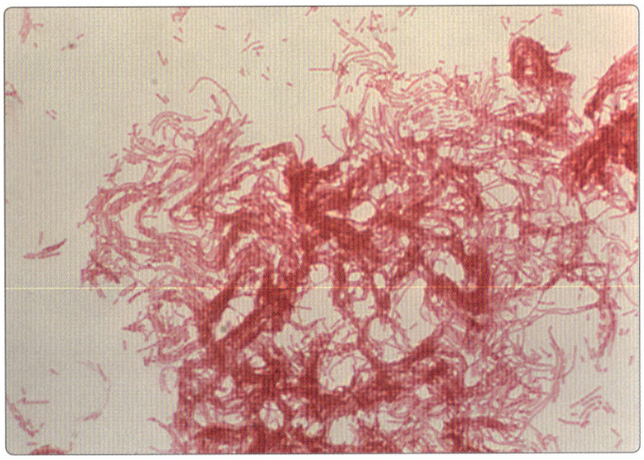

그림 3-10 1천 2백 배 확대된 그람음성 *Hemophilus ducey*의 현미경 사진
출처: Courtesy of CDC/Dr. Mike Miller.

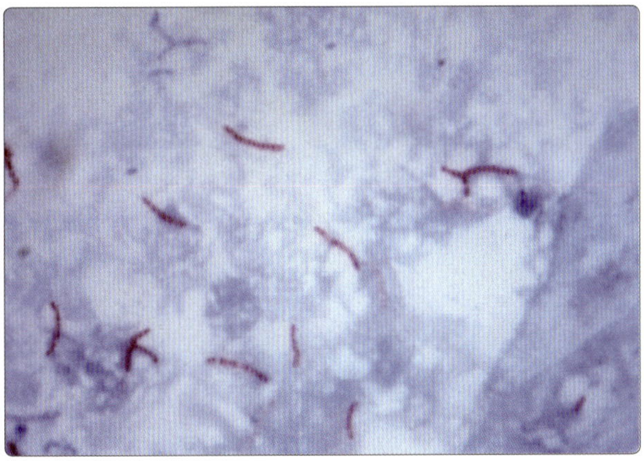

그림 3-11 지일-닐센(Ziehl-Neelsen) 항산성염색으로 결핵균을 염색한 현미경 사진(1천 배 확대)
출처: Courtesy of CDC/Dr. George P. Kubica.

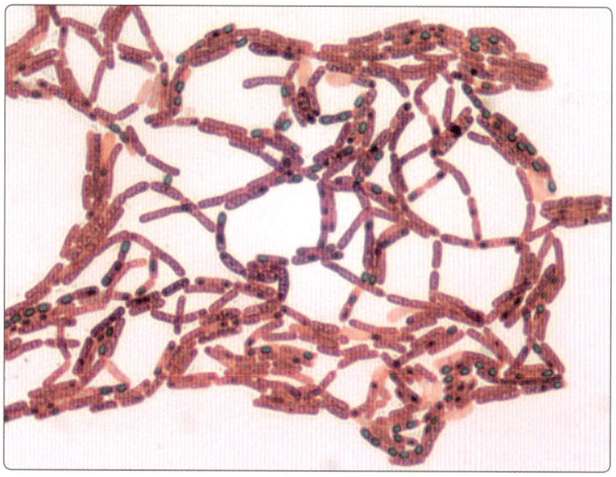

그림 3-12 *Bacillus* sp., 말라카이트그린 아포염색, 1천 배 확대
출처: Courtesty of CDC/Courtesy of Larry Stauffer, Oregon State Public Health Laboratory.

한다. 염색을 유지하지 못하고 무색으로 보이는 세균은 비항산성이라고 한다.

4. 메틸렌 블루가 비항산성 세균을 염색하기 위한 대조염색제로 사용될 수 있다.

항산성 미코박테리아는 결핵 양성반응을 보이는 환자로부터 얻은 객담 표본에서 푸른 배경에 대조되어 붉게 보인다.

특수염색법

아포 혹은 편모와 같은 미생물의 특정 구조를 염색하거나 협막의 존재를 확인하고자 할 때 특수염색법(special stains)을 사용한다. 가장 흔한 세 가지 특수염색법에는 협막음성염색법(negative staining for capsules), 아포염색법(spore staining) 그리고 편모염색법(flagella staining)이 있다.

협막음성염색법

협막은 많은 미생물이 가지고 있는 젤라틴 같은 외부 막이다. 협막은 숙주 세포의 식균 작용으로부터 병원성 미생물을 보호한다. 미생물이 협막을 가지고 있다는 것을 확인함으로써 병원체의 독성(virulence: 병원체가 병을 일으킬 수 있는 정도)을 판단할 수 있다.

협막염색이 어려운 이유는 협막을 구성하는 물질이 물에 용해될 수 있고, 세척으로 협막이 제거될 수 있기 때문이다. 이 과정은 세균을 관찰하기 위한 어두운 배경을 제공하는 콜로이드 현탁액인 인디아 잉크(India ink) 용액에 혼합하는 과정을 포함한다. 그러면 세균은 사프라닌과 같은 단순염색으로 염색될 수 있다. 이것의 화학적 조성으로 인해 협막은 단순염색을 흡수하지 않으며 염색된 세균의 세포 주변에 후광이 나타나게 된다. 인디아 잉크는 음성염색 기법을 보여주는 것에 사용된다. 염색은 협막을 관통하지 못하므로 무색의 세균이 유색의 배경에 나타나도록 한다. 이는 협막과 그 주변을 둘러싼 어두운 배지 사이에 극명한 대비를 형성한다.

아포염색

일부 세균들은 아포라 불리는 구조를 형성할 수 있다. 아포는 세포 내에서 발견되는 휴면 구조이다. 세포는 살 수 있는 환경 조건이 악화될 경우 자기 보호의 한 방편으로 아포를 형성한다. 아포는 열과 같은 어려운 환경 조건에 대해 큰 저항력을 지니며, 파괴하기 쉽지 않다. 환경 조건이 개선되고 세포가 살 수 있다면, 아포는 방출된다. 아포는 앞에서 소개된 방법으로 염색되지 않는데 그 이유는 염색이 아포 벽을 관통하지 못하기 때문이다(그림 3-12).

다음은 아포를 염색하기 위한 절차이다.

1. 1차 염색은 말라카이트 그린(malachite green)이다. 이것은 열로 고정된 도말에 적용되며 염색에서 증기가 올라오기까지 약 5분간 가열한다. 열은 아포벽을 관통하여 염색을 돕는다.

2. 아포를 제외한 세포의 모든 부분으로부터 말라카이트 그린을 제거하기 위해 30초간 슬라이드를 물로 씻는다.
3. 아포를 제외한 세포의 다른 부분들을 염색하기 위해 대비염색제인 사프라닌을 적용한다.
4. 아포가 붉은 세포 안에서 녹색으로 보인다.

편모염색

세포의 운동을 돕는 세균의 편모는 염색 없이는 복합광학현미경으로 볼 수 없다. 편모염색은 편모를 두껍게 하기 위해 매염과 염색제 카르볼푹신(carbolfuchsin)을 사용하는 염색 과정이다. 편모의 직경이 충분히 커지면, 편모가 광학현미경으로 보인다(그림 3-13).

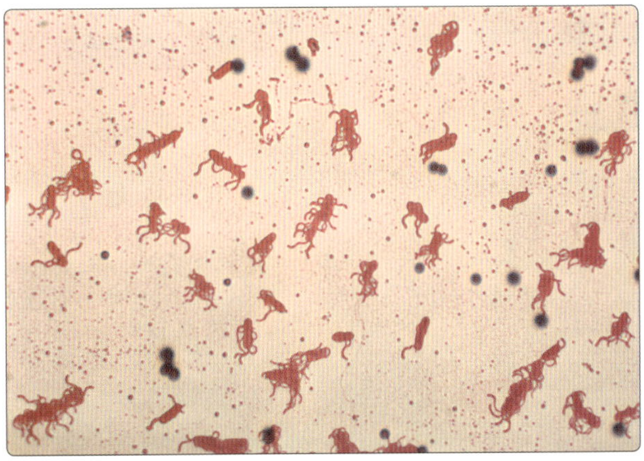

그림 3-13 *Bacillus alvei*, 라입슨 편모염색
출처: Courtesy of CDC/Dr. William A. Clark.

배양배지

실험실에서 세균 종의 순수배양은 배양배지(culture media)를 사용하여 성장하게 한다. 배지는 통제된 환경 하에 적당한 영양을 세균에 공급할 수 있는 방법이다. 미생물학자는 세균이 이용할 수 있는 산소, 열, 산성도를 쉽게 통제할 수 있다. 배양배지를 사용하면 세균의 성장을 위한 최상의 조건이 만들어진다. 일부 세균은 거의 모든 종류의 배양배지에서 왕성하게 번식할 수 있는 반면, 어떤 세균은 특정 종류의 배양배지가 요구된다. 미생물이 배양배지 안쪽 혹은 위에서 성장하고 증식하는 것을 배양(culture)이라 한다. 배양배지가 유용하게 쓰이기 위해서는 다음 기준을 충족해야 한다.

1. 원하는 미생물의 성장을 촉진하기 위해 영양소, 종특이적인 영양소가 있어야 한다.
2. 충분한 습도와 적절한 수준의 pH가 충족되어야 한다.
3. 미생물의 요구에 따라 산소에 노출 또는 노출되지 않을 수 있어야 한다.
4. 반드시 멸균상태여야 하는데, 이는 증식시키고자 하는 미생물 이외에 어떤 다른 미생물도 배지에서 자라면 안 된다는 뜻이다.
5. 배양(incubation)을 견딜 수 있어야 한다.

성장배지는 액체(broth) 형태로 사용할 수 있으며 시험관이나 패트리접시에 한천(agar)을 첨가하여 고형화된 형태로 사용할 수 있다. 세균은 한천배지의 고체 표면에서 증식할 수 있다. 한천은 다당류 복합체이며 젤리, 수프, 아이스크림과 같은 음식의 증점제로 오랫동안 사용하여 왔다. 로버트 코흐(Robert Koch)와 그의 동료 월터 히즈(Walter Hesse)는 한천 발견의 공을 세운 사람으로 인정받고 있다. 그러나 실제로 공을 세운 사람은 자신의 남편과 코흐가 젤라틴의 사용 없이 병원체를 배양하는 개선 방법을 찾는 데에 노력했음을 알고 있었던 히즈의

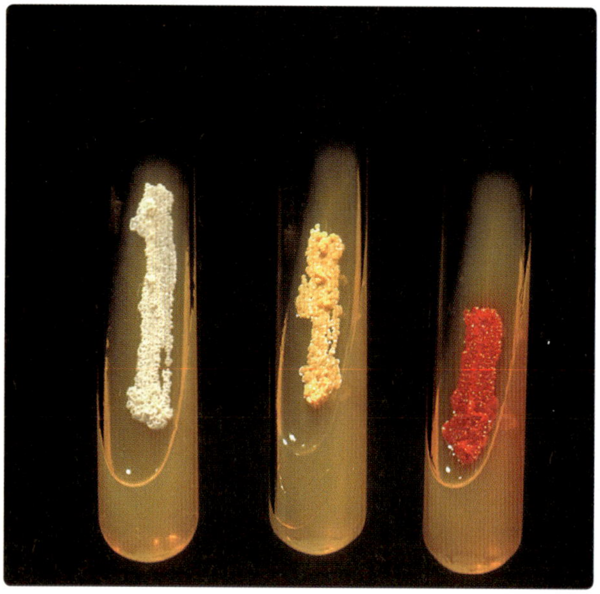

그림 3-14 **호기성 *Actinomycetes* spp.의 다양한 집락 출현에서의 변이를 보여주는 사면배지.** 하얀색은 White *A. madurae*, 노란색은 *Nocardia asteroides*, 그리고 붉은색은 *Micromonospora* sp.를 나타냄
출처: Courtesy of CDC/Dr. David Berd.

아내였다. 그녀는 월터에게 그녀의 할머니가 덥고 습한 열대지방에서 잼과 고형 젤리를 만들 때 쓰던 물질에 대해 알려주었다. 그 물질은 캘리포니아 남부, 중국, 일본, 말레이시아의 해안에서 자라는 붉은 해조류의 추출물로부터 획득된 한천이었다. 한천은 배지에 첨가되는 응고 물질이다. 이것은 실험실에서 대체 불가능한 귀중한 특성을 지니며 다른 대체 물질이 발견되지 않았다. 한천은 고체로 유지되는데, 그 이유는 이를 분해할 수 있는 미생물이 거의 없기 때문이다. 한천은 물의 끓는점에서 융해되며 40℃ 정도에서 응고된다. 실험실에서 한천은 대략 50℃ 정도에서 유지되며 세균을 손상시키지 않는다. 한천이 응고되면, 이것이 융해되는 온도인 100℃ 아래에서 세균배양에 사용될 수 있다. 이는 호열성 세균을 배양할 때에 특히 유용하다. 한천배지는 패트리접시뿐만 아니라 시험관에도 들어 있다. 이러한 시험관은 사면배지(slants)라 불리는데, 그 이유는 한천이 일정한 각도로 시험관에서 응고될 수 있어 세균이 더욱 큰 면적에서 배양될 수 있기 때문이다(그림 3-14).

배지에는 영양강화배지(enriched), 선택배지(selective), 감별배지(differential)의 세 가지 분류가 있다. 각 분류에는 실험실에서 특정 용도로 사용되는 여러 종류의 한천이 있다. 그러나 배지의 다양한 분류는 상호배제적이지 않다. 일부 배지는 작용에 따라 두 개 혹은 그 이상으로 분류된다.

영양강화배지

영양강화배지(enriched media)는 까다로운 생물의 성장을 촉진하기 위해 영양이 비축된 고체 혹은 액체 형태의 배지이다. 영양상의 복잡한 요구가 있는 것으로 인식된 세균은 "까다롭다."고 언급된다. 그들은 살아 있는 세포 외부에서는 자라지 않으며 반드시 살아 있는 동물 체내 또는 세포배양이나 달걀배아에서 배양되어야 한다.

대표적인 두 가지 고체 영양강화배지는 혈액한천(blood agar)과 초콜릿한천(chocolate agar)배지이다. 혈액한천배지는 영양 한천과 양(sheep)의 적혈구의 혼합물이다. 이는 표피포도알균(*Staphylococcus epidermidis*), 폐렴쌍알균(*Diplococcus pneumoniae*) 그리고 클로스트리디움퍼프리젠스(*Clostridium perfringens*)를 포함하는 특정 미생물을 배양하기 위해 사용된다. 영양강화배지이면서 선택배지인 초콜릿한천은 영양한천과 헤모글로빈 분말의 혼합물이다. 한천의 갈색 빛 때문에 이러한 이름이 붙었다. 초콜릿한천의 사용을 통해 배양되는 미생물로는 인플루엔자균(*Haemophilus influenzae*), 임균(*Neisseria gonorrhoeae*) 그리고 수막알균(*Neisseria meningitidis*)이 있다.

선택배지

선택배지(selective media)는 배양하고자 하는 특정 종을 배양하는 동안 다른 특정 종의 성장을 억제하는 화학적 억제제가 있다. 선택배지이면서 감별배지인 맥콩키 한천(MacConkey agar)은 담즙, 젖당 크리스탈 바이올렛의 혼합물이다. 그람음성균은 젖당을 분해할 수 있으며 분홍색 집락을 형성한다는 점에서 젖당 분해를 못하는 무색 세균과 구분된다. 그러므로 맥콩키 한천은 유당분해균과 비유당분해균을 구별한다. 이 한천의 가장 중요한 용도는 바로 병원성 살모넬라균과 연관된 다른 종류의 균을 구분하는 것이다.

기타 자주 사용되는 선택배지의 종류는 다음과 같다.

1. 페닐에틸알코올(phenylethyl alcohol, PEA)한천: 억제물질이 첨가된 혈액한천이다. 그람양성균에 대해 선택적이다.
2. Thayer–Martin한천: 부가 영양소 및 항균물질이 든 초콜릿한천의 한 종류로 *N. gonorrhoeae*에 대해 선택적이다.
3. 만니톨식염배지(mannitol salt agar, MSA): 소금기에 견딜 수 있는 세균을 배양할 수 있다.
4. 콜리스틴–날리딕스산(Colistin–nalidixic acid, CNA): 억제물질이 첨가된 혈액 한천으로 그람양성균에 대해 선택적이다.
5. 에오신메틸렌블루(eosin methylene blue, EMB): 감별배지이면서 선택배지이다. 당 분해 및 pH 변화를 가져오는 물질을 함유한다. 또한 그람양성균의 성장을 억제하기 위해 크리스탈 바이올렛이 함유되어 있다.

감별배지

감별배지(differential media)는 특정 세균 집락을 같은 패트리접시에서 증식하는 다른 집락으로부터 쉽게 구별할 수 있게 한다. 영양강화배지이기도 한 혈액한천은 적혈구를 파괴하는 세균을 식별하기 위해 자주 사용된다. 예를 들어, 인두염을 유발하는 고름사슬균(*Streptococcus pyogenes*)은 해당 균이 적혈구를 용해시킨 집락 주변에 뚜렷한 고리를 보여준다. 만니톨식염배지는 황색포도알균을 식별하기 위해 사용되는데, 황색포도알균은 만니톨식염배지에서 잘 성장하며 만니톨을 발효시킨다. 또한 발효는 배지를 노란빛으로 변형시킨다.

환원배지

무산소성 세균의 배양은 어렵다. 산소에 의해 세균이 파괴되는 것을 방지하려면 반드시 환원배지(reducing media)라 불리는 특수한 배지를 사용해야 한다. 환원배지는 산소와 결합하여 산소를 제거하는 티오글리콜산나트륨과 같은 화학물질을 함유한다.

순수 혐기성 배양액을 증식시키려면, 환원배지는 반드시 시험관의 입구를 단단히 밀봉하여 보관한다. 배지는 흡수된 산소가 제거될 수 있도록 사용 직전에 가열한다. 개별 집락이 관찰되도록 배양액을 패트리접시에 증식시킬 때, 무산소 환경에 있는 여러 패트리접시를 포함하는 특수한 용기가 사용된다.

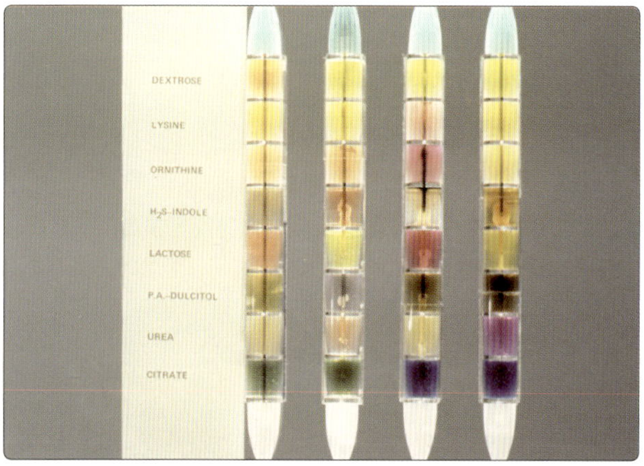

그림 3-15 서로 다른 분리균 식별을 확인하기 위한 엔테로튜브(Enterotube® identification kit). 각각의 시험관은 서로 다른 8가지의 한천을 지니고 있으며 많은 수의 동시다발적 생화학 시험을 수행할 수 있음
출처: Courtesy of CDC/Dr. Theo Hawkins.

산소는 다음 과정을 통해 제거된다.

1. 중탄산염나트륨과 수소화붕소나트륨의 혼합물을 병에 넣고 약간의 밀리리터의 물과 함께 보습시킨다. 병은 단단히 막혀 있어야 한다.
2. 물에서 일어나는 화학반응이 수소와 이산화탄소를 발생시킨다.
3. 수소와 산소가 화학반응 하에 결합하여 물이 된다.
4. 짧은 시간 안에 산소가 사라지게 된다.

생산된 이산화탄소는 여러 종류의 혐기성 세균의 성장을 돕는다. 혐기성 미생물을 매일 다루는 미생물학자들은 혐기성 챔버(anaerobic chamber)를 사용한다. 챔버에는 공기잠금장치가 장착되어 있으며 불활성 가스로 채워져 있다. 연구원은 챔버벽에 고정되어 있는 밀폐된 장갑에 손을 집어넣음으로써 장비를 조작할 수 있다.

급속 감별시험

많은 제조사가 특정 종류의 병원체에 대해 신속한 검사 결과를 내기 위한 키트를 개발하였다. 사람면역결핍바이러스/후천성면역결핍증 유행에 대응하기 위한 선별검사 노력은 시간이 지남에 따라 크게 확대되었다. 개인이 테스트하는 것을 장려하는 방법은 접근 방법과 결과를 쉽고 신중하게 하고자 함이다. 소아과 의사는 약물 치료를 바로 시행하고자 24~48시간 동안 배양 검사 결과를 기다리기보다 사슬알균 감염에 대한 신속검사를 활용한다. 실험실 환경에서는 제조된 키트에도 접종을 위해 하나의 도구에 여러 종류의 배지를 통합하여 쓸 수 있는 쪽으로 개발되었다. 엔테로튜브(Enterotube™ II Prepared Media Tube)는 벡톤 디킨슨(Becton Dickinson, BD)가 개발하였다(그림 3-15). 또 다른 최근 개발된 시험 키트로는 혐기성 그람음성균을 판별하기 위해 비오메리으(bioMérieux)사에서 개발된 Rapid ID 32A tray가 있다(그림 3-16).

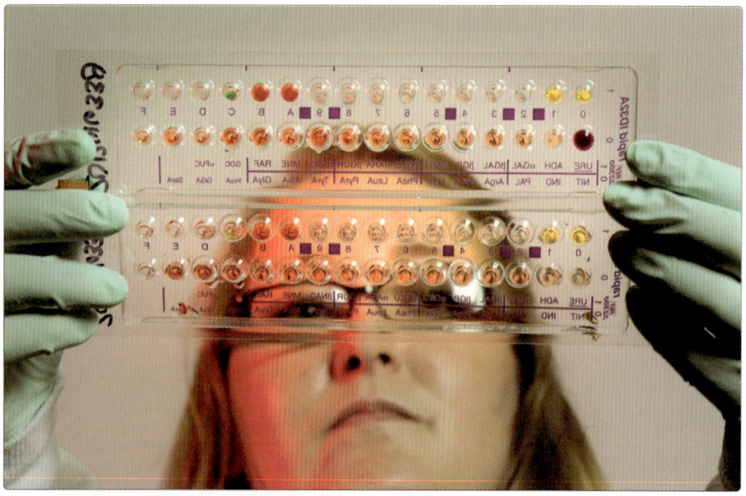

그림 3-16 혐기성 그람음성균을 식별하는 데에 쓰이는 Rapid ID 32A tray(BioMerieux, Inc.)
출처: Courtesy of CDC/Melissa Dankel; Photo by James Gathany.

혈청학

미생물이 동물의 신체에 들어가면 숙주의 면역체계가 항체를 만들도록 자극한다. 항체는 순환계에 자리잡은 단백질로 그것의 생성을 야기한 특정한 세균 또는 항원과 결합한다. 항혈청(antisera; 단수형 antiserum)은 상업적으로 생산되며 미생물을 식별하는 데에 사용되는 항체 용액이다. 환자로부터 분리된 미확인 세균은 항혈청을 대상으로 검사할 수 있으며 그에 따라 식별된다. 항혈청을 사용하는 두 가지 일반적인 검사로는 효소면역 측정법(enzyme-linked immunosorbent assays, ELISAs)과 슬라이드응집검사(slide agglutination test)가 있다. 효소면역측정법은 결과를 빨리 얻을 수 있고, 그 결과를 컴퓨터 스캐너를 통해 분석할 수 있기 때문에 광범위하게 사용된다. 세균과 항체 간의 반응이 세균의 종류를 식별해낸다. 효소면역 측정법은 사람면역결핍바이러스 진단에도 사용한다(그림 3-17).

슬라이드응집검사는 미확인 세균의 표본에 식염수 몇 방울을 점적한 후 서로 다른 항혈청을 각각의 표본에 넣는다. 만약 세균이 응집하면 시험결과가 양성으로 나오게 된다. 응집반응은 대상 항혈청에 친화적인 세균이 항혈청과 결합하기 때문에 일어난다.

전문적인 실험실 분석

다양한 실험실 분석이 미생물을 식별하기 위해 수행된다.

카탈라아제 검사

카탈라아제(catalase)는 많은 세균 종을 포함하는 살아 있는 세포에 의해 생산되는 효소이다. 과산화수소는 정상적인 세포 대사 과정의 부산물이다. 이 효소는 세포에 해로운 과산화수소를 해롭지 않은 물 분자와 산소 분자로 빠르게 분해할 수 있게 한다. 많은 생물이 과산화수소에 의한 산화가 입히는 손상을 피하거나 혹은 손상으로부터 복구하도록 하는 방어기제를 사용함으로써 생존한다. 일부 세균 종은 카탈라아제를 생산함으로써 세포 해독작용을 할 수 있으며, 카탈라아제 양성 혹은 카탈라아제 음성으로 분류된다. 세균배양액에서의 카탈라아제의 존재 여부는 쉽게 식별할 수 있는 표식을 제공한다.

실험실 시험은 패트리접시 안에 놓인 현미경 슬라이드에 배양으로부터 얻어낸 표본을 놓는 과정을 포함한다(선택사항이지만 권장사항임). 특히 혈액한천을 다룰 때에 배지를 무심코 들어올리지 않기 위해 주의를 기울이는데, 이는 위양성 반응이 나타날 수 있기 때문이다. 세균 표본 위에 3% 농도의 과산화수소 한 방울을 떨어뜨리고 카탈라아제 에어로졸을 막기 위해 패

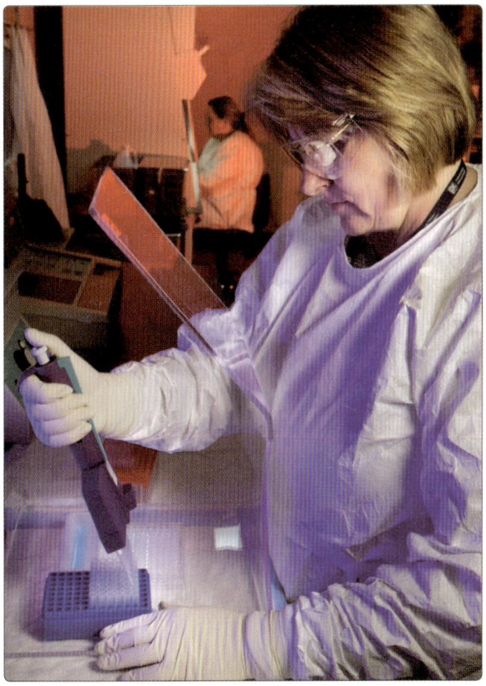

그림 3-17 혈액 속의 HIV p24항원을 신속히 판별하기 위한 효소면역측정법
출처: Courtesy of CDC/Hsi Liu, Ph.D., MBA, James Gathany.

트리접시 덮개를 덮는다. 만일 거품이 이는 현상이 보인다면, 검사 결과는 양성이다. 일부 약한 반응에서는 현미경으로 슬라이드를 살펴볼 필요가 있을 수도 있다. 검사는 시험관을 통해서도 수행될 수 있다. 임균(*Neisseria gonorrhoeae*)은 강렬한 거품 반응을 일으킨다. 황색포도알균은 카탈라아제 양성반응을 일으키며, *Staphylococcus pyogenes*는 음성반응을 보인다. 사슬알균과 장알균은 카탈라아제 음성반응을 보이기도 한다.

혈장응고효소검사

혈장응고효소(coagulase)는 일부 세균 종에 의해 생산되는 또 다른 효소로서 혈장을 응고시킨다. 혈장응고효소검사는 그람 양성이면서 동시에 카탈라아제 양성반응을 보이는 세균을 대상으로 시행하며 혈장응고효소 양성반응을 보이는 황색포도알균 종을 식별한다. 혈장응고효소는 황색포도알균의 독성인자로 간주된다. 그 이유는 해당 세균에 의해 감염부위 주변에 응고가 형성되면 염증 진행과정에서 포식작용으로부터 세균을 보호할 가능성이 높아지기 때문이다. 또한 포도알균 종을 식별하는 데에 사용되는 두 가지 혈장응고효소검사가 있다. 실험실 슬라이드에 세균 표본과 준비된 특정 종류의 혈장을 접종한다. 몇 초 안에 세균 세포의 응집과 함께 양성반응이 관찰된다. 혈장응고효소 양성반응으로 인해 황색포도알균이 잠정적으로 파악된다. 만약 슬라이드 검사가 음성반응이 나올 경우, 시험관을 통한 추가 검사를 한다. 세균을 시험관에 준비된 혈장에 넣고 증식되기까지 24시간 동안 둔다. 이때도 반응이 없다면 혈장응고효소 음성으로 판단하며, 해당 세균 종은 표피포도알균(*Staphylococcus epidermidis*) 또는 기타 혈장응고효소 음성 포도알균(coagulase-negative *Staphylococcus*, CoNS)으로 판별될 가능성이 크고, 황색포도알균은 가능성은 배제된다.

아미노산 서열화

DNA는 아미노산의 염기서열을 포함하는 단백질을 암호화하는 역할을 담당한다. 아미노산 서열분석(amino acid sequencing)은 두 생물의 진화 과정에 기초한다. 두 미생물의 진화에 걸린 시간에 따라, 두 생물의 단백질을 암호화하는 DNA 서열의 변화는 비슷할 수도 있고 다를 수도 있다. 그러므로 서로 다른 두 미생물의 단백질에서 아미노산 배열을 비교함으로써 DNA 서열의 유사성은 미생물 간의 진화적 근접성을 판단하는 데에 도움을 줄 수 있다. 단백질이 비슷할수록 미생물은 서로 연관되어 있다.

파지유형분석

파지유형분석(phage typing)은 혈청검사와 마찬가지로 의료관련감염과 같은 감염의 원인과 과정을 판단하는 데에 유용하다. 파지유형분석은 세균이 어떤 파지에 민감한지를 나타낸다. 박테리오파지는 침입한 세균 세포를 용해하는 세균성 바이러스이다. 파지는 오직 특정 바이러스의 특정 종만을 감염시킨다. 파지유형분석은 황색포도알균, 콜레라균, 장티푸스균, 녹농균의 계통을 식별하기 위해 가장 자주 사용된다.

파지유형분석을 하기 위해 패트리접시의 한천성장배지에 세균을 덮는다. 세균에는 서로 다른 파지 방울을 떨어뜨린다. 접시에 플라크(plaque)라 불리는 뚜렷한 공간이 나타나는데 이것은 파지가 세균을 용해시킨 곳이다. 예를 들어, 수술부위의 포도알균 감염이 수술부서와 연관된 것으로 보인다면, 모든 수술실 인력이 황색포도알균 배양검사를 하게 된다. 양성은 파지 종류일 것이며 감염된 수술환자로부터 나온 배양의 파지 타입과 비교한다. 이를 통해 집락된 개인이 감염 원인지 여부를 밝혀낼 수 있다.

흐름세포측정법

흐름세포측정법(flow cytometry: 유동세포계수법)은 세균의 배양 유형을 식별할 필요가 없다는 점에서 독특하다. 이것은 시험관 밑바닥의 작은 입구를 통해 용액을 흘려보내는 과정을 포함한다. 세균은 세균 세포와 용액 사이의 전기적 전도성의 차이를 통해 판별된다. 만일 용액이 입구를 통해 이동할 때에 용액에 레이저를 비추면, 빛의 반사 혹은 산란이 세포의 크기, 밀도, 형태와 관련된 정보를 제공한다. 해당 정보는 컴퓨터를 통해 분석된다.

핵산결합반응

DNA의 이중 가닥은 수소 결합을 통해 서로 묶여 있다. 가닥이 열에 노출된다면, 결합은 깨어지고 두 가닥은 분리된다. 단일 가닥이 냉각되면, 원래 형태와 비슷하게 다시 이중 가닥으로 결합한다. 서로 다른 두 미생물의 분리된 DNA가닥에 사용되는 이 기술은 두 미생물의 DNA 기초 서열 사이의 유사성을 판단하기 위한 것이다. 검사의 가정은 만약 두 생물 종이 비슷하면, 핵산 배열 역시 비슷할 것이라는 것이다. 이 검사는 다른 미생물의 DNA 가닥과 결합하는 DNA 가닥의 능력 정도를 나타낸다. 결합반응(hybridization)의 정도가 강할수록 더욱 동질성이 강하다.

또 다른 결합반응 방법은 RNA를 이용한다. RNA는 단일 가닥이며 DNA의 이중 가닥 중 하나로부터 전사된다. 그러므로 RNA의 가닥은 전사된 분리 DNA 가닥과 결합되어야 한다. DNA-RNA 결합반응은 DNA-DNA 결합반응과 같은 방식으로 두 미생물 간의 관련성의 정도를 판단하는 데에 사용될 수 있다.

핵산 염기 구성

진화 관계를 통해 미생물을 분류하는 또 다른 효과적인 방법으로 DNA의 질소염기서열을 판단하는 것이 있다. 염기서열은 구아닌과 시토신 혹은 G+C의 백분율로 표현된다. 단일 종의 염기서열은 고정되어 있으며 바뀌지 않는다. 그러므로 서로 다른 종의 G+C 구성을 비교하여 상호연관성의 정도를 알아볼 수 있다.

서로 비슷한 두 미생물은 그들의 DNA에 많은 수의 동일한 유전자와 비슷한 수의 다양한 염기서열을 지닐 것이다. 그러나 구아닌-시토신 쌍이 10% 이상 차이를 보일 경우, 두 미생물은 서로 연관되어 있지 않을 가능성이 크다. 예를 들어, 한 세균의 DNA가 30%의 구아닌-시토신 쌍을 지니고 다른 세균은 65%의 구아닌-시토신 쌍을 지닐 경우, 두 미생물은 아마도 서로 연관되지 않을 것이다. 서로 다른 미생물들의 염기서열은 제한효소검사(restriction enzyme test)를 사용하며 비교한다. 두 미생물의 DNA는 동일한 제한효소로 처리된다. 제한절편(restriction fragment)은 한천의 층에서 전기이동 과정에 의해 분리된다. 서로 다른 미생물에서 발생한 제한절편의 수와 크기를 비교하여 유전적 유사성 혹은 이질성에 대한 정보를 밝혀내기 위해 비교된다. 이러한

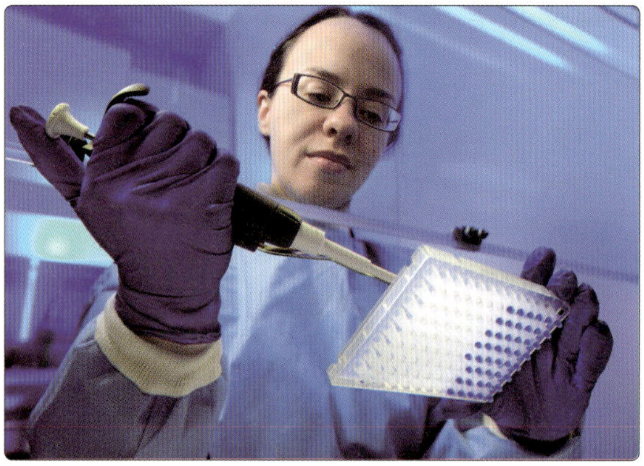

그림 3-18 약물 내성 병원균을 확인하기 위한 실시간 폴리머라아제 연쇄반응 검사(PCR) 준비
출처: Courtesy of CDC/Melissa Dankel; Photo by James Gathany.

규칙은 DNA 지문으로 불리며, DNA 지문이 비슷할수록 미생물이 더욱 밀접하게 서로 연관되어 있다.

DNA 지문은 의료관련감염의 원인을 판단하는 데 매우 중요하다. 예를 들어, 미국 서부에서 관상동맥우회 수술을 받은 많은 환자에서 *Rhodococcus bronchialis* 로 인한 감염이 발생하였다. 환자로부터 분리한 세균의 DNA 지문과 간호사로부터 분리한 세균의 DNA 지문이 동일한 것으로 밝혀졌다. 감염된 간호사를 식별해내고 적절한 무균법을 시행한 후에 감염이 종결되었다. 정량적 중합효소연쇄반응(quantitative polymerase chain reaction, qPCR) 검사로도 알려진, 새로운 실시간 중합효소연쇄반응(new real-time polymerase chain reaction, PCR)검사는 특정 DNA 분자를 증폭하고 정량화하기 위해 사용된다. 문제의 DNA 분자의 검출은 기존의 검사처럼 결과가 나올 때까지 기다리는 것이 아닌 실시간으로 이루어진다. 이러한 검사법은 약물 내성 병원체 균주처럼 중요한 검사의 경우 치료 조치가 보다 신속하고 효율적으로 처방되도록 한다(그림 3-18).

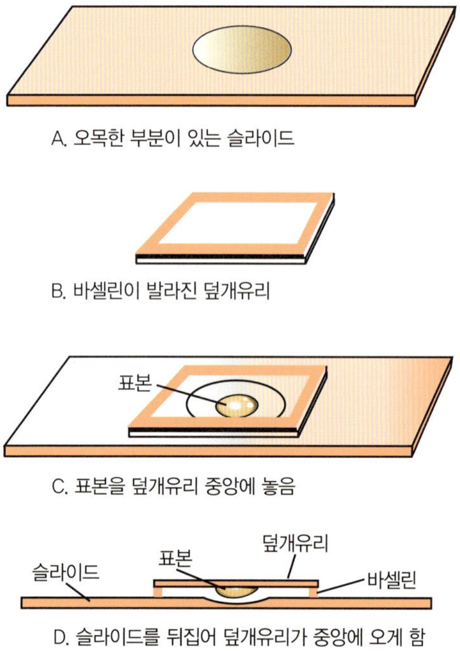

그림 3-19 현적배양

현적배양

세균의 이동성(움직이는 능력)은 살아 있는 세균에 대한 현적배양(hanging drop technique)을 통해 평가할 수 있다. 로버트 코흐는 1800년대 후반에 세균 연구에 이 방법을 처음 활용하였다. 가운데에 오목한 부분이 있는 특수 실험실 슬라이드가 바셀린이 발라진 덮개유리와 함께 쓰인다. 멸균된 고리를 연구에 이용되는 표본액을 이송하는 데 사용한다. 오목한 부분이 있는 슬라이드에 덮개유리를 올리고 표본액이 슬라이드의 한가운데에서 덮개유리 넘어로 움직이지 않도록 조심스럽게 뒤집는다. 이러한 검사의 장점은 기존의 표준 습식 표본고정 슬라이드를 준비할 때와는 달리 표본이 현미경 빛의 강도로 인해 마르지 않는다는 것이다(그림 3-19).

수량분류학

수량분류학(numerical taxonomy)은 형태학적 및 생화학적 특성, 아미노산 서열, 구아닌-시토신 쌍의 백분율과 그밖의 미생물의 특성을 비교하여 관계를 결정하는 데 도움을 준다. 유사성을 판단하기 위해 컴퓨터를 사용하여 유사계수(similarity index)를 계산한다. 기본적으로,

컴퓨터는 각각의 미생물의 특성을 다른 미생물과 비교한다. 두 개 혹은 그 이상의 미생물과 공유하는 특성의 수가 많을수록 서로 연관되어 있을 확률이 증가한다. 90% 또는 그 이상의 특성이 일치한다면, 이는 대개 같은 종임을 나타낸다.

MICRO NOTES

"미아스마설과 세균설"

수백년 전까지만 해도 사람들은 감기나 인후염, 각종 전염병이 나쁜 공기로 인해 생긴다는 미아스마(miasma)설을 믿었다. 그러나 1840년대 콜레라가 창궐하면서 세균설이 주장되었으나 당시 세균설은 받아들여지지가 않았다. 영국 출신 의사 존 스노우(Joun Snow)는 콜레라 환자들이 심한 설사와 구토가 있는 것을 관찰하고는 공기가 아니라 음식물을 통해 감염되는 것이 아닌가 하는 의심을 가지게 되었다. 존 스노우는 역학조사 결과 오염된 급수장과 콜레라와의 관계를 알아냈고, 수백년 동안 믿어왔던 미아스마설이 틀렸음을 증명하는 계기가 되었다. 이후 1884년, 로버트 코흐가 콜레라의 원인균을 발견하였고, 존스노우의 노력을 입증하게 되었다. 세균설에 지대한 공헌을 한 또 한 명의 과학자는 루이스 파스퇴르(Louis Pasteur)로, 그는 미생물 연구를 통해 처음으로 백신을 개발하였다.

학습문제

기관지경을 하는 동안 의사가 생검브러시로 기관지 조직 검체를 채취하였고, 현미경 슬라이드에 조직을 도말하였다.

1. 이 도말의 목적은 무엇인가?
2. 이 과정은 무균적으로 시행하여야 하는가?
3. 검사에 어떤 염색법을 사용하여야 하는가?

참고문헌

Enzyme lab. Retrieved from http://biologycorner.com/worksheets/enzyme_lab.html.
Microbiologists.(2014). Retrieved from http://www.bls.gov/ooh/life-physical-and-social-science/microbiologists.htm.
Melina, R.(2011). *Why does hydrogen peroxide fizz on cuts?* Retrieved from http://www.livescience.com/33061-why-does-hydrogen-peroxide-fizz-on-cuts.html.
Rapid strep test for strep throat.(2012). Retrieved from http://www.webmd.com/oral-health/rapid-strep-test-for-strep-throat.
Reiner, K.(n.d.). *Catalase test protocol*. Retrieved from http://www.microbelibrary.org/library/laboratory-test/3226-catalase-test-protocol.
Summary of biochemical tests. Retrieved from http://www.uwyo.edu/molb2210_lab/info/biochemical_tests.htm.
Vashi, S.(n.d.). *FDA approves first at-home HIV test*. Retrieved from http://www.webmd.com/hiv-aids/news/20120703/fda-approves-first-at-home-hiv-test.

CHAPTER 04

원핵생물

Prokaryotes

학습목표

이 장을 학습한 후, 학습자는:

1. 주요 용어를 정의할 수 있다.
2. 고세균과 세균을 구분할 수 있다.
3. 원핵생물 세포 구조의 특징을 설명할 수 있다.
4. 세균을 분류할 수 있다.
5. 세균 포자 형성의 중요성을 설명할 수 있다.

주요 용어

감수성Susceptibility: 감염 또는 질병에 대한 부적절한 저항 정도

건조Desiccation: 물을 완전히 제거하는 과정

고분자Macromolecule: 다당류, 단백질, 핵산 또는 1백 개 이상의 원자를 함유하는 큰 분자

내기성Aerotolerant: 성장을 위해 산소를 필요로 하지 않으며 소량의 산소를 함유한 대기에서 생존할 수 있는 미생물

뇌수막염Meningitis: 뇌와 척수를 싸고 있는 수막에 염증이 생기는 질환

당질층Glycocalyx: 진핵세포의 원형질막을 덮어 세포 표면을 강화하고 세포 부착을 돕는 접착성 탄수화물 층

무산소성Anoxygenic: 광합성 과정에서 산소를 생성하지 않는 미생물

미세산소균Microaerophile: 산소분압이 낮은 상태에서 잘 성장하는 미생물

병원성Pathogenicity: 병리학적 변화 또는 질병을 일으키는 능력

생존력Viability: 생존, 성장, 발달, 번식할 수 있는 능력

생태계Ecosystem: 모든 살아 있는 유기체의 복합체 또는 공동체와 환경과의 상호 작용

섬모Pili: 다른 세포에 붙을 수 있게 세균의 표면에 있는 솜털 같은 털 모양 구조물

세포기관Organelles: DNA 형성에 의해 조절되는 세포의 기능을 수행하는 진핵생물의 세포질 내 특수 구조(예: 미토콘드리아, 리소좀, 소포체)

온실가스Greenhouse gases: 자연적으로 발생하는 이산화탄소, 메탄, 아산화질소 및 오존과 같은 대기가스와 지구온난화 또는 온실효과를 일으키는 대기열을 흡수하고 보유하는 산업화로 생산된 하이드로플루오르카본과 같은 인공가스

외독소Exotoxins: 세균이 발육 · 증식하면서 균체 밖으로 분비하는 독소

절대Obligate: 특별한 환경에서만 생존할 수 있음

조건성Facultative: 어떤 특정한 환경조건 이외의 조건에 생존하는 능력을 보유함

투과성Permeable: 물질이 세포막을 횡단하여 출입할 수 있게 하는 세포막의 성질

폐렴Pneumonia: 세균이나 바이러스, 곰팡이 등의 미생물로 인한 감염으로 발생하는 폐의 염증

호극성균Extremophiles: 대부분의 다른 유형의 생명체를 죽일 수 있는 극한 조건 및 환경(예: 화산 분출구, 염 습지, 북극 빙하)에 적응하여 증식하는 미생물

호탄산가스성 세균 Capnophiles: 대기 중 이산화탄소 농도가 높을 때 증식하는 미생물

생각해보기

인간은 유전자의 산물이며, 미생물 밀집체이다. 인간은 미생물 없이 살 수 없지만, 일부 미생물은 면역체계가 약해진 틈을 타서 인체를 공격한다. 이 장의 주제들을 살펴보면서 다음을 생각해보자.

1. 세균의 어떤 성질이 인간에게 질병을 유발하는가?
2. 우리는 미생물과 어떤 관계를 맺고 있는가?
3. 세균은 어떻게 널리 퍼지는가?
4. 미생물을 확대해보면 어떻게 보일까?

임상에 적용해보기

세균은 보건의료 환경의 "관리대상 1순위"이다. 소독과 멸균, 무균법, 손위생, 세척, 살균과정, 피부 준비, 항균제 투여는 모두 세균을 전부 또는 가능한 한 많이 제거하기 위해 개발된 것이다. 미생물은 어디에나 있지만, 인체 조직 깊숙한 곳에 있는 세균성 미생물의 경우 병원성이며, 기회감염을 유발하여 심각한 손상을 일으킬 수 있으므로 반드시 접촉기회를 차단해야 한다. 항생물질과 멸균법 개발을 위해 과학자들은 세균의 특성과 세균을 중화시키는 방법을 이해하고, 감염의 위험을 감소시키기 위한 방법을 찾아야 한다.

두 가지 영역: 고세균과 세균

지구 생명의 조상은 고세균(archaea)과 세균(bacteria)이라는 두 원핵세포(prokaryote)이다. 원핵세포는 진핵세포(eukaryote)와 유사하지만, DNA와 같은 유전물질이 세포핵에 있지 않다. 세균은 수 세기 동안 과학자들의 주요 관심 대상이었지만, 끊임없는 연구에도 불구하고 수백 만 원핵생물 중 몇 천 종을 식별한 것으로 추정된다. 의료진들은 미생물과 미생물이 환자치료 과정에 어떻게 영향을 미치는지에 대해 반드시 이해하고 있어야 한다.

고세균

고세균(archaea) 분류를 위한 연구가 진행 중이지만, 고세균에 대한 정보는 세균(bacteria)이나 "진짜 세균"을 의미하는 진정세균(eubacteria)에 비해 뒤쳐져 있다.

고세균에 대해 알려진 것은 세균, 진핵생물과 독립되어 있다는 것이다. 1970년 처음 식별되었을 때, 과학자들은 세균과 신진대사 및 세포구조에서 유사성이 있음을 근거로 "원시세균(archaebacteria)"이라고 새롭게 분류하였다. 고세균은 세포막과 세포벽의 구성에는 진핵생물과 차이가 있으나 유전자 암호(genetic coding)로부터 단백질을 생산하는 방식은 진핵생물과 유사하다. 고세균은 대략 40억 년 전에 나타나 뜨겁고 독성이 강하며 산소가 열악했던 대기에서 번창하였던 고대 혐기성 생물에서 유래된 것이라 추정된다.

고세균의 후손은 현대에 와서 주로 끓는 온천, 화산 증기 분출구, 염생습지(salt marsh) 그리고 남극 빙하 아래와 같은 극한 환경 조건에서 분리된다. 이러한 열악한 조건 속에서 살아남아 생활할 수 있으므로 호극성균(extremophiles)이라고 불린다. 그럼에도 불구하고 고세균은 세균 및 진핵생물과 비슷한 조건에 살며 평범한 환경에서 발견되기도 하여, 흙, 바다 플랑크톤, 그리고 동물 및 인간의 장관계에서도 발견된다. 고생물의 형태는 다양하며 세균과 형태학적으로 가장 비슷하다. 고세균의 게놈(genomes)은 세균의 게놈보다 작으며, 각각의 유전자는 다른 생물의 DNA 또는 RNA와는 다르다. 수십억 년 동안, 고세균의 유전자 암호는 지구 표면과 대기 상태의 변화에 맞추기 위해 혐기성에서 호기성 또는 조건성(facultative)으로 계속해서 변화하였다.

고세균은 다음과 같이 분류한다.

- 메탄생성세균(Methogenes): 메탄가스를 생산하는 혐기성균
- 호염균(Halophiles): 소금에 친화적인 호기성균
- 극호열산균(Thermoacidophiles): 고온, 산성 환경을 좋아하는 혐기성균

세균의 기초

세균은 실험실에서 미생물학자에 의해 확인될 수 있는 특성에 기초하여 서로 다른 범주로 분류된다. 의료진은 교차감염이나 수술부위감염 등을 차단하기 위해 보건의료 환경에서 발생하는 감염의 주요 원인과 다양한 세균에 대한 지식이 필요하다.

세균의 특성을 식별하는 것은 세균 종류를 확인하는 것에 도움이 되며, 유전적 · 구조적 구성에 기초하여 미생물 간의 관계를 확립하는 것을 돕는다. 세균 특성의 예로는 세포벽의 유무, 증식에 산소를 필요로 하는지, 크기나 모양 등이 있다. 미생물의 식별과 분류를 위해 조사해야 할 내용은 다음과 같다.

- 형태
- 염색
- 증식
- 운동성
- 영양 요구량
- 산소 요구량
- 병원성
- 대사
- 단백질
- 유전

형태

세균의 크기, 모양 그리고 배열과 같은 형태를 판별하기 위해 표준 복합광학현미경을 사용할 수 있다. 또한 세균은 평균적으로 0.2 μm부터 10.0 μm에 이르기까지 크기가 매우 다양하다. 레벤후크(Leeuwenhoek)에 의해 처음 확인된 기본적인 세 가지 세균의 모양은 다음과 같다.

1. 알균(Coccus: 복수형 cocci): 원형
2. 막대균(Bacillus: 복수형 bacilli): 막대형
   - 짧은막대균(Coccobacillus): 매우 짧은막대균으로 알균과 유사하다.
3. 나선 혹은 코르크형균
   - 나선균(Spirillum: 복수형 spirilla): 단단하고 두꺼운 나선형이다.
   - 스피로헤타(Spirochete): 유연하고 가는 나선형이다.
   - 비브리오(Vibrio): 콤마형 또는 C자형 막대 모양이다.

최근 확인되어 추가된 형태는 다음과 같다.

- 다형성 또는 L형: 환경 조건에 따라 모양이 변형된다.
- 마이코플라스마(Mycoplasma): 엽으로 갈라진 "소구(spherules)", 고리 모양 또는 별 모양이다. 세포막이 있으나, 세포벽이 없고 모양이 다양하다.

세균 배열 알균은 형태학적으로 세균의 배열에 따라 다음과 같이 분류된다.

- 단알균(Monococcus: Micrococcus, 단일) – 단일 형태로 거의 발견되지 않음
- 쌍알균(Diplococci: pairs) – 예: 임균(*Neisseria gonorrhoeae*) – 세균성 뇌수막염
- 사알균(Tetracocci: 4쌍이 한 그룹) – 예: *Micrococcus luteus* – 상부 호흡기계 정상균무리
- 팔연알균(Sarcinae: 8개 입방형) – 예: *Sarcina ventriculi* – 위궤양, 패혈증
- 사슬알균(Streptococci: 사슬 혹은 필라멘트형) – 예: *Streptococcus mutans* – 심내막염
- 포도알균(Staphylococci: 송이형) – 예: 황색포도알균(*Staphylococcus aureus*) – 피부

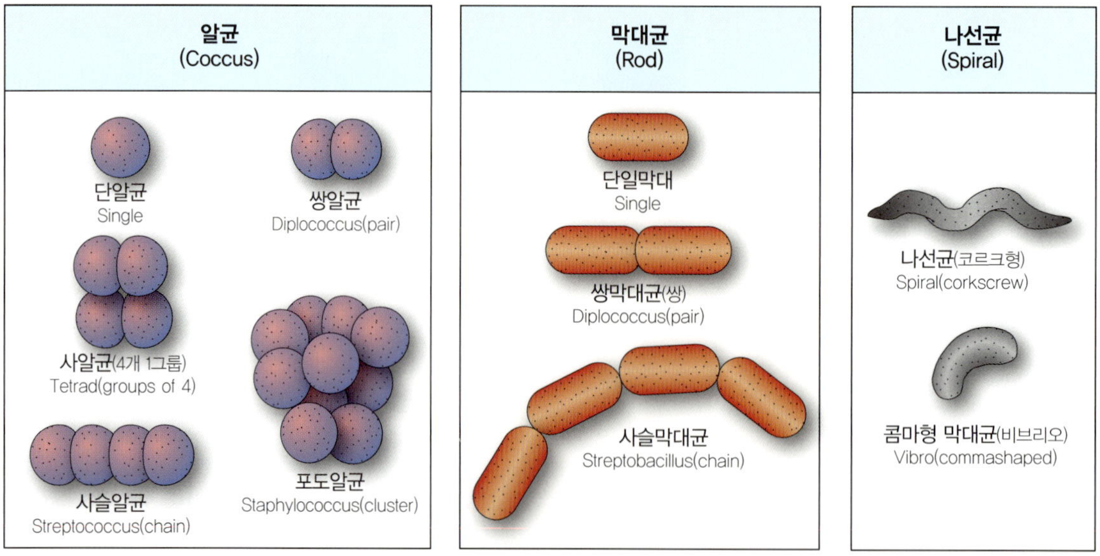

그림 4-1 세균의 분류 및 형태학

출처: Ingraham, John L., & Ingraham, Catherine A., Introduction to Microbiology: A Case-History Study Approach, 3e, Brooks/Cole, Cengage Learning.

정상균무리, 수술부위감염 및 폐렴의 원인균

막대균도 모양이 매우 다양하여 짧거나 길고, 끝부분이 뾰족하거나 구부러지거나, 직경이 좁거나 넓다(그림 4-1). 전형적으로 막대균은 곧고 원통형이며 막대 모양이다. 세균 배열에 따라 막대균은 다음과 같이 분류된다.

- 단일막대균(Monobacillus: 단일) – 예: 대장균(*Escherichia coli*) – 장관계 정상균무리로 요로감염, 패혈증, 설사 질환의 원인균
- 쌍막대균(Diplobacillus: 쌍) – 예: 모락스–악센펠드 막대균(Morax–Axenfeld diplobacillus; *Moraxella lacunata*) – 안검 결막염(blepharoconjunctivitis) 원인균
- 사슬막대균(Streptobacillus: 사슬 혹은 필라멘트형) – 예: *Streptobacillus moniliformis*–서교열(rat–bite fever), 화농성 관절염(septic arthritis) 원인균
- 울타리 막대균(Palisade: 막대모음 모양) – 예: 디프테리아균(*Corynebacterium diphtheriae*) – 상부 호흡기 디프테리아 원인균

스피로헤타와 나선균은 그 이름이 암시하듯, 코일형과 나선형 세균이다. 단일형 혹은 사슬 형태로 다양한 길이와 다양한 세포벽의 경직성(rigidity)을 보이며, 개별 세균의 길이에 따른 나선 혹은 코일의 수 역시 다양하다. 작고 매우 세밀하며 확대 후에도 확인이 어렵다. 가장 흔하게 전파되는 성병인 매독은 스피로헤타에 속하는 *Treponema pallidum*으로 인해 유발된다.

캄필로박터(Campylobacter)균은 나선 모양으로, 미국 질병관리본부(Centers for Disease Control and Prevention, CDC)에서는 한 해 동안 미국에서 캄필로박터에 의해 약 1백 30만 건의 감염과 1만 3천 건의 입원, 1백 20건의 사망이 발생한다고 보고하였다. 또한 세균 수가 증가함에 따라 항균제 내성도 증가하고 있다.

비브리오(Vibrio)균은 쉼표 모양으로 약간 구부러진 세균이며, 비브리오 콜레라(*Vibrio cholerae*)와 비브리오 패혈증(*Vibrio vulnificus*)과 같은 치명적인 질병을 유발한다. 이러한 세균은 물에서 발견되며, 콜레라의 경우 주로 부적절한 하수 처리로 인해 콜레라균에 오염된 음식을 먹거나 혹은 오염된 물을 마심으로써 감염될 수 있다. 비브리오 패혈증균 역시 비브리오 콜레라균과 같은 과에 속해 있으나, 따뜻한 염수에서 발견되며 오염된 해산물을 먹거나 또는 오염된 물에 상처가 노출되는 경우 감염된다. 면역이 약화된 개인의 경우 패혈성 쇼크(septic shock) 발생 위험이 있는데, 이 경우 치사율이 50%에 달한다.

마이코플라스마(Mycoplasmas)는 세포벽이 없이 유연한 세포막만 있는 세균으로 현미경 관찰 시 다양한 모양으로 존재하며 감지하기 힘든 경우가 많다. 세포벽의 부재로 항균제 치료 효과가 없는 경우가 많아 폐렴 마이코플라스마(*Mycoplasma pneumoniae*)에 의한 비정형성 폐렴(atypical pneumonia)의 경우 항균제 처방을 하지 않을 수도 있다.

염색

염색은 미생물의 특성을 식별하기 위해 사용된다. 특정 종류의 미생물을 배양하기 위해 적절한 방법을 선택하는 것은 세균의 존재가 확인된 후 이루어진다. 단순염색, 감별염색, 그람염색법은

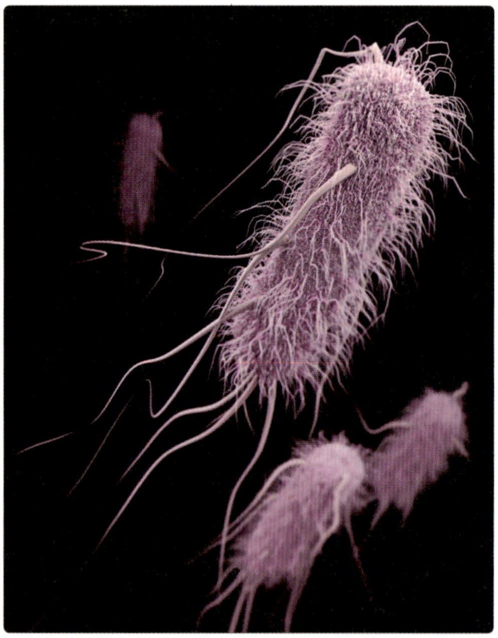

그림 4-2 섬모와 편모가 있는 장내세균무리
출처: Courtesy of CDC/James Archer; Photo by U.S. Centers for Disease Control and Prevention – Medical Illustrator.

세균을 식별(identify)하기 위해 사용되는 몇 가지 방법이다.

그람염색 결과(그람양성 혹은 그람음성)는 세균의 예비 동정과 병원성을 판단하는 표준 방법 중 하나이다. 그람염색 후 보라색이나 진한 청색으로 변하는 미생물을 그람양성균이라 하며, 염색이 되지 않고 붉은색이나 분홍색을 띄는 균은 그람음성균이다. 질병치료를 위해 그람염색 결과와 세균의 약물 감수성 결과에 따라 약물 처방을 할 수 있으며, 만일 진단된 감염에 대해 일상적으로 적용하는 항균제 치료가 효과가 없는 경우에는 배양검사와 약물 감수성 검사가 완료된 후 치료법이 달라질 수 있다.

증식

세균 집락(colony)은 한천배지, 영양소, 염색 물질과 같은 요인에 따라 서로 다른 속도로 증식한다. 세균은 번식하고 증식하기 위해 특정 영양소와 환경 조건이 요구된다. 따라서 집락 형성은 개별 미생물 세포의 크기가 아닌 미생물 수의 증가를 의미한다.

운동성

미생물의 운동 능력을 운동성이라 부른다. 세균의 운동은 편모(flagella)와 축사(axial filaments)라는 두 종류의 세포 구조를 통해 이루어진다(그림 4-2). 모든 미생물이 운동성을 지닌 것은 아니다. 많은 나선형 세균이 운동성을 지니고 있는 반면, 막대균은 일부만 운동성이 있으며, 알균은 전형적으로 비운동성균이다.

영양 요구량

미생물을 분류하는 또 다른 방법으로는 미생물의 영양 요구량 혹은 탄소와 에너지원을 판별하는 것이 있다. 세균, 진균류, 그리고 조류(algae)는 대기의 온실가스와 더불어 탄소, 산소, 질소, 수소 및 황과 같은 요소를 재활용하므로 재활용 생물(recycler)이라 부른다.

원핵생물이 에너지를 생산하는 기전을 설명하는 용어로 접미사 -troph는 영양세포 혹은 특정 영양소를 필요로 하는 생명체를 의미한다.

원핵생물은 독립영양생물(autotroph)과 종속영양생물(heterotroph) 중 하나로 분류된다. 독립영양생물은 일반적인 방식으로 영양을 섭취하지 않으며 에너지원으로 빛이나 화학물질을 활용한다. 독립영양생물은 광합성독립영양생물(빛으로 영양을 공급받는 생물) 혹은 화학합성독립영양생물(화학물질로 영양을 공급받는 생물)로 분류된다. 종속영양생물은 죽은 식물 및 유기물 그리고 동물과 같은 유기체 물질을 소비하는 능력 때문에 유기영양생물(organotroph)로도 알려져 있다. 종속영양생물은 이산화탄소를 탄소 공급원으로 사용한다. 무기영양생물(Lithotroph)은 탄소 필요량을 충족하기 위해 주로 광물의 무기화합물을 사용한다.

표 4-1 미생물의 영양 분류

탄소 공급원	화학반응	빛 에너지원
유기 복합체	화학종속영양생물(chemoheterotrophs)	광종속영양생물(photoheterotrophs)
CO_2	화학자력영양생물(chemoautotrophs)	광자력영양생물(photoautotrophs)

생물의 에너지원과 탄소 공급원에 따라 용어가 구분된다. 진핵생물, 조류(algae) 그리고 원핵 시아노박테리아와 같은 광종속영양생물(photoheterotrophs)은 빛을 에너지원으로, 이산화탄소를 탄소 공급원으로 사용한다(표 4-1). 홍색무황세균(purple non-sulfur bacteria)과 녹색무황세균(green non-sulfur bacteria)과 같은 광종속영양세균(유기광합성균)은 빛을 에너지원으로, 알코올과 탄수화물을 탄소 공급원으로 사용하며, 비산소성이다. 수소, 철, 유황세균과 같은 화학자력영양생물(chemoautotroph)은 화학물질을 에너지원으로, 이산화탄소를 탄소 공급원으로 사용한다. 화학무기영양생물(chemolithotroph)은 무기화합물의 산화로부터 에너지를 얻으며 이산화탄소로부터 탄소를 얻는 생물이다.

화학종속영양생물(chemoheterotroph)은 모든 진균류, 원생생물, 화학물질을 에너지원으로 사용하고 유기화합물을 탄소 공급원으로 사용하는 생물을 포함한다. 종속영양균(heterotroph)은 유기화합물을 얻는 곳에 따라 더욱 자세히 분류된다. 부생생물(saprophytes)은 죽은 유기물질로부터 유기영양소를 얻으며, 기생생물(parasites)은 살아 있는 숙주로부터 영양소를 얻는다.

원핵생물과 진핵생물은 공유하는 환경에서 모든 살아 있는(생명과 관계있는) 유기체와 무생물 요소 간의 정교한 균형을 유지한다. 진균류와 세균과 같은 부생생물 분해자가 죽은 유기 물질을 광무기영양생물(photolithotroph)이 사용하는 무기화합물로 분해하지 않는다면 죽은 동물과 식물 그리고 기타 다른 물질 등이 지구 표면에 쌓이게 될 것이다. 무기화합물은 이산화탄소, 인산염 그리고 질산염을 포함한다. 광무기영양생물은 광합성을 하는데, 태양으로부터 오는 빛에너지는 광무기영양생물이 무기화합물로부터 단백질, 탄수화물 그리고 핵산과 같은 유기화합물을 합성하는 데 사용된다. 그 결과, 물의 수소 원자가 이산화탄소를 줄이기 위해 사용되며, 산소가 동물의 호흡을 위해 방출된다.

산소 요구량

세균은 산소와 이산화탄소 요구량에 따라 분류된다(표 4-2). 또한 세균은 다음 6개 그룹으로 분류할 수 있다.

1. 절대산소성균(obligate aerobes)
2. 미세산소성균(microaerophile)
3. 조건무산소성균(facultative anaerobe)
4. 내기성 무산소성균(aerotolerant anaerobe)

표 4-2 세균과 산소 관계

미생물 분류	산소에 대한 반응	카탈라아제	과산화물제거효소	예제
절대산소성균 (obligate aerobes)	산소 필요	있음	있음	*Pseudomonas aeruginosa*
조건무산소성균 (facultative anaerobe)	산소와 무관하게 성장	있음	있음	*Escherichia coli*
미세산소성균 (microaerophile)	낮은 산소 하에서 최적 성장	있음	있음	*Campylobacter jejuni*
내기성 무산소성균 (aerotolerant anaerobe)	산소 없이 자라지만 산소에 죽지는 않음	없음	있음	*Streptococcus pneumoniae*
절대무산소성균 (obligate anaerobes)	산소에 닿으면 죽음	없음	없음	*Methanococcus vannielli*

출처: Adapted from Ingraham J. L., & Ingraham, C. A.(2000). Introduction to microbiology(2nd ed., p. 217). Pacific Grove, CA: Brooks/Cole.

5. 절대무산소성균(obligate anaerobes)
6. 호탄산가스성균(capnophiles)

절대산소성균은 대기와 유사한 20~21% 정도의 산소 농도가 필요하다. 절대산소성균에는 *Pseudomonas aeruginosa*와 *Mycobacterium tuberculosis* 등이 있다.

미세산소성균은 산소를 필요로 하지만, 대기보다 낮은 농도의 산소(5%)와 이산화탄소(8~10%)가 필요하다. 미세산소성균에는 *Campylobacter jejuni*와 *Helicobacter pylori* 등이 있다.

조건무산소성균은 산소와 무관하게 생존할 수 있다. 0%의 산소 농도 또는 대기와 유사한 산소 농도 하에서도 생존할 수 있다. 예를 들어, *Enterobacteriaceae*(대장균 포함)가 있다.

내기성 무산소성균은 산소가 반드시 요구되지는 않으며, 오히려 산소가 전혀 없는 환경에서 더욱 잘 증식한다. 산화탄소 배양기 정도의 산소만 있으면 생존할 수 있으며, 예로 *Clostridium*의 일부 균주가 속한다.

절대무산소성균은 산소가 조금이라도 있는 환경에서는 자라지 않는다. 절대무산소성균은 이산화탄소 배양기에서조차 자라지 않는데, 이는 배양기에 15%의 산소가 있기 때문이다. 예로는 가스괴저를 유발하는 *Clostridium perfringens*와 파상풍을 유발하는 *C. tetani*가 있다.

호탄산가스성균은 주로 5~10%의 높은 이산화탄소 농도에서 더 잘 증식한다. 대기의 평균 이산화탄소 농도는 0.03%이다. 예로는 *Haemophilus influenzae*와 *Neisseria gonorrhoeae*가 있다.

병원성

수백 만 종류의 미생물들이 지구 곳곳에서 자라며 인체 내부의 다수를 구성한다. 그중 몇천 종 정도만이 질병을 일으킬 수 있는 미생물이다. 우리가 생명을 유지하기 위해서는 소화와 단백질 합성과정이 필요하며, 정상균무리 없이는 성장할 수 없다. 정상균무리(normal microflora)

혹은 침투한 일과성 미생물군(invading transient microflora)이 다양한 침입 경로를 통해 조직과 장기에 침입한 후 생존과 증식에 친화적인 조건이 만족된다면 감염이 발생한다. 일부 미생물은 외독소(exotoxins)를 분비하여 감염과 질병을 유발한다. 미생물의 존재 자체가 위험을 유발하는 경우는 적으며, 병원체에 대한 일반 면역체계의 반응이 숙주의 조직에 손상을 유발하는 경우가 더 흔하다.

아포를 형성하는 미생물(spore-forming microbes)은 친화적이지 않은 환경 조건과 항균제와 같은 화학물질로부터 보호하는 보호캡슐을 형성한다(그림 4-3). 이러한 세균 종은 의료관련 시설의 환경관리에서 주요 관심 대상이다.

멸균 과정은 아포를 포함하여 모든 살아 있는 미생물을 제거하는 것이며, 감염과 질병 전파의 과정을 차단하는 데 있어 매우 중요하다.

대사

브리태니커 백과사전에 따르면, 대사는 "살아 있는 생물의 각각의 세포에서 발생하며 생존작용과 새로운 유기 물질을 합성하는 데에 필요한 에너지를 공급하는 화학반응의 총합이며, 살아 있는 생물은 환경에서 에너지를 추출할 수 있고, 그 에너지를 이동, 성장, 발달, 번식하는 데 사용할 수 있다."라고 정의한다.

세균 역시 살아 있는 생물이기 때문에, 성장하면서 배설물이나 효소와 같은 분비물을 분비한다. 효소(enzyme)는 세균이 숙주의 세포와 조직에 침투하여 병을 일으킬 수 있게 한다. 포도알균(*Staphylococcus*)과 사슬알균(*Streptococcus*)은 세균이 분비하는 효소에 따라 식별된다. 특정 세균 종류는 산소, 메탄 혹은 이산화탄소와 같은 물질의 생산 여부에 따라 분류된다.

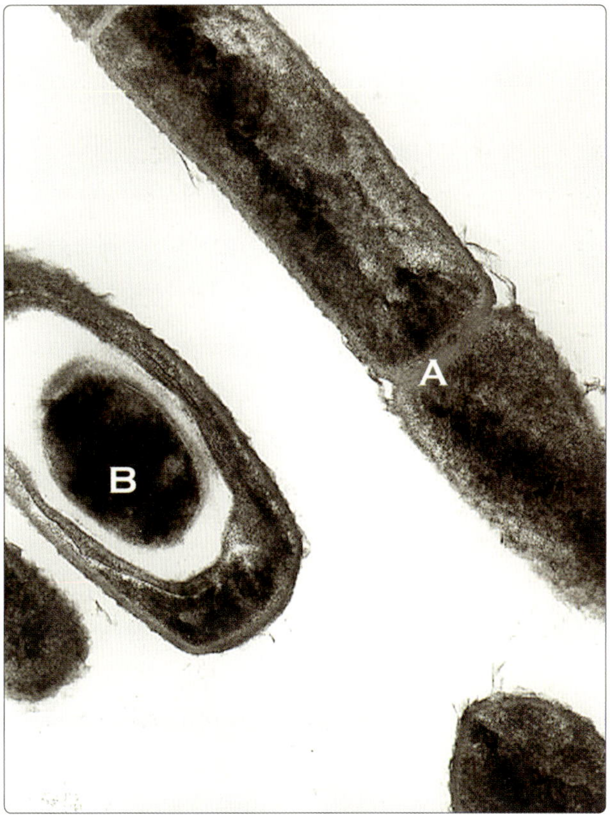

그림 4-3 A: 탄저균의 세포 분열, B: 아포
출처: Courtesy of CDC/Dr. Sherif Zaki; Elizabeth White.

단백질

단백질은 단일 혹은 다중 연쇄 아미노산으로 구성된 유기화합물이다. 세균 또는 미생물의 일부 단백질은 그 종에만 특정적으로 존재한다. 미생물학자는 세균을 구분하는 또 다른 방법으로 단백질의 아미노산 서열을 살펴볼 수 있다. 아미노산 서열을 통해 단백질의 최종 구조와 기능에 대해 판별할 수 있다.

유전

단백질 합성 지도(instruction)는 원핵생물과 진핵생물의 유전물질에 부호화되어 있다. 세포의 화학 반응은 유전자에 의해 계획되며, 세포의 내부 환경과 세포의 외부 환경 조건이 결합하면 세포의 구조적 · 물리적 특성을 확정한다.

원핵생물 구조

모든 세균과 고세균은 원핵생물(prokaryote)이다. 원핵생물은 단일 세포 생물이며 지구상에서 가장 오래된 형태의 생명체이다. 원핵생물은 0.2 μm에서 2.0 μm까지 그 크기가 다양하며, 핵막에 둘러싸이지 않아 진핵(true nucleus)이 없다(그림 4-4). 원핵생물의 세포기관(organelles)은 막이 없으며, 세포벽은 화학적으로 복잡한 구조이다. 진핵세포의 편모는 미세소관(microtubules, 단백질 튜뷸린으로 이루어진 긴 관)으로 구성되어 있으며, 세포의 이동을 촉진한다. 원핵세포의 형질막(plasma membrane)은 진핵세포의 형질막을 구성하는 스테롤(sterol)과 탄수화물(carbohydrate)이 없다.

비록 원핵세포가 진핵세포에 비해 덜 복잡하지만, 생명을 위해 필수 기능을 수행하는 데에는 충분하다. 원핵세포는 세포의 단순 이분화인 이분분열을 하며, 세포벽, 세포막, 피막, 세포질, 세포질 입자, 염색체, 편모, 섬모, 내생포자 등으로 구성되어 있다.

세포벽

세균의 세포벽(cell wall)은 단단하다. 세포벽은 세포의 모양을 결정하며 세포 외부에 대해 물리적 장벽을 형성한다. 세포벽의 화학적 구성은 복잡하다. 세포벽의 주 구성요소는 펩티도글리칸(peptidoglycan, PGN) 또는 뮤레인이라 불리는 커다란 폴리머 고분자(macromolecule)이다. 이는 철망과 같은 구조를 형성하는 단백질 사슬로 연결된 일련의 다당류이다. 펩티도글리칸은 세포벽이 없는 마이코플라스마와 우레아플라스마를 제외한 모든 세균에서 발견된다. 세포벽의 두께는 그람양성균과 그람음성균 간에 차이가 있다.

그람양성균은 두꺼운 펩티도글리칸 층(구조의 90% 차지)으로 구성되어 있으며, 그람음성균은 훨씬 얇은 펩티도글리칸 층(구조의 5~20% 차지)으로 구성되어 있다. 그람음성균에는 세포외막이라 불리는 얇은 지질다당체(lipopolysaccharides, LPS)층이 있다. 세포벽과 세포외막 사이의 공간을 원형질막공간(periplasm space)이라 하며, 세포 내외의 분자 이동에 중요한 구조이다.

세포질막

모든 세균 세포의 세포질을 둘러싸는 것은 세포질막(cytoplasmic membrane) 또는 형질막이다. 이는 그람양성균 세포벽의 펩티도글리칸 층 안쪽에 있고 그람음성균의 원형질막공간에 접해 있다.

화학적으로 세포질막이 단백질을 함유한 인지질(phospholipids)로 구성되어 있다는 점(무게에 따라 30~60%의 인지질과 50~70%의 단백질)은 진핵세포와 유사하다. 또한 막이 선택적으로 투과가 가능하여 대사산물을 유지하고 외부 물질을 배출한다는 점에서도 비슷하다.

세포질막은 세포호흡과 세포벽의 펩티도글리칸 합성에 필요한 효소를 포함하고 있고, 세균 독소의 합성과 분비 기능이 있다. 이는 막전위(membrane potential)의 축적과 편모의 추진력을 위해 사용된다. 세균의 세포 호흡은 세포막 내에서 이루어진다. 세포질막에 함유된 단백질은 세포질로의 분자 이동에 관여하며, 이러한 수송 단백질을 투과 효소(permeases)라 부른다.

메소좀(mesosome)은 세포막이 세포질 내로 돌출되어 형성된 주머니 모양의 구조이며, 세포질 내부로 확장함으로써 에너지 분자의 효소 합성을 위한 표면적을 증가시킨다. 메소좀 내에서의 과정은 에너지를 생산하기 위해 진핵생물의 미토콘드리아 내에서의 영양소가 아데노신 삼인산(ATP)의 형태로 분해되는 과정과 비슷하다. 그러나 세균은 골지 복합체(Golgi complex) 또는 소포체(endoplasmic reticulum)를 가지고 있지는 않다.

협막

일부 세균은 세포벽 외부에 당질층(glycocalyx)으로 구성된 협막(capsules)이 있다. 세포벽에 강하게 붙어 있을 경우 협막이라고 하며, 느슨하게 붙어 있을 경우 점액층(slime layer)이라 한다. 서로 다른 화학 조성을 하고 있어 세균의 특정 종류를 식별하는 데에 사용된다. 소아에게 발생되는 수막염의 원인균인 헤모필루스 인플루엔자균(*Haemophilus influenzae*)의 일부 종류는 협막 종류에 따라 식별된다.

협막과 점액층은 서로 다른 기능을 담당한다. 건조(desiccation)와 환경 독소로부터 세포벽을 보호해주고, 일부 협막은 기계적 방법이나 인체 분비물로 인해 씻겨나가지 않도록 점막

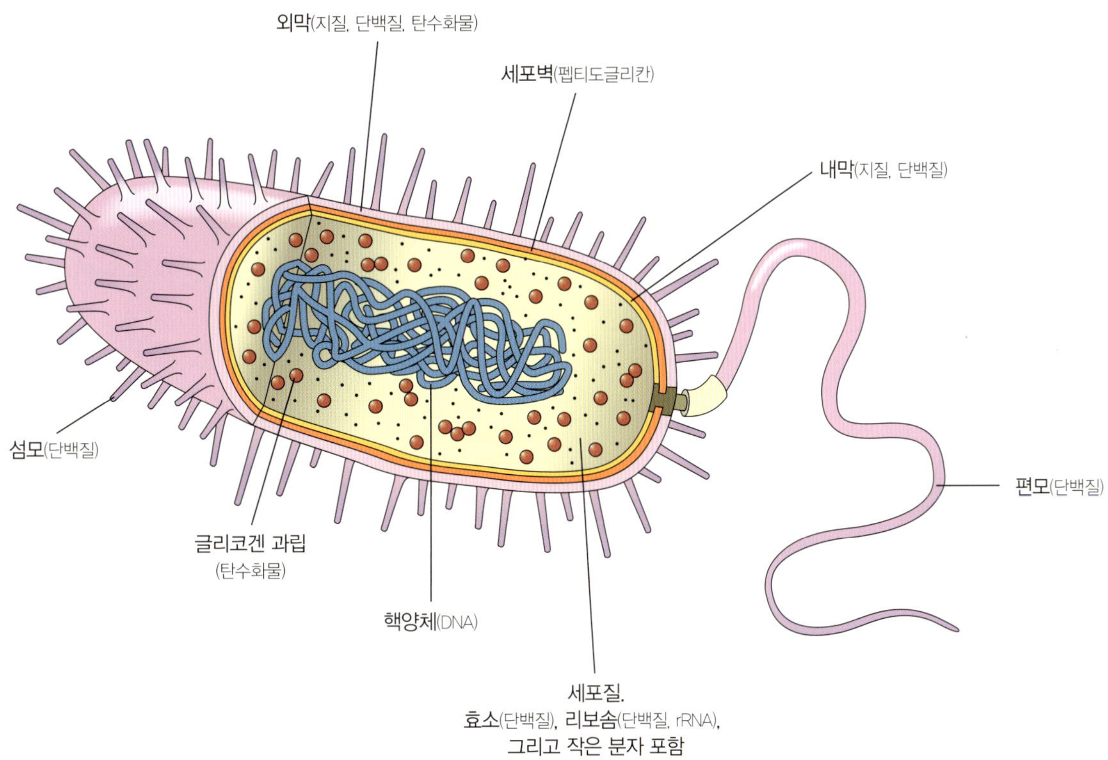

그림 4-4 세균세포의 구조

출처: Ingraham, John L., & Ingraham, Catherine A., Introduction to Microbiology: A Case-History Study Approach, 3e, Brooks/Cole, Cengage Learning.

혹은 치아의 에나멜 표면에 세균이 고정할 수 있게 한다.

협막을 구성하는 물질은 주로 항원성(antigenic)이며, 1900년대 초반 독일 의사 프리드리히 노이펠트(Friedrich Neufeld)에 의해 개발된 Quellung(독일어로 '팽창'이라는 뜻) 검사를 통해 혈청학적 검사가 이루어졌다. 이 검사방법은 *Streptococcus pneumoniae*, *H. influenzae type b*, *Klebsiella pneumoniae*, *Neisseria meningitidis* 혈청군을 식별하는 데에 사용된다(그림 4-5).

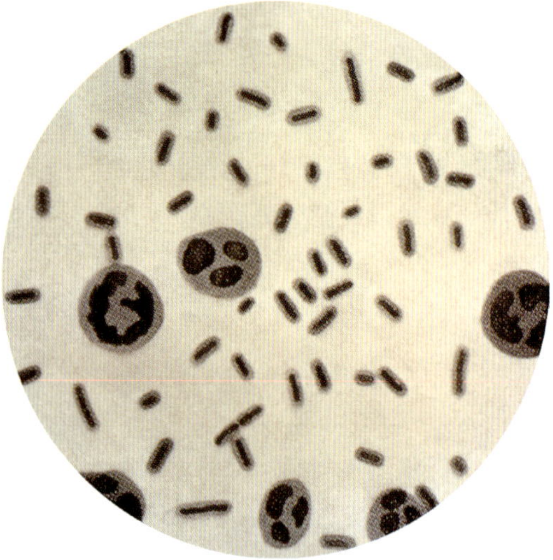

그림 4-5 Hiss 피막 염색을 한 *Klebsiella pneumoniae*
출처: Courtesy of CDC.

세포질

세포질(cytoplasm)은 대사 기능을 위해 세포가 필요로 하는 물질들로 구성되어 있다. 세포기질(cytosol)은 세포질의 반액체 부분으로 주로 물로 구성되어 있다. 또한 배설물, 영양소, 탄수화물, 단백질, 효소와 같은 유기와 무기 물질을 함유한다. 세포 DNA의 유전 물질인 핵양체(nucleoid)에서도 세포기질이 발견되며, 세포 생존에 직결되는 중요한 화학 반응 중 많은 부분이 세포기질에서 발생한다.

세포질 입자

봉입체(inclusion body)는 세포질에서 발견되는 예비 영양소 혹은 화학 물질의 작은 덩어리이다. 특정 해양세균의 봉입체는 세포의 부력을 일으키는 가스나 뜬 상태를 유지하는 능력이 있다.

리보솜(ribosome)은 원핵세포와 진핵세포 모두에서 발견되는 작고 막이 없는 세포 기관으로 단백질 합성 또는 전환을 담당한다.

최근 들어, 막대균과 일부 고세균에서 세포골격(cytoskeleton)의 존재를 확인하였다. 세포골격은 단백질 섬유 그물로 구조적으로 세포 구조를 지탱하고, 모양을 결정하며, 내용물을 구성하고, 세포 분열에 관여하는 구조물로, 이전에는 진핵생물에만 존재하는 것으로 알려져 있었다.

염색체

원핵세포의 염색체(chromosome)는 핵막에 둘러싸여 있지 않고, 단백질을 포함하지 않으며, 고정된 모양을 유지하지 않는다. 염색체는 세포의 기능을 제어하는 DNA의 단일 가닥을 포함하며, 단백질과 효소를 합성하는 데에 필요한 유전학적 정보를 지닌다.

편모

많은 세균에는 이동을 책임지는 편모(flagella)가 붙어 있다. 편모는 그람음성 막대균에서 전형적으로 발견되나, 일부 이동성 그람양성 막대균에서도 발견된다. 편모는 기저체(basal body)에서 만들어지는 길고 뱀같이 생긴 부속물이며, 세포벽을 통과하여 세포 바깥으로 길어진다.

세균이 지닌 편모의 수는 분류에 사용되며, 주모균(peritrichous), 총모균(lophotrichous), 양모균(amphitrichous), 그리고 단모균(monotrichous)이 있다. 표면 전체에 편모를 갖고 있는 세균을 주모균이라 하며, 양쪽 끝에 다수의 편모를 갖고 있는 세균을 총모균, 양쪽 끝에 단일 편모를 갖고 있는 세균을 양모균, 한쪽 끝에 단일 편모를 갖는 세균을 단모균이라 한다(그림 4-6).

스피로헤타의 일부 종은 축사(axial filaments)라 불리는 두 개의 편모를 가지고 있는데, 각각 양쪽 끝에 편모가 하나씩 붙어 있다.

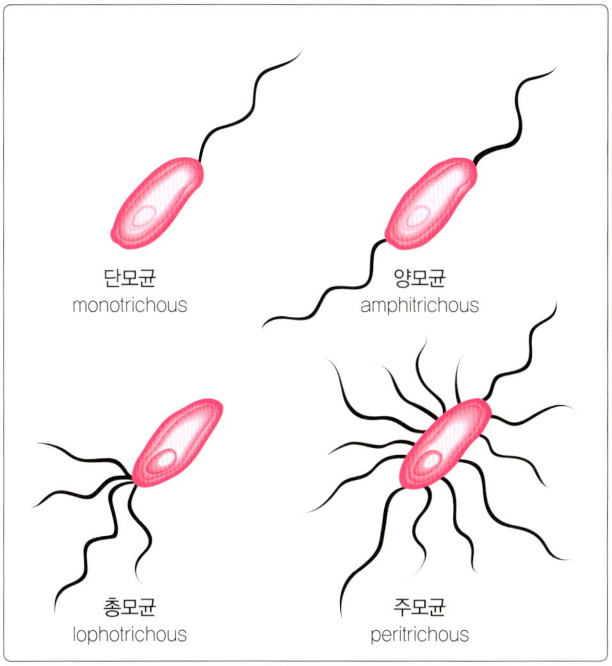

그림 4-6 세균 편모의 기본 형태

섬모

섬모(pili; fimbriae, 단수형 pilus, fimbriae)는 그람음성균에 주로 있는 털 모양의 구조물이다. 섬모는 편모보다 가늘지만 훨씬 경직되어 있으며, 운동성을 제공하지 않는다. 섬모의 기능은 다음과 같다.

1. 세균이 다른 세균 또는 장관(intestine) 표면 등에 부착할 수 있게 한다.
2. 성 섬모(sex pilus)는 세균이 접합(conjugation) 과정을 통해 유전물질을 전달할 수 있도록 한다.

아포 형성

7가지 세균 종은 포자형성 과정을 통해 아포(spore)를 형성할 수 있다. 예를 들어, 클로스트리듐과 막대균은 아포를 형성하는 세균이다. 미생물이 생존하기에 적절하지 않은 환경조건에서 세균은 생존 수단으로 내생포자(endospore)를 형성한다. 포자형성 과정 중 세포의 유전 물질은 열, 건조한 환경, 여러 화학 물질에 강한 내성이 있는 몇 가지 단백질 막에 싸이게 된다. 아포는 세균 번식에 친화적인 환경 조건이 될 때까지 오랜 기간 동안 생존할 수 있다(그림 4-7).

메틸로시너스(*Methylosinus*) 속(genus) 세균은 내생포자와 비슷한 아포막이 있는 외생포자(exospore)를 형성한다. 외생포자의 내구성은 내생포자와 비슷하다.

Azotobacter, *Bdellovibrio*, *Myxococcus*, 그리고 *Cyanobacteria* 속이 만드는 보호막으로 낭포(cyst)가 있다. 낭포는 내생포자나 외생포자보다 내구성이 약하다.

기생원충(parasitic protozoa)인 미포자충(*Microsporidia*)은 아포를 형성하는 단일 세포 진핵생물이다. 이러한 원생생물은 보호된 상태로 숙주가 삼키기 전까지 휴면 상태로 있는다. 일단 소화기관에 들어가면, 관과 같은 구조를 형성하여 숙주의 점막벽을 뚫고 주변 세포로 유전물질을 전달한 다음 복제를 시작한다.

아포 형성은 세균 생존의 한 방법이며, 복제와 혼동해서는 안 된다. 하나의 세균 세포는 하나의 아포만 형성함으로 하나의 세균만이 발아한다.

아포 형성 세균 중 일부는 멸균법의 효과를 검사할 때 사용된다. 세균성 아포가 열과 화학물질에 대한 내성이 있기 때문에 멸균법은 세균성 아포를 모두 제거할 수 있어야 한다. 만일 멸균법이 세균은 모두 제거하지만 아포는 제거하지 못한다면 신뢰할 수 있는 멸균법으로 간주할 수 없다. 세균은 제거하지만 그 아포는 제거하지 못하는 화학물질을 높은 수준 소독제(high-level disinfectant)라고 하며, 높은 수준 소독제를 적용한 기구를 "외과적으로 깨끗한(surgically clean)" 혹은 소독되었다고 한다. 높은 수준 소독제로 소독된 기구는 입과 코와 같이 신체에서 외부로 열려 있는 신체부위에 사용할 수 있다. 하지만 신체 내로 침입하는 모든

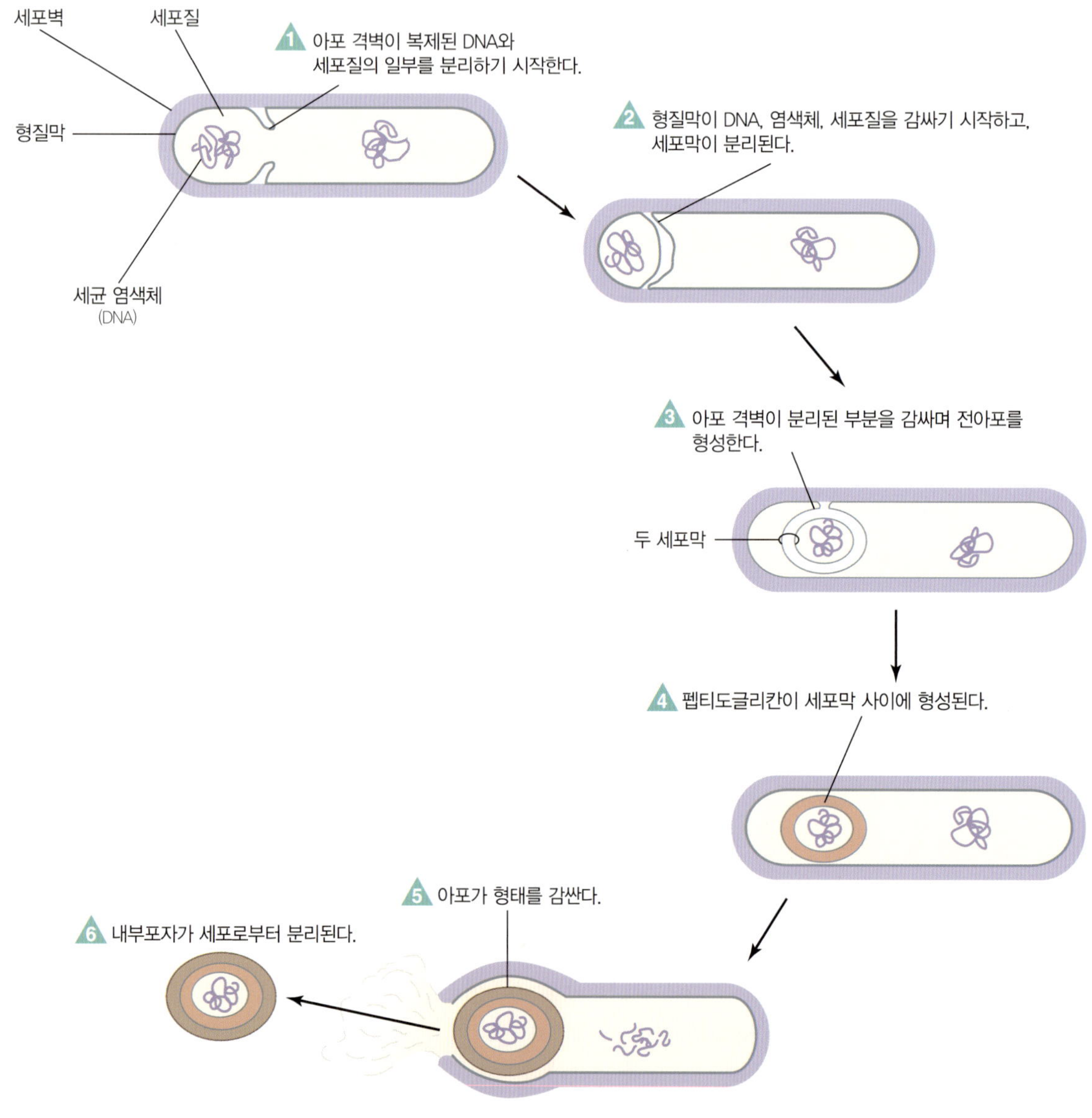

그림 4-7 아포, 내생포자(endospore) 형성 과정

침습적 도구와 장비(예: 수술기구)는 반드시 아포를 포함하여 모든 미생물이 제거되도록 멸균한 후 사용하여야 한다.

MICRO NOTES

인간의 게놈과 미생물을 연구하는 과학자들은 인간을 구성하는 세포 중 세균 세포가 인간 세포보다 10배 이상 많다고 하였다. 즉, 인간을 구성하는 수 조개의 세포 중 90%는 우리의 입, 코, 위, 내장, 질 속에 그리고 피부에 서식하는 원핵생물이다.

학습문제

중앙공급실에서는 생물지표(biological indicator)를 멸균기의 가장 멸균이 안 되는 부분에 넣고 멸균과정을 진행하여 멸균효과를 측정한다. 다음 질문에 답해보자.

1. 스팀멸균기의 멸균효과 측정을 위해 어떤 세균을 사용하는가?
2. 멸균효과 측정에 사용된 세균은 인체에 어떤 영향을 미치는가?
3. 만약 멸균 후 결과를 확인하였더니, 생물지표가 사멸하지 않은 경우 무엇을 해야 하는가?

참고문헌

Acharya, T.(2013). *Oxygen requirements for pathogenic bacteria*. Retrieved from http://microbeonline.com/oxygen-requirements-for-pathogenic-bacteria/.

Anitori, R. P.(2012). *Extremophiles: Microbiology and biotechnology*. Retrieved from http://www.horizonpress.com/extremophiles.

Archaea, bacteria, viruses, and protists. Retrieved from http://www.uic.edu/classes/bios/bios104/mike/bacteria01.htm.

Archaea, bacteria, viruses, and protists. Retrieved from http://www.uic.edu/classes/bios/bios104/mike/bacteria01.htm.

Bacteria.(n.d.). In *Encyclopaedia Britannica online*. Retrieved from http://www.britannica.com/EBchecked/topic/48203/bacteria#toc39333.

Bacteria. Retrieved from http://www.tutorvista.com/content/biology/biology-iii/kingdoms-living-world/bacteria.php#

Bacterial endospores and vegetative cells. Retrieved from http://www.scienceprofonline.com/microbiology/what-is-a-bacterial-endospore.html.

Bailey, R.(n.d.). *Prokaryotes*. Retrieved from http://biology.about.com/od/cellanatomy/ss/prokaryotes.htm.

BIO230 microorganisms and bacteria. Retrieved from http://www.freezingblue.com/iphone/flashcards/printPreview.cgi?cardsetID=70880.

Boatman, E. S., & Kenny, G. E.(1971). *Morphology and ultrastructure of Mycoplasma pneumoniae spherules*. Retrieved from http://www.ncbi.nlm.nih.gov/pmc/articles/PMC248748/.

Buchmayer, S., Sparen, P., & Cnattingisus, S.(2003). *Signs of infection in Pap smears and risk of adverse pregnancy outcome*. Retrieved from http://www.ncbi.nlm.nih.gov/pubmed/14629315.

Burrows, C.(n.d.). *Differences in bacillus and clostridium*. Retrieved from http://www.ehow.com/info_8270516_differences-bacillus-clostridium.html.

Cell motility determination. Retrieved from http://www.microscopesblog.com/2010/05/cell-motility-determination.html.

Chapter 6 metabolism: Fueling cell growth. Retrieved from http://www.life.umd.edu/classroom/bsci424/BSCI223WebSiteFiles/LectureSummaries/SummaryLectures7thru9.htm.

Chapter 8: Identification and characterization of Streptococcus pneumoniae(2012). Retrieved from http://www.cdc.gov/

meningitis/lab-manual/chpt08-id-characterization-streppneumo.html.
Cheshire, S.(2014). *Vibrio vulnificus: A summertime bacteria*. Retrieved from http://www.cnn.com/2014/08/07/health/vibrio-vulnificus-bacteria/index.html.
Classification by morphology, biochemistry, and other features.(n.d.). In *Encyclopaedia Britannica online*. Retrieved from http://www.britannica.com/EBchecked/topic/48203/bacteria/39371/Classification-by-morphology-biochemistry-and-other-features.
Claverie, J. M., Abergel, C., & Ogata, H.(2009). *Mimivirus*. Retrieved from http://www.ncbi.nlm.nih.gov/pubmed/19216436.
Energy and nutrient requirements for prokaryotes. Retrieved from https://www.boundless.com/biology/textbooks/boundless-biology-textbook/prokaryotes-bacteria-and-archaea-22/prokaryotic-metabolism-142/needs-of-prokaryotes-564-11777/.
Errington, J.(2013). *L-form bacteria, cell walls and the origins of life*. Retrieved from http://www.ncbi.nlm.nih.gov/pmc/articles/PMC3603455/.
Fankhauser, D. B.(n.d.). *Bacterial morphology*. Retrieved from http://biology.clc.uc.edu/fankhauser/Labs/Microbiology/Bacterial_Morphology/Bacterial_Morphology.htm.
Fuerst, J. A.(2010). *Beyond prokaryotes and eukaryotes: Planctomycetes and cell organization*. Retrieved from http://www.nature.com/scitable/topicpage/beyond-prokaryotes-and-eukaryotes-planctomycetes-and-cell-14158971.
Gram stain. Retrieved from http://labtestsonline.org/understanding/analytes/gram-stain/tab/test.
Hanging drop method—procedure and interpretation. Retrieved from http://www.laboratorystack.com/hanging-drop-method-procedure-interpretation/.
Helmenstine, A. M.(n.d.). *What is the chemical composition of air?* Retrieved from http://chemistry.about.com/od/chemistryfaqs/f/air-composition.htm.
Hentges, D. J.(n.d.). *Chapter 17: Anaerobes: General characteristics*. Retrieved from http://www.ncbi.nlm.nih.gov/books/NBK7638/.
Hess, L. C.(2012). *Cell wall deficient bacteria and common diseases*. Retrieved from http://www.wellbodyfield.com/blog/cell-wall-deficient-bacteria-and-common-diseases.
Hess, L. C.(n.d.). *Cell wall deficient bacteria and common diseases*. Retrieved from http://www.wellbodyfield.com/blog/cell-wall-deficient-bacteria-and-common-diseases.
Hiremath, P. S., & Bannigidad P.(2011). *Identification and classification of cocci bacterial cells in digital microscopic images*. Retrieved from http://www.ncbi.nlm.nih.gov/pubmed/21778559.
Homepage. Retrieved from http://www.sciences360.com/index.php/what-are-the-four-phases-of-bacterial-growth-18035/. *How do prokaryotes perform cellular respiration without membrane bound organelles?* Retrieved from http://biology.stackexchange.com/questions/5430/how-do-prokaryotes-perform-cellular-respiration-without-membrane-bound-organelle.
Jurtshuk, P.(1996). *Bacterial metabolism*. Retrieved from http://www.ncbi.nlm.nih.gov/pubmed/21413278.
Kaiser, G. E.(2014). *The prokaryotic cell: Bacteria*. Retrieved from http://faculty.ccbcmd.edu/courses/bio141/lecguide/unit1/shape/shape.html.
Koonin, E. V.(2010). *The two empires and three domains of life in the postgenomic age*. Retrieved from http://www.nature.com/scitable/topicpage/the-two-empires-and-three-domains-of-14432998.
L-form bacteria. Retrieved from http://mpkb.org/home/pathogenesis/microbiota/lforms.
L-form.(n.d.). In *Merriam Webster Dictionary online*. Retrieved from http://www.merriam-webster.com/dictionary/l-form. *Lancefield grouping of streptococci*. Retrieved from http://www.medical-labs.net/lancefield-grouping-of-streptococci-1306/.
Lentino, J. R.(2013). *Overview of anaerobic bacteria*. Retrieved from http://www.merckmanuals.com/professional/infectious_diseases/anaerobic_bacteria/overview_of_anaerobic_bacteria.html.
Leprosy elimination. Retrieved from http://www.who.int/lep/microbiology/en/.
Metabolism.(n.d.). In *Encyclopaedia Britannica online*. Retrieved from http://www.britannica.com/EBchecked/topic/377325/metabolism.
Microbial spore formation. Retrieved from http://archives.microbeworld.org/know/spore.aspx.
Micrococcus luteus. Retrieved from http://www.medical-labs.net/micrococcus-luteus-930/.
Micrococcus.(2010). Retrieved from http://microbewiki.kenyon.edu/index.php/Micrococcus.
Mycoplasma infection(walking pneumonia, atypical pneumonia).(2011). Retrieved from http://www.health.ny.gov/diseases/communicable/mycoplasma/fact_sheet.htm.
Mycoplasma pneumoniae. Retrieved from http://mycoplasmapneumoniae.org/.
Protein synthesis. In *Encyclopedia online*. Retrieved from http://www.encyclopedia.com/topic/Protein_Synthesis.aspx.
Pujari, S.(n.d.). *Plasma membrane—Structure and function of plasma membrane*. Retrieved from http://www.yourarticlelibrary.com/science/plasma-membrane-structure-and-functions-of-plasma-membrane/22977/.
Ratuapli, S. K., Lam-Himlin, D. M., & Heigh, R. I.(2013). Sarcina ventriculi of the stomach: A case report. Retrieved from http://www.ncbi.nlm.nih.gov/pmc/articles/PMC3627895/.
Researchers identify workings of L-form bacteria.(2009). Retrieved from http://www.sciencedaily.com/releases/2009/10/091013105811.htm.
Ribosomes—Protein construction teams. Retrieved from http://www.biology4kids.com/files/cell_ribos.html.
Science for HSEB. Retrieved from http://nyagyaa.blogspot.com/2012/10/general-characters-of-bacteria-1_20.html.
Shoeb, H.(2010). *Examination for motility by hanging drop technique*. Retrieved from http://www.microbelibrary.org/library/laboratory-test/3139-examination-for-motility-by-hanging-drop-technique.
Siira, L., Kaijalainen, T., Lambertsen, L., Nahm, M. H., Toropainen, M., & Virolaine, A.(2012). *From quellung to multiplex PCR, and back when needed, in pneumococcal serotyping*. Retrieved from http://www.ncbi.nlm.nih.gov/pmc/articles/PMC3421528/.

Spirochetes and spirilla. Retrieved from http://www.cliffsnotes.com/sciences/biology/microbiology/the-bacteria/spirochetes-and-spirilla.

Staphylococcus. Retrieved from http://www.medical-labs.net/?s=staphylococcus&x=4&y=8.

Structure. Retrieved from http://bioweb.uwlax.edu/bio203/s2007/wojtowic_trav/Structure.htm.

The energetics of chemolithotrophy.(2015). Retrieved from https://www.boundless.com/microbiology/textbooks/boundless-microbiology-textbook/microbial-metabolism-5/chemolithotrophy-50/the-energetics-of-chemolithotrophy-319-8021/.

Todar, K.(n.d.). *Diphtheria*. Retrieved from http://textbookofbacteriology.net/diphtheria.html.

Todar, K.(n.d.). *Diversity of metabolism in prokaryotes*. Retrieved from http://textbookofbacteriology.net/metabolism_5.html.

Todar, K.(n.d.). *Important groups of procaryotes*. Retrieved from http://textbookofbacteriology.net/procaryotes_6.html.

Todar, K.(n.d.). *The genus Bacillus*. Retrieved from http://www.textbookofbacteriology.net/Bacillus.html.

Tuuminen, T., Suomala, P., & Vuorinen, S.(2013). *Sarcina ventriculi in blood: the first documented report since 1872*. Retrieved from http://www.biomedcentral.com/1471-2334/13/169.

Ureaplasam. In *The Free Dictionary online*. Retrieved from http://medical-dictionary.thefreedictionary.com/Ureaplasma.

Waites, K. B.(2014). *Ureaplasma infection*. Retrieved from http://emedicine.medscape.com/article/231470-overview.

Waites, K. B.(n.d.). *Mycoplasma infections*. Retrieved from http://emedicine.medscape.com/article/223609-overview#a0104.

Waites, K. B. *Mycoplasma infections*.(n.d.). Retrieved from http://emedicine.medscape.com/article/223609-overview.

Wang, T. K. F., & Wong, S. S. Y.(2007). *Streptobacillus moniliformis septic arthritis: A clinical entity distinct from rat-bite fever?* Retrieved from http://www.biomedcentral.com/1471-2334/7/56.

Wessner, D. R.(2010). *Discovery of the giant mimivirus*. Retrieved from http://www.nature.com/scitable/topicpage/discovery-of-the-giant-mimivirus-14402410.

What is microbiology? Retrieved from http://www.scienceprofonline.com/microbiology.html.

Wolf, B. (2007). *Bordetella pertussis*. Retrieved from http://bioweb.uwlax.edu/bio203/s2007/wolf_bri2/.

CHAPTER 05

진핵생물

Eukaryotes

학습목표

이 장을 학습한 후, 학습자는:

1. 주요 용어를 정의할 수 있다.
2. 원핵생물과 진핵생물을 구분할 수 있다.
3. 진핵생물 구조의 특성에 대해 논할 수 있다.
4. 다양한 미생물 관계에 대해 설명할 수 있다.
5. 진핵생물의 세 가지 종류를 비교 및 대조할 수 있다.

주요 용어

규조류Diatoms: 담수와 해수에 널리 분포하는 조류(algae)의 일종

내공생Endosymbiotic: 한 생물이 다른 생물 내부에서 살아가는 공생

리보솜Ribosomes: 세포질 속에서 단백질을 합성하는 역할을 하는 RNA와 단백질로 이루어진 복합체

미세소관Microtubules: 세포의 골격 유지, 세포 내 물질 이동에 필요한 세포 내 기관

발효Fermentation: 효모가 설탕을 알코올로 발효시키는 혐기성 과정

산화적 인산화 Oxidative phosphorylation: 산화환원반응에 있어 전자 전달체계와 미토콘드리아가 관여하여 ADP로부터 ATP를 생성하는 과정

섬모충Ciliates: 섬모가 있는 원생생물

쌍편모조류Dinoflagellates: 두 개의 편모를 가진 원생생물

아데노신 삼인산 Adenosine triphosphate, ATP: 아데노신에 인산기가 3개 달린 유기화합물로 모든 생물의 세포 내에 존재함. ATP 한 분자가 가수분해를 통해 다량의 에너지를 방출하며 이는 생물활동에 사용함

아메바Amoebas: 단일세포 원생생물로 주로 흙과 물에서 서식하며 위족을 사용하여 이동함

엽록체Chloroplasts: 식물의 세포소기관 중 하나로 광합성을 하는 곳

염색체Chromosomes: 유전 특성을 결정하는 DNA 이중 가닥으로 구성된 세포 핵 내 소체

중심소체Centrioles: 원통 형태의 미세소관 구조의 세포기관. 두 개의 중심소체는 서로 직각으로 배열되며, 세포분열 시에 유사분열방추를 구성하여 염색체를 서로 당겨 분열시킴

편모충류Flagellates: 생물이동에 사용하는 기관인 편모가 있는 미생물

생각해보기

인간의 신체는 "신체 내부를 돌보는 일"에 매우 능하다. 외부 물체 혹은 세균이 상처를 통해 조직으로 침투하면, 특화된 세포들이 침입자를 공격하고 그것을 분리 혹은 제거하기 위해 노력한다. 이 장의 주제들을 살펴보면서 다음을 생각해보자.

1. 외부 물질을 포식하는 일은 어떤 종류의 세포가 담당하는가?
2. 진핵생물의 세포 구조 중 어떤 것이 원핵생물과 다른가?
3. 진핵생물 중 인간에게 기회감염 병원체로 작용할 수 있는 것에는 어떤 것이 있는가?
4. 진핵세포는 어떤 종류의 세포 이동 기전을 사용하는가?

임상에 적용해보기

유방 조직검사를 위해 조직을 "신선한" 상태로 병리학 검사실에 보내려고 한다. 이는 포르말린과 같은 고정 물질로 조직을 처리하지 못하도록 하는 것이다. 암을 의심하는 유방 조직을 신선한 상태로 검사실로 보내는 이유 중 한 가지는 병리학자가 호르몬 수용체 검사를 할 수 있게 하기 위한 것이다. 유방암 세포의 호르몬 수용체 존재 여부에 따라 효과적인 암 치료 방법과 예후에 차이가 있을 수 있다.

영역, 세포, 역, 진핵생물

인간의 호기심은 관찰할 수 있는 모든 것을 범주화하고 분류하였으며, 현미경과 같은 기술혁신으로 이전에는 보이지 않았던 미생물까지 그 범위가 확대되었다. 살아 있는 생물은 수천 년에 걸쳐 진화하였으며, 미생물을 연구하고 이해하는 과정 또한 계속해서 진화하였다. 미생물 분류는 계(kingdom)와 역(domain)으로 분리하였으나, 최근에는 역을 두 영역(empire; cellular 및 viral)으로 분리하는 분류 방식이 등장하였다. 세포 영역은 원핵생물과 진핵생물을 포함하며, 바이러스 영역은 바이러스와 프리온 단백질과 같은 기타 무생물 물질을 포함한다. 이 장에서는 진핵생물(eukarya)이 원핵생물과 비교하여 형태나 기능 면에서 어떻게 다른지에 대해 설명한다.

진핵세포 구조

진핵생물의 범위는 단일세포 미생물에서부터 식물과 인간을 포함하는 동물과 같은 지구상에서 가장 크거나 가장 작은 살아 있는 생물을 포함한다. 원핵세포와 비교할 때, 진핵세포는 훨씬 복잡하며 원생동물, 진균류 그리고 녹조류, 갈조류, 홍조류 등을 포함한다.

진핵세포는 10 μm부터 100 μm에 이르기까지 크기가 다양하며, 핵막에 둘러싸인 진핵을 가지고 있다. 세포의 세포질에서 발견되는 세포소기관(organelle) 또한 세포막에 싸여 있으며, 진핵세포의 세포벽은 상대적으로 단순한 화학적 구성을 보인다(그림 5-1).

형질막

세포의 내부 구조는 세포질을 둘러싸고 세포의 외부 경계를 형성하는 형질막(plasma membrane, 원형질막이라고도 불림)으로 고정되어 있다. 이는 대략 7 nm 정도 두께밖에 되지 않으나, 세포를 지지하는 복잡하고 질서정연한 구조이다.

형질막은 인지질(phospholipid)이라 불리는 인산염을 함유하는 지질과 단백질의 결합으로 구성되어 있다. 또한 다른 지질인 콜레스테롤이 형질막에 함유되어 있어 다른 인지질을 안정화하고 강화하는 데에 도움을 준다. 단백질 분자는 세포의 골격(framework)에 널리 흩어져 세포를 구조적으로 지탱하며, 세포와 접촉하는 간질액(세포를 둘러싸는 염분용액)의 특정한 분자에 달라붙는 수용체와 같은 역할을 한다(그림 5-2). 또한 형질막은 세포 표면을 강화하고 세포끼리 달라붙는 것을 돕는 당질층(탄수화물 접착층)에 둘러싸여 있다.

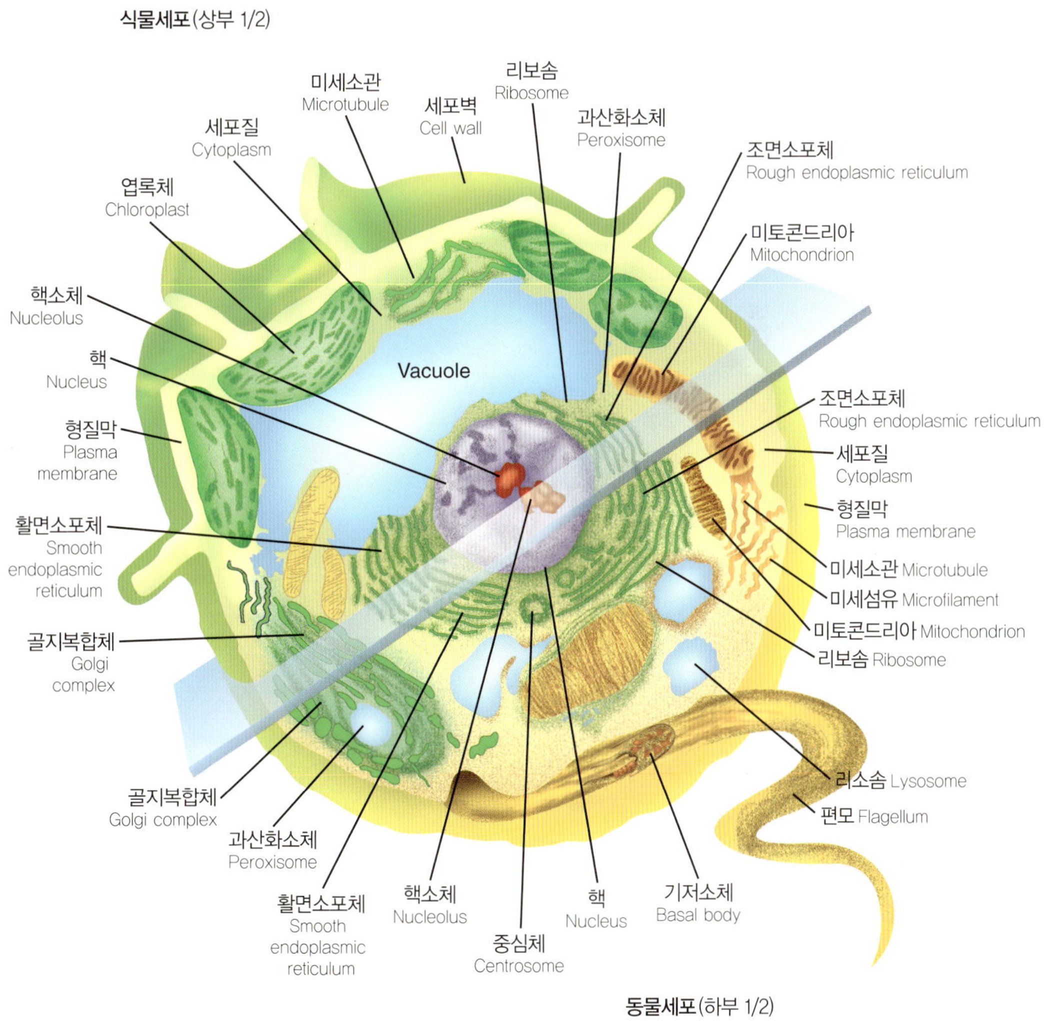

그림 5-1 진핵세포 계통도: 반쪽은 식물세포, 반쪽은 동물세포

형질막은 선택적 투과력이 있는데, 이는 오직 특정 물질만 이동이 가능함을 의미한다. 세포막의 분자는 배설물, 영양소 그리고 기타 세포 분비물의 유입과 배출을 관리하는 역할을 담당한다.

진핵생물과 원핵생물 모두에서 물질은 능동과 수동과정을 통해 형질막을 통과하여 이동한다. 수동과정에서 물질은 아데노신 삼인산(adenosine triphosphate, ATP)을 사용하는 세포 없이 형질막을 통해 고농도인 곳에서 저농도인 곳으로 이동한다. 능동과정에서 세포는 물질을 저농도에서 고농도로 운반하기 위해 아데노신 삼인산을 사용한다. 수동과정은 단순확산, 촉진확산, 그리고 삼투과정을 포함한다.

삼투는 선택적으로 투과 가능한 세포막을 통해 용질의 농도 차이에 의해 용해 분자가 고농도에서 저농도로 이동하는 현상이다. 살아 있는 세포는 세 가지 종류의 삼투용액인 등장성(isotonic), 저장성(hypotonic), 고장성(hypertonic) 삼투액에 노출되어 있다. 등장액(isotonic solution)은 용질의 농도가 세포의 용질 농도와 동일하다. 물은 세포를 동일한 속도로 출입하

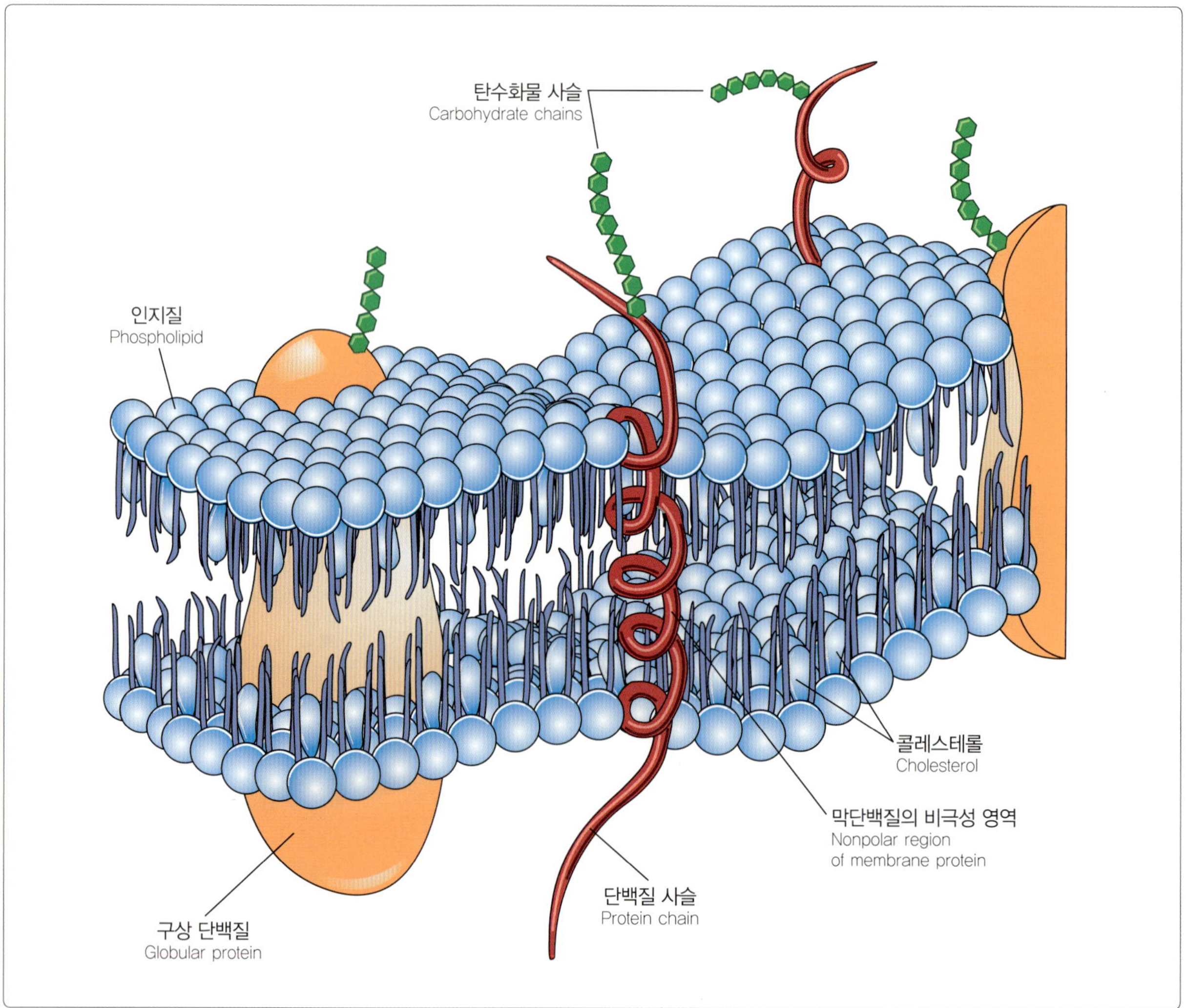

그림 5-2 형질(세포)막의 구조

므로, 세포의 내용물은 세포벽 외부의 내용물과 동일하다.

저장액(hypotonic solution)은 세포 외부의 용질 농도가 세포 내부보다 낮다. 다수의 세균은 저장액에 서식하며 세포벽이 팽창하므로 살아남는다. 그러나 그람음성균과 같이 약한 세포벽을 지닌 세균은 세포의 지나친 수분 흡수로 인해 터지거나 삼투성 용해가 발생한다. 특정 종류의 항균제는 이러한 기전을 이용하여 세포벽을 손상시킨다. 이미 고농도의 용질을 함유한 세균은 세포 내로 들어오는 물을 조절할 수 없으며, 팽창할 수 없으므로 파열된다.

고장액(hypertonic solution)은 저장액과 반대로, 세포가 서식하는 세포 외부가 세포 내부에 비해 고농도이다. 고장액에 있는 다수의 세균은 찌그러지고 세포벽이 무너지며, 세포의 수분이 삼투 현상을 통해 빠져나가 죽게 된다.

세포벽

진핵세포의 세포벽은 조류, 진균류 식물세포에서만 발견된다. 주로 셀룰로오스로 구성되어 있으나 리그닌, 무기염과 같은 물질을 포함하기도 한다. 진핵세포는 원핵세포 세포벽의 골격인 펩티도글리칸을 포함하지 않는다. 진핵세포의 세포벽을 이루는 다당류는 복잡하며, 용해되지 않는 단순 당 사슬이다.

곰팡이의 세포벽은 셀룰로오스를 일부 포함하나 곤충의 외피에 많이 분포하는 키틴으로 구성되어 있다. 세포벽은 진핵세포의 내부 구조를 보호하고 형태를 유지한다. 특정 종류의 세균만이 셀룰로오스를 분해할 수 있다. 흰 개미의 경우 섭취한 셀룰로오스를 분해하는 세균과 공생관계에 있으며, 이 세균은 흰 개미의 소화기계에 서식하며 영양분 섭취를 돕는다.

원충(protozoa)은 세포벽 대신 칼슘 껍질 구조가 있을 수 있으며, 일부 원충은 수중에서 삼투 균형을 유지하는 방법으로 수축포가 있기도 하다. 또한 원충의 일부 종은 세포벽 대신 폐포라는 작은 공기주머니를 가지고 있다.

아메바는 작은 단세포 원충이다. 아메바는 두 부분의 세포질로 구성되어 있다. 외막 혹은 외형질(ectoplasm)은 세포막과 같은 역할을 하는 투명하고 젤 같은 막이다. 내형질(endoplasm)은 물 같은 내부물질로 소기관과 핵을 보유한다.

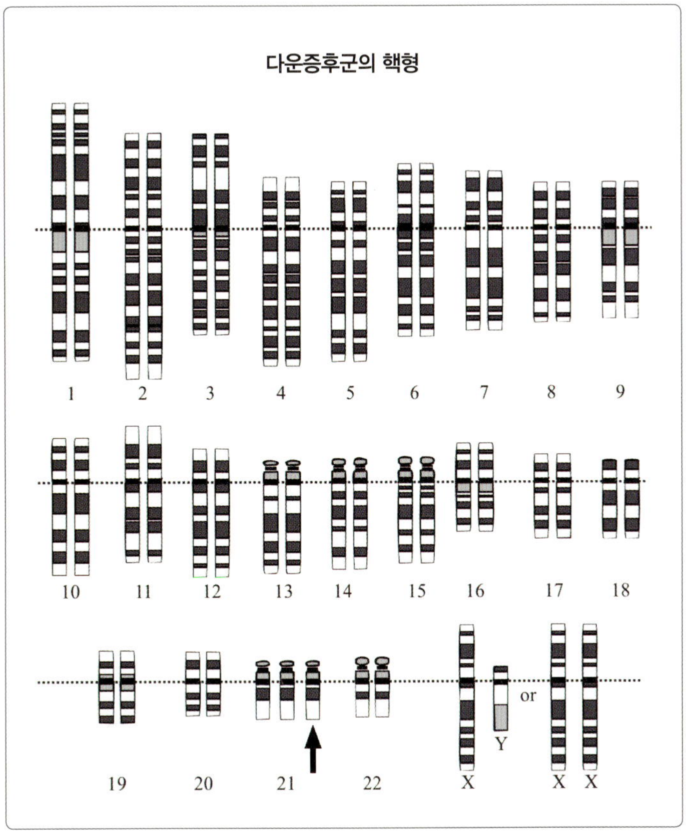

그림 5-3 다운증후군의 핵형(karyotype). 염색체는 쌍으로 크기에 따라 A그룹에서 G그룹으로 나열하며, 다운증후군의 경우 21번 염색체가 추가로 있어 21번 "3염색체"임

출처: Courtesy of National Human Genome Research Institute.

핵

핵(nucleus)은 세포 중앙 부분의 작은 구형 구조이다. 핵은 소기관의 모든 활동을 제어하는 역할을 한다. 핵은 핵막(nuclear envelope 또는 nuclear membrane)으로 둘러싸여 있으며, 핵질(nucleoplasm)은 핵소체(nucleolus)와 염색질(chromatin granule)로 구성되어 있다.

핵소체는 핵 내부의 리보솜(ribosomes) RNA 생산과 리보솜 조립이 이루어지는 부위이다. 핵 내부에서 생산된 리보솜은 핵막을 통해 세포질로 이동한 후 단백질을 생산한다. 리보솜은 작은 단백질 과립으로 암호화된 유전정보에 따라 아미노산을 단백질로 만드는 역할을 한다.

염색질은 세포 핵 내부의 막대 모양 구조이며, 단백질과 DNA로 구성되어 있다. DNA는 갈색 눈 혹은 푸른 눈, 큰 키 혹은 작은 키, 큰 몸집 혹은 작은 몸집 등의 신체 변이를 결정한다. DNA는 세포가 적절한 기능과 생존력을 유지하기 위해 단백질을 생산하는 데 필요한 유전 정보를 포함하고 있다(그림 5-3).

염색체(chromosomes)는 핵 내부의 유전물질을 담고 있는 구조물이다. 유전자는 염색체의 특정 위치에 존재하며, 한 종의 개별 성향을 결정한다. 핵의 중앙은 리보솜을 생성하는 어두운 핵소체로 구성되어 있다. 염색체는 세포분열을 하지 않는 경우, 염색질이라 불리는 실 같은 덩어리로 핵질 속에 떠 있다. 염색질 가닥은 세포분열 이전에 단단한 염색체 고리로 응축된다. 단백질 합성을 제어하며 일부 바이러스에서 DNA를 대신하기도 하는 RNA는 세포질로 이동하기 전에 핵소체에서 생산한다.

세포질

세포에서 가장 많은 작용이 이루어지는 곳은 세포질(cytoplasm 또는 endoplasm)이다. 세포질에 있는 세포소기관의 기능은 DNA에 의해 제어된다. 세포질은 세포막 내부와 핵막 외부에 위치한 반유동체의 영양물질이다. 세포소기관에는 소포체, 리보솜, 골지복합체, 미토콘드리아, 중심소체, 미세소관, 리소솜이 있다.

소포체 소포체(endoplasmic reticulum, ER)는 핵 외부로 연결되는 소관을 형성하는 그물과 같은 막이다. 다수의 소포체는 표면에 붙어있는 리보솜에 의해 거친 외형을 보인다. 활면소포체(smooth ER)는 리보솜을 가지고 있지 않아 매끈하게 보이는데, 세포막을 구성하는 지방, 탄수화물, 단백질의 생산을 담당한다. 리보솜은 세포기능에 필요한 단백질을 합성하며, 단백질은 막으로 둘러싸인 관을 통해 세포질의 한 부분에서 다른 부분으로 운반된다. 또한 소포체는 핵으로 영양소를 운반한다.

골지복합체 골지체로도 불리는 골지복합체(golgi complex 또는 golgi apparatus)는 마치 팬케이크가 쌓인 것처럼 보이는 작고 납작한 층상구조이다. 골지복합체는 소포체와 연결되어 있다. 활면소포체에서 새롭게 합성된 단백질이 나오면, 골지복합체에서 단백질을 분류하고 소포로 포장하여 운반하는 역할을 한다. 새롭게 합성된 단백질이 세포막으로 이동하면, 세포막과 융합한 뒤 단백질 등 포함하고 있는 물질을 세포 간질액으로 내보낸다.

리소솜 리소솜(용해소체, lysosome)은 골지복합체에 의해 생산된 작은 소포로 세포가 흡입한 외부

물질을 용해하는 리소자임(lysozyme) 효소를 함유하고 있다. 이러한 과정을 포식작용(phagocytosis)이라 하며, 특정 종류의 백혈구를 통해 이루어진다. 또한 리소솜은 필요 없는 세포소기관이나 다른 구성요소를 소화하거나 없앤다. 이 과정을 자가포식현상(autophagy)이라고 하며, 특정한 일을 하고 자신을 파괴하는 세포의 '세포자살' 과정을 돕는다.

미토콘드리아 미토콘드리아(mitochondria)는 세포의 "발전소"이며, 두 개의 막 주머니로 구성되어 있다. 미토콘드리아는 세포의 주 에너지원인 아데노신 삼인산을 생산한다. 아데노신 삼인산은 산화인산화(oxidative phosphorylation) 과정을 통해 아데노신 이인산(ADP)와 무기인산으로부터 산소와 단당류를 이용하여 생산된다. 세포 호흡 과정에서, 산소를 사용하는 효소를 통해 당 분자로부터 에너지가 방출된다. 이러한 과정을 유산소 혹은 세포 호흡이라 한다. 미토콘드리아의 수는 세포가 수행하는 기능과 활동에 따라 다양하다.

중심소체 중심소체(centriole)는 각각 3개의 미세소관이 9개 그룹으로 배열된 짧고 원통형 미세소관의 집합체로 핵을 향해 직각으로 놓여 있다. 또한 중심소체는 세포분열 동안에 방추사(spindle fiber)를 형성한다. 진핵세포의 분열과정을 유사분열(mitosis)이라 하며, 두 개의 딸세포가 모세포와 동일한 수의 염색체를 가진다. 쌍으로 존재하는 중심소체는 서로를 향해 직각으로 나열된다. 중심소체는 진핵세포의 편모나 섬모의 기저소체를 형성하기도 한다.

편모 또는 섬모 일부 유형의 진핵세포는 편모 또는 섬모로 불리는 세포 밖에 붙어 있는 가늘고 긴 구조를 가지고 있다. 편모와 섬모의 원형 운동(whipping motion)은 액체 환경에서 이동이 가능하게 하므로, 편모를 이용한 이동을 소기관 이동 혹은 세포운동이라 한다. 세포는 세포 양극에 하나 혹은 두 가닥의 편모를 가질 수 있다.

섬모는 미세하고 머리카락과 같은 모양을 하고 있다. 섬모는 편모보다 훨씬 짧으며 세포 바깥에 더 많은 수가 분포해 있다. 섬모는 조화롭고 율동적으로 움직이며, 일부 원생동물에서

표 5-1 원핵세포와 진핵세포 비교

특징	원핵세포	진핵세포
세포분열	이분분열	유사분열
세포막으로 묶인 소기관	없음	있음
핵	진핵이 존재하지 않음 핵막이 존재하지 않음	진핵이 세포막에 둘러싸여 있음
핵소체	없음	있음
편모	단순하며, 두 개의 단백질로 구성됨 전방이동을 위해 회전함	복잡하며, 미세소관으로 구성 전방이동을 위해 물결 모양으로 이동
세포벽	펩티도글리칸으로 구성되어 복잡함	단순함
DNA	원형 염색체, 단수, 염색질이 존재하지 않음	선형 염색체, 다수, 염색질 존재

발견되며 기관지 상피세포와 같은 인간의 세포에서도 발견된다.

진핵세포의 편모(eukaryotic flagella)는 원핵세포의 편모보다 훨씬 복잡하다. 진핵세포의 편모는 다중 미세소관으로 구성되어 있는 반면, 원핵세포의 편모는 오로지 두 개의 단백질로 구성되어 있다. 원핵세포의 편모는 회전하는 반면, 진핵세포의 편모는 왔다갔다 움직이며 파동과 같이 이동한다(표 5-1).

봉입체

봉입체(inclusion body)는 원핵세포에서 주로 발견되는 세포구조이며, 무기물질, 탄소화합물 혹은 에너지를 저장하는 데에 사용된다. 봉입체의 존재는 비정상적인 것이므로 바이러스의 침입 혹은 유전적 결함이 있음을 암시할 수 있다. 많은 동물 종의 조직세포에서 봉입체가 확인되었으며, 봉입체의 종류는 다음과 같다.

- 러셀소체(Russell Bodies): 혈장세포에서 발견되며, 암의 원인 혹은 암 존재에 대한 암시일 수 있다.
- 네그리소체(Negri Bodies): 광견병 바이러스에 노출된 생체의 신경세포에서 발견된다.
- 과르니에리소체(Guarnieri Bodies): 천연두에 노출된 생체의 세포에서 발견된다.
- 카우드리소체(Cowdry Bodies): A 종류는 헤르페스 바이러스와 연관되며, B 종류는 폴리오와 연관되어 있다.

미생물 관계

미생물학은 미생물뿐만 아니라 미생물이 인간과 어떻게 상호작용하는지에 특히 관심을 갖는다. 공생(symbiosis)은 근접한 곳에 사는 두 종 간의 밀접한 관계를 의미한다(한 종이 다른 종 내부에 살거나 혹은 표면에 붙어사는 것 등). 이 중 상리공생(mutualism)은 두 생물이 관계를 통해 서로에게 모두 이익이 되는 관계를 말한다. 편리공생(commensalism)은 한쪽이 이익을 얻는 반면, 다른 쪽은 아무 영향을 받지 않는 관계를 의미한다. 종들 간에 이러한 상호작용이 한쪽(침입자)에게는 이익이 되는 반면, 다른 쪽(숙주)에게는 해로운 경우를 기생관계(parasitism)라 한다.

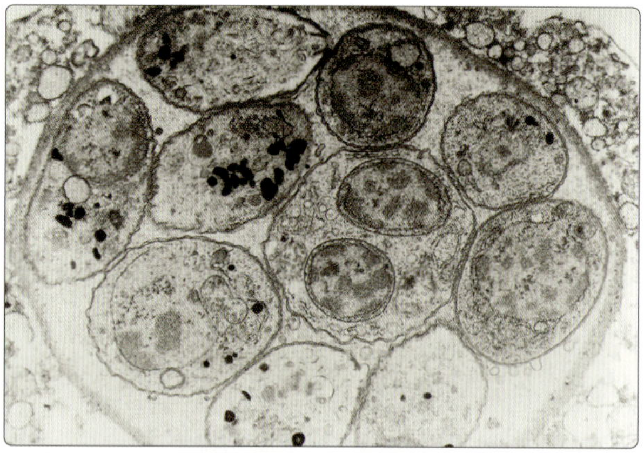

그림 5-4 골격근, 심근, 뇌 그리고 눈에 낭종을 형성하는 원생 기생충인 *Toxoplasma gondii*. 낭종은 숙주의 생존 기간 동안 계속해서 남아 있을 수 있음

출처: Courtesy of CDC.

내공생 이론

단세포성 진핵생물(unicellular eukaryote)은 수천 년 동안 존재하였으며, 지구의 거의 모든 곳에서 살아남았다. 세포기관의 기원에 대한 내공생 이론(endosymbiotic theory)은 15억 년 전 원핵생물이 다른 생물과 결합하여 현재 미토콘드리아와 같은 진핵세포

구조로 진화되었다는 가설이다. 한 세균이 다른 세균을 삼킨 후 그것을 파괴하는 대신에 "먹힌" 미생물이 소화되지 않고 남아 있다가 상호적으로 이로운 관계, 즉 공생관계를 시작했다는 것이다. 이 이론은 미토콘드리아의 DNA와 엽록체가 진핵세포의 게놈보다 원핵세포의 DNA와 더욱 유사하며, 세포기관은 내막에 둘러싸여 있고 원핵세포처럼 이분법을 통해 나뉘고 복제한다는 것에 착안하여 미토콘드리아의 생성과 진핵생물의 발생을 설명하고 있다.

진핵생물

미생물 연구는 미생물과 인간과의 관계에 기초하여 질병을 이해하고, 치료하고, 예방하기 위해 필요한 부분에 대해 진행되었다. 우리와 복잡한 관계를 맺고 있는 진핵생물에는 원생동물(protozoa), 조류(algae), 진균류(fungus)가 있다.

원생동물

원생동물(protozoa)은 "첫 동물"이라는 뜻의 그리스어에서 유래한다. 원생동물은 전형적으로 크기가 극히 작으며, 그 크기는 10 μm에서 200 μm 사이이지만, 3 mm 정도로 맨눈으로 보이는 일부 원생동물도 발견된 바 있으며, 지금까지 5만 종 이상이 분리되었다.

원생동물은 유기와 무기물질을 에너지원으로 이용하기 때문에 종속영양세균(heterotrophic)으로 분류된다. 원생동물은 공포(vacuole)라 불리는 세포 소기관을 소화에 이용한다. 원생동물은 진핵생물로 분류되는 만큼 핵을 가지고 있으며, 일부 종은 다중 핵을 가지고 있다. 원생동물은 에너지 생산을 위해 미토콘드리아가 발달하였지만 상대적으로 원시적인 세포벽을 가지고 있다. 원생동물에게 물은 필수적이며, 수분이 부족한 상황에서 원생동물은 낭종(cyst)이라 불리는 보호막과 함께 휴면 상태가 될 수 있다(그림 5-4).

원생동물의 이동은 편모, 섬모 혹은 위족을 통해 이루어진다. 이동성이 있는 원생동물에는 편모충, 아메바, 섬모충, 포자충이 있다.

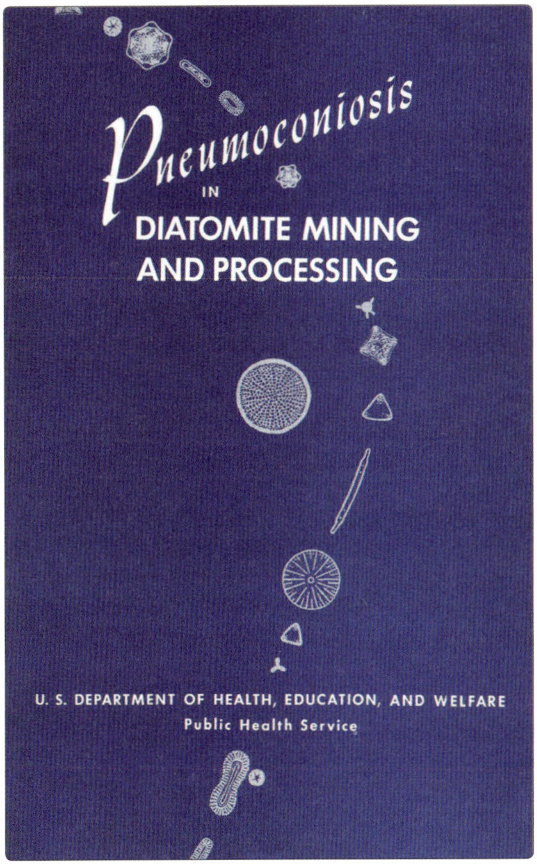

그림 5-5 **1958년 미국 공중보건국 보고서 「Pneumoconiosis in Diatomite Mining and Processing」의 표지.** 이 보고서는 규조토(diatomite, 규조류로 된 흙) 광업과 발전소에서 공기 매개 미립자에 노출되어 호흡기, 안구, 피부질환을 앓았던 광부들에 대한 연구 결과를 보고함

출처: Courtesy of Barbara Jenkins, NIOSH, CDC.

조류

조류는 원생동물과 마찬가지로 생존을 위해 습한 환경이 필요하다. 조류에는 많은 종이 있으며, 단세포와 김과 같은 다세포 형태가 있다. 대부분의 종은 엽록체 혹은 색소체로 불리는 세포 소기관의 광합성을 통해 자력으로 영양분을 얻는 자력영양세균(autotrophs)으로 분류된다. 엽록체는 녹조류, 홍조류, 갈조류를 결정짓는 색을 결정하는 염료를 지니고 있다.

시아노박테리아(cyanobacteria)는 남조류로 불려왔던 원핵생물이다. 또한 최근 연구에서는 몇 십억 년 전에 에너지 생성을 위해 광합성을 하는 시아노박테리아가 진핵 조류의 원시 형태와 손을 잡고 현재 세포 구조로 진화했을 가능성이 제기되었다.

홍조류와 갈조류의 경우 주로 해양 종인 반면, 녹조류는 지상 식물의 조상일 수 있다. 조류와 진균류의 공생관계는 사막이나 극한 지역과 같은 적대적인 환경 조건에서도 버틸 수 있는 지의류(lichen)라는 종을 만들었다.

바다 플랑크톤 혹은 식물성 플랑크톤은 주로 시아노박테리아이지만, 조류를 포함하며 바다 먹이사슬의 기본이 된다. 조류 플랑크톤은 규조류(diatom)와 쌍편모조류(dinoflagellate)로 구분된다(그림 5-5). 조류는 호수나 개울과 같은 물가에 대량 번식할 수 있다. 조류 대량 발생의 원인은 토양에 사용되는 비료가 호수와 바다로 흘러들어가서 나오는 많은 양의 질소 때문이다. 질소의 과잉은 조류의 폭발적 증가를 일으키며, 그렇게 발생한 조류는 산소를 빼앗고 독소를 생산함으로서 해양 생태계를 위협하게 된다.

조류는 사람에게 직접적으로 질병을 유발하지는 않지만 조류로부터 방출된 독소를 섭취한 물고기 혹은 조개를 사람이 섭취하게 되므로, 먹이사슬의 오염을 통해 간접적으로 질병을 야기할 수 있다.

진균류

진균류 중 가장 먼저 생각나는 것은 어둡고 습한 곳에서 자라며 식용으로 쓰이는 버섯일 것이다. 진균(fungus: 복수형은 fungi)은 라틴어로 버섯이라는 뜻이다. myco-라는 접두사 또한 그리스어로 버섯을 뜻한다. 버섯은 진균류가 맞지만, 더 우세한 진균류는 미생물이며, 곰팡이(mold), 흰곰팡이(mildew) 그리고 효모(yeast)가 있다. 진균류는 적어도 1백만 종이 있으며 이 중 대략 10만 종을 확인하였고, 그중에서도 대략 4백 종이 인간에게 질병을 일으킨다. 이와 대조적으로 식물에게 병을 일으키는 진균류는 5천 종이 있다(그림 5-6).

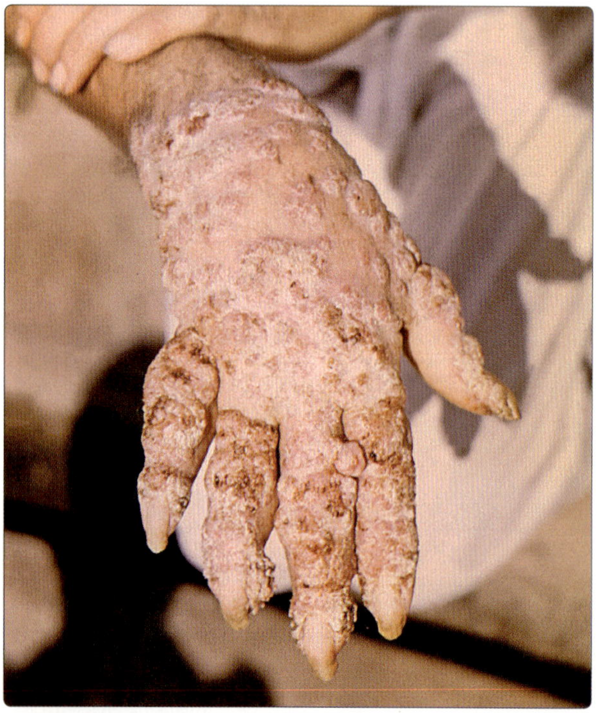

그림 5-6 진균 *Phialophora verrucosa*에 의한 손 감염
출처: Courtesy of CDC/Dr. Lucille K. Georg.

진균류는 식물로 간주되지만, 자력영양세균이 아닌 종속영양세균으로 분류된다. 진균류는 광합성을 통해 에너지를 생산할 수 없으며, 어두운 곳에서 매우 잘 자란다. 유기물질을 흡수 가능한 영양소로 분해하는 효소가 진균류에서 방출되므로, 효모를 사용하여 발효 과정을 통해 빵과 주류를 생산할 수 있다.

첫 항균제인 페니실린은 페니실리움(*Penicillium*) 속에 속하는 푸른곰팡이에서 만들어졌다. 효모는 아포를 생산하지만 곰팡이는 '균사(hyphae)'를 형성한다. 진균류는 환경적 조건에 따라 원형 혹은 균사체 형태를 띨 수 있으며, 진균류에 의해 아포와 곰팡이로부터 방출된 균사체 조각은 많은 사람들에게 알레르기 반응을 유발한다(그림 10-2 참조).

MICRO NOTES

"세포자살"

세포자살(apoptosis)은 생물학적 자살을 의미한다. 인간의 세포는 유전자에 의해 제어되어 자발적으로 세포기관을 파괴시킨다. 세포는 조각으로 부서진 후 식세포에 의해 제거된다. 세포자살은 왜 일어나는 것일까? 세포가 DNA 손상을 받거나 특정 물질에 감염된 경우 인간의 생존을 위해 스스로 희생하는 것이다.

학습문제

멸균생리식염수는 대부분의 수술과정에 사용된다. 하지만 악성 종양 제거와 같은 특정 수술의 경우 암세포를 절제한 후 멸균생리식염수 대신 멸균증류수를 사용하여 세척할 수 있다.

1. 생리식염수란 무엇인가?
2. 일반적으로 건강한 조직에 생리식염수를 사용하는 이유는 무엇인가?
3. 물과 생리식염수의 차이점은 무엇인가?
4. 신체 내 진핵세포와 물 사이에는 어떤 반응이 일어날 것인가?

참고문헌

About parasites.(2014). Retrieved from http://www.cdc.gov/parasites/about.html.

Adam, S. A.(n.d.). *Mitochondrion*. Retrieved from http://www.biologyreference.com/Ma-Mo/Mitochondrion.html.

Algae and algal blooms.(n.d.). Retrieved from http://www.algae.info/.

Amoeba.(n.d.). In *Encyclopedia online*. Retrieved from http://www.encyclopedia.com/utility/printdocument.aspx?id=1G2:3438100043.

Bailey, R.(n.d.). *Cellular respiration*. Retrieved from http://biology.about.com/od/cellularprocesses/a/cellrespiration.htm.

Boundless.(2015). *The plasma membrane and the cytoplasm*. Retrieved from https://www.boundless.com/biology/textbooks/boundless-biology-textbook/cell-structure-4/eukaryotic-cells-60/the-plasma-membrane-and-the-cytoplasm-314-11447/.

Classification of algae.(n.d.). In *Encyclopaedia Britannica online*. Retrieved from http://www.britannica.com/EBchecked/topic/14828/algae/31725/Classification-of-algae.

Cytoplasm of prokaryotic cells.(2014). Retrieved from http://www.scienceprofonline.com/cell-biology/cytoplasm-prokaryotic-biological-cells.html.

Endosymbiotic theory.(n.d.). Retrieved from http://www.bio-medicine.org/biology-definition/Endosymbiotic_theory/.

Eukaryote.(n.d.). In *Science Daily* online. Retrieved from http://www.sciencedaily.com/articles/e/eukaryote.htm.

Eukaryotic cells.(n.d.) Retrieved from http://www.nature.com/scitable/topicpage/eukaryotic-cells-14023963.

Eukaryotic cell vs. prokaryotic cell.(n.d). Retrieved from http://www.diffen.com/difference/Eukaryotic_Cell_vs_Prokaryotic_Cell.

Fungi.(n.d.). Retrieved from http://www.microbeworld.org/types-of-microbes/fungi.

Koonin, E. V.(2010). *The two empires and three domains of life in the postgenomic age*. Retrieved from http://www.nature.com/scitable/topicpage/the-two-empires-and-three-domains-of-14432998.

Organelles of a eukaryotic cell.(n.d.). Retrieved from http://thecellorganelles.weebly.com/centrioles-microtubules-vacuole-peroxisomes.html.

Patterson, D. J., & Sogin, M. L.(2000). *Eukaryotes. Eukaryota, organisms with nucleated cells*. Retrieved from http://tolweb.org/Eukaryotes/3/2000.09.08.

Protista.(n.d.). Retrieved from http://www.microbeworld.org/types-of-microbes/protista.

Protozoa: Ciliates.(n.d.). Retrieved from http://www.micrographia.com/specbiol/protis/cili/cili0100.htm.

Types of fungal diseases.(n.d.). Retrieved from http://www.cdc.gov/fungal/diseases/index.html.

Types of fungal nail infection—topic overview.(n.d.). Retrieved from http://www.webmd.com/a-to-z-guides/types-of-fungal-nail-infection-topic-overview.

Yaeger, R. G.(1996). *Chapter 77. Protozoa: Structure, classification, growth, and development*. Retrieved from http://www.ncbi.nlm.nih.gov/books/NBK8325/.

CHAPTER 06

미생물 생존력과 성장

Microbial Viability and Growth

학습목표

이 장을 학습한 후, 학습자는:

1. 주요 용어를 정의할 수 있다.
2. 미생물의 성장에 필요한 조건을 설명할 수 있다.
3. 실험실에서 세균 군집 크기를 판단하기 위해 사용하는 방법에 대해 논할 수 있다.

주요 용어

가스괴저 Gas gangrene: *Clostridium perfringens*에 의한 심각한 감염으로 세균세포가 외상성 부상 또는 수술 피부 절개부위로 침투. 환자는 격렬한 통증, 근육괴사, 쇼크, 신부전을 경험하며, 사망 가능성이 있음. 의학 용어는 근육괴사

건조기 Desiccator: 화학 물질, 조직 또는 기타 물질에서 물을 제거하는 전문 실험실 용기 또는 챔버, 실리카 겔, 수산화나트륨 또는 염화칼슘과 같은 탈수용 화학 물질을 사용하여 건조 환경을 유지함

미생물 용출 Bioleaching: 세균성 미생물을 사용하여 광석으로부터 귀금속과 비금속을 추출하는 혁신적인 방법. 다량의 환경 오염 물질을 생성하는 전통적인 침출 및 제련 방법보다 오염물질을 생성하지 않음

변성 Denatured: 물질의 자연적 특성의 손실, 변경 또는 불활성화. 열 또는 산도 변화에 의해 변성된 효소가 비활성화됨. 변성된 알코올은 다른 기능적인 속성을 유지하지만 사용하기에 부적합해짐. 달걀 알부민은 요리에 의해 변성되어 단색과 흰색으로 변화함

알칼리 Alkaline: 알칼리성을 지닌 물질. 7보다 큰 pH를 지닌 염기

용질 Solute: 액체에 용해된 물질

원형질 분리 Plasmolysis: 삼투압으로 인한 세포 수분 손실의 결과, 원형질 막이 수축하여 세포벽으로부터 떨어져 나감

육아조직 Granulation tissue: 남아 있는 상처를 채우기 위해 근섬유아세포(myofibroblasts) 및 새로운 모세혈관을 포함하는 조직 유형. 2차 유합으로 치유 가능함

자가 유도물질 Autoinducers: 정족수 감지(쿼럼센싱) 의사소통의 구성 요소로서 세균에서 방출되는 분자 화학 신호 또는 유전자 발현의 변화 및 생리학적 과정의 조절을 유도하는 세균 군락 간에 환경 조건에 대한 반응. 또한 페로몬으로 알려져 있음

접종물 Inoculum: 백신 또는 새로운 배양 배지를 생산할 목적으로 신체 또는 조직에 주입하는 세균을 함유하는 소량의 물질

제련 Smelting: 열 화학적 환원 및 정련의 사용에 의해 광석으로부터 금속을 추출하는 방법

최적 Optimum: 세균 성장을 위한 환경 조건에 가장 좋거나 가장 유리한 상태를 말함

페르몬 Pheromones: 정족수 감지에서 볼 수있는 의사소통 메커니즘의 일부로 세균이 방출하는 분자 신호. "자가 유도 물질" 참조

평형 Equilibrium: 경쟁하는 힘이 서로 같은 균형 상태 또는 조건

퓨린 Purines: 뉴클레오타이드(RNA 및 DNA)의 합성에 필요한 화학적 화합물, 비 아데닌 기반 purines(NABPs)은 상처 치료 중 세포 증식과 성장 인자 방출을 촉진

피리미딘 Pyrimidines: 핵산의 피리미딘 염기의 상위 화합물로 성장 인자로 고려됨

생각해보기

많은 살아 있는 존재들이 그러하듯이, 세균 역시 성장하고 번식하는 데에 적절한 조건이 필요하다. 세균 세포가 홀로 발견되는 경우는 거의 없으므로, 사회적 존재라 부를 수 있다. 이 장의 주제들을 살펴보면서 다음을 생각해보자.

1. 세균에 따라 선호하는 온도가 다른가?
2. 세균의 산소 선호 혹은 생존에 필요한 요구사항 측면에서 세균을 어떤 범주로 구분할 수 있는가?
3. 세대 시간은 무엇을 의미하는 것인가?
4. 세균은 어떻게 서로 의사소통하는가?

임상에 적용해보기

감염된 신체부위의 체액 혹은 조직을 채취하기 위하여 배양관이 필요하다. 두 표본을 채취한 후 미생물 검사실은 각각 유산소 환경과 무산소 환경에서 서로 다른 과정을 수행한다. 채취한 표본은 즉시 실험실로 보내야 하며 방치하면 안 된다. 만일 미생물이 신체 조직 깊숙한 곳에서 발견되는 혐기성일 경우, 장기간 노출은 미생물 배양 및 민감도 검사를 진행하기도 전에 미생물을 죽일 수 있다. 만약 수술실에서 검체를 채취하여 배양관을 전달할 때 순환간호사에게 해당 표본을 어디서 채취하였는지와 표본을 검사실로 바로 운반해야 함을 알린다.

미생물 생존을 위한 요구사항

미생물 성장은 세포의 크기가 아니라 세포의 숫자가 증가하는 것을 말한다. 미생물 성장은 세포 수가 늘고 집락을 형성한다는 것을 의미한다. 집락은 수십억 개의 세포 군집으로 이루어진다.

이 장은 세포의 성장, 유지 그리고 분열에 필요한 요구사항에 대해 알아보고자 한다. 미생물의 성장에 필요한 요구사항은 물리적 · 화학적 범주로 나눌 수 있다. 물리적 요구사항은 온도, 산성도 그리고 삼투압을 포함한다. 화학적 요구사항은 탄소 원천, 질소, 황, 인, 미량 원소, 산소 그리고 성장인자를 포함한다.

물리적 요구사항

온도, 산성도 그리고 삼투압은 미생물의 성장에 필수적인 요소이며, 미생물학자는 이러한 인자들을 조절함으로써 미생물의 성장을 지연시킨다.

온도

미생물은 성장이 가능한 온도 범위에 따라 추운 온도에서 번성하는 한냉균(psychrophile), 온난한 온도 혹은 인간의 정상 체온에 가까운 온도에서 번성하는 중온균(mesophile), 그리고 열에 친화적인 호열균(thermophile)의 세 가지 범주 중 하나로 분류할 수 있다.

각각의 미생물은 최소(특정 종이 성장 가능한 가장 낮은 온도), 최적(가장 성장이 잘 이루어지는 온도) 그리고 최대(특정 종이 성장 가능한 가장 높은 온도)에 달하는 온도 범위를 지닌다. 최적 온도 이상에서 미생물의 성장은 급격히 감소한다. 이런 현상이 발생하는 이유는 열이 세포의 효소를 비활성화 혹은 변성시켰기 때문이다.

생물의 두 집단이 0℃에서 성장할 수 있는데, 하나는 호냉성(cryophile)으로도 알려져 있는 한냉균이고 다른 하나는 저온발육균(psychrotroph)이다. 한냉균은 0℃에서도 자랄 수 있지만, 최적 성장온도는 대략 15℃이다. 이러한 집단에 분류된 미생물은 높은 온도에 매우 민감하며 25℃ 이상의 온도에서는 자라지 않을 것이다. 추운 곳을 좋아하는 미생물의 세포막은 따뜻한 곳을 좋아하는 미생물에 비해 더 높은 고도불포화지방 농도를 지니고 있다. 고도불포화지방은 세포막으로 하여금 온도 변화에 훨씬 유연하게 대처할 수 있도록 하며 이를 통해 세포의 파열을 막는다.

추운 곳을 좋아하는 두 번째 집단인 저온발육균은 20℃에서 30℃ 사이의 조금 더 높은 최적 성장온도를 지니며 40℃ 이상의 온도에서는 자라지 못한다. 저온발육균은 한냉균보다 더 흔하며 냉장고 온도에서 잘 번식하기 때문에 냉장고에 보관한 음식을 쉽게 부패시킬 수 있다. 식품과학자들은 유제품 부패의 65~70%가 녹농균(*Pseudomonas*)에 의한 것임을 인지하였다.

가장 흔한 종류의 미생물인 중온균은 최적 성장온도가 25~40℃이다. 병원성 세균의 많은 종들은 37℃의 최적 성장온도를 지니므로 인간 숙주세포에서 잘 살아남을 수 있다.

호열균은 높은 온도에서 성장이 가능한 미생물이다. 이러한 미생물의 많은 수가 일반 가정집 수도에서 나오는 더운 물의 온도와 비슷한 50~60℃가 최적 성장온도이다. 햇빛으로 가열된 토양과 온천의 온도는 호열균의 최적 온도이다. 호열균에서 발견되는 단백질은 열에 친화적이며 변성 없이 높은 온도에 견딜 수 있다. 일부 종의 경우 부분적으로 80℃ 이상에서 변성이 이루어지나 친화적인 조건이 형성되면 재생하기도 한다.

특정 고세균(archaea)은 80℃ 혹은 그 이상이 최적 성장온도이다. 또한 이러한 세균은 과호열균(hyperthermophile) 혹은 극호열균(extreme thermophile)으로 불린다. 미생물 종의 대부분은 심해 열수 분출과 같은 화산활동으로 생성된 온천에 산다. 화학적 요구사항 부분에서 이후 논의될 황(surfur)의 경우 과호열균의 대사 활동에 있어 매우 중요하다.

산성도

대부분의 세균은 pH 6.5~7.5 사이의 산성도에서 가장 잘 성장한다. 이는 음식이 왜 세균 발효로 인해 발생하는 산에 의해 파괴되지 않는지를 설명한다. 세균의 작은 비율을 차지하는 호산성균(acidphile)은 pH 4의 환경에서 성장할 수 있다. 황산화균(*Acidithiobacillus thiooxidans*)은 pH 2~4의 산성도에서 가장 잘 성장한다.

염기성(alkalinity) 또한 미생물의 성장을 막으나 음식 보존의 수단으로 사용하지 않는다. 호염기성균(alkaliphile)은 주로 pH 8의 염기 환경 조건 하에서 가장 잘 성장한다. 온천에서 발견되는 *Thermomicrobium roseum*은 pH 8.2~8.5 사이에서 번성한다. 과학자들은 세제 생산에 사용되는 호염기성인 *Bacillus halodurans* C-125의 전체 게놈을 설명하였다. 이러한 세제는 막대균이 생산하는 프로테아제, 아밀라아제, 셀룰라아제, 그리고 리파제 등의 세포외 효소를 사용하여 효과를 나타낸다.

실험실에서 세균을 배양할 때 세균은 성장을 간섭하는 산을 형성한다. 산에 대해 반대작용을 하기 위해 펩톤, 아미노산 그리고 인산염과 같은 화학 완충제를 성장 배지에 첨가한다. 인산염은 인이라 불리는 화학적 영양소를 제공하기도 한다.

삼투압

미생물은 대부분의 필요한 영양소를 주변 환경의 물에서 얻는다. 성장에 필요한 물은 세포의 대략 70%를 구성한다. 높은 삼투압은 세포 밖으로 물을 빠져나가게 함으로써 세포에게 유해한 영향을 끼친다. 고장액에 든 세포의 경우, 세포액이 형질막을 통해 고장액의 고농도 용질(solute)로 빠져나간다. 수분의 삼투 손실에 따른 결과로 형질막이 오그라들어 세포벽으로부터 떨어져 나가는 원형질 분리가 나타난다(그림 6-1).

원형질 분리(plasmolysis)는 세포의 성장을 막으며, 이는 식품보존에 있어 중요하다. 소금 혹은 설탕과 같은 용질을 용액에 첨가하여 용액의 삼투압을 높이고 미생물 세포에서 수분을 빼앗아 미생물의 성장을 막는 것이다. 소금에 절인 생선, 소금에 절인 육포 그리고 꿀은 원형질 분리를 통해 보존할 수 있다.

극호염성(extreme halophile) 혹은 절대호염성(absolute halophile) 미생물로 불리는 일부 미생물은 성장에 있어 높은 소금 농도가 필요하다. 예를 들어, 사해(Dead Sea)의 고농도 염수에서 사는 미생물의 경우 생존에 있어 대략 30%의 소금 농도를 요구한다. 이러한 미생물을 운반하는 데에 쓰이는 접종용 백금이(inoculating loop)는 사용하기 전 반드시 고농도 소금 용액에 담가야 한다. 많은 미생물들이 조건호염성 생물이고 고농도의 소금용액을 반드시 필요로 하지는 않으나 최대 2% 농도의 소금용액에서 성장할 수 있다.

증류수와 같은 저장액은 수분이 세포로부터 빠져나가기보다 유입되게 한다. 약한 세포벽을 지닌 미생물의 경우 저장액에 담길 경우 수분이 유입됨에 따라 용해 대상이 된다.

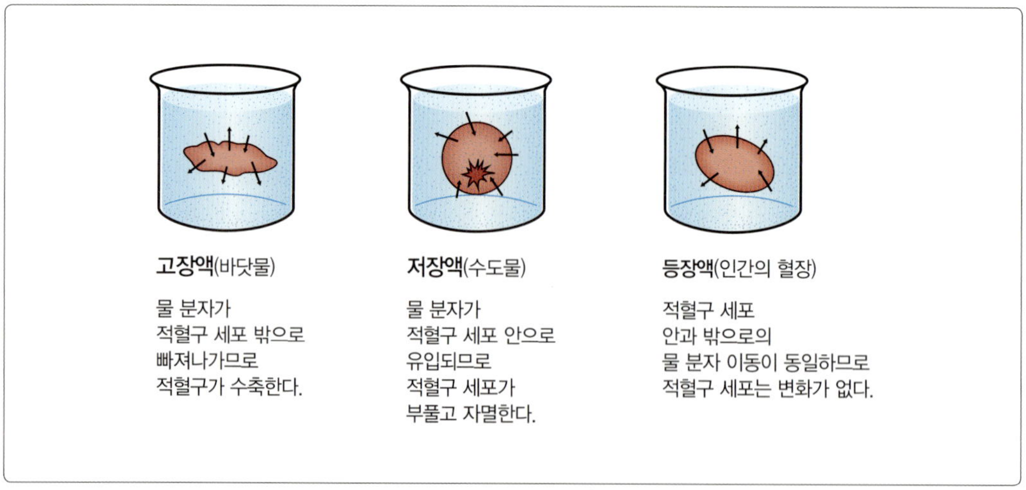

그림 6-1 등장액, 고장액 그리고 저장액에서의 물 분자 이동

화학적 요구사항

미생물의 화학적 요구사항은 에너지 원천, 탄소, 질소, 황, 인, 미량원소, 산소 그리고 성장인자를 포함한다. 에너지 및 탄소 원천에 따라 다음과 같이 분류한다.

- 자력영양균
  - 광합성 영양균: 광합성 자력영양균
  - 화학합성 영양균: 화학합성 자력영양균
- 종속영양균(혹은 유기영양균)
  - 광합성 종속영양균
  - 화학합성 종속영양균
- 무기영양균
  - 광합성 무기영양균
  - 화학합성 무기영양균

탄소

탄소는 지구상의 생명을 위한 기초 구성요소이다. 모든 생명체에 의한 탄소의 생산 및 사용은 탄소 주기로 설명된다. 탄소 주기 내에는 원천 및 이산화탄소를 생산하고 배출하는 데 쓰이는 "싱크"가 있다. 이산화탄소 원천은 숲, 화석 연료, 해양, 그리고 대기를 포함한다. 원천은 사용하는 탄소보다 더 많은 탄소를 제공하는 것이다. 반대로, 이산화탄소 싱크는 숲을 포함한다. 싱크는 어떤 것이든 자신이 생산하는 탄소(혹은 이산화탄소)보다 더 많은 탄소를 소비하는 것이다. 이는 기초 구성요소로서의 탄소가 지속적으로 재활용되고 어디에나 존재하고 발견되는지를 보여준다.

탄소는 단백질, 탄수화물, 지질 그리고 DNA가 형성되는 핵산 생산에 필요하다. 물과 함께 미생물의 성장에 있어 가장 중요한 요소 중 하나이다. 이는 세포의 유기화합물 합성에 필요하며, 세균의 건조질량(dry weight)의 대략 50%가 탄소이다.

질소, 황, 인

세균세포의 건조질량의 대략 14%는 질소이며, 4%는 황과 인이다. 다량의 질소 및 일부 황은 단백질의 합성에 필요하다. DNA, RNA 그리고 세포 간 화학에너지의 운반 및 보관에 필요한 분자인 ATP의 합성은 질소와 인이 필요하다.

미생물은 단백질의 아미노산을 형성하는 데 있어 질소를 사용한다. 아미노산 합성을 위해 일부 세균은 단백질을 함유하는 물질을 분해할 것이고 단백질을 합성하기 위해 아미노산을 사용할 것이다. 다른 세균은 유기세포 물질에서 발견되는 암모니움 이온으로부터 질소를 얻을 것이다. 일부 종류의 세균은 질산염으로부터 질소를 얻을 것이다.

광합성을 하는 미생물인 시아로박테리아는 대기에서 질소고정(nitrogen fixation)이라 불리는 과정에서 얻어지는 기체 질소를 사용한다. 이 방법을 사용하는 일부 미생물은 대두, 완두콩, 콩 그리고 알팔파(alfalfa)와 같은 콩과 식물 뿌리와 공생관계를 맺고 살아간다. 대기 질소는 세균과 식물 모두가 사용한다.

세균은 황 함유 아미노산 및 티아민과 같은 비타민을 합성하기 위해 황을 사용한다. 세균은 황산이온 및 황화수소로부터 황을 사용할 수 있다.

인은 핵산 그리고 세포막의 구성요소인 인지질을 합성하는 데에 필요하다. 이는 ATP의 에너지결합의 일부이다. 인의 주 공급원은 인산이온(phosphate ion)이다.

미량원소

미량원소(trace elements: 미생물이 정상 효소 기능을 하는 데 있어 요구되는 미량)는 철분, 구리, 아연 그리고 몰리브덴(molybdenum: 원소기호 Mo)이다. 이러한 미량원소는 배양 배지의 구성요소인 수돗물에 존재하므로 배지에 별도로 추가하지 않는다.

산소

산소는 삶을 유지하는 데 있어 필수 성분이다. 그러나 많은 수가 저농도의 산소 환경에서 존재하거나 혹은 무산소 환경을 요구하며 오히려 산소에 의해 손상을 입는다.

유산소성균은 영양소를 생산하는 데 있어 산소를 사용하는 미생물이고 무산소성균은 산소를 필요로 하지 않는다. 절대산소성균은 살아가는 데에 필요한 영양소를 합성하는 데에 있어 산소가 필요하다. 호기성 미생물은 산소를 필요로 하므로 유산소성균이지만, 낮은 농도의 산소 환경에서 최적의 성장을 보인다.

조건무산소성균은 산소 없는 환경에서도 성장을 지속할 수 있다. 조건무산소성균은 산소가 있을 때는 산소를 사용하나, 산소가 없는 환경에서는 발효 혹은 무산소 호흡과정을 사용한다.

절대무산소성균은 대기 산소를 사용할 수 없으며 산소의 존재로 인해 손상을 입는 세균이다. 내기성 무산소성균은 산소 없이 성장하나 이의 존재로 인해 죽지는 않는다. 많은 수의 이러한 미생물 종류는 탄수화물을 젖산으로 발효시킨다. 젖산은 유산소 미생물의 성장을 방해하며 젖산균(*Lactobacillus*)과 같은 젖산 생산자에게 친화적인 환경을 확립하는데, 이는 피클과 치즈와 같은 산도발효된 음식 생산에 이용된다.

산소 대사는 독성이 강한 부산물을 생산하며 미생물은 효소를 개발하여 그들이 파괴되는 것을 스스로 막아왔다. 모든 유산소성균은 일반 미생물 호흡 중에 형성된 초과산화물 자유기를 파괴하는 과산화물제거효소(superoxidedismutase, SOD)를 생산한다. 과산화물제거효소는 초과산화물 자유기를 과산화산소 및 과산화수소로 변환한다.

과산화수소는 독성을 지니므로 미생물은 이를 중화하기 위해 효소를 개발해왔다. 첫 번째 종류는 과산화수소를 산소와 물로 분해하는 카탈라아제이다. 카탈라아제의 활동은 쉽게 인지할 수 있다. 과산화수소를 카탈라아제를 생산하는 세균세포 군락에 첨가하면, 산소 방울이 형성되고 방출된다. 과산화수소를 카탈라아제를 지닌 세포가 들어 있는 인체 조직의 상처와 접촉시킬 때도 마찬가지다. 또 다른 효소는 과산화효소(peroxidase)이다. 과산화효소 또한 과산화수소를 분해하나 산소를 생산하지 않는다는 점에서 카탈라아제와 구분된다.

세 번째 독성 물질은 산소의 또 다른 중간 형태이며 과산화수소가 철 이온과 반응할 때 세포질에서 형성되는 하이드록실기(hydroxyl radical)이다. 하이드록실기를 파괴하는 효소는 만들어지지 않으나, 하이드록실기는 접촉하는 어떤 종류의 유기화합물과도 반응하는 즉시 중화된다.

수술 의료진이 유산소성균과 무산소성균의 차이를 아는 것은 중요하다. 예를 들어, 자유 산소를 이용할 수 없을 경우 파상풍(tetanus), 개구 장애(lockjaw) 그리고 가스괴저(모두 *Clostridium* 종에 의해 발생) 등 무산소성균에 의한 특정 질병이 수술부위 깊숙이에 발생할 수 있다. 그러므로 수술부위를 공기 중에 노출함으로써 무산소성균을 죽임과 동시에 2차 유합 또는 3차 유합으로 상처를 회복하게 할 수 있다. 2차 유합은 육아조직(granulation tissue)이 상처의 밑바닥에서부터 위로 채워져 올라오는 것을 말한다(그림 6–2). 3차 유합은 1차 봉합을 지연시키고 육아조직이 형성된 후 상처를 봉합한다.

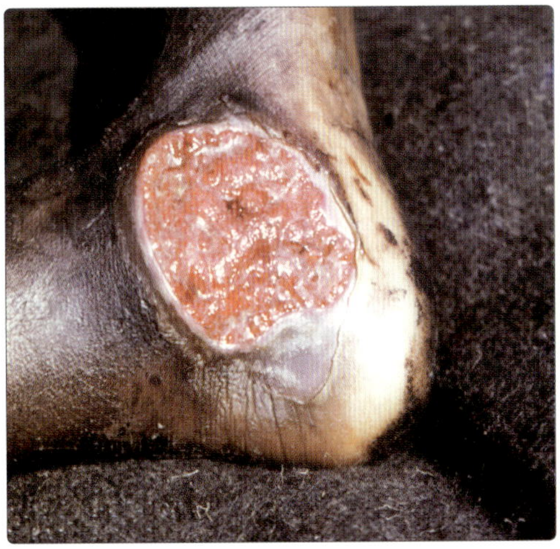

그림 6–2 괴사 조직 제거에 따른 급성열대궤양이 생긴 뉴기니 환자의 왼발. 분홍빛 육아조직이 궤양 기저를 따라 형성되어 있음

출처: Courtesy of CDC/ K. Mae Lennon, Tulane Medical School; Clement Benjamin.

성장인자

많은 미생물이 고분자를 만들어내기 위해 필요한 아미노산과 뉴클레오티드 화합물을 합성할 수 있다. 그러나 일부 필수 유기화합물은 특정 종류의 미생물에 의해 합성될 수 없으며 반드시 환경으로부터 직접 얻어야 한다. 이러한 화합물들을 성장인자라 부른다. 성장인자는 생물이 내부적으로 합성할 수 없는 것이 무엇이냐에 따라 아미노산, 피리미딘(pyrimidine), 비타민 그리고 퓨린(purine)을 포함한다.

미생물은 성장인자 요구에 따라 광범위하게 다양하다. 예를 들어, 대장균(*Escherichia coli*)은 성장인자를 요구하지 않으나 젖산균 *Leuconostoc citrovorum*은 20가지의 아미노산, 몇몇 퓨린, 피리미딘 그리고 10가지 비타민을 요구한다.

미생물 성장

세균 성장은 군락 내 개별 세포의 크기가 아닌 세균 수의 증가를 일컫는다. 그리고 대부분의 세균은 이분법을 통해 번식하며, 일부는 발아 과정을 통해 번식한다.

세대시간

세균세포가 분열하여 군집을 두 배로 늘리는 데에 요구되는 시간을 세대시간(generation time) 또는 배가시간(doubling time)이라 부른다. 그러므로 한 세포의 분열은 두 세포를 생산하고, 두 세포는 네 세포를 형성하고 계속 진행되는 식이다. 세대시간은 각 생물마다 그리고 온도와 물과 같이 변화하는 환경 조건에 따라 다양하다. 대부분 세균의 세대시간은 대략 1~3시간이다. 세균 성장을 억제하지 않는다면 매우 많은 세포가 생산될 것이다. 20세대 이후에는 맨 처음 하나의 세포가 단 몇 시간 안에 백만 개 이상의 세포로 증가할 수 있다. 반면, 상대적으로 느린 세대시간을 지닌 세균으로 나병(leprosy)을 일으키는 *Mycobacterium leprae*가 있다. 이 세균은 감염된 조직 내에서 대략 2주의 배가시간이 걸린다.

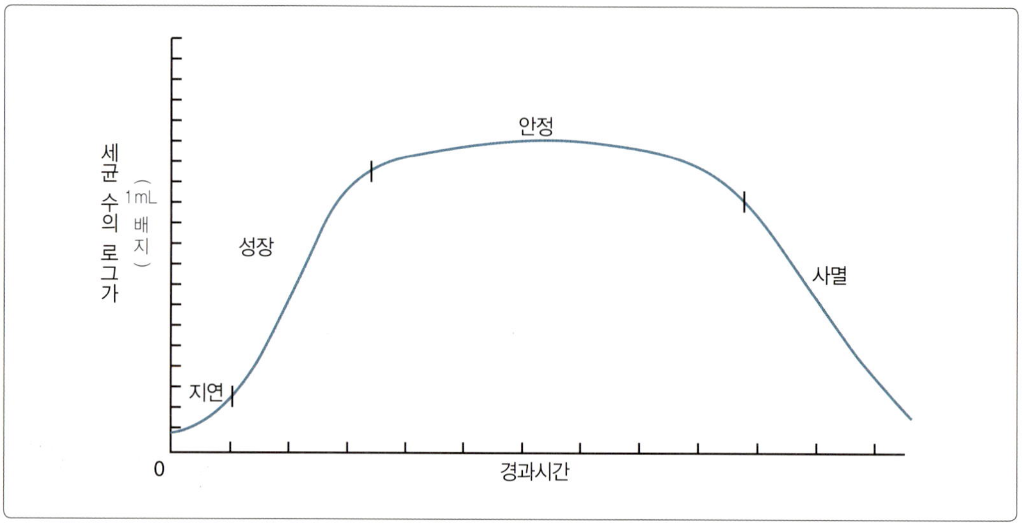

그림 6-3 **생물 군집 성장 곡선:** 시간경과에 따른 1 mL 배지당 세균 수의 로그가 나타나 있음. **A:** 지연기(lag phase), **B:** 로그 성장기(logarithmic growth phase), **C:** 안정기(stationary phase), **D:** 사망기(death phase).

대부분의 세균이 급속히 번식하므로 질병은 수술창상감염과 같은 국소감염에서 인체 여러 시스템을 포함한 전신감염으로 확대되어 환자의 생명을 위협한다.

세균 성장 단계

세균 성장에는 지연기(lag), 성장기(logarithmic growth), 안정기(stationary) 그리고 사망기(death) 이렇게 네 가지 단계가 있다. 세균 성장 곡선은 네 단계와 관련한 시간 주기에 따라 이루어지는 세포 성장을 보여준다(그림 6-3).

지연기

짧은 시간 동안 세포가 적응하고 세포 간 적응을 하는 동안 세포의 수는 거의 변화하지 않는다. 세포는 배지에서 바로 번식하지 않는다. 세포 분열이 거의 일어나지 않거나 혹은 전혀 일어나지 않는 이 단계를 지연기라 부르며 1시간에서 며칠 동안까지도 지속될 수 있다. 그러나 세포가 휴면 상태에 있는 것은 아니다. 미생물은 DNA 및 효소 합성을 수반하는 강렬한 활동을 겪으며 성장을 위해 준비한다.

로그 성장기

성장 과정의 다음 단계는 세포가 분열되기 시작하고 로그 단계에 들어서는 때이며 로그 성장기 또는 지수(exponential) 성장기로도 불린다. 세포 번식과 미생물 대사 활동은 이 단계에서 정점을 이룬다. 그래프에서 위를 향하는 직선은 로그 성장기를 나타낸다. 로그 성장기 동안 미생물은 친화적이지 않은 환경 조건에 취약하다. 이때가 항균제가 가장 효과적일 때인데, 그 이유는 항균제가 미생물의 성장을 간섭하며 세포에 해를 가하기 때문이다.

안정기

결국, 성장 속도는 줄어들며 미생물의 사망 수는 생산되는 새로운 세포의 수와 같아진다. 이 단계는 안정기라 불리며 집락이 안정화된다.

이러한 평형기(equilibrium)가 오는 것은 영양 결핍, 산성도 변화, 그리고 세포 폐기물의 축적 때문이다. 실험실에서는 화학조절배양장치(chemostat)라 불리는 기구가 폐기물이 든 배지와 죽은 세포를 흡수하고 신선한 배지를 첨가함으로써 미생물 집락을 로그 성장기에 있도록 유지한다. 이는 미생물배지로 하여금 안정기에 돌입하는 것을 막아준다. 화학조절배양장치는 산업적 발효에 사용된다(그림 6-4).

사망기

시간이 경과함에 따라, 미생물의 사망 수가 새로운 세포 형성 수를 초과하게 된다. 이때 미생물 집락은 사망기에 돌입한다. 이 단계는 집락이 절멸하거나 오직 약간의 세포만이 남았을 때까지 지속된다. 종에 따라 이 단계는 며칠 안에 완료될 수도 혹은 몇 달이 소요될 수도 있다. 일부 종은 살아남은 세포 집단을 긴 기간 동안 유지할 수도 있으며 또는 무한히 유지하는 것도 가능할 수 있다. 만일 해당 종이 아포를 형성하는 경우, 사망기로부터 살아남기 위해 아포 보호막을 형성할 수 있으며 이상적인 환경이 다시 조성되기를 기다릴 수 있다.

쿼럼센싱

과학자들은 세균 종들 사이에서도 집단역학이 있음을 인지하기 시작하였다. 세균은 클러스터, 연쇄 체인 혹은 기하학적 형태와 같은 군집으로 자주 발견된다. 가끔 세균의 이러한 형태가 종을 식별하는 데 도움을 준다.

세균을 실험실이 아닌 일반적 환경에서 연구하는 경우, 세균은 쿼럼센싱(quorum sensing)이라 불리는 조화된 모임의 신호(signs of coordinated gathering)를 보인다. 각각의 개별 세균은 자가 유도 물질(autoinducer) 또는 페로몬(pheromone)이라 불리는 신호 분자를 방출한다. 세균은 어느 영역에서든 주변 세균으로부터 나타나는 신호들을 해석할 수 있다.

사회적 네트워크 방법으로 세균은 조율된 방어 작전을 수행하는데, 이는 병원성 세균의 경우 세균 군집의 발병력을 증가시킨다. 토양 및 배설물에서 발견되는 점액균(*Myxobacteria*)은 물질을 소화 가능한 영양소로 분해하는 데에 필요한 다량의 효소를 생산하기 위해 집단으로 모이는 경향이 있다. 그들은 또

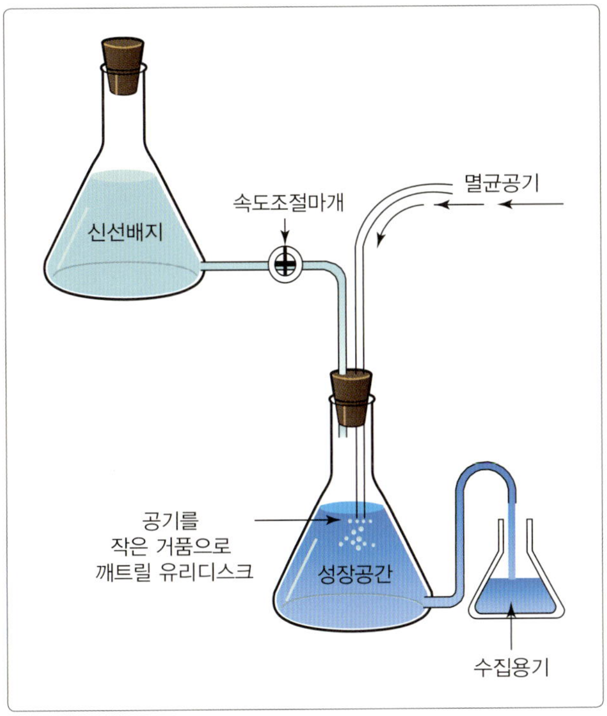

그림 6-4 **지속적인 배양에 사용되는 화학조절배양장치.** 성장 속도는 새로운 배지가 성장 공간에 유입되는 속도를 조절하는 방식 또는 배지가 요구하는 성장인자를 한정하는 방식으로 조절

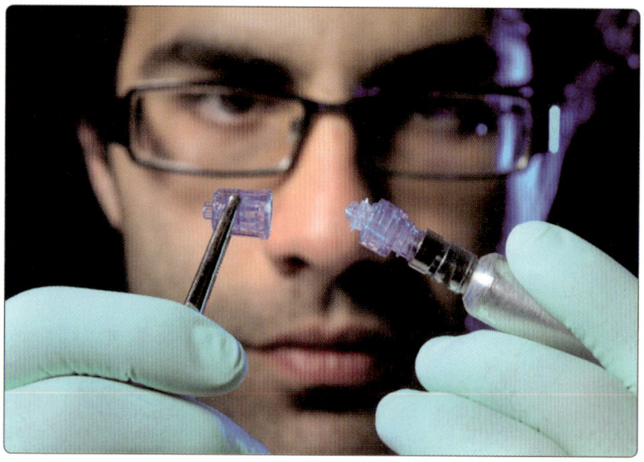

그림 6-5 균막형성을 연구하는 미국 질병관리본부 연구원
출처: Courtesy of CDC/ Melissa Dankel; Photo by James Gathany.

한 세균 종과의 경쟁에서 이기기 위해 집단적으로 독성 화학물질을 생산할 수도 있다. 이러한 특성은 새로운 항균제를 합성하는 데 값진 연구 모델이 되었다.

균막

세균은 실험실 배지에서 일반 환경과 다르게 행동한다. 최근에 과학자들은 미생물 공동체를 이루는 세균들이 균막이라고 하는 거의 고체 덩어리로 결합하는 방식에 대해 많은 주의를 기울여 왔다. 쿼럼센싱 능력이 세균 군락으로 하여금 균막을 형성하는 능력의 기초가 되는 것으로 보인다. 균막은 유기표면이든지 무기표면이든지 간에 해당 표면에 달라붙을 수 있는 얇은 막을 형성하기 위한 물과 많은 수의 세균을 요구한다. 미생물 집락에 대한 균막의 강화는 해, 바람, 비, 극심한 온도, 독소 그리고 침입자와 같은 외부 세계의 위험으로부터 보호한다.

균막은 당과 단백질의 끈적한 혼합물을 분비하여 자유롭게 떠다니는 개별 세균들 표면을 접착시킨다. 뒤이어 쿼럼센싱 자가 유도 물질을 사용함으로써 추가 세균(이따금씩 다른 종이기도 함)들이 촘촘한 덩어리를 형성한다. 연구자들은 일부 공동체 구성원이 자원 결핍으로 인해 혹은 다른 표면에 새로운 균막을 확립하기 위해 집단으로부터 이탈하는 경우를 발견하였다.

또한 균막은 수술도구의 멸균을 방해하거나 조직에 달라붙어 항균제 치료를 실패하게 한다(그림 6-5).

실험실 세균 계수

집락의 세포 수는 직접적 또는 간접적 측정 방법을 통해 측정한다. 군락이 매우 큰 숫자를 수반하기 때문에, 계수는 작은 표본에 기초하며, 추정 총 집락을 판정하기 위해 수학적 계산을 사용한다.

직접 측정 방법

직접 측정 방법은 평판 계수, 여과, 최확수(most probable number) 그리고 직접 측정을 포함한다.

평판 계수 평판 계수는 세균 집락을 측정하는 데에 가장 많이 사용하는 방법이다. 평판 계수의 장점은 생존 가능한 세포 수를 측정한다는 것이다. 주요 단점은 대기시간인데, 볼 수 있는 집락이 형성되기까지 최대 24시간까지도 기다려야 한다.

평판 계수는 집락형성 단위(colony-forming unit, CFU)로 보고한다. 세균은 다발 혹은 연쇄 체인으로 성장하기도 한다. 당연히, 한 군락은 단일 세균이 아닌 세균 연쇄 혹은 다발 조각들의 결과이다. 집락형성 단위는 더욱 정확한 계측을 제공함으로서 이러한 현실을 반영할 수 있다.

평판 계수를 사용하면, 대략 25~250 집락을 셀 수 있다. 만약 지나치게 붐비는 현상이 발생할 경우, 일부 세포는 완전히 발달하지 못할 것이며 이는 계측이 편중되게 할 것이다. 그러므로 한정된 수의 집락만이 발달할 수 있게 된다.

평판 계수는 주입평판(pour plate) 혹은 도말평판(spreadplate) 배양법 중 하나의 방법을 통해 이루어진다. 주입평판 배양법은 희석된 세균 현탁액을 패트리접시에 붓는다. 배지의 한천은 대략 50℃ 정도의 물에 접시를 둠으로써 액체 상태를 유지한다. 세균 현탁액과 배지는 서서히 혼합된다. 한천은 고체화되고 접시를 배양하면 집락은 배지 내부 및 표면 모두에서 성장할 것이다.

주입평판 배양법의 단점은 열에 민감한 미생물의 경우 열에 녹는 한천에 의해 손상을 입으며 일부 상황에서는 변별가능한 집락이 표면에만 형성된다. 주입평판 표면 아래 배지 내부에 형성되는 집락의 경우 정확하게 진단하지 못할 수도 있다.

이러한 두 가지 단점을 극복하기 위해 도말평판 배양법이 개발되었다. 0.1 mL 접종물질을 고체화된 한천배지의 표면에 붓는다. 접종물질(inoculum)은 멸균된 유리 막대를 통해 배지 표면에 획일적으로 발라진다. 이러한 방법은 세균을 배지 표면에 퍼뜨리며 배지로의 관통을 막고, 열에 민감한 세균 또한 안전하게 배양할 수 있다.

여과 만일 강물 표본 같은 적은 양의 세균을 계수해야 한다면, 여과 방법을 사용한다. 최소 100 mL의 물을 세균이 통과할 수 없는 아주 작은 구멍을 지닌 얇은 여과장치에 붓는다. 여과장치는 액체영양배지에 미리 담가두었던 패드를 지닌 패트리접시에 놓여진다. 세균 군락은 여과장치의 표면에서 성장할 수 있게 된다. 이 방법은 상대적으로 쉽고 효과적인 방법으로 개발도상국에서 수도(water supplies)의 대변오염 발생 여부를 판정하기 위해 자주 사용한다.

최확수 최확수(most probable number, MPN) 방법은 표본의 세균 수를 판정하기 위한 통계적 추정 방법이다. 최확수 방법은 표본에 보이는 세균 수가 클수록 시험관에 남아 성장하는 세균이 더 이상 없도록 하는 수까지 줄이는 데에 필요한 희석률이 더 커진다는 사실에 기초한다. 최확수 방법은 95%의 확률로 집락이 특정 수 범위에 있는지를 판정하며 또한 그것이 통계적으로 최확수임을 판정한다. 이러한 기법은 미생물이 고체 배지에서 성장할 수 없을 경우 미생물을 계측할 때 사용한다.

직접 계수 직접 계수는 현미경 슬라이드의 정해진 영역 내에 세균 현탁액을 사용하여 세균을 계측한다. 다음은 페트로프-하우서 세포 계측기(Petroff-Hausser)를 사용한 직접 계수 지침이다.

- 현미경 슬라이드 중간에 정사각형 모양의 격자로 표면을 새긴다. 그 위에는 덮개유리로 덮인 약간의 현탁액의 공간이 있다.
- 해당 공간을 세균 현탁액으로 채운다.
- 세포는 몇몇 정사각 영역 내에서 계측되며 결과는 평균을 낸다. 계산은 1 mL당 혹은 알려진 다른 부피당 세포 수를 판정한다.

이 기법의 주 장점은 배양이 필요하지 않다는 것이다. 이 장점은 액체의 특정 부피 속의 세포 수를 계측하는 전자 세포 계측기인 쿨터 계측기(Coulter counter)에도 적용된다. 단점은 다음과 같다.

- 이동성 세균은 계측하기 어렵다.
- 죽은 세포와 살아 있는 세포가 모두 계측된다.
- 계측에 있어 대략 1 mL당 천만 세균이라는 고농도 세포를 요구한다.

간접 측정 방법

배양체에 존재하는 수를 가늠하기 위한 미생물 세포를 계측하는 데 있어 항상 직접 측정 방법을 요구하는 것은 아니다. 다음 간접 측정 방법 역시 유용하며 많은 상황에서 더욱 실용적일 때가 있다.

혼탁도 혼탁도(turbidity)는 세균세포가 증가함에 따라 액체 배지가 혼탁해지는 정도를 가리킨다. 혼탁도를 측정하기 위한 도구를 분광광도계(spectrophotometer)라고 한다. 빛줄기가 세균 현탁액이 든 관을 통과하고 빛에 민감한 분광광도계 판별기를 때린다. 용액이 더 혼탁할수록 세균 세포 계수가 더 높음을 의미하며 더 적은 빛이 빛 판별기에 닿는다. 빛의 양은 분광광도계의 계기 눈금에 투과 백분율로, 그리고 다른 눈금에는 흡광도(absorbance)라는 대수적 표현으로 기록된다. 흡광도는 세균 성장을 표시하기 위해 사용한다. 흡광도와 세균 수를 비교하여 상관관계를 만든다면 추후 혼탁도를 이용하여 세균 수를 추정할 수 있다.

분광광도계를 사용하여 혼탁도가 측정되게끔 하려면 1 mL당 대략 세포 천 만~1억 개/mL의 현탁액 혼탁도를 요구한다. 이는 강물과 같은 오염된 액체를 측정할 때에 해당 액체가 작은 수의 세균만을 지니기에 혼탁도를 이용한 측정이 실용적이지 못하게 만든다. 혼탁도는 죽은 세포와 살아있는 세포를 구별하지 못한다. 이는 또한 엉겨붙는 세균세포에는 사용할 수 없는데, 그 이유는 그들이 정착하면서 혼탁도가 사라지기 때문이다.

대사 활동 집락 측정에 사용하는 두 번째 간접 측정 방법은 대사 활동 측정이다. 이산화탄소와 같은 특정 대사물질이 배지에 존재하는 세균의 수에 정비례한다는 것을 가정한다. 예를 들어, 집락에 의해 생산되는 산도(acid)는 현존하는 비타민의 양을 판정하는 데에 사용할 수 있다

건조 중량 실모양의 생물에는 일상적 측정 방법이 실행가능하지 않으므로 건조 중량(dry weight)을 사용한다. 이 방법은 배양 배지로부터 진균류 혹은 곰팡이를 제거하고 파편을 제거하는 여과 장치를 거친 다음 특별 무게 측정병에 담는 과정이다. 표본은 105℃의 오븐에서 대략 24시간 동안 건조시키고, 건조기에서 식힌 후, 무게를 측정한다. 원심분리기를 통해 배양 배지에서 세균을 제거한다는 점만 제외하면 세균을 측정할 때도 같은 방법을 사용할 수 있다.

MICRO NOTES

"Freeze Frame"

호주 뉴 사우스 웨일즈 출신 과학자인 리카도 카비치올리(Ricardo Cavicchioli)는 남극에서 미생물을 연구하였다. 그에 따르면, 지구의 80% 이상이 5°C를 초과하지 않기 때문에 이 "차가운 생물권"을 연구하는 것이 합리적이다. 대장균이 약 20분마다 번식하는 것에 비하여 추운 곳을 선호하는 미생물은 1년에 6번만 번식한다. McGill대학의 다른 과학자는 캐나다의 영구 동토층에서 영하 15°C에서 성장하고 영하 25°C에서도 신진 대사 활성을 유지하는 미생물을 발견하였다.

학습문제

1. 고장액 용액이 세균을 사멸하는 원리는 무엇인가?
2. 세균 세포가 분열하여 군집을 두 배로 늘리는 데 요구되는 시간을 의미하는 용어는 무엇인가?
3. 대부분의 세균이 잘 성장하는 산성도는 무엇인가?
4. 세균 집락을 측정하는 데 사용하는 평판 계수의 보고 단위는 무엇인가?

참고문헌

B10n3mber5: The database of useful biological numbers.(2009). Retrieved from http://bionumbers.hms.harvard.edu/bionumber.aspx?id=105093&ver=3.

B10n3mber5: The database of useful biological numbers.(2010). Retrieved from http://bionumbers.hms.harvard.edu/bionumber.aspx?&id=100649&ver=4.

Carbon cycle.(n.d.). In *Encyclopedia online*. Retrieved from http://www.encyclopedia.com/topic/carbon_cycle.aspx.

Chemolithotroph.(n.d.). In *The Free Dictionary online*. Retrieved from http://medical-dictionary.thefreedictionary.com/chemolithotroph.

Choudhary, A.(2015). *Biological indicator for moist heat(steam) sterilization processes*. Retrieved from http://www.pharmaguideline.com/2011/06/biological-indicator-for-dry-heat.html.

Food spoilage organism: psychrotrophs.(2013). Retrieved from http://www.foodscience-avenue.com/2013/10/food-spoilage-organism-psychrotrophs.html.

Fujinami, S., & Fujisawa, M.(2010). *Industrial applications of alkaliphiles and their enzymes–past, present, and future*. Retrieved from http://www.tandfonline.com/doi/full/10.1080/09593331003762807#.VG-66_4tCM8.

Ito, S., Kobayashi, T., Ara, K., Ozaki, K., Kawai, S., & Hatada,Y.(1998). *Alkaline detergent enzymes from alkaliphiles: enzymatic properties, genetics, and structures*. Retrieved from http://link.springer.com/article/10.1007/s007920050059.

Koenig, A.(n.d.). *Acidithiobacillus thiooxidans*. Retrieved from http://web.mst.edu/~microbio/BIO221_2010/A_thiooxidans.html.

Li, Z., & Nair, S. K.(2012). *Quorum sensing: How bacteria can coordinate activity and synchronize their response to external signals*. Retrieved from http://www.ncbi.nlm.nih.gov/pmc/articles/PMC3526984/.

Monitoring psychrotrophic lactic acid bacteria contamination in a ready-to-eat vegetable salad production environment. (2015). Retrieved from http://www.bioportfolio.com/resources/pmarticle/1027527/Monitoring-psychrotrophic-lactic-acid-bacteria-contamination-in-a-ready-to-eat-vegetable.html.

Moyer, C. L., & Morita, R.Y.(2007). *Psychrophiles and psychrotrophs*. Retrieved from http://www.els.net/WileyCDA/ElsArticle/refId-a0000402.html.

Nadell, C. D., Xavier, J. B., Levin, S. A., & Foster, K. R.(2008). *The evolution of quorum sensing in bacterial biofilms*. Retrieved from http://www.plosbiology.org/article/info%3Adoi%2F10.1371%2Fjournal.pbio.0060014.

Phillips, T.(n.d.). *Thermophilic*. Retrieved from http://biotech.about.com/od/glossary/g/thermophilic.htm.

pH.(n.d.). In *The Free Dictionary online*. Retrieved from http://medical-dictionary.thefreedictionary.com/pH.

Popat, R., Crusz, S. A., Messina, M., Williams, P., West, S. A., & Diggle, S. P.(2012). *Quorum-sensing and cheating in bacterial biofilms*. Retrieved from http://cid.oxfordjournals.org/content/47/8/1070.long.

Quorum-sensing and cheating in bacterial biofilms. Proc Biol Sci. 2012 Dec 7; 279(1748): 4765–4771. Published online 2012 Oct 3.doi: 10.1098/rspb.2012.1976. Retrieved from http://www.ncbi.nlm.nih.gov/pmc/articles/PMC3497100/.

Takami, H., Nakasone, K., Takaki,Y., Maeno, G., Sasaki, R., Masui, N., Fuji, F., Hirama, C., Nakamura,Y., Ogasawara, N., Kuhara, S., & Horikoshi, K.(2000). *Complete genome sequence of the alkaliphilic bacterium Bacillus halodurans and genomic sequence comparison with Bacillus subtilis*. Retrieved from http://www.ncbi.nlm.nih.gov/pmc/articles/PMC113120/.

Tsakok, T., Tsakok, M., Damji, C., & Watson, R.(2011). *Washout after lobectomy: Is water more effective than normal saline in preventing local recurrence?* Retrieved from http://www.ncbi.nlm.nih.gov/pmc/articles/PMC3279979/.

Watanabe, T., Furukawa, S., Hirata, J., Koyama, T., Ogihara, H., &Yamasaki, M.(2003). *Inactivation of Geobacillus stearothermophilus spores by high-pressure carbon dioxide treatment*. Retrieved from http://www.ncbi.nlm.nih.gov/pmc/articles/PMC309949/.

Zimmer, C.(2013). Comfortable in the cold: Life below freezing in an Antarctic lake. Retrieved from http://www.pbs.org/wgbh/nova/next/nature/seeking-psychrophiles-in-antarctica/.

CHAPTER 07

바이러스

Viruses

학습목표

이 장을 학습한 후, 학습자는:

1. 주요 용어를 정의할 수 있다.
2. 무생물 바이러스의 생식 기전을 논할 수 있다.
3. 바이러스의 구조와 외형에 대해 설명할 수 있다.
4. 바이러스, 비로이드 그리고 프리온에 대해 비교 및 대조할 수 있다.
5. 질병 전파에 대한 바이러스의 역할에 대해 설명할 수 있다.

주요 용어

간경화Cirrhosis: 질병 및 감염에 의한 간조직의 만성적인 경화 상태

결막염Conjunctivitis: 알레르기, 이물질, 다양한 미생물에 의한 감염으로 인한 안구 결막의 염증

대상포진Shingles: 수두-대상포진바이러스에 의한 질병이며, 수두(chickenpox)를 일으키는 바이러스와 같음. 바이러스는 잠복기를 거쳐 스트레스에 의해 재활성화됨. 피부감각신경로를 따라 감염되며 수두와 유사한 통증있는 소포에 새로운 바이러스 전파의 원인이 됨

리노바이러스Rhinovirus: 감기를 일으키는 바이러스

림프구Lymphocytes: 혈액세포가 되는 줄기세포에서 유래 된 혈액 및 림프 조직에 존재하며, B 세포 및 T 세포는 면역 반응의 중요한 구성요소

림프절병증Lymphadenopathy: 감염되거나 질병이 있는 림프절

모자이크Mosaic: 질병 상태로 담배와 같은 식물에서의 병이 있는 상태. 많은 조각으로 만들어진 디자인. 같은 세포에서 유래된 다른 유전적 조직

박테리오파아지Bacteriophages: 세균을 감염시키는 바이러스

백혈구Leukocytes: 백혈구에는 면역계의 구성요소인 과립구 및 무과립구 두 가지 유형이 있으며, 감염원 및 외부 침입자로부터 보호할 수 있음

비로이드Viroid: 바이러스와 유사한 단백질 코팅(캡시드)이 없는 RNA의 작은 감염성 외피가 없는 분자. 바이러스보다 훨씬 작은 게놈

세포내섭취Endocytosis: 이물질의 섭취, 주위를 감싸거나 함입의 과정을 통한 세포에 의한 포획

스테로이드Steroids: 스테롤과 관련된 화학 물질의 커다란 그룹. 단백 동화 스테로이드는 테스토스테론과 유사하며 근육 조직을 만드는 데 사용함. 코르티코 스테로이드는 부신에서 생성되는 호르몬과 유사하고, 질병에서 염증을 감소시키는 데 사용하며, 조직 및 장기이식의 경우 면역반응을 조절함

신경통Neuralgia: 신체의 특이 신경과 관련된 날카롭고 매우 심한 통증

운동실조/조화운동불능 Ataxia: 근육조정의 소실이나 손상

융합Syncytial: 융합체(syncytium)에 속하며, 하나의 세포가

다른 세포의 세포질로 함께 융합되어 생산되는 다핵세포 형태를 말함. 호흡기세포융합 바이러스(RSV)는 아기에게 심각한 기관지 염증을 일으키는 바이러스이며, 상부에서 하부 호흡기 구조를 지나는 동안 바이러스는 세포질 세포융합을 함

인두염Pharyngitis: 인두 염증. 비강이나 부비동 병리적 상태 또는 흡연으로 만성적일 수 있음. 또는 열, 만성통증, 삼키기 어려움, 편도선과 인두의 염증을 동반하며 목구멍의 사슬알균 감염의 결과로 급성일 수 있음

인터페론Interferons: 바이러스 노출에 대한 반응으로 인간 면역체계의 특정 세포에 의해 생산되는 자연 세포 단백질. 인터페론은 바이러스가 숙주의 세포 내에서 복제하는 능력을 저해함

장내바이러스Enteroviruses: 폴리오바이러스와 비 폴리오바이러스 두 종류인 피코르나비리대의 구성원 바이러스. 주로 분변-구강경로에 의해 전파되나 호흡기 분비물을 통해 전파될 수도 있고 다른 조직과 장기를 침범하기도 함

절지동물매개체Arthropod vectors: 모기와 같은 곤충 보균체, 감염된 곤충에서 감염되지 않은 사람이나 동물로 미생물균을 전파

정이십면체Icosahedral: 이십면체에 관한 것. 캡시드가 있는 바이러스의 여러 형태 분류 유형으로 20개의 삼각형 면과 12개의 모서리를 가진 정다면체이며, 정삼각형 형태로 마주보는 면을 가진 캡소미어

치매Dementia: 독소, 증가된 나이, 중추신경계의 감염이나 알츠하이머에 의한 급성 혹은 만성(오랜 기간에 걸친 진행성) 정신기능(인지)의 장애

캡소미어Capsomere: 바이러스 캡시드의 단백질 분자

피부분절Dermatomes: 특별한 척수신경이나 뇌신경에 의해 지배되는 몸에서 피부의 지리적 지역

혈관형성/혈관신생 Angiogenesis: 새로운 혈관의 생성이나 발달

혼수Comatose: 머리손상, 약물효과, 뇌수막염, 뇌염을 포함한 감염이나 외부손상에 의해서 자극이 없는 비정상적인 깊은 수면 인사불성 상태나 혼수상태

황달Jaundice: 혈액 속의 과다 빌리루빈(hyperbilirubinemia)의 증상으로 담즙색소의 침착으로부터 피부, 점막, 결막 및 체액의 황색을 특징으로 함

휴면Dormant: 재활성화될 수 있는 곳에서 불활성화 상태로 활동의 중지 상태

생각해보기

바이러스는 인간, 동물 그리고 심지어 식물의 많은 주요 질병 발생원인이다. 이 장의 주제들을 학습하며 다음을 생각해보자.

1. 대사 기능이 없는 바이러스는 어떻게 생식할 수 있는가?
2. 인간이 세균성 병원체와 싸우는 것을 돕는 데 있어 바이러스가 활용될 수 있는가?
3. 어떤 바이러스가 인간 신체에서 휴면 상태로 있다가 이후에 또는 신체의 면역 방어체계가 약해질 때에 활동을 재개하는가?
4. 혈액, 조직, 및 장기이식을 한 사람이 해외여행을 할 때 어떠한 영향이 있는가?

임상에 적용해보기

바이러스, 바이로이드, 그리고 프리온의 어려운 점은 어떻게 죽일 수 있느냐에 대한 것이다. 불행히도, 바이러스감염에 대해 항균제를 일상적으로 투여하여 항균제 내성 세균감염을 폭발적으로 증가시켰다. 바이러스는 스스로 번식하지 못함에도 불구하고, 다른 세포들을 낚아채 그들에게 명령을 실행하게 하는 전문가이다. 그 결과는 바이러스성 감염이 들불과도 같이 퍼질 수 있다는 것이다. 병원에서 면역력이 떨어지거나 병약한 상태의 환자들이 바이러스에 감염된 의료종사자에 의해 감염에 노출되지 않도록 하는 것이 중요하다. 예방 가능한 항바이러스 백신은 일부 감염병에 대해 도움을 줄 수 있으나, 신중한 판단이 바로 바이러스 감염의 사슬을 끊을 수 있는 필수 도구이다.

기초 바이러스학

바이러스학은 세균 연구와 비슷한 방식으로 시작되었다. 러시아 미생물학자인 디미트리 이바놉스키(Ivanovskii)는 비싼 담배 작물이 왜 죽어가고 있었는지에 대해 조사하도록 하였다. 이바놉스키는 실험실 연구에서 해당 질병이 세균의 작은 종류로 인해 발생한다고 발표하였으며, 이후 논문에서 '담배모자이크병'이라고 설명하였다. 거의 같은 시기에, 네덜란드 미생물학자 마르티누스 베이에링크(Martinus Beijerinck)는 같은 담배 질병을 연구하였는데, 궁극적으로 전혀 새로운 종류의 미생물 병원체가 해당 질병을 야기한다고 제안하였다. 그는 라틴어로 점액성 액체 혹은 독을 의미하는 단어에 기초하여 미생물 바이러스를 명명한 첫 사람이었다. 두 과학자가 연구하던 식물 질병에서 담배모자이크바이러스(Tobacco mosaicvirus, TMV)로 명명되었다.

1898년에 뢰플러(Loeffler)와 프로시(Frosch)는 수족구병을 연구하던 중 세균보다도 작은 감염물질을 발견하였다. 이는 바이러스가 동물을 감염시킨다는 것의 첫 번째 기록이었다. 과학자들이 바이러스의 존재를 식별하는 데에 어려웠던 이유는 1930년경 전자현미경이 개발되기 전까지는 바이러스를 볼 방법이 없었기 때문이다(그림 7-1).

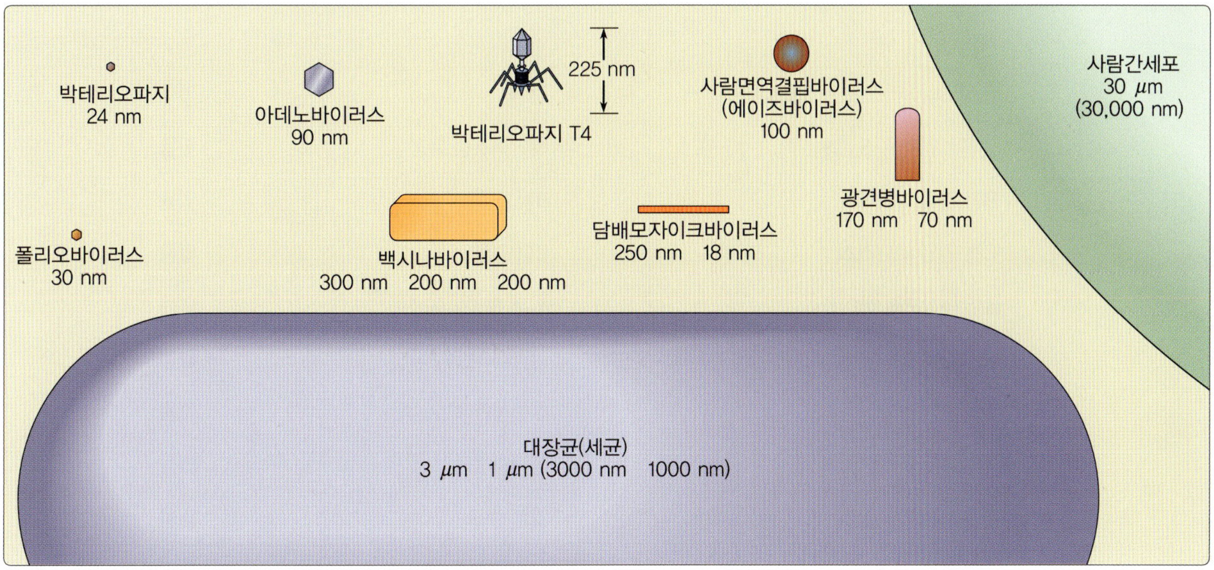

그림 7-1 바이러스, 세균, 인간 세포의 상대적 크기

출처: ngraham, John L., & Ingraham, Catherine A., Introduction to Microbiology: A Case-History Study Approach, 3e, Brooks/Cole, Cengage Learning.

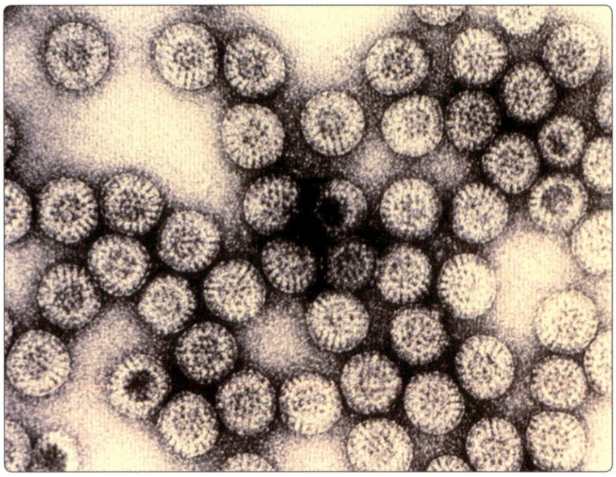

그림 7-2 매우 높은 배율에서, 초미세구조 형태의 투과전자현미경에 의해 로타바이러스 정이십면체 단백질 피각입자가 관찰되는 모습
출처: Courtesy of CDC/Dr. Erskine L. Palmer.

바이러스는 진핵생물에게 많은 병을 유발한다. 인간 바이러스 질병은 감기, 인플루엔자(독감), 후천성면역결핍증, 로타바이러스, 광견병, 헤르페스 그리고 폴리오(그림 7-2)가 있다. 에볼라 및 마버그 출혈열과 같은 새롭고 더 위협적인 바이러스 질병에 최근 언론 및 대중의 관심이 쏠리고 있다.

바이러스의 특징

바이러스는 보호 피막으로 둘러싸인 핵산(RNA 또는 DNA)의 작은 입자들이며, 자신을 복제하는 데에 필요한 유전 부호 이외에 진핵생물 및 원핵생물의 세포 구성요소 중 어떤 것도 갖고 있지 않다. 바이러스는 절대 기생생물로, 다른 진핵세포 혹은 원핵세포에 침투하여 자신의 DNA 혹은 RNA를 주입시키는 것을 통해서만 그들의 유전물질을 전달할 수 있다. 바이러스에 의해 침투 당한 세포가 복제할 경우, 바이러스 유전물질도 같이 복제된다.

바이러스를 분류하는 데에 고려되는 요인으로는 그들이 야기하는 질병, 복제 방법, 구조 설계, 유전 물질 그리고 침입하는 숙주의 종류가 있다(표 7-1).

바이러스는 다음 특징으로 인해 다른 살아 있는 세포와 구별된다.

1. 바이러스의 복제는 숙주세포 내의 바이러스성 핵산에 의해 진행된다. 이분법 또는 유사

표 7-1 일반 바이러스 및 그들이 야기하는 병원성 조건

바이러스	질병	백신 존재 여부
리이노바이러스 또는 코로나바이러스	감기	없음
인플루엔자 A, B, C형	바이러스성 독감	있음
B형 간염 바이러스	B형 간염	있음
C형 간염 바이러스	C형 간염	없음
수두대상포진 바이러스	수두 및 대상포진	있음
앱스타인-바 바이러스	감염성 단핵구증	없음
사람면역결핍바이러스	후천성면역결핍증	없음
사람유두종 바이러스	성기사마귀	있음
단순 헤르페스 1형	열성 수포	없음
단순 헤르페스 2형	성기헤르페스	개발 진행 중
호흡기세포융합 바이러스	크룹기관지염	없음

분열을 통해 복제하지 않는다.

2. 핵산 게놈은 단일가닥, 이중가닥, 직선형, 혹은 원형 리보핵산(RNA)이나 데옥시리보핵산(DNA)일 수 있다. RNA와 DNA를 동시에 가지고 있을 수 없다. RNA 바이러스는 레트로바이러스(retrovirus)라 불리며, 레트로바이러스의 예로 사람면역결핍바이러스가 있다.
3. 바이러스는 에너지를 생산하는 데에 필요한 효소를 갖고 있지 않고, 숙주세포의 단백질 생산 조직에 의존한다.

바이러스의 크기는 다른 병원체와 비교하여 매우 작다. 가장 큰 크기의 바이러스는 400 nm

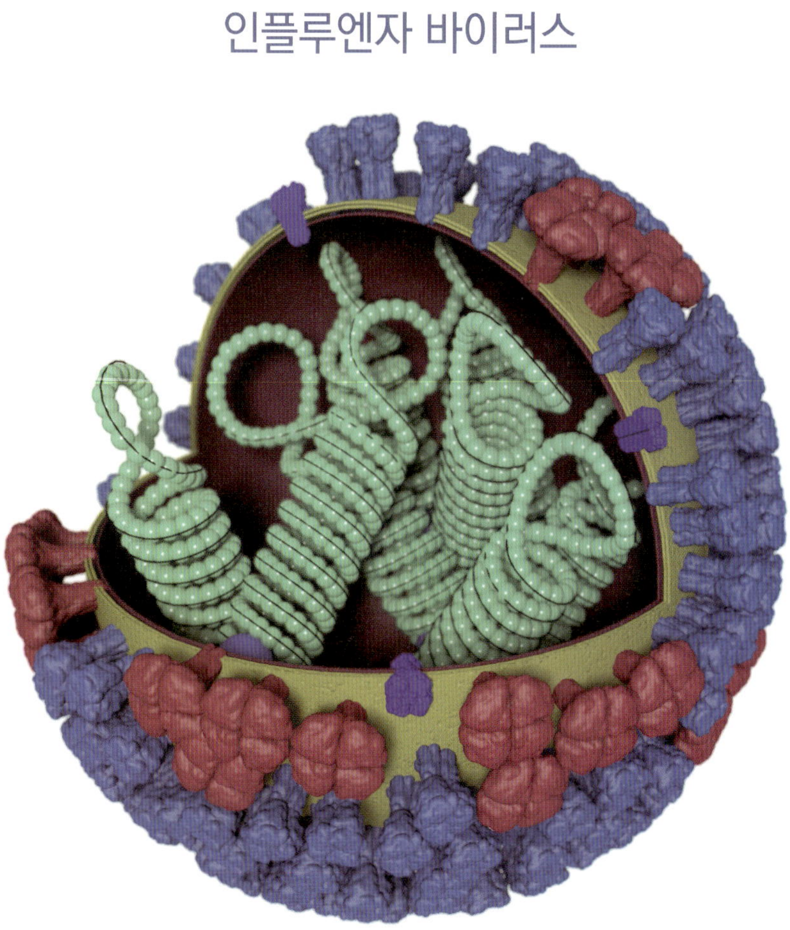

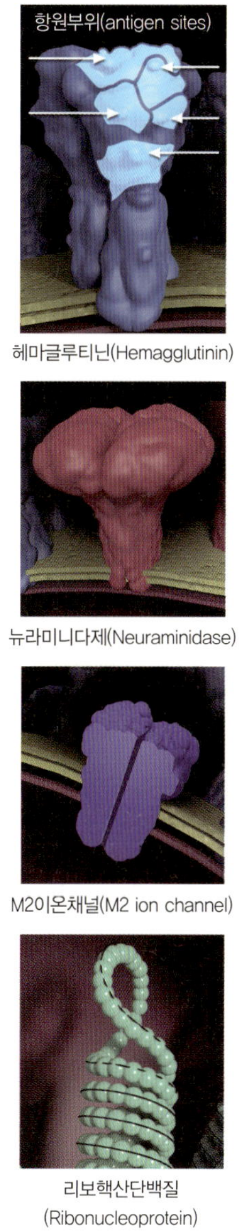

위 그림은 헤마글루티닌(HA)과 뉴라미니다제(NA)를 포함한 표면단백질로 인플루엔자바이러스의 특성을 보여주고 있다. 인플루엔자 감염이 발생했거나 인플루엔자 백신을 접종받게 되면, 이러한 인플루엔자의 표면단백질은 항원부위(antigen site)가 되며, 우리 몸의 면역계는 이를 인식한 항체를 생성하고 항원부위에 붙는다. 그 결과, 인플루엔자바이러스는 중화되고, 더 이상의 감염을 예방한다.

그림 7-3 표면 단백질을 포함한 인플루엔자 바이러스의 3D 삽화 모델

출처: Courtesy of CDC/Douglas Jordan; Dr. Ruben Donis, Dr. James Stevens Dr. Jerry Tokars, Influenza Division; Photo by Dan Higgins.

정도인데, 이는 대략 작은 세균 정도의 크기이며, 가장 작은 크기의 경우 대략 25 nm(폴리오 바이러스)이다. 대조적으로, 가장 작은 세균은 가장 큰 크기의 바이러스와 같은 대략 400 nm이다. 바이러스의 크기에 대한 상관관계에서, 게놈은 생산 가능한 단백질의 수를 결정한다. 가장 작은 바이러스에는 3~4개의 매우 적은 단백질이 있고, 그 반면에 가장 큰 바이러스에는 최대 백 개의 단백질이 합성될 것이다.

바이러스는 많은 개별 단백질 분자(캡소미어)를 구성하는 단백질 막(캡시드)로 둘러싸인 유전적 구성요소(RNA 혹은 DNA)로 이루어져 있다. 캡시드는 유전적 구성요소를 핵산 분해효소(nuclease)로부터 보호하며 숙주세포에의 접착을 돕는다(그림 7-3).

이러한 핵산과 캡시드의 특수 단위는 뉴클레오캡시드라 불린다. 일부 바이러스 입자(virions)에는 바이러스 단백질이 부착되거나 삽입되는 숙주의 세포막에서 빌린 외세포막(지질 이중층; lipid bilayer)으로 둘러싸인 뉴클레오캡시드(nucleocapsid)가 있다(그림 7-4). 이 지질 이중층을 외피(envelope)라고 한다.

바이러스로 인한 감염

바이러스는 호흡기 비말을 흡입하거나, 혈액(HIV, HBV)과 같은 체액을 교환하거나, 음식 혹

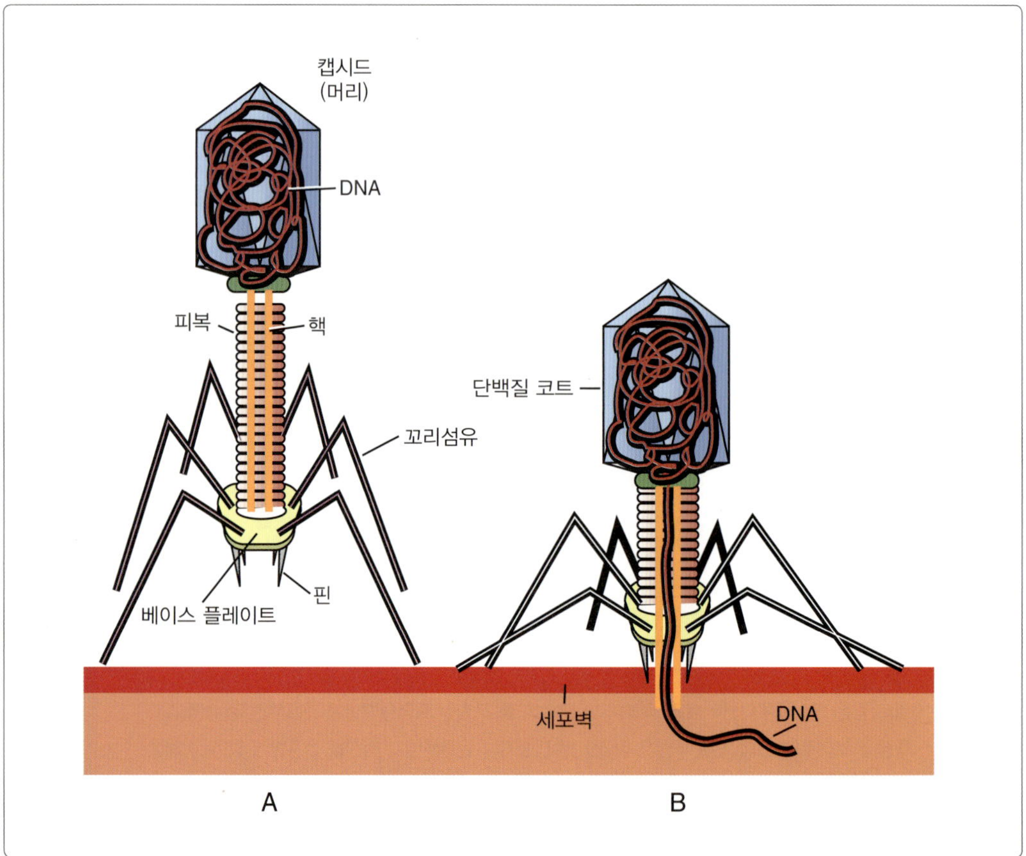

그림 7-4 T- 짝수 세균 바이러스(박테리오파지). A: 머리(캡시드)는 DNA로 채워져 있음. B: 복제하려면, 바이러스 DNA가 세포로 들어가고 세포의 대사과정을 이용하도록 박테리오파지가 숙주세포를 통과해야 함

은 물을 섭취하거나, 절지 동물에 물렸을 때 체내에 들어간다. 바이러스는 먼저 캡소미어에 있는 수용체를 통해 숙주세포에 달라붙는다. 바이러스는 이어 세포질 막을 직접 관통하거나 수용체 매개 세포내이입(endocytosis)을 통해 세포 내로 들어간다. 바이러스 핵산은 막이 벗겨지며 바이러스 복제가 시작된다.

다음은 일반적인 감기의 원인이 되는 리노바이러스에 의한 감염 단계이다.

1. 감염된 사람은 다른 사람들과 가까운 거리에서 재채기를 하여 수천 개의 바이러스 입자를 공중에 방출한다.
2. 다른 사람이 해당 바이러스 입자의 일부를 들이마신다.
3. 바이러스 입자는 개인의 비강과 부비동을 따라 세포에 결합하여 복제를 시작한다.
4. 새롭게 복제된 바이러스 입자의 과밀화로 인해 숙주세포가 용해된다.
5. 침입에 대한 반응으로 면역체계에서 생성된 분비물은 비리온을 비인두(nasopharynx)와 기관지를 따라 세포에 심는다.
6. 조직의 염증은 신체의 자연적인 염증 반응의 결과로 발생한다. 또한 발열원(pyrogen)은 그 반응으로 체온 상승을 야기한다.
7. 숙주의 체온이 상승하면 바이러스의 복제 속도가 감소한다.

용원 및 용해주기

일단 숙주세포 안에서는, 단순 헤르페스나 HIV와 같은 일부 바이러스는 즉시 복제되지는 않는다. 일단 숙주세포를 감염시키면, 그들은 유전 물질 및 복제 지침을 숙주세포의 유전 물질에 혼합하기 시작한다. 숙주세포가 복제되면, 바이러스의 유전 정보가 숙주의 딸세포에 복사된다. 이것은 환경적 또는 예정된 유전 신호에 의해 바이러스가 빠른 복제를 시작하고 다른 세포를 감염시키기 시작할 때까지 계속된다. 이 주기를 용원주기(lysogenic cycle)라 하고, 이는 바이러스 유전 물질이 숙주세포에 잠복해 있을 때 발생하며 숙주세포가 분열함에 따라 각각의 딸세포로 옮겨진다.

바이러스의 유전 물질이 숙주세포의 대사 작용을 장악하고 비리온 생성을 시작하면, 공식적으로 바이러스 감염의 용해주기에 들어간 것이다. 용해주기 동안, 비리온은 유전 지침을 숙주세포의 유전 지침에 풀어 놓으며, 이는 새로운 바이러스 입자를 만들기 위해 세포의 효소를 모으기 시작한다. 단백질 캡시드가 합성되고 새로운 바이러스 입자가 조립된다. 숙주세포가 용해되고 근처의 세포를 감염시키기 위해 바이러스 입자가 방출된다(그림 7-5).

일부 비리온은 출아 과정으로 방출된다. 외피는 비리온이 숙주세포의 세포질막을 통과 할 때 획득된다(그림 7-6).

B형 간염 같은 일부 유형의 바이러스 감염에서는 숙주세포가 살아 있으며, 시간에 따라 서서히 바이러스 입자를 방출하여 숙주가 면역 저하 또는 스트레스를 받을 때 활성화되는 만성 감염을 일으킨다.

바이러스는 숙주세포의 신진 대사를 방해하여 악성 세포로 변하게 할 수 있다. 숙주세포의 활성과 생화학적 물질변화가 일어나고, 조절되던 성장이 더 이상 유지되지 않는다. 이 세포들은

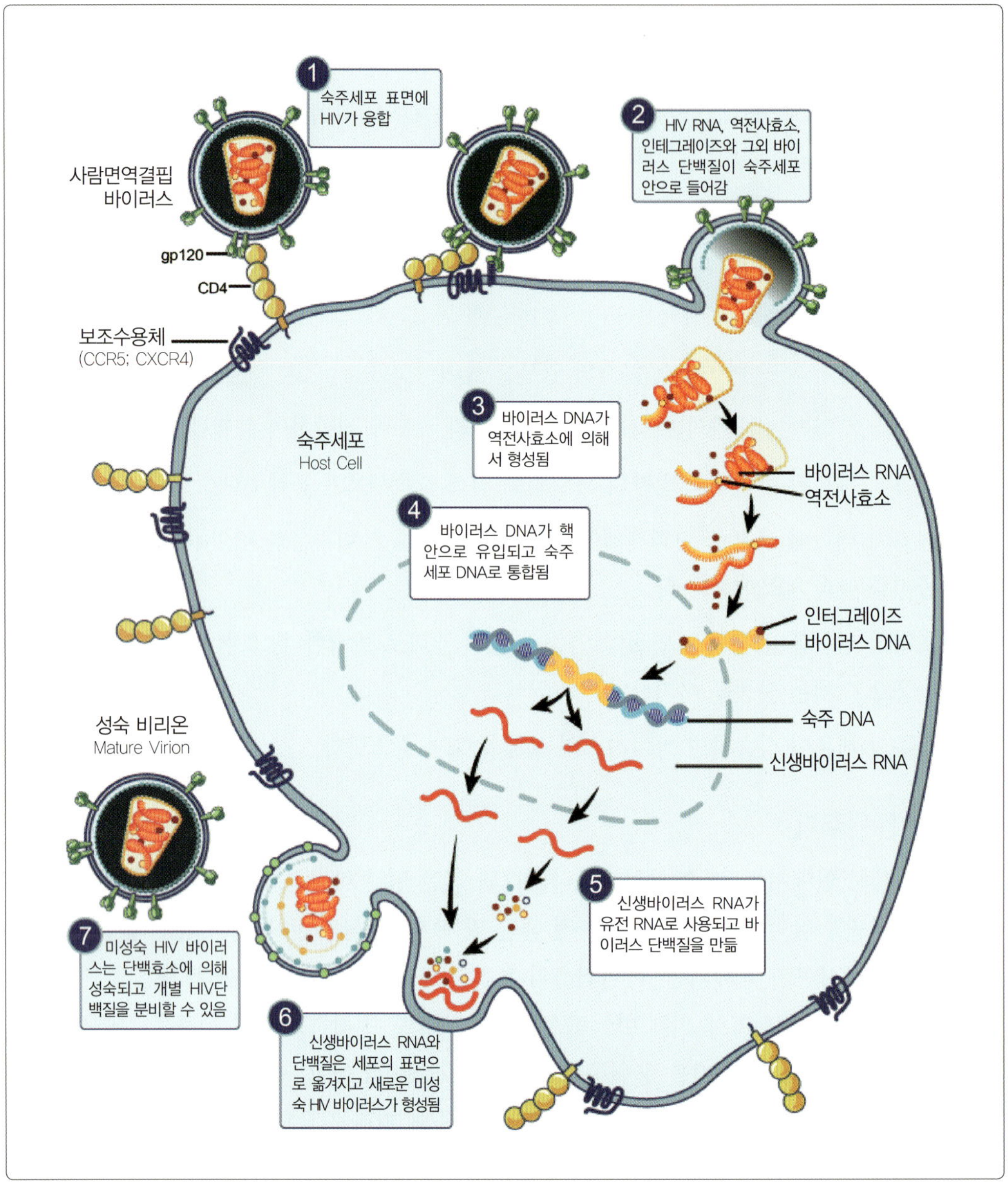

그림 7-5 **숙주세포의 감염 단계 및 바이러스 복제.** 수천 개의 바이러스 입자가 각 세포로부터 형성될 수 있음

침습적이 되어 혈관 형성을 개시하고 종양으로 발전한다. 예를 들어, C형 간염은 간암을 일으키는 것으로 알려져 있다. 세포들은 침습적이 되어 혈관 형성을 개시하고 종양으로 발전한다.

박테리오파지

세균에 침입하는 바이러스를 박테리오파지(bacteriophage)라고 한다. 동물 바이러스가 세포의 세포막을 통해 숙주세포와 결합하는 반면, 박테리오파지는 박테리아 숙주의 세포벽 혹은 가는털 또는 편모상의 수용체 부위에 결합한다. 박테리오파지는 세균만큼이나 많은 것으로 여겨진다.

세균 바이러스는 복잡한 구조이기 때문에 복합 바이러스라 불리기도 한다. 많은 수의 해당 바이러스가 추가 구조가 부착된 캡시드를 가지고 있다. 박테리오파지의 바이러스 복제 주기는 용해 및 용원주기로 구성된다.

박테리오파지는 독성 또는 온화한 것으로 분류될 수 있다. 독성 박테리오파지는 세균 세포가 진입할 때 즉시 작동하여 세균을 파열(용해)시켜 새로운 파지를 환경으로 방출한다. 이것은 기본적으로 용해 단계와 동일한 과정이다.

온화한 파지는 시간이 걸린다. 이러한 느린 파지는 숙주인 세균의 염색체와 결합하거나 세균 세포질 내에서 플라스미드가 되어 숙주 세균세포의 플라스미드와 함께 새로운 사본을 만들 수 있다. 파지가 숙주 세균이 사망에 가까워졌음을 감지하면, 파지는 세균세포의 용해를 일으키고, 다른 세균에서 새로운 집을 찾기 위해 새로운 파지를 방출한다. 이것은 앞에서 논의된 용원주기를 반영한다.

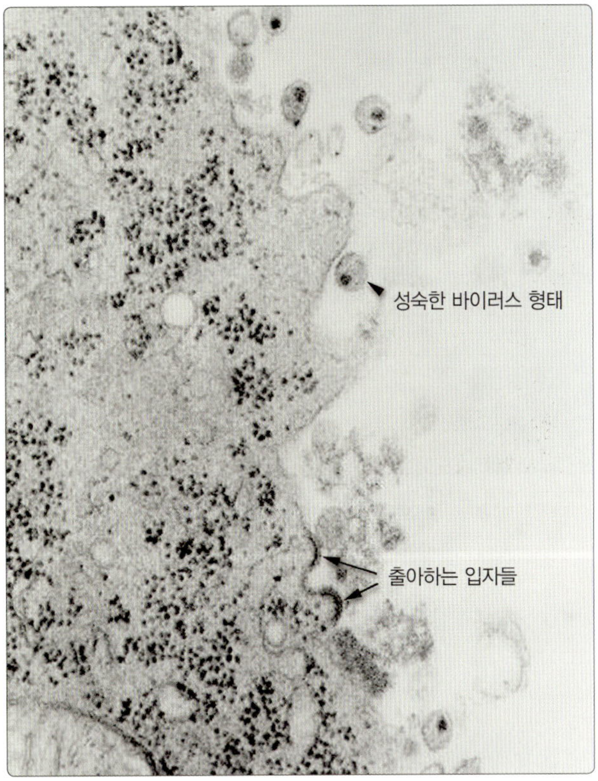

그림 7-6 HIV-1 출아 및 자유 비리온을 보여주는 투과전자현미경 사진(transmission electron micrograph, TEM)

출처: Courtesy of CDC/Alyne Harrison, Erskine Palmer, Paul Feorino.

박테리오파지의 이용

"적의 적은 친구다"라는 명언이 있다. 박테리오파지의 경우 돌연변이 세균과의 싸움에서 결실을 맺을 수 있다. 거의 1세기 전에 과학자들은 세균감염에 대한 잠재적인 치료법으로서 파지를 연구하는 데에 큰 관심을 보였다. 항균제가 발달하면서, 파지와 박테리아에 대항하는 능력에 대한 관심이 줄어들었다.

유전 공학 및 파지 프로그래밍의 효과적인 사용 가능성에 대해 과학자들은 파지가 생산하는 숙주 세균세포를 용해시키는 효소를 개발하고 실험하고 있다. 이러한 특수 효소를 함유한 비강 스프레이는 숙주세포에 해를 끼치지 않고 병원성 세균을 파괴시킬 수 있다.

잠복성 바이러스 감염

일부 바이러스는 평생 동안 숙주에 남아 있으며 기회가 될 때에만 질병을 일으킨다. 이러한 감염을 잠복감염(latent infection)이라고 한다. 사람 헤르페스 바이러스는 면역 저하 상태에서 재활성화될 수 있으며 특정 상황에서 사망을 유발할 수 있다. 단순 헤르페스 바이러스는 숙주의 신경세포에 존재하며 열, 자외선 혹은 스트레스는 바이러스를 재활성화시키며 질병의 재발을 일으킬 수 있다.

수두 바이러스(수두: varicella)는 초기 감염 후(혈액으로부터) 신경세포에 유입될 수 있다. 면역 반응에서의 변화는 바이러스를 다시 활성화시키며, 대상포진(shingles: 띠헤르페스)을 유발할 수 있다(그림 7-7).

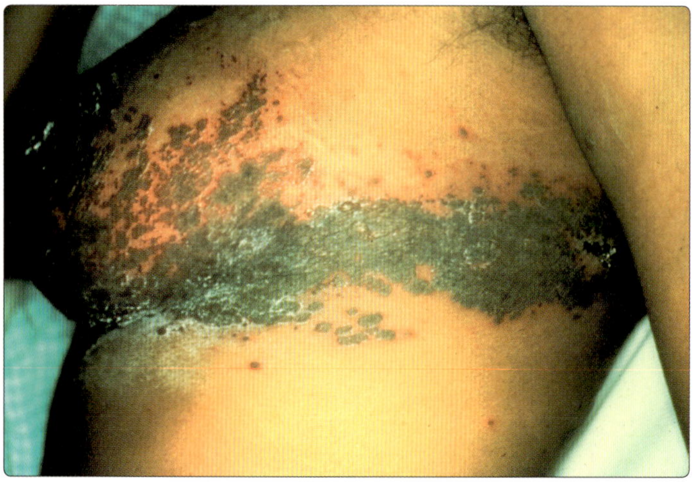

그림 7-7 수두 발진 및 수포(가슴 옆 부분)
출처: Courtesy of the U.S. National Institute of Allergy and Infectious Disease.

거대세포 바이러스는 40세까지 60~70%에게서 발견되는 매우 흔한 바이러스이다. 일반적으로 거대세포 바이러스는 휴면 상태이며 감지되지 않는다. 그러나 인간 숙주의 면역체계가 고령, 사람면역결핍바이러스/후천성면역결핍증 또는 장기이식과 같은 요인들로 인해 약화되면 다시 활성화되고 증식된다.

항바이러스 백신

항균제는 바이러스에 아무런 영향을 미치지 않는다. 항균제는 새로운 유전 지침을 막거나 새로운 세포벽의 형성을 방해함으로써 세균 번식을 방해하도록 개발되었다. 바이러스는 숙주세포의 번식 조직을 사용한다. 바이러스는 그들 고유의 생화학 반응을 이끌어내지 않는다. 그러므로 항균제는 바이러스에 영향을 미치지 않는다.

최근까지도 바이러스 감염은 치료될 수 없었으므로 연구는 예방에 중점을 두어왔다. 예방접종은 신체가 감염 바이러스에 특정된 항체를 생산하도록 하기 때문에 효과적이다.

신속한 바이러스 복제로 인해 유전명령에 가끔 오류가 주입되는 경우가 있다. 이러한 변이로 인해 외피단백질이 약간 변형될 수 있으므로 다음 해 1년간 백신접종이 동일한 유형의 바이러스에 효과가 없을 수 있다.

많은 사람들은 어린이만 질병에 대해 예방접종을 받아야 한다고 생각하는데, 잘못된 생각이다. 그들은 어릴 때 예방접종을 받았다면 특정 질병에 대해 평생 면역을 유지한다고 생각하였다. 그러나 최근 이것이 올바르지 않은 것으로 알려졌다. 성인은 자신의 면역 상태가 활성인지를 확인하여 혈청역가를 높이기 위해 추가 예방접종을 할 수 있다. 아동 및 성인은 다음과 같은 이유로 예방접종을 해야 한다.

1. 예방접종을 받지 않은 아동 및 성인과 접촉할 수 있는 유아 및 어린이의 보호
2. 대상포진에 대한 띠헤르페스 백신은 50세 이상의 성인에게 권장된다. 띠헤르페스는 이전에 발생한 수두로 인해 발생한다. 이 바이러스는 스트레스나 면역 상태의 변화가 있기까지 몸에 잠복하며 피부에 통증이 매우 심한 물집을 일으킨다. 이들은 말초 또는 척수 신경 경로를 따라 분포하기도 한다.
3. 외국, 특히 개발도상국으로 여행할 경우 사전 예방접종 권장사항을 미국 질병관리본부(Centers for Disease Control and Prevention, CDC) 홈페이지를 통해 확인한다.
4. 생후 6개월 이상 모든 사람들은 감염 증상을 최소화하고 인구 집단의 확산을 줄이기 위해 매년 독감예방 접종을 받는 것이 좋다. 백신제제는 당해 연도에 조제된 것을 사용하고

만약 그렇지 않을 경우 전년 대비 바이러스 균주가 다를 수 있어 효과가 감소될 수 있다.

5. 어른은 아동과 달리 가능한 예방접종을 모두 받을 수 없을 수도 있으므로, 처음 접종을 하거나 혹은 이전에 받았던 예방접종을 추가접종해야 한다.
6. 의료종사자는 환자와 그 가족을 보호하기 위해 현재의 예방접종 상태를 유지해야 한다. 미국 질병관리본부는 2014년에 의료종사자를 위한 예방접종 권장 사항을 다음과 같이 제시하였다.
   - B형 간염(혈청 역가 양성으로 판별)
   - 인플루엔자(매년)
   - 홍역, 유행성 이하선염, 풍진(MMR): 혈청 역가 양성으로 판별
   - 수두(chickenpox, varicella): 혈청 역가 양성으로 판별
   - 파상풍, 디프테리아, 백일해(Tdap): 10년마다 재접종
   - 수막알균: 수막염균으로부터 분리된 것에 일상적으로 노출되는 경우

인터페론

인터페론(interferons, INFs)은 RNA와 DNA 바이러스의 복제를 방해하는 당단백질이다. 바이러스 감염에 대한 방어기제로 숙주세포에 의해 생산되며, 각각 다양한 바이러스에 효과적이다.

인간은 두 가지 유형의 인터페론과 세 가지 주요 그룹을 생산한다. Type I은 백혈구(INF-α) 및 섬유 아세포(INF-β)에 의해 생성된다. Type Ⅱ(INF-γ)는 면역 반응 동안 림프구에 의해 생성된다.

일단 감염된 세포에서 인터페론이 방출되면, 인접한 세포의 표면에 결합하고 신호가 세포의 핵으로 보내져 항바이러스 단백질에서 유전자 부호화가 활성화되어 단백질로의 전령 RNA의 전환을 억제한다. 이것은 숙주세포를 죽일 수 있지만, 바이러스 확산은 예방된다.

인터페론의 가장 좋은 기능은 면역 반응을 조절하는 능력이다. 자연살해(NK) 세포는 INF에 의해 독창적으로 활성화된다. 또한 그들은 면역체계가 바이러스 감염과 싸울 때 대식세포와 T-림프구 및 B-림프구의 조절 역할을 한다. 그들은 세포 기능을 조절하고 면역체계를 자극할 수 있기 때문에 특정 항암 작용이 있다.

일반 바이러스

인간과 바이러스 사이의 관계는 복잡하면서도 친밀하다. 우리가 바이러스에 노출되는 것을 피할 수는 없다. 이 관계는 공생 관계가 되기도 한다. 그러나 가끔 바이러스가 병원성이 되며 질병의 징후 및 증상을 나타낸다.

헤르페스 바이러스

헤르페스 바이러스 감염은 동물 개체군 사이에서 매우 흔하다. 대략 백 종의 균주가 확인되었는

데, 각각은 Herpesviridae 과(family)에 속한다. 이 명칭은 그리스어 Herpein에서 유래되었으며, 만성적이고 반복적인 조건을 나타내는 "기어다니는 것(to creep)"을 의미한다. 1950년 버넷(Burnet)과 버딩(Buddingh)은 단순 헤르페스 바이러스가 초기 감염 후 잠복기 감염을 일으킬 수 있다는 것을 증명하였다. 실제로 헤르페스 바이러스의 일반적인 특성은 최초 감염 이후 재활성화를 위한 적당한 조건이 될 때까지 해당 바이러스가 휴면 상태에 있다는 것이다. 활성화되는 조건으로는 일반적으로 스트레스에 대한 반응 또는 면역 저하 상태와 같은 내부 요인과 햇빛 과다 노출과 같은 외부 요인을 포함한다.

사람 헤르페스 바이러스는 8가지 종류가 있다. 여기에서 논의되는 헤르페스 바이러스는 단순 헤르페스 바이러스 1(입술포진: cold sore의 원인), 단순 헤르페스 바이러스 2(성기 포진의 원인), 엡스타인 바 바이러스(전염성 단핵구증의 원인), 거대세포 바이러스 및 수두 대상포진 바이러스(수두 및 대상포진의 원인) 등이 있다. 과는 알파, 베타 및 감마 분류로 세분화된다. 알파 헤르페스 바이러스는 단순 헤르페스 바이러스 1형, 단순 헤르페스 바이러스 2형 및 수두-대상포진 바이러스를 포함한다. 알파 헤르페스 바이러스는 짧은 번식주기와 숙주 범위가 다양하다. 그들은 초기 감염 후 감각신경절 내에서 바이러스 방출이 유도될 때까지 휴면 상태를 유지한다.

베타 헤르페스 바이러스에는 거대세포 바이러스, 사람 헤르페스 바이러스 6형(HHV-6) 및 사람 헤르페스 바이러스 7형(HHV-7)이 있다. 베타 헤르페스 바이러스는 복제 주기가 길고 숙주 범위가 제한적이다. 그들은 초기 감염 이후 신체 여러 조직의 백혈구에 정착한다.

감마 헤르페스 바이러스에는 엡스타인 바 바이러스와 사람 헤르페스 바이러스 8형(HHV-8)이 포함된다. 이 바이러스는 T-림프구와 B-림프구 내에 존재한다.

단순 헤르페스

단순 헤르페스 바이러스(herpes simplex virus, HSV)에 대한 항체는 거의 모든 성인의 혈청에서 발견된다. 감염은 생후 몇 년 이내에 발생한다. 단순 헤르페스 바이러스에 의한 감염은 전형적으로 직접 접촉이나 키스 또는 성교와 같은 친밀한 접촉으로 피부 또는 점막의 손상을 통해 발생한다. 그러나 바이러스는 임상병변이 없는 경우 폐기될 수 있다. 단순 헤르페스 바이러스 1형(HSV-1)은 보통 구강 및 안구 병변과 관련이 있으며, 단순 헤르페스 바이러스 2형(HSV-2)은 생식기 및 항문 부위를 감염시킨다.

경미한 수포 병변이 있을 수 있지만, 초기 감염은 전형적으로 거의 증상이 없다. 단순 헤르페스 바이러스 1형은 소낭을 코 또는 입의 점액 접합부에서 분출시킨 다음 감각 신경 말단에 들어가고 축삭 돌기를 타 삼차신경의 신경절에서 정착한다. 단순 헤르페스 바이러스 2형은 소낭을 생식기 또는 항문 주변에서 분출시키고 천골신경절로 후퇴시킨다. 단순 헤르페스 바이러스 2형의 재발은 단순 헤르페스 바이러스 1형보다 훨씬 흔하다. 단순 헤르페스 바이러스 1형과 단순 헤르페스 바이러스 2형에 의한 초기 감염의 병변은 일반적으로 재발의 경우보다 그 징후가 더 나쁘다(그림 7-8).

바이러스가 별개의 영역에서 발생하는 경향에도 불구하고 단순 헤르페스 바이러스 1형은 생식기에서 발생할 수 있으며, 단순 헤르페스 바이러스 2형은 구강 영역에서 발생할 수 있다. 현미경 하에서 두 바이러스는 거의 동일하다. 이들 바이러스에 흔한 사회적 오명은 단순 헤르페스 바이러스 1형은 때때로 "좋은 바이러스"로 간주되지만 단순 헤르페스 바이러스 2형은 "나쁜 바이러스"로 간주된다.

단순 헤르페스 바이러스는 일생 동안 신경세포의 핵 내에서 플라스미드로 지속되며 수년 동안 이 휴면 상태에 머물러 있을 수 있다. 신경절로의 퇴각은 초기 감염 동안 단순 헤르페스 바이러스가 면역 반응을 피할 수 있게 한다. 재활성화는 플라스미드가 급속한 증식을 시작하게하고, 새로운 바이러스 입자는 신경의 지원을 받는 피부 영역을 감염시키기 위해 축삭을 따라 이동한다.

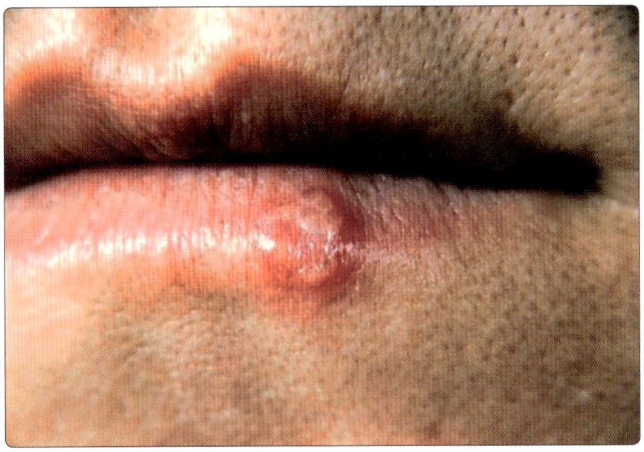

그림 7-8 입술의 점막 피부 접합부에 재발한 단순 헤르페스 바이러스 소낭
출처: Courtesy of CDC/Dr. Herrmann.

대상포진 바이러스

대상포진 바이러스(varicella-zoster virus, VZV)에 의한 감염은 일반적으로 어린 시절에 발생하며, 일반적으로 수두로 일컫는 질병을 초래한다. 접종 부위(호흡기 또는 결막)에서 증식 후, 바이러스는 혈류와 망상내피 계통으로 들어간다. 마지막으로 피부와 점막에 액체로 가득찬 소포가 발생한다(그림 7-9).

초기 감염 이후 바이러스는 감각 신경절로 후퇴하였다가 조건이 맞을 경우(일반적으로 면역이 약화되어 있는 중에) 재활성화된다. 단순 헤르페스 바이러스와 마찬가지로 바이러스는 감각 신경(일반적으로 흉부 피부종 또는 삼차 신경에 의해 지원되는 영역)에 의해 지원된 피부를 재흡수하기 위해 축삭을 따라 이동한다. 그 결과, 나타나는 소포는 매우 고통스러우며 신경통이 발생할 수 있다. 이 재감염은 일반적으로 대상포진이라고 한다. Acyclovir를 투여하여 치료한다. 가장 좋은 방법은 고령자들에 대한 예방접종이다. 그러나 어떤 경우에는 그보다 훨씬 젊은 성인도 대상포진으로 고생할 수 있다.

거대세포 바이러스

거대세포 바이러스(cytomegalovirus, CMV)는 거의 모든 유형의 인간 세포를 침범할 수 있으며 간부전, 망막 염증 및 대장염의 원인이 될 수 있다. 여성은 임신 중에 태아에게 바이러스를 쉽게 전달할 수 있다.

거대세포 바이러스는 시력 및 청력 상실, 발작 및 뇌성마비를 포함한 선천적 결함을 일으킨다. 미국에서 1백 50건의 출산 중 약 1건의 꼴로 이러한

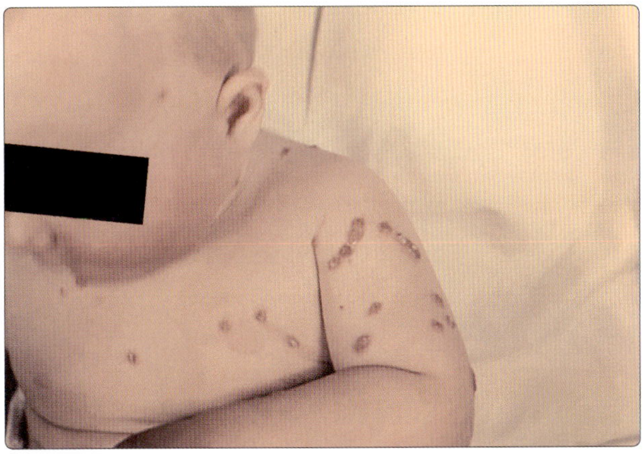

그림 7-9 작은 액체방울이나 장미꽃잎 모양의 특성을 갖는 구진성반점이 있는 신생아의 상반신 사진. 즉, VZV 바이러스에 의해 발생한 수두 초기에 관찰할 수 있는 구진, 수포 그리고 가피
출처: Courtesy of CDC/Susan Lindsley.

치명적인 결과가 초래된다. 거대세포 바이러스 감염은 일반적으로 무증상이며 건강한 사람에게는 거의 질병을 일으키지 않는다. 대부분은 생후 몇 년 이내에 감염되며, 대부분의 성인은 혈청 내에 항체를 가지고 있다. 바이러스의 전염은 일반적으로 밀접한 접촉(타액 분비) 또는 수혈을 통해 발생한다. 어른들의 감염은 전염성 단핵구증과 유사한 증상을 보이기도 한다.

엡스타인 바 바이러스

세계 인구의 90%가 전염성 단핵구증('선열'이라고도 알려짐)을 일으키는 바이러스인 엡스타인 바 바이러스(Epstein–Barr virus, EBV)에 감염된 것으로 추정된다. 엡스타인 바 바이러스 감염, 비인두암, 버킷 림프종 그리고 적도 아프리카 및 뉴기니에서 발생하는 고등급 B세포 림프종과 관련 있다.

엡스타인 바 바이러스에 의한 전염성 단핵구증(infectious mononucleosis, IM)은 대개 긴밀한 접촉과 타액 교환을 통해 발생한다. 청소년들에게 키스는 흔히 있는 일이며, 이것이 가장 자주 감염되는 경로라고 할 수 있다. 전염성 단핵구증의 증상으로는 림프절 병증, 발열, 불쾌감, 비장 비대 및 간 비대증이 있다.

임상 진단은 1~4주간 지속되는 발열, 인두염 그리고 림프절 병증의 삼중 항원을 통해 이루어진다. 임상 확진을 위한 검사에는 Paul–Bunnell 검사(monospot)가 포함된다. 급성 전염성 단핵구증을 가진 대부분의 환자는 양(sheep)의 적혈구를 응집시키는 이종 항체를 만들어낸다.

바이러스는 플라스미드(에피솜) 형태의 B–림프구 내에서 지속되어 B세포를 연속적으로 분열하는 세포로 변형시킨다. 성장이 면역계통에 의해 확인되지 않는 경우에 림프종이 발생할 수 있다. 잠복성 엡스타인 바 바이러스가 만성피로 증후군을 유발한다는 임상적 증거는 없으나, 많은 사람들이 만성피로증후군이라고 의심하고 있다.

증상을 치료하는 것 외에 전염성 단핵구증에 대한 특별한 치료법은 없다. 스테로이드는 일부 의사가 인후와 편도선의 부종을 줄이기 위해 처방한다. 간의 파열이 일어날 수 있으므로 비장이나 간을 자세히 관찰해야 한다.

사람 헤르페스 바이러스 6형 및 7형

사람 헤르페스 바이러스 6형(HHV–6)은 1986년에 림프세망내피세포 질병을 앓고 있는 환자의 말초혈액단핵세포에서 분리되었다. 의사들은 영아(infant)에서 발진이 있는 발열성 질환인 소아장미진(roseolar infantum) 유발 원인에 대해 오랫동안 궁금해했으며 이후 사람 헤르페스 바이러스 6형이 원인으로 확인되었다.

사람 헤르페스 바이러스 7형(HHV–7)은 사람 헤르페스 바이러스 6형과 밀접한 관련이 있으며 말초 혈액 단핵구 세포로부터 분리되었다. 인간에게 질병을 일으키는 것으로 알려지지는 않았지만 사람 헤르페스 바이러스 6형의 일반적인 보조 인자가 될 수 있다.

위/장 바이러스

위장관(gastrointestinal, GI)의 바이러스 감염은 두 가지 범주로 나눌 수 있다. 위장관에서 징후와 증상을 일으키는 종류를 장내 병증이라고 한다. 장내 병증 바이러스에는 로타바이러스, 아데노바이러스, 아스트로바이러스 및 노로바이러스 등의 칼리시바이러스 과(family)가 포함된다. 이 바이러스는 일반적으로 단일가닥, 비외피형, 구형 또는 육각형 모양이며 화학적으로는 정이십면체이다. 바이러스성 위장염으로 인한 합병증은 매년 전 세계적으로 2백 20만 명의 사망자를 만들어낸다. 아데노바이러스는 일반적으로 호흡기 질환과 관련이 있다. 비 장내 병증은 위장관을 통해 신체로 유입되지만 다른 신체계통 및 기관에 나타난다.

로타바이러스

로타바이러스(rotavirus)는 복잡한 원형(바퀴를 의미하는 라틴어 단어 rota에서 비롯)을 형성하는 이중 가닥 RNA분절을 지닌 비외피, 정이십면체의, 삼중층인 입자이다(그림 7-10). 로타바이러스는 아주 어린 아동의 심각한 위장병 감염의 원인이다. 미국에서는 심각한 설사, 구토 및 발열로 인한 탈수증을 포함한 합병증으로 매년 20~60명의 어린이가 사망하는 것으로 추정된다. 2008년 통계에 따르면, 전 세계적으로 45만 명이 넘는 사망자가 5세 미만의 아동이라고 한다.

2006년에 두 가지 백신이 신생아를 대상으로 개발되었다. 한 백신은 2개월 및 4개월에 접종한다. 다른 하나는 2, 4, 6개월에 접종한다. 미국 질병관리본부는 유아를 위한 로타바이러스 백신 접종 프로토콜을 추가한 이후로 약 4만~5만 건의 영유아 입원을 예방했다고 추정하였다. 성인 또한 로타바이러스에 걸릴 수 있지만, 그 증상은 대개 덜 심각하다.

노로바이러스

노로바이러스(norovirus)는 피막이 없는 단일 가닥 RNA 바이러스로서 급성 위장염 감염의 원인이 된다. 이 바이러스는 칼리시바이러스 계에 속하며 사포바이러스(sapovirus)를 포함한다. 1929년에 한때 "겨울 구토병"으로 묘사되었으며, 이전에는 오하이오 주 노워크(Norwalk)에 있는 한 학교에서 1968년에 발병한 이후 "노워크 유사" 바이러스로 불렸다. 약 1천 9백~2천 1백만 개의 노로바이러스 감염이 매년 미국에서 발생하며, 5만 5천~7만 건의 입원 및 8백 명의 사망자가 발생하고 있다. "위장 독감"으로 묘사되기도 하는, 호흡기 인플루엔자 바이러스와 관련이 없는 이 바이러스는 미국에서 급성 위장염과 음식으로 인한 질환 발병의 가장 흔한 원인이다.

아스트로바이러스

아스트로바이러스(astrovirus)는 특징적인 별 모양에서 그 이름이 유래하였다. 아스트로바이러스는 젊은 사람을 대상으로 상대적으로 덜 심각한 위장염 감염을 일으키며, 면역 저하 환자의 경미한 설사의 주요 원인이다.

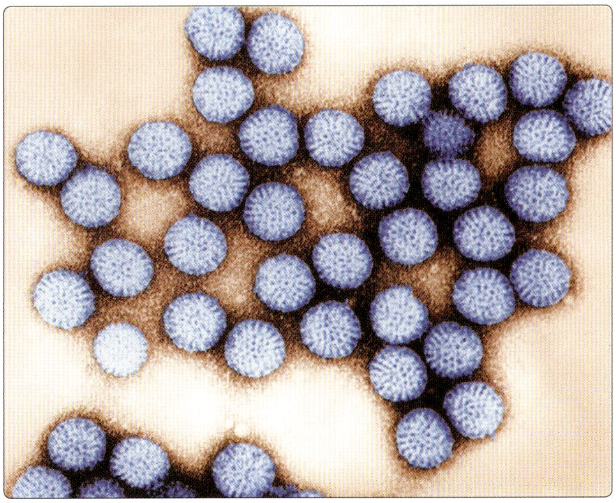

그림 7-10 투과전자현미경 사진(로타바이러스)
출처: Courtesy of CDC/Dr. Erskine Palmer

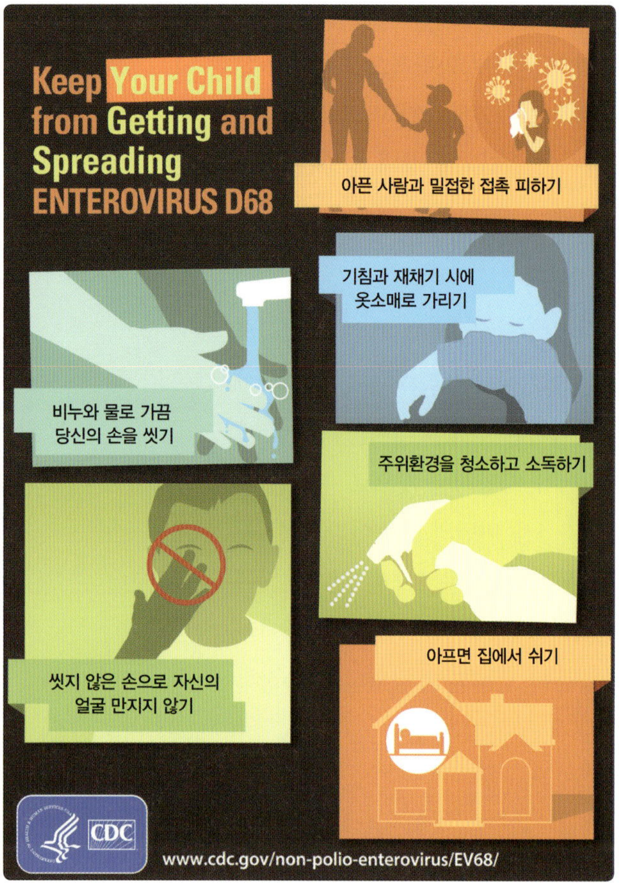

그림 7-11 **엔테로바이러스 D68의 발병 증가에 따라 2014년에 만들어진 포스터.** 이 포스터에는 "당신의 자녀가 엔테로바이러스 D68에 걸리거나 혹은 이를 확산시키지 않도록 하십시오."라는 제목이 붙어 있음
출처: Courtesy of CDC.

엔테로바이러스

엔테로바이러스는 Picornaviridae 과(family) 및 엔테로바이러스 속에서 유래한다. 그것들은 매우 작은 바이러스로서 단백질로 덮인 리보 핵산(RNA)으로 이루어져 있다. 이 집단에는 리노바이러스, 폴리오바이러스, 콕사키바이러스 및 에코바이러스가 포함된다. 또한 병원성 비 폴리오 엔테로바이러스의 61가지 균주가 있다(그림 7-11).

이 바이러스 그룹에 의한 감염은 신경계(소아마비, 뇌염, 수막염), 호흡기(감기, 독감, 편도선염, 인후염) 및 심혈관 질환(심근염)과 같은 다양한 표적기관에 영향을 미치는 여러 가지 질병을 유발할 수 있다.

리노바이러스

인간의 가장 흔한 전염성 감염 중 하나는 "감기"이다. 인간 리노바이러스(rhinovirus) 유형 A, B 및 C는 Picornaviridae 계에 속하며 주로 호흡기 상부(입과 코)에서 발견되며, 대부분 감기를 일으킨다. 이 바이러스는 평균 크기가 30 nm에 불과한 가장 작은 바이러스 중 하나이다.

바이러스 입자는 에어로졸 스프레이 및 접종된 표면과의 접촉에 의해 쉽게 퍼진다. 증상으로는 콧물, 기침, 열, 오한, 전반적인 불쾌감 등이 있다. 대부분의 바이러스와 마찬가지로 백신이나 치료법이 없다. 그러나 예방 전략에는 철저한 손씻기와 감염된 사람을 피하는 것이 포함된다. 인간 리노바이러스에 의한 감기는 대개 어린이들에게서 발생하며, 성인은 1년에 2~3회 감기에 걸린다. 바이러스는 일년 내내 존재하지만, 9월과 4월 사이에 더욱 활발하다.

폴리오바이러스

폴리오바이러스(poliovirus)는 창자의 점막에서 증식하는 작은 바이러스이다. 배변에서 입으로 전파가 이루어진다. 일단 안으로 들어가면 바이러스는 구강 인두 및 그와 관련된 림프절의 세포에서 자란다. 바이러스는 이 초기 감염 단계의 호흡기 분비물에서 방출될 수 있다. 바이러스는 장의 점막으로 이동하여 대변에서 많은 양의 바이러스 입자를 배출한다.

대부분의 감염은 증상이 없지만, 특정 조건(예: 면역이 약화된 상태, 임신, 스테로이드 사용, 근육 외상 등)에서는 바이러스 혈증이 중추 신경계로 전이되어 체세포 운동 신경을 영구적으로 손상시키며 마비를 일으킬 수 있다. 척수가 손상되어 그 손상의 정도가 수질 및 뇌간의 수준까지 상승할 수 있으므로 기계적 호흡 보조가 필요하게 된다(그림 7-12).

2014년에 폴리오바이러스는 전 세계 인구의 80%에서 박멸되었다고 선언되었다. 그러나 아프리카와 중동의 국가에서는 여전히 박멸이 어렵다.

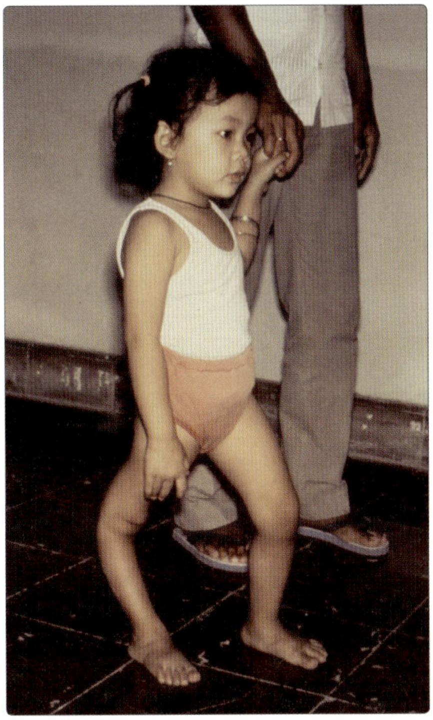

그림 7-12 폴리오바이러스에 의한 소아마비에 걸린 소아
출처: Courtesy of CDC.

콕사키바이러스

콕사키바이러스(coxsackievirus)는 수족구병을 일으켜 입 안과 손바닥, 발바닥에 궤양을 유발한다. 어린 아이들은 보육원이나 양육시설에서 주로 감염된다. 이 바이러스는 주로 대변으로 전달되지만 호흡기 에어로졸에 의해 전염될 수도 있다.

에코바이러스

에코바이러스(echovirus, EVs)는 단일 가닥 RNA를 둘러싸고 있는 단백질 캡시드로 구성된 작은 바이러스이다. 이 바이러스는 1950년대 무증상 아이들의 대변에서 처음으로 분리되어 광범위한 임상 증상을 일으켰다. 태어난 후 2주 이내에 에코바이러스에 감염될 경우 높은 사망률을 초래하는 심각한 전신질환을 유발할 수 있다. 영아에서 무균성 수막염을 유발하는 가장 흔한 원인이다. 다른 엔테로바이러스와 함께, 바이러스성 뇌염 발병 사례의 20%를 차지한다. 에코바이러스는 소아마비와 구별할 수 없는 급성 운동 능력 저하 및 마비 증후군을 유발할 수 있다.

비 폴리오바이러스

소아마비 이외의 엔테로바이러스에 의한 감염은 리노바이러스 감염에 이어 두 번째로 흔하다. 분변 구강 경로를 통하거나 호흡기 에어로졸을 통해 전염될 수 있다. 대부분의 감염은 증상이 없지만 때로는 발진과 함께 독감과 유사한 질병을 일으킬 수 있다. 일부는 무균 또는 바이러스성 뇌막염을 일으킬 수 있다. 엔테로바이러스에 의한 감염은 청소년 발병 당뇨병, 근 위축성 측삭 경화증(루게릭병) 및 만성피로 증후군에서 중요한 역할을 하는 것으로 추정된다.

호흡기 바이러스

호흡기를 감염시키는 바이러스는 2백 종의 많은 수가 있지만, 주요 호흡기 질환을 일으키는 바이러스는 소수에 불과하다. 여기에는 파라믹소바이러스 아데노바이러스 계, 인플루엔자 A, 1형, 2형 및 3형 파라 인플루엔자, 호흡기 세포융합바이러스, 사람메타뉴모바이러스 및 코로나 바이러스가 포함된다. 이러한 바이러스는 매우 어린 또는 노인과 면역 저하 환자에게 중대한 위협이 된다.

파라믹소바이러스

파라믹소바이러스(*Paramyxoviridae*) 과에는 *Paramyxovirinae*와 *Pneumovirinae*의 두 종의 하위 과 바이러스 종이 포함되어 있다. *Paramyxovirinae* 하위 과에는 *Paramyxovirus* 속에

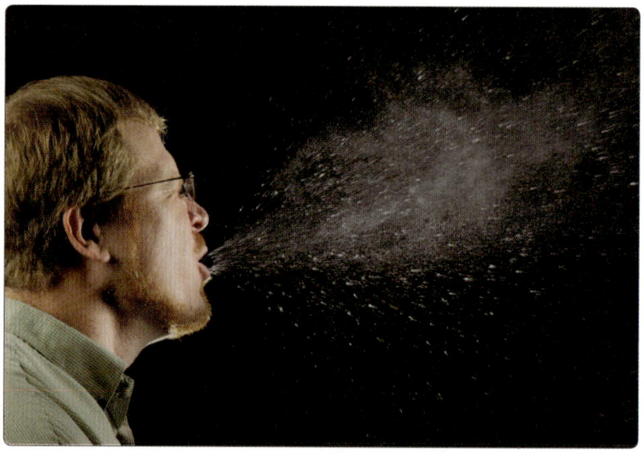

그림 7-13 강렬한 재채기로 인해 호흡기 비말이 퍼져 나가는 모습
출처: Courtesy of CDC/Brian Judd; Photo by James Gathany.

사람 파라인플루엔자 바이러스 1형과 3형이 포함된다. *Rubulavirus* 속은 유행성 이하선염 바이러스뿐만 아니라 사람 파라 인플루엔자 바이러스 2형, 4a형 그리고 4b형을 포함한다. *Morbillivirus* 속은 홍역 바이러스를 포함한다. *Pneumovirinae* 하위 과에는 사람호흡기세포융합 바이러스(hRSV)가 포함되어 있다.

파라믹소바이러스는 아동에게는 중요한 병원균으로 후두 기관지 염증(크룹), 세기관지염 및 폐렴 등을 포함한 많은 호흡기 질환을 일으킨다.

유행성 이하선염은 주로 어린이에게서 볼 수 있는 흔한 급성질환이다. 유행성 이하선염을 일으키는 바이러스는 타액선 염증과 확대를 일으킨다. 바이러스는 인두 또는 결막을 통해 체내로 유입된 다음 타액선, 고환, 난소, 췌장 및 뇌로 퍼진다. 유행성 이하선염의 주된 특징은 이하선의 고통스러운 비대이다.

홍역은 주로 어린이에게서 보이는 또 다른 급성 질환이다. 이 바이러스는 구강 인두를 통해 림프계와 호흡계를 침범한다. 임상적으로 이 바이러스는 발병 단계(발열, 기침) 동안 호흡기 증상을 일으키고 분출 단계(머리와 신체의 붉은 반점) 동안 발진을 일으킨다.

사람 파라인플루엔자바이러스 사람 파라인플루엔자바이러스(parainfluenza viruses, PIV)는 영유아의 급성 하부 호흡기 감염의 약 30~40%를 차지한다. 바이러스는 처음에는 상부호흡기(코와 목)의 섬모 상피에서 자라며 폐로 퍼진다. 이 바이러스에 의한 가장 흔한 질병은 크룹(croup), 세기관지염, 그리고 폐렴이다. 1형과 2형은 급성 후두 기관지염(크룹)과 같은 더 심한 하부기도 감염의 원인이 된다. 제3형은 가장 독성이 강한 종류의 사람 파라인플루엔자바이러스로 이환율과 사망률이 증가하는 결과를 초래한다. 4a형과 4b형은 거의 분리되지 않으며, 진단 시 가장 독성이 없는 경향이 있다. 다양한 파라인플루엔자바이러스는 전 세계적으로 발견되며, 일부 지역에 풍토병으로 돌고 또한 비교적 예측 가능한 시기에 전염병을 일으킨다. 또한 호흡기 비말을 통해 질병이 전염된다(그림 7-13).

호흡기세포융합 바이러스 호흡기 감염을 일으키는 신생아에서 가장 흔한 호흡기감염 원인 바이러스이다. 호흡기세포융합 바이러스(respiratory syncytial virus, RSV)는 성인과 아동에서 바이러스성 폐렴과 세기관지염의 주요 원인이기도 하다. 이 바이러스는 상부호흡, 기도에 국소 감염으로 시작되어 코, 눈, 입의 섬모 상피를 침범한 다음 하부호흡기도로 이동하여 크룹, 폐렴 또는 세기관지염을 일으킨다. 하부 호흡기 감염은 유아에서 가장 흔하게 볼 수 있다. 미숙아는 특히 위험하다. 이 바이러스는 전 세계적으로 풍토병이 있으며 매년 전염병이 발생한다. 현재 호흡기세포융합 바이러스 예방접종은 없다. 그러나 가을 및 초봄의 일반적인 독감 시즌에 항바이러스제 리바비린을 사용하여 매달 흡입 치료를 받을 수 있다.

메타뉴모바이러스 인간 메타뉴모바이러스(human metapneumovirus, hMPV)는 2001년에 처음 발견되었다. 전 세계적으로 발견된 이것은 주로 유아와 소아에서 상부 및 하부 호흡기 감염의 원인이 되는 일반적인 병원체이며 천식 발병의 원인으로 알려져 있다. 폐 이식 환자와 만성 폐쇄성 폐질환(chronic obstructive pulmonary disease, COPD) 환자를 포함한 면역 부전이 있는 사람들도 메타뉴모바이러스에 감염될 위험이 높다. 호흡기 세포융합바이러스와 메타뉴모바이러스는 민감한 환자에게 두 바이러스 균주 동시감염을 일으킬 수 있다.

아데노바이러스

아데노바이러스(adenovirus)는 정이십면체 캡시드를 지닌 이중 가닥 DNA 바이러스이다. 비리온은 외막을 지니지 않고, 구형이며 약 70~90 nm 크기이다. 아데노바이러스는 인두염, 급성호흡기 질환, 폐렴, 인두결막열, 바이러스성 결막염(분홍색 눈), 비뇨생식기 감염 및 위장염 등을 야기한다. 전파는 분변구강을 통해 직접 접촉(손과 눈) 또는 호흡기 에어로졸을 통해 일어난다.

이 바이러스는 보통 국소 감염을 일으키지만, 일반화된 감염은 면역 저하 상태에서 발생한다. 국소부위 바이러스성 감염의 대부분은 학교에서 아동 간에 쉽게 전파된다. 또한 엔테로바이러스는 일부 급성호흡기 질환과 유아 위장염을 야기한다.

코로나바이러스

코로나바이러스(coronaviruses)는 사람을 감염시킬 수 있는 6가지 유형이 있다. 바이러스의 표면에 있는 크라운 모양의 스파이크를 통해 명명되었으며, 알파, 베타, 감마 및 델타의 하위 범주로 그룹화된다. 지난 10년간 대중적인 형태는 중증급성호흡기증후군(severe acute respiratory syndrome, SARS)과 중동호흡기증후군(Middle East respiratory syndrome, MERS)이다. 중동호흡기증후군은 2002년 중국에서 처음으로 인지되었다. 전 세계적으로 8천 건 이상이 발생하여 7백 74명이 사망했다. 미국 질병관리본부에 따르면 2004년 이후로 중증급성호흡기증후군 발병 사례는 발견되지 않았다.

2012년에는 사우디아라비아에서 처음으로 발견된 코로나바이러스로 수백 명이 병에 걸렸으며 중동호흡기증후군이라는 이름이 붙여졌다. 우리나라에서는 2015년, 중동호흡기증후군에 노출될 가능성 때문에 한국의 1만 6천 명이 넘는 사람들이 격리되었다. 7월 중순 발병이 종식될 때까지 1백 86건이 발생하였고, 36건의 사망자가 확인되었다. 해외에서 발생한 중동호흡기증후군 환자는 아라비아 반도(Arabian Peninsula) 주변 국가와 연결되어 있었다(그림 7-14).

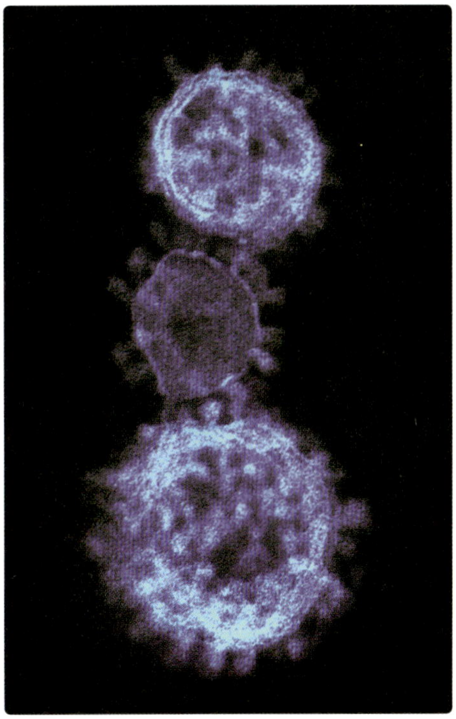

그림 7-14 크게 확대된 디지털 색의 투과전자현미경으로 본 3개의 구형 모양의 중동호흡기증후군 코로나바이러스(MERS-CoV) 비리온

출처: Courtesy of National Institute of Allergy and Infectious Diseases(NIAID).

코로나바이러스는 다른 상부 호흡기 감염과 유사한 증상을 일으키며, 대부분의 사람들은 평생 동안 경미한 감염을 경험할 것이다. 그러나 주로 매우 젊거나, 노인 그리고 면역이 결핍된 사람들은 바이러스성 병원균의 위험이 증가한다.

인플루엔자 A

인플루엔자 바이러스는 유형 A, B, C로 분류된다. 유형 A와 B는 사람에게 계절적 발병을 일으키고 지속적으로 돌연변이를 일으킨다. C형은 경미한 호흡기 증상을 일으키고 전염병 발생을 유발하지는 않는다. 이 지속적인 변화로 백신을 매년 새롭게 만들고 있다. 때때로 면역력이나 혹은 백신이 없는 완전히 새로운 인플루엔자 바이러스가 나타난다. 이것은 항원 변이라고도 하며 전염병이나 혹은 세계적 유행이 발생하기도 한다. 가장 치사율이 높았던 것은 1918년(스페인 독감이라고도 함)에 발생한 것으로, 전 세계 인구 중 2천 5백만 명에서 5천만 명이 사망하였다(70만 명의 미국인 사망). 이 유행의 원인은 현재 인플루엔자 A 바이러스(H1N1)로 알려져 있다.

히포크라테스가 처음으로 이 질병을 기술하였다. 최초의 유행성 인플루엔자 전염병은 1580년에 발생했으며, 그 후 31가지의 유행성 독감이 기록되었고, 이 중 세 건이 지난 세기 동안 발생했다(1918년, 1957년 및 1968년). 과학자들은 이 전염병을 야기하는 바이러스가 동물(1918년 전염병은 조류 또는 돼지로 인한 것으로 추정됨)에서 유래했다고 믿고 있다.

세계보건기구와 미국 질병관리본부는 다양한 인플루엔자 바이러스에 대한 명명 규칙을 채택하였다(그림 7-15).

이 명명법의 구성요소에는 다음을 포함한다.

- 항원 유형(A, B 또는 C)
- 기원 숙주의 유형(조류, 말 또는 돼지 그러나 인간이라면 지정하지 않음)
- 지리적 근원(대만, 홍콩 등)
- 변형 균주 번호
- 분리된 해(1918년, 2009년 등)
- 헤마글루티닌 및 뉴라미니다제 A형 항원 변종(H1N1)을 괄호에의 설명(H5N1) 또는 (H3N2)

미국 질병관리본부에서 제공하는 예는 다음과 같다.

- 오리로부터 온 바이러스에 대한 A/duck/Alberta/35/76(H1N1)
- 인간 기원 바이러스에 대한 A/Perth/16/2009(H3N2)

매년 제공되는 독감 백신에는 A(H1N1), A(H3N2) 및 하나 또는 두 개의 인플루엔자 B 균주의 혼합물이 포함된다. 매년 혼합 백신은 전년도의 균주를 포함하여 조합하며, 감염 시 발생하는 심각한 증상을 줄이기 위해 매년 의료종사자를 위한 백신을 비축하는 것이 중요하다.

인플루엔자는 열, 기침, 근육통 및 오한 등 광범위한 증상을 유발한다. 대부분의 인플루엔자 감염은 제한적이며 입원을 필요로 하지 않는다. 많은 바이러스성 감염과 마찬가지로 매우 젊거나 혹은 노인, 그리고 면역결핍환자는 더 심한 증상으로 입원이 필요할 수 있다.

간염 바이러스

간염은 바이러스, 세균 또는 곰팡이 감염에 의해 간에 발생하는 염증이다. 간의 염증은 또한 독소, 알코올 및 자가면역 질환으로 인해서도 발생할 수 있다. 이 병은 5세기에 바빌론 탈무드에서 처음 묘사되었다. 1969년이 되어서 비로소 첫 번째 간염 바이러스가 분리되었다(B형 간염). A형 간염 바이러스는 1973년에 분리되었고 그 뒤를 이어 C, D, E형이 분리되었다. 적어도 20개의 바이러스가 사람의 간에 영향을 미치지만, 이 장에서는 다른 바이러스의 경우 간이 아닌 다른 기관에 영향을 미치기 때문에 A형부터 E형까지만 설명하고 있다.

A형 간염 바이러스

A형 간염 바이러스(hepatitis A, HAV)는 정액과 혈액에서도 발견되지만 분변-구강경로에 의해 주로 전염되는 RNA바이러스이다. 엔테로바이러스 그룹의 하나 피코르나바이러스(일명 엔

2013년 중국 H7N9의 유전적 변이

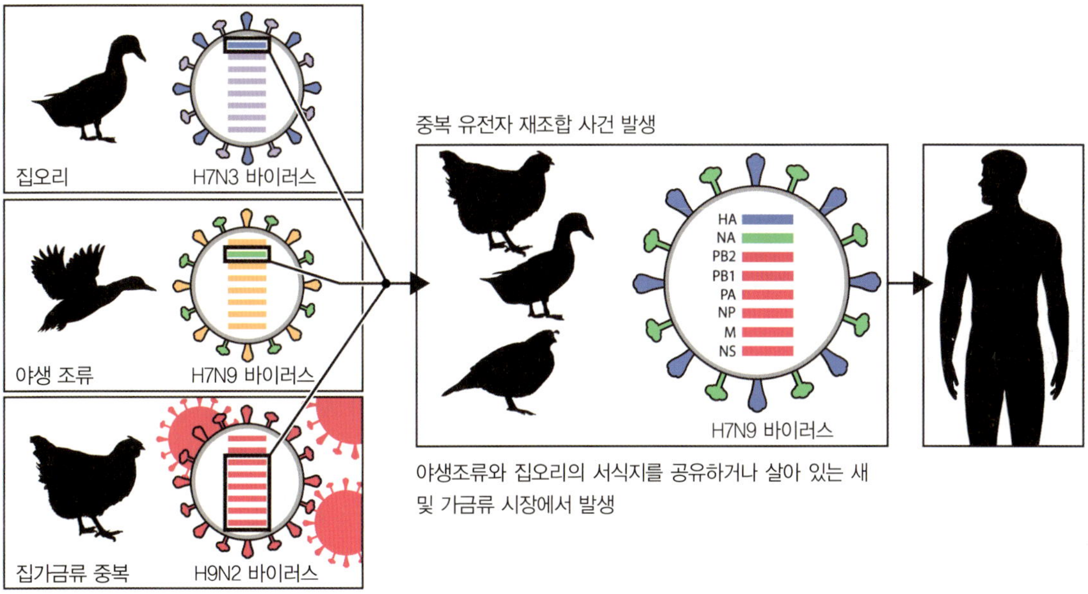

H7N9 바이러스의 8가지 유전자는 아시아에서 집오리, 야생조류, 그리고 집가금류에서 조류인플루엔자바이러스와 매우 밀접한 관계가 있다. 이들 조류인플루엔자바이러스는 두 개 이상의 인플루엔자바이러스가 단일숙주에서 함께 중복 감염되어 유전자를 교환하는 과정인 재조합으로 생성된다. 전문가는 다양한 재조합으로 H7N9 바이러스가 창조된다고 보고 있다. 이들 유전자 재조합 사건은 야생, 집오리, 살아 있는 새 및 가금류 시장을 공유하는 서식지에서 발생한다. 위 그림에서 보듯이 H7N9 바이러스는 집오리로부터 HA(헤마글루티닌)유전자를 받고, 야생조류로부터 NA(뉴라미니다제) 유전자를 획득하게 된다. 그 결과, 집가금류에서 H7N9 인플루엔자 바이러스와 관련된 다양성으로 6개의 유전자가 남게 된다.

Centers for Disease Control and Prevention
National Center for Immunization and Respiratory Diseases

그림 7-15 **H7N9 바이러스의 기원.** 해당 유전자가 다른 조류인플루엔자 바이러스로부터 어떻게 유래했는지 보여줌
출처: Courtesy of CDC/Douglas E. Jordan.

테로바이러스 72형)로서 A형 간염 바이러스는 RNA의 선형 가닥을 가지고 있다.

A형 간염 바이러스로 인한 질병은 대개 황달, 발열, 허약 등이 있으며, 독감과 유사한 증상과 림프절 병증이 있다(그림 7-16). 재발은 초기 증상이 가라앉은 후 최대 1년 동안 발생할 수 있지만, A형 간염 바이러스에 의한 만성 감염은 발생하지 않는다. 감마 글로불린은 초기 노출 이후에 투여한다. 미국에서는 모든 아동에게 예방접종을 필수적으로 하고 있다. 치료에는 휴식, 체액 공급 그리고 알코올 섭취 제한이 포함된다.

B형 간염 바이러스

B형 간염 바이러스(hepatitis B virus, HBV)는 원형이며 부분적으로 이중가닥인 DNA 게놈을 포함한다. 이는 비경구적으로(수혈, 오염된 주사바늘) 또는 성적으로 획득된다. 급성기에는 황달, 허약, 발열 및 메스꺼움을 유발한다.

B형 간염 바이러스 감염 20건 중 1건은 만성 간염을 일으킨다(급성질환이 발병한지 6개월 후에 일어나는 지속적인 간염으로 정의됨). 만성 B형 간염 바이러스 감염은 정상적인 간 검사에서 양성이거나 간경화(간이 딱딱해지는 현상)를 유발할 수 있는 공격적인 염증 과정을 유발할 수 있다. B형 간염 바이러스는 또한 간암을 일으키는 것으로도 알려져 있다.

B형 간염 바이러스 백신은 3회 투여하며, 모든 수술실 직원에게 적극 권장된다. 급성 노출(주삿바늘 자상)된 경우 B형 간염 바이러스 백신과 B형 간염 면역글로불린 주사(hepatitis B high-titer immunoglobulin injection, HBIG)를 투여하여 감염을 예방한다. 인터페론은 B형 간염 바이러스 감염치료를 위해 승인되었으며, 4개월 동안 매일 투여된다. 라미부딘(lamivudine)은 B형 간염 바이러스 및 사람면역결핍바이러스 감염치료제로 사용되고 있다. 그러나 간에 영향을 미치는 심각한 상태인 젖산산증(lactic acidosis)을 유발할 수 있다.

C형 간염 바이러스

1989년까지 C형 간염 바이러스(hepatitis C virus, HCV)는 비 A형, 비 B형 간염 바이러스(non-A, non-B hepatitis virus, NANBH)로 알려져왔다. 그것은 *Flaviviridae* 계 및 Hepacivirus 속에 속한다. 다른 속은 Flavivirus와 Pestivirus를 포함한다. 플라비바이러스 질병에는 황열, 뎅기열, 일본뇌염 및 진드기 매개 뇌염이 포함된다. 페스티바이러스 질병에는 소 바이러스성 설사와 고전 돼지콜레라가 포함된다.

C형 간염 바이러스는 비경구적 및 성적으로 전달되는 외막으로 둘러싸인 단일 가닥 RNA 바이러스이다. 약 20%에서 전파 형태를 알 수 없다. 급성 C형 간염 바이러스 감염은 노출 6~10주 후에 발생한다. 바이러스는 황달 없는 독감 유사 증상을 나타낼 수 있다. 간 효소는 이 시점에서는 대개 측정되지 않으므로, 바이러스 노출 후 수년이 지나기까지는 감염이 감지되지 않는다.

만성 C형 간염 바이러스는 50~60%의 경우에서 발생하며, 대부분의 보균자는 평생 전염성이 있다. 많은 만성 보균자는 일상적인 간 검사를 통해 우연히 진단될 때까지 증상이 나타나지 않는다. 세계보건기구는 전 세계 인구의 약 3%(전 세계적으로 1백 50~2백만 명)가 C형 간염 바이러스에 감염된 것으로 추정했다. 이 중 많은 사람들이 심각한 간염에 걸리고 결국 간경화 및 간부전이 발생하여 간 이식이 필요하게 된다. 진단은 C형 간염 항체 혈액검사 또는 간 생검으로 확인되어 감염의 정도를 측정한다.

D형 간염 바이러스

델타 바이러스라고도 알려진 D형 간염 바이러스(hepatitis D virus, HDV)는 이미 B형 간염 바이러스에 감염된 간세포만 감염시키는 불완전한 RNA 바이러스이다. 이는 복제에 필요한 B형 간염 바이러스 효소와 간 외부에서 살아남을 수 있게 하는 단백질 막 획득의 이점을 취한다. 구조적으로 D형 간염 바이러스는 다른 간염 바이러스와는 다르다. 미국에서는 흔하지 않으며, 이 바이러스는 B형 간염 바이러스 또는 만성 B형 간염 바이러스 환자와의 공동 감염으로 비경구적 또는 성적으로 전염된다. D형 간염 바이러스에 감염된 B형 간염 바이러스 만성 보균자는 치명적일 수 있는 중복 감염을 일으킨다. 인터페론이나 이식은 D형 간염 바이러스에 효과가 없다. B형 간염 백신은 아직 B형 간염 바이러스에 감염되지 않은 개인의 D형 간염 바이러스 감염을 예방한다.

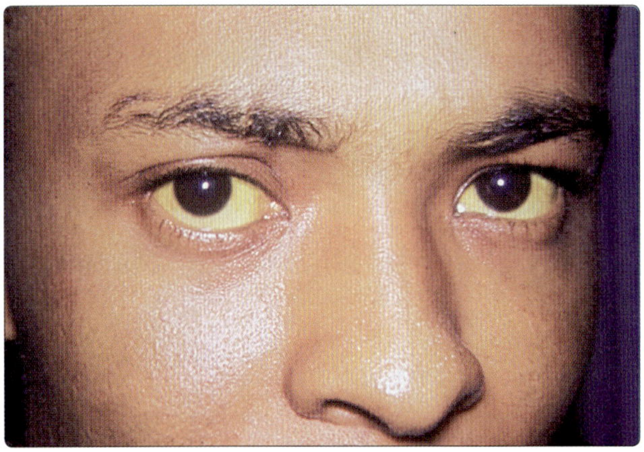

그림 7-16 A형 간염으로 인한 결막과 얼굴 피부의 황달
출처: Courtesy of CDC/Dr. Thomas F. Sellers; Emory University.

E형 간염 바이러스

E형 간염 바이러스(hepatitis E virus, HEV)는 A형 간염 바이러스와 유사하다. 둘 다 분변-구강경로를 통해 전염되는 RNA 바이러스이며 둘 다 급성이지만 만성 감염은 일으키지 않는다. E형 간염 바이러스는 빈약하거나 불량한 위생 및 오염된 물이 공급되고 있는 개발 도상국에서 간염에 대한 주요 원인균으로 여겨지고 있다. 질병은 보통 양성이지만 임산부에게는 치명적일 수 있다.

사람면역결핍바이러스

1981년 미국 질병관리본부의 연구자들은 미국에서 후천성면역결핍증후군(acquired immunodeficiency syndrome, AIDS)이라는 새로운 전염병이 급속하게 퍼지고 있음을 깨달았다. 이 새로운 질병의 가장 두드러진 특징은 기회 감염된 사람들의 T-림프구 수의 상당한 감소이다. 또한 감염된 동성애 남성과 정맥 주사약물 사용자는 카포시 육종(Kaposi's sarcoma)이라고 불리는 매우 드문 유형의 피부암을 일으키고 있다는 것이 확인되었다(그림 7-17).

1983년 후천성면역결핍증후군을 유발한 바이러스가 분리되어 사람면역결핍바이러스(human immunodeficiency virus, HIV)라고 명명되었다. 1985년까지 혈액, 성적 접촉, 그리고 모체-태아 간에 이르기까지의 사람면역결핍바이러스 감염의 주요 경로가 확인되었다. 바이러스의 주요 표적 세포는 CD4 T-림프구 및 대식세포이며, 간세포암 항체 검사에 이용된다.

이 바이러스는 아프리카계 원숭이로부터 나온 원숭이면역결핍바이러스(simian immunodeficiency virus, SIV)로 시작되었으며, 사냥, 도축 및 섭취를 통해 종을 뛰어 넘었을 가능성이 가장 크다. 감염된 동물 피에 대한 이러한 노출은 원래의 전달 경로였고, 세계 여행이 늘어남

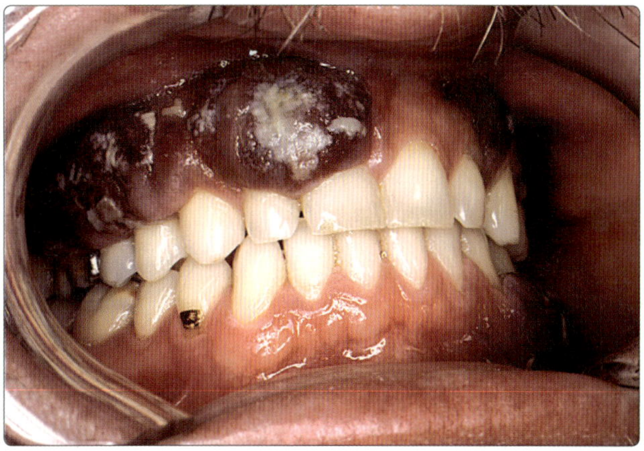

그림 7-17 사람면역결핍바이러스 양성인 환자의 칸디다증 육종 감염과 함께 나타난 칸디다증 병변
출처: Courtesy of CDC/Sol Silverman, Jr., DDS.

에 따라 인간 형태의 새로운 바이러스성 질환도 증가했다. 사람면역결핍바이러스는 1970년대 중반부터 후반까지 미국에 있었다고 추정된다.

미국 질병관리본부는 1997년까지 사람면역결핍바이러스 감염에 의한 발병이 전 세계적으로 2천 8백만 건이라고 보고하였다. 사람면역결핍바이러스에 감염된 사람들 중 8백만 명이 후천성면역결핍증후군을 앓고 있다. 2000년까지 3천 6백만 명이 감염되었다. 현재까지 3천 9백만 명이 이 질병으로 사망했으며, 전 세계적으로 3천 5백만 명이 감염되어 생활하고 있다. 2013년에 2백 10만 건의 새로운 사람면역결핍바이러스 감염 사례가 있었다. 사하라 사막 이남 아프리카 지역은 사람면역결핍바이러스와 후천성면역결핍증후군 감염률이 가장 높다. 그러나 다수의 개발 도상국가 또한 그 발병 사례가 증가하고 있다.

2012년 미국 남성의 동성애(63.1%), 주사제 사용(7.1%), 남성 동성애 및 주사제 사용의 혼합적 요인(2.8%)이 미국 전체 발병 사례의 75%를 차지했다. 이성 간 관계가 나머지 25%를 차지했다.

사람면역결핍바이러스는 숙주세포의 게놈에 통합된 프로바이러스 DNA로 바이러스 RNA를 전사시키는 바이러스 역전사 효소를 가진 RNA 바이러스 과에 속한다. 이러한 레트로바이러스는 일반적으로 숙주 특이적이며 oncoretrovirus(인간 T세포 림프친화적 바이러스 또는 HTLV)와 lentivirus(HIV)(그림 7-18)의 두 하위 과로 나뉜다.

사람면역결핍바이러스와 후천성면역결핍증후군의 첫 사례가 진단된 후 수십 년 동안 연구자들이 질병을 치료하고자 약물 치료법을 찾는 데에 혼란을 겪었고, 항레트로 바이러스 약물은 치료에 혁명을 일으켰다. 이 질병은 적어도 미국에서는 관리가 가능한 장기 만성 감염으로 개별 환자의 필요에 따라 다양한 약품 조합이 개발되었다. anti-retrovirals의 조합을 포함하는 1일 1알약이 있다. 현재 환자를 치료하고 CD4 T림프구 수를 유지하는 데 사용되는 30개 이상의 효과적인 약물이 승인되어 있다. 질병은 치료법이 없지만 관리가 가능하고 건강한 생활 습관과 약물 요법을 면밀히 지키면 비교적 건강을 유지할 수 있다.

비로이드

1920년대의 농부들은 감자 작물이 알려지지 않은 병원균에 의해 죽고 변형되는 것을 발견하였다. 그 죽어가는 과정은 결국 감자갈쭉병(potato spindle tuber disease)이라 불리게 되었다. 1971년, 미국 농무부 식물 병리학자인 테오도르 디너 박사(Theodor Diener)는 감자 질병의 원인을 발견하였다. 정상 바이러스의 크기의 1/80만한 크기로밖에 측정되지 않은 감자갈쭉병 바이러스는 감자갈쭉병의 원인균으로 판단되었다.

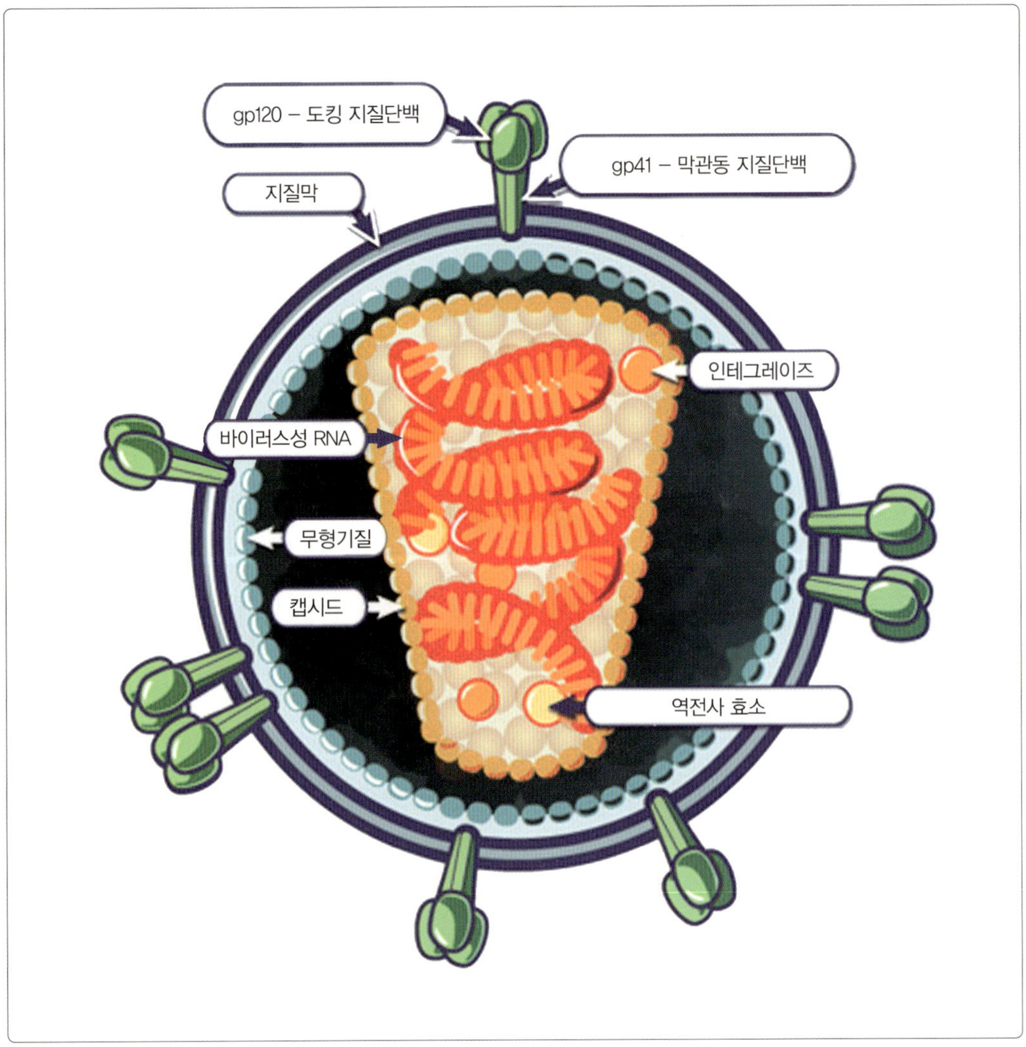

그림 7-18 사람면역결핍바이러스의 미세 구조 형태
출처: Courtesy of National Institute of Allergy and Infectious Diseases(NIAID).

연구자들의 최근 연구는 코코넛과 토마토와 같은 식량 작물 및 국화와 달리아의 꽃종에서 질병을 유발하는 30종 이상의 다른 비로이드(Virodis)를 분리하였다. 현재 다른 식물에 비로이드가 확산되는 것을 막을 수 있는 유일한 방법은 해당 작물 전체를 파괴하는 것이다.

스페인 발렌시아에 위치한 스페인 국립연구위원회(National Research Council of Spain)의 연구원은 「미생물학 연간 리뷰(Annual Reviews of Microbiology)」(2014)에서 이러한 흥미로운 미생물의 기원에 관한 이론을 발표하였다. 비로이드는 RNA의 벗은 고리보다 조금 더 많다. 그들의 유전 물질은 전형적인 인플루엔자 바이러스와 비교했을 때 4백 개 이하의 뉴클레오타이드로 구성되며, 전형적 인플루엔자 바이러스의 유전 물질은 약 1만 4천 개의 뉴클레오타이드를 가지고 있다. 일단 숙주세포 안에 있으면, 바이러스 RNA는 숙주세포의 RNA 가닥에 침입하여 새로운 복제물을 만들도록 속인다. RNA 조각은 뒤이어 끊어져 고리 모양으로 반복된다.

프리온 병

과학자들에게 커다란 도전 과제 중 하나는 무생물 단백질로 인한 질병을 다루는 방법이다. 무생물 바이러스인 경우, 복제하고 게놈을 전달할 수 있는 기전은 상당히 잘 알려져 있다. 이러한 치명적인 단백질과 관련된 연구가 진행되고 있지만 아직 명확한 치료법이나 잠재적 치료법이 발견되지 않았다. 또한 이 연구는 이들 무생물 물질의 원인 병원균 및 질병에 지속적으로 초점을 맞추고 있다.

전염성해면상뇌증

전염성해면상뇌증(transmissible spongiform encephalopathies, TSEs)은 중추 신경계의 구조, 그 중에서도 주로 뇌에서 발견되는 감염 인자에 의해 야기되는 질병으로 동물과 사람 모두에서 발견되는 질병 그룹이다. 이러한 감염물질을 프리온이라고 하는데, 그들은 핵산도 없고 세포 구조도 없다. 연구진은 PrPc라고 불리는 정상 단백질에서 생기는 질병이 프리온이나 PrPsc를 생성하는 이상 폴드를 발생시키는 것으로 믿고 있다. 이 단백질들은 뇌와 척수와 같은 신경 조직의 표면에 눌러앉아 결국 이 조직들을 파괴하여 구멍을 만들어 뇌를 스폰지와 같이 만든다.

프리온이 될 수 있는 단백질의 목적이나 생리적 기능은 현재 알려지지 않았다. 이는 알츠하이머병 환자에서 분리된 단백질과 유사하다고 생각되지만, 이 둘 사이의 다른 상관 관계는 밝혀지지 않았다.

부모로부터 자손으로 크로이츠펠트-야콥병(Creutzfeldt-Jakob disease, CJD)이 가족간 전염되는 사례가 보고되었다. 이 경우는 알려진 사례의 약 10%만으로 구성되며 나머지 90%는 외부에서 온 것으로 간주된다. 감염된 소를 섭취하는 것이 주요 전파경로이다. 비정상적인 단백질이 전달되는 다른 방법에는 크로이츠펠트-야콥병 환자에게 사용된 오염된 수술기구, 처음에 알지 못해 확인 되지 않은 크로이츠펠트-야콥병 환자로부터 얻은 경질막의 이식, 크로이츠펠트-야콥병에 감염된 사람에게 사용된 전극을 다른 환자에게 사용하게 되는 경우, 시체의 뇌하수체 샘에서 유래한 인간 성장 호르몬을 투여한 후가 있다.

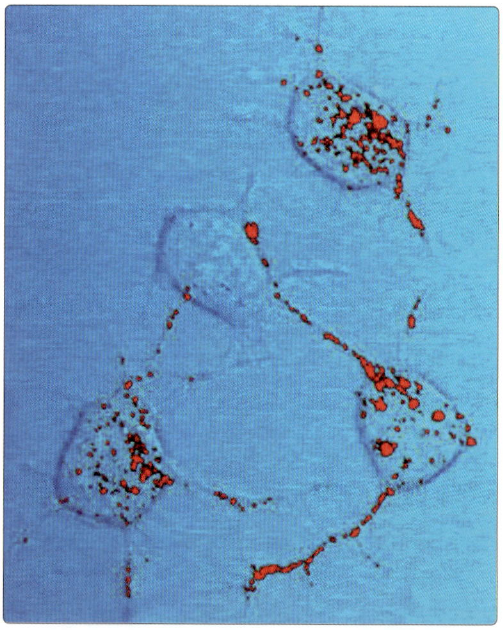

그림 7-19 빨간색으로 염색된 프리온 단백질의 현미경 사진

출처: Courtesy of National Institute of Allergy and Infectious Diseases(NIAID).

동물 전염성해면상뇌증 감염은 사슴, 엘크와 같은 북미 동물에서 소의 해면상 뇌증(광우병), 양의 해면상 뇌증(스크래피) 및 만성 소화기 질환(chronic wasting disease, CWD)으로 불린다(그림 7-19). 인간의 프리온 감염은 크로이츠펠트-야콥병과 변종크로이츠펠트-야콥병(vCJD), 게스토만-스트라우슬러-쉐인커 증후군, 치명적인 가족력 불면증 및 쿠루병이다.

2014년에 변종크로이츠펠트-야콥병으로 사망한 텍사스 환자는 1996년 영국에서 처음 환자가 발생했던 이래 미국에서 네 번째로 알려진 사례였다. 해당 환자는 유럽과 중동 지역을 광범위하게 여행했으며, 해외에서 질병을 얻어왔을 가능성이 크다. 기구는 재사용하기보다는 오염된 의료폐기물로 간주하여 폐기할 것을 권고한다.

게스토만-스트라우슬러-쉐인커 증후군

게스토만-스트라우슬러-쉐인커 증후군은 극히 희귀한 신경 퇴행성 질환으로 전 세계의 일부 가족에서만 발견된다. 대물림되는 프리온 질환으로 분류되며 35세에서 55세 사이의 운동 장애 및 치매 증상을 나타낸다. 질병은 천천히 진행되며 보통 2년에서 10년 사이에 진행된다. 모든 전염성 해면상 뇌증 질환과 마찬가지로 증상을 경감시키는 치료법이 없다.

치명적 가족성 불면증

치명적 가족성 불면증(fatal familial insomnia, FFI)은 PRNP 유전자 또는 "프리온 단백질"의 돌연변이에 의해 야기될 수 있는 상염색체 우성 유전 질환이다. 환자는 평균 9개월 이내에 불면증이 증가하여 사망에 이르는 증상을 지니며 적용 가능한 별도의 치료나 치료법은 알려져 있지 않다.

쿠루병

쿠루(Kuru)는 희귀 질환으로 1950년대 뉴기니 고원 지대에서 전염병으로서 전염되었다. 그곳 장례식에서 가족은 존경과 기억의 표시로 사망자의 두뇌를 포함한 신체를 섭취해야 했다. 이 질병은 매우 전염성이 있었고 식인 풍습을 통해 쉽게 전염되었으며, 이는 쿠루(kuru: 토착 언어로 '떨다'의 뜻)의 발발에 뒤이어 정부가 강력하게 부정했던 것이다. 대부분의 전염성해면상뇌증과 마찬가지로 증상의 시작은 수십 년을 초과할 수 있지만, 일단 증상이 나타나면 6개월에서 12개월 이내에 사망한다. 관행이 중단되고 감염된 사람들이 병에 굴복하여 사망한 후, 쿠루는 박멸된 것으로 간주되었다.

MICRO NOTES

"유행하는 바이러스"

"유행하는 바이러스"와 "컴퓨터 바이러스" 표현은 실제 자연에서 어떻게 바이러스가 작용하는지를 설명한다. 만약 인터넷에서 비디오가 "바이러스성"이라면, 이는 매우 빠르게 짧은 기간 동안에 확산될 수 있다는 것을 의미한다. 인플루엔자는 가을과 겨울에만 짧은 기간 동안 확산될 뿐이다. 컴퓨터 바이러스는 많은 다른 컴퓨터를 "숙주"로 확산되게 디자인되었고 이들이 다운로드받거나 혹은 컴퓨터 소유자가 간단한 열쇠잠금으로 열려 활성화되는 오랜기간 동안에 바이러스가 도사리고 있는 새로운 컴퓨터를 대량적으로 손상을 주게 된다. 그 결과 "@%(*#&%!"과 같이 이상문자로 손상이 나타난다. 이는 아마도 대상포진이나 수두에 걸렸다고 말하는 많은 사람들과 같다 할 수 있다.

학습문제

의사 맥키니(McKinney)는 크로이츠펠트-야콥병으로 의심되어 생검을 위한 개두술을 시행할 예정이다. 환자는 5년간 영국에서 살다가 10년 전 미국으로 돌아왔다. 환자의 현재 정신상태는 떨어지고 있으며 더 이상 보행이 어렵다.

1. 이 질병을 유발하는 원인체는 무엇인가?
2. 영국에서 오래 전에 살았다는 것은 환자에게 무슨 의미가 있는가?
3. 수술 후 도구들이 어떻게 다루어져야 하는가?
4. 환자의 예후는 어떻게 될 것인가?

참고문헌

About HIV/AIDS.(2015). Retrieved from http://www.cdc.gov/hiv/basics/whatishiv.html.

About coronavirus.(2014). Retrieved from http://www.cdc.gov/coronavirus/about/index.html.

Astrovirus.(n.d.). Retrieved from https://pediaview.com/openpedia/Astrovirus.

Babcock, P.(n.d.). *12 reasons why adults need vaccines*. Retrieved from http://www.webmd.com/vaccines/features/why-adults-need-vaccines.

Babcock, P.(n.d.). *12 reasons why adults need vaccines*. Retrieved from http://www.webmd.com/vaccines/features/why-adults-need-vaccines?page=3.

Bedinghaus, T.(n.d.). *Pharyngoconjunctival fever*. Retrieved from http://vision.about.com/od/eyediseasesandconditions/g/Pharyn_Fever.htm.

Blutt, S. E., & Conner, M. E.(2013). *The gastrointestinal frontier: IgA and viruses*. Retrieved from http://www.ncbi.nlm.nih.gov/pmc/articles/PMC3842584/.

Caliciviridae. Retrieved from http://virology.microbiologyguide.com/834-Caliciviridae.html.

Cheprasov, A.(n.d.). *What are viruses? — Definition, structure & function*. Retrieved from http://education-portal.com/academy/lesson/what-are-viruses-definition-structure-function.html#lesson.

Chronic fatigue syndrome.(n.d.). Retrieved from http://www.mayoclinic.org/diseases-conditions/chronic-fatigue-syndrome/basics/causes/CON-20022009.

Common colds: Protect yourself and others.(2015). Retrieved from http://www.cdc.gov/Features/Rhinoviruses/.

Dmitri Iosifovich Ivanovsky.(n.d.). In *Encyclopedia online*. Retrieved from http://www.encyclopedia.com/topic/Dmitri_Iosifovich_Ivanovsky.aspx.

ECHO *virus*.(n.d.). Retrieved from http://www.nytimes.com/health/guides/disease/echo-virus/overview.html.

Genital herpes — CDC fact sheet.(2014). Retrieved from http://www.cdc.gov/std/herpes/STDFact-herpes.htm.

Griffin, R. M.(n.d.). *Staying healthy with HIV*. Retrieved from http://www.webmd.com/hiv-aids/staying-healthy-10/hiv-aids-treatment?page=1.

HPV and men — fact sheet.(2015). Retrieved from http://www.cdc.gov/std/hpv/stdfact-hpv-and-men.htm.

Hepatitis D.(2015). Retrieved from http://www.cdc.gov/hepatitis/HDV/index.htm.

Herpes simplex virus 1 & 2.(n.d.). Retrieved from http://www.clinicaladvisor.com/herpes-simplex-virus-1--2/slideshow/1258/#0.

Kahn, J. S.(2006). *Epidemiology of human metapneumovirus*. Retrieved from http://www.ncbi.nlm.nih.gov/pmc/articles/PMC1539100/.

Lamivudine.(2012). Retrieved from http://www.nlm.nih.gov/medlineplus/druginfo/meds/a696011.html.

Leyssen, P., De Clerq, E., & Neyts, J.(2000). *Perspectives for the treatment of infections with Flaviviridae*. Retrieved from http://www.ncbi.nlm.nih.gov/pmc/articles/PMC88934/.

Loeffler, J. M., Djurkovic, S., & Fischetti,V. A.(2003). *Phage lytic enzyme Cpl-1 as a novel antimicrobial for pneumococcal bacteremia*. Retrieved from http://www.ncbi.nlm.nih.gov/pmc/articles/PMC219578/.

Lu, T. K., & Collins, J. J.(2007). *Dispersing biofilms with engineered enzymatic bacteriophage*. Retrieved from http://www.pnas.org/content/104/27/11197.full.

Martinus W. Beijerinck.(n.d.) In *Encyclopaedia Britannica online*. Retrieved from http://www.britannica.com/EBchecked/topic/58881/Martinus-W-Beijerinck.

Miller,Y. M. & Grima, K. M.(2013). *Eligibility criteria: Alphabetical*. Retrieved from http://www.redcrossblood.org/donating-blood/eligibility-requirements/eligibility-criteria-alphabetical-listing#arc5.

Nixon, R.(2010). *5 dangerous vaccination myths*. Retrieved from http://www.livescience.com/35163-dangerous-vaccination-myths.html.

Parija, S. C.(n.d.). *Parainfluenza virus*. Retrieved from http://emedicine.medscape.com/article/224708-overview.

Phages.(n.d.). Retrieved from http://phages.org/temperate-phages/.

Racaniello, V.(2008). *Discovery of viruses*. Retrieved from http://www.virology.ws/2008/12/23/discovery-of-viruses/.

Rahaman, S.(n.d.). *Top 10 most dangerous viruses for your health*. Retrieved from http://alltoptens.com/top-10-most-dangerous-viruses-for-your-health/.

Ribavirin for respiratory syncytial virus(RSV) infection.(n.d.). Retrieved from http://www.webmd.com/a-to-z-guides/ribavirin-for-respiratory-syncytial-virus-rsv-infection.

Rotavirus basic research.(n.d.). Retrieved from http://www.niaid.nih.gov/topics/rotavirus/Pages/research.aspx.

Rotavirus in the U.S.(2014). Retrieved from http://www.cdc.gov/rotavirus/surveillance.html.

Rotavirus.(n.d.). Retrieved from http://www.niaid.nih.gov/topics/rotavirus/Pages/default.aspx.

Sanchez, R.(2014). *Viruses: Tiny teachers of biology*. Retrieved from http://uanews.org/story/viruses-tiny-teachers-of-biology?utm_source=uanow&utm_medium=email&utm_campaign=biweekly-uanow.

Siegel, R.(1998). *Paramyxoviridae*. Retrieved from http://virus.stanford.edu/paramyxo/paramyxo.html.

Statistics overview.(2015). Retrieved from http://www.cdc.gov/hiv/statistics/basics/index.html.

Treatment of hepatitis C in the near future.(n.d.). Retrieved from http://www.hepatitiscnewdrugresearch.com/2014---treatment-of-hepatitis-c-in-the-near-future.html.

Types of influenza viruses.(2014). Retrieved from http://www.cdc.gov/flu/about/viruses/types.htm.

Types of vaccines.(2012). Retrieved from http://www.niaid.nih.gov/topics/vaccines/understanding/Pages/typesVaccines.aspx.

Updates on CDC's polio eradication efforts. Retrieved from http://www.cdc.gov/polio/updates/.

Vaccine information for adults.(2014). Retrieved from http://www.cdc.gov/vaccines/adults/rec-vac/hcw.html.

Vergano, D.(2014). *1918 flu pandemic that killed 50 million originated in China, historians say*. Retrieved from http://news.nationalgeographic.com/news/2014/01/140123-spanish-flu-1918-china-origins-pandemic-science-health/.

Viral diseases.(n.d.). Retrieved from http://www.news-medical.net/health/Viral-Diseases.aspx.

Viral hepatitis — hepatitis E information.(2015). Retrieved from http://www.cdc.gov/hepatitis/HEV/index.htm.

Viral size.(n.d.). Retrieved from https://www.boundless.com/microbiology/textbooks/boundless-microbiology-textbook/viruses-9/virus-overview-117/viral-size-611-5404/.

Virulent bacteriophages and T4.(2015). Retrieved from https://www.boundless.com/microbiology/textbooks/boundless-microbiology-textbook/viruses-9/viral-diversity-123/virulent-bacteriophages-and-t4-636-7343/.

Viruses.(n.d.). Retrieved from http://www.microbeworld.org/types-of-microbes/viruses.

Wapner, J.(2014). *We now have the cure for hepatitis C, but can we afford it?* Retrieved from http://www.scientificamerican.com/article/we-now-have-the-cure-for-hepatitis-c-but-can-we-afford-it/.

Why viruses are referred to as obligate parasites.(n.d.). Retrieved from http://www.sciences360.com/index.php/why-viruses-are-referred-to-as-obligate-parasites-6665/.

Wickman, F.(n.d.). *Fact-checking Spock: Was the 'enemy of my enemy' guy really killed by his 'friend'?* Retrieved from http://www.slate.com/blogs/browbeat/2013/05/16/star_trek_into_darkness_fact_checked_was_the_enemy_of_my_enemy_guy_really.html.

Zimmer, C.(2014). *A tiny emissary from the ancient past*. Retrieved from http://www.nytimes.com/2014/09/25/science/a-tiny-emissary-from-the-ancient-past.html.

Zimmer, C.(2014). *In 1918 flu pandemic, timing was a killer*. Retrieved from http://www.nytimes.com/2014/04/30/science/in-1918-flu-pandemic-timing-was-a-killer.html?_r=0.

Zimmer, C.(2014). *Viruses as a cure*. Retrieved from http://www.nytimes.com/2014/11/19/science/viruses-as-a-cure.html?_r=0.

CHAPTER 08

미생물에 의한 질병의 전파

Microbial Disease Transmission

학습목표

이 장을 학습한 후, 학습자는:

1. 주요 용어를 정의할 수 있다.
2. 질병 발생의 세 가지 종류를 비교 및 대조할 수 있다.
3. 질병 전파의 다양한 방법을 설명할 수 있다.
4. 병원성과 관련 요인에 대해 논할 수 있다.
5. 인간에게 발생하는 비 숙주 질병에 대해 설명할 수 있다.

주요 용어

가수분해 Hydrolyze: 화학적 분해과정을 통하여 물의 구성요소로 더 작고, 더 간단하게 나누어지는 과정

결정인자 Determinants: 빈곤, 의료접근, 문화적 신념 등의 요소가 공중보건과 같은 어떤 결과나 특성, 결론에 영향을 주는 요인

기생충 Helminth: 기생 또는 자유롭게 사는 벌레와 같은 유기물로 편형동물류, 회충, 갈고리충, 편충이 있음

박멸 Eradicated: 유행성이나 토착성 질병이 완전히 제거된 것

부착 Adherence: 숙주조직에 병원체가 부착된 것으로 병원성을 나타내는 과정에 필요한 단계

세포병변효과 Cytopathic effects: 조직배양한 숙주세포 형태에 작용한 바이러스의 효과. 바이러스 감염 진단의 한 방법으로 사용됨

숙주 Host: 병원체에 감염된 유기체, 병원체가 살아가기 위한 영양의 공급원

식포 Phagosome: 탐식작용에 의해서 세포내에 받아들여진 물질이 세포막으로 둘러 쌓여진 액포

신경전달물질 Neurotransmitter: 세포를 자극하거나 억제하기 위해서 시냅스 전 뉴런 축삭돌기 끝을 자극하여 시냅스 공간에 배출되는 도파민(dopamine), 노어에피네프린(norepinephrine), 아세틸콜린(acetylcholine)과 같은 화학물질

주삿바늘 찔림사고 Sharps injuries: 수술용 메스, 각종 바늘, 핀 또는 환자 조직에 사용되는 다양한 날카로운 물체가 의료진의 피부를 관통함으로써 잠재적인 혈액매개 질환을 유발할 수 있는 심각한 위험요인이 되는 사고

케라틴 Keratin: 각질형성세포에 의해서 만들어진 단단하고 섬유화된 단백질로 두가지 형태로 만들어짐. 단단하거나(머리카락과 손톱) 부드러움(피부각질층 또는 벗겨지기 쉬운 상피세포의 제일 바깥층)

파종 Disseminated: 넓게 뿌려지거나 전체 부분에 퍼져 있는 것

표면수용체 Surface receptors: 특별한 효과를 나타내기 위하여 어떤 화학적 분자를 결합하고 인식할 수 있도록 세포바깥부위에 만들어진 분자단백질 구조

항상성 Homeostasis: 환원과 조절을 통한 인체내부 환경의 역동적 평형 상태

생각해보기

표준주의란 환자와 환자 간의 질병전파 및 환자와 환경의 교차 오염을 예방하기 위해 의료종사자가 시행하는 일련의 행위이다. 이 과정의 핵심요소는 개인보호구의 사용이다. 이 장의 주제들을 살펴보며 다음을 생각해보자.

1. 어떤 개인보호구의 사용이 적절한가?
2. 개인보호구가 치료적 수술 환경을 어떻게 보호하는가?
3. 의료종사자들은 환자에 의한 잠재적 감염을 어떻게 예방하는가?
4. 주변의 교차오염에 의해 환자가 감염되는 예는 어떤 것이 있는가?

임상에 적용해보기

2014년의 가장 큰 사건 중 하나는 아프리카의 몇몇 국가에서 발생한 에볼라(ebola)이다. 에볼라의 확산은 뉴스 매체의 선정적인 보도로 사람들에게 공황을 불러일으켰다. 불행히도 많은 의료 종사자가 에볼라와 같은 질병 발생 대처에 대한 충분한 교육을 받지 못했다는 사실이 드러났다. 아프리카의 의사, 간호사, 보좌관, 자원봉사자, 심지어 미국인도 치명적인 바이러스에 노출되어 이 바이러스에 감염되었다. 이는 부주의했기 때문이 아니라, 다음과 같은 여러 가지 이유로 감염되었다. 적절한 개인보호구(personal protective equipment, PPE)를 사용할 수 없었거나, 전염성이 높은 감염에 대한 지침이 충분하지 않았기 때문이다. 앞으로는 기술적인 역량, 계획의 이행 및 적절한 개인보호구의 충분한 확보가 모든 병원의 전염병 또는 재난 대비 계획 프로그램의 일부가 되어야 한다.

질병전파

인간은 항상성을 유지하고 식품을 유용한 영양소 형태로 분해하는 과정을 미생물에 의존하고 있다. 우리 몸은 출생하면서 처음 미생물을 만나고 미생물과 공존하면서, 미생물을 체내에 접종하기 시작한다. 우리 체중의 대부분은 실제로 미생물 세포이다. 지구 생명체의 대부분은 미생물로 이루어져 있다. 따라서 미생물의 세계를 우리의 적으로만 간주하는 것은 직관적이지 못하다. 과학자들은 질병의 원인과 치료법을 찾기 위해 세균에 큰 관심을 기울여 왔다. 지난 반세기 만에서야 전자현미경 기술을 사용하여 작은 바이러스 및 다른 무생물 바이로이드와 프리온을 연구할 수 있었다.

역학

세계보건기구(WHO)는 역학을 다음과 같이 정의하였다. “역학은 질병을 비롯한 건강과 관련된 상태나 사건(질병을 포함)의 분포와 결정요인을 연구하고, 이 연구를 통해 질병관리 및 기타 건강 문제를 통제하여 적용하는 것이다. 역학조사는 다양한 방법을 사용할 수 있다.” 결정 요인은 다음과 같다.

1. 사회 및 경제 환경
   - 사회적 계층 및 수입: 높은 수입을 얻으며 더 높은 사회적 계층에 속한 개인이 보건관리 서비스 및 최상의 삶의 조건에 더욱 접근성이 좋다.
   - 교육: 교육 부족은 건강결핍, 스트레스 수준의 증가 그리고 자신감 감소와 관련이 있다.
   - 사회적 지원 네트워크: 지역사회 및 가족 지원 네트워크는 보다 나은 건강관리와 관련이 있다.
   - 문화적 신념과 전통: 문화적 신념, 전통 및 의식 행동은 모두 건강관리에 대한 지역사회의 태도에 영향을 미친다.
2. 물리적 환경
   - 안전한 식수 및 청정 공기에의 접근
   - 적절한 피난처 및 생활 조건
   - 안전한 작업 환경 및 조건
   - 의료서비스 제공자 및 시설 이용
3. 개인의 특성과 행동
   - 성별: 남성과 여성은 서로 다른 종류의 질병을 겪거나 질병 과정의 반응과 결과가 다르다.
   - 유전학: 유전 및 유전된 특성은 건강과 기대수명에 중요한 역할을 한다.
   - 개인의 습관 및 대처 방법(흡연, 음주, 운동, 식단)은 전반적인 개인 건강에 영향을 미친다.

질병의 집단발생

질병의 확산은 특정 위치에서 특정 시간대에 일상적으로 예상되는 것보다 통계적으로 더 많은 그룹 또는 집단적 발병이 일어남을 의미한다. 미디어는 때로 지역적, 국가적 또는 세계적 집단발생에 대해 선정적으로 보도하여 광범위한 공황을 일으킨다. 대중은 잠재적인 건강 위험을 인식해야 하지만, 정확하고 사실적인 통계 자료에 중점을 두고 권장되는 예방 및 치료 옵션을 제공할 수 있어야 한다. 역학 분야에서 발병은 풍토병, 전염병 또는 전염병 사례로 나타낼 수 있다(그림 8-1).

풍토병

풍토병(endemic disease)으로 간주되는 질병은 지역, 공동체 또는 인구에 지속적으로 존재하지만 비교적 적은 수의 사람들이 관여하고 있는 질병이다. 보고된 사례의 수가 변동하기는 하나 질병은 결코 완전하게 박멸되지 않는다(그림 8-2). 특정시기의 질병 발병률은 다음 요인에 따라 다르다.

1. 군집적 행동
2. 개인 면역에 대한 백분율
3. 환경 조건
4. 감염원

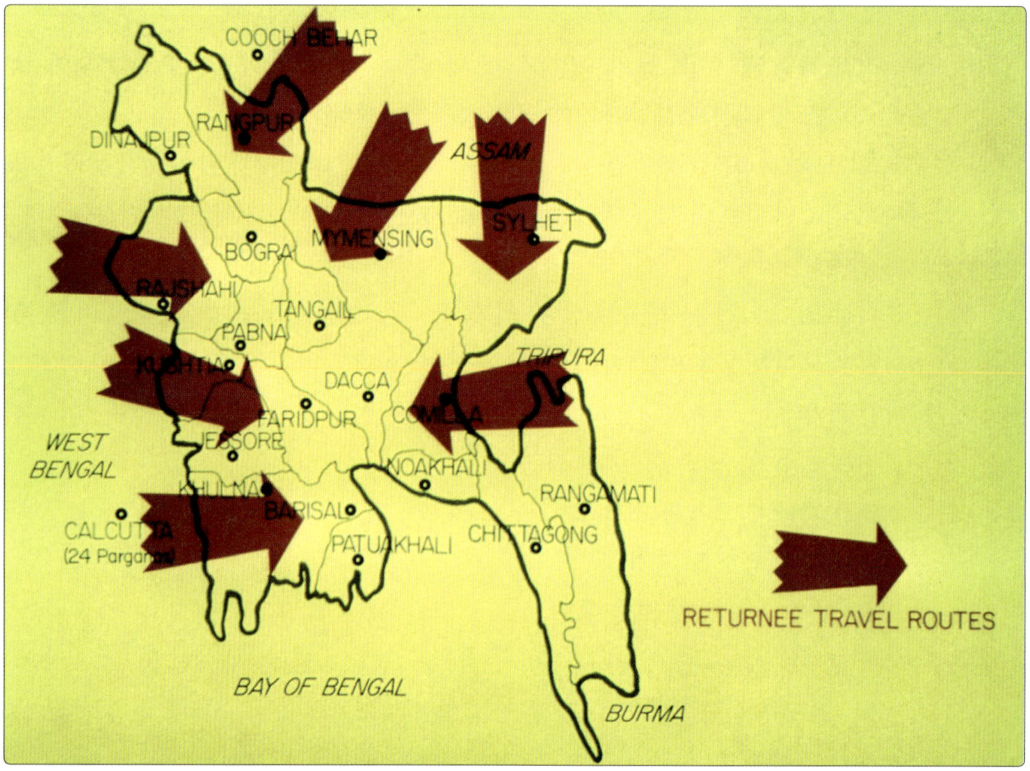

그림 8-1 지도는 역학 및 필수 공중보건 활동 수행에 필수적인 것으로, 이 경우는 천연두 박멸에 도움이 됨
출처: Courtey of CDC/Dr. Michael Schwartz.

5. 병원균의 독성
6. 개인의 유전적 감수성

*Histoplasma capsulatum*에 의한 진균류 질병인 히스토플라스마증(histoplasmosis)은 전 세계적으로 발견되며 미국 일부 지역에서는 풍토병으로 존재한다. 경미한 감염은 증상이 거의 없지만, 일부 개인은 만성이 될 수 있는 급성 호흡기 질환으로 고통을 겪는다. 이 질병은 결핵과 비슷하지만 흉부 X-선 촬영사진에서 특징적인 패턴을 보이며 치명적이 되기도 한다(그림 8-3). 항진균제는 증상이 덜 심각한 경우 치료에 효과적일 수 있다. *H. capsulatum*은 박쥐가 날아다니는 동굴, 닭장 및 조류 둥지에서 발견되었다.

감염유행

감염유행(epidemic)은 일상적인 발생률보다 더 높은 발생률을 보이는 경우이다. 또한 감염유행은 일반적으로 최대치에 도달한 후 급속히 감소하는데, 이는 감염 위험에 있는 인구의 비율이 고갈되기 때문이다. 특정 병원체에 노출되지 않은 인구 또는 지역사회는 감염유행을 경험하게 되기도 한다. 예를 들어, 홍역과 다른 질병은 유럽의 탐험가와 이주민에 의해 아메리카 인디언 부족으로 옮겨졌으며, 홍역에 노출된 적 없는 많은 부족을 감염시켰다.

이 지역사회를 여행하는 의료종사자는 어린시절 이러한 질병에 걸린 적이 없기 때문에 질병에 더 취약할 수 있다. 과거에 발생한 다른 주요 유행병에는 천연두, 전염병, 소아마비, 디프

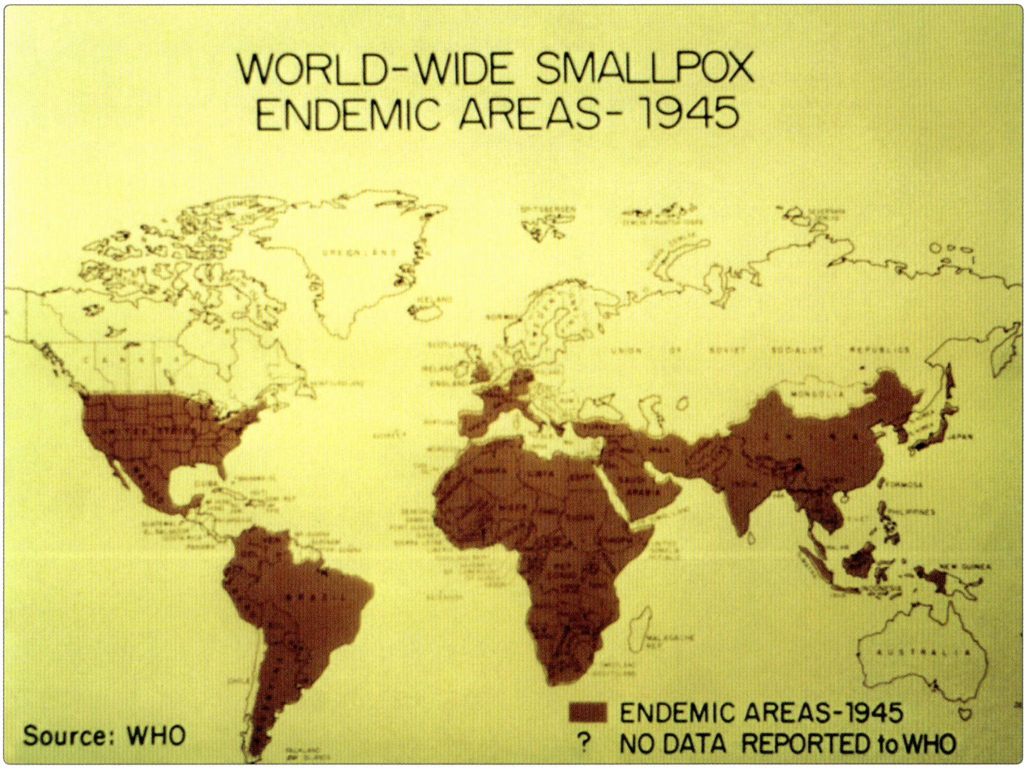

그림 8-2 1945년부터 천연두가 풍토병으로 세계에 분포했던 것을 보여주는 지도
출처: Courtey of CDC/Dr. Michael Schwartz.

테리아, 성홍열 등이 있다(그림 8-4).

범유행병

범유행병(pandemic disease)은 현재 발병되는 질병이 전 세계적으로 발생하는 경우를 의미한다. 일반적으로 범유행병은 바이러스 감염의 새로운 균주에 의한 결과로, 감염사례의 확산은 21세기의 세계화로 인해 그 속도가 빠르며 국내 및 국제적으로 국경을 쉽게 넘나든다. 항공, 육지 및 바다 여행은 감염된 개인이 많은 수의 동료 승객을 교차 오염시킬 수 있으며, 그들의 가족과 지역사회를 감염시키게 된다.

수세기 전에 범유행병은 집단감염유행이 크게 확산되는 정도였다. 그러나 도시 지역 간의 인구 수가 적고 물리적 거리가 더욱 멀었기에 그러한 감염사례는 거의 백년 동안에 일어났던 전염병 감염사례 수에도 도달할 수 없었다. 지난 세기의 가장 주목할 만한 범유행병은 1918년의 "스페인 독감"이라고 불리는 인플루엔자 바이러스와 1970년대에 시작되어 현재까지 계속되고

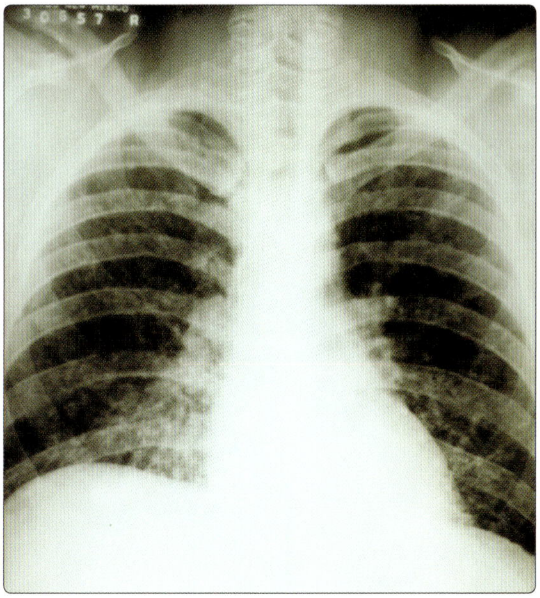

그림 8-3 *H. capsulatum*이 야기하는 급성 폐 히스토플라스마증에 의한 확산성 폐 침윤을 보여주는 흉부 사진
출처: Courtesy of CDC/M. Renz.

있는 사람면역결핍바이러스/후천성면역결핍증이다(그림 8-5).

병원균

병원균(pathogens)은 질병을 일으킬 수 있는 모든 것이다. 대부분의 미생물은 병원성이 없다. 그러나 일반적으로 아무런 해를 끼치지 않는 미생물도 조건이 바뀌고 기존에 속하지 않던 조직에 접근할 경우 질병의 원인이 될 수 있다. 그러나 일부 미생물은 어떤 상황에서든지 극도로 위험하며 식물, 동물, 인간 및 다른 미생물을 감염시킬 수 있다(표 8-1).

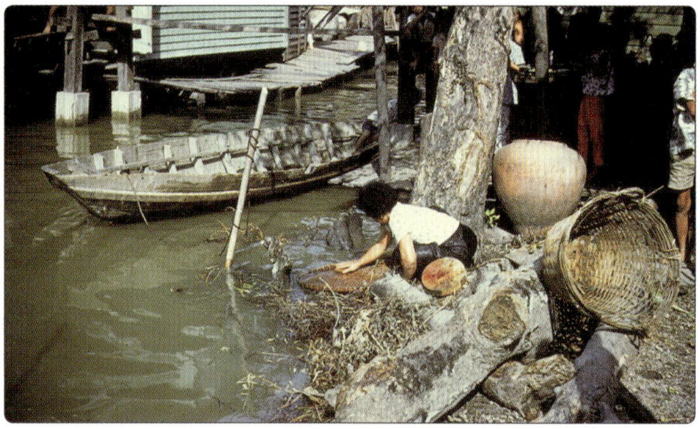

그림 8-4 *Vibriocholerae*로 오염된 물 공급원의 전형적 사례
출처: Courtesy of CDC.

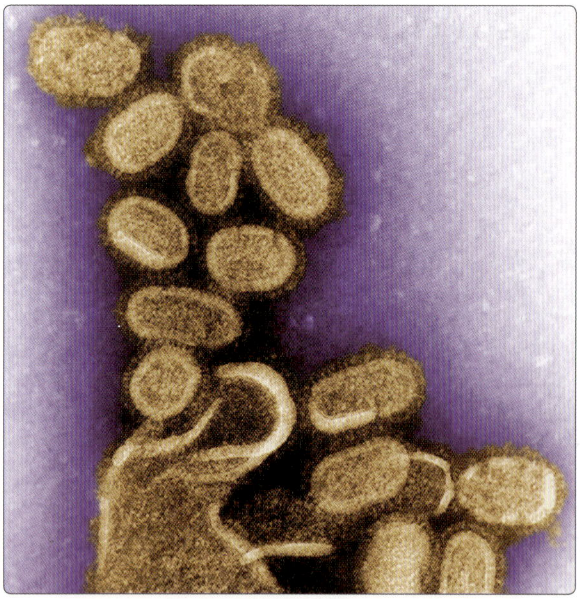

그림 8-5 **1918인플루엔자 바이러스 감염 18시간 후 배양에서 음성염색한 투과전자현미경 사진.** 되살아난 1918인플루엔자비리온을 보여주고 있음
출처: Courtesy of CDC/Dr. Terrence Tumpey.

미생물이 숙주를 침범하여 질병을 일으키는 능력을 병독성(virulence)이라고 한다. 병독성과 병원성(미생물이 질병을 일으키는 능력)이라는 용어는 동일한 맥락에서 사용되기도 하지만, 이것은 정확하지는 않다. 병독성은 실제로는 병원성의 정도 및 질병 과정의 심각한 정도를 나타낸다. 따라서 일부 병원성 미생물은 다른 병원체보다 병독성이 있다. 감염성질병은 병원성 미생물의 침입과 성장의 결과이다. 전염성질병(communicable disease)이란 사람에게서 사람에게 전염될 수 있는 질병이며, 접촉성 전염병(contagious disease)은 그중에서 비교적 쉽게 전염될 수 있는 질병이다.

병독성은 인간에게서 인간으로 전염 시 병원균에서 증가하는 경우가 가장 흔하다. 이것은 감염유행 시 발생하는 동안 병독성이 증가하는 이유가 되며, 지속적으로 변하는 민감한 숙주(환자 및 잠재적으로 의료 종사자)에 침입할 기회가 있는 병원에서 병원균의 병독성이 증가하는 이유를 설명해 주고 있다.

병독성 요인은 병원성 미생물이 분비하는 분자물질이다. 이러한 요인들의 최종 목적은 다음과 같다.

- 숙주 내에서의 균집락(특정 조직, 장기 또는 세포 접착)
- 숙주로부터 영양 지원 또는 생식 방법 획득
- 숙주가 지닌 면역계 반응의 회피
- 숙주 면역계 반응의 억제
- 숙주 세포 안으로의 출입 경로

병원체는 여러 침입구를 통해 숙주에 접근하여 질병을 일으킨다. 병원체는 조직에 부착하거나 관통하여

표 8-1 일반 세균 및 관련 질병

세균	질병
황색포도알균(Gram+)	피부 및 상처감염, 폐렴 그리고 식중독
표피포도알균(Gram+)	상처 및 의료관련감염
고름사슬알균(집단 A 연쇄) (Gram+)	급성 인두염(부은 목)
폐렴사슴알균(Gram+)	폐렴
장알균(Gram+)	의료관련감염
대장균 (*E. coli*)(Gram−)	요로감염 및 패혈증
나이세리아 균종(Gram−)	수막염 및 임질
인플루엔자균(*Haemophilus influenzae*)(Gram−)	부비동염, 폐렴 그리고 중이염
살모넬라균종(Gram−)	장티푸스열 및 식중독
이질균종(Gram−)	이질
레지오넬라균(Gram−)	폐렴(레지오넬라병)
바실루스균종(Gram+)	탄저병, 심장내막염, 식중독 그리고 패혈증
비브리오균종(Gram−)	콜레라

조직을 손상시킬 수 있다. 일부 병원균은 세포 폐기물의 축적을 통해 질병을 일으킬 수 있다.

병원체 저장소

감염원이라 불리는 병원체 저장소는 병원균의 공급원 또는 보관 장소이다. 잠재적 병원균은 침입구에서 질병을 일으킬 수 있는 숙주로 옮겨질 때까지 번식하며 생존한다. 저장소는 매개물(fomites)이라 불리는 살아 있는 숙주이거나 무생물일 수 있다.

살아 있는 숙주에는 인간, 동물(예: 가축, 고양이, 개, 설치류), 식물 및 곤충이 포함된다. 인간은 다른 사람, 동물 또는 곤충과 직접 접촉(접촉, 물림 또는 감염된 동물의 고기 섭취)을 통해 병원균에 노출된다. 인간 감염의 가장 중요한 원인은 다른 인간과의 접촉에 의한 것인데, 그 이유는 주로 인간 병원균의 대부분이 종특이적이기 때문으로 이는 한 종에서만 질병을 일으킬 수 있다는 것을 의미한다. "인수공통전염병(zoonosis)"이란 용어는 소, 고양이, 말, 돼지와 같은 동물에 의해 전염 될 수 있는 질병을 지칭한다.

절지동물 매개체에는 모기, 파리, 벼룩 및 진드기가 포함된다(그림 8-6). 아노펠리스(anopheles) 모기와 같은 곤충은 말라리아를 유발하는 말라리아원충(*Plasmodium*) 종을 전염시킬 수 있다. 또한 체체파리는 아프리카의 수면병을 일으키는 파동편모충(trypanosomes)를 옮길 수 있다. 질병 운반자의 범주에 대한 정의는 다음과 같다.

1. 보균자는 병원체를 가지고 있으나 증상이 없는 개인을 말한다. 그러나 보균자는 무의식

적으로 다른 사람들에게 병원균을 전염시킬 수 있으며, 다른 사람들이 질병을 발병하게 한다. 사람유두종 바이러스(human papilloma virus, HPV)는 성적 파트너들 사이에서 전파되는 일반적인 인간 매개 병원균이다. 사람유두종 바이러스의 여러 균주는 여성의 자궁경부암으로 이행할 수 있는 이형성증을 유발하는 것으로 알려져 있다. 생식기 사마귀라고도 하는 과도육종은 남성과 여성의 생식기를 감염시킬 수 있는 성병이다(그림 8-7).

2. 잠복 보균자(incubatory carrier)는 전염병의 잠복기 동안 병원체를 전염시킬 수 있다. 사람면역결핍바이러스(human immunodeficiency virus, HIV)는 긴 잠복기를 가진 가장 잘 알려진 병원균 중 하나이다.
3. 회복기 보균자(convalescent carrier)는 병원체를 가지고 있으며, 병에서 회복되는 동안 병원체를 옮길 수 있다. 회복기간은 회복기(convalescence period)라고 한다. 콜레라는 회복기가 길기 때문에 사람이 여러 달 동안 미생물을 옮길 수 있다.
4. 활성 보균자(active carrier)는 질병에서 회복된 반면, 병원균을 무한정 보유하고 있다.
5. 수동 보균자는 질병에 걸리지 않고 병원균을 보유한다. 인간 보균자는 포도알균 감염, 간염, 이질 및 성병(sexually transmitted diseases, STD)의 전염을 담당한다. 다른 곳에서 질병을 일으키는 수동 보균자의 가장 유명한 사례 중 하나는 장티푸스 메리로 더 잘 알려진 Mary Mallon이다.

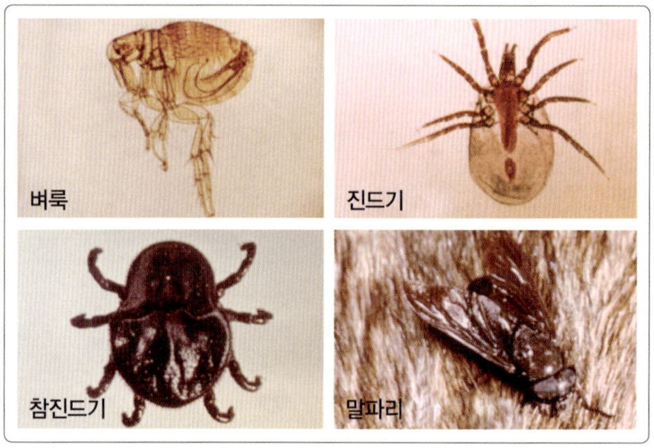

그림 8-6 **인간에게 매개체로 인한 질병을 유발하기도 하는 4가지 절지동물인 벼룩, 진드기, 참진드기, 말파리의 예시**
출처: Courtesy of CDC.

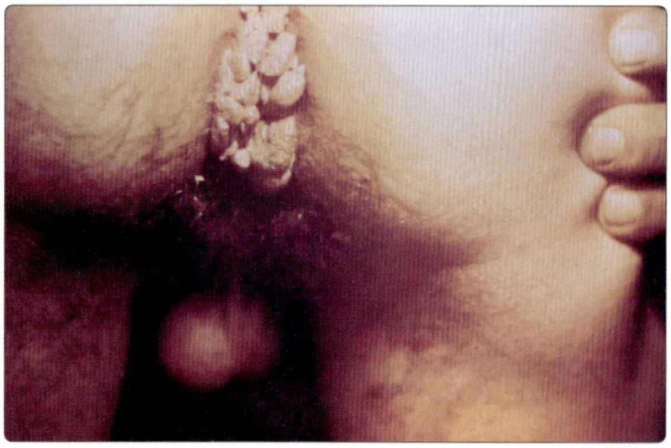

그림 8-7 **항문 주위에 첨규콘딜로마(condylomata acuminata) 또는 생식기 사마귀가 있는 남성 환자.** 콘딜로마는 사람유두종 바이러스에 의한 성병임
출처: Courtesy of CDC/Dr. Wiesner.

무증상 저장소는 공기, 토양, 음식, 액체(물과 우유 등) 그리고 매개물을 포함한다. 매개물에는 병상 및 테이블과 같은 병원 침구 및 장비가 포함된다. 환자 및 의료종사자의 피부, 호흡기 및 장관 분비물은 병원 및 기타 보건의료 환경에서 쉽게 병원체를 오염시킨다.

전파방법

미생물은 다음과 같은 방법으로 감염된 사람으로부터 감염되지 않은 사람에게 전염될 수 있다.

1. 감염된 사람과 직접 접촉
   - 접촉: 감염된 사람이 제대로 된 손씻기를 수행하지 않고 다른 사람을 만지는 경우이다(예: 의료종사자에 의한 신생아 보육원에서의 병원성 포도알균 감염).

- 재채기: 재채기 혹은 기침을 할 때 감염된 사람이 입을 가리지 않아 공기 방울이 바이러스 혹은 세균을 포함하는 경우이다.
- 분비물 접촉: 키스 및 성관계의 예를 포함하며, 임질, 매독, 헤르페스, 클라미디아와 같은 성병이 파트너 사이에서 옮겨진다.
- 혈액 및 체액 접촉: 베인 상처 혹은 찰과상 등을 입은 감염되지 않은 사람이 감염되거나 감염된 사람의 혈액과 접촉하여 감염되는 경우이다. 혈액과 체액으로 전파되는 질병의 예로는 B형 간염 바이러스와 사람면역결핍바이러스가 있다. 주삿바늘을 공유하는 약물 남용자도 쉽게 감염된다. 수술요원은 날카로운 부상의 위험성을 인식하고 있어야 한다. 연구 결과에 따르면 수술팀은 사람면역결핍바이러스보다 B형 간염에 걸릴 확률이 더 높다.

2. 간접 접촉: 감염된 개인은 감염되지 않은 사람이 접촉하는 매개체, 음식 또는 다른 것을 오염시킬 수 있다.
   - 병원 침구, 장비 및 의료용품과 같은 매개물
   - 감염된 사람이 준비한 음식(A형 간염은 화장실 사용 후 손을 씻지 않는 직원이 대상자에게 전파시킬 수 있음)
   - 보균자와의 접촉
   - 동물 또는 곤충 보균자와의 접촉

침입구

숙주로 들어가는 침입구는 피부, 비경구 경로 및 점막이다(표 8-2).

피부

피부는 신체의 가장 큰 부분이며 병원균에 대한 일차 방어선이다. 대부분의 미생물은 손상되지 않은 피부에 침투할 수 없다. 그러나 피부의 땀샘과 모공이 침입구 역할을 할 수 있다. 또한 일부 곰팡이는 피부 또는 손톱 아래에서 자라며 감염을 일으킬 수 있다. 갈고리충(십이지장충, hookworm)의 유충은 실제로 피부에 침투할 수 있다.

비경구 경로

일단 피부가 손상되면 미생물 침투를 위한 비경구(피부 아래의 조직 참조) 경로가 된다. 병원균은 피부의 하부조직을 직접 침범하여 점막으로 침투할 수 있다.

점막

점막은 호흡기, 위장관, 비뇨생식기관 및 눈의 결막을 덮고 있다. 많은 병원체가 세포막을 통하여 인체에 침투한다. 대부분의 병원균은 위장관과 호흡기관의 점막을 침투한다.

호흡기는 가장 쉬운 침입경로이다. 병원균은 공기로 운반되는 먼지 입자와 습기 방울에 포함되어 코와 입을 통해 들어간다. 호흡기를 통해 들어오는 병원균으로 인한 질병에는 감기, 폐렴, 홍역, 결핵, 천연두, 한타바이러스 등이 있다.

병원균은 오염된 물과 음식을 통해 위장관으로 들어간다. 대부분의 미생물은 위장에서 형성된 염산이나 소장의 소화 과정에 사용되는 담즙에 의해 파괴된다. 미생물은 대개 배설물에 오염된 물, 음식 또는 손가락을 통해 다른 숙주에게 전염되는 병원체이다. 위장관 미생물이 일으킬 수 있는 질병의 예로는 A형 간염, 이질, 콜레라, 장티푸스 및 편모충증이 있다.

비뇨생식기를 통해 침입하는 병원균은 대개 성적 접촉을 통해 이루어진다. 성병을 유발하는 일부 미생물은 손상되지 않은 점막을 통해 침투할 수 있지만, 다른 것들은 피하 주삿바늘로 인한 상처 또는 구멍과 같은 몇 가지 유형의 상처를 통해 침투한다. 성병의 일반적인 예로는 사람면역결핍바이러스, 클라미디아, 헤르페스, 매독 및 임질이 있다.

선택적 침입구

많은 병원균은 선호하는 침입구를 가지고 있으며 선호하는 침입구로 들어가지 않으면 질병을 일으킬 수 없는 경우가 많다. 예를 들어, 장티푸스를 일으키는 세균인 살모넬라(*Salmonella typhi*)는 삼키는 동안 몸에 들어가면 질병을 일으키지만 피부 표면에 놓으면 아무런 증상이 나타나지 않는다. 그러나 전염병을 유발하는 세균인 페스트균(*Yersinia pestis*)은 질병을 일으키기 위해 다양한 침입구를 사용할 수 있다.

숙주에 부착

병원균이 숙주에 들어간 후 숙주의 조직에 부착한다. 이를 부착(adherence)이라 하며, 병원성 및 효과적인 질병 전염 과정에 필요하다. 숙주와 병원체 사이의 부착은 병원균의 표면에 위치한 부착소(adhesins)에 의해 이루어진다. 부착소는 숙주 조직세포의 특정 표면 수용체에 결합하는 분자이다. 부착소는 일반적으로 병원균의 당질층(glycocalyx) 및 섬모(fimbriae)와 같은 미생물 구조에 존재한다.

표 8-2 관련된 미생물과 그 질병에 대한 침입부위

침입부위	미생물	미생물 종류	발생하는 질병
피부	황색포도알균 사람유두종 바이러스 트리코피톤(백선균)	세균 바이러스 진균류	농가진 사마귀 백선
상처	*Clostridium tetani* 광견병 바이러스	세균 바이러스	파상풍 광견병
호흡기	백일해균(*Bordetella pertussis*) Influenza virus *Blastomyces dermatitidis*	세균 바이러스 진균류	백일해 인플루엔자 분아균증
위장관	*Clostridum difficile* 폴리오바이러스 *Giardia lambia*(*G. duodenalis*)	세균 바이러스 원생동물	설사병(거짓막대장염과 동반되기도 함) 폴리오 편모충증
비뇨생식관	매독균(*Treponema pallidum*) 단순 헤르페스 Ⅱ형 *Candida albicans*	세균류 바이러스류 진균류	매독 성기헤르페스 질염

대부분의 부착소는 당단백질 또는 지질단백질로 구성되어 있으며, 수용체는 일반적으로 당분이다. 부착소는 구조가 다양하고, 수용체의 서로 다른 세포 역시 그 구조가 다양하다. 또한 이것은 감염을 예방하거나 제어하는 방법을 연구하는 과학자에게 중요하다. 만일 수용체, 부착소 혹은 두 가지 모두를 변경할 수 있다면 부착이 억제될 수 있어 질병을 제어하기 위한 수단을 제공할 수 있다.

뮤탄스 사슬알균(*Streptococcus mutans*)은 당질층을 통해 치아에 부착함으로써 충치를 일으키는 병원균이다. 해당 균은 당질층을 형성하는 덱스트란(dextran)이라 부르는 다당류로 전환시키는 글루코실트랜스퍼라제(glucosyltransferase)라는 효소를 생산한다. 대장균(*Escherichia coli*)의 질병 유발 균주는 숙주 세포상의 특정 종류의 수용체, 특히 소장의 특정영역에 특이적인 섬모를 갖는다. 매독을 유발하는 병원균인 매독균(*Treponema pallidum*)은 숙주세포에 부착하기 위한 고리 모양의 세포 말단을 사용한다(그림 8-8).

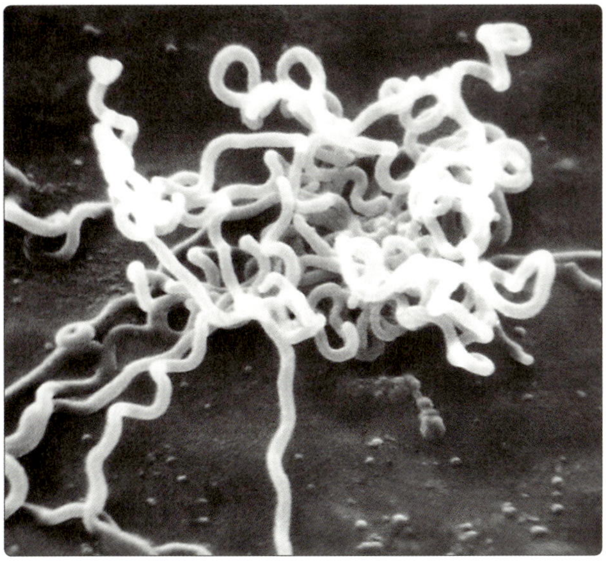

그림 8-8 목화꼬리토끼 상피세포 배양 상의 매독균(*Treponema pallidum*)의 전자현미경 사진
출처: Courtesy of CDC/Dr. David Cox.

세균 침입요인

질병을 일으키기 위해서는 대다수의 병원균이 숙주의 조직을 뚫고 들어가야 한다. 다음은 숙주 방어에 세균이 침투하는 데 도움이 되는 요소이다.

효소

세균의 독성은 세포외효소(exoenzymes)의 생산에 의해 그 도움을 받는다. 효소는 용해(효소 소화에 의한 파괴) 세포 및 혈전 및 세포 간 물질 용해와 같은 다양한 작용을 지닌다. 일부 의학 미생물학자들은 병원균이 조직에 침투하는 능력을 촉진시키는 단백질(효소)에 대해 인베이신(invasins)이라는 용어를 사용한다. 이러한 침입은 국소화된 부위에서 숙주조직을 손상시키고 그에 따라 외독소와 구별하기 어려울 수 있다.

일부 세균은 대식세포, 포식세포, 호중구(neutrophils) 및 백혈구를 분해하는 물질인 류코시딘(leukocidin)을 생산한다. 사슬알균에 의해 생성된 류코시딘은 두 가지 작용을 한다. 효소가 백혈구의 리소좀을 분해하여 세포의 죽음을 일으키고 파괴된 리소좀에서 방출된 효소가 다른 세포 내 구조를 손상시킨다.

응고 효소는 혈액에서 피브리노겐을 응고시키는 역할을 한다. 간에서 생산되는 혈장 단백질인 피브리노겐은 혈전 안정화를 위해 피브린을 형성하는 트롬빈과 결합할 때 응고 효소로 전환된다. 피브린 응고는 식균 작용 및 숙주의 다른 방어 작용으로부터 세균을 보호할 수 있다. 응고 효소는 출혈 증세를 보이는 경우 치료 목적으로 생산하며, 수술 전에 복용한다.

히알루로니다제(hyaluronidase)는 결합 조직세포들을 함께 유지하는 물질인 히알루론산

(hyaluronic acid)을 파괴하는 세균 효소이다. 이 작용은 원래의 감염이 시작한 곳에서 미생물이 퍼지는 것을 돕는다. 히알루로니다제는 가스 괴저를 일으키는 미생물인 *Clostridium* 종에 의해 생성된다. 히알루로니다제는 치료적 용도로도 사용된다. 이는 국소마취제와 혼합되어 주사 후 조직을 분해함으로써 조직을 통한 국소마취 약물의 전파를 돕는다. 또한 백내장 수술 중 렌즈를 쉽게 제거할 수 있도록 눈의 수정체를 고정시키는 소포(zonules)라고 불리는 결합 조직을 용해시키는 주사제로 사용된다.

키나제는 피브린을 용해시키고 신체에서 형성된 혈전을 분해하여 감염을 방지한다. 스트 렙토키나제(streptokinase)는 고름사슬알균(*Streptococcus pyogenes*)에 의해 생산되고 스타필로키나아제(staphylokinase)는 황색포도알 균에 의해 생산된다. 키나제는 피브린 응고물을 녹임으로써 병원체가 침입하여 신체를 통해 퍼질 수 있게 한다. 스트렙토키나제는 관상동맥 폐쇄로 인한 심장마비 환자에게 혈전(thrombus)이라고 불리는 혈병을 용해시키기 위해 상업적으로 주사제로 생산된다.

또 다른 중요한 세포외효소(exoenzyme)는 적혈구의 용해를 일으키는 용혈소이다. 세균은 그들이 일으키는 용질 반응의 유형에 따라 각기 다른 용혈소의 다른 유형을 생산한다. 포도알균(staphylococci)과 사슬알균(streptococci)은 용혈병을 일으킨다. S용혈소(Streptolysin S, SLS)는 혈청에서 알부민을 파괴하고 식균 백혈구를 용해할 수 있다. 가스괴저균(*Clostridium perfringens*)은 조직 파괴를 일으키는 용혈성 물질을 생산한다. 가스괴저균은 또한 효소 콜라게나제(collagenase)를 생성하는데, 이것은 콜라겐(collagen)을 말하며, 힘줄, 뼈 및 연골에서 발견되는 단백질이다. 가스괴저균은 콜라게나제와 히알루로니다제를 분비하여 신체의 조직 깊숙이 침투할 수 있다.

세균성 협막

일부 세균은 세포벽 주변에 협막을 형성하는 당질층(glycocalyx)을 합성한다. 이는 협막이 포식세포가 세균에 부착되는 것을 방지함으로써 식균 작용을 억제하기 때문에 세균의 독성을 증가시킨다. 협막의 존재에 의해 독성이 증가하는 일부 유형의 세균에는 인플루엔자균(*Haemophilus influenzae*), 탄저균(*Bacillus anthracis*) 및 폐렴막대균(*Klebsiella pneumoniae*)가 포함된다(그림 8-9).

세포벽 화학물질

일부 세균의 세포벽에는 독성을 증가시키는 화학 물질이 있다. 예를 들어, 결핵균(Mycobacterium tuberculosis)의 세포벽에는 식균의 소화 과정에 저항하는 화학 밀랍이 포함되어 있다.

또한 고름사슬알균은 세포벽과 줄기세포에 위치한 M 단백질이라는 내산성 및 내 열성 단백질을 합성한다. 이 단백질은 세균 세포의 부착을 유도하여 상피세포를 숙주 및 백혈구의 식균 작용을 막아준다. 인체는 M 단백질을 파괴하는 항체를 생산할 수 있다.

병원성 손상 방법

병원균은 직접적 손상, 독소 생성 및 면역 반응의 세 가지 방법으로 숙주세포를 손상시킨다.

직접적 손상

병원체가 숙주의 방어에서 살아남고 숙주세포에 부착되면 신체의 다른 조직을 침범할 수 있다.

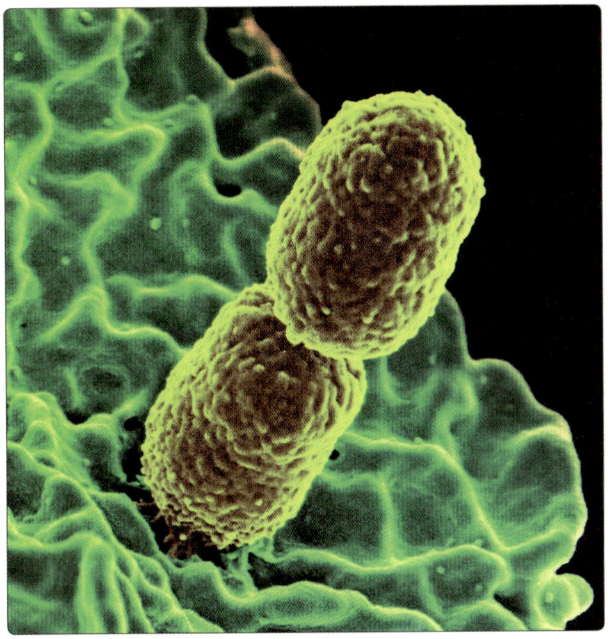

그림 8-9 **국립 알레르기 및 전염병연구소(National Institute of Allergy and Infectious Diseases, NIAID)가 제작한 디지털 방식으로 채색된 전자현미경 사진**(scanning electron micrograph, SEM). 녹색의 인간 호중구와 상호 작용하는 2개의 겨자색 막대 모양의 카바페넴에 내성을 지닌 폐렴막대균을 묘사하고 있음

출처: Courtesy of National Institute of Allergy and Infectious Diseases(NIAID).

병원균은 이제 다른 세포를 대사, 증식 및 죽일 수 있게 된다. 세균은 세포에 침투하는 데 도움이 되는 외인성 물질을 생성하거나 섬모를 사용하여 침투할 수 있다. 침투 자체가 숙주세포를 손상시키지만, 대부분의 세균은 독소를 생성하여 숙주세포에 손상을 준다.

독소

일부 미생물은 숙주세포와 조직에 위험한 독소를 생성할 수 있다. 독소를 생산하는 미생물의 능력을 독성이라고 한다. 혈액과 림프액이 배출되면 독소가 옮겨져 심각하게 치명적인 결과를 초래할 수 있다. 병원균에 의한 독성의 생산은 병원성의 가장 결정적인 요인이다. 독소로 인한 증상은 미열, 심한 설사, 쇼크 그리고 여러 장기의 장애를 포함한다. 독소는 혈관을 파괴하고 신경계 교란을 일으킬 수 있다. 독소는 외독소와 내독소로 두 종류가 생성된다.

독혈증(toxemia)은 혈류에 독소가 존재함을 의미한다. 또한 혈액 중독으로 알려진 전신 중독증은 가장 심각한 형태이며, 독소가 몸 전체에 퍼졌을 때 발생한다. 임신 중독증(자간전증이라고도 함)은 고혈압, 미만성 부종 및 단백뇨를 특징으로 하는 증후군을 말하며, 위험한 발작(자간증)의 전구체일 수 있다. 임신 중 독혈증의 구체적인 원인은 알려져 있지 않지만 태아 발달 및 기타 질병에 대한 면역 반응과 관련이 있을 수 있다.

외독소 외독소를 생산하는 대부분의 세균은 그람양성균이다. 외독소는 단백질이며, 대부분이 세포 내부에서 생산되는 효소이다. 대부분의 외독소 유전자는 플라스미드 또는 세균 파지로 운반된다. 외독소는 체액에 용해되어 신속하게 전신 분포를 위해 혈류로 쉽게 확산 될 수 있기 때문에 질병을 일으키는 데 효과적이다.

외독소는 (1) 정상적인 신경파 전달을 방해하는 신경 독소, (2) 위장관을 덮는 상피세포에 영향을 미치는 장 독소, (3) 숙주세포를 파괴하거나 정상적인 기능에 영향을 미치는 세포독소로 분류된다.

외독소는 세균이 생산하는 가장 위험한 물질 중 하나이다. 일반적으로 질병을 일으키는 데에는 극히 적은 양만이 필요하며 질병의 징후와 증상을 담당하는 것은 세균 자체가 아니라 독소이다. 클로스트리디움 디피실(*Clostridium difficile*)은 두 가지의 외독소(A와 B)를 생산하며 항균제 관련 설사(antibiotic-associated diarrhea, AAD)를 유발한다. 미국 질병관리본부(Centers for Disease Control and prevention, CDC)는 클로스트리디움 디피실의 80%를 의료관련감염(health care-associated infection, HAI)으로 분류하고 있다.

인체는 면역을 제공하는 항독소(antitoxins)라는 항체를 생산할 수 있다. 외독소가 열이나 요오드 또는 기타 화학 물질에 의해 변형되거나 무해하게 되면 신체에 자극을 주어 항독소를 생성할 수 있다. 톡소이드라고 불리는 무해한 외독소를 백신으로 사용하여 항독소 생산을 유도하여 특정 질병에 대한 면역을 생성할 수도 있다.

디프테리아는 면역이 톡소이드 주사에 의해 생성되는 질병의 한 예이다. 디프테리아균은 파지가 해당 균을 침입할 때 독소를 합성한다. 해당 독소는 진핵세포에서 단백질 합성을 방해하는 세포 독소로 분류된다.

1. 단백질 독소는 A(활성) 및 B(바인딩)라고 하는 두 개의 폴리펩타이드로 구성된다. 폴리펩타이드 A만이 질병의 징후와 증상을 일으키지만 A가 숙주세포에 들어가려면 B가 필요하다.
2. 폴리펩타이드 B는 단백질을 숙주세포의 표면 수용체에 결합시킴으로써 전체 단백질이 원형질막을 통과하여 세포질로 들어갈 수 있게 한다.
3. 폴리펩타이드 A는 단백질 합성을 방지하고 세포를 파괴함으로써 숙주세포에 작용할 수 있다.

콜레라의 원인균인 콜레라 비브리오균은 디프테리아 독소와 동일한 방식으로 작용하는 콜레라 독소(cholera toxin)를 생성한다. 콜레라 독소는 소장을 둘러싼 상피세포의 원형질막에 결합한다. 그 결과 상피세포에 의해 많은 양의 체액이 배출되어 심한 설사를 유발한다. 유체 및 전해질의 손실로 인해 개인은 빠르게 탈수될 수 있다.

신경독소의 예는 보툴리누스균(*Clostridium botulinum*)에 의해 생성된 보툴리눔 독소이다. 이 신경독은 신경세포가 근육으로 전달되는 것을 막기 위해 신경근 접합부에서 작용한다. 독소는 신경세포에 결합하여 신경전달 물질인 아세틸콜린이 방출되고 접합부로 이동하는 것을 방지한다. 감염된 개인은 호흡 근육이 팽창 및 수축할 수 없기 때문에 호흡 부전으로 이어지는 근육 마비를 경험한다.

내독소 외독소와 내독소 사이에는 중요한 차이가 있다. 내독소를 포함하고 있는 대부분의 세균은 그람음성이며 독소는 세포벽의 바깥 부분을 구성한다. 내독소는 지질다당류이지만 외독소는 단백질이다. 그람음성 세균은 지질다당류(lipopolysaccharides, LPSs)가 포함된 펩티도글리칸(peptidoglycan) 세포벽을 둘러싸는 세포막을 가지고 있다. 지질다당류의 지질 부분은 내독소를 포함한다.

세균이 죽고 세포벽이 용해되면 내독소가 방출되어 효과가 나타난다. 모든 내독소는 발열, 근육 및 뼈 관절 통증, 오한, 심한 경우 사망으로 이어질 수 있는 쇼크 등을 포함한 증상을 나타낸다.

내독소의 전시적 확산인 패혈증은 파종성 혈관 내 응고(disseminated intravascular coagulation, DIC)라는, 생명을 심각하게 위협하는 합병증을 유발할 수 있다. 내독소는 응고 단백질의 과도한 자극을 유발하여 전신 혈관 내 응고를 일으켜, 혈액이 조직에 도달하는 것을 막아 조직 괴사를 일으킨다.

내독소를 생성하는 세균의 예로는 수막알균성 수막염을 유발하는 수막알균(*Neisseria meningitidis*)과 대부분의 요로감염(urinary tract infections, UTI)을 유발하는 프로테우스(*Proteus*)가 있다. 내독소는 내독소에 대항할 수 있는 항독소를 생성하도록 신체를 유도하지 않는다. 항균제는 내독소를 생성하는 세균에 맞서 싸울 수 있다.

바이러스의 병원성

바이러스는 숙주의 방어를 피하기 위한 몇 가지 방법이 있다. 이는 숙주세포의 죽음을 초래하는 바이러스 재생을 허용한다. 바이러스가 세포에 침투하면 신체의 자연 면역체계로부터 바이러스가 보호된다.

침입방법

바이러스는 표적 숙주세포의 수용체 부위와 결합하여 세포로 들어가게 된다. 바이러스 부착 부위가 수용체 부위와 접촉하면 세포가 필요로 하는 물질을 모방하는 화학 물질이 세포를 속여 바이러스가 내부로 들어가게 한다. 바이러스는 RNA나 DNA 중 하나를 포함하고(두 가지 모두를 포함하지는 않음), 생존하거나 성장할 수 있는 물질을 합성하지 못한다. 바이러스는 재생할 숙주세포의 신진 대사 체계 및 유전 물질에 침투하여 유전력을 가져야 한다.

후천성면역결핍증(acquired immunodeficiency syndrome, AIDS)을 일으키는 바이러스(HIV)는 실제로 부착 부위를 숨겨서 신체의 면역계가 바이러스가 위험한 것으로 인식하지 못해 면역계를 공격할 수 있게 한다. 다른 바이러스와 마찬가지로 사람면역결핍바이러스도 세포특이적이다. 이는 특정 세포, 즉 T-림프구라고 불리는 면역계의 세포만을 공격한다. T-림프구는 사람면역결핍바이러스 부착 부위가 접촉에 대해 친화력을 갖는 수용체를 갖는다.

바이러스 감염에 따른 세포변성효과

숙주세포에 미치는 바이러스의 영향을 세포변성효과(cytopathic effects, CPE)라고 하며, 바이러스 감염을 진단하는 수단으로 사용되기도 한다. 세포 사멸을 유발하는 세포변성효과는 세포파괴효과라고 하며, 세포 손상을 일으키는 세포변성효과(세포 사멸은 아님)는 비세포파괴효과라고 한다.

바이러스에 의해 생성된 세포변성효과는 감염된 세포의 핵 또는 세포질에서 발견되는 봉입체(inclusion body)라고 불리는 과립을 포함한다. 봉입체는 모양, 크기 및 실험실 염색이 다양하다. 함유물은 호산성 또는 호염기성으로 분류된다. 함유물은 감염을 일으키는 바이러스의 확인을 돕는다. 일반적인 예는 광견병 바이러스에 감염된 신경세포의 세포질에 존재하는 네그리(Negri)체이다. 진단적인 봉입체는 헤르페스와 천연두 바이러스에서도 발견된다. 바이러스는 세포의 리소좀이 숙주세포의 세포 내 구조를 손상시키거나 파괴시키는 효소를 방출하여 세포의 죽음을 초래할 수 있다. 바이러스는 세포의 여러 가지 다른 활동을 방해하여 세포 분열을 멈추는 등 세포 사멸을 일으킬 수 있다.

바이러스는 숙주세포의 염색체를 손상시키거나 변형시킬 수 있다. 그 결과, 염색체의 돌연변이 또는 염색체의 파괴로 인한 세포 사멸이 일어난다.

일부 바이러스 감염은 감염된 숙주세포의 표면에서 항원성 변화를 일으킬 수 있다. 이러한 항원 변화는 항체로 세포를 파괴하기 위해 신체의 면역계를 촉발시킨다.

모든 유형의 정상 세포는 다른 세포와 접촉하여 세포 성장을 계속하게 되면 세포 사멸로 이어진다는 사실을 인식하여 세포 성장이 중단된다. 이것을 접촉 저지(contact inhibition)라고 한다. 암을 유발하는 바이러스는 변이 바이러스라고 불리며, 이는 숙주세포를 변형시켜 성장이 조절되지 않는 이상 세포로 만들어 더 이상 접촉 저지를 인식하지 못하기 때문에 발생한다. 이것은 암 종양의 비정상적이고 억제되지 않는 성장에 대해 설명한다.

비특이적 숙주 방어

비특이적 숙주 방어는 종에 상관없이 모든 유형의 병원균으로부터 신체를 보호한다. 비특이적 방어에는 피부, 점막, 포식세포, 염증 및 발열이 포함된다. 특이적 방어는 특정 병원균에 맞서 싸우는 시스템을 의미한다.

피부

피부 외부의 두 층은 표피와 진피로 미생물이 침투하지 못하도록 장벽 역할을 한다. 진피는 단단히 결합된 조직의 두꺼운 층이다. 표피는 더 얇지만, 상피세포는 세포 사이에 공간이 거의 없거나 또는 전혀 공간이 없게끔 밀집되어 있다. 표피의 맨 위층은 죽은 상피세포이며 케라틴이라는 단백질로 덮여 있다. 그러나 곰팡이가 각질을 가수 분해하여 무좀이라고 하는 진균류 감염을 일으킬 수 있다.

피지선은 피부에 위치하고 피지를 생성한다. 피지는 모발이 건조되는 것을 방지하고 피부 표면에 얇은 보호층을 형성한다. 피지 성분은 일부 병원성 세균과 진균의 성장을 억제하는 불포화 지방산이다. 지방산은 피부 pH를 3~5(산성)로 유지하여 미생물의 성장을 억제한다. 피부에 있는 땀샘은 발한작용을 담당한다. 발한작용은 증발을 통하여 열을 식히고 일부 신체 노폐물을 제거하며, 피부 표면에서 미생물을 씻어냄으로써 체온을 정상적으로 유지한다. 땀에는 그람양성 세균의 세포벽을 파괴할 수 있는 효소인 리소자임이 있다. 리소자임은 눈물, 타액 및 특정 조직액의 구성 요소이다.

점막

점막은 호흡기, 위장관 및 비뇨 생식기관에 존재한다. 특수화된 상피세포가 막을 따라 점액을 분비한다. 일부 병원체는 점액이 제공하는 촉촉한 환경 덕분에 생존하고 증식한다. 충분한 수의 미생물이 존재하면 숙주를 침범한다. 그러한 병원균의 예는 성병인 매독을 야기하는 트레포네마 팔리듐(*Treponema pallidum*)이다.

그러나 점액은 미생물의 침입을 막고 호흡기 또는 위장관으로 더 들어갈 수 없도록 한다. 호흡기관에서 발견되는 또 다른 기전은 섬모이다. 섬모는 줄기를 정렬하고 동시에 물결 모양의 움직임으로 흡입 먼지, 부스러기 및 미생물을 인두로 이동시켜 재채기나 기침을 통해 숙주로부터 내보낸다. 비뇨 생식기의 점막은 소변을 흐르게 씻어내는 작용으로 미생물 정체 및 비뇨기계의 균 집락화를 예방한다.

위에는 고도의 산성 위액을 생성하는 샘이 있다. pH는 약 1.2~3.0이며 염산과 점액으로 구성된다. 높은 농도의 산은 보통의 미생물이 생존할 수 없다. 예외로 보툴리누스균과 황색포도알균은 위액에서 생존하는 독소를 가지고 있다. 또 다른 예외적인 경우는 헬리코박터 파일로리(*Helicobacter pylori*)다. 헬리코박터 파일로리는 산을 중화시켜 살아남아 성장할 수 있다. 헬리코박터 파일로리는 위와 십이지장 궤양의 중요한 역할을 하는 것으로 밝혀졌다.

포식세포

식균 작용은 이차 방어선이다. 식균 작용은 다른 미생물이나 이물질을 감싸고 섭취하는 과정이다. 이 작용을 담당하는 세포는 포식세포라 불리며, 모두 백혈구이다. 그러나 모든 백혈구가 포식세포가 되는 것은 아니다. 인간 혈액의 5가지 유형의 백혈구(white blood cells, WBC; leukocytes)는 다음과 같다.

- 호염구(Basophils)
- 호산구(Eosinophils)
- 림프구(T 세포 및 B 세포)
- 단핵세포
- 호중구(밴드의 경우 젊은 호중구)

인체 감염이 발생하면 백혈구수가 증가한다. 환자가 맹장염이 의심되는 징후와 증상을 나타내면 혈액을 채취하고 전혈구수(complete blood count, CBC) 검사를 한다. 정상 백혈구 수는 4천 5백~1만 mcL이다.

감별 계수는 5가지 유형의 백혈병 백분율을 결정하며, 이러한 감별 수치를 기반으로 잠재적 질병 과정을 통찰한다.

백혈구에는 과립구와 무과립구의 두 가지 범주가 있다. 얼룩이 진 후 광학현미경을 그대로 두었다가 관찰하면 과립구의 세포질에 큰 과립이 보인다. 과립이 어떤 얼룩을 보이는지에 따라, 과립구는 다음 세 가지 범주로 분류된다.

- 산성 염기와 염료의 혼합물로 얼룩지고 빛이 나는 라일락 색소인 호중구
- 산성 염료 및 염색된 붉은 색 또는 오렌지색의 호산구
- 염소가 메틸렌 블루로 염색되어 푸른 빛을 띠게 되는 호염구, 기능이 완전히 설명되지 않지만 염증 과정에서 중요하다.

호중구는 감염의 초기 단계에서 활동적이고 운동성이 좋은 포식세포이다. 혈류를 떠나 감염된 지역으로 들어가 침입하는 미생물을 파괴하는 과정을 시작한다.

호산구도 혈류를 떠날 수는 있지만, 주요 역할은 기생충과 싸우는 독성 단백질의 생산이다. 호산구는 기생충의 표면에 붙어 그들을 죽이는 과산화수소 이온을 분비한다. 기생충에 감염되면 호산구 수가 크게 증가한다.

무과립구에는 세포질에 과립이 있지만, 그들은 염색 후에는 광학현미경으로 볼 수 없다. 두 종류의 무과립구는 단핵구와 림프구이다. 단핵세포는 혈류를 빠져나와 대식세포로 들어가서 대식세포로 성숙될 때까지 포식세포가 되지 않는다. 림프절 내 대식세포와 림프구의 증가는 감염 중에 팽창한다. 혈액과 림프액이 대식세포를 포함하고 있는 신체 기관을 통과할 때, 미생물은 식균 작용에 의해 제거된다. 림프구는 포식세포는 아니지만 면역 반응이라고 불리는 신체의 특정 방어에 중요하다.

대식세포는 감염에 대한 염증 반응 동안 단핵구에서 발생한다. 대식세포에는 두 종류가 있

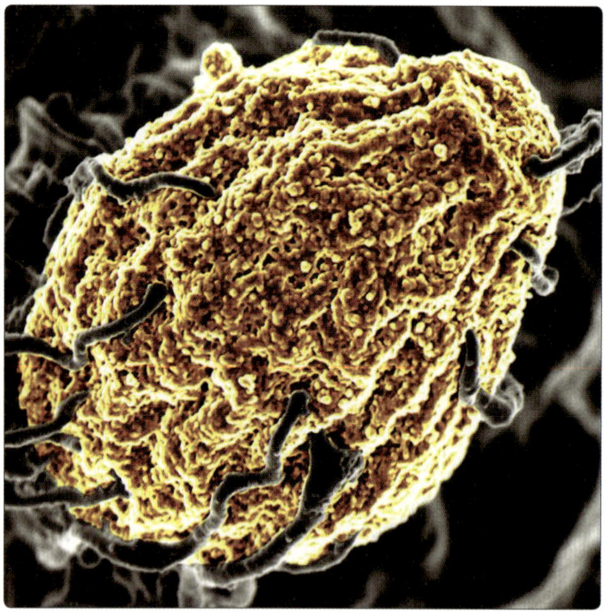

그림 8-10 **국립 알레르기 및 전염병연구소가 제작한 디지털 방식으로 채색된 전자현미경 사진.** 단일 죽은 효모 입자가 대식세포에 의해 식균된 것을 보여줌
출처: Courtesy of National Institute of Allergy and Infectious Diseases(NIAID).

다. 혈류를 빠져 나와 감염된 지역으로 이동하는 세포들은 방황하는 대식세포라고 불리고, 이물질을 잡아두기 위해 조직과 신체 기관에 남아 있는 것들은 고정된 대식세포 또는 조직구로 불린다.

대식세포는 망상내피세포(reticuloendothelial system, RES)의 조직에 위치하고 있다. 이러한 비 특정 시스템은 비장, 림프절, 골수, 내장, 간(Kupffer 세포) 및 뇌(microglia)의 동양혈관에 정렬하는 포식세포(대식세포 포함)의 수집을 말한다. 망상내피세포의 주요 기능은 외래 파편 및 미생물, 과도한 세포 분비물, 죽은 백혈구, 적혈구 및 신체 조직의 제거와 파괴이다.

식균 작용 과립구, 특히 호중구는 세균 감염의 초기 단계에 가장 활동적이다. 이후 단계에서 대식세포는 생존 및 죽은 세균을 파괴하는 가장 지배적인 포식세포가 된다. 진균류 및 바이러스 감염 동안 대식세포는 감염의 모든 단계에서 가장 우세한 포식세포이다.

식균 작용은 화학주성, 부착, 섭취, 소화의 네 부분으로 나뉜다. 화학주성은 손상된 조직 세포, 펩타이드 및 기타 미생물이 분비하는 화학 물질로, 미생물에 대한 포식작용을 유도하는 것이다. 운동성이 있는 세균은 세포벽에 화학 자극을 감지하는 수용체를 포함하고, 일단 감지되면, 그 정보가 편모에 전달된다. 신호가 적합하면 세균이 화학 자극으로 이동한다(그림 8-10).

포식세포는 먼저 표면에 부착하여 미생물에 붙는다. 부착은 매우 단순한 방식으로 진행되거나 혹은 어려울 수 있다. 고름사슬알균과 같은 일부 세균은 포식세포가 미생물 표면에 부착되기 어렵게 만드는 M 단백질이라는 단백질을 함유하고 있다. 또 다른 장벽은 세균을 둘러싼 미끄러운 점액 피막이며 B형 헤모필루스 인플루엔자균(*H. influenzae* type B)에서 발생한다.

항체 분자는 세균세포를 코팅하고 병원체에 식균의 부착을 촉진할 수 있는 혈청 단백질을 분비한다. 코팅 공정은 옵소닌화(opsonization)라 하며, 항체 분자는 옵소닌(opsonins)이라 한다. 포식세포가 병원체에 부착된 후, 식균 과정이 시작될 수 있다. 포식세포는 미생물을 에워싸는 위족(pseudopod) 또는 "거짓발(false feet)"을 확장시킨다. 수족 모세포의 측면은 병원체를 완전히 둘러싸기 위해 생기고, 그 결과 생기는 주머니는 식포(phagosome)로 불린다.

이 과정의 마지막 단계는 소화이다. 식포는 원형질막으로부터 스스로를 방출하고 세포질에 들어간다. 세포질에는 효소가 포함된 리소좀이 들어 있다. 식포와 리소좀이 접촉할 때, 포식리소좀(phagolysosome)이라 불리는 단일 구조로부터 그것들이 접촉한다. 효소는 이제 세균을 파괴할 수 있게 된다. 이 소화 과정은 과립구의 과립이 사용되고 그 수가 감소하기 때문에 탈과립이라고 한다. 또한 세균이 소화된 후, 포식리소좀은 잔여 물체라고 불리며, 그 잔여물은 소화할 수 없다. 잔여 물체는 세포질을 통해 포식세포 가장자리로 이동하여 세포 외부로 폐기물을 방출한다.

보체

보체(complement)는 "보체 시스템(complement system)"을 구성하는 혈장에서 발견되는 25~30가지의 효소 혈청 단백질 군이다. 이름은 면역 및 알레르기 반응에서 항체의 작용을 보완한다는 점에서 파생되었다. 보체는 2차 방어선의 일부인 항원-항체 반응에서 필요할 때까지 비활성 형태로 혈장을 순환한다. 보체는 상이한 항원-항체 면역 복합체(antigen-antibody immune complexes)에 결합하기 때문에 특이적 방어 기제이다. 복합체에 묶이면 보체 연쇄반응(complement cascade)이 활성화되어 다음 기능을 수행한다.

- 염증성 반응의 증가
- 항원의 용해를 돕도록 항체를 부착
- 일부 미생물 유형의 독소 중화에 도움
- 지방에 식세포(화학주성)를 끌어들임

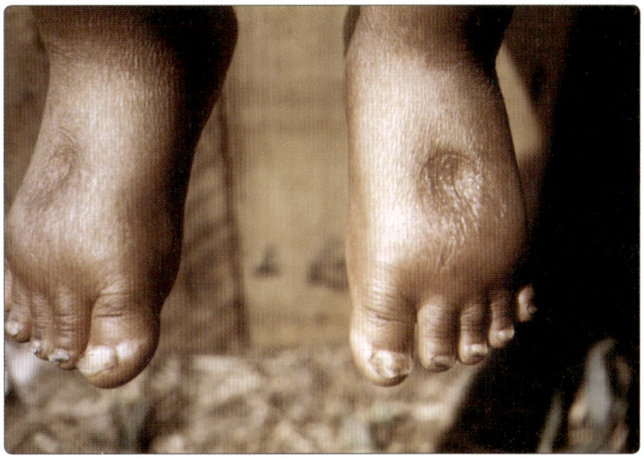

그림 8-11 **발이 부어 오른 나이지리아 아동.** "페달 부종"으로도 알려져 있으며, 심각한 식이 단백질 결핍으로 인한 질병인 콰시오커(kwashiorkor)로 인해 발생함
출처: Courtesy of CDC/Dr. Lyle Conrad.

철분

유리철분(free iron)이 존재할 때 세균의 병독성이 증가한다. 많은 병원성 세균은 외독소의 합성을 위해 철을 사용한다. 백혈구는 인터루킨-1(interleukin-1, IL-1)을 생성하는데, 간을 자극하여 철분을 저장함으로써 병원균이 필요로 하는 유리철분을 박탈한다.

철분은 몸에서 트랜스페린(transferrin), 페리틴(ferritin), 락토페린(lactoferrin)이라고 불리는 철분 수송 단백질과 밀접하게 결합되어 있다. 이것은 병원균에게 필요한 철분 공급을 박탈한다. 그러나 일부 병원체는 철 결합체(siderophores)라 불리는 자신의 철분 결합 단백질을 생산하고 방출함으로써 생존에 필요한 철을 얻는다. 철분은 철 결합체에 결합하고 병원균은 철분을 얻기 위해 철 결합체를 차지한다. 수막염을 일으키는 미생물인 수막알균(*Neisseria meningitidis*)은 세포 표면에 직접적으로 철 수송 단백질에 결합하는 수용체를 지니고 있다. 그러면 세포는 부착된 철 원자와 함께 단백질을 흡수할 수 있다.

염증

신체 상해에 대한 방어 반응을 염증이라고 한다. 염증의 4가지 증상은 통증, 열, 발적 및 부종이다. 통증은 조직 신경 손상, 부종으로 인한 압력 또는 독소로 인한 것이다. 염증과 관련된 열 및 홍반은 감염된 부위로의 혈류 증가로 인해 발생한다. 팽창(부종)은 주변 조직 공간에 유체가 쌓여서 발생한다(그림 8-11).

염증은 유익한 반응이며, 다음 세 가지 기본 과정에 대한 반응이다.

1. 침입성 물질을 파괴하고 그것에 의해 생성된 모든 물질을 제거하는 것
2. 물질과 부산물을 "벽으로 막아" 감염의 정도를 제한하는 것. 예를 들어, 급성 맹장염이 나타나고 맹장이 파열되면 환자는 염증과 감염의 징후를 즉시 나타내지는 않을 것이다. 이것은 벽으로 막혀 있는 농양의 형성 때문이다. 이 벽은 병원균이 주변 조직으로 더 깊숙이 침투하는 것을 막는 결합조직 벽을 형성하여 감염을 격리하려는 신체의 시도이다.
3. 손상된 조직의 복구 혹은 교체

혈관 확장 염증의 과정은 혈관 확장, 식세포 이동 및 조직 복구 이렇게 3단계로 발생한다. 혈관 확장은 혈관의 팽창 또는 직경 증가를 말하며 손상된 부위로의 혈류를 증가시키는 데 도움이 된다. 또한 혈관 확장은 혈관의 투과성을 증가시켜 혈관을 정상적으로 통과하는 숙주 방어제를 혈관 벽과 손상된 조직으로 들어갈 수 있게 한다. 이밖에도 손상된 세포에 의해 방출되는 세 가지 주요 화학물질인 히스타민, 키턴 및 프로스타글란딘은 혈관 확장에 영향을 준다.

히스타민은 결합 조직, 혈소판 세포 및 호염구에 있는 비만세포에서 발견된다. 히스타민은 손상된 세포에서 방출되어 혈관에 직접 영향을 준다. 키닌은 혈장에서 발견되며 혈액의 짚색(straw-colored blood) 부분이다. 키닌은 혈관 확장을 일으키고 혈관 침투성을 증가시킨다. 또한 손상된 조직에 호중구를 끌어와서 화학주성에 참여한다.

프로스타글란딘은 손상된 세포에 의해 방출된다. 히스타민과 키닌의 작용을 증가시키고 혈관 벽을 통과할 때 포식세포를 돕는다. 혈관 확장은 또한 혈액 응고 물질을 손상부위에 신속하게 전달할 수 있도록 한다. 손상부위에 형성된 혈액 응고는 미생물 또는 독소가 몸 전체로 퍼지는 것을 억제한다. 그 결과, 농양이 형성한다. 농양(고름 누적)은 체액과 죽은 세포의 조합으로 공동에 모여든다. 농양 형성을 일으키는 병원체는 화농성 세균(pyogenic bacteria)이라고 불리우며, 일반적으로 연둣빛 고름을 만들어내는 포도알균(staphylococci)을 포함한다. 녹농균(*Pseudomonas aeruginosa*)은 세균이 생산하는 색소 피오시아닌(pigment pyocyanin)에 의한 청색 삼출물을 생성한다.

포식세포 이동 호중구와 단핵구가 손상 영역으로 이동함에 따라 혈관의 내피 내층에 부착한다. 혈관이 확장되면 포식세포가 내피세포를 통해 손상된 조직으로 전달되어 혈관을 떠날 수 있다. 포식세포는 병원체를 제거하는 과정을 시작한다.

조직 복구 염증의 마지막 단계는 조직이 손상된 혹은 파괴된 세포를 대체하는 조직 복구이다. 실제로 염증의 첫 번째 단계에서 복구가 시작되지만, 모든 병원균과 다른 물질이 제거되어 더 이상 조직 손상을 일으키지 않을 때까지는 완료할 수 없다.

조직이 재생될 수 있는 정도는 조직의 유형에 달려 있다. 예를 들어, 손상의 양에 따라 피부가 쉽게 재생될 수 있다. 간은 재생이 가능하지만 쉽지는 않다. 그러나 심장 조직은 재생할 수 없다. 개인이 심근경색증을 앓고 있으면 많은 양의 심장 조직이 손상될 수 있으며 무력 상태가 된다.

발열

마지막 특이적 숙주 방어는 발열이다. 염증은 국소 부위에 대한 반응의 한 예이다. 또한 비정상적으로 상승한 체온인 발열은 전신 반응의 한 예이다. 발열의 빈번한 원인은 바이러스성 또는 세균성 침입이다.

시상하부는 제3뇌실의 바닥과 측벽의 일부를 형성하는 뇌의 뇌간 부분이다. 시상하부는 수면, 식욕 및 체온조절을 담당하고 있다. 발열은 다음 단계에서 발생한다. 첫 번째, 포식세포가 세균을 섭취하면 세포벽에 위치한 지질 다당류가 방출되어 포식세포가 IL-1을 방출하게 된다. 두 번째, IL-1의 존재는 시상하부가 프로스타글란딘을 방출하게 하여 온도를 상승시켜 열을 일으킨다.

예를 들어, 신체가 병원성 세균에 의해 침범되면 체온이 상승한다. 생리적 반응은 떨리는 현상이 발생하며 신진대사 속도가 증가하여 체온이 상승한다. 그러나 온도가 높더라도 사람은 오한을 경험하며, 피부는 차갑고 축축하다. IL-1이 제거될 때까지 체온 상승은 계속된다.

감염이 신체 내에서 통제 하에 있게 되면 혈관 확장과 발한이 시작된다. 체온이 떨어지는 것을 의미하는 두 가지 열 손실 과정이다.

발열은 방어 기제이지만, IL-1은 T-림프구의 생산을 증가시키기 때문에 특정 시점까지만 가능하다. 일부 세균만이 해당 온도에 단기간 동안 생존할 수 있기 때문에 미열 정도의 발열은 유익하다. 또한 상승된 체온은 인터페론의 효과를 증가시킨다. 인터페론의 작용은 발열과 관련하여 완전히 이해되지는 않지만, 인터페론은 철분의 양을 감소시켜 미생물의 성장을 억제한다고 믿어지고 있다. 그러나 발열이 조절되지 않으면 신체가 쇠약해지고 생명을 위협할 수 있다.

인터페론

인터페론(interferon)은 백혈구, T-림프구 및 섬유아세포가 감염될 때 생성되는 단백질이다. 그들은 숙주의 주변 세포에 들어가 바이러스 증식에 필요한 단백질의 합성을 억제한다. 따라서 인터페론은 바이러스 복제에 "간섭"한다. 또한 인터페론은 감염의 확산을 억제하여 다른 숙주 방어가 질병에 효과적으로 대처할 수 있게 하는 매우 강력한 천연 항바이러스제이다.

인터페론은 병원체에 특이적이지 않으며, 생산을 자극한 특정 병원균뿐만 아니라 다양한 병원균에 효과적이다. 그러나 인터페론은 종특이적이기 때문에 인터페론을 생산하는 동물의 종에서만 효과가 있다.

인터페론의 세 가지 분류에는 알파, 베타, 감마가 있다. 알파 및 감마 인터페론은 T세포 림프구에 의해 생성된다. 베타 인터페론은 섬유아세포에 의해 생산된다. 인터페론에는 13가지의 알파, 5가지의 베타, 그리고 그 종류의 수를 알 수 없는 감마 인터페론이 있다. 알파 및 베타 인터페론이 가장 강력하다. 인터페론은 기능에 따라 분류되는 것이 아니라 유전 및 화학적 구성에 따라 분류된다.

인터페론은 바이러스 감염과 싸우는 외에 다른 기능도 수행한다. 그들은 또한 세포의 운동성과 분열을 조절하고, 대식세포를 활성화하며, 이식된 조직을 거부한다.

바이러스에 감염된 세포는 인터페론을 생성하기 위해 자극을 받는다. 인터페론은 세포를 빠져나와 건강한 세포로 들어가 항바이러스성 단백질(antiviral proteins, AVP)을 생성한다. 항바이러스성 단백질은 단백질 합성을 방해하고 바이러스 감염의 확산을 억제하는 효소이다. 대부분의 바이러스는 인터페론 생산을 자극한다.

최근 인터페론은 바이러스성 질병 및 암과의 싸움에서 매우 효과적인 것으로 생각되었다. 재조합 DNA 기술을 사용하여 많은 양의 인터페론이 생산되었지만, 불행히도 결과는 실망스러웠다. 인터페론은 많은 독성과 바이러스성 질병에 대해 독성이 강하고 효과적이지 못했다. 희귀 백혈병 및 헤르페스 그리고 간염과 같은 일부 만성 바이러스 감염의 치료 정도가 효과적인 사용의 예이다.

MICRO NOTES

"단어는 어떻게 명명되었는가?"

미생물학에서 부착소(adhesins)는 숙주조직세포의 특수한 표면 수용체에 결합하는 분자구조이다. 부착소는 수술 시 외과의사가 접하게 되는 유착(ddhesions)과 유사한 스펠링으로 혼용되어 잘못 사용될 수 있다. 유착이란 이전의 수술로 인해 환자 조직이 서로 엉겨붙은 것을 의미한다. 이러한 비정상적인 결합은 이전 염증반응의 이차적인 결과이며, 감염된 조직으로부터 정상적인 상처치유의 과정이다. 두 용어는 결국 표면에 결합하고 서로 단단하게 고정한다는 의미와 관련이 있다.

학습문제

일반적인 마취로 보전적 자궁적출술을 수행 중인 환자는 병원성 미생물들이 잠재적으로 전파될 많은 침입부위들을 모르는 편이 더 행복할 수 있다. 의료진은 환자의 호흡기와 정맥주사로 인한 혈관시스템을 사정해야 한다.

1. 의료진이 사정해야 할 병원체의 침입구는 무엇인가?
2. 마취를 수행하고 난 환자를 간호하는 경우 사정해야 할 병원체 침입구는 무엇인가?
3. 수술 시 절개하고 나면 즉시 작동하는 비특이적 방어기전은 무엇인가?
4. 잠재적 수술창상 감염을 가장 많이 유발하는 병원체는 무엇인가?

참고문헌

About pandemics.(n.d.). Retrieved from http://www.flu.gov/pandemic/about/index.html

American Society For Microbiology.(2004). *Doctor's Neckties: A Reservoir For Bacteria?* Retrieved from http://www.sciencedaily.com/releases/2004/05/040525062317.htm

Bartlett, M.D., John G.(2014). "An Epidemic of Epidemics". Retrieved from http://www.medscape.com/viewarticle/821073

Bartlett, M.D., John G.(2014). "The 2014 Hit Parade: Infectious Disease Stories of theYear ". Retrieved from http://www.medscape.com/viewarticle/835915

Blood differential.(n.d.). Retrieved from http://www.nlm.nih.gov/medlineplus/ency/article/003657.htm

Botox.(n.d.). Retrieved from http://www.botox.com/

Botulinum toxin.(n.d.). Retrieved from http://www.torticollis.org/botulinum-toxin-botox/

Condyloma.(n.d.). Retrieved from http://www.colonrectal.org/services.cfm/sid:6682/Condyloma/index.html

Epidemiology.(n.d.). Retrieved from http://www.who.int/topics/epidemiology/en/

Fact sheets.(n.d.). Retrieved from http://www.nfid.org/factsheets/

Flores, R., Gas, M.-E., Molina-Serrano, D., Nohales, M.-A., Carbonell, A., Gago, S., De la Pena, M., & Daros, J.-A.(2009). *Viroid replication: Rolling-circles, enzymes, and ribozymes*. Retrieved from http://www.ncbi.nlm.nih.gov/pmc/articles/PMC3185496/

Global disease detection(GDD) operations center. (2015). Retrieved from http://www.cdc.gov/globalhealth/healthprotection/ghsb/gddopscenter/default.htm

Haydon, D. T., Cleaveland, S., Taylor, L. H., & Laurenson, M. K.(2002). *Identifying reservoirs of infection: a conceptual and practical challenge*. Retrieved from http://wwwnc.cdc.gov/eid/article/8/12/01-0317_article

Histiocyte.(n.d.). Retrieved from http://www.nlm.nih.gov/medlineplus/ency/article/002374.htm

Necrotizing Fasciitis: A Rare Disease, Especially for the Healthy.(2015). Retrieved from http://www.cdc.gov/features/NecrotizingFasciitis/

NIH, "Emerging and Re-emerging Infectious Diseases"(2012). Retrieved from *science.education.nih.gov/supplements/nih1/diseases/guide/pdfs/NIH*

Pregnancy: Preeclampsia and eclampsia.(n.d.). Retrieved from http://www.medicinenet.com/pregnancy_preeclampsia_and_eclampsia/article.htm

Questions and Answers on the Executive Order Adding Potentially Pandemic Influenza Viruses to the List of Quarantinable Diseases.(2014). Retrieved from http://www.cdc.gov/quarantine/qa-executive-order-pandemic-list-quarantinable-diseases.html

Riedmann, E. M., & Mylonakis, E.(2012). *Virulence: Three years and counting*. Retrieved from http://www.ncbi.nlm.nih.gov/pmc/articles/PMC3545930/

Routes of transmission.(n.d.). Retrieved from http://www.microbiologyonline.org.uk/about-microbiology/microbes-and-the-human-body/routes-of-transmission

The determinants of health.(n.d.). Retrieved from http://www.who.int/hia/evidence/doh/en/

Todar, K.(n.d.). *Mechanisms of bacterial pathogenicity*. Retrieved from http://textbookofbacteriology.net/pathogenesis_4.html

Transmission of blood borne pathogens.(n.d.). Retrieved from http://www2.lbl.gov/ehs/biosafety/BBP_Training/html/bbp_transmission.shtml

Typhoid fever.(n.d.). Retrieved from http://www.cdc.gov/nczved/divisions/dfbmd/diseases/typhoid_fever/

Virulence factors — Biotech, pharma, and life science channel.(n.d.). Retrieved from http://www.bioportfolio.com/channels/virulence-factors

Virulence factors of pathogenic bacteria. Retrieved from http://www.mgc.ac.cn/cgi-bin/VFs/status.cgi

WBC count.(n.d.). Retrieved from http://www.nlm.nih.gov/medlineplus/ency/article/003643.htm

What is a pandemic? What is an epidemic?(2014). Retrieved from http://www.medicalnewstoday.com/articles/148945.php

CHAPTER 09

기생충과 매개체

Parasites and Vectors

학습목표

이 장을 학습한 후, 학습자는:

1. 주요 용어를 정의할 수 있다.
2. 사람의 몸 안에 있는 다양한 기생충들을 비교 및 대조할 수 있다.
3. 기생충으로 전파되는 다양한 질병을 설명할 수 있다.
4. 기생충의 생존기전을 논의할 수 있다.

주요 용어

공생Commensals: 한 생물체는 유익하지만 다른 생물체는 이익도 손해도 없는 관계

공생자Symbiont: 다른 종의 생물체와 함께 사는 생물체. 둘 다 공생자임

기회감염성Opportunistic: 주어진 상황을 이용. 일반 미생물은 면역계에 결함이 있거나 손상된 사람에게 감염을 일으키는 기회감염균이 됨. 면역계에 문제가 있는 사람은 정상적인 면역계를 가진 사람이라면 방어할 수 있는 정도의 미생물 침입에도 방어를 하지 못함

꽃가루 매개자 Pollinators: 식물에서 식물로 꽃가루를 전달해 수정을 하게 하는 꿀벌과 나비 등의 절지동물 곤충

낭미충증Cysticercosis: 하나 또는 그 이상의 낭미충 유충에 감염된 상태로 몸의 연조직에 감염됨. 중추신경계 감염이 가장 일반적임. 뇌 기저부 문제로 인한 지주막염, 발작, 수두증

낭종Cyst: 액체 또는 기타 물질을 담고 있는 벽을 가진 밀폐된 주머니 또는 낭. 선천적 이상이거나 감염과정에 대한 반응

농양Abscess: 국소화된 고름집. 감염에 대한 면역 반응으로 생기는 체액과 죽은 세포의 조합

뇌염Encephalitis: 바이러스에 의한 뇌 실질의 염증

림프계Lymphatic system: 림프 모세혈관, 암죽관, 림프절, 림프혈관, 림프관 등을 모두 포함하는 신체 기관으로 조직에서 혈액으로 림프액을 전달함

림프절 페스트 Bubonic plague: 중세시대의 흑사병으로 알려진 치명적인 급성, 감염성 질환. *Yersinia pestis*에 의해 발병되고 감염된 설치류에 의해 전파, 확산. 출혈성 림프절 종창이 특징임. 감염은 전신적이며 극심한 기침을 동반한 심각한 세균성 폐렴을 초래함

매개체Vectors: 다른 생물체를 감염시키고 병원체를 운반하는 곤충 절지동물, 동물 또는 다른 생물체

사상충Filariasis: 인간에게 영향을 미치는 사상충에 의해 야기된 열대 지방에서 흔히 나타나는 만성질환. 림프절 종창을 일으키고 상피증 또는 음낭수종을 일으킴

수축성 액포 Contractile vacuoles: 세포가 용해되는 것을 막기 위해 삼투압에 의해 세포 안으로 들어온 물을 모으고

방출하는 세포질 내의 공간

연동운동 Peristalsis: 신체 관상 조직에 있는 평활근의 불수의적 운동으로 음식을 소화기관 안으로 보내거나 소변을 요관 안으로 보낼 때 나타남

연무제 Aerosolized: 미세한 액체 또는 고체 입자 또는 미생물이 미세 미스트 또는 가스에 부유되거나 분산된 것

외골격 Exoskeleton: 절지동물 같은 무척추동물과 거북이 같은 척추동물을 보호하는 단단한 외장재

외피 Pellicle: 편모를 둘러싸고 있는 준 고정형의 얇은 막으로 모양을 확실하게 해줌. 아메바보다 더 확실한 형태를 가지게 해줌

위구부, 입주변 Peristome: 음식 섭취를 도와주는 편모 및 섬모의 해부학적 영역(채널 또는 입)

음낭수종 Hydroceles: 고환초막 안에 주머니 같은 공동이 생겨 그 안에 장액이 축적된 것으로 고환종창의 원인임

이질 Dysentery: 바이러스성, 세균성 또는 기생충성 위장관 감염의 광범위한 이름으로 장 점막 조직의 염증이 특징임

적혈구 분열생식 erythrocytic schizogony: 말라리아 원인인 기생 Plasmodium 종의 생애주기의 한 단계로, 분열소체라고 불리는 자손을 만드는 다중 핵분열에 의해 무성생식을 함. 이 과정에서 결국 적혈구가 용혈되어 분열소체가 혈류로 확산됨

접합자낭 Oocysts: 수정 후 수정체가 생성되는 단계로 접합자는 낭종벽을 만듦. 말라리아 기생충의 접합자낭은 감염된 Anopheles 모기의 위장에서 종종 발견됨

중복이환 Comorbidities: 본래의 질환과 우연히 발생한 다른 질환이 동시에 공존하는 질병 상태

체외기생충 Ectoparasites: 신체 외부에 거주하고 감염을 일으키는 이, 진드기 같은 기생충

촌충 Cestodes: 장 기생충

크릴 Krill: 바다에 사는 작은 갑각류의 다양한 종을 일컫는 용어로 고래와 다른 바다 포유류의 중요한 먹이가 되며 모든 바다에서 발견할 수 있음

탈수 Dehydration: 물의 제거. 전해질의 감소로 인한 체액의 과도한 손실. 건조되는 과정

플레보 바이러스 Phlebovirus: 절지동물 매개체에 의해 전파된 집단분야바이러스 속이고 모래파리열과 Rift Valley fever의 원인임

항응고제 Anticoagulant: 혈액의 응고를 예방하거나 지연시키는 모든 약제

흡수불량 Malabsorption: 장에서 영양분의 부적절한 흡수. 흡수 불량 증후군은 식욕 부진, 체중 감소, 복통, 뼈 통증, 지방설사 등의 증상이 나타남

흡충 Trematodes: 간흡충으로 알려진 편형동물로 편형동물문에 속함

생각해보기

외과의사들은 수술실에서 기생충 감염 문제를 자주 경험하지는 않는다. 그러나 그들이 개발도상국에서 의료행위를 하거나 인도주의 활동에 참여할지 여부를 결정해야 한다면, 그들은 자신들의 감염위험을 감소시킬 수 있는 예방책을 마련해야 한다. 이 장의 주제들을 살펴보면서 다음을 생각해보자.

1. 기생충을 수술실에서 외과적으로 제거할 필요가 있는가?
2. 기생충 질병의 다양한 매개체는 무엇인가?
3 지리적 조건이 기생충으로 인한 감염병을 유발시키는가?
4. 대부분의 기생충이 전파되는 경로는 무엇인가?

임상에 적용해보기

지역사회에서는 모기, 진드기, 벼룩 같은 절지동물 매개체, 오염된 물, 위생 상태가 불량한 음식으로부터 기생충 감염이 생길 수 있다. 그러므로 의료봉사자는 기생충 감염예방을 위해 예방접종, 예방약, 방충제, 개인보호구를 사용해야 한다. 기생충 감염에 대해 잘 알고 예방하는 것은 특히 개발도상국에서 일을 하거나 여행을 할 경우 필수적이다.

기생충학의 개요

기생충학은 인간 병원체인 무척추동물에 대한 연구이다. 기생충 질병은 현미경 검사방법과 실험실 검사방법을 통해 확인한다(표 9-1).

표 9-1 질병을 유발하는 흔한 기생충과 전파기전

기생충	전파경로	진단 검체	질병 또는 상태
람블 편모충(*Giardia lamblia*)	분변으로 오염된 물, 음식	분변	심한 설사
이질 아메바(*Entamoeba histolytica*)	오염된 물과 음식 섭취	분변	아메바성 이질
구충(hookworm)	흙속의 유충이 맨발을 뚫고 들어옴	분변	철분결핍성빈혈
요충(pinworm)	오염된 음식, 침구, 옷 어린이에게 자주 발생	분변	항문의 가려움증
말라리아원충(*Plasmodium*)	감염된 모기에 물려서 발생	혈액	말라리아

인간 기생충의 종류

기생충은 다른 생물체 안에서 그들과 함께 살아가는 생물체이다. 기생충은 숙주 안으로 침입해 들어가 공생하면서 영양분을 뺏고 심지어 숙주를 죽이기도 한다. 이런 기생충들은 진핵생물(원생동물), 리케치아(rickettsia)의 원핵생물 종, 기생충(helminthes), 절지동물, 체외 기생충 등이다.

원생동물

원생동물(protozoa)은 원생생물계(단세포 진핵생물)의 가장 상단에 위치하고, 진핵생물류에 포함된다. 원핵세포 세균과 달리 원생동물은 한 개나 두 개의 핵과 영양소를 소화하는 액포라 불리는 세포소기관, 진핵생물의 에너지원인 미토콘드리아를 포함하는 특수한 세포구조 등을 가지고 있다. 원생동물은 종속영양을 하고 영양원으로 유기물과 무기물을 사용한다.

단일 형태인 원생동물이란 말은 그리스어 "최초의 동물"이란 말에서 왔으며, 과학자들은 6만 종이 넘는 원생동물 종을 확인하였다. 다세포 식물과 동물들은 1만 종 이상의 기생원생동물의 숙주 역할을 한다. 많은 기생원생동물 종들은 곤충과 동물들의 정상 장내균이고 음식물이 소화되는 것을 돕는다. 원생동물은 세균, 다른 원

생동물, 생물체로부터 나온 배설물, 일부 곰팡이들을 먹고 산다.

이와 같이 매우 미세한 단세포 생물체는 5~500 μm 정도의 크기이고, 매우 모양이 다양하다. 번식하고 성장하기 위해서 수분이 필요하며, 특히 오염된 물과 흙, 부패된 유기물질에서도 생존한다(그림 9-1).

원생동물은 군집을 이루어 살거나 혼자 산다. 원생동물은 보호장치가 없는 얇은 세포벽을 가지고 있거나 보호용 껍질을 가지고 있다. 물이 부족하고 열악한 환경을 만나면 어떤 원생동물 종은 휴지기로 들어간다. 이들은 낭종이라고 불리는 외피를 만들어 그 속으로 들어가서 환경이 좋아지면 낭종을 깨고 나온다. 다른 단세포 생물체와 비슷하게 대부분의 원생동물은 무성생식을 하는데, 세포 분열은 이분법으로 두 개의 동일한 딸세포를 만든다. 유성생식을 할 경우, 두 개의 비슷한 원생동물들이 결합한 후 생식세포(DNA로 싸여 있는 세포기관)를 교환해 양쪽 부모세포의 특성을 다 갖춘 새로운 원생동물을 만들어 낸다.

사람의 장관에서 잘 발견되는 원생동물은 분변-구강경로(오염된 물이나 음식을 섭취해 사람 사이에서 전달)를 통해 다른 숙주로 이동한다. 사람의 피나 조직에 기생하는 원생동물은 모기나 파리 같은 절지동물에 물릴 때 전파된다. 병원성 원생동물은 운동 형태(움직이는 방법)나 전파방식에 따라 분류된다.

- 아메바-Sarcodina라고 알려진 육질편모충문(phylum Sarcomastigophora)의 아문(subphyum). 움직이기 위해 일시적으로 위족을 사용하는 원생동물이다.
  예: *Acanthamoeba* spp.
- 편모충-Mastigophora으로 알려져 있다. 1개나 그 이상의 채찍 같은 구조를 가지고 있고 그것을 파도 모양으로 저어간다.
  예: *Giardia* spp.
- 섬모충-Ciliophora라고 알려져 있다. 채찍과 비슷한 머리카락 같은 섬모구조를 가지고 있으나 섬모는 더 짧고 숫자가 많다.
  예: *Balantidium coli*
- 포자충-Apicomplexa로 알려져 있고, 완전히 성장하면 움직이지 않거나 아주 천천히

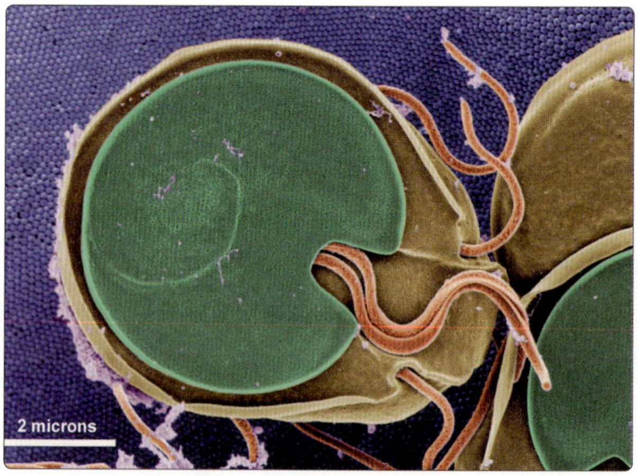

그림 9-1

쥐의 장점막 가장 표면에 사는 편모충 영양체(*Giardia muris* trophozoite)의 복부 표면을 주사전자현미경으로 관찰한 사진. *Giardia*의 복부 흡반은 흡인컵과 비슷함. 복부외측 테두리(ventrolateral flange)라고 불리는 흡인컵의 가장자리는 흡반으로 둘러싸여 있고 뒤쪽은 흡반이 없음. 복부에서 나온 한 쌍의 편모는 반에서 위쪽, 등쪽으로 나옴. *Giardia muris*는 생물체의 운동에 필요한 네 쌍의 편모를 가지고 있음. 흡반은 장 표면에 달라붙는데 유용함

출처: Courtesy of CDC/Dr. Stan Erlandsen.

움직인다.

예: *Plasmodium* spp.

- 미포자충류–세포 내 절대기생균으로 보호를 위한 포자껍질을 가지며 숙주세포 안으로 감염된 포자원형질을 주입하기 위해 극성을 가진 관을 사용한다.

  예: *Enterocytozoon bieneusi*

장관 원생동물

장관계 질병의 원인이 되는 기생원생동물로는 아메바, 편모충, 섬모충 등이 있다. 이런 질병의 매개체는 사람이 많고 가난하며 위생 상태가 나쁜 개발도상국에서 분변–구강경로를 통해 전파된다.

아메바

아메바(amoeba)의 생활주기는 2단계로 나누어진다. (1) 영양체(trophozoite) 단계–대사가 왕성하고 잘 움직이고 번식하는 시기, (2) 낭종(cyst) 단계–활동을 중단한 감염시기의 번식은 이분법으로 하는데, 이를 통해 영양체가 두 개의 딸 생물체로 나뉜다(그림 9–2). 환경이 좋을 때는 영양체 단계로 있으며, 이때는 감염을 일으키지 않는다. 그러나 수분이 부족하고 온도가 낮아지면 아메바는 나빠진 환경에서 견디기 위해 낭종 단계로 들어간다. 움직임은 위족(pseudopod)을 이용한다.

Entamoeba Histolytica *Entamoeba histolytica*는 아메바성 이질로 알려진 아메바성 감염을 일으키는 원인균이다. 이 균은 1875년에 처음 알려졌는데 심한 이질에 걸린 러시아 남성의 분변에서 발견되었다. *E. histolytica*의 영양체는 방금 본 분변에서 볼 수 있고 낭종은 분변이 공기 중에 오래 노출된 후에 나타난다. 영양체는 위장관계에서도 발견될 수 있다.

E. histolytica 감염은 낭종이 들어 있는 분변으로 인해 오염된 물이나 음식을 먹을 때 일어난다. 사람 간의 전파는 항문 성교를 자주하는 남자에게서 제일 많이 일어난다. 사람의 분변을 거름으로 사용하면 분변이 물로 흘러들어가기 때문에 감염을 퍼트릴 수 있다. 무증상보균자는 증상을 보이는 현성 감염자보다 질병을 전파시킬 위험이 더 크다. 무증상보균자의 분변에는 감염성 낭종이 포함된 반면, 현성 감염자의 분변에는 비

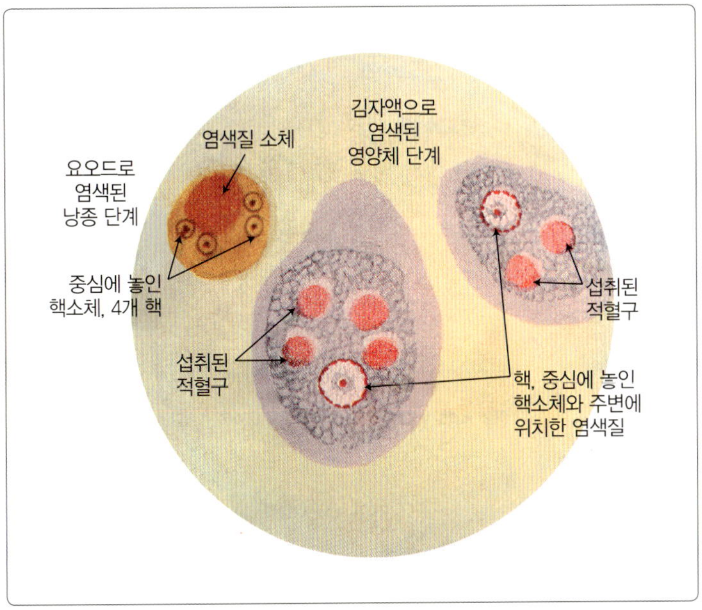

그림 9–2 **기생충인 *Entamoeba histolytica*의 2단계 생활주기에 있는 초미세구조 현미경 사진.** 왼쪽은 요오드로 염색된 낭종 단계이고 중앙부와 오른쪽은 김자액(Giemsa)으로 염색된 영양체 단계임

출처: Courtesy of CDC.

감염성의 영양체가 포함되어 있다.

오염된 물과 음식의 섭취로 낭종은 영양체를 만들고 이 영양체가 소장으로 방출된다. 영양체는 장관의 점막조직을 손상시키는 세포독소를 만들어 이것이 체내로 침범하게 한다. 세포독소는 장관의 점막에 섬광 모양의 병소를 만드는데 이것은 감염, 출혈(혈액이 섞인 설사)을 일으키고, *Escherichia coli*와 같은 기회감염균이 2차 감염을 일으키게 한다. 1차 증상은 복부경련과 복통, 점액 섞인 혈액성 설사, 체중감소를 동반한 이질 등이다. 이런 증상을 보이면 탈수가 생기지 않는지 잘 관찰해야 한다.

2차 감염은 *E. histolytica*가 체내로 들어와 혈류와 림프조직으로 들어올 때 일어난다. 이것은 장관외아메바증이라고 부르고 드물게 나타난다. 가장 자주 감염되는 기관은 간이지만 폐, 심혈관계, 중추신경에서도 감염이 나타날 수 있다. 혈액 내에 존재하는 영양체가 간을 지나면서 제거되기 때문에 간의 우엽이 가장 자주 감염된다. 간농양이 간비대와 함께 생길 수 있다.

분변에 영양체와 낭종이 포함되어 있는지를 검사해서 진단한다. S상 결장검사를 하면서 검사용 분변을 채취할 수 있다. 장관외아메바증은 장관아메바증과 반대되는 것으로 진단이 어렵다. 항체가 장관외 감염을 진단하는 데 가장 확실한 증거이다. *E. histolytica* 감염치료제는 metronidazole(Flagyl), iodoquinol 등이다.

편모충

사람에 중요한 편모충(flagellates)은 *Giardia lamblia*, *Trichomonas vaginalis*, *Dientamoeba fragilis* 등이다. *Giardia lamblia*은 영양체 단계와 낭종 단계로 되어 있고, *Trichomonas*와 *Dientamoeba*는 영양체 단계만 있다. 편모충이란 이름은 생물체가 한 개 또는 여러 개의 편모로 움직이기 때문에 붙여진 이름이다. 편모충은 준고정형(semi-rigid)이고 아메바보다 더 확실한 형태를 가지게 하는 외피(pellicle)라고 불리는 얇은 막으로 둘러싸여 있다.

Giardia Lamblia *Giardia* 종은 전 세계 어디서나 발견되는데, 특히 산이나 호수 같은 야외에서 많이 발견된다. *Giardia*는 빠르게 비트는 형태로 앞으로 나아가게 하는 네 쌍의 편모를 가지고 있다. 세포의 앞쪽 끝은 넓고 둥근 모양이고 뒤쪽 끝은 한 점으로 점점 가늘어진다. 비버나 온혈동물의 분변으로 전파된다. 편모충증의 원인이 되는 *Giardia*가 포함된 분변으로 물이 오염된다. 산악지역에 살거나 그곳을 방문한 관광객은 산이나 호수의 물을 마시지 말아야 한다. *Giardia*는 분변-구강경로, 구강-항문경로로 사람들 간에 전파된다. 낭종은 정수처리장에서 사용되는 염소에 저항을 보이므로 다양한 화학물질로 정수되고 처리되어야 한다(그림 9-3).

*G. lamblia*의 감염은 낭종을 섭취하는 것으로 시작된다. 낭종과 영양체는 감염된 환자의 분변에서 발견된다. 섭취 후에 각각의 낭종은 십이지장과 공장에서 두 개의 영양체를 만들고 이분법으로 번식한다. 영양체는 배 쪽에 위치한 흡반의 도움으로 장의 융모에 부착한다. 흡반은 *G. lamblia*가 소장의 연동운동에 의해 제거되는 것을 막는다. 이런 이유로 영양체는 설사가 아닌 일반 변으로는 배출되지 않기도 한다. 흡반은 장의 내용물, 표피세포를 흡수해 *G. Lamblia*에 필요한 영양을 공급한다. *G. lamblia*에 감염되면 장점막의 염증이 발생하지만 조직파괴나 괴사는 일어나지 않는다. *G. lamblia* 감염은 다른 신체부위에서도 드물게 일어난다.

G. lamblia 감염은 무증상보균자나 현성감염자에 의해 발생한다. 증상발생 전의 잠복기는 1~4주, 평균 10일 정도이다. 약한 설사에서 심한 흡수불량 증후군까지 증상은 다양하다. 증상은 갑작스럽게 시작하고 역겨운 냄새, 물 설사, 복부경련과 통증, 복부팽만, 지방변 등이 나타난다. 감염 후 10~14일 정도에 자연적으로 회복된다.

환자의 대변을 검사해 진단을 내린다. 진단을 내릴 때 여러 개의 검체들을 사용하는데 어느 날은 *G. lamblia*가 분변에서 많이 발견되는데, 다음 날은 전혀 발견되지 않을 수도 있기 때문이다. 실험실 검사를 위해 3일 동안 하루에 한 개의 분변 검체를 수집한다. 검체는 십이지장 흡인, 소장 상부의 조직 생검으로 얻는다.

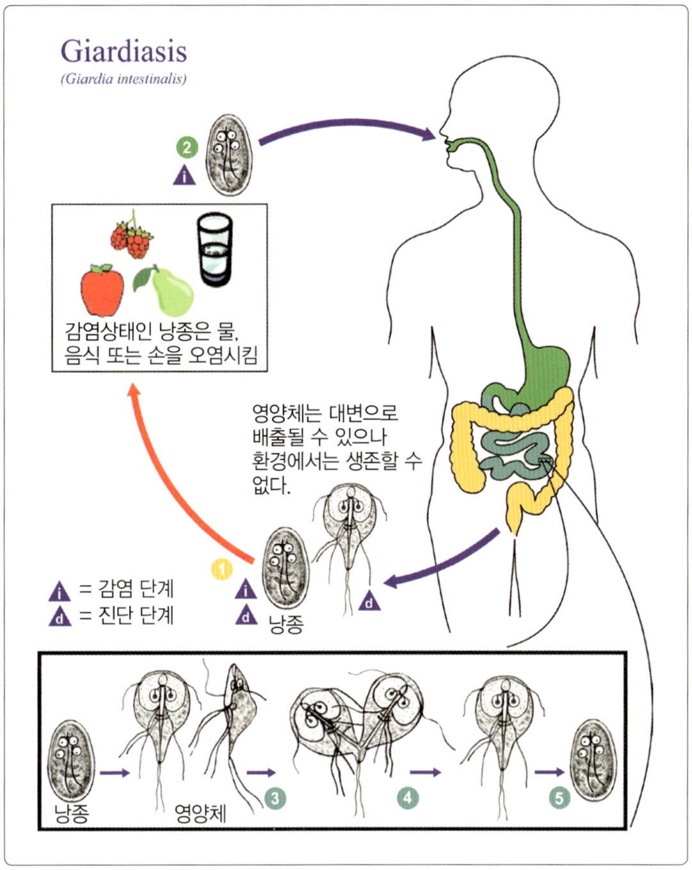

그림 9-3 Giardiasis의 원인인 *Giardia lamblia*의 생활주기
출처: Courtesy of CDC/Alexander J. da Silva, PhD/Melanie Moser.

Dientamoeba Fragilis *Dientamoeba fragilis*는 처음에는 아메바로 분류했으나 편모충임을 나타내는 내부구조, 생애주기 상 낭종 단계가 없고 영양체 단계만 있는 것으로 확인되었다. *D. fragilis*의 전파는 명확하지 않다. 한 이론에서는 *D. fragilis*가 요충의 충란에 들어가 산다고 설명한다. 요충에 감염된 많은 사람들이 *D. fragilis*에도 감염된 것으로 진단한다. 분변-구강경로, 구강-항문경로에 의한 전파는 확실하지 않다.

감염자 대부분은 증상이 없고 *D. fragilis*는 맹장과 결장 상부에 모여 있다. 증상이 있는 환자들은 복부 경련과 통증, 설사, 체중감소, 복부팽만을 경험한다. 결장점막조직을 자극하지만 조직손상은 없다. 이는 분변 현미경검사를 통해 진단한다. 한 개의 검체에는 균이 많이 있으나 다른 검체에는 균이 존재하지 않을 수도 있어 여러 개의 분변검체가 필요하다.

섬모충

섬모충(ciliates)은 생애주기에 영양체 단계와 낭종 단계를 모두 가지고 있는 가장 복잡한 원생동물이다. *Balantidium coli*는 인간에게 질병을 유발하는 유일한 섬모충이다.

Balantidium Coli *Balantidium coli*는 움직임에 도움을 주는 섬모로 세포 바깥 면이 덮여 있다. *B. coli*는 세포의 뒤쪽 끝에 위치한 세포구(cytostome)라고 불리는 입, 식포, 수축포, 생식과정과 관련이 있는 두 개의 핵을 가지고 있다. *B. coli*는 감염성이 있는 낭종의 섭취, 영양체 분비, 회장 말단, 맹장, 결장의 점막선 침입과 관련이 있다. 영양체는 결장의 내강이나 벽에서 이분법으로 접합에 의해 번식한다.

*B. coli*는 전 세계적으로 분포되어 있고, 사람에게 감염되는 일은 드물지만 특정 지역에서는 사람에게 감염을 일으킨다. 돼지가 1차 감염원이며, 원숭이에게서 드물게 감염이 나타난다. 감염의 전파는 분변-구강경로이고 오염된 물이나 음식의 섭취로 일어난다. 대장섬모충증(balantidiasis)이라고 불리는 질병의 집단발생이 돼지분변으로 오염된 물과 관련있었다. 위생적으로 음식물을 다루지 않는 사람들로 질병이 집단발생하였다.

무증상보균자와 현성감염자 모두에서 *B. coli*가 검출된다. 질병의 증상은 복통, 복부경련, 복부압통, 오심, 혈액과 농이 섞인 설사이다. *B. coli*는 단백질 분해효소, 점막조직 궤양 같은 조직 파괴를 돕는 세포독성 물질을 만든다. 장관 외부를 침범하는 일은 드물고, 감염된 환자의 분변에 혈액과 농이 섞여 나온다.

진단은 분변검체에 대한 현미경검사를 통해 영양체와 낭종을 확인하면 된다. 영양체는 크고 섬모로 덮여 있고 쉽게 보이는 큰 핵을 가지고 있다. 낭종은 작고 한 개의 핵만 가지고 있다(그림 9-4).

리케치아

리케치아(Rickettsia)는 매우 작은 그람음성 다형성 짧은 막대균(small Gram-negative pleomorphic coccobacilli)으로 길이가 0.8~2.0 μm이며 바이러스와 세균의 중간 정도 크기이다. 리케치아는 숙주의 진핵세포 안에서만 자기복제를 할 수 있는 절대세포 내 기생생물이다. 왜냐하면 투과성이 높은 세포막을 안정화시키기 위해서는 충분한 세포질이 있어야 하기 때문이다. 리케치아는 전형적인 세포벽을 가지고 있고 단일, 쌍으로 또는 가닥으로 발생한다. *R. prowazeki*만 편모가 있다. 리케치아는 운동성이 없고 아포 형태가 아니다. Safranin 같은 대조염색을 잘 흡수하지 않아 배양을 통해 확인하기도 어렵다. Macchiavello, Castaneda, Giemsa stains 같은 특별한 염색법을 사용해야 한다.

리케치아 과의 이름은 질병 연구를 하던 중 1910년에 티푸스(typhus)로 사망한 미국 병리학자 하워드 테일러 리켓츠(Howard Taylor Ricketts)의 이름에서 유래되었다. 리케치아 속은 티푸스군(typhus group), 홍반열군(spotted fever group), 쯔쯔가무시군(scrub typhus group)으로 나뉜다. 이런 균들은 록키산 홍반열, 발진티푸스, Brill-Zinsser병, 쯔쯔가무시병을 일으킨다.

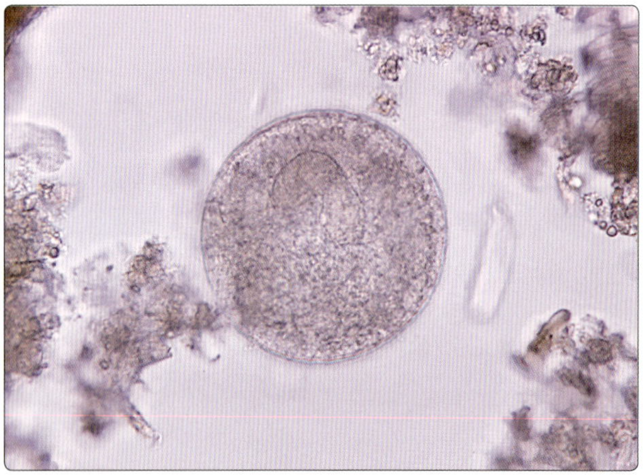

그림 9-4 *Balantidium coli* 낭종
출처: Courtesy of CDC/Dr. L.L.A. Moore, Jr.

이 종에 포함되는 균으로는 발진티푸스의 병원체인 *Rickettsia prowazekii*, 발진열의 병원체인 *Rickettsia typhi*, 홍반열의 병원체인 *Rickettsia rickettsii*, 참호열의 병원체인 *Rochalimaea quintana*, Q열의 병원체인 *Coxiella burnetii*가 있다. 리케치아열은 별로 심하지 않은 질환인데, *Rickettsia akarii*

가 원인균이다. *R. typhi*와 *R. prowazekii*는 숙주세포의 세포질 안에서 자기복제를 하고 *R. rickettsii*는 핵 안에서 자기복제를 한다.

전파와 진단

사람의 전파는 감염된 진드기에 물리거나, 감염된 쥐나 벼룩의 분변을 통해 일어난다. 리케치아는 혈류를 통해 표적세포에 퍼지고 숙주세포의 핵, 액포, 원형질 안에서 이분법으로 자기복제를 하여 직접적인 세포손상을 일으킨다. 리케치아는 내피세포, 맥관계 평활근에 감염되어, 모세혈관 투과성에 영향을 주고 심한 경우에는 혈장누출, 혈액량 감소, 쇼크를 일으켜 심맥관계 폐쇄의 원인이 되기도 한다. 중추신경계 조직을 손상시켜 뇌염을 유발할 수도 있다.

감염된 환자는 열, 오심, 구토, 복통, 저혈압, 호흡장애가 나타난다. 환자는 특징적인 발진이 나타나는데 이것은 반이라고 불리는 작은 분홍 점부터 구진이라고 불리는 붉은 뾰루지로 발전한다. 이런 구진은 서로 융합되어 반구진 발진으로 불린다(그림 9-5).

감염된 후 5일 이내에 광범위 항균제로 치료하면 환자는 감염으로 사망할 가능성이 낮아진다. 리케치아의 성장은 설파제 사용으로 더욱 강화된다. 리케치아의 감염에 대한 예방법은 절지동물 매개체의 통제, 질병노출 가능성을 최소화하는 것이다.

티푸스군

*Rickettsia prowazekii*는 발진티푸스나 Old World typhus fever의 원인균이다. 감염은 이(*Pediculus humanus*)가 물거나 이의 분변이 긁은 상처 안으로 들어가서 발생한다. 10~14일 후에 갑자기 열과 심한 두통이 시작된다. 전형적으로 열은 40°C로 오르고 2주 정도 지속된다. 약 4일 정도 얼굴, 손, 발을 제외한 몸 전체에 분홍 반점 발진이 나타난다. 또한 고열로 인한 오한, 섬망, 권태, 구토가 나타나고 곧 쇼크가 나타난다. 치료를 하지 않으면 사망률이 30%에 달한다.

과거의 티푸스(typhus)가 재발한 Brill-Zinsser disease는 양성(benign) 티푸스로 알려져 있다. *Rickettsia prowazekii*는 림프절 안에 몇 년 동안 남아 있다가 스트레스를 받으면 다시 약하게 증상이 나타날 수 있다.

발진열은 *Rickettsia typhi*가 원인균이고 감염된 쥐에 나온 벼룩에 의해 전파된다. 증상은 발진티푸스와 유사하지만 보통은 증상이 좀 더 약하다. 또한 사망률은 약 5%이다.

쯔쯔가무시군

쯔쯔가무시(scrub typhus)의 원인균은 설치류 몸에 살고 있는 진드기에 의해 전파된 *Orientia tsutsugamushi*이다. 증상은 유행성 발진티푸스와 비슷한데, 물린 자리에 검정색 딱지로 변하는 붉은 결절이 추가된다. 치료하지 않으면 사망률이 40%이다. 쯔쯔가무시는 보통 일본, 동남아시아, 남서태평양 지역에서

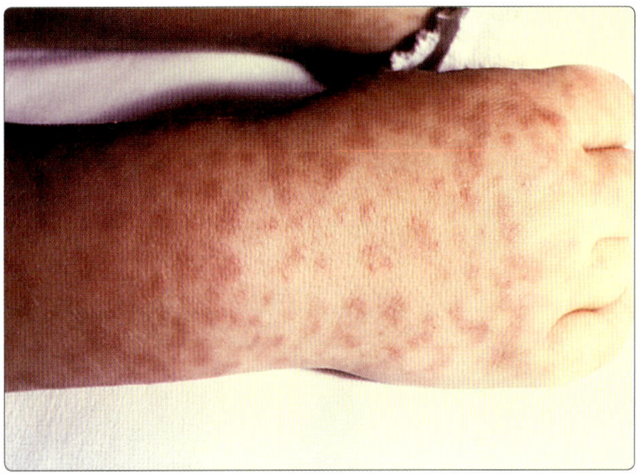

그림 9-5 록키산 홍반열에 의한 발진
출처: Courtesy of CDC.

잘 발생한다.

홍반열균

록키산 홍반열(spotted fever)은 미국 개 진드기(*Dermacentor variabilis*)나 기타 진드기 종에 의해 전파되는 *Rickettsia rickettsii*가 원인균이다. 저장소는 토끼, 새, 설치류, 개 등이다. 이 질병은 미국의 남동부, 중남부에 가장 많이 발견되고 실제로 록키산에서는 드물다. 홍반열을 발생시키는 원인균은 전 세계에서 적어도 17종 이상이 발견되었다.

록키산 홍반열은 갑작스런 고열, 심한 두통, 피로, 근육통, 오한, 발진과 같은 증상이 감염 2주 후에 나타나는 것이 특징이다. 사지 쪽에서 시작하는 발진은 발바닥, 손바닥과 나머지 신체부위로 퍼진다.

후생동물

Metazoan이라고 불리는 후생동물(metazoa)은 동물계로 분류되는 다세포 생물체이다. 후생생물은 운동성이 있고 특별한 세포로 된 소화기관을 포함해서 다양한 조직과 기관으로 분화되는 세포로 구성된다. 기생 후생동물에는 장내기생충, 체외기생충, 절지동물 등이 있다.

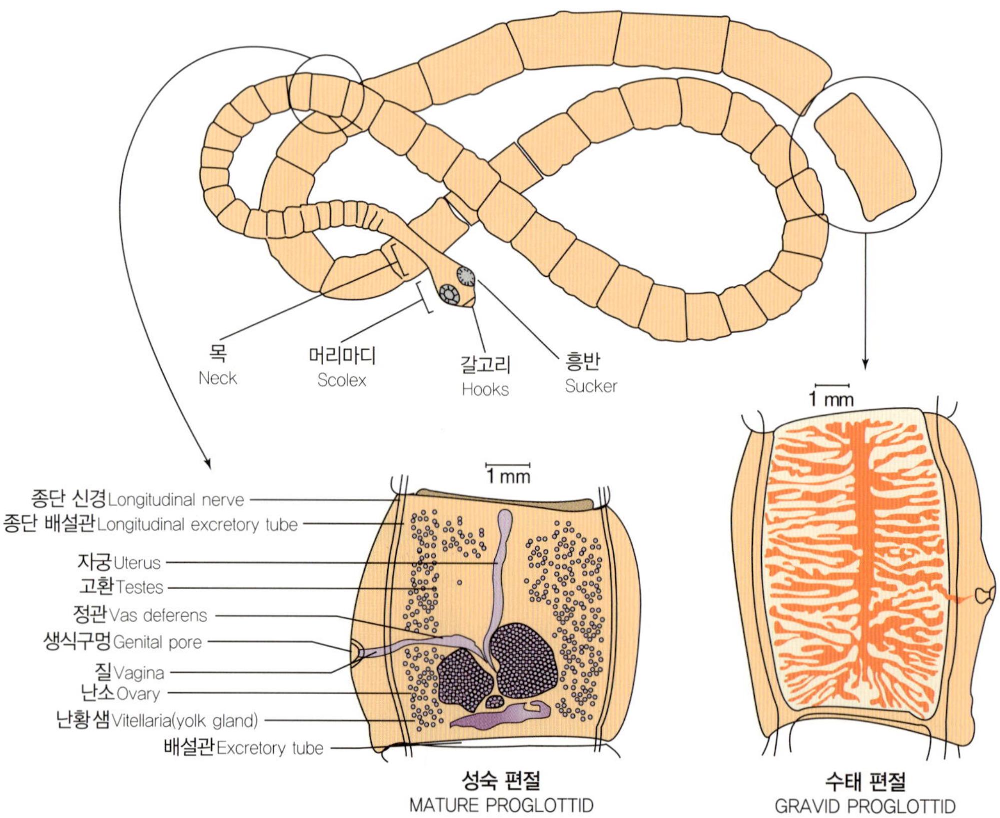

그림 9-6 성체 촌충의 일반적인 해부학적 구조

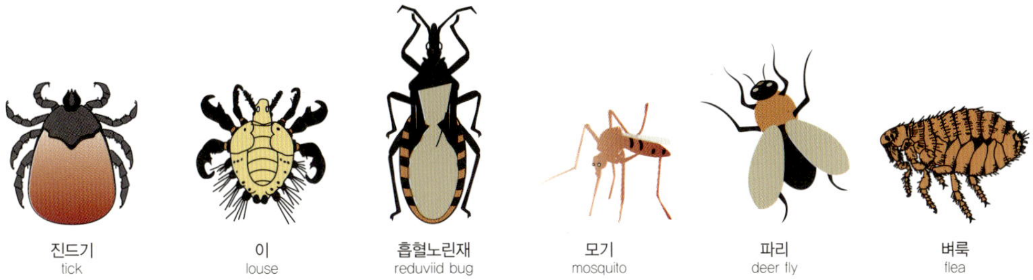

그림 9-7 절지동물 매개체의 예

장내 기생충

그리스 단어 worms라는 말에서 유래된 장내 기생충(helminths)은 크기가 크고 다세포 생물체이다. 장내 기생충의 성체형은 맨 눈으로도 볼 수 있다. 원생동물과 비슷하고 독립생활을 하거나 기생한다. 몸통의 모양에 따라 이름을 붙이는데, 사람에게 기생하는 장내 기생충은 세 가지 범주로 나눌 수 있다.

- 편형동물(Flatworms, platyhelminths)−흡충(flukes), 촌충(tapeworms)
- 회충(Roundworms, nematodes)−유충과 성체형은 위장관, 림프기관, 피하조직에서 산다.
- 구두충(Thorny−headed worms, acanthocephalans)−조충, 선충 사이 중간 수준으로 생각된다.

촌충 종인 *Taenia*는 익히지 않았거나 덜 익힌 돼지고기나 소고기를 먹은 사람에게로 들어간다(그림 9−6). *Schistosoma mansoni*는 중간 숙주로 달팽이를 사용하는 잘 알려진 주혈흡충이다.

체외 기생충

체외 기생충(ectoparasites)은 숙주의 표면이나 피부에 산다. 그러나 내부 조직으로 들어가지는 않는다. 벼룩, 진드기, 모기, 이가 체외 기생충의 예이다. 모기는 생존을 위해 피가 필요하기 때문에 광범위하게 체외 기생충으로 분류할 수 있다. 그러나 모기는 체내에 살지는 않는다. 절지동물도 체외 기생충의 예이다.

절지동물

절지동물(arthropods)은 절지동물 문에 속한다. 동물계에서 절지동물 문은 가장 큰 문(phylum)이다. 대게와 같은 큰 갑각류부터 바다에 많은 작은 크릴새우까지 크기가 다양하다. 절지동물은 내부보호를 위한 외골격과 관절로 된 부속물로 덮여 있고 분절로 나뉘어져 있다. 절지동물은 거의 백만 개의 종이 있고 대부분이 곤충이다. 서로 다른 절지동물들은 바다나 육지에 적응해서 산다. 식물계에서 절지동물은 꽃가루를 퍼트려주는 귀한 존재이거나 치명적인 기생포식자이다.

절지동물은 사람을 물고 찌르지만 유해한 독성을 분비하지는 않는다. 감염과정에서 의학적인 중요성은 질병을 전달하는 매개체로서의 역할이다(그림 9-7).

매개체

기생충학에서 매개체(vectors)는 질병의 직접적인 원인이 아닌 생물체로 정의하지만 숙주에서 다른 것으로 병원체를 퍼트린다. 분자생물학에서 매개체인 플라스미드(plasmid)나 바이러스는 이질적인 유전물질을 숙주세포 안으로 이동시켜 숙주세포를 감염시킨다. 들어온 병원균은 거의 반응을 안보이거나 숙주를 파멸시키는 결과를 가져온다.

매개체의 예와 매개체가 퍼트리는 질병은 다음과 같다.

- 모기: 말라리아, 황열, 뎅기열, 웨스트 나일 열(West Nile fever), 치쿤군야(chikungunya), 림프사상충증, 일본뇌염
- 체체파리(tsetse flies): 아프리카수면병
- 벼룩: 림프절 페스트
- 진드기: 라임병, 리케치아병(록키산 홍반열), 야토병
- 이(몸): 티푸스
- 침노린재(kissing): 샤가스병(미국 트리파노소마증)
- 플레보토민 모래 파리(Phlebotomine sand flies): 리슈만편모충증(leishmaniasis)
- 검정 파리: 사상충증
- 수생 달팽이: 주혈흡충증
- 음식: 캄필로박터증, 보툴리즘, A형 간염, 살모넬라증, 대장균, 세균성 이질

야생동물이나 가정에서 키우는 동물은 미생물 보유 저장소로서 자신도 모르게 기생충 감염을 일으키는 중개자가 될 수 있다. 동물에서 나온 기생충은 그들의 분변이나 설익은 고기를 통해 인간에게 전파될 수 있다. 표 9-2는 숙주-기생충 관계의 세 가지 유형을 보여준다.

표 9-2 숙주-기생충 관계

숙주	설명
최종 숙주	기생충이 성적으로 성숙하고 번식하는 전 생애 동안 숙주 안에서 산다.
중간 숙주	기생충은 유생기 동안 숙주 안에서 산다. 기생충의 생애주기에는 한 개나 그 이상의 중간숙주가 포함된다.
보유 숙주	기생충은 인간이나 다른 동물에게 전달되어지기 전에 보유 숙주에서 산다. 예를 들면, 비버는 *Giardia lamblia*의 저장소 역할을 한다. 감염된 비버가 산속의 물에 배변을 했을 때 비버의 분변에 들어 있던 *Giardia lamblia*의 낭종은 그 물을 마시는 사람의 몸으로 들어간다.

매개체 감염질환

매개체에 의해 전파된 병원균은 사람, 동물, 식물에서 중요한 질병의 원인이 된다. 매개체 자체는 나쁜 영향을 받는 일은 거의 없고 숙주에서 숙주로 기생충이나 세균을 전파한다. 많은 매개체 감염질환(vector–borne diseases), 특히 모기에 의해 전파되는 질환은 열대지역과 아열대지역에서 발견된다(그림 9–8). 진드기, 파리, 벼룩 같은 다른 절지동물 매개체는 다른 대부분의 기후와 지역에서 발견된다.

매개체 감염 바이러스 질환은 다음과 같다.

- 치쿤군야(chikungunya): 이 바이러스는 모기의 일종인 *Aedes aegypti, Aedes albopictus*에 의해 전파되고 주로 열대지역에서 발생한다. 증상은 뎅기열과 비슷하고 동시에 발생하는 감염증상으로 고통 받는다. 치쿤군야는 최근 몇 년 동안 캐리비안의 섬에서 발견되고 있다.
- 뎅기열: 뎅기열은 푸에토리코, 다른 열대지역, 아열대지역의 풍토병 바이러스이다.
- 일본뇌염: 아시아, 서태평양 지역에서 주로 발견되며 모기에 의해 발병된다. 발병자의 1/4은 치명적이지만 예방접종이 가능한 질병이다.
- 웨스트 나일 바이러스(West Nile Virus): 모기 매개 바이러스는 미국에서 증가하고 있다. 대부분은 심한 증상은 없으나 1%에서는 심각하고 때로는 치명적인 신경 질환을 일으킬 수 있다.
- 황열(Yellow Fever): 모기에 의한 바이러스 감염이고 미국에서는 드물다. 주로 풍토지역인 남미와 아프리카를 여행하면서 발생한다.

세균 매개질환은 다음과 같다.

- 아나플라스마증(*Anaplasma phagocytophilium*): 검정다리 진드기 매개질환이고 독감 같은 증상의 원인이 될 수 있으며 호흡 곤란, 출혈, 신부전, 신경계 침범 등이 나타난다. 치명적인 경우는 1% 미만이고, 무증상 감염자가 헌혈한 혈액에 의해 *Anaplasma phagocytophilium*이 전파될 위험이 있다.
- 바베스열원충증(Babesiosis): *Babesia* 속의 Apicomplexa 기생충에서 전파되는 진드기 매개질환이다. 주로 동물에서 발견되며 인간에서는 드물다. 기생충은 출혈성 빈혈의 원인이 되는 적혈구를 파괴한다. 합병증은 치명적일 수 있다.
- *Bartonella* 감염: 고양이 찰과상 질환(*Bar-*

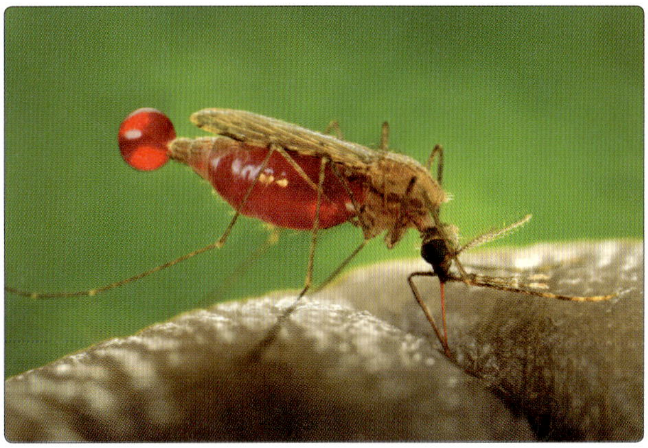

그림 9–8 **암컷 *Anopheles gambiae* 모기가 사람을 찔러 날카롭고 바늘 같은 입술로 피를 빨아먹는 측면 모습.** 모기의 혈액으로 채워진 붉은 입술, 혈액을 빨아먹어 커진 붉은 색의 배와 배 끝부분에서 떨어지는 혈액 방울도 볼 수 있음. *Anopheles gambiae*는 말라리아의 매개체로 알려져 있음
출처: Courtesy of CDC/James Gathany.

tonella henselae), 열대열(*Bartonella quintana*), Carrion's 질환(*Bartonella bacilliformis*)으로 증상은 일반적으로 열, 림프절 염증, 발진, 구진이나 농포, 두통 등이 있다. 심각한 경우에는 뇌염이나 아급성 심내막염으로 진행될 수 있다.

- Ehrlichiosis 감염: *Ehrlichia chaffeensis*, *Ehrlichia ewingii*가 포함되고 진드기 매개 질병이며 anaplasmosis, babesiosis와 유사한 임상 특징을 가지고 있다. 잠재적으로 기증된 혈액과 장기에 의해 전파될 수 있다.
- 라임병(Lyme Disease, *Borrelia burgdorferi*): 진드기 매개 spirochete 감염이고 발열, 피로, 두통, 특징적인 발진이 나타난다. 치료를 하지 않을 경우 관절, 심장, 중추신경계 증상이 동반될 수 있다.
- 흑사병(Plague, *Yersinia pestis*): 벼룩에 의해 전파되고 중세시대에 유럽에서 수백만 명이 사망하였다. 아시아, 아프리카, 미국 서부지역 주에서 발생하기도 한다. 그러나 항균제로 치료할 수 있다.
- 록키산 홍반열(Rocky Mountain Spotted Fever, *Rickettsia rickettsia*): 북아메리카, 남아메리카의 여러 종류의 진드기에 의해 전파된다. 감염 후 첫 5일 이내에 치료하지 않으면 심해지고 치명적일 수도 있다.
- 남부 진드기 관련 발진병(Southern Tick-Associated Rash Illness): 라임병과 유사하고 *Amblyomma americanum*에 의해 전파된다. 원인이 되는 세균이 확실하지는 않지만 연구자들은 *Borrelia*를 원인으로 추정한다.
- Tick-Borne Relapsing Fever: *Borrelia*에 의해 발병한다. 두 가지 유형이 있다. 첫 번째는 미국 서부에서 발견되는 tick-borne에 의한 것으로 산장, 캠핑과 관련되어 있고 두 번째는 개발도상국의 분쟁지역 난민캠프에 있는 감염된 이와 관련이 있다.
- Tularemia(*Francisella tularensis*): 설치류나 토끼에서 자연적으로 발견된다. 진드기, 파리, 다른 곤충에게 물리거나 동물의 시체를 처리하거나 연무 형태의 세균 흡입, 오염된 물이나 음식의 섭취로 전파된다. 증상은 호흡 곤란과 잠재적으로 치명적인 폐렴이 있다. Tularemia는 매우 전염성이 높고 연무 형태의 잠재적인 생물무기로 인식되고 있다.

숙주-기생충의 관계

모든 유형의 생물체는 다른 생물체와 관계가 있다. 이러한 관계는 한쪽 또는 양쪽 모두에게 유익할 수 있으나, 그들 중 하나에게 해를 끼칠 수 있다. 다양한 종류의 미생물 관계가 표 9-3에 제시되어 있다.

기생충은 절대적일 수도 있고 기회주의적일 수도 있다. 절대기생충은 성장과 번식단계를 유지하기 위해 다른 숙주에 의존한다. 바이러스는 반드시 세포 내에 기생해야 한다. 왜냐하면 바이러스는 숙주세포 없이는 번식을 할 수 없기 때문이다. 진핵 원생동물은 다른 세포로 들어가 그 세포를 병원성 숙주로 바꾸기 위해 기회를 포착할 수도 있고 자유롭게 살 수도 있다.

기생충 감염이 숙주에게 항상 손상을 입히거나 질병을 유발하지는 않는다. 일부 기생충은 실제로 공생충이다. 만성적인 무증상 감염은 기생충에게 중요하다. 왜냐하면 무증상 보균자는 기생충이 생애주기를 유지하기 위해 다른 숙주로 전파되는 데 중요한 역할을 하기 때문이다.

좀 더 일반적으로는 기생충 감염은 숙주에게 해를 입히고 기관을 손상시킬 수 있다. 장내 기생충은 기계적인 손상의 원인이다. 촌충은 인간의 위장관에 부착하기 위해 갈고리를 사용하는데 감염이 심할 경우 이 갈고리가 장 조직에 심각한 손상을 줄 수 있다. 촌충은 또한 비타민 B_{12}를 결핍시켜 빈혈을 유발한다. *G. lamblia* 같은 원생동물은 숙주에 부착하기 위해 몸 밑에 빨판이 있다. 기생충이 숙주에게 가야 할 영양분을 중간에서 빼앗기 때문에 인간은 흡수장애 증후군의 일종인 편모충증(giardiasis)이 생겨 영양분의 흡수가 어려워진다.

기생충 질환 전파

기생충 질환은 다른 생물체가 전파되는 것과 비슷하게 전파된다. 반드시 감염원, 전파경로, 숙주 등이 있어야 한다. 일반적인 감염원은 기생충 낭종이다. 기생충 감염원은 충란이나 유충이다. 전파경로는 오염된 음식이나 물의 섭취, 감염된 숙주와 직접 접촉, 호흡기로 흡입하거나 태반을 통한 감염, 매개체에 의한 전달 등이다.

오염된 음식이나 물의 섭취는 인간과 동물에게 질병을 전파하는 가장 일반적인 방법이다. 특히 가난하고 위생시설이 열악한 개발도상국에서 심각하다. 비위생적인 위생습관을 가진

표 9-3 미생물 관계의 설명 및 사례

관계	설명	미생물 사례
공생	서로 다른 두 생물체가 함께 살고 있고 일반적으로 상호 이익이 되는 관계이다.	대장균은 사람의 장내에 산다.
상리공생	두 생물체가 서로 이익이 되는 관계이다.	원생동물은 흰개미의 장내에서 산다. 원생동물은 흰개미가 나무를 소화하게 돕고 흰개미는 원생동물에게 음식을 제공한다.
편리공생	숙주는 이익과 손해가 모두 없지만 다른 생물체는 이익이 된다.	인간의 몸에 상주하는 미생물은 인간에게서 영양분을 제공받는다. 그러나 인간 숙주는 이익도 손해도 없다.
기생	숙주의 희생으로 다른 생물체는 이익을 얻지만 이로 인해 숙주는 해를 입는다.	촌충은 인간 숙주의 장에 산다.
체외기생충	기생충이 몸 바깥에 살고 체내침입으로 언급된다.	진드기, 이
체내기생충	기생충이 몸 안에 살며 감염으로 언급된다.	장내기생충, 기생원생동물
조건기생충	기회감염균으로 언급되며 숙주와는 독립적으로 살 수도 있다.	미포자충류 *E. bieneusi*
우연기생충	정상 숙주에는 없는 감염종이다.	*Dipylidium caninum* 촌충은 개와 고양이에게 감염된다. 그러나 인간도 촌충에 감염된다.

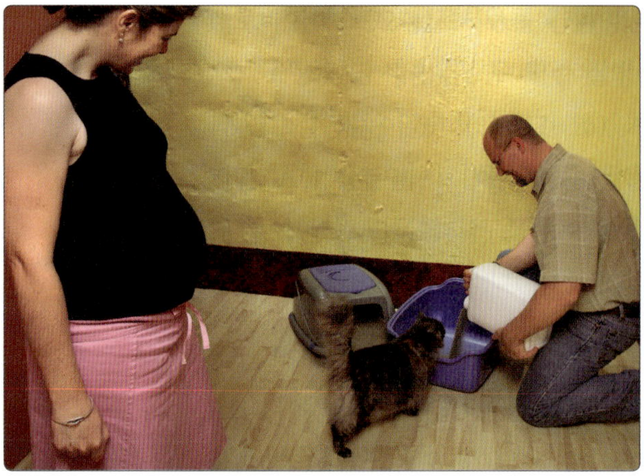

그림 9-9 임신한 여성 또는 면역력이 약해진 사람이 고양이 배설물과 분변 접촉을 피하는 모습. 배설물과 분변 안에 있는 *Toxoplasma gondii*가 톡소플라스마증이라는 기생충 질환을 일으킬 수 있음
출처: Courtesy of CDC; Photo by James Gathany.

음식물 취급자는 음식물을 오염시킨다. 분변으로 오염된 물은 우선적인 전파수단이며 어떤 지역에서는 지금도 여전히 인간의 분변을 거름으로 사용한다. 이것은 수원지를 오염시키고 저지대에서 매일 그 물을 사용하는 사람들에게 세균과 기생충 질환을 전파시킨다.

사람 사이의 직접 접촉은 사람들이 많이 모이는 곳에서는 피하기 어렵다. 교도소, 공장, 사업장, 주간보호센터 등에서 자주 전파가 일어난다. 직접 접촉에 의한 질병전파는 불량한 위생처리, 제대로 손을 씻지 않는 것들 때문에 분변-구강경로로 일어난다.

절지동물은 기계적 또는 생물학적으로 기생충을 전파한다. 기생충이 몸 바깥에서 절지동물에 붙을 경우 이 절지동물이 매개체로 작용한다. 기생충은 노출된 음식물이나 숙주로 들어간다. 어떤 절지동물은 자신들의 혈액이 섞인 분변을 숙주에게 배설한다. 분변을 통해 나온 기생 미생물은 숙주가 자신의 피부를 문지를 때 피부에 침착되며, 상처가 난 부위로 분변물질이 이동하여 피부를 통해 더 깊은 조직으로 기생충이 운반된다.

절지동물이 생물학적 매개체로 작용할 때 그것은 중간숙주이다. 숙주가 절지동물 매개체에 물리면 기생충이 들어올 수 있다. 이 방법으로 전파되는 두 가지 기생 원생동물은 *Anopheles* 모기에 의해 전파되어 말라리아를 일으키는 *Plasmodium*과 체체파리에 의해 전파되어 아프리카 수면병을 일으키는 *Trypanosoma*이다. *Anopheles* 모기는 숙주의 혈액 안으로 *Plasmodium*을 전파하는 데, 이것은 많은 적혈구를 감염시킨다. 이밖에도 적혈구 용혈과 독성물질을 분비한다.

호흡기 감염은 기생충 충란이 공기 중에 떠다닐 때 발생한다. 사람이 이 충란을 흡입할 때 감염된다. 태반을 통한 감염은 드물지만 임신한 여성이 휴지통에 들어 있는 고양이 배설물에 노출되지 않도록 주의해야 한다. 임신한 여성이 고양이의 분변으로부터 접합자낭(oocysts)을 흡입하거나, 익히지 않은 돼지고기를 먹거나, 낭종이 있는 소고기를 먹을 경우 위험할 수 있다. 낭종에는 *Toxoplasma gondii*가 있기 때문이다. 기생충은 태반장벽을 통과할 수 있으며, 태아의 신경계를 감염시켜 태아 사망을 일으킬 수 있다(그림 9-9).

말라리아

말라리아(malaria)는 전 세계적으로 사람에게 발생하는 가장 흔한 기생충 감염이다. 매년 66만 명이 말라리아로 사망하고 있다. 대규모 중재와 치료 프로그램으로, 과거 10년보다 사망률을 45% 낮추었다. 질병 발생은 열대와 아열대 지역의 가난한 나라에서 주로 발생한다. 어린이, 임산부, 노인, 면역저하자는 중증 감염에 이환될 확률이 높다.

*Plasmodiums*은 인간의 간세포와 적혈구를 침범한다. 생식과정에서 세포가 깨지고 딸세

포가 빠져 나와 주변의 다른 세포를 감염시킨다. 생식모세포라고 불리는 이런 특별한 암컷과 수컷 생식세포는 혈류로 방출되어 고열, 오한, 떨림과 같은 감염증상을 유발한다.

Anopheles 종 모기는 *P. falciparum*, *P. malariae*, *P. ovale*과 *P. vivax* 등 4가지 종류의 *Plasmodium*을 전파하는 매개체이며, 사람에게 감염된다. 모기가 감염된 숙주로부터 먹이를 먹은 후 생식모세포가 빠르게 생식세포를 생산한다. 그 결과, 접합자낭(oocysts)이 터지고 모기의 침샘으로 포자소체(sporozoites)가 분비되어 새로운 인간 숙주를 탐색한다. 모기는 기생충으로부터 해를 입지는 않는다.

말라리아 감염은 합병증 유무로 나눌 수 있다. 어떤 경우는 거의 증상이 없다. 단순한 말라리아는 인플루엔자 증상과 비슷하고 말라리아가 거의 발생하지 않는 거주지에서 감염되어 실질적인 감염경로를 확인하기가 어렵다. 미국의 경우 1~3주 전에 말라리아 풍토지역을 여행한 사람들은 말라리아 감염가능성을 고려해서 진료한다. 어떤 *Plasmodium* 종은 인간의 간에서 휴지기를 가지므로 증상이 처음 발생한지 몇 년이 지난 후에 재발되기도 한다.

감염된 적혈구가 뇌혈관으로 침입한 뇌말라리아는 심한 경우 행동 변화, 발작, 혼수가 나타난다. 뇌말라리아는 사망률이 높다, 다른 심한 말라리아의 증상은 급성호흡부전, 심한 저혈당, 심혈관계 폐쇄로 인한 저혈압, 신부전, 대사성 산증 등이다(그림 9-10).

말라리아 감염치료는 감염된 사람이 어느 지역에서 *Plasmodium* 종에 의해 감염이 일어

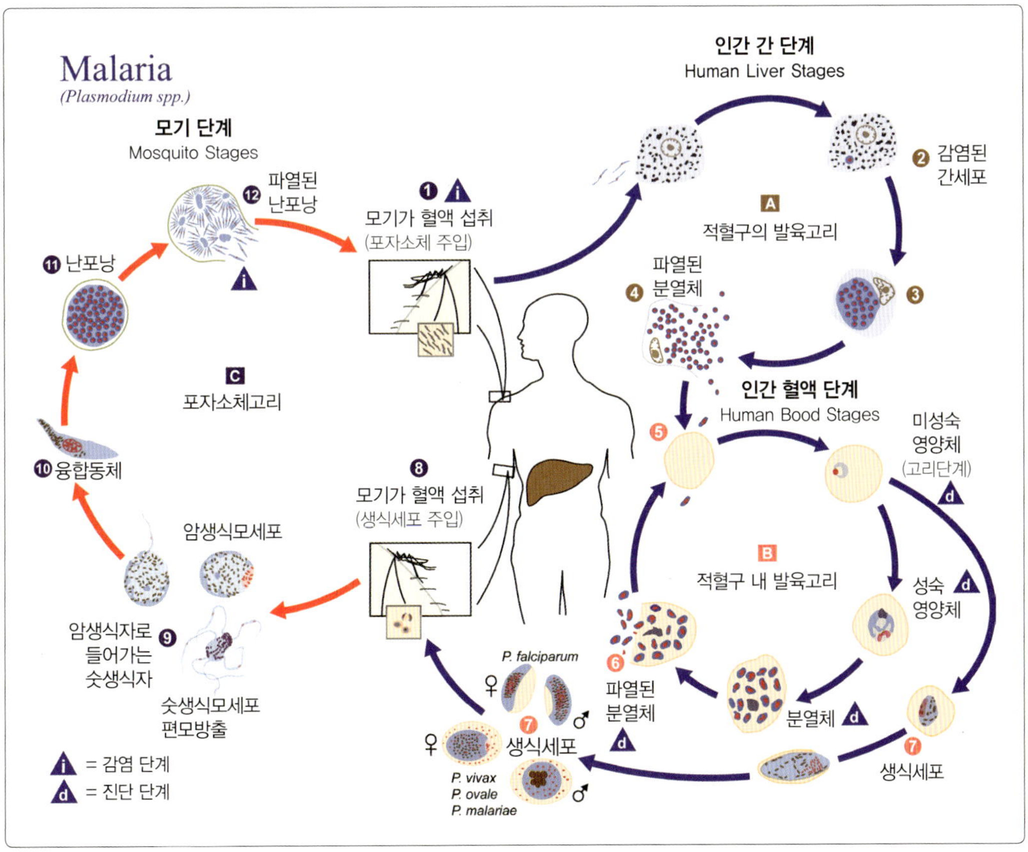

그림 9-10 말라리아의 원인균인 *Plasmodium* 속의 생활주기
출처: Courtesy of CDC – DPDx/Alexander J. da Silva, PhD, Melanie Moser.

났는지, 임신 상태인지, 증상의 중증도, 다른 개인적 특성과 다른 질병의 중복 이환이 있는지에 따라 결정한다.

미국 질병관리본부(Centers for Disease Control and Prevention, CDC)에 따르면, 1950년대 초 미국에서 말라리아가 성공적으로 박멸되었다고 보고된 후 말라리아 풍토지역을 방문하고 돌아온 사람이 다시 말라리아에 걸린 경우가 있었다. 2011년에는 2천 건 미만의 말라리아가 보고되었고 거의 외국여행객이었다. 또한 1957년에서 2011년 사이에 미국의 다른 지역에서 63건의 말라리아 발생이 보고되었다. 감염된 인간 숙주를 물은 모기는 감염되지 않은 숙주에게 *Plasmodium* 기생충을 전염시켰다. 원래의 숙주는 말라리아 풍토지역에서 감염되었다. 미국에서 인간에게 말라리아를 전파할 수 있는 세 가지 유형의 *Anopheles* 모기는 여전히 존재하며 말라리아의 재발 가능성은 항상 존재한다.

기증된 혈액 제제를 통한 전파가 보고된 바 있다. 말라리아가 유행하지 않는 지역에 거주하지만 말라리아 풍토지역으로 여행한 헌혈자는 증상이 나타나지 않는다고 해도 여행 후 1년간은 헌혈을 삼가해야 한다. 풍토지역에서 돌아왔지만 증상이 없는 헌혈자는 도착 후 3년간 헌혈을 삼가해야 한다.

MICRO NOTES

"네가 날 놀리는 거야!"

많은 과학자들은 찰스 다윈(Charles Darwin)이 샤가스 병으로 수년간 고통을 받았을 것으로 생각한다. 진화론을 처음 제안한 과학자 다윈은 1800년대 중반에 남미, 갈라파고스 제도, 아프리카를 5년 일정으로 광범위하게 여행하였다. 그는 여행과 연구에 관한 기록을 남겼고 벌레에 물려 곤경에 처한 것을 기록했다. 그는 심장마비로 73세인 1882년에 사망했지만, 항해에서 돌아온 후에 그를 괴롭힌 증상들이 기생 원생동물인 *Trypanosoma cruzi*에서 기인한 샤가스와 유사하였다. *Trypanosoma cruzi*는 남아메리카에서 발견된 많은 곤충들에 의해 운반되는 것으로 알려져 있다.

학습문제

임신 16주였던 여성이 계류유산으로 소파술(dilatation and curettage)이 예정되어 있었다. 그녀는 태아가 고양이로부터 기생충에 감염되었다고 눈물을 흘리며 말했다. 그녀의 남편은 해외에 나가 있었고 집안 청소를 도와줄 사람이 없었다.

1. 어떤 기생충에 노출되었을 가능성이 있는가?
2. 그녀는 어떻게 감염되었는가?
3. 감염이 태아에게 어떻게 전파되었는가?
4. 왜 그녀는 개대 소파술을 받고 있는가?

참고문헌

About parasites.(2014). Retrieved from http://www,cdc,gov,/parasites/about.html.

About the Division of Vector-Borne Diseases.(2014). Retrieved from http://www,cdc.gov/ncezid/dvbd/about.html.

Amoeba.(n,d). In *Encyclopedia online*. Retrieved from http://www.encyclopedia.com/topic/amoeba.aspx.

Anaplasmosis.(2013).Retrieved from http://www.cdc.gov/anaplasmosis/symptoms/index.html.

Archer, D.L. &Young, F.E.(1988). *Contemporary issues:Diseases with a food vector*. Retrieved from http://www.ncbi.nlm.nih.gov/pmc/atricles/PMC358061

Arthropod.(n.d.). In *Encycloeadia Britannica online*. Retrieved from http://www.britannica.com/EBchecked/topic/36943/arthropod.

Bartonella infection.(2012). Retrieved from http://www.cdc.gov/bartonella/clinicians/index.html.CDC. (2009). *La Crosse encephalitis*. Retrieved from http://www.cdc.gov/LAC/.

CDC.(2010). *Eastern equine encephalitis*. Retrieved from http://www.cdc.gov/EasternEquineEncephalitis/index.html.

CDC.(2010). *Parasites — American Trypanosomiasis*. Retrieved from http://www.cdc.gov/parasites/changas/disease.html.

CDC.(2011). *Neglected tropical diseases*. Retrieved from http://www.cdc.gov/glovalhealth/ntd/.

CDC.(2012). *About malaria*. Retrieved from http://www.cdc.gov/malaria/about/index.html.

CDC.(2012). *Parasites — African Trypanosomiasis*. Retrieved from http://www.cdc.gov/parasites/sleepingsickness/.

CDC.(2012). *Parasites — Schistosomiasis*. Retrieved from http://www.cdc.gov/parasites/schistosomiasis/disease.html.

CDC.(2013). *Dengue*. Retrieved from http://www.cdc.gov/dengue/.

CDC.(2013). *Microsporidiosis*. Retrieved from http://www.cdc.gov/dpdx/microsporidiosis/index.html.

CDC.(2013). *Parasites —Faciola*. Retieved from http://www.cdc.gov/parasites/fasciola/.

CDC.(2013). *Parasites —Leishmaniasis*. Retrieved from http://www.cdc.gov/parasites/leishmaniasis/disease.html.

CDC.(2013). *Parasites —Lymphatic filariasis*. Retrieved from http://www.cdc.gov/parasites/lymphaticfilariasis/disease.html.

CDC.(2013). *Parasites —Soil-transmitted Helminths*. Retrieved from http://www.cdc.gov/parasites/sth/.

CDC.(2014). *Clinical evaluation and disease*. Retrieved from http://www.cdc.gov/chikungunya/hc/clinicalevaluation.html.

CDC.(2014). *Heartland virus*. Retrieved from http://www.cdc.gov/ncezid/dvbd/heartland/index.html.

CDC.(2014). *Parasites*. Retrieved from http://www.cdc.gov/parasites/insects.html.

CDC.(2014). *Parasites —Cysticercosis*. Retrieved from http://www.cdc.gov/parasites/cysticercosis/.

CDC.(2015). *Lyme disease*. Retrieved from http://www.cdc.gov/lyme/.

CDC.(2015). *Parasites*. Retrieved from http://www.cdc.gov/parsites/.

CDC.(2015). *Powassan virus*. Retrieved from http://www.cdc.gov/powassan/.

Definition of vector.(2012). Retrieved from http://www.medicinenet.com/script/main/art/asp?articlekey=5968

Ectoparesites.(2014). Retrieved from http://ratguide.com/health/integumentary_skin/ectoparasites.php

Ehrlichiosis.(2010). Retrieved from http://www.cdc.gov/ehrlichiosis/symptoms/index.html.

Giardiasis.(2014). Retrieved from http://www.webmd.com/hw-popup/giardiasis-giardia.

Mgori, k. & Krake, J.M.(2013). *The population dynamics of vector-vorne diseases*. Retrieved from http://www.nature.com/scitable/knowledge/library/the-population-dynamics-of-vector-borne-diseases-102042523.

McQuiston, J.(2015). *Rickettsial (spotted and typhus fevers) and related infections (anaplasmosis and ehrlichiosis)*. Retrieved from http://wwwnc.cdc.gov/travel/yellowbook/2014/chapter-3-infectiousdiseases-related-to-travel/rickttsial-spotted-and-typhus-fevers-and-related-infections-anaplasmosis-and-ehrlichiosis

Parasites —Babesiosis.(2014). Retrieved from http://www.cdc.gov/parasites/babesiosis/disease.html.

Parasitic diseases.(n.d.). Retrieved from http;//www.humanillnesses.com/orginal/Pan-Pre/Parasitic-Diseases,html.

Parise, M. E., Hotez, P.J., & Slutsker, L.(2014). *Neglected parasitic infections in the United States: Needs and opporunities*. Retrieved from http;//www.ajtmh.org/content/90/5/783.full.

Plague.(2012). Retrieved from http://www.cdc.gov/plague/.

Protozoa.(n.d.). Retrieved from http://www.biologyreference.com/Po-Re/Protozoa.html.

Protozoa.(n.d.). Retrieved from http://www.microbeworld.org/types-of-microbes/protista/protozoa

Protozoa.(n.d.). Retrieved from http://www.scienceclarigied.com/Ph-Pu/Protozoa.html.

Rocky Mountain spotted fever.(2010). Retrieved from http://www.cdc.gov/rmsf/.

Sandru, O.(2012). *Pestalotiopsis Microspora: Fungus That Eats Plastic Bottles Lives in The Rain Forest*. Retrieved from http://www.greenoptimistic.com/2012/03/27/pestalotiopsis-microspora-pet-bottles/#.VJV6JB0MA.

sarcomastigophora.(n.d.). Retrieved from http://www.itis.gov/servlet/SingleRpt/SingleRpt?search_topic=TSN&search_value=43781.

Southern tick —Associated rash illness.(2011). Retrieved from http://www,cdc,gov/stari/disease/index.html.

St Louis encephalitis.(2009). Retrieved from http://www.cdc.gov/sle/.

Symbiosis.(n.d.). Retrieved from http://www.bio-medicine.org/Biology-Definition/Symbiosis/.

Tick-borne relapsing fever.(2012). Retrieved from http://www,cdc,gov/relapsing-fever/.

Trichomonas —CDC fact sheet.(2011). Retrieved from http://www.cdc.gov/std/trichomonas/stdfact-trichomoniasis.htm.

Tularemia.(2011). Retrieved from http://www.cdc.gov/tularemia/faq/index.html.

Understanding foodborne diseases.(2014). Retrieved from http://www.niaid.nih.gov/topics/foodborne/Pages/Default.aspx.

WHO.(2014). *Vector-borne diseases*. Retrieved from http://www.who.int/mediacentre/factsheets/fs387/en/.

West nile virus.(2015). Retrieved from http://www.cdc.gov/westnile/.

Yellow fever.(2011). Retrieved from http://www.cdc.gov/yellowfever/.

CHAPTER 10

진균학

Mycology

학습목표

이 장을 학습한 후, 학습자는:

1. 주요 용어를 정의할 수 있다.
2. 다양한 형태의 진균의 공통점과 차이점을 찾을 수 있다.
3. 진균으로 인한 질병의 전파 경로를 설명할 수 있다.
4. 식품산업에서 진균종의 이용을 논할 수 있다.
5. 효모에 의한 감염을 설명할 수 있다.

주요 용어

격막Septate: 균사처럼 구획이 분리되거나 격막(septa)이라고 불리는 벽에 의해 세포가 나누어짐

균사Hyphae: 곰팡이 또는 곰팡이의 길고 분화된 세포질 필라멘트

균사체Mycelium: 가지를 뻗으며 길게 자란 곰팡이의 영양기관으로 균사의 집합체

류머티즘Rheumatism: 관절염, 퇴행성 관절질환, 다른 여러 증상들로 인해 관절 염증, 쓰라림, 근육 강직, 통증 등이 나타나는 급·만성 상태를 설명할 때 사용되는 일반용어

무격막Aseptate: 격막이 없음. 어떤 종류의 곰팡이 균사가 구획으로 나누어지지 않거나 세포가 격막이라고 불리는 벽에 의해 분리되지 않음

발효시키기Leavening: 이스트나 팽창제를 넣어서 농도를 가볍게 해 잘 부풀게 하기 위해 반죽 안에 기포를 결합시키는 과정(발효)

부비동비강Sinonasal: 얼굴 부비동과 코와 관계됨

분생분생자Blastoconidium: 출아법 생식 동안 효모 부모 세포에 의해 표면에 형성된 돌기. 새로운 딸세포로 떨어져 나감

분생자Conidia: 곰팡이의 양성 포자

분생자자루Conidiophores: 단핵세포 또는 다세포이거나 주머니 안에 들어 있지 않은 곰팡이에 의해 생성되는 무성 포자의 유형

분절분생자Arthroconidia: 변형된 균사세포에 의해 만들어진 정사각형 같은 분생자

생물적 환경정화 Bioremediation: 기름, 유기성 폐기물, 방사선과 같은 오염물질에 의해 발생한 환경적 오염을 미생물을 이용해 정화하는 방법

소병자Phialide: 곰팡이의 경우, 분생포자 형성세포는 주로 새로운 분생자가 사슬 형태로 압출되고 방출되어 변하지 않음

손발톱 진균증 Onychomycosis: 기생 곰팡이 감염으로 인한 손톱이나 발톱의 질병

스테롤Sterols: 지방질에 속하는 물질 그룹. 지방은 곰팡이의 세포막을 만듦

엽록소Chlorophyll: 광합성을 수행하는 식물, 조류, 남세균에서 발견되는 녹색 광합성 색소

접합포자Zygospores: 실험실 배양에서 두 개의 유사한 생식세포의 융합에 의해 생성되는 두꺼운 벽으로 둘러싸인 곰팡이 또는 조류 세포

칸디다혈증Candidemia: 혈액 내에 *Candida* 효모세포가 존재함

코대뇌Rhinocerebral: 부비동과 뇌와 관계된 사망률이 높은 병으로 면역이 저하된 사람에게 부비동에서 뇌로 퍼지는 털곰팡이 진균증

포자낭포자Sporangiospores: 곰팡이의 무성포자의 포자낭을 지지하는 특수한 균사 구조. 이 무성포자는 접합균이라고 불리는 곰팡이류에 의해서만 만들어짐

환형동물문Annelides: 세포는 길게 자라서 tapered tip으로 끝나는 분생자를 만듦

후막포자Chlamydoconidia: 두꺼운 벽을 가진 둥글고 큰 분생자가 균사의 끝, 측면, 내부에 형성됨

생각해보기

진균류가 일으키는 감염의 대부분은 면역이 억제되어 있거나, 병원체에 대항할 수 없는 사람에서 발생한다. 또 다른 경우에, 진균류는 건강한 사람을 감염시킬 방법을 찾기도 한다. 이번 장에서 나올 주제들을 검토하면서 다음을 생각해보자.

1. 어떤 감염이 면역력이 없는 사람들에게 치명적인가?
2. 어떤 진균감염이 활동공간을 공유하는 건강한 사람에게 기회감염을 유발할 수 있는가?
3. 어떤 병원성 돌연변이가 진균감염 치료를 더 어렵게 만들어 왔는가?

임상에 적용해보기

환자는 진균이나 효모에 감염될 수 있다. 의료종사자는 인조손톱 등의 사용으로 진균을 옮길 수 있으므로, 신생아 혹은 다른 중환자를 돌보는 간호사는 인조손톱의 사용을 삼가해야 한다. 다양한 종류의 원핵생물 세균이 진핵미생물 병원체와 함께 출현할 수 있으므로, 의료기기의 오염을 막는 것은 필수적이다.

진균학의 개요

진균학(mycology)은 진균류를 연구하는 학문이다. 진균류는 효모, 버섯, 곰팡이를 포함하는 다세포 진핵생물이다. 진균류는 자연과 식품산업에서 중요하다. 과학자들은 진균류가 실제로 지구상에 1백 만 종이 넘게 분포한다고 하였다. 이렇게 다양한 미생물들은 거의 9백 만 년 전부터 있었던 것으로 추정된다. 진균류는 열대기후처럼

표 10-1 일반적인 진균에 의한 질병과 원인 물질

진균류	질병/증상
백선 종	피부 진균증(백선증)
칸디다균	칸디다증, 질 감염, 아구창(구강칸디다증)
히스토플라스마 캡슐라툼	히스토플라즈마증
아스페르길루스	면역력이 약화된 환자의 전신감염

덥고 따뜻한 기후에 더 널리 퍼져 있지만, 추운 곳에서도 발견된다. 연구자들은 전체 식물의 85%에 달하는 식물종이 진균류와 공생관계일 것이라고 추측한다. 10만 개가 넘는 진균류 중 4백 개 종 정도만이 병원체이다.

진균류는 유기물을 흡수 가능한 형태로 분해시키는 효소를 배출하는 종속영양생물이다. 이들은 햇빛을 필요로 하지 않으며 어두운 곳에서 발견되거나 자라는 경우가 많고 죽거나 부패한 유기물을 소비하며, 탄소와 질소를 재활용한다. 대부분의 진균류는 호기성이지만, 효모는 와인이나 맥주를 만들고 빵을 부풀게 하는 발효라고 불리는 혐기성 과정을 수행한다.

처음 발견된 항균제인 페니실린(Penicillin)은 푸른곰팡이(*Penicillium notatum*)라는 곰팡이에서 생산되었다. 항균제로 흔히 쓰이는 Penicillium G는 기존의 *P. notatum*과 *P. chrysogenum*이 포함되어 있는 Penicillium 종의 청록색 균주에서 생산된다(그림 10-1). 양조업자나 제빵사의 이스트라고도 알려져 있는 맥주효모균(*Saccharomyces cerevisiae*)은 가장 많이 연구된 진핵미생물 중 하나이다. 알코올 발효에 대한 최초의 역사적 기록은 6,000년 전 메소포타미아로 거슬러 올라간다. 이집트에서는 5,000년 전 빵을 발효할 때 이스트를 사용하였다는 기록이 있다.

버섯은 어두운 곳이나 지하에서 잘 자라는 진균류이다. 버섯은 외형 때문에 식물이라는 오해를 받기도 하지만, 엽록소를 가지고 있지 않기 때문에 식물처럼 빛을 통해 에너지를 생산할 수 없다. 많은 종류의 버섯이 환각 또는 치명적인 반응을 일으킬 수 있는 독소를 생성한다. 특정한 종류의 버섯은 흙이나 정화조 물질, 방사성 폐기물, 기름유출 등의 오염을 흡수하는 생물학적 환경정화 능력 때문에 연구되고 사용되어 왔다. 버섯은 또한 살충제와 암 치료제로서의 가능성도 보인다.

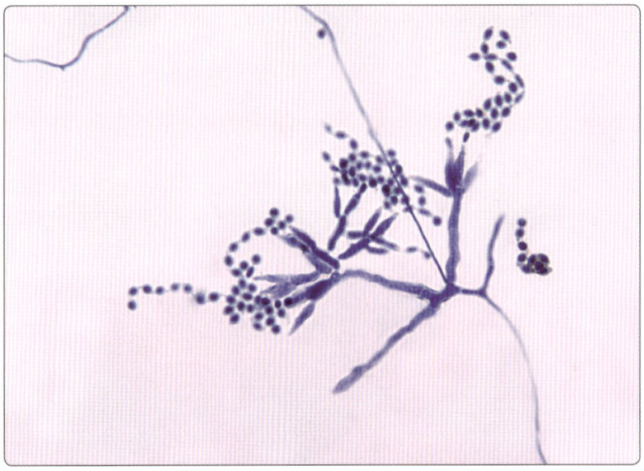

그림 10-1 *Penicillium* 종의 분생자자루와 피아리드
출처: Courtesy of CDC/Dr. Libero Ajello.

진균 병원체

진균에 의한 질병을 진균증이라고 부른다. 진균증은 영향을 받는 신체조직에 따라 분류한다(표 10-1).

대부분의 진균감염은 표면적이고 생명을 위협하는 정도는 아니다. 그러나 사람면역결핍바이

러스(human immunodeficiency virus, HIV)/후천성면역결핍증(acquired immunodeficiency syndrome, AIDS) 환자, 장기이식을 받은 환자, 항암치료를 받고 있는 환자와 같이 면역이 억제된 환자들은 미미하고 표면적인 자극으로도 심부조직이나 전신으로 감염이 심각해지는 기회감염의 위험이 가장 높다. 진균류의 일차 저장소는 화학비료를 사용하지 않는 토양과 동물이다. 숙주 역시 바깥에서 포자를 들이마시거나 피부의 상처를 통해 포자가 들어간다. 인간 또한 특정 기회감염 효모의 저장소이다.

진균류의 특징

진균의 세포막은 스테롤이라고 불리는 지질로 구성되어 있다. 진균류의 세포벽은 다당류로 이루어져 있지만, 식물과 비교했을 때 엽록소는 가지고 있지 않다. 진균류는 효모처럼 단세포일 수도 있고, 곰팡이처럼 다세포일 수도 있다.

사상균(mold)은 균사(hyphae)라고 불리는 길고 가는 섬유로 이루어져 있다. 균사는 격벽이 있는 경우도 있고, 없는 경우도 있다. 격벽이 있는 균사는 두 부분으로 나뉘어져 있거나, 격막(septa)이라 불리는 벽으로 세포를 분리한다. 격막을 갖지 않은 균사는 무격막 균사라고 부르고, 세포질은 여러 개의 세포로 분리되지 않는다. 균사는 가지를 뻗어나가며 자라서 균사의 모임인 균사체(mycelium)를 구성한다.

효모(yest)는 둥근 세포를 가지고 있다. 효모는 출아법으로 번식하는데, 출아형 분생자라고 불리는 돌기가 모세포로부터 만들어진다(그림 10-2). 어떤 효모는 더 길게 자라서 거짓균사(pseudohyphae)를 만들기도 한다. 즉, 일부 종은 동종이형(dimorphism)이기 때문에 진균류의 형태는 고정되어 있지 않다. 동종이형이란, 성장환경에 따라 진균류가 사상균 또는 효모의 형태로 살아갈 수 있다는 의미이다. 진균류가 체온 정도의 온도에서 자랄 때는 단세포 효모처럼 보인다. 그러나 진균류가 실온에서 살거나 시료가 흙이나 먼지로부터 옮겨진다면 부패유기물을 영양원으로 하는, 균사와 포자를 가진 곰팡이 형태로 자랄 것이다. 동종이형 진균류는 다음과 같다.

- *Histoplasma capsulatum*
- *Blastomyces dermatitidis*
- *Coccidioides immitis*
- *Paracoccidioides brasiliensis*
- *Candida albicans*

생식방법

진균류는 포자 생산 여부에 따라 유성생식(sexual reproduction)이나 무성생식(asexual reproduction)을 한다. 진성 포자는 무성분할이나 유성 감수분열로 만들어진다. 그러나 진균류 종은 유성포자만 생산할 수 있다.

표 10-2 포자낭포자 생산과 관련된 구조물

구조물	설명
포자낭포자(Sporangiospore)	포자낭의 분할로 생성된 접합균류의 무성포자
포자낭(Sporangium)	포자낭포자를 담고 있는 주머니 모양의 구조물로, 막으로부터의 분할로 생성됨
포자낭병(Sporangiophore)	균사에서 나온 줄기 같은 구조물이고 포자낭이 끝에서 부풀어 오른 것임
과축, 지주(Coumella)	포자낭으로 뻗은 포자낭상의 부풀어 오른 부분

무성생식

무성포자에는 두 종류가 있다. 하나는 포자낭포자(sporangipspore)이고, 다른 하나는 분생포자(conidiospore)이다. 이 포자들은 식별과 분류를 할 때 중요하다. 포자낭포자는 포자낭에서 분할로 형성된 진성 포자이다. 포자낭은 포자낭병이라고 불리는 균사구조물로 된 가지에 의해 지탱된다(표 10-2). 포자낭병은 접합균류라는 진균류에서만 생산된다. 후막포자는 균사 분절에서 라운딩과 확장을 통해 형성된 두꺼운 벽을 가진 무성 포자이다. *Candida albicans*는 후막포자를 만든다(그림 10-3).

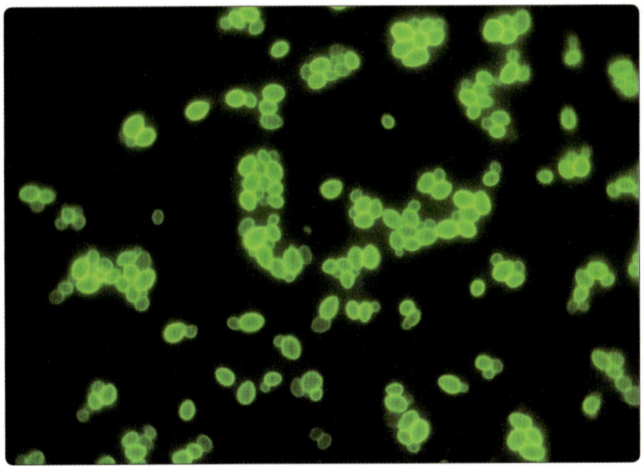

그림 10-2 *Candida albicans*의 타원형 출아 효모세포를 나타내는 형광항체 염색
출처: Courtesy of CDC/Maxine Jalbert, Dr. Leo Kaufman.

대부분의 진균류는 분생자(conida)를 만든다. 분생자는 접합이나 분할에 의해 형성되지 않았기 때문에 진성 포자는 아니다. 동일한 진균에 의해 형성된 분생자는 다세포성 대분생자와 그 보다는 조금 작은 단세포성 소분생자의 두 종류가 있다. 분생자는 다음의 방법으로 생성된다.

- 균사에서 직접 생성
- 효모세포에서 직접 생성
- 분생자자루라고 불리는 특별한 세포에서 생성

분생자병은 분생자를 지지하는 작은 가지이다. 기타 지지체에는 다음과 같은 것들이 있다.

1. 환형동물(annelides): 길게 자라면서 분생자를 만드는 세포이고, 가느다란 끝부분을 가짐
2. 분절분생자(arthroconidia): 변형된 균사세포에 의해 형성된 정사각형 모양의 분생자
3. 비후막포자(chlamydoconidia): 끝부분과 가장자리 또는 균사 내부에 두꺼운 벽을 가진 둥글

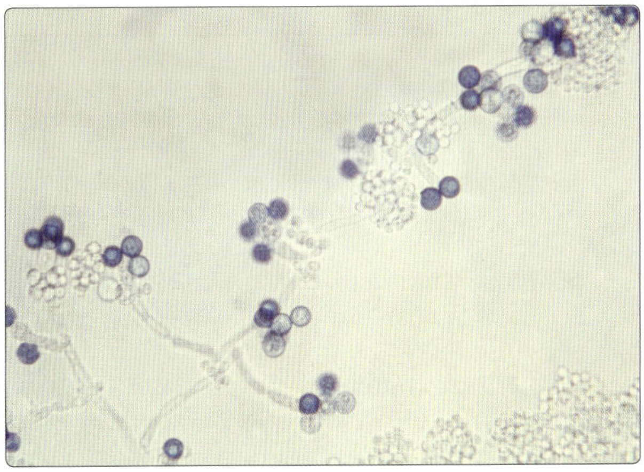

그림 10-3 *Candida albicans*의 후막포자, 생식기관, 두꺼운 벽 구조
출처: Courtesy of CDC/Dr. Godon Roberstad.

고 큰 분생자

4. 피아리드(phialide): 분생자를 생산하는 세포이지만 분생자가 형성되고 방출될 때 분생자만큼 길게 자라지는 않음

대표적인 무성 분생자자루에 대한 것은 표 10-3을 참조한다.

유성생식

대부분의 진균류는 무성생식이지만, 유성포자도 생산될 수 있다. 유성포자의 생산은 두 종류의 진균의 교배를 필요로 한다. 이것은 실험실에서는 거의 볼 수 없다. 그러나 배양을 통해 어떤 진균류는 유성포자를 생산한다. 유성포자에는 세 종류가 있다. 자낭포자(ascospore), 담자포자(basidiospore), 접합포자(zygospore)가 그것이다.

분류

생산된 포자의 종류에 따라 진균류를 분류한다(표 10-4). 접합균류는 유성 접합포자를 생산한다. 그러나 이것은 실험실 표본에서는 관찰된 적이 없다. 접합균류 유기체는 다른 진균류에서 볼 수 없는 두 가지 특성을 가진다.

- 무성포자낭 포자 형태
- 무격막 균사 생산

치료

누구나 진균에 감염될 수 있다. 손톱 표면과 운동 선수의 발바닥 감염, 칸디다성 질염은 건강한 사람에게 영향을 줄 수 있고, 항진균제로 효과적으로 치료할 수 있다. 전신 진균감염은 훨씬 심각한 문제이고, 만약 진균제에 내성이 있다면 특히 문제가 된다.

표 10-3 일반적으로 관찰되는 분생자

포자의 종류	형성 방법	모식도
분절형 분생자(Arthroconidium)	균사세포의 변형	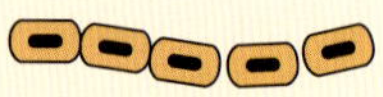
분생분생자(Blastoconidium)	부모세포에서 눈이 떨어져 나옴	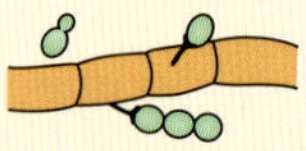
비후막분생자(Chlamydoconidium)	둥글고, 두꺼운 벽을 가졌으며, 균사나 가성균사 가닥의 끝 쪽, 가장자리에서 형성됨	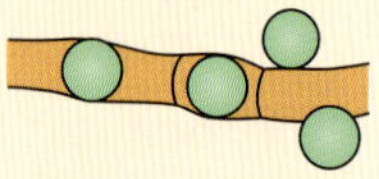
대분생자(Macroconidium)	일반적으로 다세포이고 같은 진균류에 의해 형성된 두 개의 분생자 중 더 큰 것	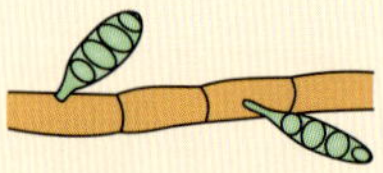
소분생자(Microconidium)	일반적으로 단세포이고 같은 진균류에 의해 형성된 두 개의 분생자 중 더 작은 것	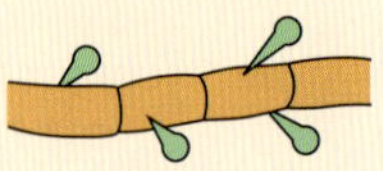

표 10-4 진균균류의 문(phyla)과 강(class)

문	강	무성포자	유성포자	균사의 유형
접합균문	접합균류	포자낭포자	접합포자	무격막
자낭균문	자낭균류	분생자	자낭포자	격막
담자균문	담자균류	분생자	담자포자	격막
불완전균문(불완전한 진균류): 유성포자를 만들지 않음	–	분생자	없음	격막

전신 진균감염 질환은 사용가능한 약물의 개수가 제한적이므로 치료가 어렵다. 항진균제의 문제점은 독성이 강하다는 것이다. 진균세포는 인간의 세포와 비슷하기 때문에 진균류에 영향을 주는 약물은 사람에게도 심한 독성반응을 보이며 영향을 줄 수 있다. 플루코나졸(fluconazole)이나 다른 azole계의 약물과 같이 새로 나온 항진균제는 비교적 효과적이지만 독성반응을 관찰해야 한다. 그들의 작용기전은 진균세포막을 바꾸는 것에서부터 지질세포막 합성을 방해하는 것까지 다양하다.

기회감염성 진균감염

진균 미생물은 다른 미생물과 마찬가지로 병원성이든지 아니든지 간에 어디에나 존재한다. 대부분의 사람들은 그 노출에 영향을 받지만, 증상이나 징후를 보이는 이들은 다음과 같은 이유로 면역력이 약화되어 있는 사람들이다. 즉, 코르티코스테로이드(corticosteroid) 치료 환자, 항암화학요법 중인 환자, 사람면역결핍바이러스/후천성면역결핍증 환자, 당뇨병 환자, 만성적으로 항균제 치료 중인 환자 혹은 기회감염에 취약한 상황에 노출되어 있는 사람들이 포함된다.

기회감염으로 인한 진균감염은 사람면역결핍바이러스/후천성면역결핍증 환자에서는 일반적으로 있는 일이고 진균감염으로 보고되는 사례도 증가하고 있다. 면역억제제와 코르티코스테로이드제는 T 세포 면역체계를 저하시킨다.

장기이식수술을 받는 환자는 수술 전과 후에 면역억제제 치료를 받는데, 이것은 진균 감염의 위험을 높인다. 악성종양 특히 백혈병과 림프종은 림프절과 T 세포를 만드는 골수를 파괴하는 세포를 형성한다.

항균제는 진균감염, 특히 신체의 정상균무리(효모)에 해당하는 균의 감염을 증가시키는 요인이다. 신체 내에 정상적으로 적은 수의 효모가 존재하고, 효모의 수는 신체 내에 정상적으로 존재하는 세균에 의해 수가 조절된다. 그러나 항균제 치료로 인해 세균의 숫자가 감소하면 항균제에 영향을 받지 않는 진균류는 그 숫자가 증가하는 역효과가 나타날 수 있다. 항균제 치료가 중단될 때, 정상균무리의 회복으로 진균류는 다시 통제가 되어 균형을 되찾게 된다.

많은 기회감염 진균류는 자연에서 기생한다. 이러한 진균류는 부패한 영양분을 먹고 사는 것과 기생하는 것 사이에서 형태를 변화시키지 않고 살아간다. 또한 진균류는 자연에서는 곰팡이이지만 그들이 병원체가 될 때는 균사의 형태로 바뀐다. 효모는 감염을 일으킬 때도 효모의 형태로 남아 있다.

아스페르길루스증

아스페르길루스증(aspergillosis)은 아스페르길루스(Aspergillus) 속의 종들이 원인이 되는 질병을 이르는 용어이다. 속에는 여러 종들이 있으나 감염을 일으키는 가장 일반적인 기회감염 종은 *A. flavus*, *A. fumigatus*, *A. niger* 등이다. 아스페르길루스는 격막을 가진 균사를 만드는 사상균이다. 이것은 빵 곰팡이 또는 에어컨의 오염물질에서 자주 보이며 인체 정상균무리가 아니다.

아스페르길루스는 실험실에서 균사로부터 분생자병을 만들어낸다. 분생자병은 소포라고 불리는 부풀은 말단을 형성한다. 피아리드는 소포에 의해 생성되고, 분생자는 피아리드로부터 형성된다(그림 10-4).

아스페르길루스에 의한 감염은 분생자가 코를 통해 폐로 흡입될 때 기도에서 가장 흔히 일어난다. 흡입 후 심각한 기관지 감염이 발생할 수 있고, 면역력이 약화된 환자의 경우에는 폐렴으로 발전할 수 있다. 아스페르길루스에 의한 폐렴은 심각하며, 폐 조직의 파괴와 괴사가 특징이다. 조직 생검을 통해 괴사성 폐 조직 안에서 자라고 있는 많은 수의 균사를 확인할 수 있다.

아스페르길루스는 혈관에 친화성을 가지고 있는데, 이것은 심각한 결과를 가져온다. 체내로 침입 시 유기체가 혈관을 막기 때문이다. 조직 및 기관으로의 혈류 감소는 장기 기능의 저하를 일으킬 수 있는 허혈성 손상 및 괴사를 일으킬 수 있다. 혈관으로 유입되면 체내의 다른 부위로 전파되어서 전신감염을 일으킬 수 있다.

분생자는 비강과 부비동에 증식해 부비동비강 감염을 일으킬 수 있다. 몇 가지 예에서, 유기체는 두개골 기저부의 뼈와 부비동비강 뼈를 파괴하여 뇌로 접근할 수도 있다. 뇌 감염은 유기체가 혈관 내로 파종되는 것에 의해서도 일어날 수 있다. 뇌 감염은 농양이나 수막염으로 이어질 수 있다. 파종성 감염은 간, 심장, 신장에 영향을 주며, 이러한 감염은 치료하기 어렵고 사망률이 높다.

아스페르길루스종(aspergilloma)은 폐 공동에 아스페르길루스가 모여 있어서 발생한 합병증이다. 예를 들어, 환자는 결핵치료 후 폐에 공동을 가질 수 있다. 환자는 아스페르길루스 포자를 흡입하게 되고 그 포자는 폐 공동 안에 자리를 잡는다. 포자는 진균 뭉치 또는 아스페르길루스종이라고 불리는 큰 덩어리가 되는 균사 안에서 자란다. 균사 덩어리는 폐 조직으로 침입하지는 않지만 출혈을 일으킬 수 있다.

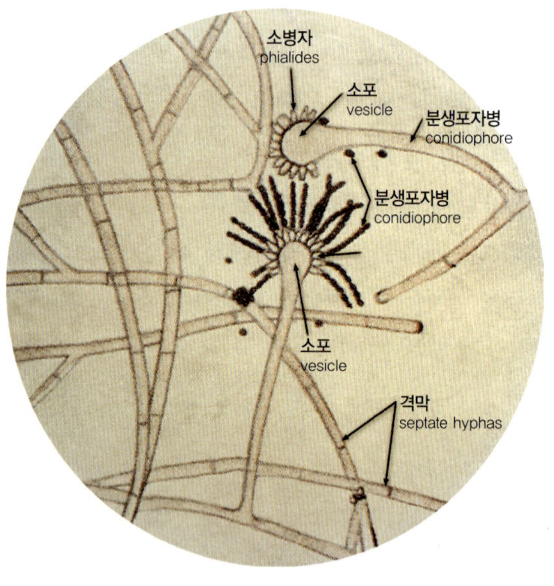

그림 10-4 아스페르길루스 유기체의 무성 분생포자(소포, 피아리드)가 만들어지는 것을 지원하는 격막 균사, 분생자자루가 포함되어 있음
출처: Courtesy of CDC.

임상 검체를 검사하는 것은 아스페르길루스종의 진단에 중요하다. 임상 검체에서 균사가 발견되면 유기체가 아스페르길루스라는 것을 확인할 수 있다. 검체는 젖어 있는 상태나 염색된 상태에서 확인할 수 있다.

털곰팡이증

예전에는 접합균류라고 불렸고 지금은 털곰팡이 아문이라고 불리는 진균류에 의해 생기는 털곰팡이증(mucormycosis)은 흔한 감염은 아니다. 일반적으로 흙에서 발견되며 썩어가는 유기물질, 퇴비 더미 또는 썩은 나무에서 발견된다. 빠르게 자라며, 두꺼운 집락을 만든다.

*Rhizopus arrhizus*는 털곰팡이증 감염에서 가장 일반적인 병원균이다. 덜 흔한 감염 원인은 *Lichtheimia(Absidia) corymbifera*, *Apophysomyces elegans*, *Cunninghamella bertholletiae*, *Rhizomucor pusillus*, *Saksenaea vasiformis* 등이다. 이들은 인간에게 모두 비슷한 질병을 유발하고, 폐, 부비동, 눈, 얼굴 그리고 흔하진 않지만 중추신경계를 감염시킨다. 모든 곰팡이 균주에 대한 진단 및 치료 방법은 유사하다(그림 10-5).

진균감염에는 백신이 없다. 포자를 흡입하는 것이 감염의 가장 일반적인 경로이다. 그러나 털곰팡이증은 사람에게서 사람으로 전파될 수 없다. 이밖에도 마스크, 보호복, 장갑 등을 착용함으로써 썩은 나무나 나뭇잎 더미 등 병원체 저장소에 직접 노출되는 것을 막을 수 있다.

건강한 사람들은 털곰팡이증에 잘 걸리지 않는다. 털곰팡이증에 영향을 받는 사람들은 주로 암, 장기이식, 관리하지 못한 당뇨병, 백혈구감소증이나 심각한 피부 손상을 받은 사람들이다. 당뇨병환자의 혈당수치는 감염에 기여하는 요인이 아니지만, 케톤산증(케톤이 혈액에 축적되어 대사성 산증을 일으킴)은 털곰팡이증을 일으키는 위험요인이다.

폐 털곰팡이증(pulmonary mucormycosis)은 혈액암, 심각한 백혈구감소증을 앓는 환자, 오랫동안 스테로이드제제 치료를 받고 있는 환자에게서 자주 발생한다. 증상은 열, 기침, 가슴통증, 호흡곤란 등이다. 폐혈관에서 병원체를 발견하게 되면 조직괴사, 객혈과 함께 공동 형성을 초래한다.

코대뇌 털곰팡이증(rhinocerebral mucormycosis)은 백혈구감소증을 보이는 암환자, 조혈모세포이식을 받은 환자, 당뇨병성 케톤산증이 있는 환자에서 흔히 볼 수 있다. 증상은 일측성 안면종창, 열, 두통, 코막힘과 통증, 혈액장액성의 코 분비물 등이다. 만약 감염이 치료되지 않고 퍼지면, 안검하수, 안구돌출, 외안근 기능의 상실, 시력장애 등이 발생할 수 있다. 괴사성 조직의 흑색 병변이 구강의 경구 또는 비강에 나타날 수 있다.

1차 피하감염은 고름과 농양을 형성하는 급성 염증을 일으키며, 괴사를 일으킨다. 2차 피하감염은 병원체가 혈액 안으로 퍼질 때 일어날 수 있다. 병변은 붉어지고 단단해지기 시작하며 통증이 있는 봉와

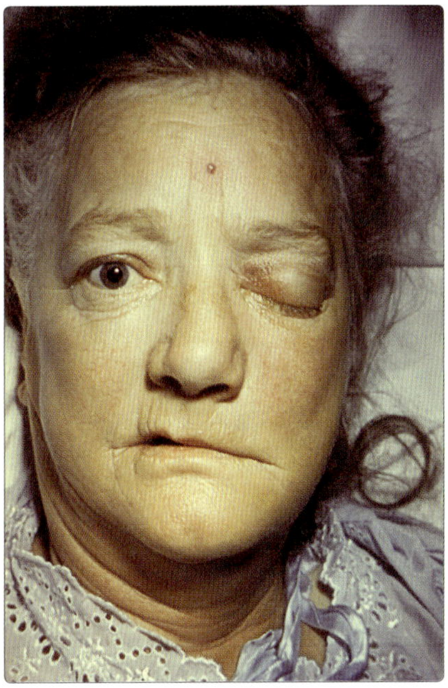

그림 10-5 ***Rhizopus arrhizus*로 인해 코대뇌에 접합균류가 감염된 환자.** 왼쪽 눈꺼풀이 내려와서 생긴 왼쪽 안검하수와 전체적인 종창, 홍반이 발생함.
출처: Courtesy of CDC/Lucille K. Georg.

직염은 검게 변한 궤양이 된다.

위장관 털곰팡이증(gastrointestinal mucormycosis)은 영양실조인 사람과 장기이식을 받은 사람에게서는 드문 감염이다. 진균 포자는 소화될 것으로 생각되지만, 가장 흔하게 영향을 받는 장기는 위, 결장, 회장이다.

파종성 털곰팡이증(disseminated mucormycosis)은 다음에 나오는 감염들의 2차적 감염이며 폐 감염 및 백혈구감소증 환자에게서 발생할 가능성이 높다. 가장 일반적인 2차 감염부위는 뇌이지만, 2차 괴사성 병변은 비장, 심장 및 다른 기관들에서도 발견된다. 뇌 관련 환자들의 임상증상은 무기력증과 정신상태의 변화가 포함된다.

콕시디오이데스 진균증

콕시디오이데스(Coccidioides)라는 진균 종은 건조한 토양과 미국 남서부, 멕시코와 중앙아메리카 및 남아메리카 지방에서 발견된다(그림 10-6).

콕시디오이데스 진균증(coccidioidomycosis)은 valley fever, San Joaquin valley fever 혹은 사막 류머티즘이라고도 불리는데, 이 병은 흙이 바람에 날리거나 모래폭풍이 불어서 미세한 포자를 들이마심으로 전파되는 기회감염성 진균감염이다. 캘리포니아 내에서 발견되는 *Coccidioides immitis*와 캘리포니아 밖에서 발견되는 *Coccidioides posadasii*는 콕시디오이데스 진균증 감염의 원인이 되는 것으로 알려져 있다.

대부분의 사람들은 임상증상이 나타나지 않으며 경증인 경우 인플루엔자 감염과 유사한 증상이 나타난다. 약화된 면역체계를 가진 이들은 더 심각한 증상과 징후를 보일 수 있다. 임산부, 필리핀계 · 아프리카계 미국인들은 더 높은 위험요인을 가진 것으로 알려져 있다. 초기에 노출이 되면 보통은 추가감염의 기회가 있을 때 면역이 생기고 재발은 흔하지 않다. 사람 간 전파는 새로운 숙주에게 감염된 장기가 이식된 경우나 감염된 상처가 개방되어 있는 상황 등과 같은 매우 드문 경우에서만 가능하다.

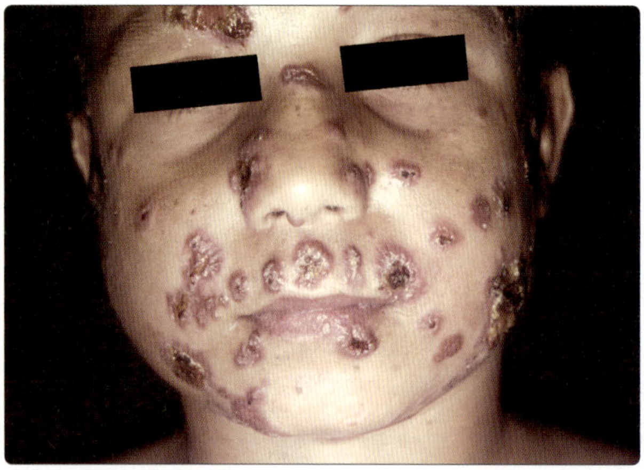

그림 10-6 **Paracoccidioidomycosis 진균증에 감염된 브라질 아동.** "Brazilian blastomycosis"라고도 알려진 이 질환은 *Paracoccidioides brasiliensis* 균이 원인임

출처: Courtesy of CDC/Dr. Martins Castro, San Paulo, Brazil; Dr. Lucille K. Georg.

히스토플라즈마증

히스토플라즈마증(histoplasmosis)은 아프리카, 아시아, 호주, 중앙아메리카와 남아메리카 등의 세계 곳곳의 토양에서 발견되는 *Histoplasma capsulatum*이라는 종에 의한 진균감염이다. 그러나 미국의 중부와 동부 주들과 오하이오와 미시시피강 계곡에서 가장 많이 발견된다. 박쥐나 조류의 배설물로 오염된 토양은 히스토플라즈마가 매우 많다.

증상은 독감과 비슷하지만 조금 약하고, 질병이 확산되면 다른 전신 진균감염과 비슷하다. 반려동물은 균감염에 취약하지만, 애완동물에서 사람으로 전파될 위험은 거의 없다. 사람은 닭장 청소, 박쥐가 사는 동굴탐험, 오래된 건물의 청소, 리모델링, 측량을 할 때 적절한 주의를 하여야 한다.

피부 진균감염

세균과 바이러스 같은 균은 어디에나 존재한다. 인간의 면역반응이 약화되어 있을 때, 기회감염성 병원체에 의해 전신의 진균감염이 있을 수 있다. 피부 표면의 손상은 효모와 곰팡이를 포함한 다양한 진균류가 침입할 수 있고, 잠재적으로 만성적인 자극과 발진을 초래한다. 항진균제가 이러한 일반적인 질병을 치료하는 데 효과적일 수 있지만, 잠재적 노출에 대해 인지하고 개인보호구를 착용하고, 오염된 지역을 피하는 것이 전염을 막는 데 더 효과적이다.

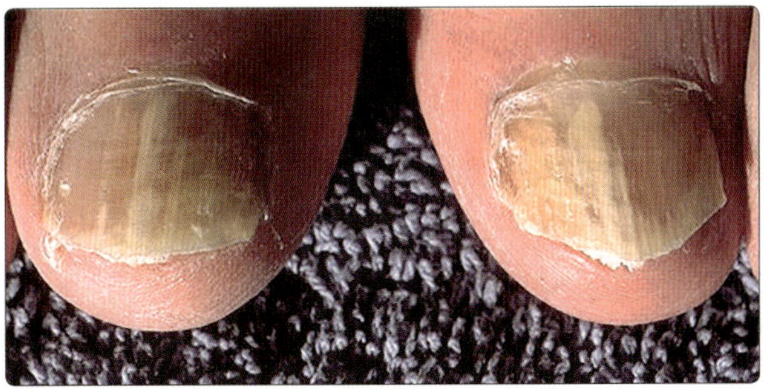

그림 10-7 *Trichophyton rubrum*으로 인해 생긴 손발톱 진균증(Onychomycosis)
출처: Courtesy of CDC/Dr. Edwin P. Ewing, Jr.

손톱의 진균감염

조갑백선이라고도 알려진 손발톱 진균증은 손톱이나 발톱의 일반적인 진균감염에 대한 용어로, 손톱과 발톱을 변색시키고, 두껍게 하고, 깨트릴 수 있다. 감염은 손톱보다는 발톱에서 더 흔하고, 심각해지거나 변형되기 전까지는 별로 아프지 않다(그림 10-7).

진균 손톱감염은 만성적인 경우가 많고, 몇 개월에서 몇 년을 걸쳐서 지속된다. 이것은 치료하기 어렵고, 경구용 항진균제를 처방받아야 한다. 심각한 경우에 감염된 손톱을 완전히 제거해야 할 수도 있다. 예방법은 다음과 같다.

- 손톱을 깨끗하고, 건조한 상태 그리고 짧게 유지할 것
- 손톱깎이나 손톱가위를 다른 사람과 공유하지 말 것
- 공공 샤워장이나 탈의실에서 맨발로 다니지 말 것
- 적절한 훈련을 받고, 자격이 있는 네일숍 직원이 있는 곳을 가고, 살균 장비를 요구하거나 직접 가져갈 것
- 인조손톱이나 wrap의 사용을 자제할 것
- 손톱이나 거스러미, 표피를 물어뜯지 말 것

피부사상균증

피부층의 진균감염은 백선이나 피부진균증이라고 알려져 있다. *Trichophyton*, *Microsporum*, *Epidermophyton* 속에 해당하는 40개의 다른 종들이 다양한 종류의 진균으로 인한 피부감염의 원인이 된다(그림 10-8). 이러한 감염은 백선증이라고도 불리며, 다양한 신체부위에 영향을 준다.

- 발 – '운동선수의 발'이라고도 알려진 무좀
- 두피 – 두부백선
- 사타구니와 허벅지 안쪽 – 완선이라고도 알려진 샅백선

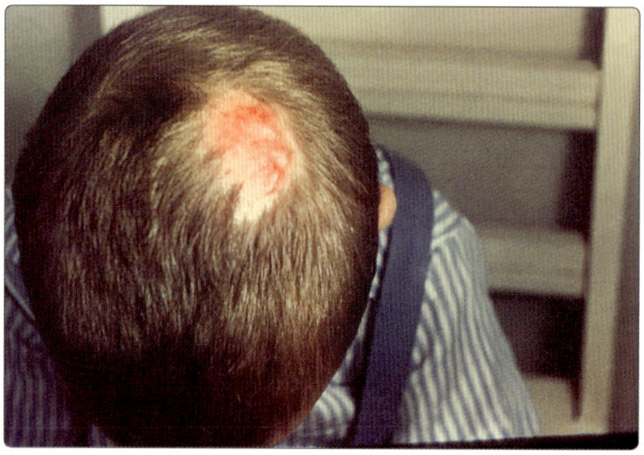

그림 10-8 피부사상균 병소를 가진 아동의 머리 백선
출처: Courtesy of CDC.

- 얼굴의 턱 부분 – 백선성 모창
- 손 – 수부백선
- 말단부와 몸의 다른 부분 – 체부백선

피부사상균증(dermatophytosis)의 전파 형태에는 사람 대 사람, 동물 대 사람 그리고 오염된 공공환경의 표면이 포함된다. 의류, 침구류와 개인 위생용품을 진균감염이 있는 사람과 공유하지 말 것을 권장한다.

돼지, 말, 양, 염소, 젖소뿐만 아니라 고양이나 강아지 같은 반려동물도 피부감염을 인간에게 전염시킬 수 있다. 이 동물들로부터 전염된 부위는 탈모증세와 붉어짐, 둥글거나 불규칙한 비늘조각이 떨어져 나오는 등의 증상이 있을 수 있다. 이 병변은 가려움증을 일으킬 수도 있고, 아닐 수도 있다. 감염된 동물들은 수의학적 치료를 받아야 한다.

무좀과 샅백선은 처방전 없이도 살 수 있는 크림과 파우더, 연고를 통해 효과적으로 치료될 수 있다. 두부백선은 3개월이 걸릴 수도 있으므로 항진균제 경구처방이 필요하다. 국소투여는 두피감염에 효과적이지 않다.

효모균의 특성

과거부터 두 가지 중요한 병원성 효모 종은 *Candida albicans*와 *Cryptococcus neoformans*으로 알려져 있었으나, 이제 모든 효모균은 면역력이 약화된 환자에게서 치명적일 수 있는 기회감염 병원균이라고 여겨진다. 감염의 범위는 표재성 감염에서부터 치명적인 전신감염까지 다양하다.

효모균은 단세포이고, 출아법(budding)이나 분열이라는 과정의 무성생식을 한다. 그들은 자낭균류(ascomycetes)나 불완전균류(deuteromycetes)로 분류된다. 효모균은 전 세계적으로 발견되고 어떤 종은 몸의 정상균무리로 취급된다. 효모균은 물, 흙, 채소나 과일의 표면에서 발견된다. 효모균은 빵과 주류의 발효과정을 책임지기 때문에 식품산업에서 중요한 역할을 한다. 혐기환경에서 *Saccharomyces cerevisiae*는 설탕을 알코올로 발효시킨다. 호기환경에서 효모는 단순당을 이산화탄소와 물로 분해하는데, 이것은 빵의 발효과정에 중요하다. 효모는 인간에게 많은 비타민과 단백질을 제공해주는 영양분의 원천이기도 하다. 그러나 앞에서 언급한 것처럼, 어떤 효모 종은 뇌막염, 아구창(*C. albicans*로 인한 구강점막의 감염), 면역이 저하된 환자에서 전신감염과 같은 심각한 질병을 유발한다.

효모균 감염은 일차적으로 직접 접촉과 에어로졸로 전파된다. 일반적인 침입경로는 호흡기계이다. 다른 경우는 정상균무리의 과도한 증식과 감염 때문이다. 앞에서 언급한 것처럼, 효모균 감염 사례가 증가하고 있고 항암화학요법 중인 환자나 심하게 면역이 억제된 환자, 사람면역결핍바이러스/후천성면역결핍증 환자에게서 채취한 표본에서 분리되는 경우가 증가하고 있다.

칸디다

20여 종이 넘는 칸디다 중 *Candida albicans*가 가장 일반적인 병원체이다. *C. glabrata*, *C. kefyr*, *C. parapsilosis*, *C. tropicalis*는 위장관 점막 표면, 직장, 구강, 질로부터 분리되는 기타 균종들이다. 칸디다 속의 가장 중요한 형태학적 특징은 격막균사, 분생포자, 거짓균사를 형성하는 것으로 증식한다는 점이다. 비뇨기계 감염과 면역억제 환자의 전신감염에서 발견되는 *C. glabrata*는 예외인데, 이것은 단일 효모균 세포만을 만든다.

칸디다 속의 종에 따른 감염의 범위는 국소적이며 피부나 손톱에 제한된 경우, 구강, 식도, 기관지, 질 감염, 다장기 전신질환 등이다. 질병진단은 현미경적 관찰과 실험실 배양을 통해 이루어진다(그림 10-9).

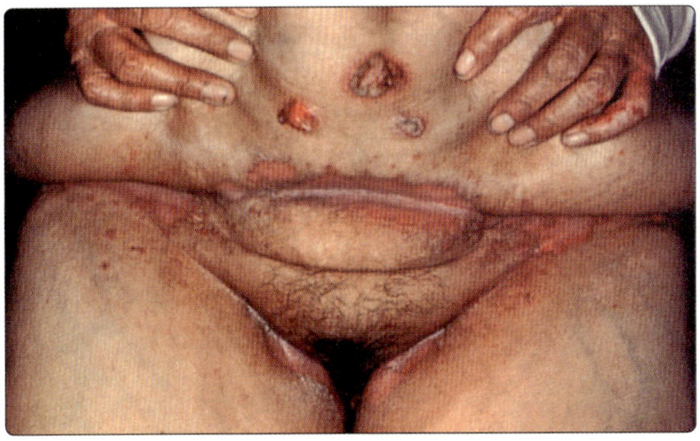

그림 10-9 칸디다증으로 알려진 피하 진균감염 증상을 보이는 여자환자
출처: Courtesy of CDC/Dr. Hardin.

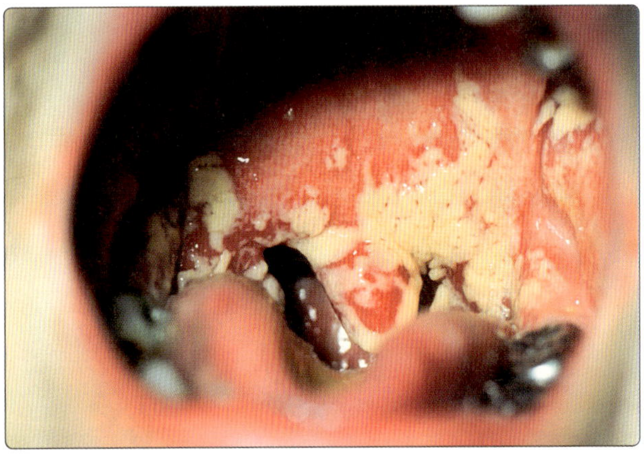

그림 10-10 *Candida albicans*에 의한 아구창
출처: Courtesy of CDC.

아구창

아구창으로 불리는 구강칸디다증은 건강한 성인에게는 드문 질병이다. 1개월 미만의 신생아(5~7%), 노인, 면역이 억제된 사람(사람면역결핍바이러스/후천성면역결핍증 환자의 9~31%, 암환자의 20%)에게서 좀 더 자주 나타난다. 혀와 입안 점막에 하얀 반점이나 플라크(plaque)가 나타나고 구강칸디다증은 삼키기가 힘들고 입꼬리가 갈라지는(구순구각염) 증상이 나타난다(그림 10-10).

과도한 구강위생은 위험성을 높인다. 흡입용 코르티코스테로이드를 사용하는 환자는 흡입기를 사용한 후 물로 입을 헹궈야 한다. 항암화학요법을 하는 환자는 클로르헥시딘(chlorhexidine) 구강청결제로 입을 헹구는 것이 좋다. 심한 감염이 있을 때 항진균제를 처방한다. 항진균제는 국소적으로 또는 구강으로, 질병과 환자의 건강상태에 따라 다양하게 사용할 수 있다.

생식기 효모감염

생식기나 외음부의 칸디다증은 "질염"으로도 불린다. 질염은 질의 산도 변화나 호르몬 변화로 정상적으로 존재하던 효모균이 과증식을 일으켜서 발생한다. 성인 여성의 75%는 자신들의 생애에서 적어도 한 번은 질염을 경험하고, 질염이 아닌 다른 이유로 항균제 치료를 하는 사람은

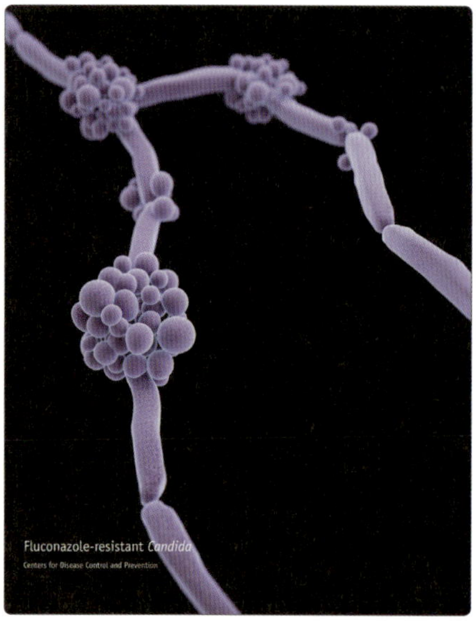

그림 10-11 주사전자현미경 형상화에 기초한 플루코나졸 내성 칸디다증의 3D 컴퓨터 이미지
출처: Courtesy of CDC/James Archer.

더 자주 발생한다.

질염을 앓는 여성은 생식기 소양증, 작열감, 치즈 같은 질 분비물을 경험한다. 흔하지는 않지만 남성의 생식기 칸디다증은 가려운 발진이 음경에 나타난다. 진균 크림이나 좌약은 처방을 받거나 또는 처방전 없이도 구입해 사용할 수 있다. 그러나 적절한 약을 처방받기 위해서는 원인균을 정확히 진단하는 것은 중요하다. 무분별한 약물 사용은 내성을 유발할 수 있다.

침습성 칸디다증

칸디다로 인한 진균의 혈액감염은 건강한 사람에게는 잘 나타나지 않는다. 그러나 기회감염 병원체가 될 성향은 전신 칸디다혈증(candidemia)의 위험요인이 된다. 만약 칸디다혈증에 걸린 것을 인식하지 못해 치료를 하지 않으면 칸디다혈증은 신체 대부분의 장기로 퍼져 다장기부전을 유발해 사망한다. 미국에서 혈액감염의 가장 빈번한 네 번째 요인으로 칸디다혈증이 있다. 고위험 환자는 다음과 같다.

- 중환자실이나 고위험 병동에 입원한 환자
- 미숙아나 저체중으로 출생한 아기
- 수술 후 환자
- 중심정맥관을 가진 환자
- 사람면역결핍바이러스/후천성면역결핍증 환자

발생률은 10만 명 중 8~10명이다. 1개월 미만의 신생아와 1,000 g 미만의 저체중아의 5~20%가 감염된다. 혈액배양을 통해 진단을 한다. 혈액 감염을 치료하기 위해 7주 정도 정맥주사용 항진균제를 투약한다. 의료진은 취약한 환자에게 진균감염을 전파할 위험이 있으므로 반드시 철저한 손씻기를 해야 한다.

크립토코쿠스증

유럽 분아균증이라고 불리는 크립토코쿠스증(cryptococcosis)은 여러 효모균 종 중에 하나인 크립토코쿠스(Cryptococcus) 속으로 인해 발생한다. 이 속의 대표 병원체는 *Cryptococcus neoformans*이다.

*C. neoformans*는 다양한 크기를 가지므로 다형성 효모균으로 불린다. 각 세포는 새로운 효모 세포에 부착하기 위한 한 개나 두 개의 눈을 가지고 있다. 효모세포로 둘러싸인 다당류 캡슐 모양이 특징적이다. 캡슐의 존재는 *C. neoformans*의 병원성을 알아내는 열쇠이다.

침입경로는 일차적인 폐감염의 원인이 되는 호흡기이다. 감염은 무증상일 수도 있고 다른 폐감염과 비교할 만한 증상이 있기도 하다. 폐감염은 악성 종양과 비슷한 폐결절이 단독으로 X선검사 상에서 확인될 수 있다. 정확한 진단은 임상 표본에서 *C. neoformans*를 확인하는 것으로 한다.

*C. neoformans*는 다른 장기, 특히 중추신경계로 퍼질 수 있으며, 진균으로 인한 뇌막염의 원인이 된다. *C. neoformans*는 사람면역결핍바이러스/후천성면역결핍증 환자와 장기이식 수혜자의 이환율과 사망률에 영향을 주는 주요한 원인이 되고 있다.

크립토코쿠스 뇌막염이 가장 빈번하게 발생하지만 뇌조직의 감염(뇌염)도 일어날 수 있다. 감염은 폐에서 뇌 주변에 있는 뇌막으로 효모가 퍼져 발생한다. 크립토코쿠스 뇌막염은 다음과 같은 증상을 유발하는 만성 감염이다. 몇 주간 지속되는 만성적 두통, 의식상태의 변화, 열, 목 근육의 강직, 척수 천자로 뇌척수액을 채취해 검사하는 것으로 진단한다. 회복은 환자의 건강상태에 달려 있다. 면역억제 환자는 심한 증상으로 좀 더 긴 시간 동안 치료한다.

폐 크립토코쿠스증은 자기 제한적 질병이기도 하다. 그러나 검사를 위한 표본을 얻고 치료를 하기 위해 결절을 외과적으로 절제할 수도 있다. 파종성 크립토코쿠스증은 치료하지 않으면 사망한다.

항진균제 내성

항진균제 내성(anti-fungal resistance)은 큰 우려가 되는 주제이고 의학 잡지와 감염성 질환 학회에서 자주 논의되고 있다. 과거에는 상대적으로 드물었던 진균감염이 근래에는 주로 면역억제 환자에게서 좀 더 문제가 되고 있으며 일반인에서도 증가하고 있다. 치료가 어려운 진균감염은 침습적이고 전신적이 될 수도 있으며, 사망률과 이환율이 매우 높다.

칸디다 진균감염은 fluconazole, echinocandins(anidulafungin, caspofungin, micafungin)과 같은 1차 항진균제와 2차 항진균제에 대항하는 항진균 내성의 일차적 관심사이다(그림 10-11). 플루코나졸에 내성을 보이는 *C. glabrata*는 echinocandins로 치료한다. 그러나 최근에 echinocandin 내성 *C. glabrata*가 나타났다. 이런 다제내성 진균의 치료는 비용이 많이 들고 이미 면역에 문제가 생긴 환자에게는 매우 치명적이다.

아스페르길루스 종은 azole 유형의 항진균제에 내성이 생기고 있다. 연구자들은 식품산업 성장으로 인한 잠재적 영향과 작물 보호를 위한 항진균 처리에 대해 연구하고 있다.

MICRO NOTES

"우리들 가운데 있는 거대한 곰팡이"

1998년에 Oregon 동쪽 Blue Mountains에서 임학자들이 꿀버섯(honey mushroom), 학문적으로는 *Armillaria ostoyae*라고 불리는 곰팡이를 발견했다. 그것은 5.6 km 정도의 지역을 뒤덮고 있고, 축구장 1천 6백 65개 크기로 지구상에서 살아 있는 가장 큰 단일 유기체였다. 그것은 적어도 2,400년은 되었을 것으로 추정되지만, 실제로는 8,000년이 되었을 수도 있다. *Armillaria ostoyae*는 그 지역에 있는 수천 그루의 나무를 죽게 만든 원인균이다. 먹이가 되는 나무를 찾기 위해 위, 아래, 옆쪽 지역으로 곰팡이 균사다발이 3 m까지 뻗어 나가 나무의 뿌리, 몸통 사이로 자라갔다. 과학자들은 DNA 연구를 위해 서로 다른 지역에서 이 곰팡이의 표본을 채취했는데 연구를 통해 그것들이 사실상 동일하다는 것을 확인했고, 실로 "거대한 곰팡이"였다.

학습문제

병원 응급실에서 얼굴과 부비동 뼈가 심하게 괴사되고 한 쪽 안와가 막힌 환자가 내원하였다. 의사는 진균감염을 의심하여 생검을 하기로 계획했다.

1. 의사는 환자가 어떤 유형의 진균에 감염되었을 것으로 생각할 것인가?
2. 생검에서 확인될 수 있는 것은 무엇인가?
3. 환자는 어떤 외과적 치료를 받을 것인가?
4. 확진 후에 어떤 진균치료제가 필요할 것인가?
5. 이것은 응급상황인가?

참고문헌

CDC.(2012). *Information for health care professionals about C. neoformans infection*. Retrieved from http://www.cdc.gov/fungal/diseases/cryptococcosis-neoformans/health-professionals.html.

CDC.(2014). *Antifungal resistance*. Retrieved from http://www.cdc.gov/fungal/antifungal-resistance.html.

CDC.(2014). *Aspergillosis*. Retrieved from http://www.cdc.gov/fungal/diseases/aspergillosis/index.html.

CDC.(2014). *Clinical features of murcormycosis*. Retrieved from http://www.cdc.gov/fungal/diseases/mucormycosis/symptoms/clinical-features.html.

CDC.(2014). *Definition of Valley fever*. Retrieved from http://www.cdc.gov/fungal/diseases/coccidioidomycosis/definition.html.

CDC.(2014). *Fungal nail infections*. Retrieved from http://www.cdc.gov/fungal/nail-infections.html.

CDC.(2014). *Histoplasmosis*. Retrieved from http://www.cdc.gov/fungal/diseases/histoplasmosis/index.html.

CDC.(2014). *Ringworm*. Retrieved from http://www.cdc.gov/fungal/diseases/ringworm/index.html.

CDC.(2014). *Types of fungal disease*. Retrieved from http://www.cdc.gov/fungal/diseases/index.html.

CDC.(2015). *Candidiasis*. Retrieved from http://www.cdc.gov/fungal/diseases/candidiasis/index.html.

Classification.(2007). Retrieved from http://bioweb.uwlax.edu/bio203/s2008/kitzmann_step/Classification.htm.

Hidalgo, J. A.(2014). *Candidiasis treatment and management*. Retrieved from http://emedicine.medscape.com/article/213853-treatment.

Lewis, R. E.(2011). *Current concepts in antifungal pharmacology*. Retrieved from http://www.ncbi.nlm.nih.gov/pmc/articles/PMC3146381/.

Miller, K.(2013). *How mushrooms can save the world*. Retrieved from http://discovermagazine.com/2013/julyaug/13-mushrooms-clean-up-oil-spills-nuclear-meltdowns-and-human-health.

Murcormycosis.(n.d.). Retrieved from http://www.medicinenet.com/mucormycosis/article.htm.

Mycologoy—Fungi.(2011). Retrieved from http://www.microbexpert.com/blog/category/mycology-fungi.

Penicillium.(2006). Retrieved from http://www.biology-online.org/dictionary/Penicillium.

Pollan, M.(2013). *Some of my best friends are germs*. Retrieved from http://www.nytimes.com/2013/05/19/magazine/say-hello-to-the-100-trillion-bacteria-that-make-up-your-microbiome.html?pagewanted%3Dall&_r=0.

Saccharomyces cerevisiae final risk assessment.(1997). Retrieved from http://www.epa.gov/biotech_rule/pubs/fra/fra002.htm.

CHAPTER 11

그람양성알균

Gram-Positive Cocci

학습목표

이 장을 학습한 후, 학습자는:

1. 주요 용어를 정의할 수 있다.
2. 그람양성알균의 서로 다른 형태를 비교 및 대조할 수 있다.
3. 포도알균의 특성 및 포도알균이 유발하는 질병을 설명할 수 있다.
4. 사슬알균과 사슬알균이 유발하는 질병을 설명할 수 있다.
5. 비리던스군(Viridance group) 및 장알균의 형태학적 특성에 대해 논할 수 있다.

주요 용어

고름딱지 농가진(Impetigo): 고름을 형성하는 전염력이 높은 사슬알균이나 포도알균 피부감염이 터져서 딱지가 형성되며, 수포성 혹은 비수포성임

균막 Biofilm: 미생물 세포에서 분비된 여러 가지 세포들로 둘러싸여 있는 젤라틴 같은 얇은 막. 치아나 이식물, 유치카테터의 내강 등의 표면에 미세집락을 형성하며, 항균제 치료를 해도 제거하기 어려움

농포 Pustules: 림프액이나 고름으로 찬 약간 융기된 피부 병변

부스럼 Boils: 크고 융기된 급성 화농성 피부 병변으로서, 일종의 종기(furuncle)임

비수포성 Non-bullous: 농가진에서는 수포성 농가진보다 비수포성 농가진이 더 전염력이 높으며, 사슬알균이나 포도알균에 의해 발생함. 이것은 작은 파열된 수포로부터 나온 벌꿀색의 딱지형 삼출물이 특징임

사이토카인 Cytokines: 단핵구, 림프구와 같은 여러가지 세포들로부터 분비된 세포외 물질. 인터루킨(interleukins), 일부 인터페론(interferons), 종양괴사인자(tumor necrosis factor) 들을 말하며, 전신 및 국소 염증 반응에 중요한 역할을 함

삼출물 Exudate: 몸안의 빈 공간에 축적된 혈청이나 고름 같은 액체

수포성 Bullous: 물집이 생기는 것이 특징이며, 물집이 짓무르면 피부에 딱지가 형성됨. 피부 농가진에서 흔히 볼 수 있음

인바신 Invasins: 세균이 생산하는 단백질의 일종으로서, 숙주세포의 특별한 수용기에 부착하여 숙주세포 내로 침투를 용이하게 함

종기증 Furunculosis: 고름과 염증 조직으로 둘러싸인 크게 융기된 피부 병변으로 일종의 부스럼

큰종기 Carbuncles: 고름이 포함된 포도알균성 피하조직 감염부위. 피부 표면으로 고름이 누출됨

생각해보기

포도알균과 사슬알균은 의료기관에 입원한 환자들에게 흔한 감염원이지만 일부 균주들은 지역사회 획득감염에서 더 많이 발견된다. 어디서나 발견되는 이 균들은 피부자극에서부터 치명적인 괴사까지 유발한다. 이 장의 주제들을 살펴보면서 다음을 생각해보자.

1. 그람양성알균이 유발하는 일반적인 감염에는 어떤 것이 있는가?
2. 어떤 감염이 생명을 위협하는 질병을 유발할 수 있는가?
3. 이러한 병원균으로부터 개인의 감염 가능성을 줄일 수 있는 방법은 무엇인가?
4. 오랫동안 알려져 온 세균이 새로운 균주로 어떻게 변이가 일어나는가?

임상에 적용해보기

수술부위 절개를 할 때마다 피부 층이 절개되고, 피부 아래 깊숙이 있는 조직들이 환경에 노출된다. 사용한 'skin knife'는 오염된 것이므로 깊은 조직을 분리하기 위한 메스가 필요할 때는 'clean knife'를 사용해야 한다. 피부의 표피에는 황색포도알균을 포함한 수많은 세균이 있고, 대부분은 황색포도알균이다. 수술용 칼을 사용하는 외과적 기법은 미생물들이 표면에서 멸균부위인 깊숙한 조직으로 침투하지 못하도록 하는 방법이다.

그람양성알균 개요

이 장에서는 세균의 특성을 더욱 자세히 살펴보고자 한다. 미생물의 일반적인 특성(산소성 대 무산소 혹은 조건성, 그람양성 대 그람음성)은 유사한 형태의 미생물을 그룹으로 묶는 데 이용한다.

형태학 및 염색기법

세포의 모양은 세균을 분류하는 한 방법이다. 일차적인 3개의 군에는 알균(둥근 혹은 구형), 나선균(나선형), 그리고 막대균(막대 모양)이 있다. 미생물은 세포들이 분열 후 서로 붙은 채로 남아 있기 때문에 그룹으로 배열된다. 두 개의 균이 짝을 짓고 있는 알균을 쌍알균(diplococci)이라고 한다. 사슬알균은 사슬 형태로 배열되어 있다. 팔련알균(sarcinae)은 입방 구조로 배열된 알균이다. 포도송이 모양으로 배열된 알균을 포도알균이라 한다.

그람염색은 세균의 세포막이나 세포벽의 특성을 판단할 수 있는 의미있는 방법이다. 세균과 진균류(효모 및 곰팡이 포함)를 그람양성 혹은 그람음성으로 구분한다. 염색 후 세균이 보라색 혹은 핑크색인 것은 세포벽의 화학적 구성 및 두께에 따라 다르다. 그람양성균은 crystal violet 염색약이 남아 있어 짙은 파란빛 혹은 보랏빛으로 나타난다. 그람음성 미생물은 세척 단계에서 보랏빛을 잃게 되어 사프라닌 대조염색약의 색깔만을 지니고 있어 분홍색 혹은 붉은색으로 보인다.

가끔 그람음성 결과가 "미생물이 검출되지 않음"으로 보고되기도 한다. 이는 세균이 존재하지 않거나 혹은 그 수가 현미경 하에서 관찰되기에는 너무 적음을 의미한다. 그람염색은 항균제를 투약해야 하는지, 투약한다면 어떤 종류를 투약할 것인지를 결정하는 기초자료로 활용된다. 심각한 질병의 경우, 세균감염이 있는지에 기초하여 약물치료가 결정된다. 효과적인 치료를 위해서는 세균배양 및 감수성 검사를 해야 한다. 세균의 성장을 억제하는 것은 특정 약물에 노출되었을 때 감수성이 있다는 것을 의미한다. 일반적으로 항균제 내성균의 경우는 효과적인 항균제에 노출되더라도 세균이 성장한다.

산소요구량

세균은 주위 환경에 있는 산소에 대한 반응에 따라 분류할 수 있다. 일반적으로 산소가 있는 환경에서 잘 자라는 세균은 산소성(호기성), 산소가 있는 환경에서 죽는 경우는 무산소성(혐기성)으로 분류한다. 일부 세균은 다양한 산소 수준에 적응할 수 있는 능력이 있으며, 이러한 미생물은 조건(통성, facultative) 또는 내기성(aerotolerant)으로 간주한다. 세균 유형을 정확하게 분류하기 위해서는 배양과 감수성 검사가 필요할 수 있지만, 일부 세균은 일반화할 수 있다. 신체 조직의 깊은 곳에서 발견되는 농양은 산소가 부족한 환경임을 감안하여 볼 때 무산소성균일 가능성이 높다. 일반적으로 피부 표면에서 발견되는 세균은 주변 공기에 지속적으로 노출되기 때문에 산소성일 것으로 추정한다. 다양한 조직 유형과 산소 농도에 적응할 수 있는 세균을 '조건(통성)'이라 부른다. 내기성 세균은 산소 없이 사는 것을 선호하나 생존을 위해서는 낮은 수준의 산소량을 견딜 수 있다.

이 장에서는 의료관련감염(healthcare-associated infection, HAI) 및 수술부위감염(surgical site infection, SSI)을 유발하는 일반적인 세균을 살펴보고자 한다. 그람양성이고, 둥글며, 조건무산소성(facultative anaerobes) 세균에는 포도알균, 사슬알균, 비리던스군 및 장알균이 있다.

포도알균

그람양성균이면서 동시에 조건무산소성 세균 중 가장 흔한 균종 중 하나는 포도알균(*Staphylococcus*)이다. 이름은 포도의 무리를 의미하는 그리스 단어 staphylo와 둥근 열매를 의미하는 kokkos에서 비롯된 것으로서, 포도알균 집락의 성장 모습을 그대로 표현한 것이다. 수술부위감염과 의료관련감염의 흔한 원인이 되는 두 가지 세균에는 황색포도알균과 *S. epidermidis*가 있다. 실험실에서 두 세균을 구별하기 위해 추가검사를 실시한다. 이 두 균은 혈액이 들어 있는 배지에서 서로 다른 색을 띠는데, *Staphylococcus aureus*는 황색이며, *Staphylococcus epidermidis*는 흰색을 띤다. 서로 다른 균종을 분리하기 위한 검사에는 카탈라아제 검사와 응고효소 검사가 있다.

황색포도알균

황색포도알균(*Staphylococcus aureus*)은 조건무산소성 균으로 피부의 표면에서 산소성으로 자라며 피부 모공에서는 무산소성으로 성장한다. 이 세균의 인체 비강보균율은 15~40%이다. 또한 기회감염균으로서, 수분이 적거나 극단적인 온도, 높은 염분 함량의 피부에서도 견딜 수 있으나, 특히 겨드랑이, 항문 주위와 같은 습한 부위에서 빠르게 증식한다.

황색포도알균의 주요 에너지원은 탄수화물과 아미노산이다. 이 균은 산소성 호흡을 통해 에너지를 얻는 화학유기영양성세균(chemo-organotroph)이지만, 무산소성 조건에서는 유산 발효가 에너지원이다. 30~37℃ 사이의 온도에서 가장 잘 성장하며, 10~45℃ 범위에서도 성장할 수 있다. 성장 pH 범위는 4.2~9.3이며 최적의 범위는 7.0~7.5이다.

황색포도알균의 병원성에 기여하는 독성 결정 인자가 다수 있으며, 다음과 같다.

- 세균의 집락을 증진시키는 표면단백질
- 세균의 전파를 촉진하는 인베이신(invasins): leukocidin, hyaluronidase, kinase
- 식세포로부터 보호하는 외피 단백질
- 카탈라아제(catalase) 양성
- 응고인자(coagulase) 양성
- 사람의 세포벽을 용해시키는 독소 분비: leukotoxin, hemolysin
- 항균제 내성 획득

황색포도알균은 다양한 감염으로부터 분리되는 흔한 병원균으로, 그 범위는 표재성 피부감염(종기, 탄저병, 농가진, 화상피부증후군), 식중독에서부터 생명을 위협하는 내부 기관 및 골격 침범(심내막염, 골수염, 괴사성 근막염), 호흡기 질병(부비동염, 폐렴), 혈류감염(균혈증, 독성 쇼크 증후군), 수술부위감염 등이 있다. 정상 면역체계와 숙주 방어능력이 있는 건강한 사람의 경우, 감염은 침입부위에서 통제되어 국소부위에 국한된다. 침범부위는 모낭, 외상에 의한 상처나 외과적 피부 절개와 같은 손상된 피부가 될 수 있다.

수술 중에 사용하는 봉합 및 기타 재료들은 진피층에 상주하는 세균인 황색포도알균에 의해 오염될 수 있으며, 무균술이 깨지면서 인체의 깊은 내부 조직층에 세균이 침범할 수 있다. 관절 구성요소, 혈관 이식편, 유방보형물 등의 인공장치를 삽입하는 수술부위의 오염은 심각한 감염을 유발한다. 또는 항균제 치료를 하여도 세균이 이식부위 위에 균막을 형성할 수 있기 때문에 감염된 상처를 완전히 치료하기 위해서는 이식물을 제거해야 한다. 호흡기 감염인 포도알균 폐렴(Staphylococcal pneumonia)은 인플루엔자 감염이나 인공호흡기를 하고 있는 폐질환자의 이차 합병증으로 발생할 수 있다.

표피포도알균

표피포도알균(*Staphylococcus epidermidis*)은 흰색으로, 실험실 배양에서 황색포도알균과 잘 구분된다. 또한 표피포도알균은 응고효소 음성이고, 황색포도알균은 응고효소 양성이다. 그 이름에서 알 수 있듯이 표피포도알균이 존재하는 가장 흔한 부위는 피부이지만, 눈 주변이나 귀와 입에서도 발견될 수 있으며, 코의 정상균무리로 간주된다. 이 균은 심장 내 이식물과 관련된 아급성 세균 심내막염뿐 아니라 심혈관계 카테터, 요도 및 인공 보철물 감염을 흔히 유발한다(그림 11-1).

인공 심장 판막을 이식하면 합병증으로 심내막염이 발생할 수 있다. 표피포도알균은 수술 시에 침입할 수 있다. 감염 증상은 수술 후 1년까지 발생하지 않기도 한다. 감염은 일반적으로 판막이 심장 조직에 봉합될 때 발생할 수 있다. 농양이 형성되어 봉합 부위 조직과 판막이 분리되고, 이로 인해 기계적 부전이 발생한다. 손상된 판막을 교체하기 위해서는 항균제 치료 및 외과적 중재를 즉시 시행해야 한다.

미국 질병관리본부(Centers for Disease Control and Prevention, CDC)의 「혈관 내 카테터 관련 감염예방 지침(2011)」에 따르면, 미국병원에서 25만 건의 혈류감염이 발생하였으며, 그중 8만 건은 중환자실에서 발생하였다고 한다. 의료관련감염과 가장 관련이 있는 병원균은 표피포도알균(*S. epidermidis*), 황색포도알균, 장알균(enterococci) 및 칸디다(*Candida* spp.)균이다. 이런 심각한 감염은 중증환자 관리와 혈관 확보, 영양공급을 위하여 장기간 유치한 카테터의 사용으로 인한 것이다. 표피포도알균은 미생물의 균막을 형성하는 외다당류로 구성된 세포 외 고분자 물질을 생성한다. 균막은 카테터와 션트(shunt)에 붙어서 세균세포를 항균제와 식균작용으로부터 보호한다.

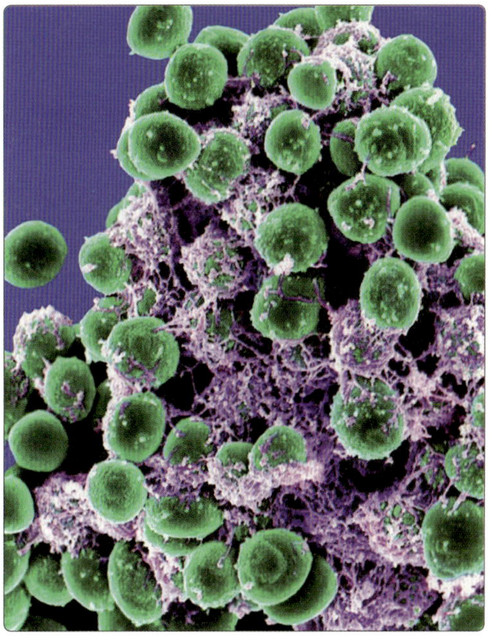

그림 11-1 **주사전자현미경(scanning electron micrograph) 사진. 녹색 부분은 *Staphylococcus epidermidis*이며, 보라색 부분은 세포외 기질임**

출처: Courtesy of National Institute of Allergy and Infectious Diseases(NIAID).

응고효소 음성 포도알균의 인공관절감염은 관절 보철물의 기계적 결함을 유발할 수 있다. 인공관절감염은 항균제로 치료하며, 보철물을 교체할 수도 있다. 인공관절을 교체할 경우 재감염될 가능성이 매우 높다. 이 밖에도 심각한 수술부위감염이 있는 환자는 이차 수술이 어려울 수 있고, 관절이 영구적으로 유합될 수 있다.

Staphylococcus lugdunensis

1988년에 처음 발견된 *Staphylococcus lugdunensis*는 독성이 있는 응고효소 음성 포도알균(coagulase-negative staphylococci, CoNS)이며, 흔하지 않은 균이다. 이 균의 특성은 황색포도알균과 매우 유사하여 흔히 황색포도알균으로 잘못 인식되기도 한다. *S. lugdunensis*는 회음부의 정상균무리로 간주된다. 또한 독성 쇼크증후군, 골수염, 패혈증성 관절염, 수술 후 안구내염의 원인 중 하나이다. *S. lugdunensis*는 심부전의 합병증으로 발생한 심내막염 사례를 통해 알려졌다. 일부 연구에서 이러한 심내막염의 사망률은 다른 응고효소 음성 포도알균보다 더 높게 보고되고 있다. 그러나 검사방법에 따라 균 검출이 어려울 수 있어 실제 발생률이 낮게 보고될 수 있다.

포도알균 질환

포도알균에 의한 감염과 질환은 매우 흔하다. 포도알균은 전파 기전과 항균제 내성 발생과 관련된 발생 빈도와 심각성 정도가 매우 다양하다.

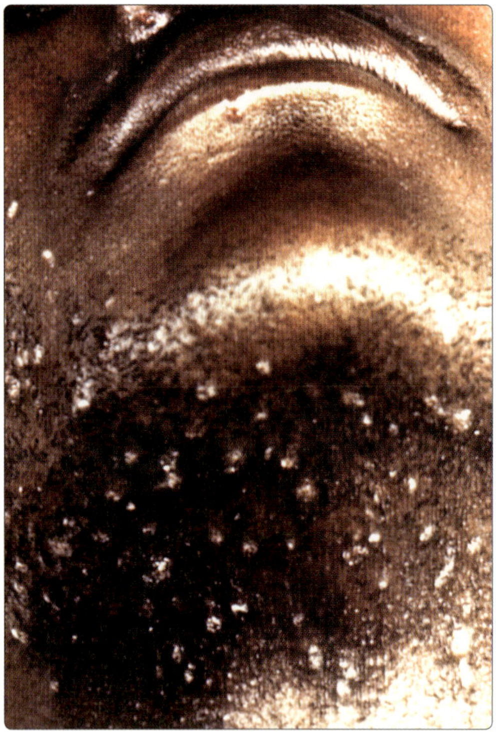

그림 11-2 면도한 신체부위에서 주로 발생하는 턱수염털집염(pseudofolliculitis barbae, PFB)
출처: Courtesy of CDC/Renelle Woodall.

모낭염, 종기증, 큰종기

모낭염(folliculitis)은 농포(pustule)를 동반하는 모낭감염이다. 모낭염은 종기증(furunculosis)과 등창으로 알려진 부스럼(boils) 발생으로 이어질 수 있다. 또한 감염의 중증도에 따라 예후가 결정된다. 감염의 가장 흔한 원인은 응고효소 양성 황색포도알균이다. 감염된 상처, 쇠약, 당뇨병, 알코올 중독, 마찰을 일으키는 조이는 옷이나 피부의 찰과상이 있는 환자들에서 감염이 잘 발생한다. 모낭염은 농포가 남성의 턱수염(barbae), 눈꺼풀(styes), 두피, 팔 및 아동의 다리에 발생한다(그림 11-2). 모낭염이 종기증으로 진행하면, 고름으로 채워진 단단하고 통증이 있는 결절이 나타나 파열될 때까지 확대되며 고름을 배출한다. 결절이 파열되면 보통 통증이 사라진다. 포도알균 감염이 지속되면, 심한 통증이 있는 큰종기(carbuncles)가 발생한다. 이것은 깊은 농양이고 여러 개구부를 통해 피부 표면으로 배출된다. 환자는 국소염증 반응과 함께 발열을 일으킬 수 있다.

황색포도알균의 일차적 진단은 피부병변과 삼출물 배양을 통해 확진한다. 전혈구검사에서 백혈구 수가 증가한다. 치료는 전신 항균제 투여, 상처 세척과 드레싱을 한다. 배액이 되지 않는 일부 종기증은 수술로 병변을 절개하여 배액해야 한다. 환자가 병변 부위를 긁으면 병변이 주위로 퍼질 수 있으므로 터지지 않도록 교육한다.

고름딱지증

고름딱지증(농가진, impetigo)은 비수포성으로 나타나는 표재성 피부감염이다. 응고효소 양성 황색포도알균과 그룹 A 고름사슬알균이 고름딱지증의 주요 원인균이다. 진단은 삼출물 검사와 세균배양으로 한다. 고름딱지증은 얼굴 전체와 얼굴 및 코 주위에서 가장 흔하게 발생하지만, 수포성 병변이 신체의 모든 부위에서 발견될 수 있다. 고름딱지증성 피부염(impetiginous dermatitis)이라고도 하는 고름딱지증은 피부 외상이나 원발성 질병 후에 획득되는 2차 질병이다.

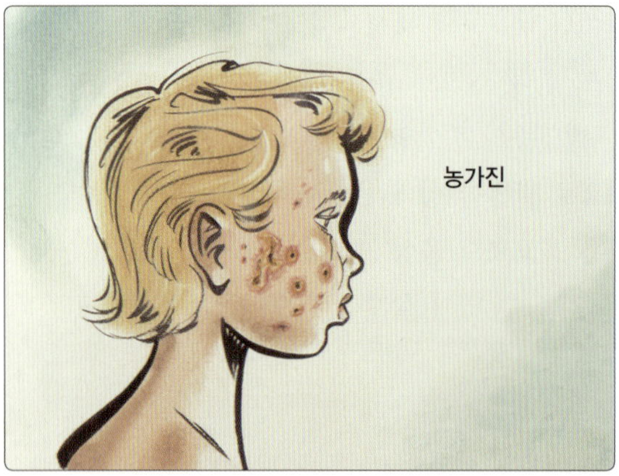

그림 11-3 황색포도알균에 의한 염증성 피부병인 고름딱지증. 그룹 A 사슬알균이 육아시설이나 학교에서 아동들이 서로 가까이 접촉할 경우 빠르게 전파될 수 있음
출처: Courtesy of CDC.

접촉전염 고름딱지증(impetigo contagiosa)이라고도 하는 비수포성 고름딱지증은 작은 빨간 반점으로 시작되어 단기간에 고름이 찬 수포로 변하는 매우 전염성이 강한 감염이다(그림 11-3). 수포가 터지면 삼출액이 진한 꿀색의 딱지를 형성한다. 비수포성 농가진은 전형적으로 2주 이내에 치유되는 감염이다. 고름딱지증 감염의 약 70%는 비수포 형태이다.

수포성 고름딱지증은 손상되지 않은 피부에서 발생할 수 있으며 거의 대부분 원인균은 황색포도알균이다. 수포성 고름딱지증에서 수포는 얇은 벽으로 파열되어 얇고 명확한 딱지를 형성하는 삼출물을 분비한다. 이 병변은 비수포 형태보다 전염성이 낮다. 일반적으로 영아가 더 많은 영향을 받지만, 수포성 고름딱지증은 어린이와 성인에서도 진단될 수 있다. 병변은 몸 전체에 분포할 수 있다.

진피 조직으로 방출되는 내독소에 의한 피부 박리로 인해 많은 양의 피부 손실이 발생할 수 있다. 고름궤양증(ecthyma)은 수포성 고름딱지증의 합병증과 관련된 림프절염을 유발할 수 있는 심한 궤양성 감염이다(그림 11-4).

화상피부증후군

포도알균 화상피부증후군(Staphylococcal scalded skin syndrome, SSSS)은 피부와 표피의 홍반 박리로 인해 심한 장애를 유발하며, 화상을 입은 듯한 쭈글쭈글한 부위를 남긴다. 흔한 연령은 영아와 5세 미만의 어린이다. 황색포도알균에 의해 생성된 박리성 독소는 피부의 진피층과 표피층을 분리시킨다. 그러나 독소가 분리를 일으키는 기전은 알려지지 않았다. 독소는 프로테아제를 활성화시키며, 표피를 유지하는 특정 단백질은 독소의 표적이 될 수 있다.

치료는 광범위한 조직 침범으로 인한 탈수증을 예방하기 위해 수액을 보충하고, 정맥 내로 항균제를 투여한다. 인체의 첫 번째 방어선(피부)인 피부가 손상되었기 때문에 2차 전신감염을 막기 위해 엄격한 무균술을 준수해야 한다. 손상 받은 부위는 덮지 않고 유지하거나 느슨하게 덮어서 피부가 벗겨지는 것을 방지한다. 화상피부증후군은 다음과 같은 3단계의 특징이 있다.

1. 홍반: 홍반은 입 주위에서 관찰되며 전신에 퍼진다. 정상적인 피부를 문지를 때 피부가 벗겨지는 니콜스키(Nikolsky) 징후가 나타난다.
2. 각질 탈락: 국소적으로 표면 박리와 갈라짐이 발생하고 확산은 적은 편이다. 더 심한 형태로는 커다란 수포가 발생하여 몸 전체에 퍼지고, 피부가 벗겨진다.
3. 박리: 감염된 부위는 건조하고 부드러우며 가루 비늘이 형성된다. 5일에서 7일 이내에 비늘화된 피부를 대치하기 위해 정상적인 피부가 다시 생성된다.

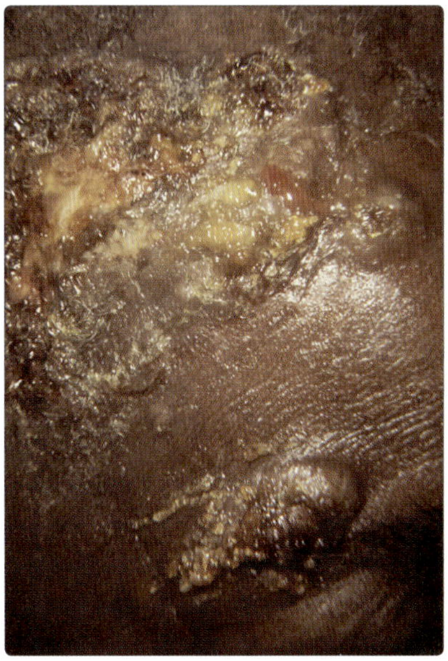

그림 11-4 오른쪽 눈두덩에 생긴 심각한 고름딱지증 병변
출처: Courtesy of CDC/Dr. Thomas F. Sellers; Emory University.

식중독

황색포도알균은 미국에서 가장 흔히 보고되는 포도알균 식중독(food poisoning)의 원인이다. 내열성 단백질 장독소를 생산할 수 있는 균주만이 식중독을 일으킨다. 위장염은 복부 경련, 설사, 오한 및 구

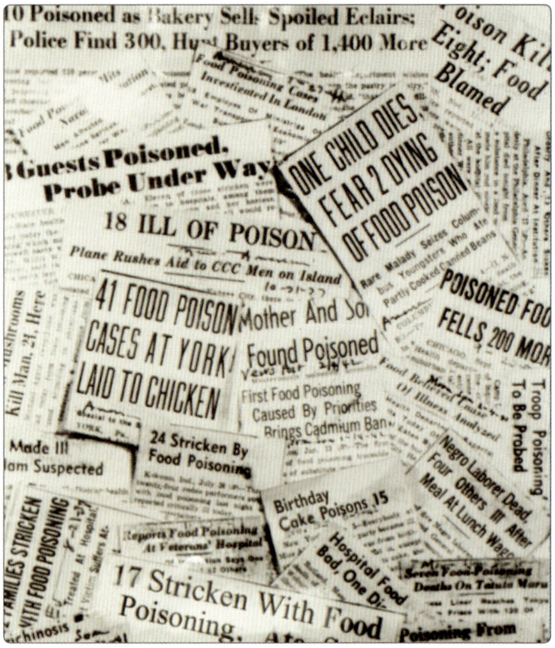

그림 11-5 **음식이 안전한 것이 아님을 알리고자 한 1930년대 미네소타 보건부서에서 만든 식중독 이야기와 관련된 신문 헤드라인**

출처: Courtesy of CDC/Minnesota Department of Health, R.N. Barr Library; Librarians Melissa Rethlefsen and Marie Jones.

토를 유발한다. 독소가 이미 음식에 존재하기 때문에 증상은 섭취 후 30분 이내에 시작될 수 있지만, 일반적으로 1~6시간 내에 나타난다. 식중독은 대체로 치명적이지는 않지만 노인, 유아 및 쇠약한 사람들에서 사망 사례가 보고된 바 있다(그림 11-5).

세균은 음식 속에서 빠르게 증식하며 강력한 장내 독소를 생산한다. 장독소를 생성하는 황색포도 알균은 대부분 손과 점막, 피부에 존재하기 때문에 식재료를 다루는 사람을 통해 전파될 수 있다. 일단 내열성 독소가 요리에 의해 파괴되지 않지만 음식이 정상으로 보이며, 문제가 없는 듯한 정상적인 냄새를 풍긴다. 오염된 비조리 수제 식품은 질병 전파 가능성이 높다. 식중독은 부적절하게 식품을 취급하거나 저장했을 경우 자주 발생한다. 가장 흔히 감염되는 식품은 달걀, 마요네즈, 유제품, 감자 샐러드, 햄이다.

식중독 집단감염은 감염된 음식을 같이 섭취하는 경우에 발생하며, 사람과 사람 사이에는 전파되지 않는다. 메스꺼움, 구토, 복부 경련, 설사 등의 증상은 보통 며칠 후에 사라진다. 항균제는 내독소에 효과가 없으며 포도알균감염에 처방되지 않으므로 예방이 핵심이다. 심한 탈수증이 있으면 정맥 주사액과 전해질 보조 요법이 필요할 수 있다. 철저한 손씻기를 해야 하며 5℃에서 식품을 냉장하면 세균이 자라거나 장내 독소가 계속 생산되는 것을 막을 수 있다.

독성쇼크증후군

황색포도알균은 독성쇼크증후군 관련 독소(toxic shock syndrome-associated toxin, TSST)라고 불리는 외독소를 생성한다. 이 독소는 독성쇼크증후군(toxic shock syndrome, TSS)을 유발하는 슈퍼 항원이다. 독성쇼크증후군(toxic shock-like syndrome, TSLS)과 유사한 감염이 사슬알균에 의해 발생한다.

누구나 독성쇼크증후군에 감염될 수 있지만, 1978년에 초흡수성 탐폰을 자주 또는 장기간 사용했던 월경 중의 여성에서 처음으로 발견되었다. 세균이 증식하여 혈류 내로 들어감에 따라 심각한 전신감염을 유발하는 독성쇼크증후군 관련 독소를 생성한다. 슈퍼 항원 독소는 정상적인 항원 인식 없이 비특이적으로 T 세포를 자극한다. T 세포 5개 중 1개가 활성화되는데, 이는 정상 항원이 1만 개당 1개가 활성화되는 것과 비교된다. 사이토카인이 매우 많이 방출되어 다음과 같은 독성쇼크증후군 증상을 유발한다.

- 고열: 39~41℃
- 위장관 증상: 메스꺼움, 구토, 설사

- 밝은 빨간색 피부 발진(그림 11-6)
- 피부 박리는 특히 손바닥 및 발바닥 발진 발생 후 약 1~2주 후에 발생(그림 11-7)
- 신경 증상: 두통, 혼돈, 발작
- 근육 피로와 전반적인 불쾌감
- 빈맥
- 빈호흡
- 저혈압
- 장기부전: 주로 신장이나 간

후기 단계에서는 치료를 하지 않으면 환자의 혈압이 급격히 떨어지고 환자는 쇼크 상태에 빠지게 된다. 정맥으로 수액을 투여하고 신속히 항균제 치료를 하는 환자는 회복되지만, 환자의 30%는 감염이 재발한다. 폐렴, 상처감염, 광범위한 화상 또는 농양을 포함한 포도알균 감염을 경험한 사람들이 고위험군이다. 최근에는 출산 및 포장재료(질 또는 비강 탐폰 포함)의 사용도 독성쇼크증후군의 위험 요인으로 알려져 있다.

탐폰 사용과 관련된 경우를 보면, 독소를 생산하는 균주는 질에 존재하는 정상 상주균의 극소수이다. 그러나 탐폰을 사용하면 세 가지 방법으로 독소가 인체 내로 들어갈 기회가 생긴다. (1) 탐폰을 넣으면 질벽 조직에 손상을 입히고 세균이 들어갈 수 있는 구멍이 생긴다. (2) 혈액이 묻은 탐폰은 세균이 증식하여 질병을 유발하기에 이상적인 습한 환경을 제공한다. (3) 탐폰이 질 내에 오래 있을수록 세균의 증식 및 감염 가능성이 커진다.

독성쇼크증후군은 통계적으로 희귀한 질병으로 간주된다. 1999년 보고에 의하면 미국에서 1백 13건의 감염 사례가 있었으며, 평균적으로 10만 명 중 1년에 1~2명이 독성쇼크증후군을 경험하는 것으로 보고되었다. 사망률은 5%에서 15%로 다양하며 다중 장기부전이 발생한 심각한 독성쇼크의 경우 사망률이 50%에 이른다.

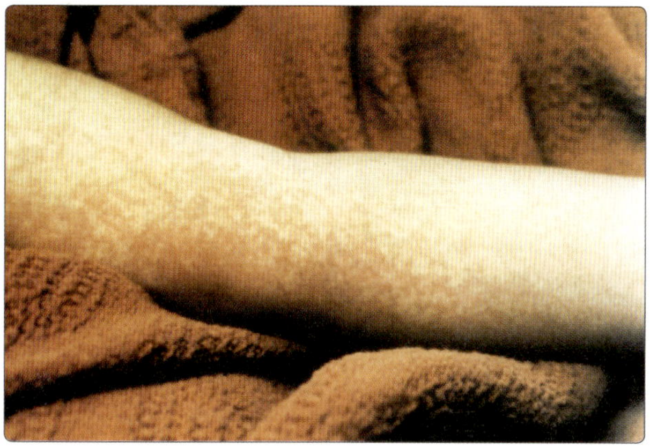

그림 11-6 초기 발병 후 3일에서 5일 사이에 황색포도알균 독성쇼크증후군으로 인한 홍역과 유사한 발진을 보이고 있는 환자
출처: Courtesy of CDC.

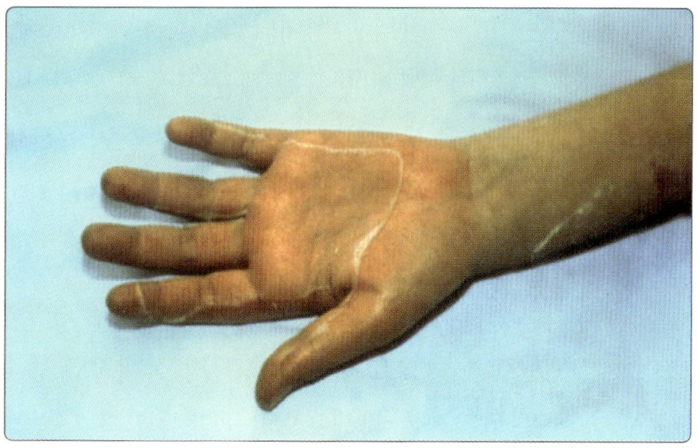

그림 11-7 독성쇼크증후군으로 인해 왼쪽 손바닥에 발생한 박리
출처: Courtesy of CDC.

골수염

골수염(osteomyelitis)은 황색포도알균으로 인해 가장 흔히 발생하는 만성 골수 및 뼈감염이다. 이 감염

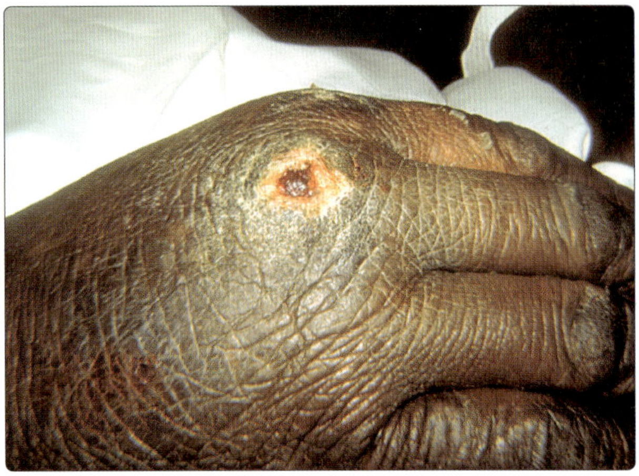

그림 11-8 전신 파종성 사슬알균감염이 발생한 환아의 손
출처: Courtesy of CDC/Dr. Thomas F. Sellers/Emory University.

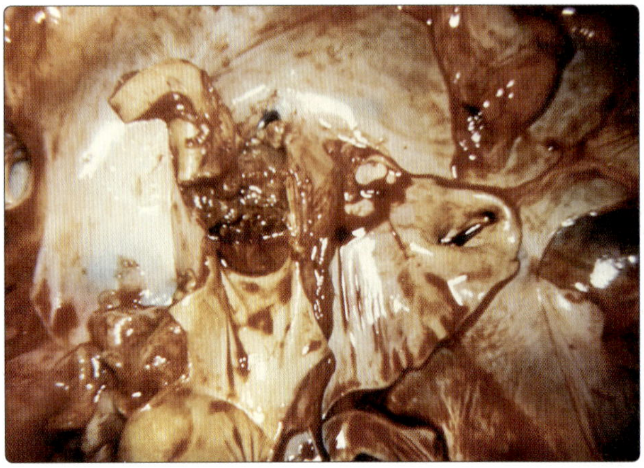

그림 11-9 세균성 심내막염으로 오른쪽 폐동맥이 막힌 모습
출처: Courtesy of CDC/Dr. Sellers.

은 수술부위와 같은 인체부위에서 발생하나 혈류를 통해 전파된다. 소아의 경우 보통 긴 뼈(특히 대퇴골)에 영향을 받으며, 성인의 경우 척추와 골반에 가장 흔히 영향을 받는다. 소아의 감염은 성인의 만성 감염보다 급성으로 발생하며 치료에 잘 반응한다.

치과, 방광 및 호흡기 감염은 간접적인 원인이다. 직접적인 원인은 관통 상처, 개방성 골절 및 수술과 같은 외상과 관련이 있다. 골수염 위험 요소로는 당뇨병, 주사제 사용, 말초 혈관 질환, 류마티스 관절염, 스테로이드 장기 사용, 사람면역결핍바이러스/후천성면역결핍증, 겸상적혈구 질환, 혈액투석 치료 및 알코올 중독 등이 있다. 1만 명 중 2명은 매년 골수염을 앓고 있다.

골수염을 앓고 있는 사람은 지속적인 통증을 경험하며, 감염된 뼈 부분에 발열이 있고 뼈 부위가 상대적으로 부드럽다. 고름이 영향받은 조직에 존재하기도 한다.

단층 촬영 및 방사성 핵종 스캔과 같은 방사선 검사를 통해 골수염을 진단하며, 뼈생검을 하여 세균 배양을 할 수 있다. 정맥으로 고용량의 항균제를 투여하여 치료하고, 침상휴식을 취하도록 한다. 만성 감염의 경우, 괴사된 뼈를 수술로 제거한다. 만성 골수염은 항균제 치료에도 불구하고 수년 동안 재발하며 지속될 수 있다.

감염성 심내막염

감염성 심내막염(infective endocarditis)은 심장 내부, 하나 이상의 판막 또는 중격 결손 부위에 발생하는 세균(드물게 곰팡이일 수 있음)감염이다. 심장 판막은 자연 판막 또는 인공 이식물로써, 판막기능부전은 감염성 심내막염에 일차적인 영향을 미치고, 울혈성 심부전과 심근 농양을 유발한다. 또한 치료하지 않고 방치하면 치명적인 감염이 된다.

심내막염은 자연판막 심내막염(급성 또는 아급성), 인공판막 심내막염(초기 또는 후기), 정맥 내 약물 남용 심내막염 유형으로 분류된다.

급성 자연판막 심내막염 증후군은 보통 판막 질환이 없는 건강한 사람에서 진단된다. 이는 황색포도알균 또는 B군 사슬알균에 의해 주로 발생하는 공격적이고 빠르게 진행되는 감염이다. 세균은 초기 감염 부위에서 혈류를 통해 심장 판막으로 이동하고, 도착 후 신속하게 심장 판막 조직을 파괴하기 시작한다. 치료하지 않고 방치하면 며칠에서 몇 주 안에 사망한다(그림 11-8).

초기 인공판막 심내막염의 경우는 이식 후 60일 이내에 발생하며 보통 응고효소 음성 포도알균, 그람음성균 및 곰팡이, 칸디다균에 의해 유발된다. 후기 인공판막 심내막염은 이식 후 60일 이상이 소요되며 일반적으로 포도알균, 알파 용혈성 사슬알균 및 장알균에 의해 유발된다. 황색포도알균은 정맥 내 약물 남용 심내막염 감염뿐만 아니라 초기 및 후기 인공판막 심내막염의 가장 흔한 원인이다. 황색포도알균의 감염성 심내막염은 사망률이 30~40% 수준이다.

판막의 정상적인 조직은 매끄러운 표면을 가지고 있으며 밝은 빨간색이다. 염증은 판막을 좁게 열리도록 하며 오작동하게 만든다. 감염은 심장의 내부 및 심낭에도 영향을 줄 수 있다(그림 11-9).

환자가 경험하는 증상으로는 심잡음, 만성 열, 비장 비대, 색전증 등이 있다. 치료는 즉시 시작해야 하며 감염균에 효과적인 항균제를 정맥으로 투여한다. 심장 판막이 심하게 손상된 경우 환자는 심장 판막 대체 수술을 받아야 한다. 또한 감염성 심내막염 환자의 약 15~25%는 항균제 투약과 함께 수술을 필요로 한다.

사슬알균

사슬알균(연쇄상구균, Streptococci)은 포도알균과 유사하게 인체의 여러 조직에서 발견되는 그람양성, 조건무산소성균이다. 사슬알균의 다른 일반적인 특성으로는 비운동성, 비아포형성, 쌍 또는 사슬, 카탈라아제 음성이다. 사슬알균(*Streptococcus*)은 용혈성에 따라 광범위하게 분류한다. 사슬알균은 집락 형태와 생화학적 반응에 기초하여 추가로 분류한다. 혈액배지에서의 용혈반응 형태가 오랫동안 사용되어 왔으며, 세 가지, 즉 알파, 베타 및 감마로 분류한다(그림 11-10).

*S. viridans*와 *S. pneumoniae*를 포함하는 알파 용혈군(α class) 사슬알균은 적혈구 일부를 파괴한다. 베타 용혈군(β class) 사슬알균은 배지 주위의 세균 집락을 둘러싼 적혈구 세포를 완전히 용혈시켜 파괴한다. 베타 용혈군 사슬알균은 또한 혈액 응고 인자 및 백혈구에 영향을 미치는 독소를 생성한다. 비용혈성 집락들은 감마 용혈군으로 분류하며 적혈구에 영향을 미치지 않는다.

1930년대에는 레베카 랭스필드(Rebecca Lancefield)라는 과학자가 18가지 그룹 특이 항원을 바탕으로 한 분류 체계를 만들었다. 랭스필드 그룹이라고 불리는 이 시스템은 베타 용혈성 사슬알균을 분리하여 분류하였다(A, B, C, D, F, G). 혈청학적 방법의 발전에 따라 여러 종류의 사슬알균이 여러 그룹의 항원을 가지고 있는 것으로 나타났다. A군 사슬알균은 베타(β) 용혈성이다. B군 사슬알균은 알파(α), 베타(β) 또는 감마(γ) 용혈성일 수 있다. 폐렴사슬알균은 대부분 알파 용혈성이지만 무산소성 조건에서 베타 용혈을 일으킬 수 있다. A군과 D군은 음식을 통해 사람에게 전파될 수 있다.

랭스필드 분류는 용혈 가능성에 기반한 세균 분류에는 도움이 되지만 부정확하다. 분자 분류학은 분류 및 확인 과정을 개선했다. 랭스필드 그룹은 크고 작은 집락 형성 그룹으로 세분할 수 있다. “화농성(pyogenic)” 그룹들은 다양한 독성 인자를 가진 대규모 집락이다.

사슬알균의 명확한 식별은 세포벽 다당체 항원의 혈청학적 반응에 의존한다. A군 사슬알균

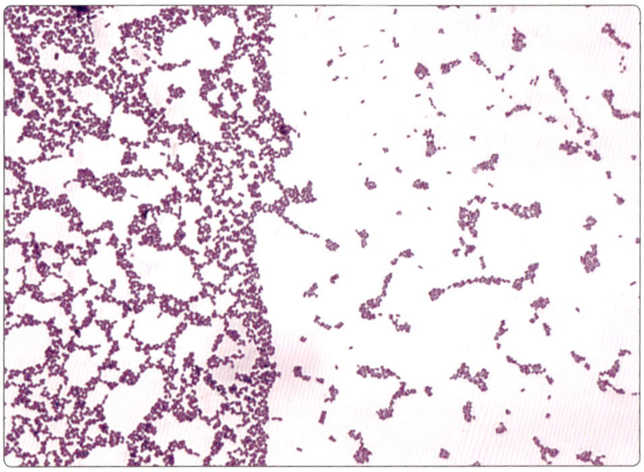

그림 11-10 **그람염색을 한 *Streptococcus mutans* 균주의 현미경 사진**
출처: Courtesy of CDC/Dr. Richard Facklam.

의 세포벽은 펩티도글리칸(peptidoglycan)으로 구성되어 있다. 포도알균과 달리 모든 사슬알균은 카탈라아제 효소가 부족하다. 비 A군 사슬알균(non-group A streptococci)은 명확한 독성 인자가 없지만, 반면에 A군 사슬알균은 다음의 몇 가지 독성 인자를 갖고 있다.

- 지질테이코산, 세포벽의 강산성 중합체 및 숙주 부착을 돕는 M 단백질
- 성홍열의 발진 원인 독소와 같은 발열성 독소
- 스트렙토키나아제(streptokinase): 혈괴를 용해시키는 효소
- 스트렙토라이신(streptolysins): 포식세포를 파괴하는 독소
- 히알루론산 캡슐: 피부와 연조직의 병독성을 증가시키는 보호 캡슐
- 다당류 캡슐: 포식작용에 의한 파괴 방지

A군 β 용혈성 사슬알균은 호흡기 분비물과 매개물에 의해 전파된다. 아동의 피부와 호흡기감염이 흔하며, 감염은 무증상 보균자에 의해 전파될 수 있다. 사슬알균이 일으킬 수 있는 질병에는 비침습적인 경미한 것부터 침습적인 중증 및 만성적인 것까지 다양하다. 잘 알려진 비침습성 A군 사슬알균 질환에는 사슬알균 인두(strep throat), 성홍열 및 농가진이 있다. 중증 급성 침습성 질환에는 괴사성 근막염, 폐렴알균성 폐렴, 사슬알균성 수막염, 균혈증, 사슬알균 독성쇼크증후군(streptococcal toxic shock syndrome, STSS), 봉와직염 및 태아패혈증이 있다. 류마티스열과 사슬알균성 사구체 신염(post-streptococcal glomerulonephritis)과 같은 만성질환은 비화농성(비고름성) 후유증이다. 이러한 만성질환은 신체의 다른 부위(예: 사슬알균성 인두 또는 농가진)에서 치료되지 않은 사슬알균 감염 후 수주에서 수개월에 걸쳐 발생한다.

B군 사슬알균은 질의 정상균무리지만 질 분만 중 태아에게 전파시킬 가능성이 있기 때문에 면밀히 관찰해야 한다. 신생아에게 B군 사슬알균이 집락되면 생명을 위협하는 감염을 일으킬 수 있고 생애 동안 심각한 신경학적 결손을 유발할 수 있다. 인체는 사슬알균 감염을 방어하기 위해 여러 면역 반응을 사용한다.

진단은 임상 검체 배양 결과를 기반으로 한다. 혈청학적 방법은 A군과 B군 항원을 검출하는 데 이용한다. 바시트라신 감수성 검사(bacitracin sensitivity test)는 A군과 다른 β 용혈성 사슬알균을 구별한다. 급성 사구체신염 및 급성 류마티스열은 항 사슬알균 항체가를 이용하여 확인한다. 적절한 항균제로 치료할 수 있으며, 일부 균종은 예방적 백신접종이 가능한 반면, 다른 균종들은 현재 연구 중이다.

사슬알균 병원체 및 질환

과학적 관심은 주로 심각한 감염을 유발하는 B군 사슬알균인 화농성 사슬알균과 폐렴사슬알균에 집중되어 왔다. *Streptococcus agalactiae*과 *S. viridans*, 이전에 D군으로 분류되었던 장알균을 포함하는 추가 종들에 대한 관심이 증가하고 있다.

폐렴사슬알균

폐렴사슬알균(*Streptococcus pneumoniae*)은 눈, 귀, 입 및 코, 주로 상부호흡기에 존재하는 기회감염균으로, 그람양성, 조건무산소성(facultative anaerobe) 세균이며, 둥근 쌍알균(diplococci)이다(그림 11-11). 폐렴사슬알균은 세균성 폐렴의 가장 흔한 원인균이며, 세균성 수막염의 가장 흔한 원인 중 하나이다.

세계보건기구에 따르면, 전 세계적으로 폐렴알균 질병으로 인해 매년 1백 60만 명이 사망하며, 절반 이상(80만 명)이 5세 미만의 소아라고 한다. 주요 치명적인 폐렴알균 질병은 폐렴, 수막염 및 패혈증(균혈증)이다. 폐렴알균에 감염된 개발도상국 소아의 경우 40~70%가 심각한 고통을 받거나 사망하는 것으로 추정하고 있다.

누구나 폐렴알균에 감염될 수 있지만 고위험군은 다음과 같다.

- 2세 미만의 소아
- 65세 이상의 성인
- 낮보호시설에 있는 소아, 너싱홈이나 장기요양보호시설에 있는 성인
- 사람면역결핍바이러스/후천성면역결핍증, 겸상 적혈구 빈혈, 암, 만성 심장병 또는 만성 폐질환, 비장 손상으로 인해 면역이 저하된 19~64세 이하의 성인 또는 소아
- 인공 와우 또는 뇌척수액(cerebrospinal fluid, CSF) 누출이 있는 소아 또는 성인
- 천식, 당뇨병, 심장, 간, 폐질환 및 알코올 중독과 같은 만성질환이 있는 성인

폐렴을 유발하는 균주는 외관이 점액질이며 반짝이는 피막이 있는 균으로, 피막이 없는 균주보다 피막으로 둘러싸인 균이 더 독성이 높다. 일반인들 사이에 페니실린 내성 폐렴사슬알균 유병률이 증가하고 있다.

사슬알균은 배지의 특정 화학 물질에 대한 반응을 기초로 다른 세균 종과 구별할 수 있다. 폐렴알균을 억제하는 화학물질인 옵토힌(optochin) 감수성 검사는 알파 용혈성 사슬알균을 확인하는 데 이용된다. 다른 실험 연구인 Neufeld-Quellung 검사는 유형 특이 항체가 세포의 피막을 확대시켜 폐렴알균의 식별을 돕는다. 현재까지 92가지의 폐렴

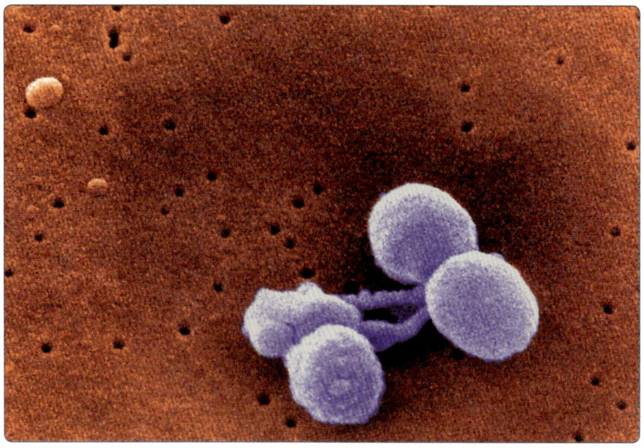

그림 11-11 *Streptococcus pneumoniae*의 주사전자현미경 사진
출처: Courtesy of CDC/Dr. Richard Facklam; Photo by Janice Carr.

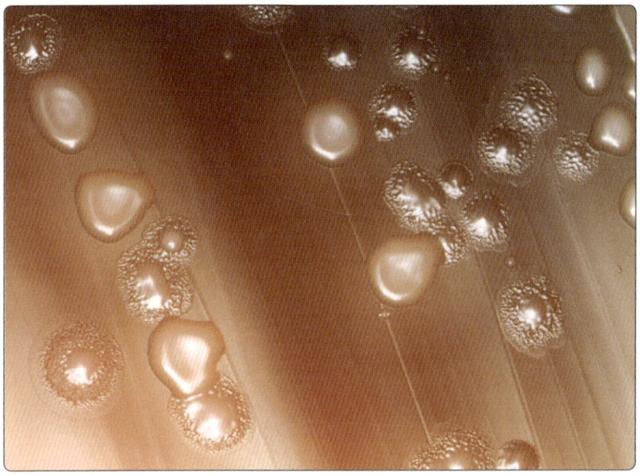

그림 11-12 도너츠 모양의 폐렴사슬알균 집락
출처: Courtesy of CDC/Dr. Richard Facklam.

알균 혈청형이 보고되었다. 다른 특징으로는 카탈라아제 검사 음성과 담즙염에 용해된다는 것이 있다(그림 11-12).

폐렴알균성 폐렴

폐렴알균에 의한 폐렴을 폐렴알균성 폐렴(pneumococcal pneumonia)이라고 한다. 폐렴알균성 폐렴은 주위의 다른 사람이 호흡 시 마른 세균이 포함된 호흡기 방울을 흡입하여 전파된다. 이것은 질병이 전파되는 가장 일반적인 방법으로 폐렴알균은 폐에서 증식하며 염증 반응이 시작된다. 폐포는 폐조직 주변에 액체와 적혈구, 호중구로 채워진다. 이 질병은 세균의 독소로 인한 결과라기보다 심각한 염증 반응을 일으키는 세균 세포의 능력에 기인한다.

약물 내성을 보이는 균주들이 증가하고 있으며, 이 균주들 중 다수가 매우 독력이 강하고 반코마이신을 포함한 여러 종류의 항균제에 내성이 있다. 백신개발은 예방법 중의 하나이다. 특정 위험 요소를 가진 사람들을 위해 두 가지 백신이 개발되었다.

2세 미만의 소아는 심각한 폐렴알균성 질환의 위험이 높다. PCV13 또는 Prevenar®라고 불리는 폐렴알균 결합 백신은 폐렴알균성 세균의 13가지 혈청형을 예방한다. 2세 미만의 소아를 대상으로 예방접종을 시작한 후 미국에서는 폐렴, 균혈증 및 수막염 발생률이 크게 감소했다. 특정 위험인자를 가진 2세 이상의 일부 소아들도 PCV13 혜택을 누릴 수 있다. 65세 이상의 성인도 고위험군으로 예방접종을 권장한다. 연령이 19세 이상인 면역저하 성인을 보호하기 위해 단일 용량을 투여할 수도 있다.

65세 이상의 모든 성인과 천식이나 흡연을 하는 19~64세 사이의 성인을 대상으로 Pneumovax® 또는 PPSV23(23가 폐렴알균 지질다당류 백신)을 권장하고 있다. 고위험 인자를 가진 2세 이상의 환자에게는 PPSV23 백신을 투여할 수 있다. 이 백신은 피막 혈청형 92종 중 23종의 다당류 항원이 포함되어 있다. 이 23가지 혈청형은 미국 내 모든 폐렴알균 감염의 90%에 해당된다.

중이염

폐렴알균은 중이염(otitis media)을 유발한다. 세균은 감염의 원인인 외독소를 분비한다. 귀감염은 대개 감기나 코 또는 목감염과 함께 또는 그 후에 발생한다. 또한 직접적인 접촉, 보균자와의 접촉을 통해서도 중이염이 발생할 수 있다(그림 11-13).

적절한 항균제 요법으로 치료하며, 만성 중이염 환자의 경우 고막절개술을 시행할 수 있다. 전신마취 하에 수행되는 이 수술은 고막에 작은 절개를 하여, 고름을 빼내고 압력과 통증을 완화시키는 아주 작은 튜브를 삽입한다. 양측 고막절개 튜브 시술을 양쪽 귀 모두에 시행하기도 한다.

폐렴알균성 수막염

뇌와 척수는 뼈와 수막이라는 3개의 막으로 보호된다. 신경계에는 미생물이 존재하지 않기 때문에 뇌척수액은 무균적이다. 병원균은 골절 및 수술과 같은 외상, 혈관이나 림프계 또는 말초 신경계(peripheral nervous system, PNS)를 통해 중추 신경계(central nervous system, CNS)에 접근한다.

뇌와 척수를 싸고 있는 세 층의 막에 발생한 감염을 수막염이라 한다. 세균성 수막염의 세 가지 주요 원인은 인플루엔자균(소아의 주요 원인), 수막염균(*Neisseria meningitidis*, 청소년의 주요 원인) 및 폐렴알균(노인의 주요 원인)이다.

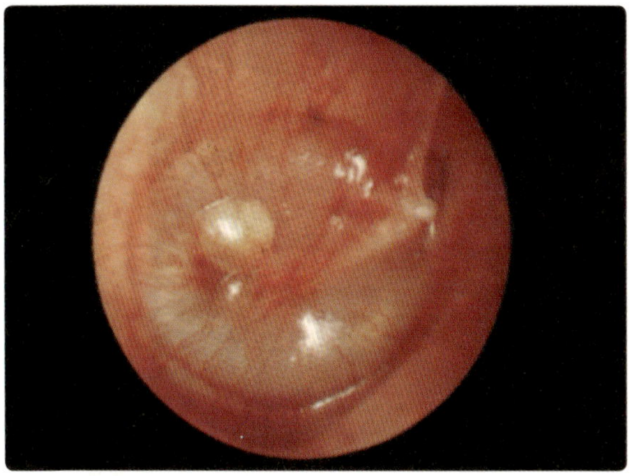

그림 11-13 불룩한 고막을 동반한 급성 중이염

수막염의 초기 임상 증상은 감기와 유사하다. 감염이 진행됨에 따라 심한 만성 두통, 발열, 통증 및 목과 등의 경직이 발생한다. 증상은 혼란, 불안, 현기증, 경련, 혼수상태 그리고 치료를 하지 않을 경우 사망 등의 신경학적 징후로 빠르게 진행될 수 있다.

확실한 진단은 요추천자로 채취한 뇌척수액 배양검사로 진단한다. 감염을 유발하는 병원균의 유형에 따라 항균제 치료를 결정한다. 항균제 치료를 하더라도 약 20%의 환자가 사망하고 25~50%가 뇌손상, 발작, 뇌수종, 경막하 출혈 또는 청력 상실과 같은 심각한 중추 신경계 합병증을 경험하게 된다.

고름사슬알균

고름사슬알균(*Streptococcus pyogenes*)은 사슬알균성 인두(strep throat), 류마티스열, 성홍열, 육식성 질환인 괴사성 근막염을 유발하는 A군 용혈성 사슬알균의 일부이다. 세균은 사슬 모양을 유지하고 있다. 미생물은 피부, 눈과 귀, 호흡기에서 흔히 발견되는 기회감염균이다. 세계 인구의 5~15%가 고름사슬알균을 보유하고 있다. 겨울과 봄철에 소아의 20%는 A군 사슬알균의 무증상 보균자일 수 있다. 고름사슬알균은 M 단백질이라는 항원 단백질을 가진 세포막(세포막, 세포벽 및 당질층 포함)을 가지고 있다. M 단백질은 숙주의 식세포로부터 보호하는 기능과 세포가 인두 세포에 부착하는 것을 돕는다.

고름사슬알균의 독성 요인은 다음과 같다.

- 히알루론산 피막: 산은 화학적으로 숙주 결합 조직과 유사하기 때문에 식균 작용을 억제한다. 이는 세균 세포가 자신의 항원을 "숨기고" 숙주에 의해 항원으로 인식되지 않도록 한다.
- 외독소: 성홍열 및 전신 독성쇼크증후군의 발진을 일으키는 적혈구성 독소
- 효소: 스트렙토키나제(streptokinase), 스트렙토도나제(streptodornase) 및 히알루로니다제(hyaluronidase)

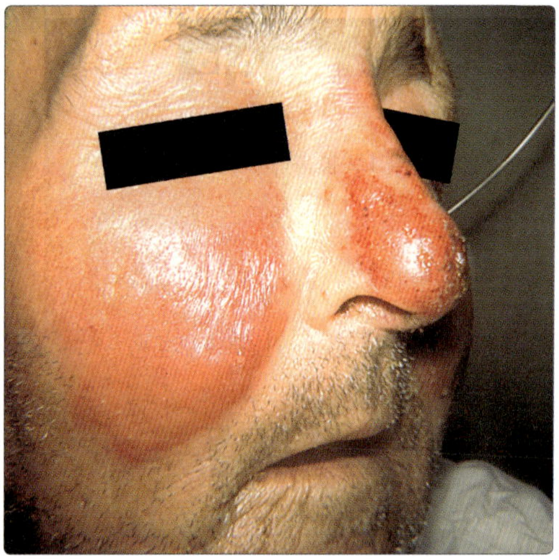

그림 11-14 사슬알균에 의한 얼굴 연조직염(봉와직염)

출처: Courtesy of CDC/Dr. Thomas F. Sellers, Emory University.

형광항체법(fluorescent antibody technique)은 고름사슬알균 식별에 사용되기도 한다. 형광색소라고 불리는 형광 염료는 자외선 현미경으로 볼 때 빛난다. 염료는 혈청 내 항체에 붙어 환자의 병원체에 부착된다.

20세기 초 많은 여성들이 고름사슬알균으로 인한 산욕열로 사망했다. 항균제의 출현으로, 고열과 전신 독성이 동반된 심한 형태의 연조직염이 감소되었다(그림 11-14). 연구자들은 인플루엔자 감염 후의 높은 사망률을 연구했다. 이미 쇠약해진 면역저하자들에게 발생하는 심각한 2차 세균감염이 인플루엔자 발생에 따른 사망률을 급격하게 증가시킨다는 사실을 발견하였다. 1918~1919년의 독감 유행 기간 동안 감염되어 사망한 군인의 최대 90%가 폐렴알균과 고름사슬알균에 의한 2차 감염 때문으로 추정된다. 최근 2009년 "신종 플루(H1N1)"가 대유행하여 사망한 사람의 29%가 2차 세균성 폐렴 때문이었고, 이 사망자의 27%가 고름사슬알균이 원인균이었다.

그 역할이 완전히 이해되지는 않았지만, 고름사슬알균은 강박장애 및 뚜렛증후군(Tourette's syndrome)과 같은 소아신경정신장애와 관련이 있다. 고름사슬알균은 괴사성 근막염과 같이 급속히 진행되는 질병이다. 주요 병원체로서의 성공은 식균작용과 면역체계를 피하면서 숙주에서 빠르게 성장·증식하며 퍼져나갈 수 있는 능력에 좌우된다.

사슬알균성 인두염

고름사슬알균은 사슬알균성 인두 또는 급성 인두염의 주요 원인으로 성인의 경우 5~10%, 소아의 경우 15~30%를 차지한다. 이것은 발열, 만성 통증, 연하 곤란 및 편도선과 인두 염증을 유발하는 인후의 급성 세균감염이다. 환자의 인두 표면에 흰반점으로 나타난다(그림 11-15).

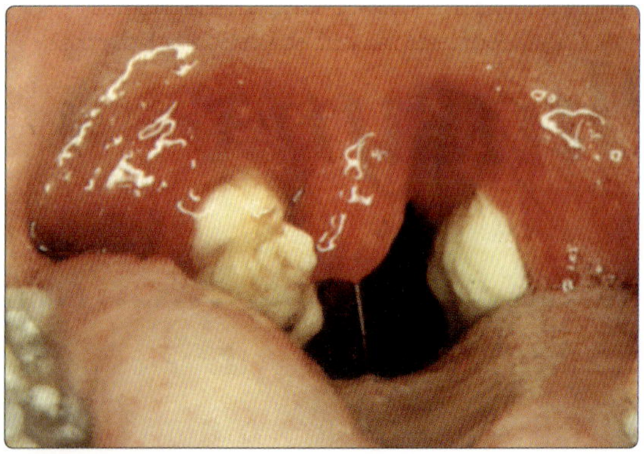

그림 11-15 사슬알균성 인두염

성홍열

성홍열(scarlet fever)은 scarletina라고도 알려져 있으며, 사슬알균성 인후와 관련이 있다. 사슬알균성 인두염을 일으키는 고름사슬알균 균주는 고름사슬알균 외독소(*S. pyogenes* exotoxin, SPE)라고 하는 적혈구성 발열성 독소를 생산한다. 증상의 정도와 심각도는 인체의 면역 상태와 인체 내에서 균주의 독소를 생산하는 독성에 좌우된다. 사슬알균성 인두염을 앓는 10명 중 1명(10%)에서 성홍열이 발생할 가능성이 있다. 10세가 되면 약 80%의 소아가 세균 독소에 면역력을 지닌다. 성홍열의 증상은 38.3℃를 초과하는 열, 사포 모양의 피부 발진, 딸기와 같은 혀의 발진이다. 질병 과정 중 상부막 층이 벗겨져 혀가 빨갛게 팽창한다. 결국 햇볕에 탄 피부처럼 피부도 벗겨진다.

괴사성 근막염

최근에는 '살 파먹는 세균'으로 알려진 괴사성 근막염(necrotizing fascitis)이 대중매체를 통해 알려졌다. 이 세균은 근막감염을 유발하고, 침투력이 뛰어나 근육 아래까지 침투할 수 있다. 단백질을 파괴하고 세균이 상피세포에 침입하는 것을 돕는 프로테아제라는 효소를 생산한다. 이 균주는 사슬알균 독성쇼크증후군의 원인인 고름 독소도 생산한다. 현미경으로 볼 때, 세포 표면은 점액으로 구성되어 있으며, 이는 M 단백질이 많이 함유된 두꺼운 피막을 가지고 있음을 의미한다.

기회감염균은 일반적으로 손상된 피부(예: 절단, 긁기, 화상, 절개)를 통해 침입한다. 손상 부위는 매우 미미하고 쉽게 치유된다. 손상 몇 시간 후에 좌상과 유사한 증상이 나타날 수 있으며, 통증, 홍반, 열, 붓기의 염증성 징후가 발생할 수 있다. 그러나 감염된 개인이 경험하는 고통의 정도는 눈으로 보이는 증상과 다를 수 있으므로 의료진이 오진할 수 있다. 정확한 진단과 신속한 항균제 치료가 이루어지지 않을 경우 치명적인 결과를 초래할 수 있다. 심각하고 급속히 진행되는 감염의 경우 죽은 조직제거술이나 문제가 되는 조직을 절단할 수 있다. 조직을 보존하기 위하여 고압산소요법(Hyperbaric oxygen therapy)을 시작할 수 있다.

괴사성 근막염의 가장 흔한 원인균은 A군 사슬알균이며, 다른 원인균으로는 대장균(*E. coli*), 황색포도알균, *Klebsiella*, *Clostridium*, *Aeromonas hydrophila*가 있다.

Streptococcus agalactiae

B군 사슬알균(group B streptococcus, GBS)으로 잘 알려진 *S. agalactiae*는 질, 위장관, 상부호흡기 정상균무리의 일종이다. *S. agalactiae*는 처음에는 위험한 산욕열을 유발하는 병원균으로 보고되었다. 신생아 패혈증은 드물지만 양막 파열이 장시간 지속되면서 발생한다. 신생아 감염은 태어날 때, 출생 중, 생후 몇 주 동안 발생할 수 있다. 감염을 두 가지 범주로 나누어 볼 수 있으며, 7일 미만의 신생아에서 발병하는 조기 발병(early-onset disease)과 생후 7일에서 3개월 사이의 영아에서 발생하는 후기 발병(late-onset disease)이 있다.

여성은 임신 기간과 출산 직후에 요로감염에 걸릴 위험이 있다. 임신 중인 여성의 대부분이 건강하기 때문에 일반적으로 위험하지는 않다. 또한 증상은 자극적이지만 예후가 좋으며, 이차 합병증은 드물다.

S. agalactiae 감염은 건강한 성인에게 비교적 드물며 당뇨병, 악성 종양 또는 울혈성심부전과 같은 기저질환이 개인의 감염 가능성에 영향을 미친다. 원인이 된 감염의 유형과 위험 인자는 폐렴알균 감염과 유사하다.

비리던스 그룹 사슬알균

비리던스 그룹 사슬알균(viridans group streptococci, VGS)이라고 명명된 사슬알균 집단은 때때로 감마용혈이라고도 하며 혈액한천배지에 용혈 반응이 거의 없다. 이 균주들은 카탈라아제 음

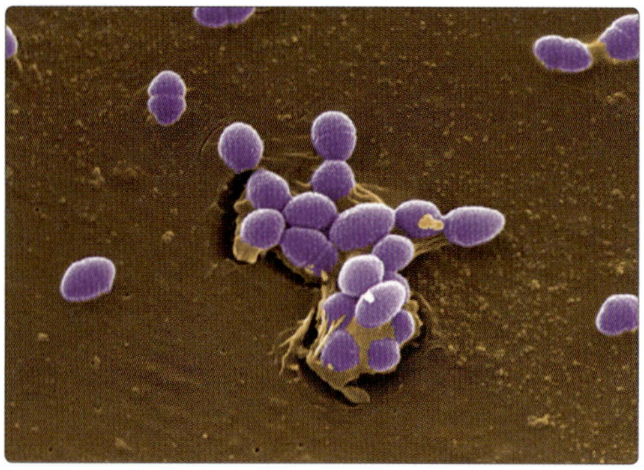

그림 11-16 주사전자현미경으로 본 *Enterococcus faecalis*
출처: Courtesy of CDC/Pete Wardell.

성이다. 실험실 배양에서 초기 세균 집락을 폐렴알균으로 오인하기 쉽다. 집락이 성장함에 따라 폐렴알균은 중심부가 오목해져 도너츠 모양이 되며, 비리던스 집락은 돔 모양을 유지한다. Viridans streptococci는 옵토힌에 저항성이 있다. 명명된 이름은 혈액 한천 배지에서 녹색으로 보여 라틴어 녹색(viridis)에서 유래되었다.

비리던스 그룹에는 6개의 서로 다른 균종들이 있다. 이 균종들은 *S. mutans*, *S. salivarius*, *S. anginosus*, *S. mitis*, *S. sanguinis*, *S. bovis*이다. *S. mutans* 그룹은 사람의 입안에 있는 편리공생균으로 잘 알려져 있으며, 치과 질환이나 수술 시 기회감염을 유발한다. 세균성 심내막염의 절반은 *S. mutans*로 인해 발생한다. 다른 균종의 일부는 일반적으로 동물에서 발견되지만, 면역 결핍 환자에서도 분리된다.

장알균

사슬알균 그룹 D의 17종을 장알균(*Enterococcus*) 속으로 재분류하였다. 이 균주들은 α 용혈성 혹은 γ 용혈성, 그람양성, 조건무산소성 균이다. *Enterococcus faecalis*와 *Enterococcus faecium*은 인체 배양검사에서 흔히 검출되는 균주이다(장알균의 90%)(그림 11-16). 이 균주들은 여러 항균제에 내인성 내성을 지니며, 세균접합을 통해 새로운 내성 유전자나 돌연변이를 획득한다. *E. faecium*은 심각한 의료관련감염을 유발하는 반코마이신 내성 장알균(vancomycin resistant enterococci, VRE)의 일종이다. 장알균은 인체 위장관의 편리공생균이다. 기회감염균으로서 이 균주들은 요로감염뿐 아니라 복강 내 감염, 수막염을 유발하는 균혈증 및 심내막염을 유발하기도 한다.

MICRO NOTES

대단한 미생물

*Deinococcus radiodurans*는 기네스북에 세계에서 가장 견고한 세균(world's toughest bacterium)으로 기재되었다. 세균의 이름에서 말하듯이, 방사선에도 견디는 능력을 지닌 알균(베리 모양)이다. *D. radiodurans*는 인간이 사망할 수 있는 양보다 수천 배 많은 양의 방사선에 노출되어도 생존한다. 이 균주의 세포들은 손상될 수 있으나 스스로 회복한다. 과학자들은 *D. radiodurans*의 놀라운 능력을 방사성 폐기물을 포함한 생물학적 환경정화 프로젝터에 이용하는 방법을 찾고 있다.

학습문제

간호대 학생이 내일 조혈모세포이식과 이비인후과 수술에 참여할 예정이다. 오늘 저녁에 수술 사례들에 대한 관련 정보를 검색하고, 필요한 준비가 어떤 것인지 알아보았다.

1. 어느 연령대에서 이런 수술이 이루어지는가?
2. 이런 환자들의 수술 전 진단은 무엇인가?
3. 어느 부위에 질병이 발생하며, 절개부위는 어디인가?
4. 이런 수술과 관련된 주요 감염 원인균은 어떤 것들이 있는가?

참고문헌

Acharya, T.(2013). *Optochin test: Principle, procedure, expected results and quality control.*

Alexander,V., Dmitriev, A.V., & Chaussee, M. S.(2010). *The Streptococcus pyogenes proteome: maps, virulence factors and vaccine candidates*. Retrieved from http://www.ncbi.nlm.nih.gov/pmc/articles/PMC3092638/.

Babu, Elizabeth and John Oropello, "Staphylococcus Lugdunensis: The Coagulase-negative StaphylococcusYou Don't Want to Ignore".(2011), retrieved from http://www.medscape.com/viewarticle/751649.

Bacterial cell wall structure: Gram + and Gram -.(n.d.). Retrieved from http://www.scienceprofonline.com/microbiology/bacterial-cell-wall-structure-gram-positive-negative.html.

Bacterial endocarditis.(n.d.). Retrieved from http://www.nmihi.com/e/endocarditis.htm.

Bailey, R.(n.d.). *Biology prefixes and suffixes: Staphylo-*. Retrieved from http://biology.about.com/od/prefixesandsuffixess/g/bls13.htm.

Baorto, E. P.(n.d.). *Staphylococcus aureus infection treatment & management*. Retrieved from http://emedicine.medscape.com/article/971358-treatment.

Bennett, R. W. & Lancette, G. A.(2001). *BAM: Staphylococcus aureus*. Retrieved from http://www.fda.gov/Food/FoodScienceResearch/LaboratoryMethods/ucm071429.htm.

Bocher, S., Tonning, B., Skov, R. L., & Prag, J.(2009). *Staphylococcus lugdunensis, a common cause of skin and soft tissue infections in the community*. Retrieved from http://www.ncbi.nlm.nih.gov/pmc/articles/PMC2668335/.

Brandt, C. M. & Spellerberg, B.(n.d.). *Human infections due to Streptococcus dysgalactiae subspecies equisimilis*. Retrieved from http://cid.oxfordjournals.org/content/49/5/766.full.

Brusch, J. L.(n.d.). *Infective endocarditis*. Retrieved from http://emedicine.medscape.com/article/216650-overview.

Causes of impetigo.(n.d.). Retrieved from http://www.rightdiagnosis.com/i/impetigo/causes.htm.

CDC.(2010). *Laboratory detection of coagulase-negative Staphylococcus species with decreased susceptibility to the glycopeptides vancomycin and teicoplanin*. Retrieved from http://www.cdc.gov/HAI/settings/lab/labDetectionCoagulase_negative.html.

CDC.(2015). *Antibiotic/antimicrobial resistance*. Retrieved from http://www.cdc.gov/drugresistance/index.html.

CDC.(2015). *Necrotizing fasciitis: A rare disease, especially for the healthy*. Retrieved from http://www.cdc.gov/features/NecrotizingFasciitis/.

CDC.(n.d.). *Risk factors and transmission*. Retrieved from http://www.cdc.gov/pneumococcal/about/risk-transmission.html.

Cohen-Poradosu, R., Jaffe, J., Lavi, D. Grisariu-Greenzaid, S., Nir-Paz, R.,Valinsky, L., Dan-Goor, M., Block, C., Beall, B., & Moses, A. E.(2004). *Group G streptococcal bacteremia in Jerusalem*. Retrieved from http://wwwnc.cdc.gov/eid/article/10/8/03-0840_article.

Conrad Stoppler, M.(n.d.). *Staph infection facts*. Retrieved from http://www.medicinenet.com/staph_infection/article.htm.

Davis, C. P.(n.d.). *Scarlet fever*. Retrieved from http://www.medicinenet.com/scarlet_fever_scarlatina/article.htm.

Definition of enterococcus.(n.d.). Retrieved from http://www.medicinenet.com/script/main/art.asp?articlekey=20162.

Difference between rheumatic fever and scarlet fever.(2011). Retrieved from http://www.differencebetween.net/science/health/difference-between-rheumatic-fever-and-scarlet-fever/.

Doem, C. D., Burnham, & C.-A. D.(2010). *It's not easy being green: The viridans group streptococci, with a focus on pediatric clinical manifestations*. Retrieved from http://www.ncbi.nlm.nih.gov/pmc/articles/PMC3020876/.

Endocarditis: Topic overview.(n.d.). Retrieved from http://www.webmd.com/heart-disease/tc/endocarditis-topic-overview.

For laboratorians.(2015). Retrieved from http://www.cdc.gov/pneumococcal/laboratorians.html.

Fox, A.(2014). *Bacteriology—chapter twelve. Streptococci: Groups A, B, D, and others. Enterococcus faecalis*. Retrieved from http://www.microbiologybook.org/fox/streptococci.htm.

Fraser, S. L.(2015). *Enterococcal infections*. Retrieved from http://emedicine.medscape.com/article/216993-overview.

Garcia, Patricia, et al. "Coagulase-negative staphylococci: clinical, microbiological and molecular features to predict true bacteraemia", Journal of Medical Microbiology (2004), 53, 67–72.

Gram stain.(n.d). Retrieved from http://labtestsonline.org/understanding/analytes/gram-stain/tab/test.

Group C streptococcal infections.(n.d.). Retrieved from http://www.rightdiagnosis.com/medical/group_c_streptococcal_infections.htm.

Gupta, R. S.(2002). *What are archaebacteria: life's third domain or monoderm prokaryotes related to Gram-positive bacteria? A new proposal for the classification of prokaryotic organisms*. Retrieved from http://onlinelibrary.wiley.com/doi/10.1046/j.1365-2958.1998.00978.x/abstract.

Hale, C.(2013). *Microbiology: Gram-positive: Streptococcus species*. Retrieved from http://www.pathologyoutlines.com/topic/microbiologystreptococci.html.

Herchline, T. E.(n.d.). *Staphylococcal infections*. Retrieved from http://emedicine.medscape.com/article/228816-overview.

Hoen, B.(2015). *Clinical manifestations, diagnosis, and treatment of infections due to group D streptococci (Streptococcus bovis/Streptococcus equinus complex)*. Retrieved from http://www.uptodate.com/contents/clinical-manifestations-diagnosis-and-treatment-of-infections-due-to-group-d-streptococci-streptococcus-bovis-streptococcus-equinus-complex.

Impetigo.(n.d.). Retrieved from http://www.nlm.nih.gov/medlineplus/ency/article/000860.htm.

Impetigo (Infantigo): Causes, Symptoms and Treatments.(n.d.). Retrieved from http://www.medicalnewstoday.com/articles/162945.php.

Impetigo: Topic overview.(n.d.). Retrieved from http://www.webmd.com/skin-problems-and-treatments/tc/impetigo-overview?page=2.

Katz, D. S.(2010). *Coagulase test protocol*. Retrieved from http://www.microbelibrary.org/index.php/library/laboratory-test/3220-coagulase-test-protocol.

Khan, Z. Z.(2014). *Group A streptococcal infections*. Retrieved from http://emedicine.medscape.com/article/228936-overview.

Levy, D.(2013). *Necrotizing soft tissue infection*. Retrieved from http://www.nlm.nih.gov/medlineplus/ency/article/001443.htm.

Lewis, L. S.(n.d.). *Impetigo treatment and management*. Retrieved from http://emedicine.medscape.com/article/965254-treatment.

Melia, M.(n.d.). *Streptococcus species*. Retrieved from http://www.hopkinsguides.com/hopkins/ub/view/Johns_Hopkins_ABX_Guide/540525/all/Streptococcus_species.

Mersch, J.(n.d.). *Impetigo*. Retrieved from http://www.medicinenet.com/impetigo/article.htm.

Modric, J.(n.d.). *What is Staphylococcus aureus?* Retrieved from http://www.healthhype.com/staphylococcus-aureus.html.

Necrotizing fasciitis (flesh-eating bacteria).(n.d.). Retrieved from http://www.webmd.com/skin-problems-and-treatments/necrotizing-fasciitis-flesh-eating-bacteria.

Osteomyelitis.(n.d.). Retrieved from http://www.webmd.com/pain-management/osteomyeltis-treatment-diagnosis-symptoms.

Patel, R.(n.d.). *Staphylococcus lugdunensisem biofilm formation*. Retrieved from http://www.mayo.edu/research/labs/infectious-diseases/staphylococcus-lugdunensisem-biofilm-formation.

Pneumococcal disease. Epidemiology and prevention of vaccine-preventable diseases.(2015). Retrieved from http://www.cdc.gov/vaccines/pubs/pinkbook/pneumo.html.

Pneumococcal vaccination.(2015). Retrieved from http://www.cdc.gov/pneumococcal/vaccination.html.

Pneumovax23.(n.d.). Retrieved from http://www.pneumovax23.com/what-is-pneumococcal-disease/?utm_source=bing&utm_medium=cpc&utm_term=about%20pneumococcal%20bacteria&utm_campaign=Unbranded+2014&utm_content=RBFzaaOt|pcrid|5902573503.

Post-streptococcal glomerulonephritis.(n.d.). Retrieved from http://www.nlm.nih.gov/medlineplus/ency/article/000503.htm.

Pokhrel, G.(n.d.). *Gram-positive bacteria*. Retrieved from http://www.scribd.com/doc/95259006/Gram-Positive-Bacteria#scribd.

Pottumarthy, S., Schapiro, J. M., Prentice, J. L., Houze,Y. B., Swanzy, S. R., Fang, F. C., & Cookson B. T.(2004). Clinical isolates of Staphylococcus intermedius masquerading as methicillin-resistant Staphylococcus aureus. Retrieved from http://www.ncbi.nlm.nih.gov/pmc/articles/PMC535261/.

Reiner, K.(2010). *Catalase test protocol*. Retrieved from http://www.microbelibrary.org/library/laboratory-test/3226-catalase-test-protocol.

Renier, S., Micheau, P., Talon, R., Hebraud, M., & Desvaux, M.(2012). *Subcellular localization of extracytoplasmic proteins in monoderm bacteria: Rational secretomics-based strategy for genomic and proteomic analyses*. Retrieved from http://www.ncbi.nlm.nih.gov/pmc/articles/PMC3415414/.

Role of staphylococcus enterotoxins in human diseases health essay.(n.d.). Retrieved from http://www.ukessays.com/essays/health/role-of-staphylococcal-enterotoxins-in-human-diseases-health-essay.php.

Ruoff, K. L.(2002). *Miscellaneous catalase-negative, Gram-positive cocci: Emerging opportunists*. Retrieved from http://www.ncbi.nlm.nih.gov/pmc/articles/PMC140404/.

Sanders, M. E., Norcross, E. W., Robertson, Z. M., Moore, Q. C., III, Fratkin, J., & Marquar, M. E.(2011). *The Streptococcus pneumoniae capsule is required for full virulence in pneumococcal endophthalmitis*. Retrieved from http://www.ncbi.nlm.nih.gov/pmc/articles/PMC3053111/.

Schrager, H. M., Rheinwald, J. G., & Wessels, M. R.(1996). *Hyaluronic acid capsule and the role of streptococcal entry into keratinocytes in invasive skin infection*. Retrieved from http://www.ncbi.nlm.nih.gov/pmc/articles/PMC507637/.

Sewell, D.(n.d.). *Enterococcus and group D streptococcus*. Retrieved from http://www.thefreelibrary.com/Enterococcus+and+group+D+streptococcus.-a0109740701.

Sinave, C. P.(2014). *Streptococcus group D infections*. Retrieved from http://emedicine.medscape.com/article/229209-overview.

Smith, A. C. & Hussey, M. A.(n.d.). *Gram stain: Gram-variable rods and cocci*. Retrieved from http://www.microbelibrary.org/library/gram-stain/2858-gram-stain-gram-variable-rods-and-cocci.

Staphylococcal food poisoning.(n.d.). Retrieved from http://www.cdc.gov/ncidod/dbmd/diseaseinfo/staphylococcus_food_g.htm.

Staphylococcal skin infections.(n.d.). Retrieved from http://www.dermnetnz.org/bacterial/staphylococci.html.

Staphylococcus.(n.d.). Retrieved from http://www.emedicinehealth.com/staphylococcus/article_em.htm.

Staphylococcus.(n.d.). Retrieved from http://pusware.com/testpus/bug_Staphylococcus.html.

Statistics about toxic shock syndrome.(n.d.). Retrieved from http://www.rightdiagnosis.com/t/toxic_shock_syndrome/stats.htm.

Stevens, D. L.(n.d.). *Streptococcus pyogenes*. Retrieved from http://antimicrobe.org/b239.asp.

Streptococcal skin infections.(2014). Retrieved from http://www.dermnetnz.org/bacterial/streptococcal-disease.html.

Streptococcal toxic-shock syndrome(STSS) (Streptococcus pyogenes).(2015).

Stratton, C. W.(2015). *Infections due to the Streptococcus anginosus (Streptococcus milleri) group*. Retrieved from http://www.uptodate.com/contents/infections-due-to-the-streptococcus-anginosus-streptococcus-milleri-group.

Strep throat: Cause.(n.d.). Retrieved from http://www.webmd.com/oral-health/tc/strep-throat-cause.

Streptococcus.(2014). Retrieved from http://www.encyclopedia.com/topic/streptococcus.aspx.

Streptococcus pneumoniae.(2014). Retrieved from http://www.niaid.nih.gov/topics/pneumococal/Pages/PneumococcalDisease.aspx.

Sutton, S.(n.d.). *The Gram stain*. Retrieved from http://www.microbiol.org/resources/monographswhite-papers/the-gram-stain/.

Tan, J. S. & File, T. M.(n.d.). *Streptococcus species (group G and group C streptococci, viridans group, nutritionally variant streptococci)*. Retrieved from http://www.antimicrobe.org/b241.asp.

Tankeshwar, Acharya, "Optochin Test: Principle, Procedure, expected results and quality control".(2013) pertains to testing for Streptococcus pneumoniae.

The National Notifiable Diseases Surveillance System (NDSS) of the CDC discussing "Streptococcal Toxic Shock Syndrome(STSS) (Streptococcus pyogenes) 2010 Case Definition". I was researching the difference between Staph and Strep as causes of Toxic Shock Syndrome.

Todar, K.(n.d.). *Staphylococcus*. Retrieved from http://textbookofbacteriology.net/staph_2.html.

Todar, K.(n.d.). *Staphylococcus aureus and Staphylococcal Disease*. Retrieved from http://www.textbookofbacteriology.net/staph.html.

Todar, K.(n.d.). *Streptococcus pneumoniae*. Retrieved from http://www.textbookofbacteriology.net/S.pneumoniae.html.

Todar, K.(n.d.). *Streptococcus pyogenes and streptococcal disease*. Retrieved from http://www.textbookofbacteriology.net/streptococcus.html.

Toxic shock syndrome.(n.d.). Retrieved from http://www.mayoclinic.org/diseases-conditions/toxic-shock-syndrome/basics/definition/CON-20021326.

Toxic shock syndrome.(n.d.). Retrieved from http://www.medicinenet.com/toxic_shock_syndrome_tss/page4.htm#what_is_the_prognosis_of_toxic_shock_syndrome.

Toxic shock syndrome.(n.d.). Retrieved from http://www.nlm.nih.gov/medlineplus/ency/article/000653.htm.

Tran, M.P., Caldwell-McMillan, M., Khalife, W., & Young,V. B.(2008). *Streptococcus intermedius* causing infective endocarditis and abscesses: a report of three cases and review of the literature. Retrieved from http://www.biomedcentral.com/1471-2334/8/154.

Understanding toxic shock syndrome: The basics.(n.d.). Retrieved from http://www.webmd.com/women/understanding-toxic-shock-syndrome-basics.

Vancomycin-resistant enterococcus(VRE) infection.(2011). Retrieved from http://www.cdc.gov/HAI/organisms/vre/vre-infection.html.

Vyan, J. M.(2014). Meningitis: pneumococcal. Retrieved from http://www.nlm.nih.gov/medlineplus/ency/article/000607.htm.

Watson, R.(n.d.). *Summary of biochemical tests*. Retrieved from http://www.uwyo.edu/molb2210_lab/info/biochemical_tests.htm.

Wessels, M. R.(n.d.). *Group C and group G streptococcal infection*. Retrieved from http://www.uptodate.com/contents/group-c-and-group-g-streptococcal-infection.

Woods, C. J.(n.d.). *Streptococcus group B infections*. Retrieved from http://emedicine.medscape.com/article/229091-overview.

Xu, S. X., & McCormick, J. K.(2012). *Staphylococcal superantigens in colonization and disease*. Retrieved from http://www.ncbi.nlm.nih.gov/pmc/articles/PMC3417409

CHAPTER 12

그람양성막대균

Gram-Positive Bacilli

학습목표

이 장을 학습한 후, 학습자는:

1. 주요 용어를 정의할 수 있다.
2. 그람양성막대균의 구조적 형태들을 비교할 수 있다.
3. 막대균과 막대균이 유발하는 질병을 설명할 수 있다.
4. *Clostridium*균과 이 균이 유발하는 질병을 설명할 수 있다.
5. 생물테러에 이용되는 병원성 세균의 역할에 대해 설명할 수 있다.

주요 용어

근막염 Fasciitis: 근육의 근막층 염증으로서 세균감염으로 발생하기도 함. 근막조직의 심각한 진행성 파괴와 사멸을 괴사성 근막염이라고 함

내생아포 Endospore: 세균이 생존하기 어려운 환경에서 살아남기 위한 수단으로 세균에 의해 형성된 보호 외벽으로 둘러싸인 형태로서, 성장하기 좋은 환경이 될 때까지 휴면상태(resting stage)의 세균을 말함

박테리오신 Bacteriocins: 세균을 사멸시킬 수 있는 제제의 일종

복막염 Peritonitis: 복부 및 복막 벽쪽 장막에 발생한 염증

봉와직염 Cellulitis: 고형조직의 감염으로서, 특히 피부 아래에 있는 느슨한 결합조직 감염. B형 헤모필루스 인플루엔자(*Haemophilus influenzae* type b)에 의한 감염이 흔함

비용혈성 Non-hemolytic: 적혈구를 파괴하는 능력이 부족한 것을 의미함

살균 Bactericidal: 세균을 파괴하는 것으로, 세균을 부수거나 사멸시킴

상재균 Indigenous flora: 피부, 위장관, 질과 같은 인체에 정상적으로 존재하는 미생물로, 정상균무리(normal flora)로 불림

안구내염 Endophthalmitis: 안구 내부의 염증으로, 한쪽 또는 양쪽 안방(chamber)에서 발생할 수 있음

엔도솜 Endosome: 세포 내 이입 과정 동안 세포 내로 물질이 흡수될 때 형성된 공포(vacuole)

영양 Vegetative: 혼수상태에서 불수의적 혹은 수동적으로 기능하는 것으로, 세균 수가 많아질 수 있는 힘을 지님

용혈소 Hemolysin: 적혈구 용혈을 유발하는 세균의 세포외효소 물질

위장염 Gastroenteritis: 설사를 유발하기도 하는 위와 소장 벽의 염증

의인성 Iatrogenic: 치료나 의료제공자에 의해 발생한 질병이나 부작용과 관련된 것을 말함

패혈증 Septicemia: 병원성 세균이 혈액 내에 존재하는 상태. 인체의 여러 곳으로 퍼진 심각한 감염이며, 전신감염 혹은 패혈증(sepsis)으로 불림

후궁반장 Opisthotonos: 머리와 발뒤꿈치, 몸이 등쪽으로 활처럼 구부러지고 경직된 것을 말하며, 파상풍 감염 시에 나타나는 전형적인 증상

생각해보기

*Clostridium difficile*이 병원 및 장기요양시설과 같은 의료환경에서 문제가 되고 있다. 이 장의 주제를 살펴보며 다음을 생각해보자.

1. 의료관련감염의 고위험집단은 무엇인가?
2. 질병의 전파를 최소화할 수 있는 일반적인 방법은 무엇인가?
3. 그람양성막대균에 의한 식품 매개 감염을 어떻게 방지할 수 있는가?
4. 이 세균의 어떤 특성이 강한 독성을 갖게 하고 살균을 어렵게 하는가?

임상에 적용해보기

세균은 흥미로운 생존 전략을 개발하였다. *Geobacillus stearothermophilus*는 막대 모양의 아포 형성 세균이며, 그 이름에서 알 수 있듯이 증기를 좋아한다. 이 세균은 극한 환경에서 가장 잘 자라는 극한 생물 중 하나로 간주된다. 병원에서 이 세균은 고압증기 멸균기의 생물학적 지표(biological indicators, BI)로 사용한다. 고압증기멸균 시 검사용 테스트 앰플(ampule) 또는 스트립의 *Geobacillus stearothermophilus*가 사멸된다. 멸균된 생물학적 지표를 세균배양검사했을 때, 세균이 성장하지 않으면 멸균기가 적절히 작동하는 것으로 간주하며, 이 방법으로 처리된 물품은 멸균된 것으로 여긴다.

바실루스의 개요

세균의 모양, 산소 요구량, 염색 결과 및 운동성에 따른 여러 가지 세균 분류 방법이 있다. 바실루스(Bacillus)는 그람염색 시 그람양성의 막대 모양 세균이고, 대부분 카탈라아제 양성이다.

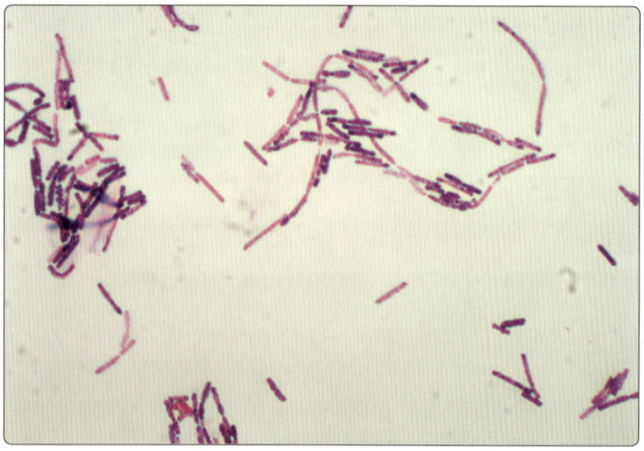

그림 12-1 그람염색한 *Bacillus cereus* 아종. *mycoides*
출처: Courtesy of CDC/Dr. William A. Clark.

바실루스는 전 세계 토양과 동물의 장에서 발견되며, 토양에 있는 죽은 유기물을 먹이로 사용한다. 다양한 양의 산소를 이용하므로 호기성 또는 조건무산소성균으로 분류한다. 개별 세균은 편모(flagella)를 이용하여 운동성을 갖기도 한다. 현재까지 알려진 바실루스 수는 약 40개에서 295개까지 다양하다. 그러나 과학적 연구나 멸균 과정의 지표(*B. subtilis* 및 *Geobacillus Stearothermophilus*), 병원균(*Bacillus anthracis* 및 *B. cereus*)으로서 임상적 중요성을 지닌 것은 극소수에 불과하다(그림 12-1).

바실루스과(Bacillaceae)의 세균은 오랜 기간

동안 토양 또는 불리한 환경 조건 하에서도 생존이 가능하게 하는 핵심 병독성 인자인 내생 아포를 형성하는 세균이다. 주위 환경이 좋아지면, 이 세균은 영양 상태로 돌아가서 번식과 성장을 시작한다.

탄저균

탄저균(*Bacillus anthracis*)은 수세기 동안 질병을 유발하였으며, 인간에게 질병을 일으키는 직접적인 원인으로 밝혀진 최초의 세균이다. 로버트 코흐는 1877년 실험실에서 세균을 배양하여 해당 세균이 아포를 형성할 수 있음을 보여 주었고, 동물에게 주사하여 탄저병을 유발하였다(그림 12-2).

이 세균은 임상 검체에서는 단일 또는 쌍이지만 실험실 배양에서는 긴 사슬 모양을 하고 있다. 아포형성 능력 이외의 다른 두 가지 독성 요소는 다음과 같다.

1. 백혈구를 차단하고 식균 작용을 방지하는 항포식세포성 폴리펩티드(antiphagocytic polypeptide) 협막
2. 탄저 독소는 세 가지 독성 성분으로 구성된다.
   a. 방어 항원(protective antigen, PA): 보호 항독소 항체를 유도한다.
   b. 부종 인자(edema factor, EF): 부종(팽창)을 유발하는 독소 활동에 필요하다.
   c. 치사인자(lethal factor, LF): 산소 결핍, 쇼크, 호흡기나 심부전, 혈관 투과성 증가에 의한 숙주 사망에 기여한다.

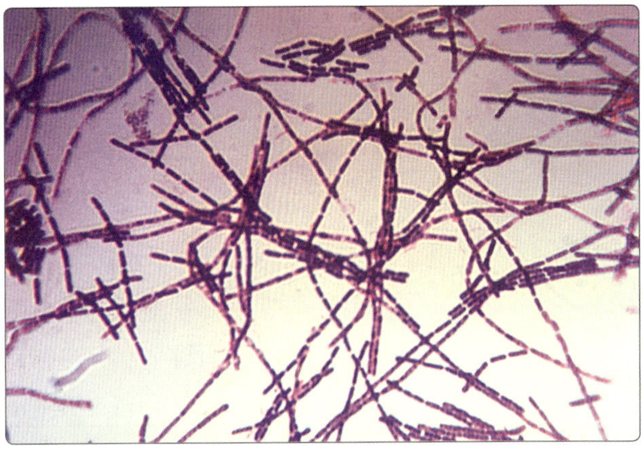

그림 12-2 그람염색법을 이용한 탄저균(*Bacillus anthracis*)의 현미경 사진
출처: Courtesy of CDC.

세 가지 독성 성분은 개별적으로는 효과가 없으나 이것들이 결합하면 치명적이다. 협막은 독성이 없지만, 혈청의 살균 효과 및 숙주 식세포에 의한 삼투로부터 세포를 보호한다. 협막은 감염 초기에 가장 중요하지만 이후 단계에서는 탄저병 독소가 주요 질병 요인이기 때문에 협막의 역할이 상대적으로 덜 중요하다(그림 12-3).

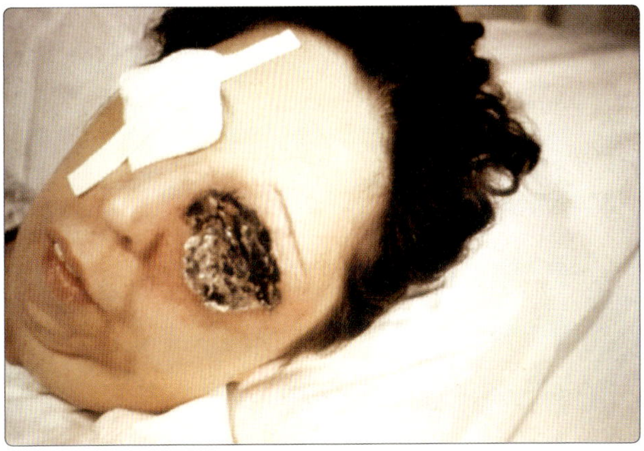

그림 12-3 왼쪽 눈에 탄저균 감염이 발생한지 24일이 경과한 여성 환자
출처: Courtesy of CDC.

인간에게 발병하는 탄저병

인간은 오염된 동물이나 제품에 노출되거나, 생물학적 무기와 같은 방법으로 세균에 직접 노출되어 감염된다. 질병 자체는 흡입, 섭취 또는 접종에 의해 발

생한다. 대부분의 감염은 오염된 토양 또는 감염된 동물을 이용하여 만든 제품에 포함된 아포에 의해 초래된다. 또한 양털업자병(wool-sorter's disease)으로 알려진 흡입 탄저병은 아포를 흡입하여 발생한다. 양털업자병이라는 질병의 이름은 감염된 염소와 양의 모발을 처리하는 과정에서 감염된 사람이 많이 발생하여 유래되었다. 피부 탄저병이 감염된 병변을 접촉하여 사람 간 전파가 되었다는 사례는 매우 드물다. 그러나 개방된 병변이 있는 경우 접촉주의를 준수해야 한다.

탄저병은 중남미, 사하라 이남 아프리카, 중남부 아시아, 남부 및 동유럽, 카리브해 제도의 농업 지역에서 흔히 볼 수 있다. 미국의 야생 동물 또는 가축에서의 집단감염 사례는 거의 없는데, 이것은 가축 예방접종 프로그램이 널리 보급되었기 때문이다.

탄저병 전파경로

탄저병은 4가지 방법, 즉 피부, 흡입, 위장관 또는 주사 중 한 가지 또는 그 이상의 방법으로 인체에 침입할 수 있다. 앞에서 언급했듯이, 탄저병 아포는 피부로 들어갈 수 있다. 보통 피부가 베이거나 긁힘으로 피부 탄저병이 발생할 수 있다. 이는 감염된 동물이나 양털, 가죽 또는 머리카락을 다루는 과정에서 발생한다. 피부 탄저병은 감염부위 주변의 피부와 조직에 영향을 미치며 머리, 목, 팔, 손에 흔히 발생한다. 노출 후 1~7일 사이에 접종 부위에서 통증이 없는 융기가 생긴다. 중심부가 괴사된 약 1~3 cm의 통증이 없는 궤양으로 진행한다(그림 12-4). 피부 탄저병은 치료를 시작하면 치명적인 경우는 거의 없다.

흡입 탄저병은 양모 가공 공장, 도살장 또는 동물 제혁소의 근로자가 노출될 수 있다. 이들은 작업 시 오염된 동물의 아포를 흡입할 수 있다. 흡입 탄저균의 아포는 흉부 림프절에서 급속히 증식한 다음 림프액에서 신체의 다른 부위로 퍼진다. 흡입 탄저병은 이 질병의 가장 치명적인 형태이다. 증상의 시작은 일반적으로 노출 후 7일 이내에 발생하지만 최대 2개월까지 나타나지 않을 수도 있다. 흡입 탄저병은 호흡 부전 및 전신 쇼크를 유발하는 폐질환이다. 질병 초기에 집중적인 치료가 시작되더라도 사망률이 높다(45%). 적절한 즉각적인 치료 없이는 10~15%만 생존한다(그림 12-5).

위장관 탄저병은 감염된 동물의 날고기 또는 덜 익은 고기를 섭취한 후 발생할 수 있다. 세균의 아포는 인두, 식도, 위 또는 장을 따라 점막 조직을 관통할 수 있다. 위장관 탄저병은 드물게 발생하며, 치료를 통해 감염자 중 60%가 생존하지만 치료를 하지 않으면 절반 이상이 치명적이다.

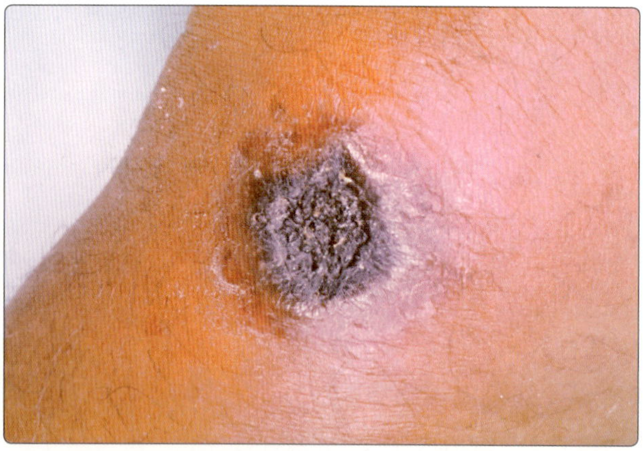

그림 12-4 탄저균인 *Bacillus anthracis*에 의해 유발된 전박 피부에 생긴 탄저병
출처: Courtesy of CDC/James H. Steele.

진단 및 치료

탄저균은 현미경을 사용하여 쉽게 관찰할 수 있다. 배양은 피부 병변, 혈액, 호흡기 분비물을 채취하여 배양하고, 혈청학적 진단은 감염이 의심되는 사람의 혈액에서 특정 항체를 측정한다. 배양된 탄저균은 용혈성이 없고 부착성이 뛰어나며 빠르게 자란다. 배양된 모양, 혈액배양배지에서 잘 떨어지지 않는 세균의 끈끈한 부착성, 용혈 현상 부재 및 운동성 부족을 포함한 탄저균의 특성을 확인하기 위해 배양 및 생화학 검사를 한다.

항균제는 림프계 전파나 패혈증 발생 전에 투여하는 것이 효과적이다. 60일 동안 활성화를 지연시키는 아포의 능력 때문에 탄저병에 노출된 사람은 노출 후 60일 동안 항균제 치료가 필요할 수 있다. Ciprofloxacin과 doxycycline은 탄저병을 예방하는 데 사용되는 항균제이다.

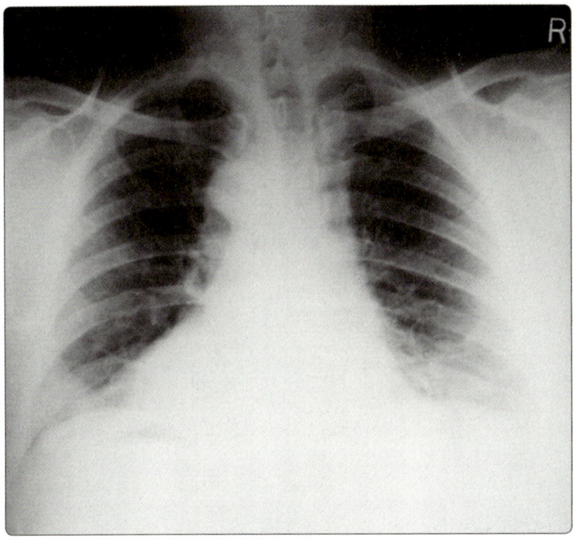

그림 12-5 **탄저병이 시작된지 4개월이 지난 46세의 남성의 흉부 방사선 촬영 사진.** 환자는 염소 머리 처리 공장에서 2년간 근무했으며, 종격동이 확장되고 양측 폐에 삼출물이 축적됨
출처: Courtesy of CDC/ Arthur E. Kaye.

예방

탄저병이 존재하는 지역의 동물은 예방접종을 받아야 하며 탄저병에 감염되어 사망한 동물의 사체는 적절하게 소각해야 한다.

직업에 따른 노출 가능성이 있기 때문에 감염위험이 있는 다음의 세 집단은 사전에 예방접종을 하는 것이 좋다.

- 탄저병에 노출될 수 있는 실험실 근로자
- 잠재적으로 감염된 동물을 치료할 가능성이 있는 수의사
- 일부 특정 군인

흡착 탄저 백신(anthrax vaccine adsorbed, AVA)은 18~65세 사이의 성인에서 피부 및 흡입 형태의 탄저병으로부터 보호하기 위해 허가된 백신이다. 백신은 18개월 동안 5회 근육주사한다. 이후 매년 추가 접종을 통해 면역력을 유지해야 한다. 이 백신은 생물테러를 제외하고는 일반인에게 권장되지 않는다. 생물테러가 발생한다면 노출된 사람은 4주에 걸쳐 3회 근육주사와 60일간 경구 항균제를 투여한다.

아포는 증기나 가스 멸균, 소각으로 사멸시킬 수 있으며, 100℃에서 30분 동안 끓이면 파괴될 수 있다. 영양형은 0.05% 차아염소산염 용액으로 사멸시킬 수 있다.

생물테러와 탄저병

생물테러(bioterrorism) 공격 가능성은 실제로 존재한다. 미국 질병관리본부(Centers for Disease Control and Prevention, CDC) 등에서는 생물테러 공격이 이루어질 경우 지역 보건의료기관과 긴밀히 협력할 계획과 프로토콜을 갖고 있다(그림 12-6). 탄저균은 인간, 동물 및 식물에 대한 탄저병(Anthrax)의 병원성 때문에 미국 질병관리본부가 인정한 다음 기준에 기초하여 생물학적 무기로 선택될 가능성이 있다.

- 탄저병 아포는 자연에서 발견되거나 실험실에서 생산될 수도 있으며 혹독한 환경에서도 오랫동안 생존할 수 있다.

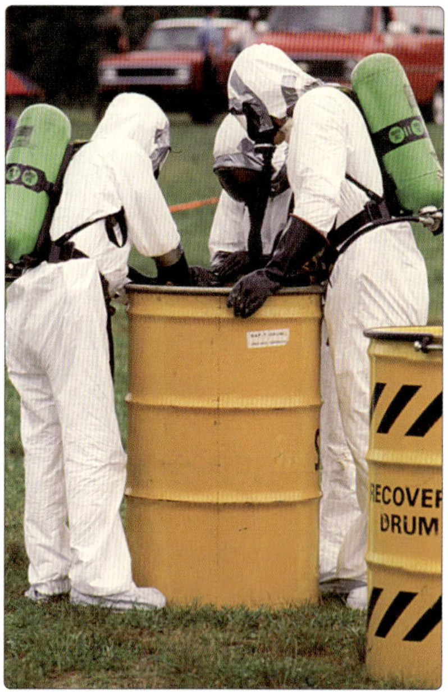

그림 12-6 **유해 물질 격리**
출처: Courtesy of CDC/Jim Gathany.

- 탄저균은 미세한 아포를 분말, 스프레이, 음식 및 물에 넣을 수 있어 좋은 무기가 될 수 있다.
- 탄저균은 생물학적 무기로 사용되어 왔다. 2001년, 미국에서 가루로 만든 탄저병 아포를 우편으로 미국 의회와 방송국에 보낸 사건이 있었다. 이로 인해 12명의 우편물 취급자를 포함한 22명이 탄저병에 감염되었으며, 그중 5명은 감염으로 사망하였다.

가장 치명적인 형태인 흡입 탄저균은 다수의 사람들이 살고 있는 지역에 감지되지 않은 채 분포할 수 있다. 다수의 환자에게 의료 조치를 취할 때까지는 사건이 눈에 띄지 않을 수 있다. 탄저병 치료 지연은 치명적 결과를 초래할 가능성을 크게 증가시킨다.

비상사태 대비

미국 질병관리본부는 가족들이 당황하지 않고 잠재적인 자연재해나 인공재해를 대비하여 비상용품 준비를 고려하도록 권고하고 있다. 탄저균에 의한 생물테러 공격의 경우, 국가에서 노출된 사람들에게 항균제를 분배하기 위한 대규모 시설을 마련하고, 개인은 병력, 복용약 및 알레르기에 관한 정보를 제공해야 한다. 일단 항균제가 처방되면 끝까지 지시대로 복용하는 것이 중요하다.

흡입 탄저병 증상 인지는 노출 가능성이 있는 사람들을 치료할 시기를 결정하는 데 도움이 된다. 이러한 증상은 다음과 같다.

- 발열, 오한, 기침
- 짧은 호흡
- 가슴 통증 혹은 불편감
- 두통
- 메스꺼움, 구토, 복부 경련
- 탈진 및 전신 통증
- 발한

세레우스균

대부분의 바실루스는 병원성이 낮은 기회감염균으로 간주된다. 그러나 세레우스균(*Bacillus cereus*, *B. cereus*)은 병원성 균으로, 안구 감염, 정맥관 관련 패혈증 및 위장염의 원인으로 알려져 있다. 탄저균과 마찬가지로, 일반적으로 토양에서 발견되고 그람양성, 조건무산소성 균이며 운동성, 아포 형성 및 용혈성이다.

*B. cereus*로 인한 위장염은 구토를 유발하는 구토 독소(emetic toxin)와 세포 독성을 유발하고 심한 설사를 유발하는 세 가지 장독소를 특징으로 한다. 증상은 다른 식중독(*S. au-*

reus, *Clostridium perfringens*)의 증상과 유사하다. 감염은 대개 24시간 내에 진행된다. 또한 균은 준비된 식품으로 옮겨지고 상온에서 빠르게 번식한다. 아포는 오염된 음식물을 가열해도 파괴가 어렵다.

*B. cereus*는 심한 안구내염에서 흔히 검출된다. 감염에는 두 가지 형태가 있다. 눈의 외상으로 인한 외인성과 혈액을 통해 눈의 후방으로 접근하는 내인성이 있다. 보고된 환자의 70%가 감염된 눈의 적출술(외과적 제거) 또는 내용물적출(막의 파열)로 인해 시력을 완전히 상실하였다.

일부 연구자들은 심각한 침습성 전신 질환을 유발하는 *B. cereus* 사례를 연구하였다. 텍사스의 여러 도시에서 온 두 명의 금속 노동자에서 2007년에 *B. cereus*에 의한 폐렴과 패혈증이 발생하였다. *B. cereus*가 과거에 알려진 것보다 병원성이 더 강한 균이기 때문에 앞으로 더 많은 관심을 받게될 것이다.

*B. cereus*와 *B. subtilis*에 의한 다른 감염으로는 혈관카테터 삽입 후 물뇌증(hydrocephalus) 또는 심내막염(endocarditis)을 치료하기 위해 사용되는 뇌실심방션트(ventriculoatrial shunts)나 뇌실복강션트(ventriculoperitoneal shunt)를 삽입한 후 발생한 중추 신경계 감염이 있다.

진단 및 치료

식중독을 확인하기 위해 음식 배양검사를 해야 한다. 설사 독소는 동물 모델(예: 토끼 ileal loop)을 사용하여 검출할 수 있다. 구토 독소는 미생물이 쌀(rice)이 포함된 배지에서 배양할 때만 검출되므로 쌀은 *B. cereus* 오염의 가장 흔한 식품이다. *B. cereus*는 눈이나 카테터가 감염된 사람에서 채취한 검체에서 흔히 검출된다.

증상이 급속히 진행되는 위장염 치료 시 탈수 예방에 초점을 둔다. 식중독은 음식의 적절한 냉장 및 조리를 통해 예방할 수 있다. 100℃ 미만의 온도에서는 일부 아포가 조리과정에서도 생존하므로 세균의 오염이 확산될 수 있다.

리스테리아

리스테리아(*Listeria*) 속은 6개의 종으로 구성되며, 리스테리아 모노사이토게네스(*Listeria monocytogenes*)와 *L. ivanovii*가 사람에게 질병을 유발하는 유일한 종이다. 리스테리아는 식중독, 수막염 및 균혈증의 원인이 되는 그람양성, 비아포형성, 카탈라아제 양성, 조건무산소성균이다. 실내 온도에서는 운동성이 있으나 37℃에서는 운동성이 없으며, 이것은 미생물 감별에 사용되는 유용한 특성이다. 리스테리아는 전 세계의 토양에서 발견된다. 야생 및 가축 포유류 40종, 조류 17종, 최대 10%의 사람이 질병이 발생하지 않지만 리스테리아 보균소인 것으로 알려져 있다(그림 12-7).

리스테리아 모노사이토게네스는 대식세포 및 상피세포에서 자라는 세포 내 병원균이다. 실험실 배양에서는 섬유아세포에서 자란다. 세균은 용혈성 리스테리아리신(listeriolysin O)을 생성한다. 용혈은 세균이 숙주 세포에서 방출되기 위해 필요하다. 성장 과정은 다음과 같은 방식으로 진행된다.

- 리스테리아 세포는 대식세포 또는 상피세포의 특정 표면 수용체에 결합하여 식균 작용을

유발한다.

- 세균은 엔도좀(endosome)의 세포로 들어간다.
- 엔도좀이 리소좀에 붙어 효소에 의해 죽기 전에 리스테리올린은 엔도좀 막을 녹인다.
- 그런 다음 세균이 복제되어 세포 표면으로 이동한다.
- 두 개의 위족(pseudopods)이 발생하며, 하나는 새로운 세균의 방출을 위한 것이고, 다른 하나는 세균 세포를 또 다른 대식세포 또는 상피세포로 옮겨서 위의 과정을 다시 시작한다.

뇌척수액(cerebrospinal fluid, CSF)의 그람염색으로는 리스테리아균을 검출하지 못할 수도 있다. 이것은 흔히 검출되는 다른 수막염 유발 세균에 비해 매우 낮은 농도로 존재하기 때문이다. 리스테리아는 대부분의 실험실 배양에서 쉽게 자라며 1~2일 동안 배양하면 원형의 집락이 관찰된다. 액체 배지 또는 반고체 한천에서 배양할 때 이 균의 운동성은 식별 목적으로 사용된다.

이 세균이 건강한 사람에게 질병을 일으키는 것은 비교적 드물며, 면역저하자, 노인(65세 이상), 임산부에게 질병을 유발하는 것으로 알려져 있다. 미생물 검사는 리스테리아 감염이 강력히 의심되는 경우에만 시행되며 혈액, 뇌척수액 또는 양수에서 세균이 분리될 때 최종 진단을 한다.

리스테리아증

리스테리아 모노사이토게네스(*Listeria monocytogenes*)는 리스테리아증(Listeriosis)이라고 불리는 식중독의 원인균이다. 미국 질병관리본부에 따르면, 리스테리아증은 식중독으로 인한 사망 원인 중 세 번째로 높다고 한다(그림 12-8). 미국에서는 매년 1천 6백 명이 리스테리아에 감염되고 2백 60명이 사망한다. 증상을 보이는 사람들의 90%는 위험 집단(노인, 임산부 및 면역저하자)에서 발생하며, 약 20%는 치명적인 합병증을 유발한다. 65세 이상 노인이 리스테리아증 환자의 58%를 차지하며, 다른 사람들보다 감염될 가능성이 4배 더 높다. 수막염은 성인에서 리스테리아 감염의 가장 일반적인 질병 형태이다. 리스테리아에 의한 수막염은 장기 이식 환자, 암 환자 또는 임산부에서 주로 발생한다. 균혈증은 무증상이 많으며, 환자는 독감과 유사한 오한, 근육통 및 고열 증상을 호소한다.

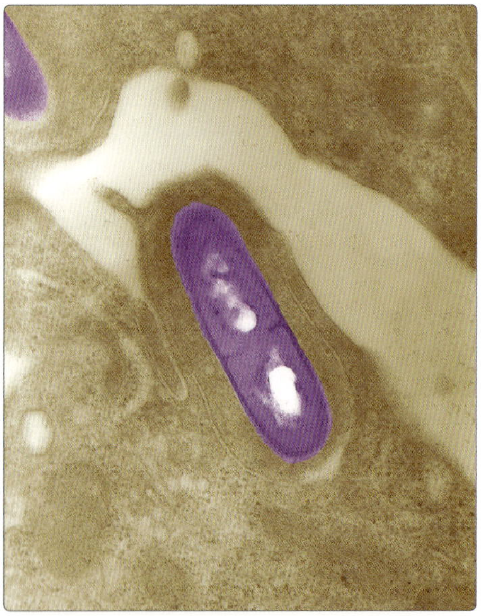

그림 12-7 조직 안에 있는 리스테리아균의 전자현미경 사진

출처: Courtesy of CDC/Dr. Balasubr Swaminathan; Peggy Hayes.

임산부는 리스테리아 감염사례의 14%를 차지하고 일반인보다 리스테리아에 감염될 가능성이 10배 더 높으며, 리스테리아로 인한 유산을 경험할 수도 있다. 또한 산모에서 태아에게 전파될 수 있으며, 이로 인해 출생 전에 균혈증, 수막염 감염 또는 사망을 초래할 수 있다. 주산기 감염의 두 가지 형태는 다음과 같다.

- 조기 발생 질병: 세균이 태반을 통해 임산부에서 태아로 옮겨진다. 이는 임신한 동안 오염된 음식을 먹었을 때 발생한다.
- 후기 발생 질병: 출생 중 또는 출생 직후에 획득한다.

조기에 발병하는 질병은 유아패혈증성 육아종증(granulomatosis)으로 알려져 있다. 이는 사망률이 높은 심각한 질병이다. 감염 후 2분기 혹은 3분기에 자연 유산 혹은 사산이 발생되기도 한다. 만일 신생아가 태어난다면, 감염 때문에 신체 여러 기관에 농양과 육아종이 발생하는 것이 특징이다. 늦게 발병하는 질병은 일반적으로 출생 후 2~3주에 발생하며 영아에게 패혈증으로 인한 수막염 또는 뇌막뇌척수염(meningo-encephalitis)이 발생한다. 리스테리아 수막염의 증상은 사슬알균 같은 병원균에 의한 증상과 동일하므로 이러한 다른 병원균들을 원인균에서 제외해야 한다.

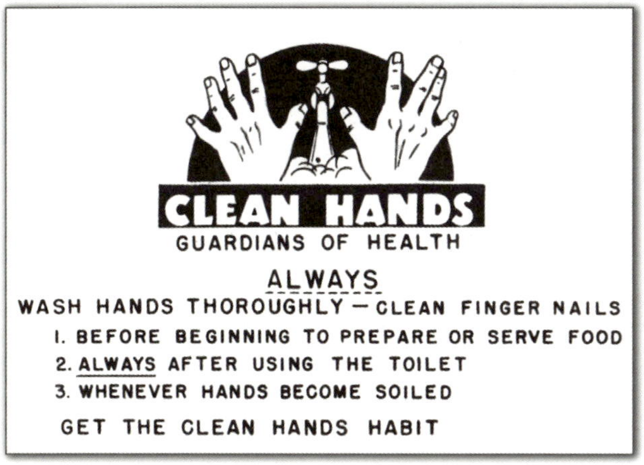

그림 12-8 1930년대 식품매개 질병을 줄이기 위한 미네소타 보건부 캠페인 자료

출처: Courtesy of CDC/ Minnesota Department of Health, R.N. Barr Library; Librarians Melissa Rethlefsen and Marie Jones.

면역저하자에는 암환자, 항암치료를 받는 사람, 류마티스성 관절염 등을 이유로 장기간 스테로이드 사용하는 사람, 신장이나 간 질환이 있는 사람, 사람면역결핍바이러스/후천성면역결핍증 감염인이 포함된다.

리스테리아증 감염유행

리스테리아증(Listeriosis)은 연중 산발적으로 발생하지만, 따뜻한 계절에 주로 발생한다. 연구에 따르면 대부분의 리스테리아는 음식 때문에 발생하였다. 다른 식품 매개 질병과 비교해볼 때 *L. monocytogenes* 감염 시 사망률이 매우 높다. 미생물은 낮은 온도뿐 아니라 광범위한 범위의 pH에서도 성장할 수 있다. 세균은 냉장 상태에서도 영향을 받지 않으며 오염된 음식에서 천천히 번식한다(그림 12–9).

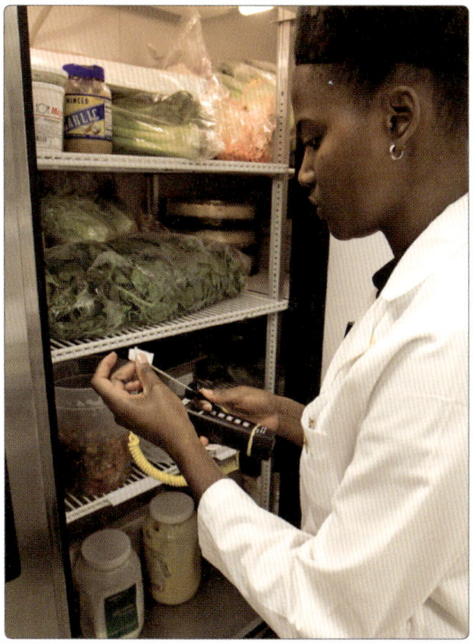

그림 12-9 냉장식품의 온도를 측정하는 위생조사관

출처: Courtesy of CDC/Amanda Mills.

채소는 비료로 사용되는 흙이나 비료에 의해 오염된다. 세균을 보유한 동물은 무증상 상태이나 유제품이나 고기 등을 오염시킨다. 또한 리스테리아는 우유를 가공할 때 적당한 저온 살균법과 즉시 먹을 수 있는 가공육의 가열에 의해 사멸된다.

예방 및 치료

미국 식품의약품안전처(Food and Drug Administration, FDA)와 미국 질병관리본부는 리스테리아증을 비롯한 음식으로 인한 질병을 예방하는 방법에 대한 다양한 온라인 자료를 제공하고 있다. 일반인들을 위한 예방법은 다음과 같다.

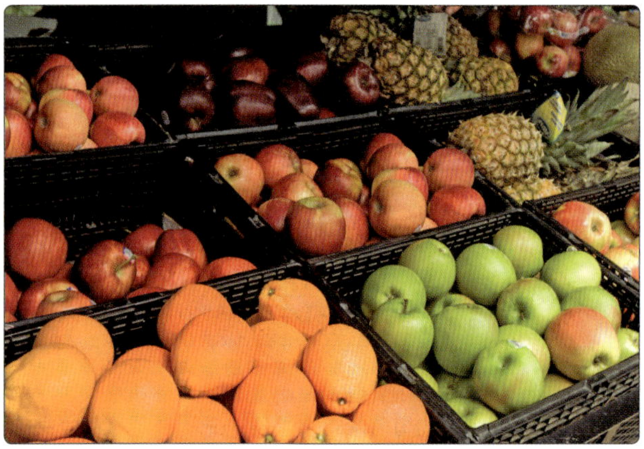

그림 12-10 마켓에서 판매되는 다양한 과일
출처: Courtesy of CDC/Amanda Mills.

- 모든 날것인 식품(껍질을 벗기는 것이라도)은 세척한다.
- 단단한 것은 문질러 씻는다(멜론, 오이, 호박).
- 농산물은 깨끗한 종이타월로 닦거나 건조시킨다.
- 교차 오염을 방지하기 위해 조리되지 않은 음식과 조리된 음식을 분리한다.
- 특히 생고기를 준비한 후 주방 표면을 깨끗하게 유지한다.
- 냉장고 표면과 통을 깨끗하게 유지한다. *L. monocytogenes*는 4.4℃ 이하 및 냉동실(0℃ 이하)에서 보관하지 않으면 냉장고에서 자랄 수 있다.
- 고기와 가금육을 적절한 온도로 조리한다.
- 조리된 음식을 적절한 방법으로 보관한다. 고기와 치즈, 남은 음식은 특별히 주의를 기울여야 한다.
- 안전한 음식을 선택한다. 살균되지 않은 우유 또는 저온 살균되지 않은 치즈는 섭취하지 말아야 한다.

위험군은 다음과 같은 추가 주의가 필요하다.

- 조리된 가공 육류, 만들어 놓고 파는 샐러드는 피한다. 먹기 직전에 내부 온도가 74℃로 가열된 핫도그 또는 소시지만 먹도록 한다.
- 저온 살균 우유로 만든 연성 치즈만 섭취하도록 한다. 부드러운 멕시코 스타일의 치즈(퀴소 프레스코)는 저온 살균 우유로 만들지만 생산 과정에서 리스테리아에 오염되었을 수도 있다.
- 냉동 훈제 해산물은 피한다. 통조림으로 만들어진 해산물과 먹기 직전에 적절한 온도로 조리된 해산물은 안전한 것으로 간주된다.

적절한 항균제로 치료한다. 고위험군은 동물성 식품, 치즈, 씻지 않은 생채소를 먹지 않는 것이 좋다. 임신 중에 감염이 발생하면 임산부에게 항균제를 즉시 투여하여 태아 감염을 예방할 수 있으나 백신접종은 불가능하다.

유산균

유산균(lactobacillus)은 젖산을 생산하며, 그람양성, 막대 모양의 비아포형성 세균으로 조건무산소성 또는 절대무산소성으로 간주된다. 유산균은 산소 존재 하에서 성장할 수 있지만 비효율적인 대사로 인해 성장이 잘 이루어지지 않는다. 그러나 젖산 생산으로 인해 다른 미생물의 성장이 억제되어 유산균이 성장할 수 있다. 이것은 단지 젖산만 생성하기 때문에 동종 젖산

(homolactic)으로 불린다. 젖산 생산은 음식을 상하게 할 수 있으나 이 과정은 오이로 피클을 만들거나 우유로 요구르트를 만드는 식품 산업에서 중요한 과정이다. 사람의 경우 유산균 속에 포함된 세균들은 공생균이거나 질, 구강 및 장에 있는 정상균무리의 일부이다. 여성의 정상적인 질에 존재하는 미생물은 성 호르몬 수치에 영향을 받는다. 출생 후 몇 주 안의 여아 신생아의 질에는 유산균이 존재하게 된다. 유산균은 산모에서 태아의 혈액으로 에스트로겐이 옮겨질 때 증식할 수 있다. 유산균은 글리코겐을 젖산으로 전환시키며 질 내 pH가 산성이 되게 한다. 이것은 산성에 내성이 있는 정상 미생물이 질 속에서 성장할 수 있는 환경을 제공한다.

에스트로겐이 감소함에 따라 코리네박테리움(*Corynebacterium*)과 같은 다른 세균이 정상적인 미생물 개체군의 일부가 되며, 이에 따라 질은 사춘기까지 중성 pH를 유지한다. 사춘기가 시작되면 에스트로겐 수치가 다시 증가하고 글리코겐은 유산균과 상호 작용하면서 증가하며 질은 다시 한 번 산성이 된다. 성인 여성에서는 경구 피임약, 살정제 및 임신이 글리코겐을 증가시킨다. 정상적으로 존재하는 미생물이 항균제 치료 과정 중 제거되어 질 미생물의 항상성이 깨어진다. 이러한 불균형은 질염이나 요로감염을 유발할 수 있다.

미국 전염병학회 전 회장이자 『실종된 미생물: 어떻게 세균을 죽이는 것이 현대 전염병을 일으키는가(Missing Microbes: How Killing Bacteria Creates Modern Plagues)』의 저자 마틴 블레이저(Martin Blaser) 박사는 임신한 여성의 질에 있는 유산균이 신생아에서 첫 번째 미생물 개체군을 확립하는 데 핵심적인 역할을 한다는 것을 주장하였다. 그는 태아가 질을 통과하며 유산균으로 덮이는 과정에 대해 설명하였다. 신생아가 어머니에게 양도될 때 신생아의 피부에 있는 유산균이 엄마의 유방으로 옮겨지며, 이를 초유와 함께 유아가 삼키게 된다. 유산균 및 기타 젖산 생산 세균들은 우유에서 발견되는 우세한 당인 젖당을 분해하여 유아의 에너지로 사용되게 한다. 블레이저 박사는 “질, 아기, 입, 젖꼭지 및 우유와 관련된 행동들이 신생아가 우유를 소화시킬 수 있도록 신생아 장관계에 미생물이 존재할 수 있게 한다.”고 하였다.

블레이저 박사와 다른 연구자들은 제왕절개 분만률의 증가가 신생아 건강에 미치는 잠재적 영향을 염려하고 있다. 신생아가 산도를 통과하는 과정이 없어지면 모체에서 신생아로 세균들이 전파되는 기전이 상실된다. 질을 통한 정상 분만과 제왕절개 분만 후 신생아의 미생물 집단을 연구한 과학자들은 제왕절개 집단에서 유산균이 없어졌으며 피부와 환경(포도알균, *Corynebacterium, Propionibacterium*)에서 발견되는 세균이 대신 검출된다는 사실을 발견하였다. 제왕절개 분만의 경우, 어머니의 질에 거즈를 넣었다 제거하고, 제거된 거즈로 신생아 피부를 닦아 신생아에게 유산균이 정상적으로 전파되도록 제안하였다.

질에 있는 미생물에 대한 추가 연구에 따르면 일부 유산균, 특히 *L. jensenii*와 *L. crispatus*가 HIV를 억제할 수 있는 박테리오신을 생성한다는 것이 밝혀졌다. 유사한 종류의 세균 성장을 억제하는 박테리오신은 일부 세균에 의해 생산되는 단백질성 독소이다.

대부분의 공생 세균들은 멸균된 조직으로 침입하면 기회 감염균이 될 수 있다. 유산균 전신 감염은 심내막염과 관련 있다. 항균제 내성 여부는 심내막염 치료에 영향을 미치며, 심장판막의 손상이 심각한 환자는 심장 판막 대체 수술을 받아야 한다.

클로스트리듐

클로스트리듐(*Clostridium*) 속에는 무산소성, 즉 아포를 생산하는 그람양성막대균을 포함한다. 대부분은 절대무산소성이지만 일부 종은 산소에 대한 저항성이 있으며, 백 종 이상이 발견되었다. 미생물은 물, 토양, 하수에서 광범위하게 발견되며 동물과 사람의 위장관에 존재하기도 한다. 대부분의 종은 무해하지만 일부 기회감염을 유발하는 균종은 다음과 같은 심각한 질병을 일으킬 수 있다.

- 가스괴저: *Clostridium perfringens*, *C. novyi*, *C. septicum*, *C. histolyticum*, *C. sordellii*
- 보툴리눔중독증: *Clostridium barati*, *C. botulinum*, *C. butyricum*
- 파상풍: *Clostridium tetani*
- 대장염: *Clostridium difficile*

클로스트리듐 세균을 강력한 병원균으로 만드는 독성 요소에는 다음과 같은 것이 포함된다. 아포를 형성하여 혹독한 환경 조건으로부터의 보호, 장독소 및 신경독을 포함한 독소 생산, 저산소 또는 무산소 영역에서의 빠른 성장 기간 등이다.

클로스트리듐 퍼프린젠스

클로스트리듐 퍼프린젠스(*Clostridium perfringens*)는 생명을 위협하는 가스 괴저를 일으킬 수 있다. 실험실 배양 시 빠르게 성장하더라도, 몇몇 흔하지 않은 비운동성 클로스트리듐의 일종이다. 이 세균은 알파, 베타, 엡실론 및 이오타 독소를 생성하며, 이는 5가지 유형(A, B, C, D, E)으로 세분화하는 데 사용된다. *C. perfringens* A형 균주는 인체 감염을 유발한다. *C. perfringens*는 사람과 동물의 위장관에 흔히 서식하며, 대변으로 오염된 토양과 물에서도 발견된다. B형, C형, D형, E형 균주는 토양에서 생존하지 못하고 주로 동물의 위장관이나 드물게는 인체에 집락을 형성하기도 한다. A형 균주는 가스괴저, 식중독, 연조직 감염의 원인이며, C형 균주는 괴사성 장염을 유발한다.

독소

클로스트리듐 퍼프린젠스(*Clostridium perfringens*)는 가장 심각한 질병인 광범위한 근육 괴사를 일으킬 수 있는 균종 중 하나이며 신속한 치료에도 불구하고 사망률이 높다. 이 균의 병원성은 균이 생산하는 12가지 독소 및 효소와 관련이 있다. 그중 일부는 경미하고 다른 일부는 치명적이다. 주요 독소의 치사율과 중요성에 따라 논하면 다음과 같다.

알파 독소는 모든 유형의 *C. perfringens*에서 생성되지만, A형이 가장 많은 양의 독소를 생성한다. Phospholipase 효소인 Lecithinase는 적혈구, 혈소판, 내피 세포 및 백혈구를 분해한다. 독소는 다량의 용혈, 출혈, 근육 괴사, 서맥(느린 심박수), 저혈압 및 간 독성을 동반하며, 혈관투과성을 증가시킨다.

베타 독소는 소장에서 괴사를 일으키고 카테콜라민 방출을 유발하여 고혈압을 일으킨다. 엡실론 독소는 트립신에 의해 활성화되고 위장관 벽의 혈관 투과성을 증가시킨다. 이오타 독소는 혈관 투과성 및 괴사 활성 증가를 돕는다.

엔테로톡신은 결장 내에서 생성되고 아포 형성 중에 방출되는 단백질이다. 그것은 주로 *C. perfringens* A형에 의해 생산된다. 회장과 공장의 세포막에 들어가서 막을 변형시키고 이온 전달을 방해한다. 장독소를 생산하기 위해서는 오염된 음식물로부터 다량의 세균을 섭취해야 한다. 항체는 이전에 장독소에 노출된 사람에게서 발견되지만 어떤 유형의 방어 역할도 하지 못한다.

클로스트리듐 퍼프린젠스로 인한 질병

가스괴저로 잘 알려진 근육괴사(myonecrosis)는 손상을 유발하는 독소의 능력을 보여주는 잘 알려진 심각한 감염이다. 예후가 좋지 않으며 사망률이 40~100%로 보고되고 있다. 외상이나 외과적 수술로 조직에 세균이 침입하며, 환자는 다음 증상을 경험한다.

- 발열 및 심한 발한
- 조직의 통증 및 부어오름
- 불안과 심박수 증가
- 구토 및 황달
- 회색, 빨간색, 혹은 검게 변하는 창백한 피부
- 접촉 시 갈라지는 소리를 내는 피하 공기
- 역한 냄새가 나는 물집

세균의 대사 활동으로 인한 괴사 조직과 가스가 조직에 존재하는 것이 손상 받은 근육의 병리학적 검사를 통해 알려졌으며, 이름을 가스괴저로 명명하였다. 앞에서 논의된 바와 같이, 독소는 광범위한 용혈 및 출혈을 일으킨다.

*Clostridium perfringens*와 *C. septicum*은 비교적 심각성이 적은 봉와직염 및 다른 심각한 질병을 유발한다. 근막염은 가스괴저와 유사하게 빠르게 진행된다. 그러나 골격근을 덮고 있는 근막층을 침범하며, 가스를 생성하는 특성이 있다.

*C. perfringens*는 식중독의 세 번째 원인이며 1년에 거의 백만 건이 발생한다. *C. perfringens* A형 균주가 주로 감염을 유발하며, 감염은 다량의 세균으로 오염된 육류를 섭취해서 발생한다. 장 독소(enterotoxin)는 아포가 조직에서 발아하고 림프구에서 사이토카인의 방출을 자극한 후에 생산된다. 감염된 사람은 발열, 메스꺼움, 구토 없이 복부 경련과 설사를 경험한다. 보통 감염은 24시간 이내에 해결되며 항균제 치료는 필요하지 않다. 냉장 식품은 장내 독소의 생산을 막고 재가열은 독소를 파괴한다.

괴사성 장염은 빈창자(공장, jejunum)에서 발생하는 드문 감염이지만 치명적인 영향은 물론 50%의 높은 사망률을 보인다. *C. perfringens* C형은 감염을 유발하고 베타 독소를 생성한다. 빈창자 조직의 광범위한 괴사가 발견된다. 환자는 괴사성 장 조직을 통하거나 복강 내로 세균이 빠져나가 심한 복통, 출혈을 동반한 설사, 쇼크 및 복막염을 경험한다.

클로스트리디움 보툴리눔

클로스트리디움 보툴리눔(*Clostridium botulinum*)은 그람양성, 막대 모양, 아포 형성, 주로 무산소성균으로 생산되는 독소에 기초하여 I, II, III, IV 그룹으로 세분된다. 제I형과 제II형의 균주는 대부분 사람에서 질병을 유발한다. A에서 G까지 7가지 보툴리눔 독소가 있으며, 독소 A, B, E, F는 사람에게 감염을 유발한다. 독소 A형은 신경 독소 하위 단위를 포함하고, 독소 B형은 신경독이 위산에 의해 파괴되는 것을 방지하는 비독성 하위 단위를 포함한다. *C. botulinum*은 전 세계적으로 발견되며, 토양에서 주로 발견되지만 물에서도 발견된다.

보툴리눔 독소

보툴리눔 독소(Botulinum toxin)는 콜린성 신경을 표적으로 한다는 것을 제외하고는 파상풍 독소와 유사하다. 이는 시냅스 접합부에서 신경 전달 물질인 아세틸콜린의 방출을 차단한다. 신경말단이 재생될 때 환자는 회복된다. 또한 *Clostridium botulinum*은 혈관 투과성을 증가시키는 두 가지 성분으로 구성된 이원성 독소(binary toxin)를 생성한다.

보툴리눔중독증

보툴리눔중독증(Botulism)은 *Clostridium botulinum*의 독성 효과로 인한 심각한 근육 마비 질환이다. 보툴리눔중독증 환자들에서 *Clostridium butyricum*과 *Clostridium baratii*도 검출되었다. 보툴리눔중독증은 식품매개, 상처, 영아, 성인 장독소혈증, 의인성의 5가지 유형이 있다.

미국 질병관리본부에 따르면 매년 1백 45건의 사례가 보고된다. 식품 매개 보툴리눔중독증(보고된 사례의 15%)은 독소 A형과 B형으로, 오염된 통조림 섭취로 인해 발생한다. 상처 보툴리눔중독증(보고된 사례의 20%)은 비교적 드물다. 영아 보툴리눔중독증(보고된 사례의 65%)은 가장 흔한 감염이며 오염된 식품, 특히 꿀의 섭취와 관련된다. 그러나 보툴리눔 아포는 거의 모든 곳에서 발견되며 영아도 환경을 통해 감염될 수 있다. 성인 장독소혈증 보툴리눔중독증과 의인성 보툴리눔중독증은 매우 드물다.

식품매개 보툴리눔중독증은 드물지만 심각한 감염을 유발하며, 감염된 음식물을 섭취한 후 6시간에서 10일 사이, 일반적으로 12~36시간 사이에 증상이 나타난다. 보툴리눔중독증으로 인한 마비 증상은 다음과 같다.

- 복부 경련과 변비
- 복시 혹은 흐린 시력, 처진 눈꺼풀
- 구강 건조, 말더듬이, 삼키기 힘듦
- 어깨와 목에서부터 몸통과 하지에 이르는 양측 근육 약화
- 횡격막 마비로 인해 호흡이 멈추며, 기능이 돌아올 때까지 인공호흡기 및 호흡 보조가 필요함

호흡 마비는 콜린성 신경에 비가역적으로 결합하여 신경전달물질을 차단하는 신경독소의 공격성 때문에 발생한다. 인공호흡기를 적용하고 있는 환자는 횡격막 기능이 회복되기까지 수주에서 수 개월(대체로 1년 이상)의 치료가 필요할 수 있다. 감염 과정에서 열은 발생하지 않는다. 음식으로 전파되는 보툴리눔중독증은 사람 간에는 전파되지 않는다.

식품 매개 보툴리눔중독증은 적절한 음식물 취급과 보관을 통해 예방할 수 있으며, 가정에서 통조림을 보관할 때는 특히 그렇다. 또한 세균 오염을 제거하기 위해 식품을 적절히 가열해야 하며, 식품 오염을 예방하기 위해 적절한 온도로 즉시 냉장해야 한다. 상업용 통조림 식품은 누출, 부풀어 오름, 녹슬거나 심하게 움푹 들어간 캔 등 보툴리눔중독증의 징후가 있는지 검사해야 한다. 이 외에도 금이 간 항아리, 느슨하거나 팽팽한 뚜껑이 있는 항아리, 더러운 냄새, 또는 개봉 시 액체가 분출되는 용기 등에서 보툴리눔중독증의 가능성이 있다(그림 12-11).

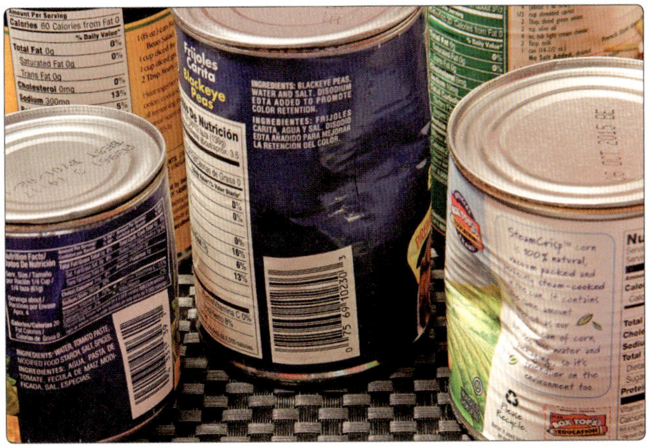

그림 12-11 보툴리눔중독증의 가능성이 있는 찌그러진 식품캔
출처: Courtesy of CDC/Debora Cartagena.

상처 보툴리눔중독증은 비교적 드물다. 이 이름은 오염된 흙이 상처난 피부나 수술 중 손상된 상처로 침입하기 때문에 명명되었다. 임상 증상은 잠복기가 길 경우와 복부 증상이 없을 경우를 제외하고는 음식에 의한 보툴리눔중독증과 유사하다.

유아 보툴리눔중독증은 1976년에 처음 알려졌으며 보툴리눔중독증의 가장 보편적인 형태로 간주된다. 일반적으로 생후 1~6개월 사이의 유아가 영향을 받는다. 유아는 장관의 정상 균무리 형성이 완전하지 못하고 *C. botulinum*이 위장관 내에 집락되기 위해 다른 균과 경쟁할 필요가 없기 때문에 감염유발의 위험이 있다. 증상으로는 안구 건조, 약한 울음, 미숙한 빨기 반사, 변비, 혼수, 이완성 마비(플로피 베이비 증후군, Floppy Tail syndrome), 호흡부전이 나타난다. 이러한 증상이 신생아에서 관찰되면 즉각적인 치료가 필요하다(그림 12-12).

유아 보툴리눔중독증 예방의 초점은 장내에서 자라며 치명적인 독소를 방출하는 보툴리눔 아포로 오염될 수 있는 식품을 피하는 것이다. 꿀은 가장 흔한 원인으로 밝혀졌다. 그러나 옥수수 시럽과 땅콩 버터도 잠재적인 감염원이 될 수 있다. 따라서 1세 미만의 영아에게는 꿀을 주지 않도록 한다. 수많은 환경 표면에는 *C. botulinum* 아포가 있어 감염 노출 가능성이 존재한다.

성인 장독소혈증 보툴리눔중독증은 장에 집락을 형성하여 발생하는 매우 드문 감염으로 기본적으로 영아 보툴리눔중독증의 성인판이다. 2006년과 2008년 사이에 미국 온타리오 주에서 5건의 성인 장 독소 보툴리눔중독증 사례가 보고되었다. 2명의 환자는 오염된 당근 주스를 섭취하였으며, 2명의 환자들은 먼 과거에 크론병 및 장 수술 병력이 있었고, 환자 중 한 명은 오염된 땅콩 버터를 섭취하였다. 연구자들은 기존의 장질환이 위험 인자로 작용할 수 있다고 주장하였다.

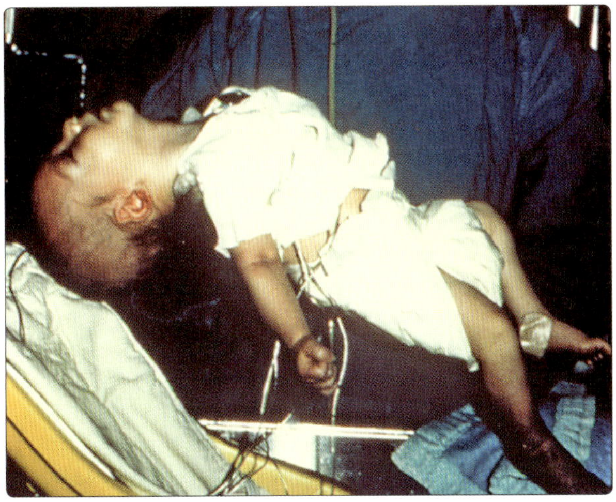

그림 12-12 보툴리눔중독증이 발생한 6세 유아
출처: Courtesy of CDC.

의인성 보툴리눔중독증은 치료용 보툴리눔 독소 A형의 합병증으로 발생한다. 경련 또는 다한증 치료를 위해 보톡스를 주사하거나 화장용 얼굴 주름 치료를 위해 보톡스를 주사할 수 있다. 의인성 감염은 독소를 권장량 이상 주입하여 혈관으로 주입되었을 경우 발생할 수 있다.

파상풍균

유기체 아포인 파상풍균(클로스트리듐 테타니, *Clostridium tetani*)은 식별이 쉽다. 세균의 말단이 둥근 모양으로 닭이나 칠면조의 북채처럼 보인다(그림 12-13). 실험실에서 파상풍균은 산소에 매우 민감하며 낮은 대사 활동으로 인해 성장이 어렵다.

파상풍균은 널리 퍼져 있으며, 토양에서 발견되고 인간과 동물의 위장에 집락한다. 언급한 바와 같이, 미생물은 산소에 매우 민감하지만 자연에서 생존하기 위해 신속히 아포를 형성한다. 파상풍 예방접종을 시행한 후 질병 발생의 가능성이 낮아 녹슨 못을 밟거나 더러운 것에 손상을 당한 사람들에게 예방접종을 시행한다. 그러나 파상풍 백신을 쉽게 구할 수 없는 개발도상국의 경우 특히 신생아가 사망하는 경우가 많아 사망률이 높을 수 있다.

파상풍 독소

파상풍균은 tetanospasmin(neurotoxin)과 tetanolysin(hemolysin)의 두 가지 독소를 생성한다. Tetanolysin의 작용 기전은 완전히 알려지지 않았다. Tetanospasmin은 세균의 성장 정지 단계에서 생산되어 세포 용해 시 방출된다. 이것은 파상풍 감염의 주요 임상 증상을 유발하는 원인 물질이다. 억제 시냅스에서 신경전달물질을 차단하여 경련 마비로 알려진 지속적인 흥분성 시냅스 활동을 유발한다. 보툴리눔균과 달리 아세틸콜린 전파에는 영향을 미치지 않는다. 일단 독소가 결합되면, 돌이킬 수 없으며 회복은 축삭종말의 재생에 달려 있다.

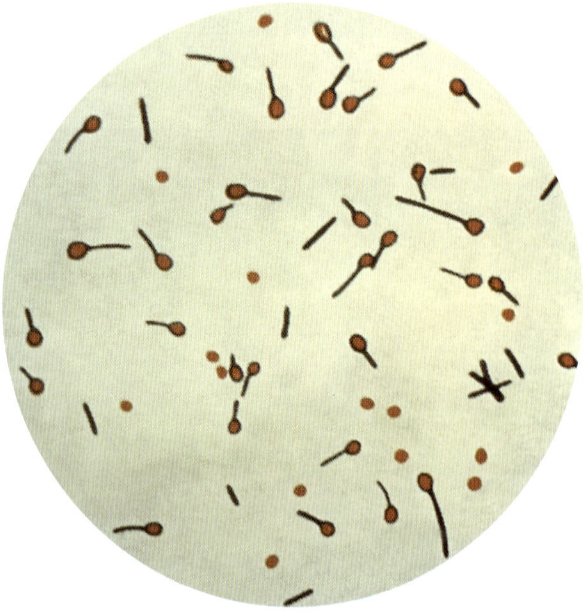

그림 12-13 *Clostridium tetani*의 메틸렌블루 아포 염색 사진
출처: Courtesy of CDC.

파상풍균으로 인한 질병

파상풍 감염의 잠복기는 3~21일 사이이며 평균 10일이다. 일반적으로 감염 부위가 중추 신경계에서 멀수록 배양 시간이 길어진다. 배양 시간이 짧을수록 질병의 중증도가 증가하고 합병증 발생률과 사망률이 높아진다.

가장 흔한 감염 형태는 전신형 파상풍(80%의 경우)이다. 입벌림 장애(trismus, lockjaw)는 가장 전형적인 증상이며, 얼굴의 깨물근(masseter muscles)을 침범한다. 깨물근의 일정한 수축으로 인해 경련미소(risus sardonicus)라고 불리는 특징적인 "미소"가 발생한다(그림 12-14).

파상풍의 다른 특징적인 증상으로는 발한, 초조, 활모양 경직(opisthotonos)이라고 불리는 만성적인 등근육 경련이 있다(그림 12-15). 질병이 진행됨에 따라 자율 신경계가 관여되며 탈수증, 고혈압과 저혈압, 심장 부정맥으로 이어질 수 있는 심한 발한 증상이 있다. 전신형 파상풍의 치사율은 10~20%이다.

국소형 파상풍은 덜 심각한 파상풍 형태로, 감염부위 근육에 국한되어 있다. 국소형 파상풍은 일반적으로 경미하다. 그러나 전신형 파상풍으로 전환되는 경우도 있다.

희귀하고 가장 생명을 위협하는 유형의 파상풍은 두부 파상풍이다. 감염의 주요 부위는 머리 또는 얼굴이며 중이염과 관련있다. 전신형과 국소형 파상풍과는 달리, 두부 파상풍은 연축이 아닌 흐릿한 뇌신경 마비를 일으키며, 턱 근육의 경련도 나타날 수 있다. 잠복기는 짧다(1~2일). 두부 파상풍도 전신형이 될 수 있다. 신생아 파상풍은 신생아 탯줄이 잘리며 그 끝에 발생하는 치명적인 감염으로, 배꼽이 떨어지면 감염되어 질병이 전신형이 된다. 잠복기는 통상 4~14일이며, 평균 7일이다. 사망률은 100%에 가깝고 생존하는 유아는 발달장애가 생기기도 한다(그림 12-16).

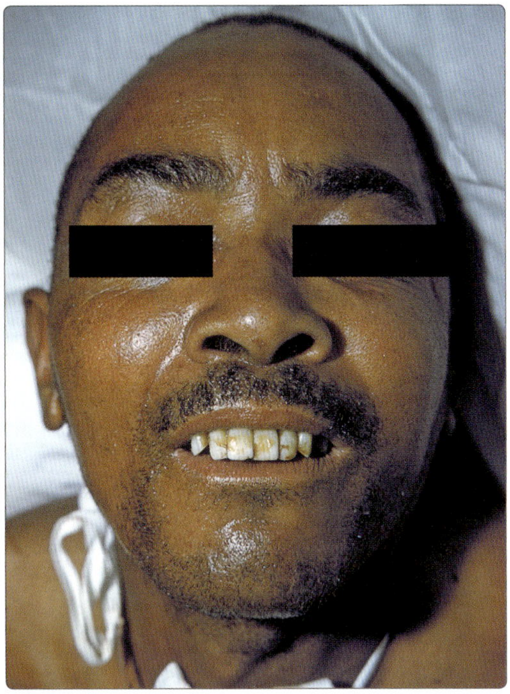

그림 12-14 깨물근과 목 근육의 수축을 보이는 얼굴 테타니

출처: Courtesy of CDC/Dr. Thomas F. Sellers/Emory University.

치료 및 예방

파상풍은 집중적인 상처 치료, 사람 파상풍 면역글로불린, 파상풍 톡소이드 추가접종, 항경련제, 항균제로 즉시 치료해야 하는 응급 상황이다. 면역글로불린을 사용할 수 없다면 항균제를 정맥으로 투여해야 한다. 일반 파상풍의 경우에는 자율 신경계 불안정성을 조절하기 위한 기

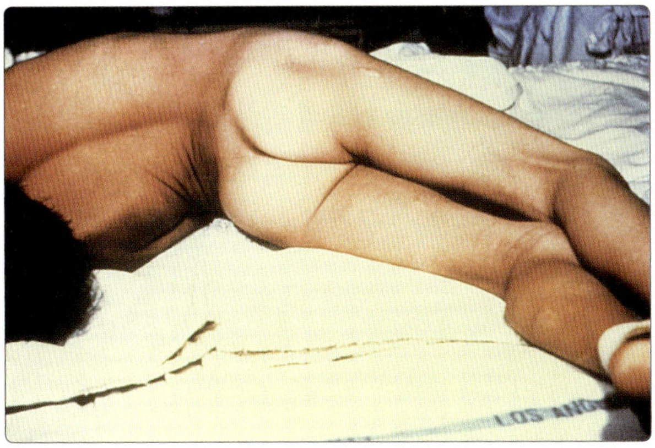

그림 12-15 파상풍균의 외독소로 인해 활 모양 경직으로 알려진 심한 등근육 연축을 보이는 파상풍이 발생한 성인

출처: Courtesy of CDC.

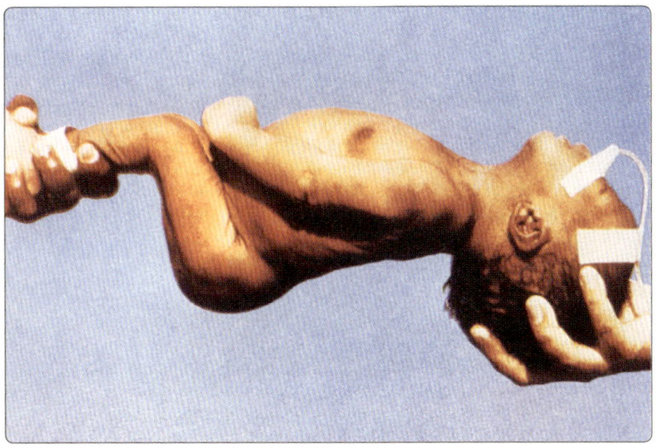

그림 12-16 파상풍 외독소 생성에 의해 신체 강직이 발생한 신생아 파상풍

출처: Courtesy of CDC.

계적 환기 및 약물 치료가 필요할 수 있다. 기도는 기관 절개 또는 기관 삽관으로 적절히 유지할 수 있으며, 진정제와 근육 이완제는 근육 경련을 조절하는 데 사용한다.

파상풍 백신은 수년 동안 사용해 왔다. 활동성 파상풍 감염의 경우 대증치료와 함께 예방접종을 시행한다. 예방적으로 3회 백신접종(Tdap)을 하며, 면역을 유지하기 위해 10년마다 추가 접종을 권고한다.

클로스트리듐 디피실레

클로스트리듐 디피실레(*Clostridium difficile*)는 그람양성, 막대 모양, 무산소성, 아포 형성 세균이며, 의료관련 감염(healthcare-associated infection, HAI)을 유발한다. 미생물 학자들이 배양에서 이 세균을 동정하기가 어렵기 때문에 1930년대에 *C. difficile*라는 이름이 부여되었다(그림 12-17). 이밖에도 최근에는 '*C. diff.*'으로 불리기도 한다.

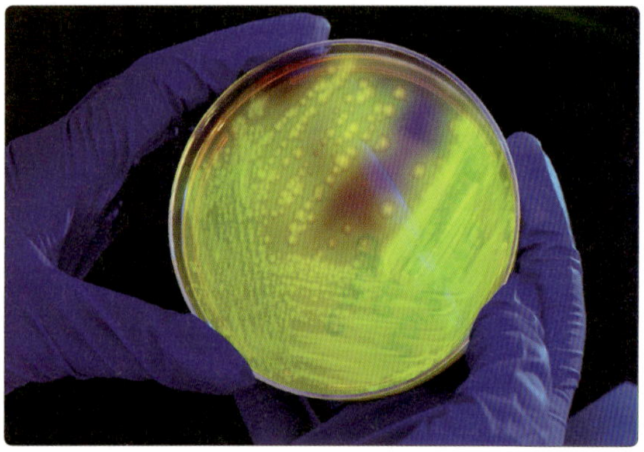

그림 12-17 배지에 자외선을 비추면 *Clostridium difficile*. 세균 집락은 녹황색의 형광을 방출함

출처: Courtesy of CDC/Melissa Dankel.

*C. difficile*은 수많은 다른 종의 세균과 마찬가지로 토양에서도 발견되며 사람의 위장관에도 존재한다. 이 기회감염균은 여러 병독성 인자를 가지고 있어 치료가 매우 어려우며, 열과 위산에 내성을 가진다. 장 내에서는 결장에 손상을 주는 독소를 분비하여 오래 지속되는 심한 설사병을 유발한다(그림 12-18).

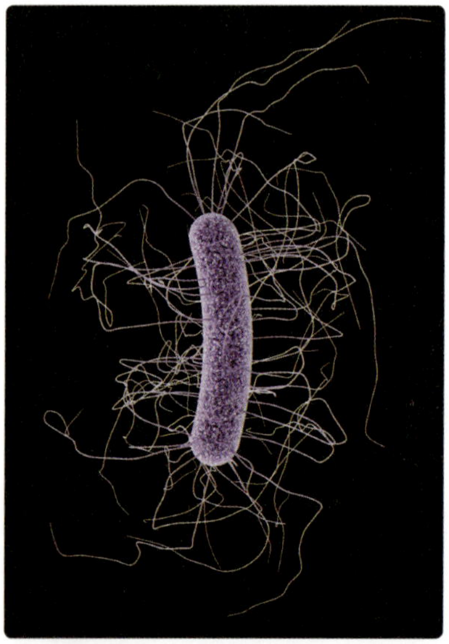

그림 12-18 그람양성 *Clostridium difficile* 막대균의 초미세구조 형태

출처: Courtesy of CDC/James Archer.

의료관련감염 유발 요인으로는 환자들이 항균제 치료를 자주, 장기간 사용하는 것이다. 투여된 항균제는 *C. difficile*에 효과가 없고 집락균을 제거하는 데 효과적이지 않다. 병원성과 독성이 있는 *C. difficile* 집락은 경쟁하고 방어하는 정상균무리로부터 위협받지 않고 번식한다. 감염균의 전파는 주로 의료종사자의 비위생적인 손으로 인해 발생한다. *C. difficile*은 분변에서 떨어져 나와 장기간 환경 표면에서 아포 상태로 생존할 수 있다. 무생물 표면은 *C. difficile* 아포의 일시적인 저장소가 될 수 있다. 환자가 오염된 표면을 직접 접촉하거나 간접적으로 손에 묻은 균이 고위험 환자에게 옮겨질 수 있다. 분변-구강경로를 통한 전파는 가장 흔한 형태이다.

*C. difficile*의 증상으로는 발열, 복통과 압통, 메스꺼움, 식욕 감퇴, 수분이 많은 설사(1일 3회 이상의 증상이 3일 이상 지속되는 경우)이다. 노인, 유아 및 면역저하환자는 설사 때문에 체액과 전해질 손실과 탈수 위험이 높다. 결장 손상이 심한 환자는 결장 절제술을 시행하여 감염된 괴사부위를 제거한다.

치료 및 예방

가능하다면 다른 감염 치료를 위해 처방된 항균제 투여를 중단하고, *C. difficile* 감염 치료를 위한 항균제를 처방한다. 약 20%의 환자에서 *C. difficile* 감염이 잠재적, 반복적으로 나타난다. 속발성 감염 치료를 위해 항균제의 강도가 높아지며, 새로운 치료 과정이 끝날 때마다 다양한 항균제 내성을 가진 세균 때문에 재감염이 발생할 수 있다.

C. difficile 환자에게 건강한 사람의 대변을 '분변 이식'하는 치료법에 기대가 크다. 감염된 환자의 정상균무리는 건강한 기증자의 배설물로 대체되어 *C. difficile*의 과증식을 제거하게 된다. 이러한 치료에 대한 연구가 진행 중이며 앞으로 표준 치료 양식이 될 수 있다.

*C. difficile*은 예방이 목표이다. 환자와 가족은 의료종사자에게 환자와 접촉 전에 손씻기나 효과적인 손소독제를 사용하여 손소독을 하도록 해야 한다. 의료종사자는 적절한 무균술을 적용하여 환자 간 교차 오염을 예방해야 한다(그림 12-19).

환자는 의사가 지시하는 대로 항균제를 복용해야 한다. 여러 의료기관으로부터 항균제를 처방받지 않도록 해야 한다.

의사는 항균제 처방을 제한하고, 미생물 배양 및 감수성 결과가 나온 후 항균제를 처방함으로써 항균제 내성 발생을 줄일 수 있다.

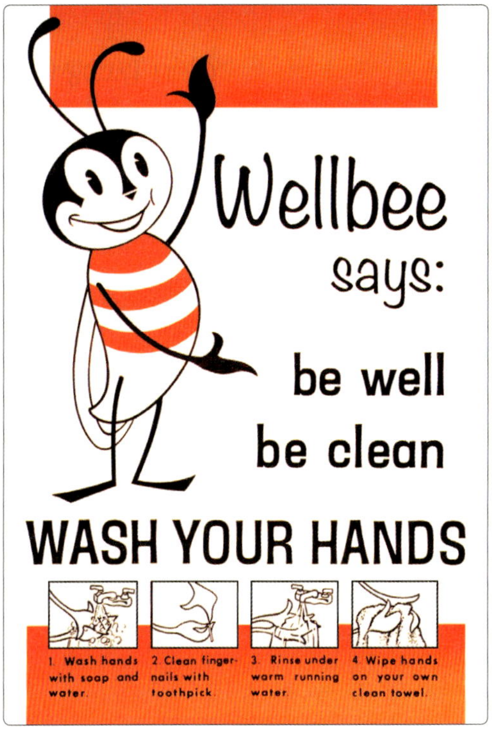

그림 12-19 1964년 미국 질병관리본부의 공중보건을 상징하는 "웰비(Wellbee)" 포스터
출처: Courtesy of CDC/Mary Hilpertshauser.

MICRO NOTES

보톡스(Botox®)

Botox®로 알려진 *Clostridium difficile* A독소는 목 근육긴장이상(cervical dystonia)으로 알려진 연축기운목(연축사경, spasmodic torticollis)의 치료에 사용된다. 목과 어깨 근육의 심각한 연축은 일종의 신경학적 장애이다. 정제된 보툴리눔 독소를 침범된 근육의 일시적 마비를 완화시키기 위하여 근육에 주사한다. Botox®는 자연적으로 노화된 얼굴 윤곽의 성형 치료제로 흔히 사용한다. 얼굴 근육 내로 주입하여 근육을 이완시키고 웃어서 생기는 주름이나 눈꼬리 주름을 감소시킨다. 또한 Botox®는 편두통, 땀과다증(다한증), 과민성 방광 증상 치료에도 사용된다.

학습문제

김 간호사는 최근 창상간호센터를 운영하고 있는 병원에서 근무하기 시작하였다. 고압산소요법 준비를 도왔던 70세의 당뇨병 환자가 최근 가스괴저로 무릎아래절단술을 시행한 환자라는 것을 알았다.

1. 가스괴저를 유발하는 주요 미생물에는 어떤 것들이 있는가?
2. 수술 전 당뇨병이 하지에 어떤 영향을 미쳤는가?
3. 절단을 하기 전 감염된 부위의 모습과 냄새는 어떠한가?
4. 왜 환자가 창상간호센터에서 고압산소요법 치료를 받도록 했는가?

참고문헌

Bacillus.(n.d.). Retrieved from http://www.virology-online.com/Bacteria/Bacillus.htm

Bacillus bacteria.(n.d.). In *Encyclpaedia Britannica online*. Retrieved from http://www.britannica.com/EBchecked/topic/47965/bacillus.

Bacteria.(n.d.). Retrieved from http://www.microbexpert.com/bacteria.html.

BBB: Clostridium perfringens.(2014). Retrieved from http://www.fda.gov/Food/FoodborneIllnessContaminants/CausesOfIllnessBadBugBook/ucm070483.htm.

BBB: Clostridium perfringens.(2014). Retrieved from http://www.fda.gov/Food/FoodborneIllnessContaminants/CausesOfIllnessBadBugBook/ucm070000.htm.

Blaser, M. J.(2014). *Missing microbes: How killing bacteria creates modern plagues*. London, England: Oneworld Publications. Retrieved from http://www.microbiologybytes.com/video/Bacillus.html.

Blaser, M. J.(2014). *We kill germs at our peril.'Missing microbes': How antibiotics can do harm*. Retrieved from http://www.nytimes.com/2014/04/29/health/missing-microbes-how-antibiotics-can-do-harm.html?_r=0.

Bottone, E. J.(n.d.). *Bacillus cereus, a volatile human pathogen*. Retrieved from http://cmr.asm.org/content/23/2/382.full.

Botulism: Countering Common Clinical Misperceptions. *Medscape*. Apr 01, 2013.

CDC.(2013). *About tetanus*. Retrieved fromhttp://www.cdc.gov/tetanus/about/index.html.

CDC.(2013). *Anthrax: Basics*. Retrieved from http://www.cdc.gov/anthrax/basics/index.html.

CDC.(2013). *Tetanus: For clinicians*. Retrieved from http://www.cdc.gov/tetanus/clinicians.html.

CDC.(2013). *Listeria: Prevention*. Retrieved from http://www.cdc.gov/listeria/prevention.html.

CDC.(2014). *Anthrax: Prevention*. Retrieved from http://www.cdc.gov/anthrax/medicalcare/prevention/antibiotics.html.

CDC.(2014). *Botulism*. Retrieved from http://www.cdc.gov/nczved/divisions/dfbmd/diseases/botulism/.CDC. (2014). *CDC 2011 estimates: Findings*. Retrieved from http://www.cdc.gov/foodborneburden/2011-foodborne-estimates.html#illness.

CDC.(2015). *Clostridium difficile infection information for patients*. Retrieved from http://www.cdc.gov/hai/organisms/cdiff/Cdiff-patient.html.

CDC.(n.d.). *Listeria*. Retrieved from http://www.cdc.gov/features/vitalsigns/listeria/.

Coban, A., Matur, Z., Hanagasi, H. A., & Parman,Y.(2010). *Iatrogenic botulism after botulinum toxin type A injections*. Retrieved from http://www.ncbi.nlm.nih.gov/pubmed/20150804.

"Clostridium difficile", Pediatr Pharm. 2000;6(6) © 2000 Children's Medical Center, University of Virginia.

Davis, C. P.(n.d.). *Listeriosis (Listeria monocytogenes infection)*. Retrieved from http://www.medicinenet.com/listeria/article.htm.

Facts about botulism.(2001). Retrieved from http://emergency.cdc.gov/agent/botulism/factsheet.asp.

Frassetto, L. A.(2015). *Corynebacterium infections*. Retrieved from http://emedicine.medscape.com/article/215100-overview.

Genus Bacillus.(n.d.). Retrieved from http://www.bacterio.net/bacillus.html.

Ghasemi, M., Norouzi, R., Salari, M., & Asadi, B.(2012). *Iatrogenic botulism after the therapeutic use of botulinum toxin-A: a case report and review of the literature*. Retrieved from http://www.ncbi.nlm.nih.gov/pubmed/22986799.

Ho, H.(2013). *Gas gangrene*. Retrieved from http://emedicine.medscape.com/article/217943-overview#a0104.

Home page.(n.d.). Retrieved from http://infantbotulism.org/.

Infant botulism.(n.d.). Retrieved from http://www.nlm.nih.gov/medlineplus/ency/article/001384.htm.

Keep Listeria out of your kitchen.(2015). Retrieved from http://www.fda.gov/ForConsumers/ConsumerUpdates/ucm274114.htm.

Kelly, C. P.(2015). *Clostridium difficile in adults: Treatment*. Retrieved from http://www.uptodate.com/contents/clostridium-difficile-in-adults-treatment.

Lactobacillus.(2015). Retrieved from http://www.nlm.nih.gov/medlineplus/druginfo/natural/790.html.

Listeria: Definition.(2013). Retrieved from http://www.cdc.gov/listeria/definition.html.

Listeriosis: Topic overview.(n.d.). Retrieved from http://www.webmd.com/a-to-z-guides/listeriosis-topic-overview.

Noonan, L.(2015). *Bacillus cereus and other non-anthracis Bacillus species*. Retrieved from http://www.uptodate.com/contents/bacillus-cereus-and-other-non-anthracis-bacillus-species.

Pietrangelo, A.(2012). *What is gas gangrene*. Retrieved from http://www.healthline.com/health/gas-gangrene#Overview1.

Reboli, A. C.(n.d.). *Erysipelothrix infection*. Retrieved from http://www.uptodate.com/contents/erysipelothrix-infection.

Roth, F. B. & Pillemer, L.(1953). *The separation of alpha toxin (Lecithinase) from filtrates of Clostridium Welchii*. Retrieved from http://www.jimmunol.org/content/70/6/533.abstrac.t

Saint-Joanis, B., Garnier, T., & Cole, S. T.(1989). *Gene cloning shows the alpha-toxin of Clostridium perfringens to contain both sphingomyelinase and lecithinase activities*. Retrieved from http://link.springer.com/article/10.1007%2FBF00259619.

Sakurai, J., Nagahama, M., & Oda, M.(2004). *Clostridium perfringens alpha-toxin: characterization and mode of action*. Retrieved from http://www.ncbi.nlm.nih.gov/pubmed/15632295.

Schoepe, H., Pache, C., Neubauer, A., Potschka, H., Schlapp, T., Wieler, L. H., & Baljer, G.(2001). *Naturally occurring Clostridium perfringens nontoxic alpha-toxin variant as a potential vaccine candidate against alpha-toxin-associated diseases*. Retrieved from http://iai.asm.org/content/69/11/7194.full.

Sheppard,Y. D., Middleton, D., Whitfield,Y., Tyndel, F., Haider, S., Spiegelman, J., Swartz, R. H., Nelder, M. P., Baker, S. L., Landry, L., MacEachern, R., Deamond, S., Ross, L., Peters, G., Baird, M., Rose, D., Sanders, G., & Austin, J.W.(2012). *Intestinal Toxemia Botulism in 3 Adults, Ontario, Canada, 2006–2008*. Retrieved from http://www.ncbi.nlm.nih.gov/pmc/articles/PMC3310098/.

Temaru, E., Shimura, S., & Karasawa, T.(2005). *Clostridium tetani is a phospholipase (Lecithinase)-producing bacterium*. Retrieved from http://jcm.asm.org/content/43/4/2024.full.

Todar, K.(n.d.). *Bacillus cereus Food Poisoning*. Retrieved from http://textbookofbacteriology.net/B.cereus.html.

Todar, K.(n.d.). *The Genus Bacillus*. Retrieved from http://www.textbookofbacteriology.net/Bacillus.html.

Todar, K.(n.d.). *Listeria monocytogenes*. Retrieved from http://textbookofbacteriology.net/Listeria.html.

Tuazon, C. U.(n.d.). *Bacillus species*. Retrieved from http://www.antimicrobe.org/new/b82.asp.

Urbina, P., Flores-Díaz, M., Alape-Girón. A., Alonso, A., & Goni, F. M.(2009). *Phospholipase C and sphingomyelinase activities of the Clostridium perfringens alpha-toxin*. Retrieved from http://www.ncbi.nlm.nih.gov/pubmed/19428363.

CHAPTER 13

방선균

Actinobacteria

학습목표

이 장을 학습한 후, 학습자는:

1. 주요 용어를 정의할 수 있다.
2. 방선균의 서로 다른 속(genera)을 비교 및 대조할 수 있다.
3. 코리네박테리움과 이 균이 유발하는 질병에 대해 기술할 수 있다.
4. 마이코박테리움과 이 균이 유발하는 질병에 대해 기술할 수 있다.
5. 결핵의 약물 내성 영향에 대해 논할 수 있다.

주요 용어

과립 Granules: 작고 곡물과 같은 구조. 명백한 구조가 없는 세포의 작은 부분

과립구감소증 Granulocytopenia: 비정상적으로 혈액 내의 과립구(다형 핵 백혈구)의 수가 적음

과민증 Hypersensitivity: 모든 종류의 자극에 대한 비정상적인 감각. 항원에 대한 면역 반응. 24시간 후에 발생하며 경미하거나 생명을 위협하는 범위. 즉각적인 과민 반응은 몇 초에서 24시간 이내에 일어나는 비정상적인 면역 반응이며 경증에서 생명을 위협하는 반응까지 다양함

구진 Papule: 농포성 또는 소포성 병변 전에 나타날 수 있는 붉고 딱딱한 원형 병변을 동반한 피부 상승

궤양 Ulcer: 피부 또는 기관 조직의 압박이 특징인 상처 또는 병변으로 그 조직은 파괴됨. 대부분 외상(압력 궤양) 또는 세균감염으로 인함

기면 Lethargy: 졸음, 느림 또는 무감각의 상태

누공 Fistula: 두 개의 상피세포 표면 사이에 발생하고 양끝이 열려 있는 비정상적인 기관. 방광, 장, 항문 및 질 시술이나 수술 후에 발생할 수 있음

다발성 신경병증 Polyneuropathy: 여러 가지 말초 신경의 장애를 포함한 질환으로, 비염증성 질환

다형성 Pleomorphic: 많은 모양, 다양한 외관을 가진 미생물

만토우 테스트 Mantoux test: 항원의 피내 주사를 포함하는 마이코세균 결핵에 대한 가장 정확한 피부 테스트. 정제단백질유도체를 표피층 내에 형성하고 결과는 48시간 후에 관찰하고 기록함

3가 Trivalent: 분자 수준에서, 3개의 수소 원자와 결합 또는 치환

심근염 Myocarditis: 바이러스성, 세균성 또는 곰팡이 감염, 방사선, 또는 열사병으로 유발되는 심장 근육층의 염증

위막 Pseudomembrane: 환자의 인후에 형성되는 피브린, 세균 및 백혈구로 구성된 거짓막. 디프테리아로 고통받고 호흡 곤란을 유발함

육아종 Granuloma: 림프성 또는 상피세포의 작은 부분이 모여 종괴나 종양을 만듦

지오스민 Geosmins: 일부 음식의 "흙 같은" 맛과 신선하거나 습한 토양의 뚜렷한 냄새를 담당하는 유기 화합물

필라멘트 Filaments: 가는 실 또는 실 모양의 구조물

생각해보기

방선균은 오랫동안 잘못 분류되고 명명되었다. 그러나 방선균이 야기하는 질병은 수천 년 동안 인간에게 고통을 주었다. 아이러니하게도, 일부 종은 다른 미생물 병원체에 대한 효과적인 항균제의 개발을 가능하게 하였다. 이 장의 주제들을 살펴보면서 다음을 생각해보자.

1. 방선균의 어떤 특성이 분류와 명명에 혼란을 초래하였는가?
2. 방선균이 야기하는 전신 감염과 국소 감염에는 무엇이 있는가?
3. 이러한 병원체에 의한 감염은 어떻게 널리 퍼지는가?
4. 결핵감염을 치료하는 데 있어 어려운 점은 무엇인가?

임상에 적용해보기

방선균의 한 종인 *Streptomyces* 균은 제약산업과 수많은 세균, 진균, 기생충 감염에 고통을 받는 사람들에게 큰 이득을 주었다. *Streptomyces* 균은 항균제뿐 아니라 항암 물질 개발에 사용되어 왔다. 약리학에서 항균제를 공부하는 학생들은 스트렙토마이신(streptomycin), 테트라사이클린(tetracycline), 네오마이신(neomycin), 클로람페니콜(chloramphenicol), 그리고 항진균물질 니스탈린(nystallin) 및 암포테리신 B에 대해 학습할 것이다. 흔히 잘못 명명되고 식별되는 세균 과(family)는 많은 세균들이 그러하듯이 병원체가 될 잠재성을 지니고 있다. 경쟁 세균의 병원성에 대한 연구는 각각의 세균 종류에 대한 방어기제를 사용함으로써 세균을 이겨내는 가장 효과적인 방법에 대한 통찰을 제공해 주었다.

방선균 강

방선균(*Actinobacteria*) 강(class)은 그람양성균 집단에 속해 있으며, 구아닌과 시토신의 비율이 높다. 이 집단에 속하는 종들은 일반 토양 미생물의 상당한 부분을 구성한다. 방선균 강은 자연의 탄소 주기에 있어 중요하며, 유기물질의 분해 및 토양에 유기 영양소 보급을 돕는다. 이 강에 속한 많은 종이 인간이 보유하는 미생물군집과 공생하는 균이다. 대부분의 세균종과 같이 다수의 방선균이 인간에 대해 의미 있는 역할을 하지 않지만, 몇몇 종류는 의미 있는 병원체들이다. 대조적으로 *Streptomyces* 속에 속한 종은 중요한 항균제 개발에 사용되어 왔다.

구조적으로, 이러한 세균들은 모양, 크기 그리고 성질이 다양하다. 일부는 호기성인 반면, 다른 일부는 조건무산소성균(facultative anaerobe)이다. 많은 방선균이 진핵 진균생물의 균사체를 닮은 실 모양의 균사(filamentous hyphae)를 지니고 있다. 이는 진균류로 분류하였던 과거 과학자 사이에 혼란을 초래하였다. 과학자들은 44개 종의 방선균 게놈을 서열화하였다.

방선균

방선균(*Actinomyces*) 속(genus)은 그람양성균, 호기성균에서부터 조건무산소성균, 그리고 아포를 형성하지 않는 막대균인 종들로 구성되어 있으며, 방선균 강에 속한다. 동물 및 인간의 입, 코 그리고 인후두에 공생하는 이러한 세균은 섬유(filament)를 형성하는 "먼지 뭉치(dust bunny)"의 형상을 보인다.

방선균은 이런 형상으로 인해 진균류로 잘못 분류하기도 한다. *Actinomyces israelii*는 일반적으로 인간의 상부 호흡소화기관에 정상적으로 존재하는 비 병원성 종이며 치과진료과정 혹은 종기 형성 후 병원성이 되는 종이다. 방선균은 다른 세균과 함께할 때 감염균으로 작용하며, 개별로는 기회감염체로서 작용하지 않는다고 알려졌다(그림 13-1).

방선균증

*Actinomyces bovis*는 1877년 송아지의 턱뼈 및 연골조직이 화농성으로 파괴되는 "덩어리 턱(lumpy jaw)"이라 불리던 방선균증(actinomycosis)의 원인균으로 처음 분리되었다. 동물과 인간 모두에게 발생하는 방선균증이라는 병명은 진균류에 의한 것이라고 추측하게 한다. 방선균증은 진균감염이 아닌 세균감염이다. 방선균은 입, 코, 목에 존재하므로 방선균 감염증은 보통 얼굴과 목에 발생한다. 세균 병소는 만성 부종, 화농, 부비강 농양 형성, 누공(fistula), 육아종(granuloma)을 형성한다. 감염은 여러 조직 평면에 침투할 수 있다. 부비강은 몇 번씩 회복되고 다시 감염될 수 있다. 방선균증은 면역이 저하된 환자에게서 흔히 보이지만 인간 대 인간으로 전파하지는 않는다.

방선균은 흔하지 않지만 흉부(폐 방선균증), 복부, 골반, 혹은 뇌에도 감염을 유발할 수 있다. 방선균증의 골반 감염은 이식된 자궁 내 장치(intrauterine devices) 주변으로 농양을 형성하면서 진행한다. 흉강, 복부, 골반, 그리고 뇌에 발생하는 감염은 영상진단에서 종양으로 잘못 판단할 수도 있다. 병소를 절제하기 전까지는 확진하지 않으며, 병리학자가 병소를 살펴보고 조직을 확인한다.

항균제 치료는 수회 재발하는 경향과 인접한 조직으로 감염이 전파되는 경향 때문에 6~12개월 정도 장기적으로 실시한다.

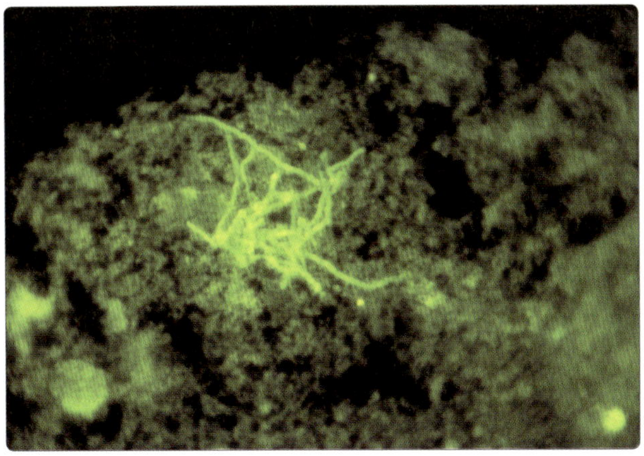

그림 13-1 *Actinomyces israelii*. FA염색기법을 사용하여 뇌종양으로부터 제거한 *Actinomyces israelii*의 현미경 사진. 성장하는 균사의 "먼지 뭉치" 형상이 보임
출처: Courtesy of CDC/Dr. Lucille Georg.

코리네박테리움 종

코리네박테리움(*Corynebacterium*) 속(genus)은 아포를 형성하지 않는 그람양성, 곤봉형 혹은 V자형의 막대균이며, 호기성 혹은 조건무산소성 균인 종으로 구성되어 있다.

해당 미생물은 일반적으로 이동성이 없고, 카탈라아제 양성이며, 유당을 생산하는 탄수화물을 발효시킨다. 해당 속은 디프테리아(*Corynebacterium diphtheriae*) 종과 디프테로이드(diphtheroid)로 불리는 기타 집단으로 묶인 비디프테리아 종을 포함한다. 일반적으로 피부, 위장관(GI tracts) 및 비뇨생식기(GU tracts) 그리고 상부 호흡기관에 정상적으로 집락을 형성하지만, 질병을 유발하거나 기회감염균이 다수 있다.

코리네박테리움 디프테리아

디프테리아균(*Corynebacterium diphtheriae*)은 다양한 모양을 지닌 막대균이다. 메틸렌 블루로 염색하면, 관찰 가능한 과립(granule)을 볼 수 있다. 그러나 많은 종들이 동일한 과립을 지니고 있기 때문에 순수하게 식별 목적만으로는 이 방법을 사용할 수 없다. 또 다른 특성으로 세포 분열 직후 중국 한자와 닮은 패턴으로 세포를 정렬하는 율동성 운동(jerking motion)을 보인다는 것이다.

디프테리아균의 세 가지 계통은 그라비스형(gravis), 중간형(intermedius), 약성형(mitis)이다. 모든 계통은 디프테리아 독소를 생성하며 상부 호흡기관에 집락을 형성한다.

독력의 차이는 성장 속도 및 양 그리고 독소 생산 비율에 기인한다. 더 빠른 속도로 성장하는 계통은 철분을 더 빠르게 사용하여 디프테리아 독소를 더욱 빠르고 많이 생산할 것이다. 세대 시간(generation time)은 가장 독력이 강한 그라비스형이 60분, 중간형은 100분 그리고 약성형은 180분이다.

4세기 히포크라테스 때부터, 디프테리아균은 강도 높게 연구되어 왔다. 해당 종에 대한 연구결과가 잘 확립된 덕분에 효과적인 치료 및 예방법이 개발되어 왔다. 디프테리아균 연구는 세균 외독소의 기제를 이해하는 데도 큰 영향을 미쳤다.

디프테리아

디프테리아균(*Corynebacterium diphtheriae*)은 디프테리아의 원인균이다. 두 종류의 질병이 인간에게 영향을 준다. 먼저 호흡기 디프테리아는 감염된 숙주의 기침 및 재채기의 비말을 통해 주로 전파된다. 호흡기 디프테리아보다 흔하지 않으나 피부 디프테리아는 피부 병소와의 직접 접촉을 통해 전파될 수 있다. 일단 접촉이 일어나면, 미생물은 자유롭게 피부에 집락을 형성할 수 있으며, 찰과상을 입거나 베이는 등 피부 통합성이 약해질 경우 피하 조직으로 접근이 가능하다. 구진(papule)이 처음 생기고 이후 회색빛 막이 둘러싸인 형태의 궤양으로 진행한다(그림 13-2). 감염은 또한 오염된 물체와 간접적인 접촉을 통해서도 발생할 수 있다.

호흡기 디프테리아는 가장 많이 영향을 받는 아래 특정 부위를 통해 설명할 수 있다.

- 전비 디프테리아(anterior nasal diphtheria)
- 인두 및 편도 디프테리아
- 후두 디프테리아

일단 디프테리아균이 호흡기관에 침범하면, 열, 인후염, 허약 그리고 목에 발생하는 림프부종을 야기하는 독소를 생산한다(그림 13-2). 국소 부종이 발달하며 상피세포에 괴저성 상처가 발생한다. 혈장이 상처부위로 새어 들어가며 섬유소 망이 형성되고, 급속도로 생산되는 디프테리아균 세포와 혼합된다. 첫 감염 후 몇일이 지나 섬유소 망으로부터 두꺼운 회색 세균성 위막(pseudomembrane)이 발달하는데, 이는 상부 호흡기관 구조를 막으로 덮어 호흡을 어렵게 만든다. 세균, 죽은 세포, 혈장세포 그리고 림프구로 이루어진 위막은 조직에 단단히 들러붙으며, 기저조직의 출혈을 일으키지 않고서는 제거하기 어렵다.

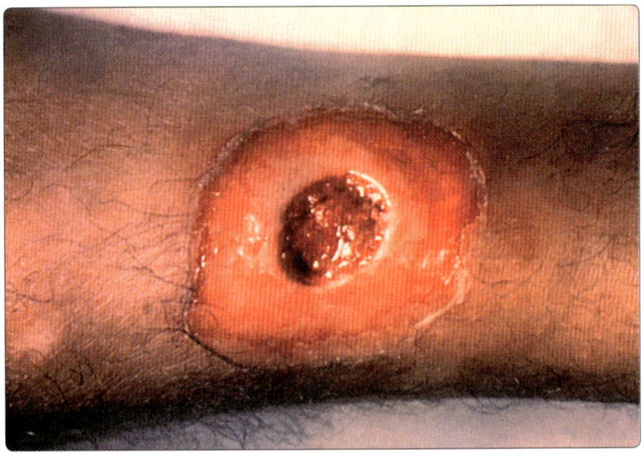

그림 13-2 다리에 생긴 디프테리아 병소
출처: Courtesy of CDC.

디프테리아균의 독력은 디프테리아 독소 생산에 기인한다. 외독소를 부호화하는 유전자는 용원성 박테리오파지(lysogenic bacteriophage)에 의해 유도된다. 독소 수용체는 진핵세포 표면에 존재하면서 헤파린으로 묶인 표피 성장 인자이며, 이는 심장 및 신경세포에 존재한다. 이는 심각한 디프테리아를 앓는 환자들이 심장 및 신경 증상을 보이는 이유를 설명할 수 있다. 독소가 방출되면, 독소는 숙주세포에 달라붙으며 탐식(engulfment)을 통해 숙주세포로 침투할 수 있고, 이후 세포질로 이동한다. 독소는 세포 내에서 단백질의 생산을 저지함으로써 세포를 파괴한다.

아연은 디프테리아 독소를 생산할 수 있는 미생물의 능력에 영향을 미치는 중요한 인자이다. 이전에 언급된, 외독소 생산을 부호화하는 유전자는 프로파지(prophage)의 염색체에 존재한다. 그러나 세균 억제 단백질이 이 유전자의 발현을 제어한다. 이 세균 억제인자는 아연에 의해 활성화되며, 이는 아연이 어떻게 독소 생산에 영향을 주는지를 설명한다. 숙주가 아연 부족 상태에 있을 때 디프테리아균은 많은 양의 독소를 생성한다.

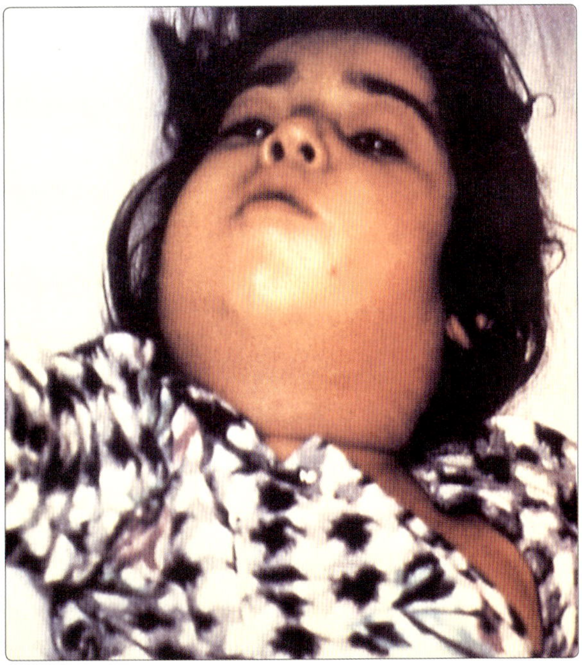

그림 13-3 디프테리아 환아의 부은 목. 디프테리아를 앓고 있는 이 소아는 "황소 목(bull neck)"이라고 불리는 부은 목을 보임
출처: Courtesy of CDC.

치료 및 예방

가능한 최우선적 치료는 위막이 만들어지기 전에 항독소를 투약하여 독성을 중화시키는 것이다. 일단 독소가 세포로 들어가면, 세포가 죽는 것을 다시 돌이킬 수 없다. 세균 세포를 제거하고 이후 독소를 제거하기 위해 적절한 항균제를 투약한다. 기도 확보를 위해 호흡기 간호를 수행한다. 감염 전파를 막기 위해 환자를 격리하며, 환자는 침대에 누워 휴식을 취하도록 한다.

질병 과정은 대략 7~10일 정도 동안 지속된다. 회복하는 환자는 탈락된 막을 가래로 배출한다. 디프테리아의 합병증에는 기도 폐쇄, 호흡기 기능 상실 혹은 폐렴, 심근염, 마비, 다발성 신경병증(polyneuropathy), 혼수 그리고 사망 등이 있다. 적절하게 치료할 경우 사망률은 10% 정도이지만 적절한 치료법 없이는 사망률이 50%에 달한다.

디프테리아 유행

1989년에서 1994년 사이에, 러시아 연방의 신생 독립 국가에서 심각한 유행이 발생하였다. 1994년까지 4만 7천 8백 2건의 발병 및 1천 7백 46건의 사망 사례가 보고되었다. 세계보건기구(WHO)는 2011년까지 전 세계적으로 4천 8백 87건의 발병 사례가 보고되었으나, 보고되지 않는 사례가 있기 때문에 실제 발병 건수는 더 높을 가능성이 크다. 또한 면역을 유지하기 위해 추가 접종을 매 10년마다 해야 한다. 일부 부모들이 자녀에게 백신을 접종하지 않아, 디프테리아는 여전히 공중보건에 위협이 되고 있다.

기타 코리네박테리움 종

기타 코리네박테리움은 토착 미생물의 일종이며 건강한 사람들에게는 거의 질병을 유발하지 않는다. Group JK Corynebacterium으로도 알려진 *Corynebacterium jeikeium*은 면역력이 약화된 환자들, 특히 혈관 내 카테터가 삽입된 환자들에게 기회감염균으로 잘 알려져 있다. 보균자가 흔하지는 않으나, 40%의 입원 환자들이 이 균에 집락될 수 있다.

장기입원, 화학요법, 과립백혈구감소증(granulocytopenia)은 이 질병을 유발하는 조건이 될 수 있다. *Corynebacterium jeikeium*은 높은 항균제 내성을 지닌다. 입원 중 항균제 요법을 받는 환자는 피부에 집락화하는 미생물에 취약하다. 정맥카테터를 통해 신체에 들어가며 면역력이 약해진 환자에게 질병을 유발한다.

*Corynebacterium urealyticum*은 또 다른 희귀 미생물이지만, 비뇨기 감염에 대해 반드시 고려되어야 한다. 이 종은 소변을 암모니아와 이산화탄소로 분해하는 것을 촉진하는 요소분해효소(urease)를 생산한다. 이는 신장, 요관 그리고 방광에 결석을 형성할 수 있으며 제거하기 위해서는 수술이 필요하다. 또한 이 두 가지 종 모두 치료가 어려우며 대부분의 항균제에 대해 내성을 지닌다.

마이코박테리움 종

방선균 강에 속하는 *Mycobacteriaceae* 과(family)는 세포벽의 독특한 구조로 인해 다른 세균과 구별된다. 세포벽은 밀랍을 포함한 많은 양의 지질을 함유한다. 밀랍은 미콜산(mycolic acids 혹은 fatty acid로도 불림)으로 구성되어 있다. 이는 해당 미생물이 그람염색에서 다양하게 나타남을 설명하는데, 미생물이 항상 일정하게 보랏빛 혹은 붉은빛으로 염색되는 것이 아님을 의미한다. 마이코박테리아를 식별하려면, 특수한 항산성 염색(acid-fast stain)을 반드시 해야 한다. 항산성 염색은 염색에 내성을 지니는 벽을 제거하기 위해 산과 열을 이용한다. 미생물은 산으로 씻어낸 후 탈색되지 않기 때문에 항산성이라 명명된 것이다. 항산성 마이코박테리아는 현미경 하에 결핵 의심 환자로부터 얻은 가래 표본의 푸른 혹은 초록빛 배경과 대비되는 붉은 염색약으로 인해 붉은색으로 보인다. 마이코박테리아는 곧거나 혹은 살짝 구부러져 있다. 이 균은 세포로부터 바깥으로 뻗어 자라나는 미세섬유 혹은 가지를 가질 수 있다. 또한 이동성이 없으며 아포를 형성하지 않는다(그림 13-4).

마이코박테리움 속(genus)은 부생식물(saprophyte), 절대 기생 생물 그리고 영양 요구가 다양한 기타 종류를 포함한다. 부생식물은 복잡하지 않은 영양 요구를 지닌 단순 실험실배지에서 쉽게 성장할 수 있다. 기타 종류의 마이코박테리움은 산 혹은 알부민(albumin)이 든 특정 배지가 필요하다. 해당 속은 호기성이며, 미생물이 다양한 곳에서 성장할 수 있도록 한다. 종은 토양 그리고 인간, 거북, 어류, 뱀, 개구리와 같은 온혈동물과 냉혈동물에서 발견된다.

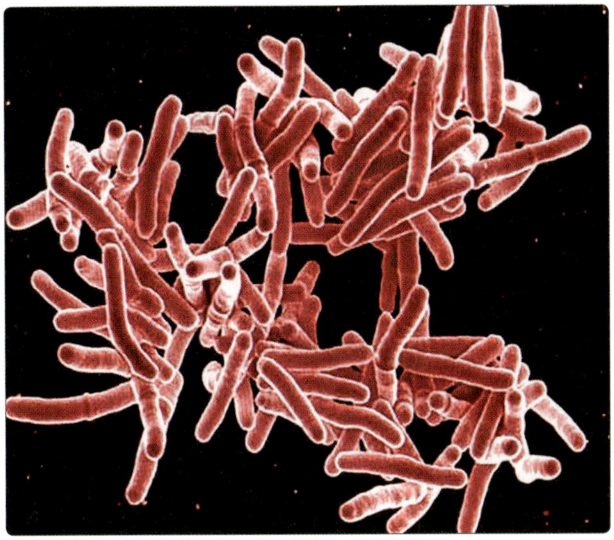

그림 13-4 국립 알레르기 및 전염병연구소(National Institute of Allergy and Infectious Diseases, NIAID)가 제작한 디지털 방식으로 채색된 막대 모양 결핵 마이코박테리아의 주사전자현미경 사진(scanning electron micrograph, SEM)
출처: Courtesy of National Institute of Allergy and Infectious Diseases(NIAID).

마이코박테리움 속은 토착 미생물이면서 기회감염균이고 인간에게 감염을 일으키는 병원체가 되는 종들을 포함한다. 피부 및 호흡기는 감염에 취약한 기관이다. 면역력이 약해진 환자들은 기회감염균으로 인한 감염 위험에 노출된다. 또한 해당 종들은 나병, 결핵 그리고 비결핵 호흡기 감염과 같은 병을 야기한다. 미생물의 샘플은 피부 병소, 림프절, 눈 그리고 폐로부터 얻을 수 있다.

결핵균

결핵균(*Mycobacterium tuberculosis*)은 막대 모양, 느린 성장과 세포의 독특한 염색 특징에 영향을 주는 밀랍형 세포벽을 가진 절대호기성균이다. 밀랍 벽(waxy cell)은 세포를 삼키는 대신 세포의 용해 효소로부터 결핵균 세포를 보호한다.

결핵균 세포는 산소 농도가 높은 환경을 선호하므로 폐의 상엽(lobes)을 감염시키는 경향이 있다. 결핵균은 최상의 성장조건 하에서도 느리게 성장하는데, 20분의 성장 시간을 갖는 대장균(*Escherichia coli*)과 달리 두 배로 증가하는 데에 20시간이 소요된다. 느린 성장은 곧 실험실에서 이를 식별하는 데에 최대 6주까지도 소요될 수 있다. 병의 진행 또한 매우 느리지만, 면역체계가 약화된 개인은 예외이다.

결핵은 다양한 이름으로 명명되어 왔다. 1882년 로버트 코흐(Robert Koch)는 결핵균을 발견한지 8년 후 죽은 결핵균 세포로부터 튜베르쿨린을 개발하였다. 이는 오늘날 결핵 진단도구로 사용하는 튜베르쿨린 피부반응검사 개발을 가능하게 하였다.

세계 인구의 1/3이 결핵에 감염되어 있다. 2013년 기준 9백만 건의 감염사례와 1백 50만 건의 사망 사례와 함께 결핵은 사람을 사망하게 하는 주요 질병으로 꼽힌다. 스트렙토마이신과 같은 항균제 발견으로 결핵 발병 사례는 감소하였으나, 다제내성(multidrug-resistant, MDR) 균주의 출현으로 인하여 새로운 발병 사례가 다시 증가하고 있다(그림 13-5).

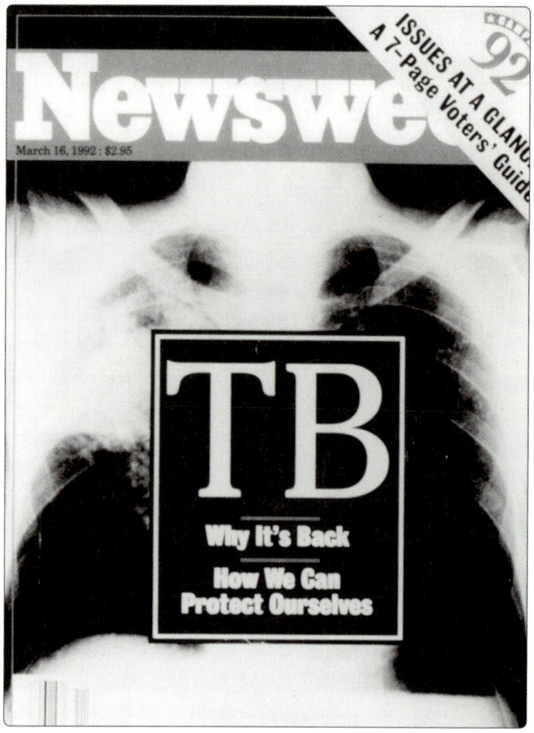

그림 13-5 국가적 위협 차원에서의 결핵 재유행을 암시하는 1992년 3월 16일자 「Newsweek」 표지
출처: Courtesy of CDC.

결핵

결핵은 결핵균 세포를 포함한 비말핵을 통해 사람 간에 전염되는 매우 전염성이 강한 질병이다. 감염된 환자가 말하거나 기침 혹은 재채기를 하면 에어로졸화된 비말을 가까이에 있는 개인이 흡입할 수 있다. 비말을 흡입한 사람의 건강상태에 따라 감염 여부가 달라진다. 결핵균 노출을 최소화하기 위하여 공기주의를 적용한다. 활동성 결핵 환자는 음압(negative-pressure) 병실에 격리한다.

결핵에 노출된 사람이 전부 병에 걸리는 것은 아니며, 감염된 사람이 전부 증상을 나타내는 것도 아니다. 결핵을 구분하는 두 가지 종류는 잠복결핵 감염과 질병으로서의 결핵이다. 결핵균에 노출되고 그것을 흡입하였으나 활성화된 질병 증상을 전혀 보이지 않는 사람은 잠복결핵이다. 잠복결핵은 다른 사람들에게 전염시키지 않으나 개인의 면역체계가 약화되면, 잠복한 결핵균이 활성화되며 결핵으로 전환된다. 결핵은 전염성이 있으며, 다음과 같은 증상이 있다.

- 고열, 오한, 야간 발한
- 식욕저하 및 체중감소
- 전반적인 허약 및 피로
- 3주 이상 지속되는 심한 기침
- 피가 섞인 가래

질병 진행

결핵은 일차결핵(primary tuberculosis)과 재감염으로 나뉜다. 병소는 질병의 초기 단계에서 일차 결핵의 특징으로 나타나며, 그 뒤를 이어 림프체계를 통해 급속히 퍼지는 급성 삼출 단계로 진행된다. 병소는 일부 흉터를 남기고 보통은 치유된다. 병소는 폐의 하엽에 주로 생긴다.

재감염 결핵은 삼출 용액을 분비하는 병소가 특징인 만성형이다. 재감염은 흔히 일차결핵에서 살아남은 결핵세포(tubercle cells)로 인해 발생한다. 재감염으로 인한 병소는 주로 폐의 꼭대기에 자리잡으며, 새로운 병소는 폐의 하부 엽으로 뻗어간다(그림 13-6).

감염환자로부터 나온 에어로졸형 비말을 건강한 사람이 흡입하면, 결핵균 세포는 세기관지 혹은 폐포에 자리잡기 위해 호흡기를 돌아다닌다. 결핵세포는 숙주의 저항 없이 증식할 수 있다. 숙주의 대식세포는 일부 결핵세포를 잡아먹지만, 결핵세포는 숙주의 대식세포 내에서도 남아 있으며 그 안에서 증식한다. 일단 대식세포가 결핵세포를 잡아먹으면 포식소체가 발달하고 이를 통해 세균이 증식할 수 있게 된다. 해당 결핵세포들은 대식세포로부터 터져 나오고 이 과정에서 대식세포를 파괴한다.

폐에 발생하는 병소에는 삼출형과 생산형의 두 가지 종류가 있다. 삼출형 병소는 숙주

몸의 염증성 반응에 의해 발생한다. 병소는 단핵구와 중성구로 구성된 액체 삼출물을 함유한다. 병소는 계속 진행되며 폐조직의 괴사, 회복 혹은 결절(작고 둥근 결절)로 발전한다. 생산성 병소는 삼출물을 가지고 있지 않으나 막대균 주변으로 형성된 세포로 구성되어 있다. 이러한 세포 덩어리는 육아종이라 불린다. 육아종의 중앙은 림프구, 단핵구 그리고 섬유모세포들에 둘러싸인 많은 양의 세포로 구성되어 있다. 결국, 결절(tubercle)의 내부는 석회화되고 외부는 섬유피막을 형성하며, 이는 곤 복합체(Ghon complex)라고 불린다. 곤 복합체는 수년간 생존하거나 죽을 수 있다.

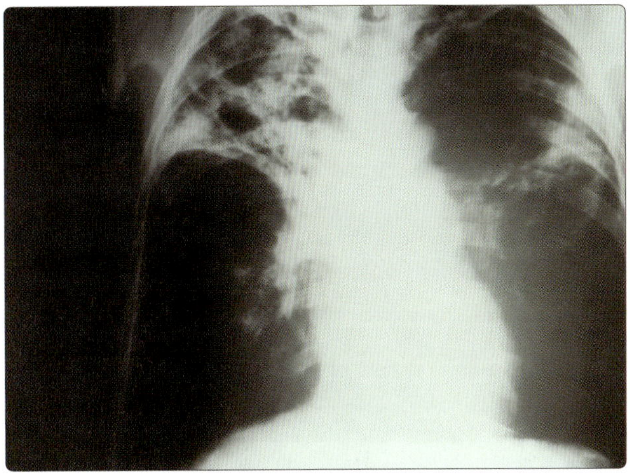

그림 13-6 **발달한 결핵을 보여주는 AP X-ray 사진.** 양측 폐에 존재하는 침윤물 및 오른쪽 폐 꼭대기의 "공동 형성" 현상에 주목함
출처: Courtesy of CDC.

다음과 같은 검체는 결핵균의 존재를 식별 및 진단하는 데에 있어 매우 중요하다.

- 객담(표본의 가장 흔한 종류)
- 기관지 세척 및 폐 조직 표본
- 소변
- 뇌척수액(cerebrospinal fluid, CSF)
- 골수

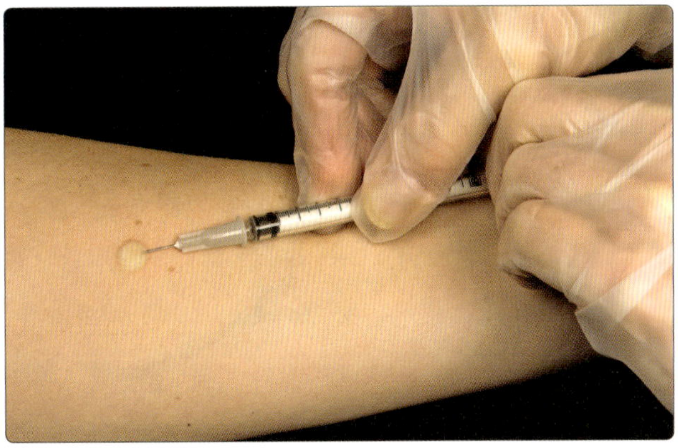

그림 13-7 **만토우 튜베르쿨린 피부검사.** 6~10 mm 정도의 모기 물린 자국처럼 보이는 피내주사
출처: Courtesy of CDC/Gabrielle Benenson; Photo by Greg Knobloch.

결핵 피부검사

결핵균은 과민성(hypersensitivity) 반응을 유발한다. 해당 반응은 결핵균 배양배지의 여과액으로부터 얻은 단백질 항원을 사용한 피부검사를 통해 판별할 수 있다. 반응은 결핵균의 존재 및 항원에 감염되어 활성화된 대식세포에 의한 것이다. 만일 반응이 일어나면 48시간에서 72시간 내에 완전히 발달하게 되므로 이 시간 내에 피부를 관찰하고 검사 결과를 해석한다. 가장 정확한 피부검사는 만토우 테스트(Mantoux test)이다. 이 검사는 정제단백질유도체(purified protein derivative, PPD)를 피부의 표피 내에 주입한다(그림 13-7).

양성 반응은 잠복 결핵감염, 질병으로서의 결핵, 혹은 백신접종을 암시한다. 양성 반응이 나온 사람은 흉부 X-ray, 외래 진단 그리고 검체 채취 일정을 예약한다(그림 13-8).

음성 반응은 감염된 적이 없음을 의미하거나 감염의 초기 단계에 피부 반응이 아직 나타나지 않을 가능성이 있다.

치료 및 백신

처음 감염된 사람은 진단되지 않기도 하며, 치료 없이 감염으로부터 회복하기도 한다. 결핵에 가장 효과적인 약물은 리팜핀(rifampin), 에탐부톨(ethambutol), 아이소니아지드(isoniazid),

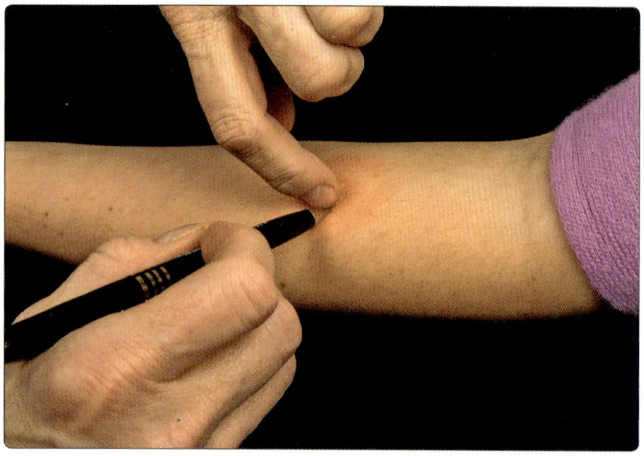

그림 13-8 **튜베르쿨린 피부검사 판독.** 반응의 정확한 측정을 위해 경결(induration: 밀도가 높고 솟아오른 형태)이 가장 넓게 이루어진 부위를 표시함
출처: Courtesy of CDC/Gabrielle Benenson; Photo by Greg Knobloch.

피라지나마이드(pyrazinamide)이다. 이 약물들 중 최소 두 개 조합을 투약하여 결핵균이 내성을 획득하는 것을 막는다.

예방을 위해 칼메트-게랑 간균 백신(Bacille Calmette-Guerin, BCG)을 개발하여 1921년부터 투여하였다. 정제단백질유도체는 결핵 진단 물질로서 1934년에 개발되었다. 칼메트-게랑 간균 백신은 일정 부분 예방 효과가 있지만 지속기간은 알려지지 않았으며, 신뢰성이 높은 백신으로 간주하지 않는다. 생백신은 *Mycobacterium bovis*의 약독화된 균주로 만든다. 대규모 백신접종은 오직 감염 위험 및 피부검사 음성이 나온 사람이 많을 때만 시행한다.

약물 내성 결핵

결핵균은 결핵을 치료하는 데 사용하는 표준 약물에 내성을 획득할 수 있다. 내성 인자라 함은 약물이 더 이상 세균을 죽일 수 없다는 것을 의미한다. 내성이 생긴 결핵균은 인접한 세균 집락에 약물 내성을 전파하며 감염 유행을 더욱 관리하기 어렵게 한다.

약물치료의 오용 혹은 잘못된 관리는 전형적으로 내성 발달의 주요 이유이다(그림 13-9). 오용의 예는 다음을 포함한다.

- 개인이 약물치료를 완전히 다 이행하지 않는 경우
- 잘못된 치료, 잘못된 복용량 혹은 잘못된 치료 기간 처방
- 약물의 공급이 불가능한 경우
- 약물의 상태가 좋지 않은 경우

약물 내성은 다음에 해당하는 개인에게 일어날 가능성이 높다.

- 정기적으로 약을 복용하지 않거나 혹은 약물치료를 완전히 다 이행하지 않는 경우
- 이전에 치료 받은 이후 다시 결핵이 진행되는 경우
- 약물 내성 결핵이 흔한 지역에서 온 경우
- 약물 내성 결핵에 감염된 사람과 근접한 거리에서 시간을 보낸 경우

다제내성 결핵(multidrug-resistant TB, MDR TB)은 가장 강력한 결핵 약물인 아이소니아지드와 리팜핀에 대해 내성을 지니게 된 돌연변이 균주에 의해 생긴다. 이 약물은 결핵에 걸린 모든 사람들의 치료에 사용된다.

광범위 약제내성 결핵(extensively drug-resistant TB, XDR TB)은 흔하지 않은 종류의 결핵균으로 아이소니아지드와 리팜핀뿐만 아니라 플루로퀴놀론에도 내성을 지니며 2차 약제[예: 아미카신(amikacin), 카나마이신(kanamycin) 혹은 카프레오마이신(capreomycin)] 세

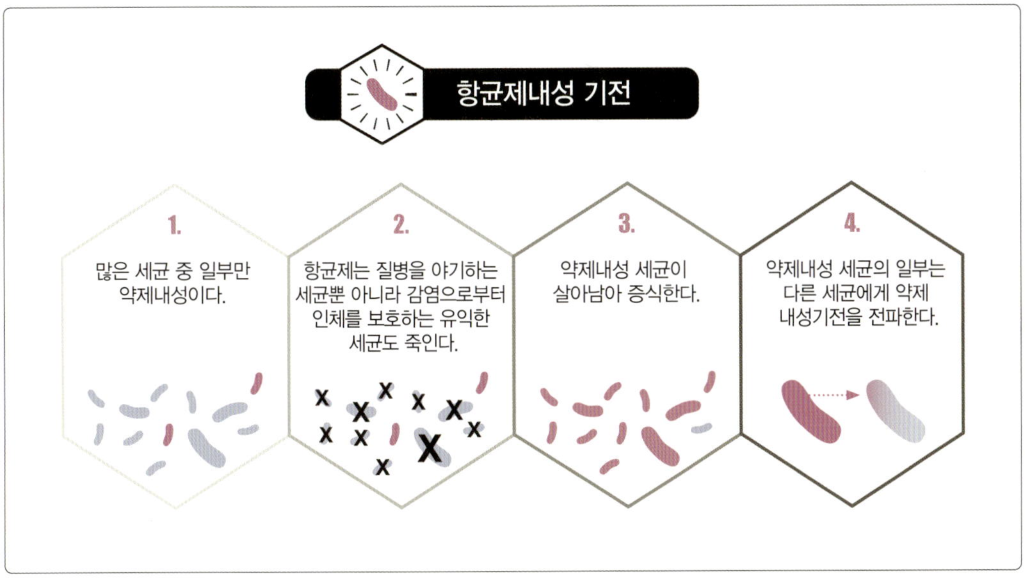

그림 13-9 항균제에 내성이 생기는 과정
출처: Courtesy of CDC/Melissa Brower.

가지 중 적어도 하나 이상에 내성을 지닌 결핵균을 말한다. 광범위 약제내성 결핵에 걸린 환자들은 선택할 수 있는 약물이 적어 치료 효과가 거의 없다. 사람면역결핍바이러스/후천성면역결핍증에 걸린 개인이나 심각하게 면역이 저하된 사람의 경우 결핵균에 노출되어 감염될 시 결핵으로 발전할 가능성이 더욱 크다. 따라서 그들은 약제내성 결핵으로 인한 사망 위험이 더욱 증가하게 될 것이다.

다제내성 및 광범위 약제내성 결핵 치료 시 환자는 생명을 위협할 수 있는 부작용을 경험할 수 있다. 약물요법의 심각한 부작용은 우울증 및 정신병, 청력 손실, 간염 그리고 신부전을 포함한다. 그뿐만 아니라 약물치료는 매우 비싸며, 그 치료기간은 몇 년이 될 수 있다.

세계보건기구에 따르면, 다제내성 결핵 발병 사례의 절반 이상이 인도, 중국 그리고 러시아 연방 이 세 국가에서 발생하였다고 한다. 2013년, 총 다제내성 결핵의 9%는 광범위 약제내성 결핵 균주였다. 백 개의 국가에서 광범위 다제내성 결핵이 적어도 한 건 이상 보고되었다.

나균

나균(*Mycobacterium leprae*)은 결핵균과 밀접하게 연관되어 있으며, 두 균 모두 항산성 염색법으로만 염색이 가능하다. 또한 독특한 밀랍 세포벽을 지니고 있으며 두 균 모두 천천히 성장한다. 나균은 체온보다 약간 낮은 체온에서 최적으로 성장하는 데, 이는 나균 세포가 손가락, 발가락, 귀 그리고 코와 같이 상대적으로 시원한 부위를 감염시킨다는 것을 나타낸다.

나병

나균은 나병(leprosy)이라 불리는 병을 일으키는 세균이다. 나병의 조금 더 격식적인 표현은 한센병인데, 이는 나균을 원인 물질로 식별한 노르웨이 과학자, 예르하르 한센(Gerhard Hansen)의 이름에서 명명된 것이다. 나병은 성경 및 다른 문헌에 자세히 묘사되어 있는 고대 질병이다. 사람들은 나병을 두려워하였으며, 나병에 걸린 개인을 피해다녔고 나병 환자는 사회로부터 고립되었다.

나균은 피부와 말단 신경계를 모두 감염시킨다. 그 결과, 피부 감각의 상실과 함께 심각하고 문드러지는 피부 발진이 나타난다. 해당 질병은 사람 대 사람의 직접 접촉 혹은 비강 분비물의 비말로 인해 전염되는 경우가 가장 흔하며, 결핵의 전파력과 비슷하다. 나병에는 두 가지 형태가 있는데, 결핵형(tuberculoid form)과 나종형(lepromatous form)이다.

감염된지 3년에서 5년이 흐른 후에는 불확실한 나병(indeterminate leprosy)이 발달하게 된다. 약간의 해로운 병소가 신경에 영향을 미치지 않고 형성된다. 피부 생검을 통해 감염을 확인한다. 치료하지 않으면, 감염은 결핵형 혹은 나종형으로 진행한다. 과학자는 일부 사람이 결핵형으로 발전하고 다른 사람은 나종형으로 발전하는지에 대한 이유를 알지 못한다. 한편, 감염된 개인의 유전적 구조가 어떤 종류의 나병으로 진행할지를 판단한다는 이론이 있다. 결핵형 나병을 앓는 환자의 면역체계는 감염을 조절하기 위해 공격적인 세포 면역 반응에 맞서 싸운다. 약간의 피부 병소만이 형성되지만, 신경 감각의 완전한 상실을 경험한다(그림 13-10).

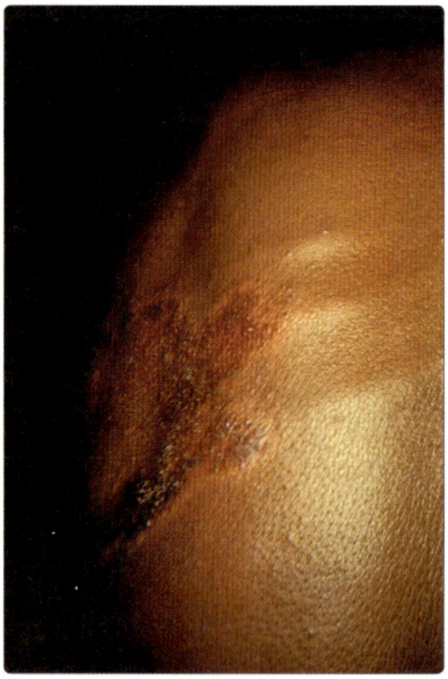

그림 13-10 나균으로 야기된 결핵형 나병(병소: 피부 아래의 확대된 늑골 신경)
출처: Courtesy of CDC/Dr. Andre J. Lebrun.

환자의 면역체계가 감염을 방지하지 못하는 경우 나종형을 경험하게 된다. 감염된 사람은 많은 수의 나병균 세포를 지니고 있으므로 전염성이 매우 강한 상태에 있다. 병소로 인한 피부 손상이 매우 광범위하여 몸 전체에 발생하게 되며 심각하게 문드러지게 한다(그림 13-11). 피부 병소는 평평하거나 혹은 솟아오른 병소 형태이며, 뼈 및 연골에 손상을 입는다. 이목구비가 점점 두꺼워지며 나종형 나병의 고전적 특성인 '사자 같은' 모습이 나타난다. 연골의 파괴로 인해 코가 평평해지고 무너져 내릴 수 있으며, 광범위한 뼈 및 연골 손상으로 인해 발가락과 손가락을 절단할 수도 있다(그림 13-12).

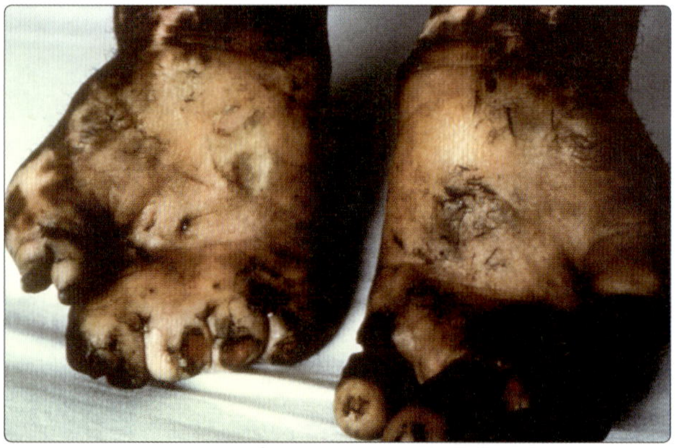

그림 13-11 나병 환자의 손(말단 신경에 영향을 미침)
출처: Courtesy of CDC/Arthur E. Kaye.

노카르디아

노카르디아(Nocardia) 속에 속한 종은 세계 곳곳의 토양에서 발견되는, 유기물을 분해하는 부생균(saprophytes)이며, 담수 또는 소금물에서도 발견되는 호기성 방선균이다. 노카르디아 속의 종류는 50종 이상이 존재한다. 진균류와 같은 특성 때문에 과학계에서 분류하는데 상당한 어려움에 봉착하였다. 사람의 노카르디아 감염의 50%는 노카르디아 아스테로이데스(*Nocardia asteroides*) 복합체에 의한 것이다. *N. asteroides* 복합체는 *N. abscessus*, *N. cyriacigeorgica*, *N. farcinica*, *N. nova*로 구성되었다. 노카르디아의 기타 알려진 병원체 종은 *N. transvalensis* 복합체, *N. brasiliensis* 그리고 *N. pseudobrasiliensis*이다.

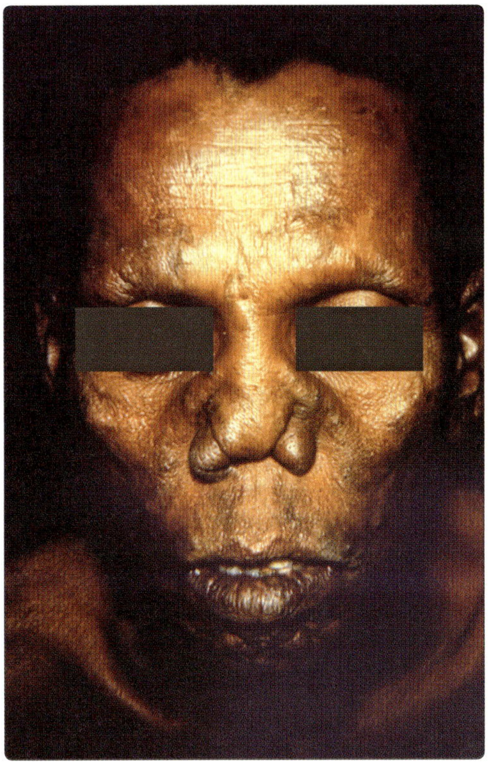

그림 13–12 **나균으로 야기된 나종형 나병.** 코 연골의 붕괴로 인한 안장 모양 코
출처: Courtesy of CDC/Dr. Andre J. Lebrun.

노카르디아증

노카르디아증(Nocardiosis)은 노카르디아 속에 속한 호기성 방선균이 야기하는 상대적으로 흔하지 않은 그람양성 세균감염이다. 해당 속의 세균은 인간과 동물에게 모두 국소 혹은 전신 화농성(고름 형성) 질병을 일으킬 수 있다. 질병은 오염된 먼지를 들이마시거나 혹은 노카르디아 세균을 함유하는 흙이 손상된 피부 상처에 들어가는 경우 전파될 수 있다. 노카르디아증은 기회감염으로 여겨지지만, 감염된 환자들의 대략 1/3 정도는 면역 결핍 상태가 아니다.

노카르디아증의 두 가지 특징은 이 질병이 거의 모든 장기에 퍼질 수 있으며 특히 중추신경계(뇌 및 척수)에 잘 퍼질 수 있다는 점과, 적절한 치료에도 불구하고 재발하는 경향을 지니고 있는 점이다. 노카르디아증 감염사례의 80%는 침습성 폐감염, 파종성 감염 혹은 뇌농양을 보인다. 그중 20%의 경우는 연조직염(cellulitis)을 보인다. 이는 신장, 관절, 심장, 안구 그리고 뼈 감염을 수반할 수 있다. 폐 감염은 일반적으로 열, 기침 혹은 흉부 통증과 함께 나타난다. 중추신경계 증상은 두통, 기면(lethargy), 혼란, 발작 혹은 신경성 결핍의 갑작스런 발현을 포함한다.

흔하지 않지만 *N. asteroids*는 피부 혹은 골격에 육아종성 염증성 병소(mycetoma)를 일으키기도 한다. 면역이 저하된 사람들은 노카르디아증에 감염될 위험이 크다. 면역저하 환자는 만성 폐질환, 결체 조직 이상, 악성 종양(malignancy), 장기 이식, 사람면역결핍바이러스/후천성면역결핍증 혹은 알코올 중독 혹은 코르티코스테로이드(corticosteroid) 치료를 받는 환자이다(그림 13–13).

스트렙토마이세스

방선균 강에 속하는 스트렙토마이세스(Streptomyces) 종은 이동성이 아니고, 필라멘트형인 그람양성균이며 포자자루(sporophores)로 불리는 공기 필라멘트를 통해 아포를 형성하는 세균이다. 또한 이들은 기저 집락 위로 솟아오르며 필라멘트의 교차벽 분리를 통해 분생포자(conidia)라 불리는 아포를 형성한다. 스트렙토마이세스는 독특한 번식 및 성장 방식 때문에 오랫동안 진균류로 잘못 분류되었다. 스트렙토마이세스는 세계 곳곳의 토양에서 발견되며 토양 생태계에서 중요하다. 지오스민(geosmins)이라 불리는 화학물질로부터 야기되는 것은 흙

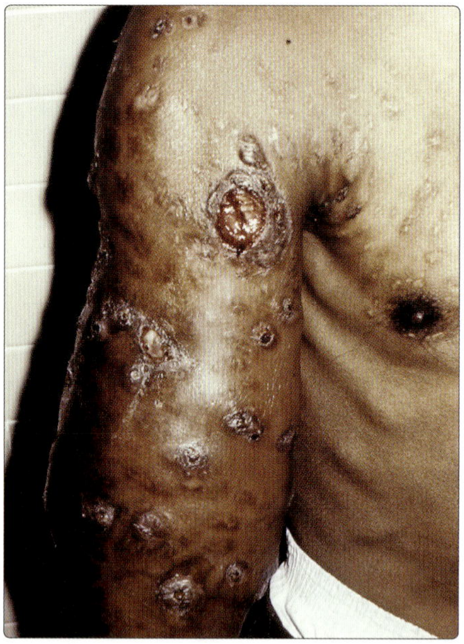

그림 13-13 ***Nocardia brasiliensis*에 의한 오른팔 상부의 노카르디아증.** 연조직염으로도 알려진 방선균 균종으로 발현된 모습
출처: Courtesy of CDC/Dr. Libero Ajello.

의 특징적 냄새는 스트렙토마이세스에 의해 나는 것이다. 해당 세균은 세포외 가수분해 효소를 생산함으로써 거의 모든 당류, 알코올, 아미노산, 유기산을 소비할 수 있다. 생태학자는 생물적 환경 정화를 위한 물질로서 이 세균에 굉장한 관심을 보여왔다.

스트렙토마이세스 종은 널리 퍼져 있으며 심각한 침습성 감염을 거의 일으키지 않는 환경 세균이다. 또한 항균물질을 생산할 수 있는 호기성 방선균이다.

스트렙토마이세스 감염의 가장 흔한 임상적 징후는 육아종성 염증성 병소(mycetoma)이며, 이는 염증성 육아종 형성이 특징인 만성 국소 염증성 피부감염이다. 피부 스트렙토마이세스 감염은 전형적으로 가시에 찔려 생기는 구멍을 통한 미생물의 전파에 의해 발생하며 다리 혹은 발에 나타난다.

침습성 스트렙토마이세스 감염은 극히 드물다. 1966년부터 2000년 사이에 오직 10건의 침습성 스트렙토마이세스 감염사례(mycetoma 혹은 표재성 피부감염을 제외한)만이 보고되었다. 침습성 감염은 폐렴, 심막염, 뇌 농양 그리고 복막염을 수반하였으며 대부분이 사람면역결핍바이러스/후천성면역결핍증 환자였다. 스트렙토마이세스 폐 감염의 병리학적 특징은 가끔 국소적 괴사와 연관되는 육아종이다.

스트렙토마이세스는 항균제를 합성하기 때문에 의학적, 산업적으로 중요하다. 50가지 이상의 서로 다른 항균제, 항진균물질, 항기생충제가 스트렙토마이신, 네오마이신, 클로람페니콜, 테트라사이클린 그리고 이베르멕틴을 포함하는 스트렙토마이세스 종으로부터 분리되었다.

MICRO NOTES

"킬러 아르마딜로"

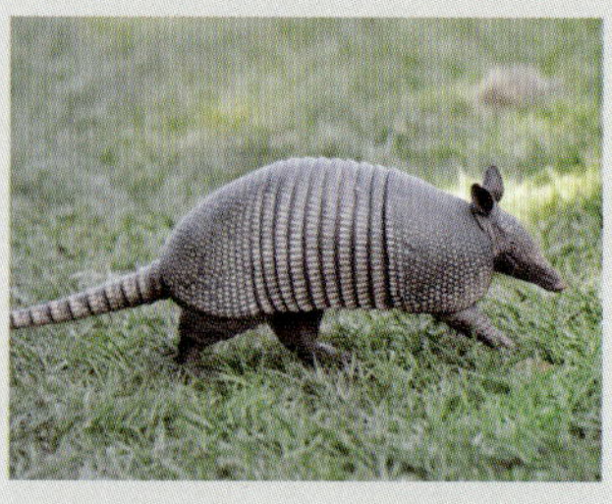

아르마딜로는 스페인어로 '갑옷을 걸친 작은 동물'을 의미한다. 축구공 모양의 펑키 스타일 동물인 아르마딜로는 미국 남부 주에서 발견할 수 있다. 이 동물의 등판 아래에 한센병을 일으키는 나병균이 존재한다. 아르마딜로는 체온이 약 32℃로 낮기 때문에 한센병균이 아르마딜로를 숙주로 이용하며 사람에게도 한센병을 전염시키는 것으로 알려져 있다. 미국 질병관리본부(Centers for Disease Control and Prevention, CDC)에 의하면 흔하지는 않지만 아마딜로와 접촉 후 나병균을 보균할 수 있다.

학습문제

1. 결핵검사를 위해 수행하는 피부반응검사의 이름은 무엇인가?
2. 결과 판독을 위해 소요되는 시간은 얼마인가?
3. 양성반응은 무엇을 의미하는가?
4. 만일 결핵감염이 발생하였다면 어떤 처치가 이루어지는가?
5. 만일 양성반응을 보인다면 근무 조정을 어떻게 해야 하는가?

참고문헌

American Crystallographic Association.(2012). *Actinobacteria as the base of the evolutionary tree*. Retrieved from http://www.sciencedaily.com/releases/2012/07/120726112729.htm.

American Lung Association.(n.d.). *Understanding nontuberculous mycobacterium*. Retrieved from http://www.lung.org/lung-disease/nontuberculosis-mycobacterium/understanding-nontuberculous.html.

Carey, J., Motyl, M., & Perlman, D. C.(2001). *Catheter-related bacteremia due to streptomyces in a patient receiving holistic infusions*. Retrieved from http://wwwnc.cdc.gov/eid/article/7/6/01-0624_article.

CDC.(1995). *Diphtheria epidemic: New independent states of the former Soviet Union, 1990-1994*. Retrieved from http://www.cdc.gov/mmwr/preview/mmwrhtml/00036527.htm.

CDC.(2010). Mycobacterium abscessus in Health care Settings. Retrieved from http://www.cdc.gov/HAI/organisms/mycobacterium.html.

CDC.(2012). *Pulmonary streptomyces infection in patient with sarcoidosis, France, 2012*. Retrieved from http://wwwnc.cdc.gov/eid/article/18/11/12-0797_article.

CDC.(2012). *Tuberculosis Fact sheet*. Retrieved from http://www.cdc.gov/tb/publications/factsheets/treatment/treatmenthivnegative.htm.

CDC.(2015). *Bacterial special pathogens branch (BSPB). Special bacteriology reference laboratory (SBRL)*. Retrieved from http://www.cdc.gov/ncezid/dhcpp/bacterial_special/special_lab.html.

CDC.(2015). *Tuberculosis*. Retrieved from http://www.cdc.gov/tb/.

Chater, K. F.(2006). *Streptomyces inside-out: a new perspective on the bacteria that provide us with antibiotics*. Retrieved from http://www.ncbi.nlm.nih.gov/pmc/articles/PMC1609407/.

Diphtheria: Causes and transmission.(2013). Retrieved from http://www.cdc.gov/diphtheria/about/causes-transmission.html.

Diphtheria: Clinicians.(2014). Retrieved from http://www.cdc.gov/diphtheria/clinicians.html.

Dugdale, D. C. III.(2012). *Nocardia infection*. Retrieved from http://www.nlm.nih.gov/medlineplus/ency/article/000679.htm.

Ivermectin.(n.d.). Retrieved from http://livertox.nlm.nih.gov/Ivermectin.htm.

Kurdgelashvili, G.(2015). *Nocardiosis*. Retrieved from http://emedicine.medscape.com/article/224123-overview#a0199.

Leprosy in the United States.(n.d.). Retrieved from http://diseases.emedtv.com/leprosy/leprosy-in-the-united-states.html.

Leprosy overview.(n.d.). Retrieved from http://www.webmd.com/skin-problems-and-treatments/guide/leprosy-symptoms-treatments-history.

Loynachan, T.(2008). *Soil actinomycetes*. Retrieved from http://www.microbelibrary.org/library/fungi/3180-soil-actinomycetes.

Miao,V. & Davies, J.(2010). *Actinobacteria: the good, the bad, and the ugly*. Retrieved from http://www.ncbi.nlm.nih.gov/pubmed/20390355.

Mycobacterium abscessus in health care settings.(2010). Retrieved from http://www.microbiologybytes.com/video/Streptomyces.html.

Najjar, T.(2014). *Dermatologic aspects of actinomycosis*. Retrieved from http://emedicine.medscape.com/article/1092133-overview#a0104.

Okulicz, J. F.(2014). *Actinomycosis*. Retrieved from http://emedicine.medscape.com/article/211587-overview#a0104.

Renom, F., Garau, M., Rubí, M., Ramis, F., Galmés, A., & Soriano, J. B.(2007). *Nosocomial outbreak of Corynebacterium striatum infection in patients with chronic obstructive pulmonary disease*. Retrieved from http://jcm.asm.org/content/45/6/2064.full.

Spelman, D.(2014). Treatment of nocardiosis. Retrieved from http://www.uptodate.com/contents/treatment-of-nocardiosis. *Titer testing*. (n.d.). Retrieved from https://requestatest.com/titer-testing.

Todar, K.(n.d.). *Diphtheria*. Retrieved from http://textbookofbacteriology.net/diphtheria_2.html.

Tuberculin skin test.(n.d.). Retrieved from http://www.webmd.com/a-to-z-guides/tuberculin-skin-tests.

Ventura, M., Canchaya, C., Tauch, A., Chandra, G., Fitzgerald, G. F., Chater, K. F., & van Sinderen, D.(2007). *Genomics of Actinobacteria: tracing the evolutionary history of an ancient phylum*. Retrieved from http://www.ncbi.nlm.nih.gov/pubmed/17804669.

Vyas, J. A.(n.d.). *Actinomycosis*. Retrieved from http://www.nlm.nih.gov/medlineplus/ency/article/000599.htm.

Warnecke, F., Sommaruga, R., Sekar, R., Hofer, J. S., & Pernthaler, J.(2005). *Abundances, identity, and growth state of actinobacteria in mountain lakes of different UV transparency*. Retrieved from http://www.ncbi.nlm.nih.gov/pmc/articles/PMC1214628/.

WHO.(2015). *Leprosy*. Retrieved from http://www.who.int/mediacentre/factsheets/fs101/en/.

CHAPTER 14

그람음성알균과 스피로헤타

Gram-Negative Cocci and Spirochetes

학습목표

이 장을 학습한 후, 학습자는:

1. 주요 용어를 정의할 수 있다.
2. 스피로헤타의 독특한 형태학적 특성에 대해 논의한다.
3. 나이세리아와 트레포네마의 질병전파 방법을 설명할 수 있다.
4. 임균과 수막염균의 병원성을 비교 및 대조할 수 있다.
5. 매독의 유행, 임상적 단계, 장기적 영향에 대해 설명할 수 있다.

주요 용어

고무종Gummas: 제3기 매독에서 나타나는 연조직 또는 기관육종종양

과유행성Hyperepidemic: 특정 인구집단, 모든 연령층에서 동등하게 끊임없이 존재하는 질병의 높은 발생률

매독종Syphilomas: 고무종 또는 매독 종양

반추Ruminants: 4개의 완전한 공동이 있는 위를 가진 동물에 있어서 소화되지 않은 음식을 동물이 휴식을 취할 때 입으로 되돌려 잘게 분쇄한 후에 다시 씹어서 삼키는 것

섬유근통Fibromyalgia: 여러 근육 및 관절과 관련된 압력에 대한 널리 퍼진 통증, 확산된 통증과 민감성

연성하감Chancre: 성접촉으로 피부 및 점막에 매독이 감염되면 감염 후 보통 2~3일간의 잠복 기간을 거쳐서 성기 및 성기 주위 외음부에 홍반으로 둘러싸인 작은 돌기 모양의 구진이 나타나고, 점차 구진이 늘어나면서 빠르게 중앙이 화농되어 농포가 터져서 궤양으로 진행하는 것

유행Epidemic: 일정한 지역에서 일정 기간 동안 평상시에 기대되는 환자보다 많은 수의 환자가 발생한 것

점상출혈Petechiae: 혈액응고 이상 또는 티푸스 같은 특정 종류의 열들의 결과로 모세혈관 파열 등의 원인으로 인해 피부나 점막 등에서 검붉은 반점으로 나타나는 미세한 출혈을 나타내는 병리학적 소견

생각해보기

이 장에서 논의되는 병원성 유기체는 수천 년 동안 인간에게 고통을 초래해왔다. 이러한 미생물이 일으키는 질병을 치료하기 위한 항균제 치료의 임상적 효과에도 불구하고 많은 감염이 악화된 상태로 진행되거나 치명적인 결과로 진행한다. 이 장의 주제들을 살펴보면서 다음을 생각해보자.

1. 어떤 세균 감염이 공중보건기관에 가장 큰 관심과 도전이 되고 있는가?
2. 성 접촉에 의해 전염되는 감염의 예방 및 치료에 있어서 어떤 장애물이 존재하는가?
3. 몇 시간 내에 사망할 수 있을 정도로 치명적인, 가장 빠르게 진행되는 질병의 임상 징후 및 증상은 무엇인가?
4. 이 장에서 논의된 인식하지 못하거나 치료되지 않은 감염으로 인해 발생할 수 있는 장기적인 합병증은 무엇인가?

임상에 적용해보기

외과 수술 분야의 어려운 측면 중 하나는 외과 수술 환자에서 질병의 치명적인 영향을 목격하는 것이다. 우리는 성적으로 전파되는 감염 중 일부는 콘돔과 같은 보호물품의 사용으로 예방할 수 있는 질병이라는 것을 알고 있으며, 질병 자체에 초점을 맞추는 것이 아니라, 그것이 어떻게 전염되었는지 비판하거나 비평하는 경향이 있다. 임신한 여성은 골반 염증성 질환으로 인해 자궁에 돌이킬 수 없는 손상을 초래하거나, 태반을 통해 또는 분만 중 산도를 통과하는 과정에서 태아를 감염시켜 태아에게 영구적인 손상을 초래할 수 있다. 이러한 질병의 복잡성에 대해 이해하고, 감염에 대한 편견 없이 다른 환자와 동일하게 환자를 돌보는 것에 관심을 가져야 한다.

나이세리아과

그람염색법에 사용된 크리스탈 바이올렛(crystal violet) 염료를 보유하지 않는 세균은 대조 염색약으로 추가된 사프라닌(safranin)으로 인해 분홍색 또는 적색으로 보이므로 그람 음성균으로 분류한다. *Neisseriaceae* 과는 Proteobacteria 문에 속하는 베타-프로테오박테리아(Beta-Proteobacteria)이며, 병원성 그람음성인 호기성 세균이다. 이 과에 속하는 중요한 균속은 *Neisseria*, *Kingella* 및 *Chromobacterium*이 있다. *Neisseriaceae* 과의 균들은 구형의 알균으로 분류되나, 일부는 짧고 약간 막대 모양의 짧은막대균(coccobacilli)이다. 다양한 유형의 그람음성 세균과 관련된 특이적 독성 인자는 외부 세포막의 지질다당류(lipopolysaccharide, LPS)층 내에 함유된 내독소 및 세균이 조직에 부착하는 것을 허용하는 구조적 특성을 지니고 있다.

나이세리아

나이세리아 속(genus *Neisseria*)은 10개의 종으로 구성되어 있는데, 그 중 인체에 질병을 일으키는 종으로는 수막염을 일으키는 수막알균(*N. meningitidis*)과 임질을 일으키는 임균(*N. gonorrhoeae*)이 있다. 사람이 유일한 보균체인 두 병원균은 균체 표면에 있는 섬모가 점막 상피세포에 달라붙는 부착인자가 되어 감염이 일어나는 것으로 알려져 있다.

임균

임균(*Neisseria gonorrhoeae*)은 그람음성 쌍알균이며 카탈라아제, 옥시다아제 양성이다. 강낭콩 모양 나이세리아는 호기성, 비운동성이다(그림 14-1).

임상 소견

감염 초기 인체 내로 침입한 균은 섬모를 이용하여 요도생식기 상피세포에 부착하고 세포를 통해 피하조직으로 침투한다. 이때 염증반응이 일어나 상피세포층이 파괴되어 균이 더욱 잘 침투할 수 있는 상태가 된다.

남자와 여자의 증상이 다를 수 있다. 남자는 감염 여성과 성적 접촉을 가진 후 3~7일에 갑자기 소변을 볼 때 심한 통증을 느끼게 되며, 요도에서 누런 고름이 나온다. 남자의 약 10%에서는 증상이 없으며, 이러한 무증상 감염자가 다른 여성에게 질병을 전파한다. 치료를 하지 않으면 부고환염, 전립선염으로 진행할 수 있으며, 요도에 구조적 이상을 초래할 수 있다. 균이 혈류를 따라 다른 장기로 운반되어 균혈증, 심내막염, 관절염을 일으키는 경우도 있다.

여자의 약 60~80%는 무증상이기 때문에 이들이 주요 보균자가 된다. 증상이 나타나는 경우에는 빈뇨, 질 분비물 증가, 발열 등이 나타나며, 진행되면 난관염 등 골반 염증성 질환을 일으킨다. 난관염은 난관의 구조적 이상을 초래해 불임 및 자궁외 임신의 주요한 원인이 된다. 부적절한 성관계를 하는 여성 및 동성연애 남성에서는 흔히 직장염이 동반된다.

신생아는 출생 때 산도를 통과하면서 모체로부터 감염된다. 신생아 안염이 가장 흔한 형태이며, 신생아 임질성 관절염도 발생한다. 신생아 임질성 관절염은 조직이 파괴되어 장애를 초래할 수 있다.

다른 유형의 감염은 임균성 인두염(gonococcal pharyngitis)으로 구강성교에 관여하는 남성과 여성이 감염될 수 있다. 이러한 이상 성행위를 하는 개인은 무증상이거나 단기간의 경미한 인후통만을 가질 수 있다. 드물게 임균은 혈액 전체에 퍼

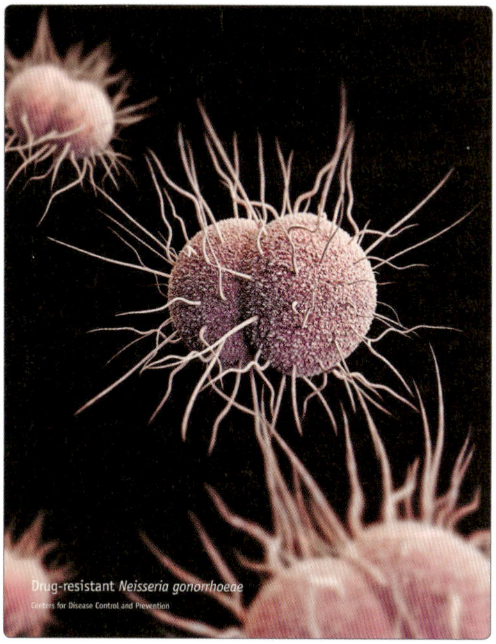

그림 14-1 운동성을 촉진하고 표면 부착성을 향상시키는 모발 모양의 섬모를 가진 약제내성 *Neisseria gonorrhoeae* 쌍알균의 3차원 컴퓨터 이미지

출처: Courtesy of CDC/James Archer; Photo by U.S. Centers for Disease Control and Prevention - Medical Illustrator.

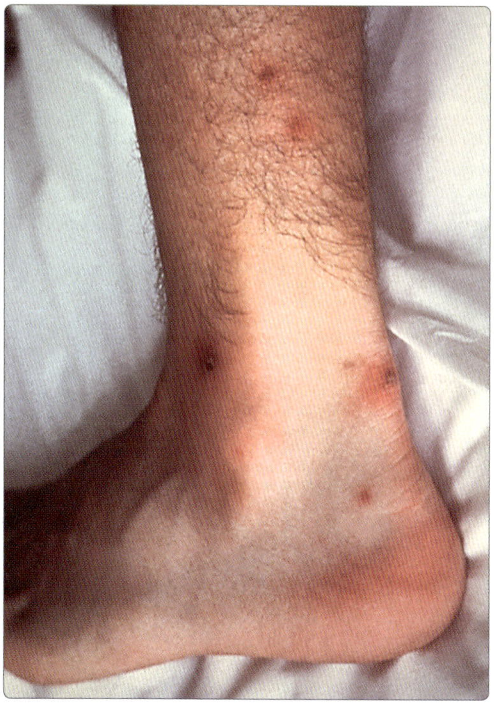

그림 14-2 발목의 *N. gonorrhoeae* 산재성 피부 병변

출처: Courtesy of CDC/ Dr. S. E. Thompson, VDCD/J. Pledger.

져 관절을 공격할 수 있으며, 생명을 위협하는 후유증을 유발할 수 있다. 임질을 비롯한 성병에 이환된 사람들은 사람면역결핍바이러스(human immunodeficiency virus, HIV)에 감염될 위험성이 높다. 성병에 걸리기 쉬운 습관들은 감염의 위험성을 높이는 요인 중 하나로, 질병 발생의 위험을 높이는 행동 또는 상황은 다음과 같다.

- 콘돔과 같은 보호물품 없이 질, 항문 또는 구강성교를 하는 경우
- 여러 명 또는 모르는 누군가와 성행위를 하는 경우
- 마약이나 알코올 섭취로 인한 위험한 행동
- 감염자와의 이전 성관계 또는 감염 상태를 공개하지 않는 행동

진단

성적으로 활발한 사람, 성병에 걸리기 쉬운 습관이나 비슷한 경험을 가진 사람, 증상이 있는 사람은 잠재적인 장기 손상을 방지하기 위해 지체 없이 진료를 받아야 한다. 일반적으로 임균검사를 위해 소변검사를 실시하지만, 남성의 요도 배액이나 여성의 자궁경부 배액의 도말검체를 채취해야 할 수도 있다. 또한 환자가 구강이나 항문성교를 하는 경우 인후나 직장에서 도말검체를 채취하여야 한다.

미국 질병관리본부(Centers for Disease Control and Prevention, CDC)는 1986년, Gonococcal Isolate Surveillance Project(GISP)를 만들어 미국 전역의 임질 유병률에 대한 통계자료를 수집하였다. 임균 감염은 두 번째로 흔한 성병으로, 지역실험실의 결과 분석을 통해 미국 질병관리본부는 성매개질환 치료 지침서를 개발하고, 개정하고 있다. 임상의들은 표준 치료 프로토콜이 실패할 때 GISP 실험실에 표본을 보내 새로운 내성 균주의 출현을 평가할 것을 권장한다.

미국 식품의약품안전처(Food and Drug Administration, FDA)는 Nucleic Acid Amplification Test(NAAT)를 임질 감염 및 클라미디아 감염에 대한 가장 신뢰할 수 있는 선별검사(screening test)로 승인하였다. 성폭행의 가능성이 있는 경우와 항균제 내성을 주기적으로 평가하기 위해서는 표준 실험실 배양이 필요하다. NAAT 검사는 수집된 검체가 배양검사 및 항균제 감수성 검사를 위한 적절한 실험실 조건을 충족하지 않기 때문에 비배양검사로 간주된다.

치료

페니실린(penicillin)이 처음 발견되어 임질 감염을 치료하는 데 사용된 이후로 나이세리아 임질은 설파제(sulfanilamides), 페니실린(penicillin), 테트라사이클린(tetracycline), 시프로플록사신(ciprofloxacin)과 같은 플루오로퀴놀론계(fluoroquinolones)를 포함한 다약제 병행요법에 대한 내성이 증가하였다. 이후 치료효과 모니터링, 연구 및 신약 개발이 지속적으로 이루어졌다.

성병에 대한 치료지침은 cephalosporin 내성 임균의 출현을 방지하기 위해 합병증을 동반하지 않은 모든 임균성 감염을 치료할 때 주사용 cephalosporin, ceftriaxone, azithromycin 또는 doxycycline 병행요법을 권장하고 있다.

신생아 안염(ophthalmia neonatorum)은 질 분만 동안 임균에 노출되어 발생한 임균성 눈 감염이다. 감염된 질 분비물은 각막 상피에 영향을 미치고 미생물 각막염, 궤양 및 천공을 유발한

다(그림 14-3). 신생아는 임균성 결막염을 예방하기 위해 출생 직후 Erythromycin 안연고를 주입한다. 위험성이 있는 신생아는 질식 분만이나 자궁절제술 여부에 상관없이 이러한 예방적 처치를 받아야 한다. 이전에 사용했던 질산은 용액(silver nitrate), tetracycline, bacitracin, 또는 povidone iodine 용액의 안 점적은 더 이상 사용하지 않는다.

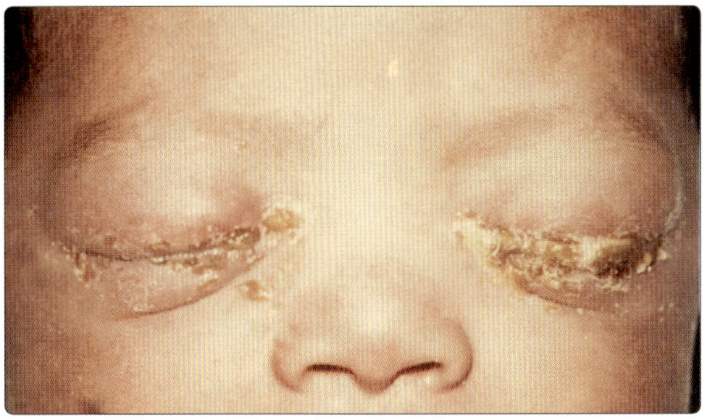

그림 14-3 산모로부터 전염된 *Neisseria gonorrhoeae*에 의한 신생아 안염
출처: Courtesy of CDC/J. Pledger.

수막알균

수막알균(*Neisseria meningitidis*)은 크기 1 μm 이하의 협막을 지닌 그람음성 쌍알균이다. 이 세균은 항식균 작용이 있는 다당질 협막의 존재를 제외하면 임균(*N. gonorrhoeae*)과 거의 동일하다. 다당질 협막은 혈청학적 반응성이 다른 13개의 혈청군으로 분류되며, A, B, C형이 질병을 가장 많이 일으키나, 지역마다 차이를 보인다. 협막항원은 항식균 작용이 있어 병원성에 중요한 역할을 하며, 방어항원으로 작용한다. 지질다당체는 분비되어 혈관 내피세포의 괴사를 유발한다. 사람이 유일한 보균체이며 비인두에 집락을 이룬다. 실험결과에 따르면 수막알균 세포의 섬모는 비인두의 비섬모원주상피세포(non-ciliated epithelial columnar cells)의 특이 수용체에 선택적으로 부착하는 것으로 나타났다. 비섬모수막알균은 원주세포와 결합할 수 없기 때문에 독성이 없다.

일반인의 약 10%에서 비인두 조직에 수막알균을 가지고 있는데, 질병의 징후나 증상을 보이지 않을 수도 있다. 호흡기 또는 감염된 사람과의 일상적인 접촉으로는 전파되지 않으며, 보균자와의 키스, 타액과 호흡기 분비물에의 노출과 같은 긴밀한 접촉을 통해 감염을 전파할 수 있다. 수막알균 감염과 관련된 위험요인은 다음과 같다.

- 연령: 영유아, 청소년 및 청년은 감염의 위험이 증가한다. 1세 미만의 소아 및 약 16세의 청소년에서 가장 높은 발병률을 보인다.
- 공동체 환경: 기숙사에 거주하는 학생과 밀접한 생활이 일상적인 군복무훈련시설
- 특정 질병, 약물 및 췌장절제술과 같은 수술은 면역체계를 약화시키고 수막알균성 질병의 위험을 증가시킬 수 있다.
- 외국여행: 건기(12월~6월) 동안 사하라 사막 이남 아프리카 중부지방의 '수막염 벨트(Meningitis Belt)' 지역과 같이 수막알균이 토착화된 지역에서는 유행이 발생할 경우 발생 빈도가 높아 여행자나 체류자에서도 감염될 가능성이 있으므로 예방접종이 필요하다.

수막알균 수막염(meningococcal meningitis)은 집단 발생할 가능성이 커 관심의 대상이 된다. 특히 우리나라에서는 폐렴알균, 헤모필루스균과 함께 수막염의 중요한 원인균으로 제3군 법정감염병으로 지정되어 있다. 수막알균 혈청형 A는 아시아와 아프리카에서, 수막알균 혈청형 B형과 C형, Y형은 미국에서 질병을 많이 일으키고 있다. 국내 수막알균 수막염의 발생

신고 건수는 매년 10여 명 내외로 보고되다가 2002년, 2003년에 증가하였던 발생이 최근에는 다시 감소하고 있다. 선진국에서는 발생률이 10만 명당 0.5~4명, 개발도상국에서는 10만 명당 10~25명 정도로 발생한다.

수막알균 수막염

수막염은 중추신경계의 수막 내벽의 염증으로 여러 병원성 미생물에 의해 유발될 수 있다. *Neisseria meningitidis*는 수막알균 수막염의 원인균이다. 수막알균 수막염의 전형적인 징후와 증상은 갑자기 나타나는데, 발열, 두통, 경부강직, 오심, 구토, 빛에 대해 민감해지는 광선공포증, 의식수준의 저하가 나타난다.

질병이 진행됨에 따라 신경학적 증상은 뇌척수막의 염증 및 자극으로 인해 발생하며 경추 강직(brudzinski sign), 흉요추강직, Kernig sign, 경련, 과반사 작용을 포함하여 뇌막 자극 및 염증, 두개내압이 증가한다. 이러한 전형적인 징후와 증상은 신생아 및 영아에서는 관찰되지 않을 수 있다. 감염된 영아는 느리고, 활동적이지 않고, 짜증을 내거나, 구토를 일으키거나, 잘 먹지 않을 수 있다. 두개의 첨문(soft spots)이 부풀어 오르거나 머리와 목(opisthotonos)의 뒤쪽으로 아치가 생길 수 있다. 소아에서 감소하거나 지연된 반사는 수막염의 징후가 될 수도 있다. 수막염이 의심되는 경우 즉시 치료해야 하며, 사망자는 몇 시간 이내에 증상이 나타날 수 있다. 치명적이지 않은 경우에는 영구적인 뇌 손상이나 청력상실로 이어질 수 있다.

수막알균 패혈증

수막알균 패혈증(meningococcal septicemia)은 수막알균혈증(meningococcemia)으로도 알려져 있으며, 혈관에 손상을 입히고 장기, 피부 및 기타 연조직에 출혈을 일으키는 *N. meningitidis*에 의한 매우 심각한 혈류감염이다.

호흡기를 통해 들어온 균은 비인두에 부착하여 증식한 다음 혈액 내로 침투(endocytosis)하여 전신으로 퍼진다. 비인두염의 경우에는 발열 등 가벼운 증상만 나타나지만, 전신으로 퍼지면 *N. meningitidis*의 외부 세포막에 존재하는 내독소가 혈관벽의 염증, 혈전증, 내피세포 손상 및 파종성혈관내응고를 비롯한 혈관 손상의 원인이 된다. 파종성혈관내응고는 내재 응고를 억제하고 대규모 출혈을 일으킬 수 있는 미세순환에서의 혈전 형성이 널리 퍼져 있음을 나타낸다. 수막알균 뇌수막염과 마찬가지로 몇 시간 안에 사망할 수 있다. 반면, 치명적이지 않은 경우에는 손가락, 발가락 또는 사지절단, 피부이식과 함께 괴사조직의 광범위한 절제술이 필요할 수 있다. 수막알균 패혈증의 징후와 증상은 다음과 같다.

- 피로
- 구토 · 설사
- 오한
- 차가운 손과 발
- 심한 전신통증
- 빈호흡과 빈맥

- 빨간색의 피부 점상출혈(자반)
- 어두운 보라색 피부발진(후기단계)

워터하우스-프리데리첸 증후군(Waterhouse-Friderichsen syndrome)으로 알려진 심하고 갑작스럽게 나타나는 급성 뇌막염의 패혈증은 신체의 여러 장기를 침범하는 심각한 질병으로 100%에 가까운 높은 사망률을 보인다. 고열, 오한, 허약감, 오심, 구토, 전신 근육통 및 두통이 특징인 갑작스러운 증상이 시작되어 불과 몇 시간만에 안절부절못하거나, 불안해하며 의식혼란 상태에 빠지게 되고, 갑자기 몸 전체에 점상출혈 및 자반이 나타난다. 질병이 진행되어 부신부전과 폐부전, 치명적인 파종성혈관내응고를 동반한 쇼크에 빠지게 된다. 대다수의 환자는 항균제 치료와 관련 합병증의 집중 치료에도 불구하고 감염 후 24시간 이내에 사망한다.

가벼운 형태의 수막알균 패혈증이 발생할 수도 있다. 환자는 며칠 또는 몇 주 동안 낮은 수준의 발열, 관절염 및 작은 점상 피부 병변을 경험하는데, 경증의 환자는 항균제 치료로 예후가 좋아진다.

*N. meningitidis*로 인한 다른 감염은 폐렴, 요도염 및 관절염이 있다. 수막알균성 폐렴은 일반적으로 호흡기 감염에 이차적으로 발생한다. 징후 및 증상으로는 흉통, 설사, 발열, 오한 및 만성 기침이 나타나며, 이 환자들에서도 예후는 좋다.

진단

수막알균 감염 환자는 수막알균 수막염 단독(증례의 30~50%), 패혈증을 동반한 수막알균 수막염(증례의 40%) 또는 수막알균 패혈증 단독(7~10%의 경우)의 세 가지 유형이 나타날 수 있다. 위급한 질환이므로 병소에서 삼출물 또는 뇌척수액을 채취하여 그람염색을 한다. 척수액 도말 표본에서 다핵백혈구 내외의 그람음성 쌍알균이 관찰되며, 패혈증 증상을 보이는 경우에는 혈액에서 균이 관찰되기도 한다. 뇌척수액 등에서 협막 항원을 검출할 수 있는 진단법이 개발되어 있다. 수막알균 패혈증은 다른 감염병보다 빨리 사망할 수 있으므로 징후와 증상을 인식하는 것이 즉각적인 치료를 시작하는데 중요하다.

수막알균 감염 환자를 처음 만나는 의료진에게 중대한 과제는 초기단계의 검사실 결과가 특징적이지 않기도 하며, 눈에 띄지 않는다는 것이다. 혈액, 뇌척수액, 활액 또는 피부 병변에 대한 미생물 배양검사에서 *N. meningitidis*의 성장을 통해 확실한 진단이 이루어지며, 기타 함께 수행되는 실험실 진단은 다음과 같다.

- 전혈구수(complete blood count, CBC)와 백혈구감별계수
- 전해질검사
- 혈액요소질소(blood urea nitrogen, BUN) 및 크레아티닌(creatinine)
- 피브리노겐 및 C-반응성 단백질(C-reactive protein, CRP)
- 혈액응고검사
- 방사선검사

치료

Penicillin G는 *N. meningitidis*의 감수성 혈청형에 대한 선택적 치료제이다. 대안으로 최종 배양 검사 결과가 나올 때까지 또는 페니실린 내성인 *N. meningitidis* 균주가 확인된 지역의 경우 초기 치료를 위해 3세대 세팔로스포린(cefotaxime 또는 ceftriaxone)을 사용할 수 있다. 의학계는 환자나 보균자에 노출되어 질병을 일으키는 혈청군에 대해 면역력을 형성하도록 개인의 예방적 치료에 노력을 집중해 왔다. 항균제의 선택은 환자의 연령, 건강상태 및 노출 위험에 따라 다르며, 감염된 환자는 광범위하고 집중적인 병원 치료가 필요하다. 조직 상해를 초래하는 수막알균 패혈증을 가진 사람들은 괴사조직의 수술적 절제술이 필요할 수 있다. 인공 피부 이식편을 사용하여 일시적으로 넓은 범위의 피부 손실을 치료할 수 있으며, 자가 조직 이식은 환자가 감염의 중대한 단계를 지나면 수행 가능하다. 또한 의사는 환자의 상태가 안정되고 생존 가능한 조직과 생존 불가능한 조직 사이에 명확한 구분이 가능할 때까지는 사지의 외과적 절단을 지연하는 것이 바람직하다. 근막절개술(fasciotomy)은 구획의 압력이 상승하고 순환을 위협할 때 사지나 말단의 기능을 유지하는 데 도움이 된다. 열악한 치아 조직 관류로 인해 영향 받은 치아를 광범위하게 발치해야 할 수도 있다.

예방

현재 수막알균 감염을 예방하기 위한 수막알균 다당 백신(meningococcal polysaccharide vaccine, MPSV-4)과 수막알균 복합 백신(meningococcal conjugate vaccine, MCV-4)의 두 가지 유형이 개발되어 있다. 수막알균 감염 고위험군에 한해 예방접종한다. 현재 미국 질병관리본부는 소아 및 어린 자녀가 위험요인 기준을 충족하는 경우에만 예방접종을 권장한다. 11세 또는 12세 소아는 수막알균 결합 백신을 접종받아야 하며, 16세에 추가 접종을 받아야 한다. 65세 이상의 노인은 만성질환 등 위험요인이 있는 경우 수막알균 다당류 백신접종을 권장한다.

모락셀라

모락셀라(*Moraxella*)는 프로테오 세균 문(phylum Proteobacteria), 감마 프로테오 세균 강(class Beta-Proteobacteria), Pseudomonadales 목, Moraxellaceae 과에 포함되는 종으로 그람음성, 비운동성 알균이다. 절대산소성균으로 막대균과 알균의 중간 형태를 띄는 짧은막대균이다. 과거에는 나이세리아 속에 속했으나 핵산분석으로 재분류되었으며, 가장 잘 알려진 종(species)은 *M. nonliquefaciens*, *M. lacunata* 및 *M. catarrhalis*이다. *Moraxella nonliquefaciens*는 상부호흡기, 특히 비강에 집락을 이루며 2차 호흡기 감염을 일으킨다. *Moraxella lacunata*는 눈에서 분리되고 결막염의 원인으로 여겨진다. *M. catarrhalis*는 해당 속 중 가장 많이 연구되는 병원균이다.

모락셀라 카타랄리스

과학계는 Moraxella 균의 적절한 분류에 대해 수년 동안 논의해왔다. *M. catarrhalis*는 이전에 *Micrococcus catarrhalis*, *Neisseria catarrhalis* 및 *Branhamella catarrhalis*로 명명되었었다.

연구에 따르면, *M. catarrhalis*는 출생 후 1세 사이 영아의 30~100%에서 집락을 형성하며, 성인에서는 집락률이 1~10%로 감소한다.

*M. catarrhalis*는 그람음성알균으로, 폐렴사슬알균(*Streptococcus pneumoniae*)과 인플루엔자균(*Haemophilus influenzae*) 다음으로 소아 중이염의 세 번째 흔한 원인균이며, 각막염, 상악동염, 부비동염과 중이염 등을 일으킨다. 호흡기계통에 이상이 있거나, 호흡보조장치를 사용하는 성인에서도 질병을 일으킨다. 호흡기계통을 통해 감염되며, 인체에 들어온 균은 인두상피세포에 부착하여 증식한다. 여러 항균제에 내성을 나타내므로 항균제 감수성 검사가 필요하다.

치료

임상에서 분리된 대부분의 *M. catarrhalis*는 베타 락타마제(beta-lactamase)를 생산한다. 페니실린, 아목시실린, 암피실린과 같은 항균제는 베타 락타마제를 생산하는 세균에는 효과적이지 않다. 특정 지역에서는 *M. catarrhalis*의 90% 이상이 아목시실린에 내성이다. 현재 amoxicillin-clavulanate, 2세대 및 3세대 경구 cephalosporin, trimethoprim-sulfamethoxazole(TMP-SMZ)이 가장 권장되는 항균제 치료 요법이다. Azithromycin 또는 clarithromycin은 대체요법으로 사용할 수 있다.

미국에서 중이염 및 기타 잠재적으로 심각한 호흡기 및 전신감염 사례를 예방하기 위한 백신개발 연구가 진행 중이다.

스피로헤타

얇고 긴 나선형으로 특유의 나선운동을 하는 세균군을 스피로헤타(spirochetes)라고 부른다. 조건무산소성 또는 절대산소성으로 사람에서 병원성을 나타내는 것으로는 스피로헤타 과(spirochaetaceae)의 트레포네마 속, 보렐리아 속, 렙토스피라 과(leptospiraceae)의 렙토스피라 속이 포함된다. 스피로헤타는 길고 뱀처럼 생긴 미생물로 현미경으로 보면 코일 모양으로 보인다. 편모에 의해 운동하지만, 일반적인 세균과는 달리 편모가 균체의 밖으로 나와 있지 않다. 스피로헤타는 세균을 둘러싼 외피 내에 들어 있는 세포의 각 극에 부착된 축 방향 필라멘트에 의해 유체를 통해 나아간다. 다른 세균의 편모와 유사하게 이러한 내부 편모는 스피로헤타의 독특한 특징이다. 이러한 축 필라멘트의 회전은 유기체가 코르크 스크류 방식으로 종축 세포축을 따라 회전하게 한다. 축 방향 필라멘트의 작용은 큰 근육의 수축과 유사하여 고점도 액체에서도 스피로헤타가 더 빨리 헤엄치고 보다 쉽게 침투할 수 있게 해준다. 편모의 수와 모양은 종에 따라 다양하여 스피로헤타는 축 방향 필라멘트의 형태와 숫자로 구별된다. 예를 들어, 렙토스피라 세포는 말단에 훅을 가지고 있으며, 트레포네마 균은 얇지만 단단히 감겨 있다(그림 14-4).

보렐리아 종은 좀 더 느슨하게 감겨져 있고 트레포네마보다 다소 두껍다. 이 미생물은 매우 가늘어서 실험실 검사는 어두운 필드 또는 전자현미경을 사용해야 한다.

스피로헤타는 독립생활을 하는(기생 · 공생을 하지 않는), 담수 혹은 해수의 진흙에 사는 비병원성 서식자로 비성병매독이라고 불리는 질병의 원인이 된다. 렙토스피라(Leptospira)는 주로 동물에 영향을 미치고 인간에 대한 영향은 이차적이다(그림 14-5). 보렐리아 속(genus Borrelia)은 이, 진드기의 매개에 의해 전파되고 라임병 및 재귀열을 일으키는 몇몇 종을 포함한다. 많은 종의 스피로헤타는 토양, 하수, 부식물, 정체해 있는 물에서 발견되는 부생생물(saprophyte)이다. 다른 종은 동물과 인간의 위장관, 구강, 생식기 내에서 정상균무리 또는 병원균으로 발견된다.

독일 의사인 오토 오베르마이어(Otto Obermeier)는 병원성 스피로헤타를 1868년 재귀열 환자의 혈액에서 처음으로 발견하였다. 오베르마이어는 이것이 수중 스피로헤타, *Spirochaeta plicatilis*와 유사하다는 것에 주목하였다. 스피로헤타는 단지 6개의 속으로 이루어졌지만 인간의 생명에 중요한 영향을 미칠 수 있고, 매독, 라임병, 재귀열, 요우스(딸기종)의 4가지 질병의 원인이 된다. 또한 소 및 다른 반추동물의 위장에 사는 중요한 공생충이기도 하다.

트레포네마

트레포네마(Treponema) 종은 Spirochaetes 문, Spirochaetes 강, Spirochaetales 목, Spirochaetaceae 과에 속한다. 트레포네마는 구강의 정상균무리이며 매독의 원인인 *Treponema pallidum*, 요스(풍토성 매독)의 원인인 *Treponema pertenue*, 성병이 아닌 풍토성 매독을 유발하는 *Treponema endemicum*을 포함한다. 이러한 질병은 "트레포네마증(treponematoses)"과 관련이 있으며, 1기, 2기, 잠복기 및 3기의 임상단계를 거치는 것이 특징이다. 트레포네마는 민감하여 pH 7.2~7.4, 온도 30~37℃, 미호기성 환경이 필요하다. 세포가 세균의 특이한 특징으로 높은 지질함량을 가지고 있으며, 매독균은 아직까지 인공배지나 실험실 환경에서 배양될 수 없기 때문에 항원구조에 대해서는 밝혀져 있지 않다.

트레포네마 팔리둠

트레포네마 팔리둠(*Treponema pallidum*)의 이름은 "pale"이라는 라틴어 pallidus에서 유래

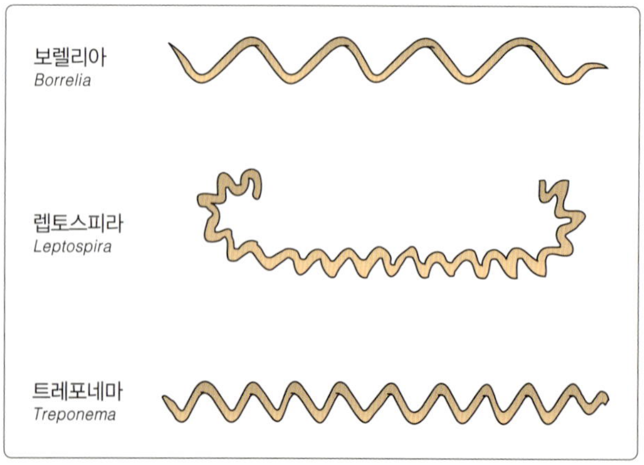

그림 14-4 스피로헤타의 모양: 보렐리아, 렙토스피라 및 트레포네마

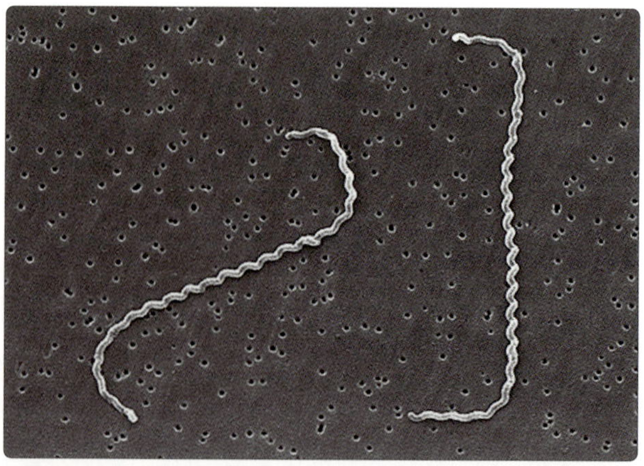

그림 14-5 *Leptospira interrogans*의 주사전자현미경 사진
출처: Courtesy of CDC/NCID/Rob Weyant; Photo by Janice Haney Carr.

한다. 트레포네마 팔리듐은 4개의 아종이 있으며, 이들이 일으키는 질병은 다음과 같다.

- *T. pallidum*: 매독
- *T. pertenue*: 요스
- *T. endemicum*: 베젤(풍토성 매독)
- *T. carateum*: 핀타(pinta: 비성병 매독)

매독균은 로버트 코흐(Robert Koch)가 100년 전에 매독의 원인균으로 스피로헤타를 최초로 확인한 이래로 살아 있는 숙주에서의 배양이 아직까지 불가능하다. *T. pallidum*이 실험실에서 살아남을 수 있는 유일한 방법은 숙주의 전염성 삼출물에서 직접 유기체를 추출하여 동물, 일반적으로 토끼, 기니아피그 또는 햄스터에게 전달하는 것이다.

매독균

매독균(*Treponema pallidum pallidum*)은 스피로헤타 중 가장 독성이 강하며, 성 접촉에 의해 전파되는 성병 매독의 원인균이다. 매독은 천천히 진행하는 질병으로 세균의 급속 증식과 관련된 짧은 증상기간과 면역체계가 조직 치유를 돕는 장기간의 무증상 기간이 뒤따른다. 질병의 잠복기는 10~90일이며 징후와 증상이 임상적으로 나타난다.

매독은 사람면역결핍바이러스와 비슷한 방식으로 전염된다. 스피로헤타의 증식에는 축축하고 어두운 환경이 필요하기 때문에 성적 접촉을 통해 전염이 된다. 그러나 수혈, 오염된 주삿바늘, 모유 및 타액을 통해 숙주에게 전달될 수 있다. 매독균은 약 2시간 동안만 인체 외부에서 살 수 있으며 체외에서는 급속히 사멸한다.

매독균은 점막과 손상된 피부를 침입하는 능력이 있다. 성 접촉에 의해 전파되며, 침입부위는 여성의 질과 자궁경부이고, 남자는 성기와 같은 생식기관이다. 매독은 혈관과 혈관주위 조직에 병변을 유발한다. 매독균이 일단 체내 점막 표면에 부착되면 침입부위에서 신속히 증식한 후 1차 병소가 형성되기도 전에 혈관주위 림프절을 거쳐 순환혈액을 통해 전신으로 파종된다.

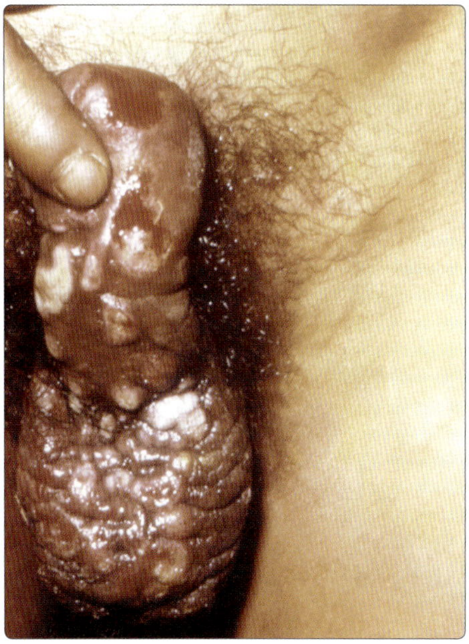

그림 14-6 음경과 고환에 나타난 다수의 2기 매독 경성하감 병변

출처: Courtesy of CDC/Susan Lindsley; Photo donated by Brian Hill, New Zealand.

매독의 임상단계

매독균은 피부의 상처 또는 점막의 작은 찰과상을 통해 몸에 침입하며 성접촉으로 전염된다. 다른 혈액 매개 병원균과 마찬가지로 오염된 주삿바늘을 통해서도 전염되며, 태아에서는 모체의 태반을 통해서도 감염된다. 20~24세 청소년이 가장 많은 영향을 받기도 하며, 감염경로가 동일하기 때문에 임질 환자의 10%는 매독을 동반한다. 다른 성병과 마찬가지로 콘돔을 올바르게 사용하면 감염을 예방할 수 있다.

1기(Primary Stage) 감염 후 빠르면 침입 10~19일째, 대개는 3~4주 이내에 잠복기를 거쳐 균 침입국소에 염증반응에 의한 특

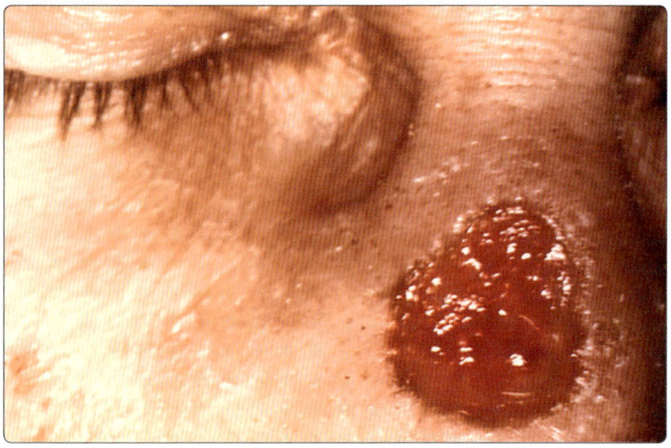

그림 14-7 오래 지속된 3기 매독 *Treponema pallidum* 감염으로 인한 코의 고무종
출처: Courtesy of CDC/J. Pledger.

징적 경성하감이 나타나는데 병리학적으로 임프절 확대와 무통성 종창이 나타난다. 하감부위에 매독균이 존재하며 단핵구, 림프구 및 형질세포의 침윤이 관찰된다. 매독균이 세포에 부착하면 균 말단의 뾰족한 부위가 히알루론산을 함유한 기질을 통해 모세혈관 내피세포와 결합함으로써 숙주세포의 세포막에 변화가 유발되어 다른 세균은 부착하지 못한다. 이 상태가 약 9주 동안 지속된다.

2기(Secondary Stage) 매독균이 순환혈액을 따라 전신에 퍼지며, 감염 후 약 3개월이 경과하면 전신의 피부, 점막에 발진이 출현한다. 몸통, 팔다리, 얼굴에 생기는 가려움증이 없는 홍반(매독성 장미진), 전신에 생기는 암적색의 구진(구진성 매독진)을 시작으로 편평콘딜로마(음부, 입 안 점막에 생기는 편평구진), 탈모 등의 피부와 점막에 다양한 병변이 생겨 치유와 재발을 반복한다.

잠복기(Latent Stage) 명백한 증상은 없지만 스피로헤타가 숙주의 조직을 계속 침범하는 1기 및 2기 단계 사이에 질병의 잠복기가 나타난다. 이 시기에는 숙주가 전염될 수도 있고 없을 수도 있지만, 임산부는 일반적으로 태아에게 질병을 전염시킨다. 스피로헤타가 숙주의 조직으로 파고들기 때문에 숙주는 이 기간 도중 모호한 불편을 경험할 수도 있다. 잠복기 보균자의 약 50~70%는 질병의 최종단계로 진행하지 않는다.

3기[Late(Tertiary) Stage] 매독의 마지막 단계는 후기 또는 3기로 불리며 초기 감염 후 10~30년 후에 발생한다. 이 단계에서 스피로헤타는 침입한 조직에 심각한 손상을 준다. 스피로헤타는 조직의 특정 영역에 집중되고 고무종(gummas) 또는 매독종(syphilomas)을 형성한다(그림 14-7).

고무종은 주로 내부장기, 뼈 및 피부 등에 호발한다. 대부분 괴사로 진행되어 흉터를 남기고, 더욱 진행되면 중추신경에 침입하여 진행마비 등의 변성 매독이 된다. 감염 10년 이후에는 중추신경계에 장애가 생겨 운동장애, 지각장애, 기억장애, 치매 등의 인지장애를 초래한다.

1기, 2기 매독에서는 궤양 등의 병변 부위에서 다수의 트레포네마가 존재하며 전염성도 강하지만, 3기 이후에는 병변부의 트레포네마는 아주 적어져 전염성이 거의 없어진다.

진단

매독균은 인공배지에서 배양되지 않기 때문에 진단은 암시야현미경을 이용하여 경성하감이나 점막발진 등의 분비물을 직접 관찰하는 방법과 혈청학적 검사법으로 확인할 수 있다. 혈청학적 방법은 매독균의 항원을 이용하는 트레포네마 검사법과 비매독균 항원을 이용하는 비트레포네마 검사법이 있다. VDRL(Venereal Disease Research Laboratory)은 선별검사에 사용되는 비트레포네마 겁사법이며, 항체 검출을 위한 RPR(rapid plasma regain)이 진단을 위해 사용된다. 이러한 검사들은 혈액에 있는 항체의 양에 민감하고, 1기 단계에서는 항체 수가 유의하게 높지 않으므로 완전히 신뢰할만하지 않다. FTA-ABS(fluorescent treponemal antibody absorption) 검사나 TPHA(Treponema pallidum hemagglutination assay) 검사는 선별검사에서 양성이 나올 경우에 시행하는 매독균에 대한 특이적 검사이다.

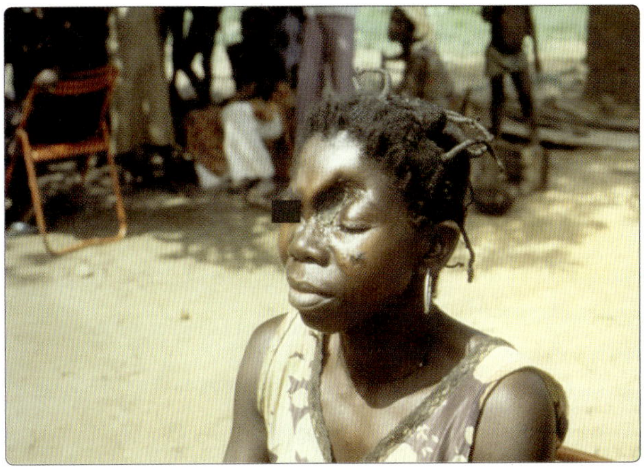

그림 14-8 3기 요스 감염의 결과로 두개골 병변이 있는 아이보리 코스트(Ivory Coast)의 여성
출처: Courtesy of CDC/Dr. Peter Perine.

트레포네마 팔리둠 페르테누이

요스(yaws)는 트레포네마 팔리둠 페르테누이(*T. pallidum* pertenue)에 의해 발생하며 매독과 유사한 질병과정을 거치지만 성접촉에 의해 전염되지 않는다. 열대지방에서 발생하며 염증성 병변으로 시작한다. 고도로 토착화된 지역에서는 인구의 75%가 20세까지 감염될 수 있다. 일반적으로 어린이에게 영향을 미치고 세균이 몸 안으로 들어가는 "모요(mother yaw, 어미 딸기종)"라는 통증이 없는 빨간 구진으로 시작된다. 라즈베리와 같은 구진이 나타나고 아이가 스스로 긁어 감염을 전파한다. 매독에 걸린 것과 비슷한 잠복기가 지나면 피부, 뼈 및 다른 조직을 파괴하는 내부 및 외부 병변이 나타난다(그림 14-8).

트레포네마 팔리둠 엔데미컴

트레포네마 팔리둠 엔데미컴(*T. pallidum endemicum*) 아종은 베젤(bejel)이라고도 불리는 풍토성 비성병 매독의 원인균이다. 이 질병은 아시아, 아프리카, 인도의 빈곤지역에서 15세 미만의 어린이에게 발생한다. *T. endemicum*은 오염된 물을 통해 또는 점막병변과의 직접 접촉을 통해 전달될 수 있다. 적절한 위생습관은 성병의 확산을 막을 수 있다. 요스 및 핀타와 달리 베젤은 건조한 기후에서 발견된다. 이전에는 동유럽에서 발견되었지만, 현재 이 지역에서는 드문 상황이며 주로 사우디아라비아와 사하라사막 이남 아프리카의 유목민 부족에서 볼 수 있다.

트레포네마 팔리둠 카라테움

트레포네마 팔리둠 카라테움(*Treponema pallidum carateum*) 아종은 핀타(pinta) 또는 캐럿(carate, 열대백반피부염)으로 알려진 질병을 일으키며, 인간 트레포네마 속 중 가장 오래된 질병이다. 주로 중남미 열대지방과 멕시코에서 유행하는 질환으로 직접적인 접촉이나 파리 등에 의해 전파된다. 통증이 없는 일차성 구진이 있고 손, 발, 두피의 이차성 구진이 특징이다. 핀타는 궤양성 병변이 2차 및 3차 병기에 발생할 수 있는 인간의 피부색소 침착을 특징으로 한다. 병변과의 직접적인 접촉으로 초기 단계에서만 전염될 수 있으며, 질병과 관련된 장기간의 전신 건강 부작용은 피부의 손상 및 변색과 관련이 있다. 니카라과와 과테말라에 감염된 사람들은 보라색(또는 푸르스름한 보라색)을 의미하는 "로스 모라 도스"라고 불린다.

보렐리아 속

보렐리아(Borrelia)는 스피로헤타 과의 일부로 보렐리아 속 세균은 나선형이며, 3~10개의 느슨한 코일과 15~20개의 축 필라멘트가 있다. 트레포네마 속보다 두껍고 덜 굽었으며, *B. recurrentis, B. hermsii, B. burgdorferi* 종을 포함한다. 보렐리아균은 이 또는 진드기에 의해 숙주에게 전염되며, 재귀열과 라임병 두 가지 병을 일으킨다.

재귀열의 원인균은 *B. recurrentis*이다. 재귀열은 급성 감염질환으로 발열증상이 1~2주 간격으로 재발하며 특별한 치료 없이 자연 치유된다.

라임병은 1977년 미국 코네티컷 주 라임 지역에서 청소년 류마티즘양 관절염을 앓고 있는 소아에게 많이 발생하여 이 지방의 이름을 따서 명명하였다. 진드기가 매개체이며, 원인균은 보렐리아 부르그도르페리이다.

보렐리아 부르그도르페리

라임병 보렐리아(*Borrelia burgdorferi*)는 1982년 윌리 버그도프(Willy Burgdorfer)에 의해 처음으로 사슴 진드기로부터 분리되었다. 당시에는 단일 종으로 생각했으나, 그 이후로 미국에서만 약 백 종의 균주가 확인되었으며, 과학자들이 다양한 변종들을 하위분류하기 위해 유전 정보를 발전시켜왔다.

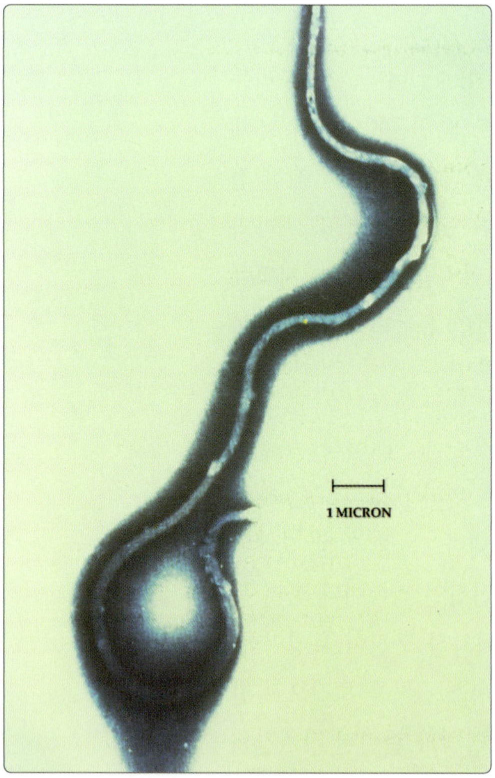

그림 14-9 라임병을 일으키는 나선 모양의 보렐리아 부르그도르페리
출처: Courtesy of CDC.

보렐리아 부르그도르페리의 구조는 세균 중 매우 독특하다. 매우 크고 운동성이 좋으며 체액과 조직을 통해 쉽게 헤엄친다. 내부에 편모를 보유한 3개 층의 세포벽을 가지고 있다는 점에서는 다른 보렐리아균과 유사하나, 다른 점은 점액질층이라고 하는 젤과 같은 당단백질이 코팅되어 있는 점이다. 이 점액층이 갑옷처럼 작용하여 숙주의 면역반응으로부터 세균을 보호한다(그림 14-9). 보렐리아 부르그도르페리에서의 DNA 배열은 다른 세균과는 다르며 독특하다. 보렐리아 부르그도르페리의 DNA는 세포질 내부에 DNA가 모두 있는 대신 외막층 표면 바로 아래에 그물과 같이 내막의 내부를 따라 배열된다.

세균은 건강한 인간 세포를 침범하여 세포 자체의 소화효소가 세포를 분해하도록 한다. 세균이 세포를 떠날 때, 그것은 세포벽의 한 부분에서 걸쳐져 숙주의 면역반응으로부터 자신을 위장한다. 다른 스피로헤타와 달리 보렐리아 부르그도르페리는 휴면상태에서 몇 년 동안 인체에 남아 있을 수 있다. 이러한 무생물 상태에서 세균은 대사작용을 하지 않으므로 항균제가 세포벽 합성에 아무런 영향을 미치지 않는다. 조건이 호전될 때 세균은 항균제 치료 후 무증상 상태인 대상자에게 재발할 수 있다.

보렐리아 부르그도르페리는 미국에서 진드기 매개 질병 중 가장 흔한 라임병(Lyme disease)을 일으킨다. 인간에게 전파는 우거진 덤불이나 큰 풀에 사는 사슴에 기생하는 진드기가 인간에게 전파된다. 미국에서는 질병의 분포가 참진드기(Ixodes) 속 진드기의 분포와 일치한다(그림 14-10).

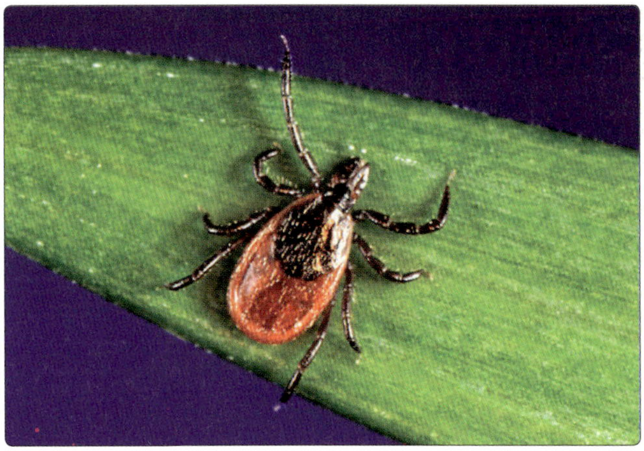

그림 14-10 라임병을 일으키는 진드기인 암컷 *Ixodes scapularis*
출처: Courtesy of CDC/Michael L. Levin, Ph. D.; Photo by Jim Gathany.

라임병

진드기를 매개로 전파되는 라임병(Lyme disease)은 북미대륙 북부지방에서 빈번하게 발생하는 전염병이었다. 하지만 지금은 캐나다 전역으로 광범위하게 퍼져나가고 있는 중이다.

라임병은 진드기에 의해 매개되는 나선균인 보렐리아 부르그도르페리에 의해 발생되는 감염병으로 주로 여름철 야외활동 시 감염된 진드기가 사람의 피부를 물 때 세균이 몸 안으로 들어가 감염된다. 보렐리아 부르그도르페리는 미세산소성의 그람음성 나선균으로 길이 20~30 μm, 직경 0.2~0.3 μm이다. 이 균은 참진드기(Ixodes 속)의 중장(midgut)에서 발견되며, 전염은 감염된 타액을 통해서가 아니라, 진드기에 물릴 때 진드기 중장액(suspension)의 역류나 배설물을 통해서 이루어진다고 알려져 있다. 진드기는 성충으로 성장하여 산란하기 위한 과정에서 포유동물에 기생하여 흡혈함으로써 절지동물 매개바이러스나 리켓치아 등의 병원체를 전파시킬 수 있다. 사람은 진드기의 자연숙주가 아니라 우발적으로 공격을 받아 병원체에 감염될 가능성이 있으며, 이 경우 교상부위에 다양한 피부병변이 생길 수 있다.

라임병은 임상적으로 초기에 유주성 홍반(erythema migrans)과 같은 피부병변과 함께 여러 장기를 침범하여 관절통, 근육통, 열, 피로, 두통, 경부통, 신경증상 및 심근염 등의 전신증상이 나타날 수 있다. 주로 유주성 홍반이 대부분(20~80%)의 환자에서 관찰되며 최소 5 cm 이상으로 하나 또는 여러 개가 생길 수 있으며, 시간이 지나면서 중심 부위는 호전되고 주변부로 퍼져나가 마치 과녁 모양을 나타내고(그림 14-11), 치료 없이 수주에서 수개월 내에 자연 소실된다.

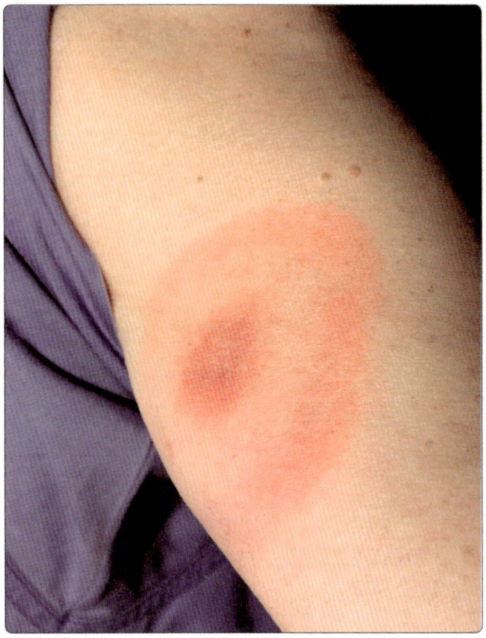

그림 14-11 라임병에서의 전형적인 원발성 유주성 홍반
출처: Courtesy of CDC/James Gathany.

라임병은 임상양상에 따라 크게 초기와 후기로 나눌 수 있으며, 초기는 국한성기와 파종성기로 세분화된다. 초기 국한성기는 참진드기 교상 후 대개 1~3주 후에 특징적인 유주성 홍반이 단발성으로 발생하며 50% 정도에서는 발열, 피로감, 두통 등의 비특이적인 전신 증상이 동반된다. 원발성 유주성 홍반은 시간이 지나면서 점차 중심 부위는 호전되면서 가장자리로 퍼져나가 과녁 모양으로 변하고, 치료 없이도 수 주 내지 수 개월 내에 자연 소실된다. 3~10주 이후에 나타나는 초기 파종성기는 주로 신경과 심혈관 및 근골격 계통의 증상과 함께 이차성 유주성 홍반이 17~57% 가량에서 발생한다. 이차성 유주성 홍반은 원발성 홍반과는 달리 피부 병변의 크기가 작고 여러 병변이 군집을 이루어 다발로 발생하며, 과색소 침착과 같은 중심의 변화를 동반하지 않고 전신에 발생할 수 있으므로 감별이 가능하다. 후기 지속성기는 수 주 내지 수 년 후에 치료받지 않은 환자의 50~60% 가량에서 발생하며 주로 슬관절 등의 큰 관절에 최소 6개월 이상 지속 혹은 재발하는 비대칭적인 단발성의 라임 관절염과 함께 최소 3개월 이상 지속되는 뇌척수염 증상으로 나타난다. 라임 관절염은 치료받지 않은 환자의 60% 가량에서 발생하며 대개 후기에 나타나지만, 초기에도 발생할 수 있다. 간헐적으로 한 번에 한두 개의 관절을 비대칭적으로 침범하는 반복적인 관절통이 수일에서 수개월 동안 지속되는 것이 특징으로 짧은 기간 내에 저절로 호전되는 관절통에서부터 수술을 필요로 하는 윤활막염까지 매우 다양한 경과를 보이며, 피부나 다른 전신증상 없이 라임 관절염이 나타나는 경우도 있다.

재귀열 보렐리아

재귀열 보렐리아(*Borrelia recurrentis, B. hermsii*)로 알려진 보렐리아 레쿠렌티스는 진드기를 통해 전염될 수 있지만 주로 몸이를 통해 전염된다. 특히 북부 및 남아프리카 공화국, 아시아 및 페루지역의 열악한 위생상태에서 사람들이 붐비는 환경에서 발생한다. 이나 진드기에 물려 감염되면 약 일주일의 잠복기 후 발열, 두통, 근육통 등이 나타난다. 고열이 3~4일간 계속되다가 일단 해열되고, 1~2주 후 다시 발열이 시작된다. 이러한 패턴의 발열이 3~10회 주기적으로 반복되고, 반복횟수가 거듭됨에 따라 증상은 가벼워지며, 특별한 치료 없이 자연 치유된다. 발열이 재발하는 동안 보렐리아 레쿠렌티스는 대상자의 혈액을 통해 순환하고 암시야현미경을 통해 쉽게 관찰될 수 있다.

재귀열의 특징적 증상의 하나인 반복적으로 발생하는 발열 증상은 보렐리아 균체 간의 항원 유전자가 재조합하여 새로운 형태의 항원을 만드는 특성에 기인한다. 재발하는 열이 비슷한 증상을 일으키며, 갑작스럽게 발병하고, 열이 40℃까지 올라간다. 전파와 7일 동안의 잠복기 후 스피로헤타는 대규모 신체 침해를 시작한다. 환자는 호흡기 증상, 중추신경계 침범, 간 비대, 비장 비대, 황달 등이 나타날 수 있다.

페니실린이 재귀열 치료에 효과적이며, 테트라사이클린과 클로람페니콜도 처방될 수 있다. 진드기와 이의 침입을 통제하는 것이 가장 좋은 예방책이다.

렙토스피라

렙토스피라 속 Spirochaetales 목, Leptospiraceae 과에 속한다. 이 속의 세균은 leptospires라고 불리며, 얇고 유연하며 조밀하게 꼬여있는 그람음성 나선균이다. 매우 운동성이 있고, 가장 작고 가장 섬세한 스피로헤타이다. 스피로헤타의 일반적인 성상을 가지고 있어 세포질 주위공간에 위치한 다층의 외막과 편모를 가지고 있지만 균체의 끝은 갈고리 모양으로 구부러져 있는 형태로 렙토스피라를 구분한다.

렙토스피라증

렙토스피라 인테로간스(*Leptospira interrogans*)가 일으키는 질환이 렙토스피라증(leptospirosis)이다. 렙토스피라증을 가장 많이 유발하는 3종의 아종은 *L. interrogans canicola*, *L. interrogans pomona* 및 *L. interrogans icterohaemorrhagiae*이다. 전형적인 렙토스피라증은 초기 패혈증 단계와 면역 단계로 구성된다. 패혈증 단계는 갑자기 발생하며 고열과 심한 두통이 특징이다. 눈의 통증과 광선 공포증이 나타날 수도 있으며 일부 출혈성 발진이 나타나기도 한다. 1~3일 동안 무증상 단계가 뒤따라 렙토스피라가 혈액에서 제거되고 염증반응이 발생하는 면역단계가 온다.

병원성 렙토스피라의 가장 중요한 자연 보균숙주는 야생동물이며, 특히 들쥐가 보균숙주로 가장 큰 역할을 한다. 렙토스피라가 동물에서 사람으로 전파되는 주요 경로는 렙토스피라를 배출하는 동물의 오줌에 직접 혹은 간접 접촉하는 경우이다. 렙토스피라균은 일반세균 염색에는 잘 염색되지 않으며, 암시야현미경으로 관찰된다. *L. interrogans*는 동물과 사람에서 질병을 일으킨다. 이 균종은 온도, 산성, 세균의 오염 등에 대단히 예민하여 위액, 담즙 등에 의해 쉽게 사멸된다.

사람이 균에 오염된 흙, 물 혹은 음식물에 접촉하면 상처가 난 피부나 코, 입 등의 점막을 통해 균이 체내로 침입한다. 정확한 병원성 인자는 아직 알려져 있지 않지만, 병원성 균주는 비병원성 균주에 비해 면역혈청이나 살균효과에 보다 민감하다고 알려져 있다.

증상은 가벼운 감기 같은 증상에서부터 신장과 간의 병변을 동반하는 심한 황달에 이르는 바일병에 이르기까지 다양하다. 임상증상은 렙토스피라가 각종 장기에 광범위하게 전파되어 발생하는 출혈에 기인한다.

바일병

*Leptospira interrogans icterohaemorrhagiae*는 전염성 출혈성 황달로 알려진 바일병의 원인균이다. 바일병(Weil's Disease)은 1886년 독일인 의사 바일(A. Weil)이 환자의 심한 황달과 "검은 구토"를 기록하고 그 증상이 간염의 증상과 유사하다는 것을 발견하여 그의 이름을 따서 명명되었다. 바일은 환자들이 동물의 소변, 특히 쥐의 소변 또는 감염된 사람의 소변으로 오염된 습기가 있고 배수가 잘 되지 않는 곳에서 맨발로 시간을 보낸다는 사실을 알아냈다. 바일병은 주로 간 또는 신장 손상으로 인해 치료를 받지 않으면 치명적일 수 있다. 비록 경미한 경우가 발생하더라도 치명적이지 않은 경우도 상당히 심각하게 발전하기도 한다.

진단 및 치료

렙토스피라는 배양이 어려우므로 혈청학적 검사가 환자 진단에 널리 이용된다. 현미경 응집검사, 슬라이드 응집검사, 면역형광항체법, 효소면역측정법 등 여러 가지 검사방법이 사용되고 있다. 이 중 생균을 항원으로 사용하는 현미경 응집검사법이 가장 특이성이 높고 교차반응이 적어 많이 사용된다.

렙토스피라에 의한 감염은 독시싸이클린이나 페니실린을 통해 가장 성공적으로 치료된다.

항균제 치료는 감염 초기단계에 투약하면 효과적이다. 위생조치는 질병의 발병률을 줄일 수 있으며, 사람들은 동물 소변이 있는 곳, 특히 물이 고인 곳을 피해야 한다. 현재 백신은 존재하지 않는다.

MICRO NOTES

"터스키기 매독연구(Tuskegee Syphilis Study)"

1932년 미국 공중보건국에서 일하는 연구자들은 공식적으로 "흑인 남성의 비치료 매독에 관한 터스키기 연구"라고 불리는 비치료 연구를 시작했다. 연구자들은 6백 명의 흑인 남성을 앨라배마주 메이컨 카운티의 연구에 등록시켰지만 그들에게 치료에 대한 "정보에 입각한 동의", 또는 이 경우에는 치료가 이루어지지 않음을 고지하지 않았다. 이 연구의 목표는 치료되지 않은 매독 감염의 자연경과를 보고서화하는 것이었다. 연구기간 동안 피험자는 아내, 여자친구를 감염시켰고, 어떤 경우에는 자녀에게 감염이 전파되었다. 1947년에 페니실린은 매독에 효과적인 치료제로 선언되었다. 그러나 연구 대상자는 항균제 치료를 받지 않았거나 치료를 받기 위해 연구를 중단할 수 있는 선택권이 주어지지 않았다. 1972년, 언론 매체가 이 연구의 이야기와 비 연구 대상자 중 사망자와 감염 건수를 발표했으며 조사위원회가 위촉되었다. 패널은 연구가 "윤리적으로 정당화되지 않은" 것으로 결론지었으며 한 달 이내에 해당 연구는 종료되었다. 이 사람들을 대신하여 1973년에 집단소송이 제기되었다. 미국 정부는 9백만 달러 이상을 지불하고 생존한 연구원 및 그 가족에게 무료 매장 서비스를 제공하는 'Tuskegee Health Benefit Plan'을 만들었으며, 미국 질병관리본부는 이 연구계획을 지속적으로 감독하고 있다.

학습문제

외과의사인 다니엘(Danielle)은 복부 통증을 호소하는 28세 여성에 대해 진단적 복강경검사를 추가로 권고했다. 외과의사는 복강경검사를 하면서 그녀의 맹장이 정상인 것을 확인했으나, 복강 내 부속기 구조를 포함하여 수많은 유착이 있음을 발견하였다.

1. 외과 의사가 확인한 내용을 바탕으로 한 수술 후 진단은 무엇인가?
2. 이 골반 유착의 원인이 되는 감염 유형은 무엇인가?
3. 이러한 질병 과정이 환자의 임신 능력에 어떤 영향을 줄 수 있는가?
4. 환자는 처음에 어떻게 감염되었는가?

참고문헌

12th International Conference on Lyme Disease and Other Spirochetal and Tick-Borne Disorders. Day 1: April 9, 1999.(n.d.). Retrieved from http://www.actionlyme.org/BURGDORFER_CYST.htm.

About the USPHS Syphilis Study.(n.d.). Retrieved from http://www.tuskegee.edu/about_us/centers_of_excellence/bioethics_center/about_the_usphs_syphilis_study.aspx.

Acharya, T.(2013). *Laboratory diagnosis of syphilis.* Retrieved from http://microbeonline.com/laboratory-diagnosis-of-syphilis/.

Alexandraki, I. & Palacio, C.(2010). *Gram-negative versus Gram-positive bacteremia: what is more alarmin(g)?* Retrieved from http://www.ncbi.nlm.nih.gov/pubmed/20550728.

Brock, T. D.(1994). *Introduction to the Spirochetes*. Retrieved from http://www.ucmp.berkeley.edu/bacteria/spirochetes.html.

Bush, L. M. & Perez, M. T.(n.d.). *Acinetobacter infections*. Retrieved from http://www.merckmanuals.com/professional/infectious_diseases/neisseriaceae/acinetobacter_infections.html.

Bush, L. M. & Perez, M. T.(n.d.). *Introduction to Neisseriaceae*. Retrieved from http://www.merckmanuals.com/professional/infectious_diseases/neisseriaceae/introduction_to_neisseriaceae.html.

Causes of Moraxella Catarrhalis Pathogenicity: Review of Literature and Hospital Epidemiology Lucilene F. Tolentino, MD, FASCP, FCAP Lab Med. 2007;38(7):420–421. © 2007 American Society for Clinical Pathology.

CDC Grand Rounds: The Growing Threat of Multidrug-Resistant Gonorrhea Weekly February 15, 2013 / 62(06);103–106 Reported by Edward W. Hook, III, MD, Univ of Alabama, Birmingham. William Shafer, PhD, Emory Univ, Atlanta, Georgia. Carolyn Deal, PhD, National Institute for Allergy and Infectious Disease, National Institutes of Health, Bethesda, Maryland. Robert D. Kirkcaldy, MD, Div of STD Prevention, National Center for HIV/AIDS, Viral Hepatitis, STD, and TB Prevention; John Iskander, MD, Office of the Associate Director for Science, CDC. Corresponding contributor: Robert D. Kirkcaldy, rkirkcaldy@cdc.gov, 404–639–8659.

CDC.(2010). *Syphillis: The facts*. Retrieved from http://www.cdc.gov/std/syphilis/the-facts/default.htm.

CDC.(2011). *Gonococcal infections in adolescents and adults*. Retrieved from http://www.cdc.gov/std/treatment/2010/gonococcal-infections.htm#gonopneopro.

CDC.(2011). *Leptospirosis: Treatment*. Retrieved from http://www.cdc.gov/leptospirosis/treatment/index.html.

CDC.(2013). *Antibiotic-resistant gonorrhea*. Retrieved from http://www.cdc.gov/std/gonorrhea/arg/default.htm.

CDC.(2013). *CDC grand rounds: The growing threat of multidrug-resistant gonorrhea*.

CDC.(2014). *Gonorrhea*. Retrieved from http://www.cdc.gov/std/stats13/gonorrhea.htm.

CDC.(2014). *Gonorrhea: STD fact sheet*. Retrieved from http://www.cdc.gov/std/Gonorrhea/STDFact-gonorrhea.htm.

CDC.(2014). *Meningococcal disease*. Retrieved from http://www.cdc.gov/meningococcal/index.html.

CDC.(2014). *Meningococal disease: Signs and symptoms*. Retrieved from http://www.cdc.gov/meningococcal/about/symptoms.html.

CDC.(2015). Leptospirosis: *Technical information*. Retrieved from http://www.cdc.gov/leptospirosis/health_care_workers/index.html.

CDC.(2015). *Lyme disease: Treatment*. Retrieved from http://www.cdc.gov/lyme/treatment/.

CDC.(2015). *Meningococcal disease: Risk factors*. Retrieved from http://www.cdc.gov/meningococcal/about/risk-factors.html.

CDC.(2015). *Meningococcal vaccine: Who and when to vaccinate*. Retrieved from http://www.cdc.gov/vaccines/vpd-vac/mening/who-vaccinate-hcp.htm#infants-children.

Constantinescu, M.(2014). *Moraxella catarrhalis infection treatment & management*. Retrieved from http://emedicine.medscape.com/article/222320-treatment#a1156.

Constantinescu, M.(2014). *Moraxella catarrhalis infection*. Retrieved from http://emedicine.medscape.com/article/222320-overview#aw2aab6b2b2.

Fastidious.(n.d.). In *Merriam-Webster online*. Retrieved from http://www.merriam-webster.com/medical/fastidious.

Gram-negative aerobic activity.(n.d.). Retrieved from http://www.labome.org/topics/organisms/bacteria/gram/gram-negative-aerobic-bacteria-2401.html.

Gram-negative aerobic cocci.(n.d.). Retrieved from http://education.med.nyu.edu/modules/nyu/microbiology/infect-disease/Gram_Neg_Aerobic_Cocci3.html.

Gram-negative bacterial cell wall.(n.d.). Retrieved from http://www.scienceprofonline.org/microbiology/gram-negative-bacteria-cell-wall.html.

"Infectious diseases lessons"Posted by Nabil Khoury MD.

Javid, M. H.(2014). *Meningococcemia*. Retrieved from http://emedicine.medscape.com/article/221473-overview.

Kahn, A.(2012). *Gram stain or urethral discharge*. Retrieved from http://www.healthline.com/health/gram-stain-of-urethral-discharge#Symptoms2.

Leptospiraceae.(n.d.). Retrieved from http://medicine.academic.ru/135733/Leptospiraceae.

Meningitis: meningococcal.(n.d.). Retrieved from http://www.nlm.nih.gov/medlineplus/ency/article/000608.htm.

Meningitis symptoms.(n.d.). Retrieved from http://www.meningitis.org/symptoms.

Moraxella catarrhalis.(n.d.). Retrieved from http://www.bionity.com/en/encyclopedia/Moraxella_catarrhalis.html.

Moraxella spp.(n.d.). Retrieved from http://www.msdsonline.com/resources/msds-resources/free-safety-data-sheet-index/moraxella-spp.aspx/.

Morse, S. A.(n.d.). *Neisseria, moraxella, kingella and eikenella*. Retrieved from http://www.ncbi.nlm.nih.gov/books/NBK7650/.

Oza, N.(2011). *List of Gram-negative bacteria and their functions*. Retrieved from http://www.brighthub.com/science/medical/articles/114554.aspx.

Pum, D., Toca-Herrera, J. L., & Sleytr, U. B.(2013). *S-layer protein self-assembly*. Retrieved from http://www.ncbi.nlm.nih.gov/pmc/articles/PMC3587997/.

Seenivasan, M. H.(2012). *Treponema pertenue, Treponema carateum, Treponema endemicum (Yaws, Pinta, Bejel)*. Retrieved from http://antimicrobe.org/b247.asp.

Spirochetes.(n.d.). Retrieved from http://virology-online.com/Bacteria/Spirochaetes.htm.

Spirochetes.(n.d.). In *Encyclopedia online*. Retrieved from http://www.encyclopedia.com/topic/Spirochetes.aspx.

Spirochete.(n.d.). In *Encyclopaedia Britannica online*. Retrieved from http://www.britannica.com/EBchecked/topic/560509/spirochete.

Tabes Dorsalis.(n.d.). In *Encyclopedia online*. Retrieved from http://www.encyclopedia.com/topic/Tabes_Dorsalis.aspx.

Todar, K.(n.d.). *Bacterial endotoxin*. Retrieved from http://textbookofbacteriology.net/endotoxin.html.

Todar, K.(n.d.). *Bacterial structure in relationship to pathogenicity*. Retrieved from http://textbookofbacteriology.net/BSRP_2.html.

Todar, K.(n.d.). *Introduction to the Spirochetes*. Retrieved from http://www.textbookofbacteriology.net/Lyme.html.

Todar, K.(n.d.). *Pathogenic neisseriae: Gonorrhea, neonatal ophthalmia and meningococcal meningitis*. Retrieved from http://textbookofbacteriology.net/neisseria_5.html.

Types of growth media used to culture bacteria.(n.d.). Retrieved from http://www.scienceprofonline.org/microbiology/types-culture-media-for-growing-bacteria.html.

Weil syndrome.(2015). Retrieved from http://www.webmd.com/children/weil-syndrome.

Weiss, D.(n.d.). *Meningococcal meningitis*. Retrieved from http://www.austincc.edu/microbio/2704r/nm.htm.

WHO.(2015). *Meningococcal meningitis*. Retrieved from http://www.who.int/mediacentre/factsheets/fs141/en/.

CHAPTER 15

그람음성막대균과 짧은막대균

Gram-Negative Bacilli and Coccobacilli

학습목표

이 장을 학습한 후, 학습자는:

1. 주요 용어를 정의할 수 있다.
2. 기회감염 미생물의 질병 전파 기전에 대해 논의할 수 있다.
3. 프로테오박테리아의 병원성 종에 의한 감염과 관련된 신체 체계를 확인할 수 있다.
4. 감마 프로테오박테리아 강에 속하는 다양한 분류학적 과의 병원성 및 질병 발현을 비교할 수 있다.
5. 의료관련감염의 원인이 되는 그람음성균을 확인할 수 있다.

주요 용어

곤충병원성Entomopathogenic: 선충류 및 진균을 포함하여 곤충에 질병을 일으킬 수 있는 성질

골수염Osteomyelitis: 황색포도알균(*Staphylococcus aureus*)에 의한 골수 및 뼈 조직의 염증 및 만성 감염

길랑-바레증후군 Guillain-Barre syndrome: 열성질환 후에 개인의 면역체계가 자신의 신경계를 공격하여 통증, 근력 약화 또는 마비가 발생하여 몇 주간 지속될 수 있는 원인불명의 전신성 다발성 신경염 증후군

내시경적 역행성 췌담관 조영술 Endoscopic retrograde cholangiopancreatography, ERCP: 담낭, 췌장, 간 및 총담관(온쓸개관)을 포함해 담도의 병리를 검사·진단하기 위해 내시경검사와 형광 투시검사를 사용하는 진단 시술

다균성, 복합균 Polymicrobial: 여러 종의 미생물의 존재를 기술하는 용어

동맥경화반, 동맥경화성 플라그, 죽상경화성 플라그 Atherosclerotic plaques: 동맥경화를 일으키는 동맥 혈관의 직경을 감소시키고 지름을 줄이는 지질(지방) 또는 기타 물질의 침전물

미주신경절단술Vagotomy: 위궤양이 있거나 위궤양의 위험이 있는 환자에게 위산의 분비를 줄이기 위해 종종 수행되며, 하나 이상의 미주신경의 가지를 결찰하는 외과적 시술

세망내피계Reticuloendothelial system, RES: 단핵식세포계로도 알려져 있으며, 확산된 면역계 기능을 가진 비장, 림프절, 골수, 내장, 간 및 뇌의 모세혈관의 확대부가 줄지어있는 식세포의 집합(시스템)

세포 독소 Cytotoxins: 숙주 세포를 파괴하거나 정상적인 기능에 영향을 주는 외독소 또는 항체

염증성 장 질환 Inflammatory bowel disease: 복부 경련, 설사, 변비가 특징인 원인 불명의 결장 및 직장의 만성 염증

인수공통 감염증 Zoonotic: 사람과 가축의 양쪽에 이환되는 전염병으로, 특히 자연 조건 하에서 동물로부터 사람에게 전염되는 질병

탈과립 Degranulation: 식균작용의 소화단계로 과립구 내의 과립의 수를 감소시키는 것을 말함

파이어판 Peyer's patches: 대장 결절 근처의 회장의 점막에 주로 림프소절이 집합해서 만들어진 것으로, 장티푸스(typhoid fever)의 경우 파이어판은 과형성(과증식)을 보이고 궤양을 일으킬 수 있음

혈청형, 항원형 serovars/serotypes: 세균, 바이러스 또는 다른 세포의 종 내에서의 혈청학적 반응의 뚜렷한 차이 또는 변화에 대한 상호 교환 가능한 용어로, 특정 그룹의 미생물에 공통적이고 특징적인 항원세트

호염성 Halophilic: 염 또는 기타 할로겐 물질에 대한 친화성이 있는 또는 그런 특징으로 최적의 발육에 고농도의 염을 필요로 하는 미생물에 쓰이는 용어

흑사병 Plague: 페스트균(*Yersinia pestis*)에 의해 발생하는 광범위하고 치명적인 급성 열성 전염병

생각해보기

인간에서 심각한 감염의 원인이 되는 많은 병원성 미생물은 그람음성균 또는 짧은막대균(coccobacilli)이다. 일반적으로 동물과 인간의 체내 또는 외부에서 발견되거나 자연에서 자유롭게 살아가는 미생물은 그들이 속하지 않은 지역에 접근할 때 병원성을 갖게된다. 이 장의 주제들을 살펴보면서 다음을 생각해보자.

1. 위에서 언급된 여러 가지 미생물의 어떠한 특성이 이러한 종류의 세균이 가지고 있는 독성을 강화하는가?
2. 생명을 위협하는 감염 위험이 높은 그룹이나 특수 집단은 누구인가?
3. 현대 의학은 왜 이러한 유형의 세균 감염으로 인한 심각한 이환율과 사망률에 기여하는가?
4. 역사적으로 치명적인 대량 살상을 일으킨 세균은 박멸되었는가? 아니면 새로운 전염병을 일으킬 수 있는가?

임상에 적용해보기

이 장에서 논의된 세균종 중 상당수가 정상적인 위장관 내 정상균무리의 일부이다. 그러나 기회감염균은 파괴적인 감염을 일으킬 수 있으므로 의료인들은 '수술 전 엄격한 장 준비'의 중요성을 알고 있어야 한다. 위장관을 포함하는 수술인 경우에 위장관의 내부 강, 장기 또는 조직의 잠재적인 오염을 방지하기 위해 엄격한 "장 테크닉(bowel technique)"의 중요성을 학습한다.

프로테오박테리아 문

프로테오박테리아 문(phylum Proteobacteria)은 알파(α), 베타(β), 감마(γ), 델타(δ), 엡실론(ε) 및 제타(ζ)로 분류된다. 가장 병원성이 강한 세균 종의 일부는 프로테오박테리아의 구성원에 속한다. 델타 및 제타 강(class)에 속하는 세균들은 사람의 병원균으로 식별되지 않는다. 이 그룹에 속하는 모든 세균들은 그람음성균 또는 짧은막대균(coccobacilli)이다. 프로테오박테리아 문은 다음과 같이 분류한다.

- 알파 프로테오박테리아: 브루셀라과(*Brucellaceae*) 및 리케치아(*Rickettsiaceae*)
- 베타 프로테오박테리아: 킨겔라(*Kingella*), 크로모박테리아(*Chromobacterium*)를 포함하는 나이세리아(*Neisseriaceae*), 보르데텔라 속(genus *Bordetella*)을 포함하는 *Alcaligenaceae*
- 감마 프로테오박테리아
  1. 장내세균 과(*Enterobacteriaceae*): 에스케리키아(*Escherichia*), 엔테로박터(*Enterobacter*), 클레브시엘라(*Klebsiella*), 시트로박터(*Citrobacter*), 몰가넬라(*Morganella*), 프로테우스(*Proteus*), 프로비덴시아(*Providencia*), 세라티아(*Serratia*), 살모넬라(*Salmonella*), 시겔라(*Shigella*), 및 예르시니아(*Yersinia*) 속 등
  2. 아시네토박터 속(genus *Acinetobacter*)을 포함하는 모락셀라(*Moraxellaceae*)
  3. 파스투렐라(*Pasteurellaceae*): 파스투렐라(*Pasteurella*), 헤모필루스(*Haemophilus*), 엑티노바실러스(*Actinobacillus*) 속 등
  4. 비브리오 속(genus *Vibrio*)을 포함하는 비브리오과(*Vibrionaceae*)
  5. 에로모나스 속(genus *Aeromonas*)을 포함하는 에로모나스과(*Aeromonadaceae*)
  6. 슈도모나스 속(genus *Pseudomonas*)을 포함하는 슈도모나데(*Pseudomonadaceae*)
- 엡실론 프로테오박테리아: 캄필로박터 과(*Campylobacteraceae*), 헬리코박터과(*Helicobacteraceae*)

브루셀라 과

브루셀라 과(*Brucellaceae*)는 Alpha Proteobacteria에 속하는 작고 산소성이며, 그람음성, 비 운동성, 캡슐화되지 않은 세포 내 짧은막대균이다. 브루셀라는 피부, 점막, 결막을 통해 침강하거나 비살균 우유 또는 덜 익힌 고기를 섭취하거나, 에어로졸의 호흡기계 흡입에 의해 인체 내로 진입하는 망상내피계(reticuloendothelial system, RES)의 세포 내 기생충이다. 일단 체내에 들어온 세균은 간세포, 신장, 비장, 림프절, 관절, 유방 조직 및 골수에 미생물을 운반하는 단핵구와 대식세포에 의해 식균된다. 이러한 신체 구조에서 육아종이 형성되고, 치료하지 않으면 미생물이 장기 조직을 파괴한다.

브루셀라 속은 6종으로 구성되며, 그 중 브루셀라증(brucellosis)이라 불리는 인수공통감

염증을 일으키는 인체감염 병원체이며, 가장 일반적으로 발견되는 동물은 *B. abortus*(소), *B. canis*(개), *B. melitensis*(양과 염소), *B. suis*(돼지)이다. 브루셀라는 백혈구 탈과립을 억제하고 식균작용에 내성이기 때문에 파괴를 견딜 수 있는 능력이 다르다. *B. melitensis*가 병원성이 가장 강하며, 그 다음 *B. suis*, *B. abortus*, *B. canis* 순으로 병원성이 강하다.

킨겔라

킨겔라(*Kingella*) 속은 나이세리아 과의 베타 프로테오박테리아에 속하며 *Kingella kingae*, *K. denitrificans* 및 *K. oralis*를 포함한다. 킨겔라 속의 종들은 처음에는 구균처럼 보일 수 있는 그람음성의 짧고 운동성이 없는 막대균(coccobacilli)이다.

킨겔라 킨게

킨겔라 킨게(*Kingella kingae*)는 주로 어린이에서 분리되고 인체의 호흡기와 인두에 집락하는 그람음성으로, 까다롭고, 병원성의 짧은막대균(구간균)이다. 킨겔라 킨게에 의한 침습성 질환으로 유아기의 균혈증, 소아의 골수염, 학령기 어린이 및 성인의 심내막염이 있다. 킨겔라 킨게에 의한 침습성 질환은 흔하지 않기 때문에 확진을 놓치는 경우도 있다.

킨겔라 데니트리피칸스와 킨겔라 오랄리스

킨겔라 데니트리피칸스(*Kingella denitrificans*)와 킨겔라 오랄리스(*K. oralis*)는 짧은막대균이지만 일부 분리 균주는 쌍알균으로 보일 수 있으며, 외관상 *N. gonorrhoeae*와 매우 유사하다. 이 속에 속하는 세균은 구강, 인두, 치아의 정상균무리지만 때로는 병원성이 있다. 격렬한 치아 청결 및 양치질과 같은 경미한 구강 외상으로 인해 세균이 심부 조직과 혈관으로 침투할 수 있다. 심근염 감염은 킨겔라 균에 의해 기인할 수 있다.

크로모박테리아

크로모박테리아(*Chromobacterium*)는 베타-프로테오박테리아 및 나이세리아과 계통의 속으로, 크고 곡선형 또는 막대 모양의 조건무산소성(통성혐기성)의 그람음성균이다. 단일의 극성 편모(single polar flagella)와 하나 또는 두 개의 측면 주모(peritrichous flagella) 보유로 운동성이 있다. 해당 속의 주요 종은 *C. violaceum*으로, 명칭에서 비올라세인(violacein)으로 알려진 보라색 안료를 생산한다는 것을 나타낸다. 물, 토양 및 동물에서 발견되지만 인체의 정상균무리가 아니다. *Chromobacterium violaceum*은 미국의 남동부 지역, 동남아시아, 남미의 열대지역에 분포하는 것으로 알려져 있으며, 인간에 감염을 일으킬 수 있는 보라색 색소를 생성하는 유일한 미생물이다(그림 15-1).

*C. violaceum*의 감염은 인간에게서 비교적 드물며 토양이나 물로 오염된 외상성 상처를 가진 사람에게서 창상감염을 일으킨다. 봉와직염, 상처 궤양, 림프절염, 패혈증, 골수염, 고형 장

기 농양, 요로감염 및 안구 감염과 같은 심각한 합병증을 일으킬 수 있다. 감염은 치료에도 불구하고 높은 사망률을 보인다. *C. violaceum*의 병독성은 세균 세포가 식균 작용을 피하는 데 도움이 되는 내독소를 생성하기 때문이다. 최근에 연구자들은 *Aedes aegypti* 모기의 중반에 *Csp_P*라고 명명된 크로모박테리아 속의 미생물을 발견했다. 이러한 모기는 아노펠레스 감비아(*Anopheles gambiae*) 종과 함께 말라리아(*Plasmodium falciparum*) 및 뎅기열 바이러스의 전염을 위한 벡터 및 매개체이다. *Csp_P* 세균은 violaceum을 생산하지는 않지만 모기의 감염성, 유충과 성충의 수명을 줄이는 능력을 보여주었다.

이 세균은 또한 실험실 배양에서 항독력 및 곤충병원성을 나타내는 것으로 나타났다. 이 연구는 아직 진행 중이지만, 이러한 위협적인 세계적 보건 위기에 대처하기 위한 새로운 전략을 제시할 수 있다.

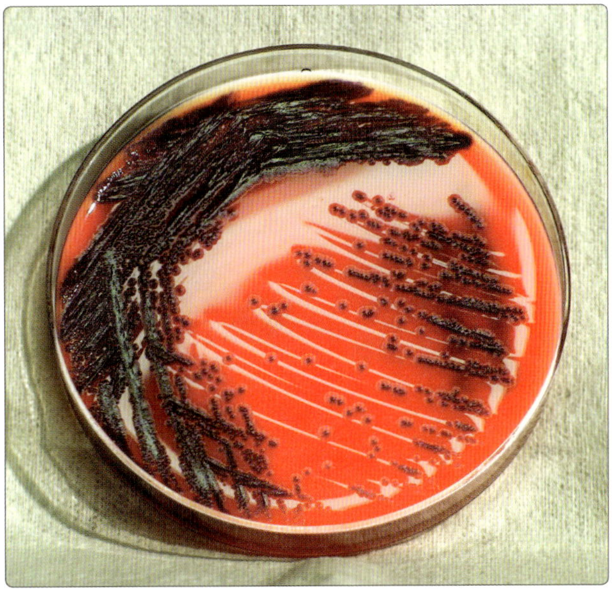

그림 15-1 혈액한천배지에서 진한 보라색으로 자란 *Chromobacterium violaceum*

출처: Courtesy of CDC/Amanda Moore, MT; Todd Parker, PhD; Audra Marsh; Photo by Pete Seidel.

알칼리겐 과

알칼리겐 과(*Alcaligenaceae*)는 베타 프로테오박테리아 강의 구성원이며, 아크로모박터 속(*Achromobacter*), 알카리게네스 속(*Alcaligenes*), 보르데텔라 속(Bordetella)을 포함하는 여러 가지 인간 병원성 속으로 구성된다. 다른 여러 종은 포유류 및 조류 병원체이다. 해당 과(family) 내의 관련된 세균 종들은 인간에게 기회감염 병원체가 되는 환경에서 발견되는 그람음성균이다. 이전에 *Alcaligenes xylosoxidans*라고 불렀던 *Achromobacter xylosoxidans*는 염분이 있는 환경에서 생존 가능한 수인성 세균으로 낭포성 섬유증 환자, 제거한 중심정맥카테터의 내강에서 분리되며, 신종 감염병과 종양크리닉에서의 의료관련감염에 관해 보고된 바 있다(그림 15-2).

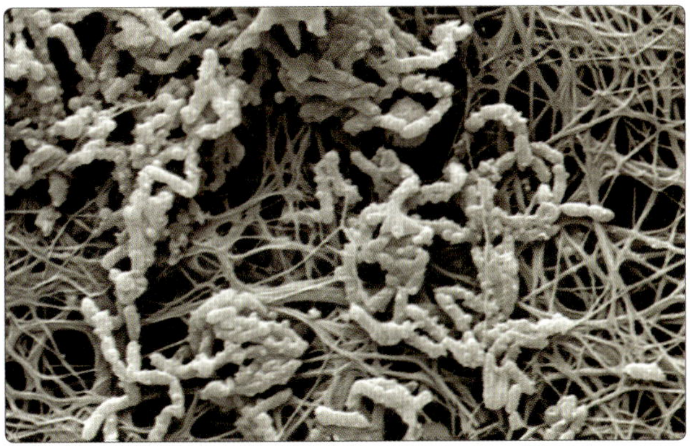

그림 15-2 카테터 표면의 피브린 유사물질과 관련된 *Alcaligenes xylosoxidans*를 함유한 중심정맥카테터 내강에 존재하는 생물막의 전자현미경 사진

출처: Courtesy of CDC/Dr. Rodney M. Donlan; Photo by Janice Haney Carr.

보르데텔라

보르데텔라(*Bordetella*)는 알칼리겐 과에 속하는 것으로 가장 잘 알려져 있는 그람음성 짧은막대균이다. 인간에게 질병을 일으키는 종은 백일해균(*B. pertussis*), *B. parapertussis*, *B. bronchiseptica*의 세 가지이다. 가장 독성이 강하고 백일해를 일으키는 균이 *Bordetella pertussis*이고, 주로 성인이 감염되기 쉽지만 여전히 유아 및 아동에게 취약한 질병으로, 6개월 미만의 영아에게서 특히 위험하다. 이환율은 기후나 계절에 영향을 받지 않으며, 백일해균의 독성 인자는 다음과 같다.

- 호흡기계 섬모에 부착하는 능력을 돕는 세포벽에 위치한 표면단백질인 섬유질 혈구 응집소(filamentous hemagglutinin)
- 히스타민의 방출을 증가시키는 외독소인 백일해 독소의 분비
- 식균작용을 억제하는 화합물인 아데닐레이트 사이클라제(adenylate cyclase)의 분비
- 호흡기계의 조직을 파괴하는 외독소인 기관 세포 독소

장내세균 과

장내세균 과(*Enterobacteriaceae*) 속의 미생물은 장내 세균 또는 오랫동안 "enteric"이라 불리어왔는데, 그 이유는 대부분이 사람과 다른 포유동물의 위장관에서 공생체이기 때문이다. 일부 종은 식물, 물 및 토양에서 발견되므로 장내 분류를 반영하지 않는다.

장내세균 과의 모든 세균 종은 그람음성균으로 아포를 형성하지 않는다. 이들은 운동성이 없거나 주모성 편모의 도움으로 운동성이 있다. 37℃에서 가장 잘 자라며, 산화 효소 음성 및 카탈라아제 양성이다. 포도당을 발효시키고 질산염을 아질산염으로 환원한다.

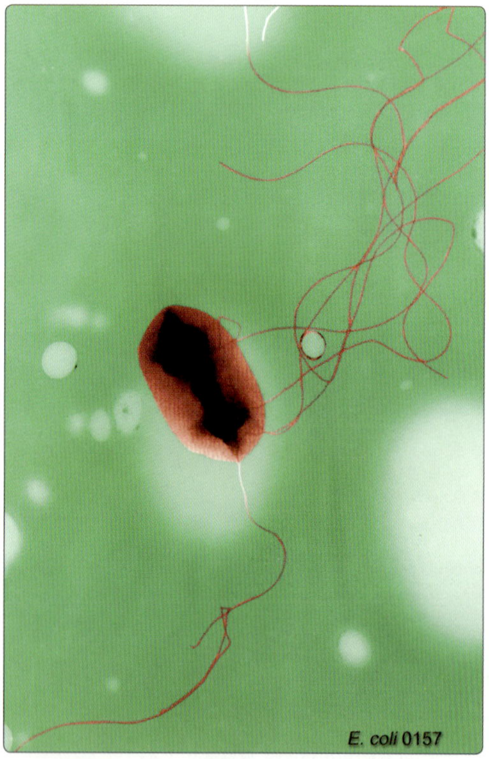

그림 15-3 *Escherichia coli* O157:H7의 유색 투과전자현미경 사진

출처: Courtesy of CDC/Peggy S. Hayes; Photo by Elizabeth H. White, M.S.

대장균

대장균(*Escherichia coli*)은 감마 프로테오박테리아 강(class), 장내세균 과(family), 에스케리키아 속(genus *Escherichia*)에서 가장 일반적으로 알려진 종이며, 위장질환의 원인으로 자주 확인된다. 대장균은 단독으로 자라는 그람음성막대균으로 일반적으로 건강인의 장관 내 정상균무리를 형성하며 대부분의 균주는 무해하다. 정상적으로 장내 상주하고 장에서 가능한 영양 공급원을 사용함으로써 비상주 병원성 세균의 번식을 방지하며, 최적의 건강을 위해 필요한 비타민을 합성한다. 반대로 대장균은 내인성 감염의 흔한 원인이다(그림 15-3).

대장균 질환

대장균은 요로감염, 패혈증, 설사병, 신생아 수막염 등 다양한 감염질환을 일으킨다. 면역력이 약화된 사람이나 이미 쇠약한 상태의 사람은 건강한 사람에 비해 감염 위험이 더 높다. 병원성 균주는 장병원성(enteropathogenic), 장독소생성(enterotoxigenic), 장출혈성(enterohemorrhagic), 장응집성(enteroaggregative), 장침습성(enteroinvasive)의 5가지 유형이 있다. 설사를 유발하는 대장균의 종류는 병을 일으키는 여러 가지 방법을 담당하는 병독성 인자에 따라 분류한다.

엔테로박터 속

감마 프로테오박테리아강 장내세균 과에 속하는 엔테로박터 속(*Enterobacter*) 세균은 그람음성, 운동성, 막대 모양, 조건무산소성의 주모성 편모를 가진 균이다. 엔테로박터 클로아케(*Enterobacter cloacae*)와 엔테로박터 에어로게네스(*Enterobacter aerogenes*)는 사람에게 매우 병원성이 강한 종이며 의료관련감염에 크게 기여한다. 엔테로박터는 다른 장내세균 과와 마찬가지로 내독소(endotoxin)로 알려진 lipid-A를 함유한 외막을 가지고 있는데 이는 전신성 염증의 중재자인 사이토카인(cytokines)의 방출에 대한 주요 자극이다.

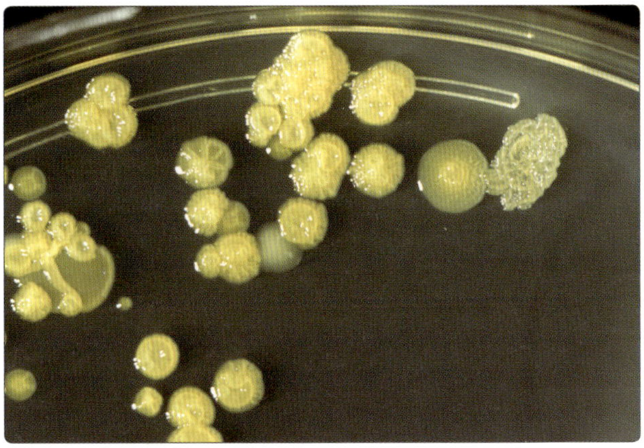

그림 15-4 *Cronobacter sakazakii*의 소이우무평판배양(soy agar plate culture)
출처: Courtesy of CDC/Dr. J. J. farmer.

엔테로박터 감염

"ICU Bugs"로 알려진 이 세균은 균혈증, 심내막염, 화농성 관절염, 골수염과 중추신경계, 하부호흡기계, 복막강, 피부 및 연조직, 요로, 수술부위의 감염을 일으키는 원인균이다. 엔테로박터 감염(*Enterobacter* Infections)의 가장 큰 위험요소는 다음과 같다.

- 중환자실 입원
- 2주 이상 입원
- 지난 72시간 동안의 침습적 처치
- 중심정맥카테터의 보유
- 지난 30일 동안 항균제 치료
- 최근 광범위항균제 사용(세팔로스포린 또는 아미노글리코사이드계)
- 연령: 노인 및 신생아

장내세균 과와 마찬가지로 건강한 사람들은 이러한 기회감염균에 의해 거의 영향을 받지 않는다. 지역사회에서 획득한 감염이 보고되었지만 대부분은 의료관련감염이다.

이전에는 엔테로박터 사카자키(*Enterobacter sakazakii*)라고 불리었던 크로노박터 사카자키(*Cronobacter sakazakii*)는 2세 미만의 신생아 및 소아에서 패혈증 및 수막염, 뇌실염, 뇌농양, 뇌경색 및 낭종 형성의 원인으로 보고되어 왔다. *C. sakazakii*는 매우 건조한 환경에서도 생존할 수 있으며 영유아용 분유뿐만 아니라 기타 오염된 건조 식품으로 인한 유행발생과 관련이 있었다(그림 15-4).

진단 및 치료 실험실 배양은 엔테로박터 감염에 대한 가장 중요한 진단 방법이다. 산소성과 무산소성의 두 세트의 배양검체를 20분~30분 간격으로, 가능하다면 서로 다른 부위에서 채취한다. 그람염색은 초기 세균 분류를 결정하는 데 중요하다. 다른 진단검사 방법으로 혈액 및 소변검사, X선 촬영, CT 스캔 또는 MRI, 담도 폐쇄의 가능성이 있는 경우 ERCP, 연조직과 뼈의 바늘 생검, 외과적 배액과 배양검사, 뇌척수액 채취를 위한 요추천자 등이 있다.

모든 엔테로박터 감염에는 항균제 치료가 필요하지만, 적절하고 효과적인 항균제의 선택은 매우 복잡하다. 대부분의 종이 빠르게 항균제 내성을 발현할 수 있기 때문에 선택을 주의 깊게 고려해야 하며, 임상의는 불필요한 항균제 투여를 피해야 한다.

중환자실에서 엔테로박터 유행이 발생하는 경우 격리주의지침을 따라야 한다. 모든 의료서비스제공자는 교차오염을 방지하기 위해 적절한 손씻기 및 위생제제의 사용을 엄격하게 시행해야 한다.

클레브시엘라

클레브시엘라(Klebsiella)는 19세기 독일의 미생물학자인 에드윈 클레브(Edwin Klebs)의 이름을 따서 명명되었다. 이 세균은 큰 다당체 협막(polysaccharide capsule)을 가지고 있는 조건 무산소성 그람음성막대균으로 비운동성이다. 다당체 협막이 전체 세포를 둘러싸고 있으며, 이것은 많은 숙주방어체계에 대한 내성을 제공하고 항균제 내성에 기여한다(그림 15-5).

클레브시엘라는 대장의 정상균무리의 하나이지만 그 외의 장소로 벗어나면 병원성이다. 인간에게 병원성인 종으로는 폐렴막대균(*Klebsiella pneumoniae*), 클레브시엘라 옥시토카(*K. oxytoca*), 클레브시엘라 그레뉼로마티스[*K. granulomatis*(이전의 칼림마토박테리움 그래뉼로마티스(*Calymmatobacterium granulomatis*)]가 있다.

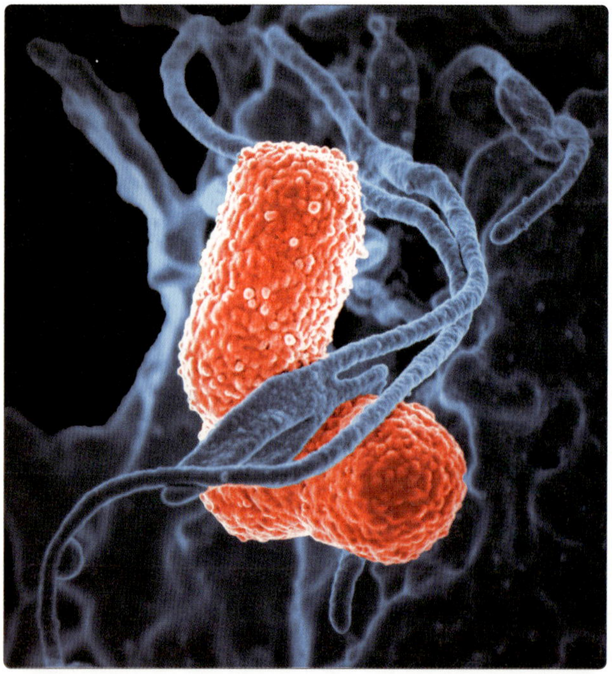

그림 15-5 디지털 방식으로 채색된 인간 호중구와 상호작용하는 두 개의 다제내성 폐렴막대균의 현미경 사진

출처: Courtesy of National Institute of Allergy and Infectious Diseases (NIAID); Photo by David Dorward; Ph.D.; National Institute of Allergy and Infectious Diseases(NIAID).

폐렴막대균은 소수 건강한 사람의 호흡기계와 분변에서 분리된다. 막대 모양의 그람음성, 비운동성, 호기성균으로 의료관련감염의 일반적인 병원균이다.

클레브시엘라 감염

클레브시엘라에 의한 의료관련감염의 일반적인 부위는 담도, 호흡기계, 요로 및 수술 상처이다. 클레브시엘라는 임상적으로 폐렴, 세균성 패혈증, 담낭염, 설사, 골수염 및 수막염의 원인이 되는 경우가 많다. 클레브시엘라 종에 의한 의료관련감염은 침습적 장치, 환기장치, 유치도뇨관, 항균제의 부적절한 사용과 연관이 있다. 패혈증과 패혈성 쇼크는 침습적인 시술 중의 오염으로 인해 발생할 수 있다. 신생아중환자실(neonatal intensive care units, NICU)

에 있는 미숙아는 *K. oxytoca*에 감염되어 신생아 패혈증을 초래할 수 있다.

클레브시엘라 종에 의한 흔하지 않은 감염은 다음과 같다.

- 서혜부육아종(granuloma inguinale) 또는 도너반증(Donovanosis)으로 알려진 만성 생식기 궤양성 질환은 *K. granulomatis*에 의한 성병 감염으로 추정된다. 진행된 단계에서의 궤양은 외관상 심각하지만 상대적으로 고통이 없다.
- 비경결종(Rhinoscleroma)은 비인두를 침범하는 만성 염증성 과정이 특징이다. 또한 화농성 배액, 가피 형성, 결절 형성으로 인해 이차적으로 호흡 장애가 발생할 수 있다.
- 축농증(Ozenza)은 코 점막의 괴사와 점액농성 비강 분비물을 특징으로 하는 노인에서의 만성 위축성 비염이다.

진단 및 치료 미생물검사실은 감염을 치료할 항균제를 결정하기 위한 검사를 실시해야 한다. 장내세균의 항균제 내성은 공중보건기관 및 의료기관 종사자의 우려를 낳고 있다. 2015년 여러 병원에서 위내시경검사를 받은 환자에서 카바페넴 내성 장내세균(Carbapenem–resistant *Enterobacteriaceae*, CRE)의 감염 사례가 보고되었다. 내시경의 복잡한 구조로 세척 및 멸균이 어려워 발병하는 것으로 확인되었다.

시트로박터

시트로박터(*Citrobacter*) 종은 그람음성균으로, 구연산염을 유일한 탄소 공급원으로 이용하는 기회감염균이다. 또한 시트로박터는 면역저하 환자의 심각한 요로감염, 신생아 수막염, 호흡기 감염, 심내막염 및 균혈증을 일으키는 것으로 알려져 있다. 두 가지 가장 흔한 시트로박터 종은 시트로박터 코세리(*C. koseri*, 이전에 *C. diversus*)와 *C. freundii*이다.

균혈증 환자는 사망률이 높으며, 시트로박터 코세리는 신생아에서 뇌농양 및 수막염을 일으킬 수 있다. 일부 변종은 외막에 독특한 단백질을 가지고 있는 것으로 밝혀졌으며, 이는 균의 병독성과 관련이 있는 것으로 여겨진다.

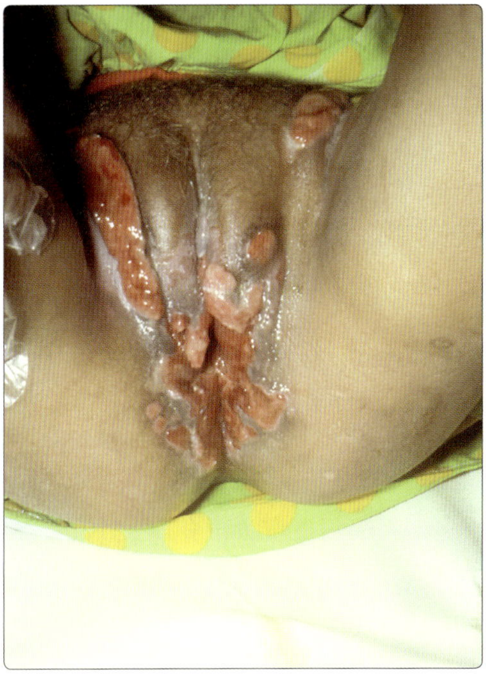

그림 15-6 *Klebsiella granulomatis*에 의한 도노반증으로 전환된 질 주위와 항문 주변의 육아종병변

출처: Courtesy of CDC/Dr. Tomkins Tabua, Chief Medical Officer, Port Moresby, Papua, New Guinea.

몰가넬라, 프로테우스 및 프로비덴시아

장내세균 과 내에서 분류학적으로 "종족(tribes)"으로 분류되는 세균은 속(genus)보다는 상위 체계이지만 과(family)보다는 하위체계에 속한다. 장내세균 과 하위에 부족인 프로테아족(*Proteeae*)으로 분류된 세 가지 속이 몰가넬라, 프로테우스, 프로비덴시아이다.

몰가넬라

몰가넬라(morganella)에는 단지 한 개의 종인 몰가넬라 몰가니

(*M. morganii*) 및 두 개의 아종이 있다. 협막이 없는 그람음성막대균으로 운동성이며, 인간, 포유동물, 파충류(뱀)의 위장에 공생한다. 몰가넬라는 비교적 드문 기회감염 병원균이지만, 요로감염, 수술부위감염, 중추신경계 감염, 심낭염, 패혈증, 안내염, 농흉 및 복막염 환자에게서 분리된다.

몰가넬라 몰가니 감염의 위험요인은 다음과 같다.

- 암피실린(ampicillin) 및 기타 베타락탐 항균제에 노출된 병력
- 당뇨병
- 노인
- 최근의 수술
- 주산기 노출
- 뱀에 의한 교상의 연조직 감염

프로테우스

프로테우스(*Proteus*)는 에스케리아, 클레브시엘라와 함께 건강인의 장관 내 정상균무리의 일부이다. 프로테우스 감염의 90%는 지역사회 획득 병원체로 간주되는 프로테우스 미라빌리스(*Proteus mirabilis*)가 원인이며, 의료관련감염과 연관이 있는 다른 두 종은 프로테우스 불가리스(*P. vulgaris*)와 *P. penneri*이다. 프로테우스는 요로조직에서 세포 사멸 및 상피세포 박리를 유도하기도 하며, 유치도뇨관을 만성적으로 사용하는 장기요양시설의 환자는 특히 프로테우스 감염의 위험이 높다.

프로테우스는 요소를 암모니아로 가수분해하여 우라아제(urease)를 생산하고, 그 결과 소변을 알칼리화시켜 생존에 유리한 조건을 만든다. 이러한 화학적 변화로 인해 요로 결석이 발생할 수 있는 스트루바이트(struvite) 결석이 형성된다. 임상의들은 소변검사에서 지속적으로 알칼리성 소변과 양성인 프로테우스 배양 소견이 함께 발견된 후 신장 결석을 배제하기 위한 검사를 처방할 것으로 보인다.

비뇨 생식기 연조직의 프로테우스 감염은 농양을 초래하고, 필요한 경우 철저한 변연절제술(괴사조직제거술)과 절단 및 광범위한 항균제 요법을 필요로 한다. 치료 요법에도 불구하고 광범위한 감염으로 인한 사망률이 높을 수 있다.

프로비덴시아

프로비덴시아(*Providencia*) 속의 병원성 세균은 주로 비뇨기계에 영향을 미치고, 위장염과 세균성 혈류감염(균혈증)도 일으키는 것으로 밝혀졌다. 프로비덴시아 속에는 현재 5종이 있는데, 가장 흔한 것이 프로비덴시아 스투아르티(*P. stuartii*)이다.

프로비덴시아의 전형적인 보균소는 고양이, 개, 새, 양, 소, 기니피그, 뱀과 같은 동물이다. 이들은 일반적으로 요로에서 발견되지만 때때로 식품매개 감염의 유행 발생과도 연관이 있다. 장기간 유치도뇨관을 가지고 있는 노인, 외국 여행객은 프로비덴시아 감염의 위험이 크다. 프로비덴시아 감염의 치료에는 적절한 항균제 요법과 요로 결석 제거, 농양절제술을 위한 수술적 치료가 포함된다.

세라티아

세라티아(Serratia) 속은 장내세균 과에 속하는 작고, 운동성인 그람음성막대균으로 기회감염 병원균이다. 세라시아는 환경에 널리 분포하지만 사람의 위장관에서는 거의 발견되지 않는다.

가장 흔한 종인 세라티아 마르세센스(*S. marcescens*)는 서식 기간에 따라 진한 빨간색에서 옅은 분홍색까지 다양한 색소 프로디지오신(prodigiosin)을 생성한다. 프로디지오신 안료의 화학 성분은 면역 억제성 및 항종양 성질을 갖는다. 세라티아 마르세센스에 의한 산후 유방염은 프로디지오신 안료의 존재로 인해 모유를 분홍색으로 변하게 한다. 프로디지오신은 또한 샤가스병에 대한 가능한 치료법으로도 연구되고 있다.

장내세균 과에 속하는 다른 속 세균과 마찬가지로 세라티아는 다음과 같은 다양한 의료관련 감염에서 발견된다.

- 관절 내 주사 및 신생아중환자실에서 발생한 감염성 관절염
- 헤로인 중독에서의 심내막염 및 골수염
- 제왕절개 분만 또는 만성 통증 치료를 위한 경막외 마취 후 수막염
- 중심정맥 장치 후 균혈증
- 수술이나 카테터 삽입 후 요로감염
- 내시경 검사 또는 기계 환기를 위한 기도삽관에 따른 호흡기 감염
- 안구 및 연조직 감염

세라티아 감염의 주요 위험요소는 몇 가지 유형의 의료 관련 시술이지만, 드물게 지역사회 획득감염 사례도 보고되고 있다. 진단은 실험실 배양검사를 통해 이루어지며, 치료는 적절한 항균제를 이용한다.

시겔라

시겔라(*Shigella*) 속은 시가(Shiga)라는 일본 미생물학자에 의해 1세기 전에 발견된 세포 내 병원균인 그람음성 조건무산소성균이다. 이 세균은 장내세균과, 에쉐리히아(Escherichieae) 족의 일부이다. 해당 종은 시겔라 디젠테리(*Shigella dysenteriae*; A군), 시겔라 플렉스네리(*Shigella flexneri*; B군), 시겔라 보이디이(*Shigella boydii*; C군), 시겔라 소네이(*Shigella sonnei*; D군) 등의 4균종으로 분류된다. 또한 아포를 형성하지 않는, 비운동성의 협막이 없는 막대균으로 혈청형과 생물학적 성상에 따라 구분한다. A군에는 13가지 혈청형이 있고, B군은 6가지 혈청형을 가지며, C군에는 18개의 혈청형, D군에는 1개의 혈청형이 있다.

시겔라 디젠테리(*Shigella dysenteriae*; 제1형 또는 A군)는 위생이 열악한 개발도상국에서 치명적인 이질의 유행 발생 원인균이다. 미국에서는 시겔라 소네이(D군)에 의한 감염이 2/3 정도를 차지하며, 나머지는 대부분 B군인 시겔라 플렉스네리에 의한다.

살모넬라

살모넬라(*Salmonella*)는 아포를 형성하지 않는 그람음성막대균으로, 편모가 발달되어 있어 운동

성이 있다. 살모넬라 속에는 2천 5백가지 이상의 혈청형이 있으며 대부분이 병원성이다. 과학계는 살모넬라 종의 분류와 분류법에 대해 수십 년 동안 토론해왔으며 살모넬라 엔테리카(*Salmonella enterica*)는 2005년 최종적으로 살모넬라 속 종으로 공식 승인받았다. 살모넬라 속에는 또한 살모넬라 봉고리(*Salmonella bongori*)와 *Salmonella subterranean*가 있다.

살모넬라 엔테리카의 세 가지 주요 혈청형은 Typhi, Typhimurium 및 Enteritidis이며, 혼란을 막기 위해 혈청형 이름을 포함하여 명명한다. 예를 들어, 이전에 살모넬라 타이피(장티푸스균, *Salmonella typhi*)였던 것이 지금은 살모넬라 엔테리카 혈청형 타이피(*Salmonella enterica* ser. Typhi)로 명명되고 있으며, 이 경우 혈청형 이름은 이탤릭체로 표기하지 않는다. *Salmonella* Typhi(또는 *S. Typhi*)는 종명인 살모넬라(*Salmonella*)를 이탤릭체로 표기하고, 혈청형 이름(Typhi)은 이탤릭체를 사용하지 않고 대문자로 표기한다.

대부분의 종은 소, 새, 설치류의 장내 정상균무리이지만, 일부는 거북이와 개구리 같은 냉혈동물과 양서류 동물에 한정된다(그림 15-7). 살모넬라 속의 균들은 오염된 음식 섭취로 인한 장염(설사)의 가장 흔한 원인이다.

장티푸스균

살모넬라 엔테리카 혈청형 타이피는 장티푸스의 원인균으로 살모넬라 감염 중 가장 심각하다. 오늘날 선진국에서는 거의 볼 수 없지만 전형적인 열성 질환인 장티푸스는 개발도상국에서 자주 볼 수 있다. 장티푸스의 증상은 발열, 오심, 구토 및 설사가 있으며 사망에 이르기도 한다. 인간은 장티푸스균(*Salmonella* Typhi)의 영향을 받는 유일한 종으로 대부분의 장 감염과 마찬가지로 장티푸스균에 오염된 음식물의 섭취로 분변-경구경로를 통해 전파된다.

살모넬라 속의 다른 종과 마찬가지로 이 균은 인간의 면역체계를 효과적으로 빠져나가고, 비 식균세포를 침입할 수 있다. 살모넬라 타이피는 대식세포에 의해 파괴되지 않고 그 안에서 증식한다. 위의 산성 환경에서 살아남은 세균은 소장의 Peyer's patch를 침범하여 림프계로 들어가고, 전신의 순환계를 통해 체내로 운반된다. 염증반응은 폐, 골막 및 담낭에서 시작된다. 어떤 경우에는 환자에게 납작한 장미색 반점으로 구성된 발진이 생기고(그림 15-8), 많은 환자에서 간비장비대(hepatosplenomegaly), 간 및 비장의 확대가 발생하며, 곧 변비와 혈변이 나타난다. 살모넬라 파라타이피(*Salmonella* Paratyphi)는 비슷한 감염을 일으키지만 훨씬 경증이다.

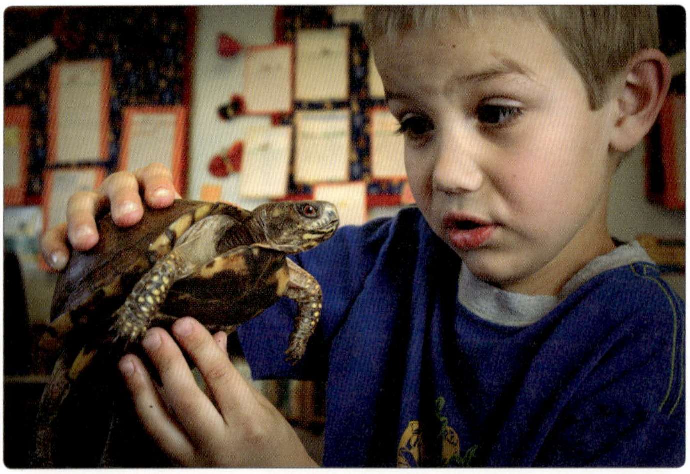

그림 15-7 **바다거북을 포함한 파충류가 매년 미국에서 대략 7만 4천여 종의 살모넬라 감염을 전파함.** 개구리, 두꺼비, 영원, 도롱뇽을 포함한 양서류도 살모넬라를 전파함
출처: Courtesy of CDC/James Gathany.

장티푸스에서 회복된 사람은 장기간(수개월에서 수 년) 동안 장티푸스균을 전파하고 배설할 수 있다. 세균 세포는 담낭(쓸개)(특히 담석이 있는 곳), 총담관, 간관 및 담낭관(쓸개주머니관)에서 지속되는 경향이 있으며, 담즙은 이들이 성장하기 위한 좋은 배지가 된다. "Typhoid Mary"라는 별명을 가진 Mary Mallon처럼 일부는 영구적인 보균자가 되어 유행발생의 원인이 된다.

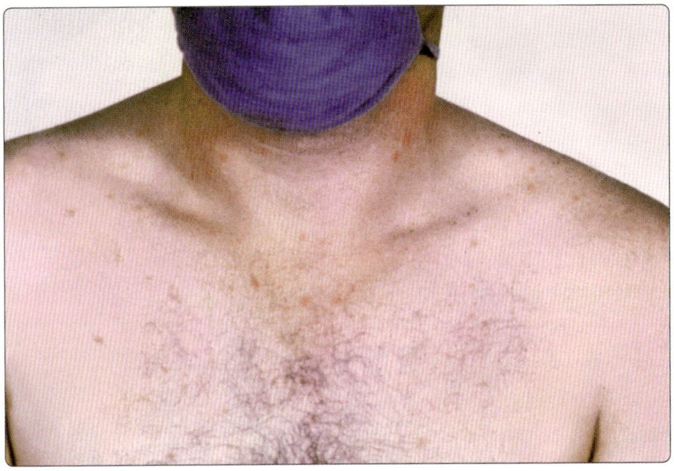

그림 15-8 장티푸스균으로 인해 장티푸스에 걸린 환자의 가슴에 생긴 장미 반점

출처: Courtesy of CDC/Armed Forces Institute of Pathology, Charles N. Farmer.

쥐티푸스균

살모넬라 엔테리카 혈청형 타이피뮤리움은 식품 매개 질환의 유행 발생, 특히 대형 육류가공공장 제품에서 자주 확인된다. 또한 살아 있는 가금류의 취급으로 인해 감염이 발생하기도 하며, 애완용 파충류도 살모넬라 타이피뮤리움의 보균자로 밝혀졌다. 살모넬라 타이피뮤리움(*Salmonella* Typhimurium)으로 인한 증상은 살모넬라 타이피의 증상보다 일반적으로 덜 심각하다. 그러나 매우 어리거나 노인, 면역 저하 대상자 등 위험집단은 모든 형태의 살모넬라 감염의 심한 증상 및 징후를 겪을 수 있다.

장염균

살모넬라 엔테리카 혈청형 엔테라이티디스는 과거 수집 및 포장 과정에서 배설물로 오염된 달걀과 연관되어 왔다. 1970년대에 질병이 발생하자 달걀껍질 표면에 살모넬라 엔테라이티디스(*Salmonella* Enteritidis)가 오염되지 않도록 엄격한 오염 제거 및 검사 프로토콜을 만들었다. 좀 더 최근에는 전염성이 있는 암탉과 연관이 있었는데, 살모넬라 엔테라이티디스에 집락된 난소는 달걀껍질이 형성되기 전에 달걀을 감염시켜서 살모넬라 엔테라이티디스가 세정 및 선별검사에 영향을 받지 않고 남아 있게 되었다. 날 것으로 먹거나 덜 조리된 상태의 계란은 A등급이더라도 세균을 전파한다.

예르시니아

이 장에서 논의된 장내세균 과의 마지막 구성원인 예르시니아(*Yersinia*) 속 중 의료계에서 중요한 세 종은 선페스트와 폐페스트를 유발하는 페스트균(예르시니아 페스티스; *Y. pestis*), 농양 형성으로 인한 심각한 위장염과 복막염으로 사망까지도 이를 수 있는 예르시니아 엔테로콜리티카(*Y. enterocolitica*)와 위결핵균(*Y. pseudotuberculosis*)이 있다.

페스트균

페스트균(*Yersinia pestis*)은 장내세균으로서의 일반적인 성상을 가지고 있다. 그람음성, 조건무산소성균으로서 세포 내 병원균이다. 실험실 연구에서는 협막 항원의 존재로 인해 점액 생산을 나타내는 양극성으로 염색(세균의 중심보다 더 많은 얼룩을 지게 함)되는 짧은막대균이다. 페스트균은 폐렴, 패혈증, 가장 유명한 선 페스트(흑사병으로 알려진 치명적인 질병)의 세

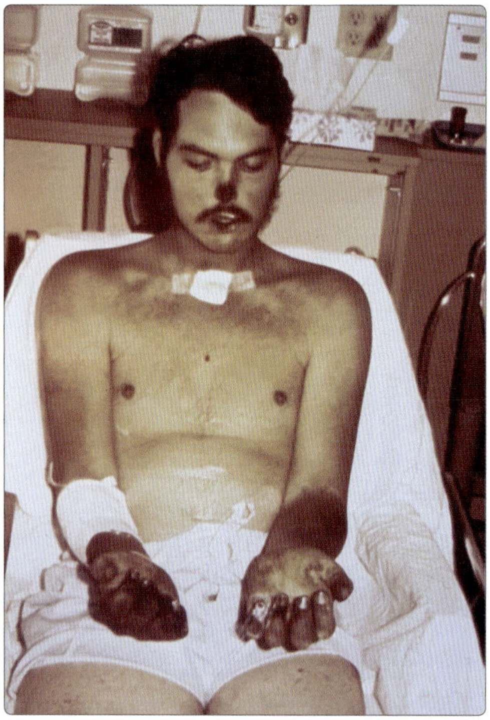

그림 15-9 페스트균 전염병으로 진단받은 양손, 코끝, 아래 입술이 흑색화된 남성 환자
출처: Courtesy of CDC.

가지 형태의 전염병의 원인이다. 페스트는 역사상 가장 위대한 전염병 중 하나로 세 차례의 세계적인 대유행이 있었다.

인간은 다음 경로를 통해 페스트균에 감염될 수 있다.

- 감염된 쥐벼룩에 물린 감염된 설치류에 의해 운반
- 폐렴환자의 기침이나 재채기 중 배출된 비말에 노출 및 흡입
- 감염된 동물의 혈액, 체액 또는 조직에 노출(예: 적절한 보호복을 착용하지 않고 감염된 동물의 가죽을 벗기는 사냥꾼)

병원성은 내독소, 외독소, v와 w 2개의 항원, 그리고 탐식작용을 억제하는 외피항원(envelope antigen) 등 몇 가지 인자에 의한다.

감염된 개체에서 세균세포는 협막층을 잃어버리고 대부분은 백혈구에 의해 식균되고 파괴된다. 그러나 세포 중 일부는 보호받을 수 있는 조직으로 들어가기 때문에 세포가 협막 및 기타 병독성 항원을 재합성 할 수 있다. 협막이 재형성된 후 세균세포는 대식세포를 사멸시키고 식균작용에 저항하는 능력으로 방출된다.

감염은 접종 부위에 가장 가까운 림프절로 빠르게 퍼진다. 이러한 림프절은 부어오르고 만지면 부드럽고 출혈이 되어 가장 유명한 특징인 선 페스트라는 흑색의 선(buboes)을 일으킨다. 감염은 비장, 간, 폐를 포함한 순환계를 침범하고, 그 결과 생존 가능한 전염성 세포를 환경으로 방출시키는 격렬한 기침을 동반한 세균성 폐렴이 발생한다. 폐렴 형태가 치료 및 통제가 극히 어렵기 때문에 치료를 하지 않으면 사망률이 매우 높다(그림 15-9).

페스트균은 미생물의 병독성과 질병의 급속한 진행으로 인해 신속하게 진단되어야 한다. 사망은 환자가 감염 징후를 보인 후 24시간 이내에 발생할 수 있다. 진단은 객담 검체 채취, 혈액 배양 및 림프절 흡인 생검을 통해 확인한다.

치료는 페스트균의 경우 페니실린은 효과가 없으며, 겐타마이신(gentamicin), 스트렙토마이신(streptomycin)을 단독으로 쓰거나 테트라사이클린(tetracycline)과 함께 투여한다. 내성 균주는 거의 없으나 일단 발병하면 치사율이 높기 때문에 쥐의 구제와 백신의 접종 등에 의한 예방이 중요하다.

모락셀라 과

모락셀라 과(Moraxellaceae)는 감마 프로테오박테리아 강에 속하고, 알균뿐만 아니라 막대균도 포함한다. 모락셀라 속은 14장에서 논의하였다. 아시네토박터 속은 세균의 형태상 막대균

에서 짧은막대균까지 다양한 세균을 포함한다. 토양과 물에서 주로 발견되는 그람음성, 비운동성, 호기성 세균으로 건강한 사람에게는 거의 영향을 주지 않는다. 그러나 면역결핍, 만성폐질환 또는 당뇨병에 걸린 환자에게는 위험한 기회감염균이 될 수 있다. 아시네토박터 바우마니가 몰락셀라과 아시네토박터속에 속하는, 의료관련감염과 관련된 가장 일반적인 균이다.

아시네토박터 바우마니

아시네토박터 바우마니(*Acinetobacter baumannii*)는 아시네토박터 속 중에서 의료관련감염의 80%를 유발하는 것으로 추정된다. 습한 환경에서 가장 잘 자라지만 일정기간 동안 사람의 피부와 건조한 무생물의 표면에서 생존할 수 있다. 전형적으로 중환자실과 같은 중증환자 치료구역에서 분리되기 때문에 아시네토박터 바우마니로 인한 감염은 의료환경 밖에서는 거의 발견되지 않는다. 감염은 다양한 신체부위를 포함하는데, 중심정맥카테터, 기관절개관, 도뇨관과 같은 침습적 장치 및 개방 창상으로부터 배양된다. 세균은 의료용 관류액과 정맥수액에 서식하는 것으로 밝혀졌다.

아시네토박터 바우마니의 확산은 폐, 혈류, 요로 및 중추신경계의 감염을 유발할 수 있다. 아시네토박터 바우마니는 강한 항균제 내성을 가지고 있는 것으로 알려져 있으며, 임상의는 감염을 치료하기 위한 항균제를 치료 시 신중하게 선택해야 한다. 모든 의료종사자가 올바른 손위생을 하는 것은 급성기 환자 또는 오염된 표면과 취약한 대상자 사이의 교차 오염을 예방하는 가장 효과적인 방법이다.

파스투렐라 과

파스투렐라 과(*Pasteurellaceae*)는 감마 프로테오박테리아 강에 속하며, 방사간균(악티노바실러스, *Actinobacillus*), 헤모필루스(*Haemophilus*) 및 파스투렐라(*Pasteurella*) 속을 포함한다. 이 속은 그람음성, 비운동성, 포자를 형성하지 않는 호기성 또는 조건무산소성균이다. 실험실 환경에서는 농축된 배지를 필요로 하는 까다로운 생물체이다.

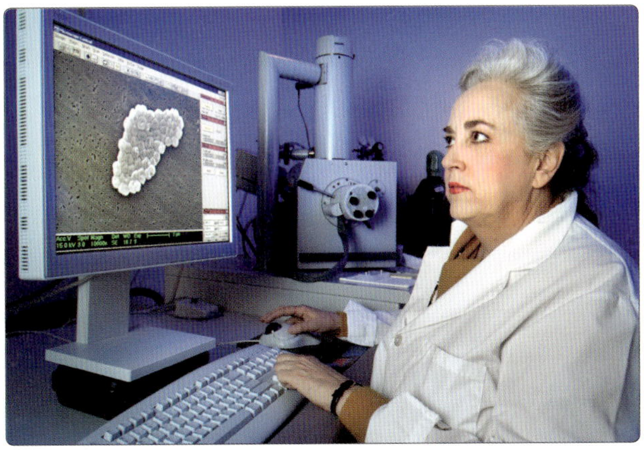

그림 15-10 아시네토박터 바우마니 세균표본을 스캔하는 모습
출처: Courtesy of CDC/James Gathany; Jana Swenson; Photo by James Gathany.

파스투렐라

파스투렐라(*Pasteurella*; 루이 파스퇴르의 이름을 따서 명명됨)는 막대균에서 알균에 이르기까지 다형성 조건무산소성균이다. 파스투렐라 속은 많은 동물의 구인두에 공생하지만 질병의 원인이 되기도 한다. 파스투렐라 멀토시다(*Pasteurella multocida*)는 실험실에서 혈액한천배지나 초콜릿한천배지에서 쉽게 자라며, 집락은 독특한 악취를 낸다. 사람은 동물과 접촉하여 감염되며, 긁히거나, 베이거나, 찰과상, 또는 동물 교상으로 전파된다. 파스투렐라 멀토시다 종은 가장 일반적으로 알려진 인간 병원체이지만 다른 종은 기회감염균이며 인간에게는 감염을 거의 일으키지 않는다. 파스투렐라 멀토시다 감염의 4가지 형태는 다음과 같다.

- 국소부위: 봉와직염, 림프절염 및 동물 교상 후 통증 부위
- 호흡기: 이미 만성 호흡기 질환을 앓고 있는 환자의 폐 합병증 증가
- 패혈증: 면역저하 상태(특히 간 질환을 앓고 있는 환자)의 전신성 혈류 및 림프계 감염
- 심내막염: 심장 근육의 내벽 감염

파스투렐라 멀토시다는 대부분 가축의 상부 호흡기에 집락을 이룬다. 가축에 의한 동물 교상이 응급실 입원의 약 1%를 차지한다. 철저히 세척하고 치료하지 않으면 동물에 물린 교상은 심각한 감염을 초래할 수 있다. 파스투렐라 멀토시다는 조건무산소성균이기 때문에 철저하게 세정하고 봉합된 교상에서도 증식할 수 있다.

파스투렐라 멀토시다는 백혈구가 있는 손상 부위에서도 빠르게 증식할 수 있다. 면역 항체가 없으면 식균 작용이 없어 미생물이 조직액에서 증식할 수 있다. 파스투렐라 멀토시다에 대한 획득된 저항력은 체액면역이다. 감염은 다양한 항균제로 치료할 수 있으며 페니실린에 매우 민감하다.

헤모필루스

헤모필루스(*Haemophilus*) 속은 파스투렐라 과에 속한다. 세균은 짝이나 짧은 사슬로 성장하는 비운동성 그람음성막대균이다. 헤모필루스는 일반적으로 인간의 호흡기 및 생식기 점막에서 발견된다. 산소의 존재 또는 부재 하에서 성장하는 조건무산소성균이지만 최적의 성장은 산소성 환경에서 이루어진다. 헤모필루스는 대다수의 종들이 신진대사를 위해 혈액에 존재하는 하나 또는 두 가지 요인, 구체적으로 X 인자(hemin) 및 V 인자(니코틴 아미드 아데닌 디뉴클레오티드 또는 NAD)를 필요로 한다는 사실을 반영하여 "blood loving"을 의미한다. 인체간 병원체의 전파는 감염된 사람의 에어로졸화된 비말을 흡입하거나 직접적인 성적 접촉을 통해 발생한다.

가장 잘 알려진 종은 B형 다당질 협막을 생산하는 인플루엔자균(*Haemophilus influenzae*)이며 *H. influenzae* type b 또는 Hib라는 이름으로 불려진다. 유아와 어린이의 세균성 수막염의 주요 원인으로 5개월에서 5세 사이의 감염률이 가장 높다. 인플루엔자는 또한 어린이와 성인의 호흡기 감염의 주요 원인이기도 하다. 노년층은 특히 이미 폐의 기저질환이 있는 경우 세균성 폐렴이 되기 쉽다.

인간에게 중요한 다른 두 종은 *H. influenzae* biotype *aegyptius*와 연성하감균(헤모필루스 듀크레이, *Haemophilus ducreyi*)이다. *Haemophilus* influenzae biotype *aegyptius*는 "pink eye"라고 불리는 결막염의 급성 전염성 결막염과 관련이 있고, 헤모필루스 듀크레이는 사타구니 또는 생식기의 연성 하감이나 궤양을 특징으로 하는 성병을 유발한다.

인플루엔자균

파이퍼(Pfeiffer)는 1892년, 인플루엔자가 세계적으로 대유행하는 동안 처음으로 인플루엔자균(*Haemophilus influenzae*)을 분리하였다. 그러나 세균은 "flu(독감)"로 불리는 바이러스 감염을

일으키지는 않는다. 인플루엔자균은 다당질 협막의 항원 특성에 기초하여 6개의 혈청형 a, b, c, d, e 및 f로 구분하며, 협막은 주요 독성인자인 항포식 작용을 한다. 다른 협막 유형을 생산하는 균주가 감염을 일으킬 수 있지만 b형의 균주보다 덜 심각하며 비침습성이다. 다른 병독성 요인은 다음과 같다.

- 펩티도글리칸(peptidoglycan): 세포벽에 존재하여 뇌-혈관 장벽을 손상시킴
- 외독소(exotoxin): 호흡기 섬모의 움직임을 억제함
- 섬모(fimbriae): 조직에 대한 세포 부착을 도움
- 부착소(adhesins): 조직에 대한 세포 부착을 도움

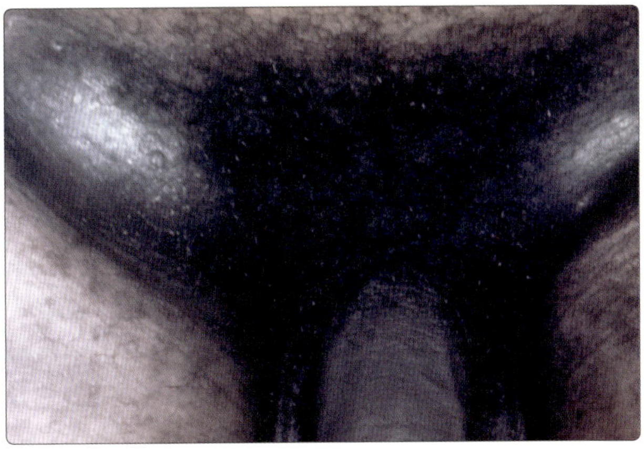

그림 15-11 성적으로 전염된 연성하감균이 사타구니 림프절에 서혜임파선종을 형성하는 연성하감 감염
출처: Courtesy of CDC/Susan Lindsley.

연성하감균

1889년 듀크레이(Ducrey)가 처음 발견한 연성하감균(*Haemophilus ducreyi*)은 사람에게서만 발견된다. 궤양에서 나온 액체의 그람염색 또는 비대해진 사타구니 림프절로부터의 흡인액을 보면 집단으로 혹은 사슬 모양으로 배열된 작은 그람음성균을 볼 수 있다. 병독성 인자를 확인하기 어려웠지만, 연성하감균은 상피세포에 부착 분자를 가지고 있으면서 침입할 수 있음이 증명되었다. 또한 생식기 궤양의 발생을 담당하는 세포 독소를 생성할 수 있으며, 성병을 전파한다. 다른 궤양성 성병과의 유사성 및 실험실 확인이 쉽지 않아 과소 보고되는 경향이 있다(그림 15-11).

일부 개발도상국에서는 풍토병으로 분류되며, 이는 낮은 사회경제적 상태나 열악한 위생 상태가 감염률과 높은 관련이 있다. 연성하감균은 주사제 남용자, 성매매종사자, 알코올 중독 환자에서 흔하며 연성하감(무른궤양, chancroid)이라고 불리는 질병의 원인이다. 궤양은 1차 매독에서 볼 수 있는 딱딱한 궤양과는 반대로 부드러운 궤양이다.

엑티노바실러스 속

엑티노바실러스 속(*Actinobacillus*)은 파스투렐라 과에 속하는 세균이다. 대부분의 종은 동물에게 질병을 일으키며, 인간에게 공통적으로 확인되고 치주질환을 일으키는 종은 *Actinobacillus actinomycetemcomitans*이다. 그람 음성의 짧은막대균으로 드물게 손상된 심장판막 및 죽상경화반의 혈관을 포함하여 심내막염과 전신적인 패혈증을 일으킨다.

비브리오 과

비브리오 과(*Vibrionaceae*), 감마 프로테오박테리아 강에 속하는 균들은 그람 음성의 한쪽 또

는 양쪽 끝에 편모가 있는 직선형 또는 곡선형의 막대균이다. 비브리오 속의 종은 연조직 감염 및 패혈증의 경우 광범위한 조직손상을 일으키는 여러 세포외 독소와 효소를 생산한다.

비브리오 속

인간에게 질병을 일으키는 것으로 알려진 비브리오(*Vibrio*)는 약 12종이 있으며, 원인 질병은 콜레라 또는 비 콜레라 형태로 분류한다. 비 콜레라 질환은 염화나트륨에 대한 필요성에 따라 호염성 또는 비호염성으로 분류한다. 비 콜레라 비브리오 감염은 감염된 해산물을 섭취하여 감염되므로 식중독으로 간주한다. 그러나 상처감염과 같은 다른 감염은 비 콜레라 비브리오 종에 의해 발생한다.

다음은 비브리오증(vibriosis)을 유발하는 두 가지 종인 장염 비브리오균(*Vibrio parahaemolyticus*) 및 패혈증 비브리오균(*Vibrio vulnificus*)과 잠재적으로 치명적인 급성 설사병의 원인인 콜레라균에 대해 알아보도록 한다.

장염 비브리오균

장염 비브리오균(*Vibrio parahaemolyticus*)은 연안의 해수에서 서식하는 호염성으로, 여름철에 증식하고 어패류를 통해서 사람에게 감염된다. 식품의약품안전처에 따르면 최근 5년간 발생한 식중독 중 장염비브리오 식중독이 차지하는 비율은 4.4%에 지나지 않지만 그 중 81.8%가 해수 온도가 상승하는 7~9월에 집중 발생하였다.

패혈증 비브리오균

패혈증 비브리오균(*Vibrio vulnificus*)은 전염경로와 감염의 징후 및 증상에서 장염비브리오균과 매우 유사하나 더 심각한 감염과 높은 치사율을 보인다. 오염된 해산물을 섭취한 면역저하 환자는 패혈증 및 세균성 패혈증의 합병증 위험이 더 높아서 사망률이 50%에 이른다. 면역결핍 환자에서 연안 해수에 노출되어 상처가 오염된 경우 궤양, 괴사 및 잠재적으로 치명적인 혈류 패혈증을 유발할 수 있다. 간 질환을 가진 사람들은 감염된 건강한 사람보다 패혈증에 걸릴 확률이 80%로 더 높다.

패혈증 비브리오균이 의심되거나 확인될 때 공격적이고 즉각적인 항균제 치료를 시작해야 한다. 감염된 상처의 외과적 괴사조직제거가 필요하고 근막절개술(fasciotomy) 또는 심지어 사지 절단이 조직 손상의 확산을 막기 위해 필요할 수 있다.

콜레라균

비브리오 콜레라(*Vibrio cholerae*)는 급성 위장질환인 콜레라(cholera)를 일으키는 병원균이다. 콜레라 유행발생은 약 400년 동안 히포크라테스(Hippocrates)로 거슬러 올라가는 고대문학에도 기술되어 있다. 콜레라균의 두 병원소는 물과 인간으로, 동물에서는 극히 드물다. 위장의 정상적인 산성 환경은 콜레라균을 비감염성으로 만드는 데 효과적이다. 위 수술, 미주신경절단술(vagotomy), 헬리코박터 파일로리(*Helicobacter pylori*) 감염 또는 위궤양에 대한 H2 차단제 약물치료에 따른 이차성 위산 감소(hypochlorhydria)가 있는 환자에서는 비브리오 감염의 위험이 높아진다. 영양실조 또한 감염의 위험을 높인다.

원인은 알려지지 않았지만, O형 혈액형을 가진 사람들은 다른 혈액형을 가진 사람들보다 콜레라균에 감염될 위험이 두 배가 된다.

에로모나스과

에로모나스 속(*Aeromonadaceae*)은 에로모나스과 감마 프로테오박테리아 강에 속하는 아포 비형성, 조건무산소성의 그람음성막대균이다. 에로모나스는 담수와 해수뿐만 아니라 토양, 하수 및 일부 음식에서 발견된다. 이전에는 비브리오 과에 포함시켰으나 연구진이 관련 계통 발생 특성을 증명하는 분자연구를 수행할 수 있게 된 후에 에로모나스 과로 옮겨졌다.

에로모나스는 두 그룹으로 구성된다. 한 그룹은 운동성을 제공하는 극모가 있으며 6종의 종은 감마 프로테오박테리아 문의 다른 구성원과 유사한 인간의 질병을 일으키는 것으로 알려져 있다. 두 번째 그룹은 운동성이 없으며 주로 물고기와 다른 해양생물에 감염된다.

에로모나스 하이드로필라(*A. hydrophila*)는 면역결핍 환자에서 상처감염, 설사, 패혈증을 일으킨다.

슈도모나다과

슈도모나다과(*Pseudomonadaceae*)는 감마 프로테오박테리아 강에 속하며, 슈도모나스(*Pseudomonas*) 속을 포함하는 포도당비발효, 짧고 직선이거나 약간 휘어진 그람음성막대균이다. 아포를 형성하지 않으며 운동성이 있고, 미생물 세포를 숙주조직에 부착시키는 데 도움이 되는 하나 이상의 극성 편모 및 섬모를 가진 종들이 있다. 일부 균주는 주로 다당류로 구성된 외부 점액질 층으로 둘러싸여 있다. 점액질층은 개별 세포 또는 미생물을 구성하는 여러 세포를 둘러쌀 수 있다. 섬모(pili)와 점액질층(slime layer)은 균주의 병독성을 증가시킨다(그림 15-12).

녹농균은 자연계에 광범위하게 분포하며, 대부분의 다른 세균이 파괴될 수 있는 척박한 환경조건을 견딜 수 있다. 살아남을 수 있는 능력은 매우 불침투성인 세포벽과 독성 물질을 파괴하는 효소의 생산과 관련이 있다. 슈도모나스 속에서 가장 일반적으로 알려진 기회감염균이 녹농균이다. 녹농균은 건강한 사람이나 손상되지 않은 조직에는 거의 감염을 일으키지 않는다. 그러나 외상이나 질병에 걸렸을 때 쉽게 조직을 침범할 수 있다.

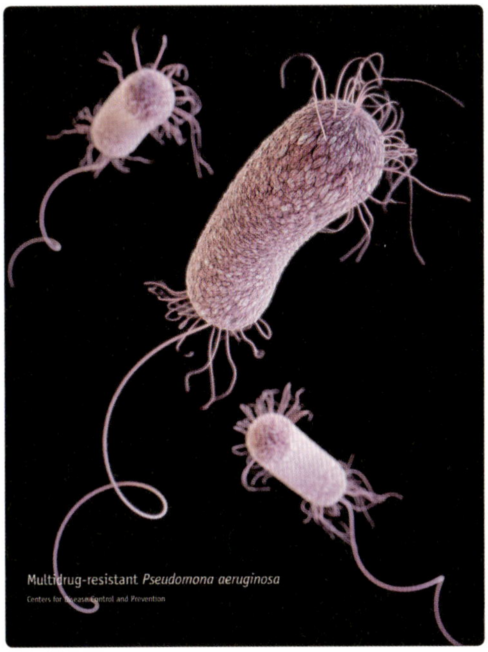

그림 15-12 다제내성 녹농균의 3D 컴퓨터 생성 이미지

출처: Courtesy of CDC/James Archer; Photo by U.S. Centers for Disease Control and Prevention – Medical Illustrator.

녹농균

녹농균(*Pseudomonas aeruginosa*)은 실험실에서 쉽게 확인 가

능하다. 세균 집락은 과일 냄새가 나는 세포외 색소를 생성하며, 운동성이 있고, 산화 효소 양성이다. polymyxin 내성인 비착색 균주는 확인하기가 어려워 추가 실험실 검사가 필요하다.

녹농균은 열악한 환경조건에서의 내구력과 낮은 영양 요구 때문에 싱크대, 분수대, 병원 직원들이 사용하는 클렌징 비누 및 환자사용 가습기와 같은 병원의 여러 환경에서 생존 가능하다. 또한 상용 항균제에 대하여 광범위한 내성을 나타낸다.

건강한 개인은 온수 욕조와 수영장에서 부적절하게 염소 처리된 물에 노출되어 귀와 피부감염을 겪을 수 있다. 이밖에도 콘택트렌즈를 장기간 착용하여 발생한 결막염 사례도 있다. 낭포성 섬유증, 화상, 백혈병과 같은 질병으로 인해 면역체계가 약화된 환자, 호흡 보조기구를 사용 중인 환자, 기관절개술을 받은 환자는 녹농균 감염의 발생 위험이 높다.

캄필로박터 과

캄필로박터 과(*Campylobacteraceae*)는 엡실론 프로테오박테리아 문에 속하며 캄필로박테랄레스 목(Campylobacterales)을 포함한다. 이 그룹의 구성원은 단극성 또는 양극성 편모가 있는 그람음성, 미세산소성, 비발효성, 나선형 모양의 운동성 막대균이다(그림 15-13). 캄필로박터 제주니와 캄필로박터 콜리(*C. coli*)는 식품 매개 감염에 관련되는 반면, 캄필로박터 피터스(*C. fetus*)는 양과 소의 자연유산과 관련이 있으며 인간의 기회감염균이기도 하다.

캄필로박터 제주니

가장 일반적으로 분리되는 캄필로박터 종은 환경에 매우 민감하고 21%의 산소, 열, 건조 및 산성 조건에서 생존할 수 없는 유기체인 캄필로박터 제주니(*Campylobacter jejuni*)이다. 이 균은 미세산소균으로 3~5%의 산소와 2~10%의 이산화탄소의 대기 조건에서 가장 잘 자란다. 캄필로박터 제주니는 닭을 포함하여 감염된 증상 없이 새에서 발견되기도 한다. 오염된 닭과 비료로 오염된 젖소의 소독되지 않은 우유는 식품 매개 인간 감염 캄필로박터증을 유발할 수 있다.

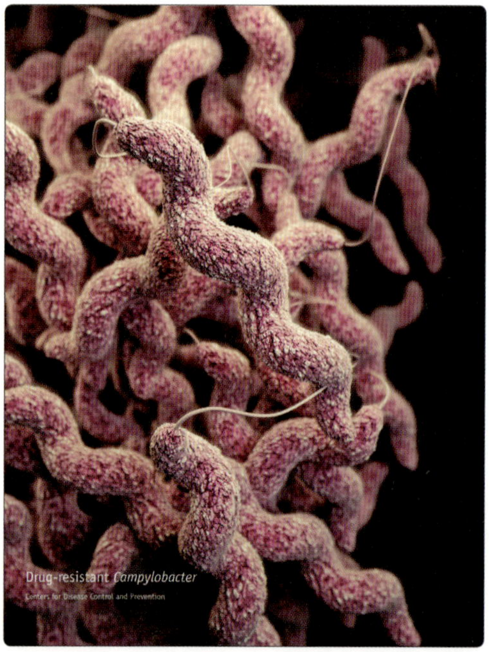

그림 15-13 약제내성 캄필로박터 세균 무리의 3D 컴퓨터 생성 이미지

출처: Courtesy of CDC/James Archer; Photo by U.S. Centers for Disease Control and Prevention – Medical Illustrator.

연구 결과에 따르면 캄필로박터 제주니는 설사병의 주요 원인으로 살모넬라(*Salmonella* spp.) 및 시겔라(*Shigella* spp.)보다 더 많은 질병을 일으킨다는 사실이 밝혀졌으나 건강한 개체에 의해 운반되지는 않는다. 대부분의 캄필로박터증으로 인한 설사 감염은 자체 제한적이며 지속적인 후유증을 유발하지 않는다. 그러나 환자의 면역체계가 자신의 신경계를 공격하여 길랑 발레(Guillain–Barre) 증후군이라는 심각한 질병을 일으키고 마비가 수 주간 지속될 수 있다. 산업화된 국가에서 캄필로박터증(campylobacteriosis)을 포함한 위장 감염으로 인한 길랑-발레 증후군의 발생률을 추적한 연구에 의하면 식품(가금 및 소의) 가공 및 준비의 엄격한 규제에 따라 발생이 크게 감소하였다.

헬리코박터 과

헬리코박터 과(*Helicobacteraceae*)는 엡실론 프로테오박테리아 문에 속하며 캄필로박테랄레스 목(Campylobacterales)을 포함한다. 헬리코박터 속은 캄필로박터 속과 유사한 그람음성, 미세산소성 세균을 포함한다. 두 가지 모두 운동성이 있고, 카탈라아제 양성이며, 굴곡진 세포체를 나타낸다. 헬리코박터는 만성 위염, 위장 및 소화성 궤양의 원인균으로 생각된다. 헬리코박터 파일로리(*Helicobacter pylori*)는 임상적 증거가 소화성 궤양의 원인이 될 수 있는 가장 중요한 원인으로 지적되는 종이지만 발병 기전은 잘 알려져 있지 않다.

기타 그람음성균

그람음성균(Gram-Negative Pathogens)으로 분류되는 많은 미생물 병원체가 있다는 것은 명백하다. 알균(cocci), 막대균(bacilli), 스피로헤타(spirochete) 또는 짧은막대균(coccobacilli)과 같이 어떤 형태학적 특징이 있든 간에 그것들은 우리 주변에 있고, 우리 안에 존재한다. 상황에 따라 그들이 감수성이 있는 동물과 인간에게 피해를 줄 수 있는 기회를 획득할 때까지는 아무런 해를 끼치지 않는다.

미생물학자, 역학자, 바이러스학자 등의 과학계는 이들 작은 존재를 식별하고 적절하게 논리적 그룹으로 분류하려는 도전에 직면해 있다는 것도 분명해졌다. 불행하게도, 이들은 움직이는 표적이며 새롭거나 향상된 실험실 분석이 새롭고 또는 이전에 발견되지 않은 특성 및 특징을 증명하는 경우 하나의 분류 문, 강, 목, 속 또는 종에 속하는 것으로 생각되는 미생물이 이동되거나 이름이 바뀔 수 있다.

논의된 다음의 생물들은 이전에 논의된 분류군에 포함되지 않았지만 연구를 위한 중요한 미생물이다.

박테로이드 속

박테로이드(*Bacteroides*) 속은 박테로이데테스(Bacteroidetes) 문 및 강, 박테로이데스(Bacteroidales) 목, 박테로이드(*Bacteroidaceae*) 과의 일부이다. 박테로이드는 인간 소화관의 정상균무리이며, 기회감염균인 대다수의 유기체를 구성하는 절대 혐기성 세균을 포함한다. 사람의 박테로이드 속 세균은 말단 회장과 결장에서 많은 숫자가 발견된다. 사람에게 미치는 위험은 장내에서 박테로이드가 빠져나가 복강, 내장기관 또는 다른 조직에 집락을 이루는 경우이다. 감염은 신체 어디에서나 발생할 수 있으며 일반적으로 농양 형성과 관련이 있다. 박테로이드에 의한 감염의 유해한 형태로 복강과 골반 농양, 균혈증, 염증성 장질환이 있는 어린이나 성인의 설사 등이 있다.

박테로이드는 인간 소화관의 정상균무리로서 우리에게 다음과 같은 혜택을 준다.

- 담즙산의 생물학적 변형을 돕는다.
- 살모넬라균과 같은 병원체가 필요로 하는 식량 공급과 경쟁하고 고갈시킨다.
- 무산소성 신진 대사를 통해 다른 장내 세균이 필요로 하는 에너지 공급의 상당 부분을 제공한다.
- 탄수화물을 분해한다.

박테로이디즈 프라질리스균

박테로이디즈 프라질리스균(*Bacteroides fragilis*)은 작고, 다형성이며, 무산소성인 그람음성균으로 혈액한천배지에서 쉽게 자란다.

현미경으로 아포와 같이 보이는 큰 공포가 관찰된다. 그러나 이 종은 아포 형성이 없고 운동성이 없으며 비정상적으로 큰 다당체 협막을 가지고 있다. 병원성은 내독소를 분비하지 않기 때문에 약하고 이들의 주요 병독성 인자는 협막이다. 협막은 식균작용에 저항성을 가지게 하고 농양 형성을 촉진한다.

포르피로모나스 진지발리스

포르피로모나스 진지발리스(*Porphyromonas gingivalis*)는 박테로이데테스 문 및 강, 박테로이데스 목, *Porphyromonadaceae* 과 및 포르피로모나스(*Porphyromonas*) 속에 속한다. 종은 이전에 박테로이드 속으로 분류되었다. 프로피로모나스 진지발리스는 그람음성, 무산소성, 비운동성, 막대균으로 사람의 구강 점막에서 발견되기도 하는 캡슐화된 세균이다. 실험실 배양에서는 혈액한천배지에서 자랄 때 검은색으로 보인다.

포르피로모나스 진지발리스는 치주 인대, 치근단, 치조골을 비롯한 치아의 지지조직 파괴 및 치주질환에 기여하는 기회감염균이다. 일반적으로 치주감염은 포르피로모나스 진지발리스가 핵심 요소로 간주되는 그람양성균과 그람음성균의 다균 조합으로 구성된 생물막에 의해 발생한다. 치은 구조에 대한 손상 외에도 포르피로모나스 진지발리스는 염증의 원인으로 관여하여 심혈관계 질환에서 나타나는 죽상경화성 플라크를 유발한다. 또한 류마티스성 관절염 및 잠재적으로 치매에도 영향을 미치는 것으로 알려졌다.

방추형균

푸소박테륨 속은 푸소박테리아(Fusobacteria) 문, 푸소박테리아(Fusobacteriales) 강, 프소박테리아(*Fusobacteriaceae*) 과에 속한다. 이 세균은 박테로이드(*Bacteroides*)와 비슷하나, 매우 독성이 강한 그람음성막대균으로, 무산소성균이다. 프소박테륨(*Fusobacterium*)은 일반적으로 양쪽 끝이 뾰족하고 끝이 가늘고 긴 방추형 세균으로, 세포벽의 주성분은 지질다당체(lipopolysaccharide, LPS)이다. 푸소박테륨과 박테로이드의 차이점은 푸소박테륨 지질다당체(*Fusobacterium* LPS) 분자가 내독소를 분비하고 박테로이드 분자는 분비하지 않는다는 것이다. 가장 의학적으로 중요한 종은 푸소박테륨 뉴클레아텀(*F. nucleatum*), 푸소박테륨 몰티페럼(*F. mortiferum*), 푸소박테륨 네크로포럼(*F. necrophorum*) 및 푸소박테륨 바리움(*F. varium*)이다. 이 종은 두경부 감염, 만성 부비동염, 간 농양, 치주염, 뇌 농양 및 복강 내 감염과 같은 신체의 다양한 부위에 감염을 유발한다.

푸소박테륨이 관련된 감염의 대부분은 다른 혐기성균과 함께 감염을 일으키는 복합균 감염이다. 푸소박테륨 뉴클레아텀은 복합균 호흡기 감염과 관련된 가장 흔한 종이다. 푸소박테륨 페리오돈티컴(*Fusobacterium periodonticum*)은 또 다른 일반적인 종이며 치과 농양의 일반적인 원인이다. 뇌 농양은 푸소박테륨, 프레보텔라(*Prevotella*) 및 폴피로모나스(*Porphyromonas*) 종이 분리된 복합균 감염이다.

MICRO NOTES

"주옥같은 말(Old Pearl of Wisdom)"

현명한 말이나 '나이 든 부인의 이야기'라고 부르는 경우는 사실과 신중한 행동의 토대를 가지는 명언을 말하며, 이 중 하나는 스펠링 "r"이 있는 달(9월, 10월, 11월, 12월, 1월, 2월, 3월 및 4월)에만 생굴을 먹는 것이다. 이유는 굴에 패혈증 비브리오균 또는 장염 비브리오균의 병원성 양이 포함될 가능성이 높아지기 때문이다. 연안해안과 같은 따뜻한 물에서 더 많은 양이 발견되며, 특히 여름철에 발견된다. 굴은 정상적인 먹이의 일부로 껍질을 통해 주위의 물을 걸러내고, 바다 생태계에서 자유롭게 사는 비브리오 세균은 여름 산란기간 동안 굴 조직에 집중된다. 굴을 비롯하여 어패류를 생식으로 먹었을 때, 이러한 기회감염균은 건강한 사람들의 경미한 불쾌감에서부터 약화된 면역체계를 가진 사람들에게 치명적일 수 있는 위장감염을 일으킨다. 생굴과 함께 먹는 매운 소스는 병원성 미생물을 죽일 수 없다.

학습문제

환자는 하이킹 중 추락사고로 상복부 관통상과 대퇴부의 개방성골절 등 몸통 및 사지의 여러 부위에 깊은 열상을 입고 중환자실에 입원하였다. 외과의사는 실습 중인 대학생에게 상처부위의 색깔이 어두워졌는지, 약간의 과일향이 나는지 알아보라고 하였다.

1. 어떤 종류의 미생물이 어둡고 과일향 냄새가 나는 특성을 가지는가?
2. 복부 관통상처의 감염과 관련이 있는 다른 미생물은 무엇인가?
3. 외과의사는 상처세척 후 상처를 봉합할 것인가, 아니면 멸균 패킹한 채 개방상태로 둘 것인가?
4. 이 유형의 세균에 의한 다른 유형의 감염은 무엇인가?

참고문헌

Accou-Demartin, M., Gaborieau, V., Song, Y., Roumagnac, P., Marchou, B., Achtman, M., & Weil, F. X.(2011). Salmonella enterica serotype typhi with nonclassical quinolone resistance phenotype. Retrieved from http://wwwnc.cdc.gov/eid/article/17/6/10-1242_article.

Acharya, T.(2013). Seven common characteristics of family Enterobacteriaceae. Retrieved from http://microbeonline.com/seven-common-characteristics-family-enterobacteriaceae/.

Aeromonas.(n.d). In *The Free Dictionary online*. Retrieved from http://medical-dictionary.thefreedictionary.com/Aeromonas.

Al-Nassir, W.(n.d.). *Brucellosis*. Retrieved from http://emedicine.medscape.com/article/213430-overview.

Alcaligenaceae.(n.d.). Retrieved from http://www.medicalglossary.org/gramnegative_aerobic_rods_and_cocci_alcaligenaceae_definitions.html.

Ania, B. J.(n.d.). *Serratia*. Retrieved from http://emedicine.medscape.com/article/228495-overview#a0104.

Actinobacillus actinomycetemcomitans BRIAN HENDERSON, MICHAEL WILSON, LINDSAY SHARP and JOHN M. WARD J. Med. Microbiol.— Vol. 51(2002), 1013–1020 # 2002 Society for General Microbiology ISSN 0022-2615.

Bacteria: The proteobacteria.(n.d.). Retrieved from http://mhhe.com/biosci/cellmicro/prescott/outlines/ch22.mhtml.

Bacterial strains: Enterobacteriaceae.(n.d.). Retrieved from http://www.globalrph.com/bacterial-strains-enterobacteriaceae.htm.

Bartlett, J. G.(2012). *Bacteroids fragilis*. Retrieved from http://www.hopkinsguides.com/hopkins/ub/view/Johns_Hopkins_ABX_Guide/540052/all/Bacteroides_fragilis.

Beck, J.(2013). *Potential public health implications of periodontal disease and cardiovascular disease relationships*. Retrieved from http://www.cdc.gov/OralHealth/archive/conferences/periodontal_infections08.htm.

Bjornstad, O. N. & Harvill, E. T.(2005). *Evolution and emergence of Bortadella in humans*. Retrieved from http://www.cidd.psu.edu/research/synopses/evolution-and-emergence-of-bordetella-in-humans.

Bofinger, J. J., Fekete, T., & Samuel, R.(2007). *Bacterial peritonitis caused by Kingella kingae*. Retrieved from http://jcm.asm.org/content/45/9/3118.full.

Brent, L. H.(n.d.). *Ankylosing spondylitis and undifferentiated spondyloarthropathy*. Retrieved from http://emedicine.medscape.com/article/332945-overview#aw2aab6b2b3aa.

Brook, I.(2014). *Bacteroides infection*. Retrieved from http://emedicine.medscape.com/article/233339-overview.

Brooks, J.(2010). *On Cronobacter sakazakii*. Retrieved from http://www.foodsafetynews.com/2010/06/on-cronobacter-sakazakii/#.VOkjF-P45CM8.

Brucella.(n.d.). Retrieved from http://www.rightdiagnosis.com/medical/brucella.htm.

Brucellosis.(n.d.). Retrieved from http://www.cdph.ca.gov/HealthInfo/discond/Pages/Brucellosis.aspx.

Brunner, J., Scheres, N., El Idrissi, N. B., Deng, D. M., Laine, M. L., van Winkelhoff, A. J., & Crielaard, W.(2010). *The capsule of Porphyromonas gingivalis reduces the immune response of human gingival fibroblasts*. Retrieved from http://www.biomedcentral.com/1471-2180/10/5.

Cacchillo, D. A. & Walters, J. D.(2002). *Effect of ciprofloxacin on killing of Actinobacillus actinomycetemcomitans by polymorphonuclear leukocytes*. Retrieved from http://www.ncbi.nlm.nih.gov/pmc/articles/PMC127222/.

Campylobacter jejuni.(n.d.). Retrieved from http://www.foodreference.com/html/fcampylobacter.html.

Campylocater jejuni.(n.d). Retrieved from http://bioweb.uwlax.edu/bio203/s2013/rollins_tyle/classification.htm.

Catlin, K.(n.d.). *Yersinia pestis*. Retrieved from http://www.microbelibrary.org/library/bacteria/2787-yersinia-pestis.

Cavalca Cortelli, S., Oliveira Costa, F., Kawai, T., Romeiro Aquino, D., Nobre Franco, G. C., Ohara, K., Gonçalves Roman-Torres, C. V., & Cortelli, J. R.(2009). *Diminished treatment response of periodontally diseased patients infected with the JP2 clone of Aggregatibacter (Actinobacillus) actinomycetemcomitans*. Retrieved from http://jcm.asm.org/content/47/7/2018.full.

CDC.(1994). *International notes human plague—India, 1994*. Retrieved from http://wonder.cdc.gov/wonder/PrevGuid/m0033015/m0033015.asp.

CDC.(2002). *Enterobacter sakazakii infections associated with the use of powdered infant formula—Tennessee, 2001*. Retrieved from http://www.cdc.gov/mmwr/preview/mmwrhtml/mm5114a1.htm.

CDC.(2008). *Kingella denitrifians*. Retrieved from http://www.cdc.gov/std/Gonorrhea/lab/Kden.htm.

CDC. *Yersinia*.(2008). Retrieved from http://www.cdc.gov/nczved/divisions/dfbmd/diseases/yersinia/#germ.

CDC.(2008). *Yersinia pseudotuberculosis O:1 traced to raw carrots, Finland*. Retrieved from http://wwwnc.cdc.gov/eid/article/14/12/08-0284_article.

CDC.(2010). *Acinetobacter in health care settings*. Retrieved from http://www.cdc.gov/HAI/organisms/acinetobacter.html.

CDC.(2010). *Klebsiella pneumoniae in health care settings*. Retrieved from http://www.cdc.gov/HAI/organisms/klebsiella/klebsiella.html#a1.

CDC.(2010). *Laboratory test results of cholera outbreak strain in Haiti announced*. Retrieved from http://www.cdc.gov/media/pressrel/2010/r101101.html.

CDC.(2010). *Salmonella serotype enteritidis*. Retrieved from http://www.cdc.gov/nczved/divisions/dfbmd/diseases/salmonella_enteritidis/.

CDC.(2010). *Yersinia pseudotuberculosis and Y. enterocolitica infections, FoodNet, 1996–2007*. Retrieved from http://wwwnc.cdc.gov/eid/article/16/3/09-1106_article.

CDC.(2011). *Diseases characterized by genital, anal, or perianal ulcers*. Retrieved from http://www.cdc.gov/std/treatment/2010/genital-ulcers.htm.

CDC.(2012). *Chapter 9: Identification and characterization of Haemophilus influenzae*. Retrieved from http://www.cdc.gov/meningitis/lab-manual/chpt09-id-characterization-hi.html.

CDC.(2012). *Cronobacter illness and infant formula*. Retrieved from http://www.cdc.gov/Features/Cronobacter/.

CDC.(2012). *Ecology and transmission*. Retrieved from http://www.cdc.gov/plague/transmission/index.html.

CDC.(2012). *Plague*. Retrieved from http://www.cdc.gov/plague/.

CDC.(2013). *Campylobacter*. Retrieved from http://www.cdc.gov/nczved/divisions/dfbmd/diseases/campylobacter/technical.html.

CDC.(2013). *Multidrug-resistant Bacteroides fragilis—Seattle, Washington, 2013*. Retrieved from http://www.cdc.gov/mmwr/preview/mmwrhtml/mm6234a2.htm.

CDC.(2013). *Pertussis*. Retrieved from http://www.cdc.gov/pertussis/about/causes-transmission.html.

CDC.(2013). *Pertussis in other countries*. Retrieved from http://www.cdc.gov/pertussis/countries.html.

CDC.(2013). *Pertussis: Summary of vaccine recommendations for health care professionals*. Retrieved from http://www.cdc.gov/vaccines/vpd-vac/pertussis/recs-summary.htm.

CDC.(2013). *Vibrio illness*. Retrieved from http://www.cdc.gov/vibrio/.

CDC.(2013). *Vibrio illness*. Retrieved from http://www.cdc.gov/vibrio/vibriop.html.

CDC.(2014). *Campylobacter*. Retrieved from http://www.cdc.gov/nczved/divisions/dfbmd/diseases/campylobacter/.

CDC.(2014). *Cholera*. Retrieved from http://www.cdc.gov/cholera/infection-sources.html.

CDC.(2014). *Cholera*. Retrieved from http://www.cdc.gov/cholera/index.html.

CDC.(2014). *E. coli*. Retrieved from http://www.cdc.gov/ecoli/general/index.html/.

CDC.(2014). *Guillain-Barré syndrome*. Retrieved from http://www.cdc.gov/flu/protect/vaccine/guillainbarre.htm.

CDC.(2014). *Haemophilus influenzae disease*. Retrieved from http://www.cdc.gov/hi-disease/clinicians.html.

CDC.(2014). *Human Salmonella typhimurium infections linked to exposure to clinical and teaching microbiology laboratories*. Retrieved from http://www.cdc.gov/salmonella/typhimurium-labs-06-14/index.html.

CDC.(2015). *Infectious diseases related to travel*. Retrieved from http://wwwnc.cdc.gov/travel/yellowbook/2014/chapter-3-infectious-diseases-related-to-travel/helicobacter-pylori.

CDC.(2015). *Salmonella*. Retrieved from http://www.cdc.gov/salmonella/.

CDC.(2015). *Shigella*. Retrieved from http://www.cdc.gov/shigella/resources.html.

CDC.(n.d.). *Osteomyelitis/septic arthritis caused by Kingella kingae among day care attendees—Minnesota, 2003*. Retrieved from http://www.cdc.gov/mmwr/preview/mmwrhtml/mm5311a4.htm.

Cheung, W. Y.(2007). *Fusobacterium*. Retrieved from http://www.ncbi.nlm.nih.gov/pmc/articles/PMC2234623/.

Chromobacterium violaceum and its important metabolites—review.(n.d.). Retrieved from http://www.bioportfolio.com/resources/pmarticle/136147/Chromobacterium-Violaceum-And-Its-Important-Metabolites-Review.html.

Coleman, R.(2010). *Bacterial & fungal infections and heart disease*. Retrieved from http://www.livestrong.com/article/258408-bacterial-fungal-infections-and-heart-disease/.

Cunha, B. A.(n.d.). *Acinetobacter*. Retrieved from http://emedicine.medscape.com/article/236891-overview.

Davis, C. P.(1996). *Normal flora*. Retrieved from http://www.ncbi.nlm.nih.gov/books/NBK7617/.

Davis, C. P.(n.d.). *Salmonella*. Retrieved from http://www.emedicinehealth.com/salmonella/article_em.htm.

Declining Guillain-Barré Syndrome after Campylobacteriosis Control, New Zealand, 1988–2010 Michael G. Baker, Amanda Kvalsvig, Jane Zhang, Rob Lake, Ann Sears, and Nick Wilson Emerging Infectious Diseases • www.cdc.gov/eid • Vol. 18, No. 2, February 2012.

Denistry Today.(2011). *Porphyromonas gingivalis linked to atherosclerosis*. Retrieved from http://www.dentistrytoday.com/clinical-update/4435-porphyromonas-gingivalis-linked-to-atherosclerosis.

Dzeing-Ella, A., Szwebel, T. A., Loubinoux, J., Coignard, S., Bouvet, A., Le Jeunne, C. , & Aslangul, E.(2009). *Infective endocarditis due to Citrobacter koseri in an immunocompetent adult*. Retrieved from http://www.ncbi.nlm.nih.gov/pmc/articles/PMC2786675/.

Enterobacteriaceae.(n.d.). In *Encyclopedia online*. Retrieved from http://www.encyclopedia.com/topic/Enterobacteriaceae.aspx.

Enterobacteriaceae summary.(2000). Retrieved from http://www.life.umd.edu/classroom/bsci424/PathogenDescriptions/Enterobacteriaceae.htm.

EPA.(n.d.). *Aeromonas detection: What does it mean?* Retrieved from http://water.epa.gov/lawsregs/rulesregs/sdwa/ucmr/data_aeromonas.cfm.

Erythema nodosum.(n.d.). Retrieved from http://www.nlm.nih.gov/medlineplus/ency/article/000881.htm.

Fastidious gram-negative bacilli.(n.d.). Retrieved from http://www.buddycom.com/bacteria/gnr/gnrfastid.html.

FDA.(2014). *Raw oyster myths*. Retrieved from http://www.fda.gov/Food/ResourcesForYou/HealthEducators/ucm085385.htm.

FDA.(n.d.) *Bad Bug Book: Foodborne pathogenic microorganisms and natural toxins handbook: Aeromonas hydrophila*. Retrieved from http://www.fda.gov/Food/FoodborneIllnessContaminants/CausesOfIllnessBadBugBook/ucm070523.htm.

Fine, D. H., Markowitz, K., Furgang, D., & Velliyagounder K.(2010). *Aggregatibacter actinomycetemcomitans as an early colonizer of oral tissues: Epithelium as a reservoir?* Retrieved from http://jcm.asm.org/content/48/12/4464.full.

Fraser, S. L.(n.d.). *Enterobacter infections*. Retrieved from http://emedicine.medscape.com/article/216845-overview#aw2aab6b2b3.

Frey, J. & Kuhnert, P.(2002). *RTX toxins in Pasteurellaceae*. Retrieved from http://www.ncbi.nlm.nih.gov/pubmed/12398206.

Galeziok, M., Roberts, I., & Passalacqua, J.(2009). *Bordetella bronchiseptica pneumonia in a man with acquired immunodeficiency syndrome: a case report*. Retrieved from http://www.jmedicalcasereports.com/content/3/1/76.

Gan, S. H.(2014). *How do periodontal infections affect the onset and progression of Alzheimer's disease*. Retrieved from http://www.academia.edu/6958904/How_Do_Periodontal_Infections_Affect_the_Onset_and_Progression_of_Alzheimer_s_Disease.

Gerlach, G. & Reidl, J.(2006). *NAD^+ utilization in Pasteurellaceae: Simplification of a complex pathway*. Retrieved from http://www.ncbi.nlm.nih.gov/pmc/articles/PMC1595515/.

Ghosh, W., Alam, M., Roy, C., Pyne, P., George, A., Chakraborty, R., Majumder, S., Agarwal, A., Chakraborty, S., Majumdar, S., & Das Gupta, S. K.(2013). *Genome implosion elicits host-confinement in Alcaligenaceae: Evidence from the comparative genomics of tetrathiobacter kashmirensis, a pathogen in the making*. Retrieved from http://www.ncbi.nlm.nih.gov/pmc/articles/PMC3669393/.

Good teeth, good memory.(2013). Retrieved from http://www.wellbeing.com.au/newsdetail/Good-teeth,-good-memory_000989.

Gonzalez, G.(n.d.). *Proteus infections workup*. Retrieved from http://emedicine.medscape.com/article/226434-workup.

Gram-negative bacteria.(n.d.). Retrieved from http://www.fpnotebook.com/ID/Bacteria/GrmNgtvBctr.htm.

Gutiérrez-Venegas, G., Kawasaki-Cárdenas, P., Portillo Garcés, C., Román-Alvárez, P., Barajas-Torres, C., & Contreras-Marmolejo, L. A.(2007). *Actinobacillus actinomycetemcomitans adheres to human gingival fibroblasts and modifies cytoskeletal organization*. Retrieved from http://www.sciencedirect.com/science/article/pii/S1065699507000960.

Handa, S.(2014). *Cholera*. Retrieved from http://emedicine.medscape.com/article/962643-overview.

Ho, H.(2014). *Vibrio infections*. Retrieved from http://emedicine.medscape.com/article/232038-overview.

Infections of the teeth, gingivae, and jaws.(2013). Retrieved from http://www.atsu.edu/faculty/chamberlain/website/lectures/lecture/gi2.htm.

Javid, M. H.(2014). *Campylobacter infections clinical presentation*. Retrieved from http://emedicine.medscape.com/article/213720-clinical.

Javid, M. H.(2014). *Campylobacter infections*. Retrieved from http://emedicine.medscape.com/article/213720-overview.

Kaakoush, N. O., Holmes, J., Octavia, S., Man, S. M., Zhang, L., Castaño-Rodríguez, N., Day, A.S., Leach, S. T., Lemberg, D. A., Dutt, S., Stormon, M., O'Loughlin, E. V., Magoffin, A., & Mitchell, H.(2010). *Detection of Helicobacteraceae in intestinal biopsies of children with Crohn's disease*. Retrieved from http://www.ncbi.nlm.nih.gov/pubmed/21073612.

Kahn, Z. Z.(2013). *Yersinia enterocolitica*. Retrieved from http://emedicine.medscape.com/article/232343-overview.

Klochko, A.(2014). *Salmonellosis*. Retrieved from http://emedicine.medscape.com/article/228174-overview.

Kozarov, E. V., Dorn, B. R., Shelburne, C. E., Dunn Jr, W. A., & Progulske-Fox, A.(2005). *Human atherosclerotic plaque contains viable invasive Actinobacillus actinomycetemcomitans and Porphyromonas gingivalis*. Retrieved from http://atvb.ahajournals.org/content/25/3/e17.full.

Kuman, M. R.(2012). *Chromobacterium violaceum: A rare bacterium isolated from a wound over the scalp*. Retrieved from http://www.ncbi.nlm.nih.gov/pmc/articles/PMC3657989/.

Lopez-Goni, I. & O'Callaghan, D.(n.d.). *Brucella: Molecular microbiology and genomics*. Retrieved from http://www.horizonpress.com/brucella.

Miller, J. R.(n.d.). *Morganella infections*. Retrieved from http://emedicine.medscape.com/article/222443-overview.

Morris, J. G. & Hornerman, A.(2014). *Aeromonas infections*. Retrieved from http://www.uptodate.com/contents/aeromonas-infections.

NIH.(2014). *Klebsiella*. Retrieved from http://rarediseases.info.nih.gov/gard/10085/klebsiella/resources/1.

Okulicz, J. F.(2014). *Actinomycosis clinical presentation*. Retrieved from http://emedicine.medscape.com/article/211587-clinical#a0218.

Overdorf, J.(2011). *India: bouncing back from the plague*. Retrieved from http://www.globalpost.com/dispatch/news/regions/asia-pacific/india/110928/india-surat-gujarat-plague-health-economy

Palm, E., Khalaf, H., & Bengtsson, T.(2013). *Porphyromonas gingivalis downregulates the immune response of fibroblasts*. Retrieved from http://www.ncbi.nlm.nih.gov/pmc/articles/PMC3717116/.

Pasteurellaceae.(n.d.). Retrieved from http://www.fpnotebook.com/ID/Bacteria/Pstrlc.htm.

Pasteurellaceae.(n.d.). Retrieved from https://pediaview.com/openpedia/Pasteurellaceae.

Pasteurellaceae.(2013). Retrieved from http://www.slideserve.com/Lucy/lecture-26.

Periodontal Disease and Rheumatoid Arthritis The Evidence Accumulates for Complex Pathobiologic Interactions Clifton O. Bingham III; Malini Moni Curr Opin Rheumatol. 2013;25(3):345–353. © 2013 Lippincott Williams & Wilkins.

Philip, K., Teoh, W. Y., Muniandy, S., & Yaakob, H.(2009). *Pathogenic bacteria predominate in the oral cavity of Malaysian subjects*. Retrieved from http://scialert.net/fulltext/?doi=jbs.2009.438.444.

PLOS.(2014). *A gut bacterium that attacks dengue and malaria pathogens and their mosquito vectors*. Retrieved from http://www.sciencedaily.com/releases/2014/10/141023142208.htm.

Porphyromonas gingivalis.(n.d.). Retrieved from http://www.rightdiagnosis.com/medical/porphyromonas_gingivalis.htm.

Porphyromonas gingivalis accelerates inflammatory atherosclerosis in a mouse model.(2011). Retrieved from http://www.sciencedaily.com/releases/2011/01/110104101344.htm.

Proteobacteria.(2012). Retrieved from http://biology-forums.com/definitions/index.php/Proteobacteria.

Quereshi, S.(2014). *Klebsiella infections*. Retrieved from http://emedicine.medscape.com/article/219907-overview.

Ramirez, J. L., Short, S. M., Bahia, A. C., Sariva, R. G., Dong, Y., Kang, S., Tripathi, A., Miambo, G., & Dimoupolos, G.(2014). *Chromobacterium Csp_P reduces malaria and Dengue infection in vector mosquitoes and has entomopathogenic and in vitro antipathogen activities*. Retrieved from http://journals.plos.org/plospathogens/article?id=10.1371/journal.ppat.1004398.

Role of Actinobacillus (aggregatibactor) actinomycetemcomitans in periodontal diseases.(n.d.). Retrieved from http://periobasics.com/role-of-actinobacillus-aggregatibactor-actinomycetemcomitans-in-periodontal-diseases.html.

Rogers, G. B., Hoffman, L. R., Whiteley, M., Daniels, T. W. V., Carroll, M. P., & Bruce, K. D.(2010). *Revealing the dynamics of polymicrobial infections: implications for antibiotic therapy*. Retrieved from http://www.ncbi.nlm.nih.gov/pmc/articles/PMC3034215/.

Salmonella enterocolitis.(n.d.). Retrieved from http://www.nlm.nih.gov/medlineplus/ency/article/000294.htm.

Salmonella information.(n.d.). Retrieved from http://salmonella.org/info.html.

Salmonellosis: Topic overview.(n.d.). Retrieved from http://www.webmd.com/food-recipes/food-poisoning/salmonellosis-topic-overview.

Santacroce, L.(2014). *Helicobater pylori infection*. Retrieved from http://emedicine.medscape.com/article/176938-overview.

Sureshbabu, J.(2014). *Shigella infection*. Retrieved from http://emedicine.medscape.com/article/968773-overview.

Sutyak, K.(n.d.). *Yersinia pestis*. Retrieved from http://web.uconn.edu/mcbstaff/graf/Student%20presentations/Y.%20pestis /Yersinia%20pestis.html.

Szczepanski, K.(n.d.). *Black death in Asia: bubonic plague*. Retrieved from http://asianhistory.about.com/od/asian environmentalhistory/p/Black-Death-In-Asia-Bubonic-Plague.htm.

Todar, K.(n.d.). *Bordetella pertussis and whooping cough*. Retrieved from http://textbookofbacteriology.net/pertussis.html.

Todar, K.(n.d.). *Salmonella and salmonellosis*. Retrieved from http://textbookofbacteriology.net/salmonella.html.

Trowbrige Fillipone, P.(n.d.). *Why buy oysters in months with the letter "r"?* Retrieved from http://homecooking.about.com/od/cookingfaqs/f/faqoysterseason.htm.

Weagant, S. D.(2001). *BAM: Yersinia enterocolitica*. Retrieved from http://www.fda.gov/Food/FoodScienceResearch/Laboratory Methods/ucm072633.htm.

Weinstein, R. A., Gaynes, R., & Edwards, J. R.(2005). *Overview of nosocomial infections caused by Gram-negative bacilli*. Retrieved from http://cid.oxfordjournals.org/content/41/6/848.long.

WHO.(2011). *Campylobacter*. Retrieved from http://who.int/mediacentre/factsheets/fs255/en/.

Wong, M. Y., Lau, S.K. P., Tang, S. C. W., Curreem, S. O. T., Woo, P. C. Y., & Yuen, K. Y.(2012). *First report of peritoneal dialysisrelated peritonitis caused by Citrobacter amalonaticus*. Retrieved from http://www.ncbi.nlm.nih.gov/pmc/articles/PMC3525409/.

Yagupsky, P., Porsch, E., & St. Geme, J. W. III.(n.d.). *Kingella kingae: An emerging pathogen in young children*. Retrieved from http://pediatrics.aappublications.org/content/127/3/557.full.

Yip, K. H. K. & Smales, R. J.(2012). *Implications of oral biofilms in medically at risk persons*. Retrieved from http://www.ncbi.nlm.nih.gov/pmc/articles/PMC3596074/.

CHAPTER 16

미생물 성장 조절

Control of Microbial Growth

학습목표

이 장을 학습한 후, 학습자는:

1. 주요 용어를 정의할 수 있다.
2. 인체의 세 가지 방어선에 대해 말할 수 있다.
3. 선천적 · 획득면역 및 집단면역을 비교 및 대조할 수 있다.
4. 능동 및 수동 면역을 비교 및 대조할 수 있다.

주요 용어

갑상선 기능항진증 Hyperthyroidism: 갑상선에서의 갑상선 호르몬의 과도한 분비로 인해 기초대사가 증가하여 안구돌출증과 갑상선종(갑상샘종)을 유발하는 의학적 상태

골수전구세포 Myeloid progenitor stem cell: 골수의 조혈 모세포로부터 유래된 두 유형의 줄기세포 중 하나이며 선천적 면역에 중요한 역할을 하는 골수세포(단구와 과립구)를 포함함

광선요법 Phototherapy: 자연광 또는 인공 광선을 치료 목적으로 사용하는 것. 신생아의 용혈성 빈혈 치료

기관지 경련 Bronchospasm: 무의식적인 근육 수축(경련)에 의한 기관지 또는 여러 기관지의 협착 및 폐색

림포카인 Lymphokine: 일종의 사이토카인. 감작된 림프구에서 분비되는 용해성 단백질. 인터루킨을 포함함

만입 Invaginate: 안쪽으로 밀리거나 들어가 주머니를 형성함. 이물질 섭취 시 식세포 막이 움푹 들어감

면역글로불린 Immunoglobulin: 특정 항원에 반응하여 생성되는 항체로서 오직 그 항원에만 반응할 수 있는 단백질

무감마글로불린혈증 Agammaglobulinemia: 항체 생산 능력이 없는 사람의 상태로 혈액에 감마글로불린이 없는 상태

발열인자 Pyrogen: 발열을 유발하는 물질 또는 유기체

보체연쇄반응 Cascade Complement: 표적세포를 용해시키기 위해 각각의 후속 반응에 대한 촉매로서 작용하는 C1~C9 보체 단백질을 포함하는 반응의 생화학적 서열

비만세포 Mast cell: 결합조직, 혈관 주위, 장막강, 골수에서 발견되며, 히스타민을 합성하고 저장함. 아나필락시스와 같은 즉각적인 과민반응의 징후와 증상을 유발함

아나필락시스 Anaphylaxis: 심각하고 잠재적으로 생명을 위협하는 유형 I 과민반응(즉각적인 과민반응)으로 전신 쇼크를 유발할 수 있음

안구돌출증 Exophthalmos: 안구의 비정상적인 팽창 및 돌출

약독화 Attenuated: 강도, 힘 또는 효과가 약해짐. 비병원성이지만 효과적인 면역반응을 일으키는 살아 있는 병원체를 이용하는 백신

에피네프린 Epinephrine: 부신에서 분비된 자연 발생 호르몬 또는 합성 화학물로 혈관수축, 심부정맥 치료 또는 기관지 수축 완화를 위해 사용됨. 아드레날린이라고도 함

인터루킨 Interleukin: T 세포의 증식을 일으키는 폴리펩디드 그룹

저혈량 Hypovolemia: 혈장의 감소. 출혈, 탈수 또는 기타 요인에 의해 발생할 수 있음

체액성 Humoral: 체액 또는 체액의 화학물질과 관련됨

키닌 Kinin: 조직세포에서 방출되며 혈관 확장, 저혈압 및 평활근 수축에 영향을 미치는 폴리펩티드 물질

태아적아구증 Erythroblastosis fetalis: 태아 또는 신생아의 용혈성 질환으로 혈액형 또는 Rh가 불일치하여 모체의 면역계가 태아의 적혈구를 공격하여(용혈) 빈혈, 황달, 간비대, 전신 부종(태아 수종), 사망을 유발함

투석 Dialysis: 여과를 하기 위해 막을 통해 용질을 통과시키는 과정. 혈액 투석은 반투막을 통한 확산에 의해 혈액으로부터 독성 물질을 제거함

포식용해소체 Phagolysosome: 소화액이 들어 있는 소낭. 내부에 소화 효소가 들어 있음

프로스타글란딘 Prostaglandin: 손상 부위에서 생성되고 손상된 세포에 의해 방출되어 염증 과정을 촉진시키는 지방산. 또한 분만 중에는 자궁 수축 역할을 함

항원결정기 Antigenic determinants: 에피토프(epitopes)라고도 함. 항체 또는 림프구가 결합할 수 있는 항원 분자의 특정 부위

혈장 Plasma: 혈액세포가 순환하는 순환계에서 노란 지푸라기색깔의 액체 부분

화학주성 Chemotaxis: 손상된 조직세포 및 기타 미생물에 의해 분비되는 화학적 자극에 의해 식세포가 미생물에 이끌리는 성질

후두경련 Laryngospasm: 호흡이나 말하기에 영향을 줄 수 있는 후두근육의 경련(비자발적 수축)

생각해보기

미생물과 관련 없이 살아간다는 것은 불가능하다. 사실 인간은 미생물 없이 살아갈 수 없다. 그러나 미생물은 또한 커다란 피해와 고통을 초래할 수 있기 때문에 미생물의 성장과 번식을 통제하는 것이 목표이다. 이 장의 주제들을 살펴보면서 다음을 생각해보자.

1. 인체의 선천적 또는 비특이적인 방어기전은 무엇인가?
2. 면역계의 기능 장애 또는 결핍이 건강 전반에 미치는 영향은 무엇인가?
3. 공중보건을 위해서는 권장되는 스케줄에 따라 백신을 접종해야 한다. 만약 그렇지 않다면 어떻게 사람들을 감염으로부터 보호할 수 있는가?

임상에 적용해보기

오염 제거, 소독 및 멸균과정에서 올바르지 못한 행위는 수술부위감염이나 메티실린 내성 황색포도알균(methicillin-resistant *Staphylococcus aureus*, MRSA), 반코마이신 내성 장알균(vancomycin resistant enterococci, VRE), 다제내성 결핵(multi-drug-resistant tuberculosis, MDR TB) 또는 클로스트리디움 디피실레(*Clostridium difficile*), 카바페넴 내성 장내세균(carbapenem-resistant *Enterococcus*, CRE)과 같은 치명적인 의료관련감염(health care-associated infections, HAI)의 원인이 될 수 있다. 그러기에 수술실에서 일하는 모든 사람은 의료관련감염의 증가와 확산예방을 위해 수술기구의 멸균상태를 유지해야 한다. 만일 감염 및 전파기전에 대해 이해하지 못하면 쉽게 실수를 범하게 되고, 이를 곧바로 인식하지 못한다. 그렇기 때문에 감염관리 규정을 따르고 무균 및 멸균술을 유지해야 한다.

미생물의 성장 억제

병원성 미생물을 관리할 수 있는 다양한 방법이 있다. 우리는 미생물을 연구하고 그들이 우리에게 어떤 영향을 미치는지 배우고 어떻게 관리해야 되는지를 알 수 있다. 대부분의 미생물은 인체에 무해하며, 많은 미생물들이 우리 주변에 함께 살아가고 있다. 미생물은 특정 상황에서 병원성을 갖기도 하며, 이는 우리의 면역력이 떨어졌을 때 질병을 유발하기도 한다. 우리 몸은 많은 미생물과 공존하거나 해를 끼칠 수 있는 미세한 침입자에 대한 자연 방어선을 가지고 있다.

세 가지 방어선

우리 신체에는 다음과 같은 세 가지 방어선(Three Lines of Defense)이 있다.

- 인체 자체의 구조적 디자인: 피부와 점막
- 순환계 및 화학적 반응
- 면역: 능동적 또는 수동적, 선천적(자연) 또는 적응적(획득)

일차 방어선: 인체

신체 방어의 첫 번째는 피부, 점막 및 분비물과 같은 내·외부 장벽을 포함한다. 이러한 장벽은 선천적(자연적, 비특이적) 면역체계의 일부로서 사람이 태어나면서부터 갖고 있는 보호기전과 반응의 집합체이다. 상처 또는 손상이 없는 피부는 미생물이 인체 내로 침입하는 것을 막는다. 수술을 위해 피부절개를 하거나 화상, 열상, 찰과상으로 인해 손상된 피부는 황색포도알균과 같은 미생물이 침범할 수 있는 입구가 된다.

피부는 땀샘에서 젖산을 분비하고 피지선에서 지방산을 분비하여 병원성 세균의 증식을 억제하거나 제거함으로써 신체방어를 돕는다. 피부의 낮은 pH 환경 또한 미생물의 성장을 억제한다.

점막과 섬모는 코, 비강, 기관 및 기관지를 덮고 있으며, 섬모는 흡입된 먼지, 흙 및 병원균의 침입을 막는다. 섬모는 율동적인 움직임으로 앞뒤로 움직이며 흡입된 물질을 목으로 이동시키고, 재채기, 기침을 통해 배출하게 하거나 삼켜서 제거한다. 또한 일부 그람양성균은 비강 분비물, 눈물 및 타액의 리소자임에 의해 죽는다.

내장과 위장의 소화액은 미생물을 죽인다. 위액은 강한 산성이며 장액은 염기성이다. 장의 점액 분비는 병원균을 포획하는 데 도움이 되며, 이는 식균 및 효소작용이 잘 일어날 수 있도록 한다. 연동운동과 배변의 생리작용 또한 장내에서 병원균을 제거한다.

비뇨생식기관은 질 분비물 또는 배뇨를 통한 세정작용을 통해 유해한 병원체의 감염을 막는다.

이차 방어선: 혈액과 화학 물질

병원체가 신체의 일차 방어선을 통과하면 식세포, 보체 및 기타 혈액 단백물질, 인터페론, 발열, 철분 균형 및 부상에 대한 신체반응 또는 염증반응이라고 불리는 감염을 포함하여 순환계에서 발견되는 이차 방어선이 시작된다. 이러한 보호반응과 기전은 선천적 면역체계의 일부이기도 하다.

식세포

식균작용은 외부 침략자와의 싸움뿐 아니라 죽은 혈액세포와 쓸모없는 세포 분비물과 같은 파편을 제거한다. 식세포는 인체의 "쓰레기" 청소부이다. 구체적으로 식세포에는 과립구와 대식세포가 있다. 과립구에는 호중구와 호산구가 포함된다. 호중구는 가장 수가 많고 다양한 일을 하는 식세포이다. 호산구는 알레르기 반응이 발생하는 동안 보다 효과적인 식세포 역할을 한다(표 16-1).

세균과 찌꺼기를 제거하는 것을 식균작용이라고 한다. 식균작용은 식세포가 세균을 소화시키고 파괴하기 위해 세균에 접근하여, 둘러싸고 이동하는 과정을 포함한다. 다음은 식균작용 과정이다.

1. 식세포가 세균에 접근한다. 식세포가 세균에 이끌리는 과정을 화학주성이라 하며, 이 화학주성은 아직 완전히 밝혀지지 않았으나, T 림프구와 보체 활성화에 의해 생성되는 림포카인의 결과로 알려져 있다.
2. 세균에 백혈구가 부착된다.
3. 식세포 막이 만입 또는 함입된다. 백혈구로부터 위족이 나와 세균을 둘러싼다. 위족은 세균을 포획하여 식포라 불리는 공포를 형성한다.

표 16-1 혈액의 세포 구성

의학용어	일반용어
적혈구(Erythrocytes)	적혈구(Red blood cells)
혈소판(Thrombocytes)	혈소판(Platelets)
백혈구(Leukocytes)	백혈구(White blood cells)
과립구(Granulocytes)	
호염기구(Basophils)	
호산구(Eosinophils)	
호중구(Neutrophils)	
대식세포로 분화한 단구(Monocytes that differentiate into macrophages)	
림프구(Lymphocytes)	
B 세포(B cells)	
T 세포(T cells)	
도움 T 세포(Helper T cells)	
억제 T 세포(Suppressor T cells)	
세포독성 T 세포(Cytotoxic T cells)	
지연 과민성 T 세포(Delayed–hypersensitivity T cells)	

4. 백혈구 내에서 소화 효소를 포함하고 있는 리소좀이라는 세포소기관이 포식용해소체를 형성하기 위해 식포에 부착한다.
5. 포식용해소체 내부에서 세균이 빠르게 파괴된다. 이 소화과정에서 과립구의 과립이 고갈되고 이어서 수가 감소하기 때문에 이를 탈과립 과정이라고 한다(그림 16-1).

고정식세포는 간, 골수, 비장, 조직, 혈관 및 장벽의 내벽과 림프절에 부착된 세포이며, 망상 내피 시스템은 이 조직으로 구성된다. 림프절의 기능은 혈액으로 흘러 들어가는 주요 림프관에 미생물이 도달하기 전에 이를 림프에서 제거하는 것이다. 세균이 림프절을 지나 침입하면 비장, 간, 골수의 식세포가 이를 걸러낸다.

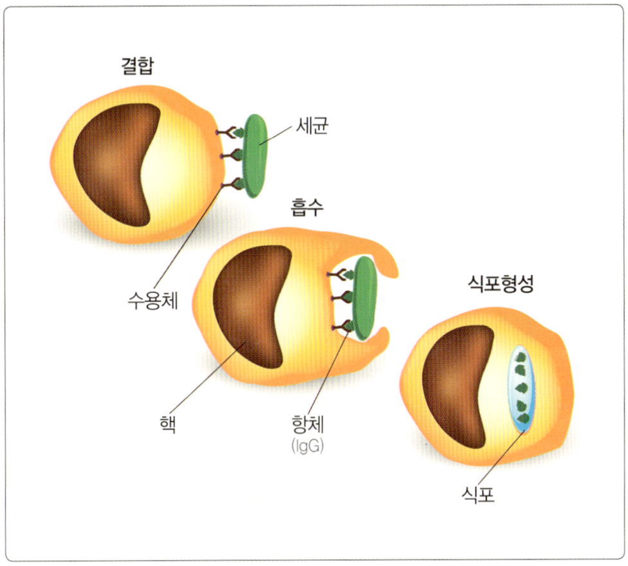

그림 16-1 식균작용
출처: © Designua/Shutterstock.com.

혈액 단백질

보체는 혈장에서 발견되며 필요시까지 비활성 상태로 있는 단백질 그룹이다. 보체는 이차 방어선으로 간주되며 항원-항체 복합체의 다양한 변이와 결합하기 때문에 비특이적이다. 보체 연쇄반응이라는 일련의 반응과정을 통해 세균의 용해를 돕는다. 연쇄반응은 세포막의 용해가 일어나 세포가 파괴될 때까지 계속된다.

보체는 병원체의 표면에 존재하는 물질에 의해 활성화되어 병원체를 코팅하여 식균작용을 증가시킨다. 이 반응이 일어나는 데 있어 항체는 필요하지 않으며, 이는 선천적 또는 자연면역반응의 일부이다.

프로스타글란딘은 저농도에서 강력한 영향을 미치는 불포화 지방산이다. 프로스타글란딘에는 다양한 효과가 있다.

- 프로스타사이클린이라고 불리는 프로스타글란딘 유형은 강력한 혈소판 응집 억제제이다.
- 면역반응과 염증을 조절한다.
- 모세혈관 투과성을 증가시킨다.
- 자가면역 반응을 활성화시킨다.
- 통증을 일으킨다.
- 위산 과다 및 천식 치료에도 유용하다.

인터루킨 및 인터페론

인터루킨은 주로 T 세포 또는 대식세포에 의해 생성되는 폴리펩티드 그룹이다. 인터루킨에는 여러 유형이 있으며, 각각 복잡한 생화학적 작용을 한다. 대부분의 인터루킨은 다른 세포가 분열하고 분화하도록 지시한다. 인터루킨은 세포의 수용체와 특이적으로 결합한다. IL-1~4는 면역반응에 관여하는 인터루킨으로 다음의 기능을 한다.

- IL-1: 휴지 T 세포, 대식세포 및 내피세포의 활성화, 림포카인의 합성 촉진, 염증 반응 보조를 포함한 수많은 면역 기능을 한다. 또한 내인성 발열원으로도 알려져 있다.
- IL-2: 활성 T 세포의 증식을 시작하게 한다. 실험실에서 복제 T 세포를 성장시키는 데 사용된다.
- IL-3: 골수 줄기세포의 성장을 돕고 비만세포의 성장 인자로 작용한다.
- IL-4: 활성 B 세포, 비활성화 T 세포 및 비만세포의 성장 인자이다.

마지막 분비는 베타-라이신으로, 감염 중에 혈소판에서 방출되는 또 다른 폴리펩티드이다. 베타-라이신은 원형질막의 용해를 일으켜 그람양성균을 파괴한다. 이 물질은 식세포 내부에 있으며 미생물의 소화를 돕는다.

인터페론은 백혈구, T 림프구 및 섬유아세포가 감염될 때 생성되는 단백질로서 감염된 세포 내에서의 바이러스 복제를 억제하거나 "간섭"한다.

발열

발열은 뇌의 시상하부에 의해 조절되며, 체온을 상승시키는 비특이적이고 체계적인 방어이다. 많은 병원체가 발열을 유발하는 화농성 분비물을 생성한다. 체온이 상승하면 다음의 반응이 나타난다.

- IL-1 생산 자극
- 백혈구의 감염부위 이동과 공격 자극
- 혈장 내 철분 이용률을 감소시켜 독소 합성 시 철분을 필요로 하는 병원성 세균의 성장을 제한

염증반응

인체는 염증반응을 일으킴으로써 상해, 세균 독소 및 병원체에 반응한다. 염증과정은 인체와 병원체 사이에서 발생하는 전투로서 종창(부종), 발적(혈류가 그 부위로 흐름), 열, 통증 4가지 전형적인 징후로 나타난다. 고름 형성 또한 그 과정의 징표이다. 염증과정을 요약하면 다음과 같다.

1. 손상을 입고 피부에 상처가 발생한다.
2. 손상된 세포, 비만세포, 혈소판 및 호염기구는 히스타민, 브라디키닌, 헤파린 및 기타 키닌을 방출하여 모세혈관 및 소정맥의 투과성을 높이고 혈액 응고를 예방한다. 또한 혈관 확장을 촉진한다.
3. 혈관 확장과 증가된 투과성으로 인해 더 많은 혈액이 이 곳으로 유입된다. 혈액은 식균 작용과 항체 생산을 위해 필요한 응고 물질과 백혈구를 운반한다.
4. 대식세포는 화학주성에 의해 손상된 세포 분비물에 이끌려 이동한다.
5. 부종은 염증성 삼출물이라고 하는 체액으로 인해 발생한다. 삼출액이 녹황색인 경우를 화농성 삼출물 또는 고름이라고 한다.
6. 이 곳에 적혈구가 모여 발적이 나타난다.

7. 미생물, 죽은 세포 및 독소의 파괴와 관련된 세포 활동으로 열이 발생한다.
8. 초기 부상, 독소에 의한 자극 또는 신경 말단에 압력을 가하는 부종으로 인한 신경 섬유의 손상으로 통증이 발생한다.
9. 신체가 전투에서 이기고 염증반응이 끝난다.
10. 식세포는 남은 잔해를 흡입해 계속 청소한다.
11. 세포가 손상된 조직을 복구하여 정상 기능으로 돌아간다.

삼차 방어선: 면역

삼차 방어선은 적응 또는 후천 면역반응이다. 이 면역반응에서 림프구는 항체를 형성하는데, 이는 미생물과 결합하여 비활성화시키고 파괴시킨다. 이러한 체액성 항체는 림프액, 혈장 및 기타 체액에서 발견된다. 항체는 특정 병원균의 존재로 자극받는다.

적응면역

면역은 초기 감염이나 질병의 원인이 되는 병원체로부터 신체를 보호하는 특정 항체를 생산함으로서 얻게 되는 저항력이다. 획득면역의 두 가지 주요 유형은 적응성 획득면역으로 알려진 능동적 적응면역과 수동적 적응면역이다.

능동적 적응면역 특정 감염을 경험한 사람은 특정 미생물 병원체에 의해 재감염되지 않도록 부분적 또는 전체적으로 면역반응이 나타난다. 자극된 림프구에 의해 항체가 생성되며 이를 자연 능동적 적응면역이라 한다. 재차 감염되는 질병에 대한 면역은 유행성 이하선염이나 홍역의 경우처럼 영구적일 수도 있고, 인플루엔자의 경우처럼 일시적일 수도 있다. 그러나 결핵이나 임질과 같은 일부 질병은 재감염에 대한 면역이 없다.

인위적인 능동적 적응면역은 능동적으로 획득된 면역의 두 번째 유형으로 예방접종에 의한 면역이다. 백신은 그 특정 병원균에 대한 항체를 형성할 수 있는 충분한 병원균을 보유하고 있다.

백신은 비활성화되거나 약화된 병원균 또는 균이 분비하는 독소로 만들어진다. 살아 있는 미생물로부터 생성된 백신이 가장 효과적이지만 병원체와 밀접하게 관련있는 무해한 미생물이나 유전적 변형을 통해 병원성을 약화시킨 병원균도 백신에 사용된다. 병원균을 약화시키는 이 과정을 약독화(attenuation)라고 한다. 파스퇴르(Pasteur)는 광견병에 대한 약독화 백신을 개발했으며, 세이빈(Sabin)은 소아마비 약독화 경구백신을 개발했다. 천연두 백신은 인간에게 경미한 감염을 일으키는 우두 바이러스(우두증)로부터 유래된 약독화 생백신이다.

화학 물질이나 열에 의해 죽은 병원균 또한 백신에 사용된다. 사백신은 생백신에 비해 더 빠르고 쉽게 제조될 수 있으나 덜 효과적이며 면역 기간이 더 짧다. 사백신에는 백일해, 콜레라, 록키산열, 흑사병 및 여러 종류의 호흡기 질환에 대한 백신이 있다.

세 번째 유형의 백신은 독소 백신으로, 디프테리아와 파상풍 예방 백신이 이에 속한다. 독소 백신은 화학물질이나 열로 인해 비활성화되는 외독성 물질로 제조된다. 백신은 일부 병원균이 분비하는 외독소에 대한 항체 형성을 유발하기 위해 투여된다. 특정 항체를 포함하는 혈청을 항혈

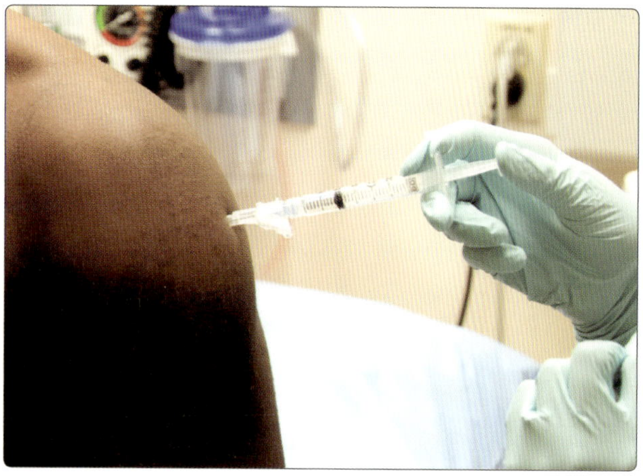

그림 16-2 연구단계에 있는 NIAID/GlaxoSmithKline(GSK) 에볼라 백신 투여 장면

출처: Courtesy of National Institute of Allergy and Infectious Diseases(NIAID).

청이라고 하며, 독소에 대한 항체가 들어 있는 항혈청을 항독소라고 한다.

수동적 적응면역 수동적 적응면역은 한 개인에서 형성된 항체가 다른 사람에게 전달된다는 점에서 능동면역과는 다르며, 수여자가 항체를 생산하지 않았기 때문에 면역력이 일시적이다. 수동적 적응면역은 자연 수동 적응면역과 인공 수동 적응면역으로 나뉜다.

자연적 수동 적응면역의 예는 임부의 혈류에 존재하는 항체가 태반을 통과하여 태아에게 전달되는 것이다. 또한 초유에는 유아에게 전달되는 모체의 항체가 들어 있다. 인공 수동 적응면역은 면역력이 있는 사람에게서 감수성이 있는 사람에게 항체를 전달하는 것이다. 2014년 에볼라 전염병이 발생하였을 때, 완벽하게 개발되지 않았지만 회복기 환자의 혈청을 다른 사람들에게 투여하여 면역반응 촉진을 유도하였다(그림 16-2).

항원과 항체

항원은 신체에 들어가서 항체 생성을 자극하는 이물질로 면역원(immunogens)이라고도 하며 면역반응을 일으킨다. 항원은 여러 유형의 생화학 물질로 형성될 수 있지만 가장 잘 알려진 것은 외래 단백질 항원이다. 항원에는 항체 또는 림프구와 결합할 수 있는 하나 이상의 항원 결정기(antigenic determinant)가 있다. 항원은 신체가 자기의 일부로 인식하지 못하는 이물질이며 항체 생산을 자극한다.

신체가 "자기"를 인식하기 위해 사용하는 기전은 신체의 자체 유전자에 의해 생성되는 주요 조직 적합성 복합체에 있는 단백질 그룹이다. 거의 모든 인간세포에는 인간 백혈구 항원(human leukocyte antigen, HLA)이라고 불리는 단백질이 있어, 우리 몸은 외부 항원이 들어오면 "비-자기"로 인식하고 면역 복합체는 즉각적인 반응을 시작한다.

항체는 B 림프구(B 세포)에 의해 생성된 당단백질로 생산을 자극하는 특정 항원의 수용체 부위에 결합한다. 세균의 세포막, 세포벽, 캡슐 및 편모에는 항체 생성을 자극하는 몇 가지 항원 결정부위가 있다.

항체는 면역글로불린(immunoglobulin, Ig)이라고 불리는 단백질 부류에 속한다. 항체라는 용어는 면역반응과 관련된 특정 유형의 면역글로불린을 지칭하기 위해 사용된다. 면역글로불린은 림프액, 초유, 눈물 및 타액에서도 발견된다. 항원의 존재에 대한 반응으로 생성되는 항체의 유형과 수는 다음에 의해 좌우된다.

- 항원 자극부위
- 항원 수

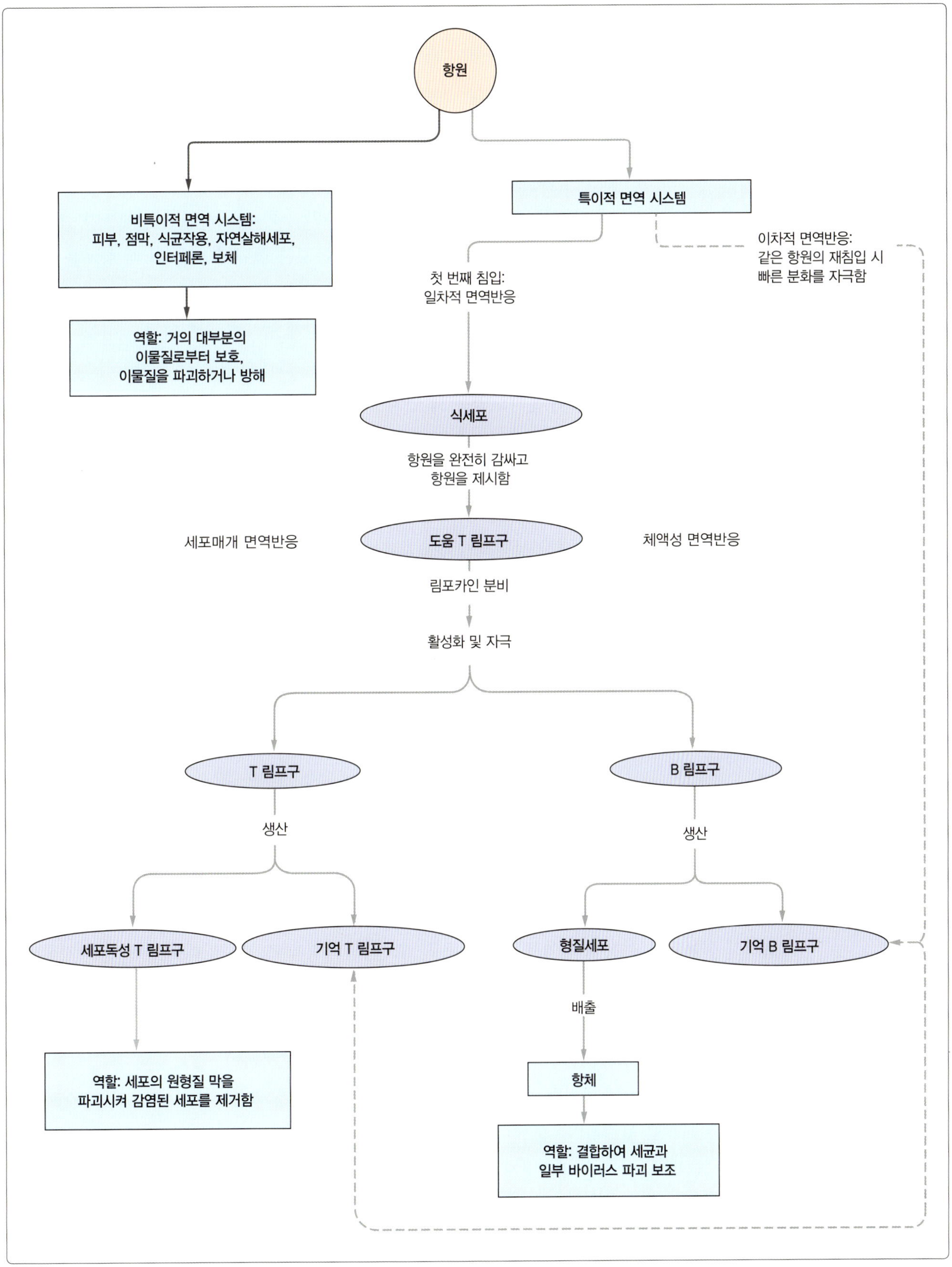

그림 16-3 인체 방어기전의 개요

- 항원의 종류와 그 작용
- 개인이 항원에 노출된 횟수

인간이 항원에 노출된 후 지연 단계라고 하는 항체 생성에 지연된 반응이 있다. 지연 단계에서 항원은 대식세포, T 세포 및 B 세포와 관련된다. 일부 항원은 B 세포만 필요로 한다(그림 16-3).

최종적으로 B 세포는 단백질 합성에 의해 항체를 생산할 수 있는 더 큰 형질세포로 분화한다. 면역반응의 첫 번째 단계를 1차 반응이라고 한다. 항원 수가 감소하면 형질세포가 죽으면서 혈류의 항체 수가 감소한다. 다른 B 세포는 신체가 이후 동일한 항원에 노출 될 때 항체를 신속하게 생산하도록 기억세포가 되어 남는다. 항원에 재노출된 후 항체를 생산하는 것을 2차 반응이라고 한다. 이것은 현재 항체의 농도를 측정하기 위해 혈중 항체 농도를 확인하고 백신을 접종하면 항체농도가 2차 반응 수준으로 증가하는 현상으로 설명된다. 그래서 B형 간염 바이러스(hepatitis B virus, HBV) 감염예방을 위해 의료인은 세 번의 B형 간염 바이러스 백신을 접종하여 항체를 형성하도록 하며, 만일 필요하다면 추가접종을 받아야 한다.

항체 생산 능력이 없는 상태에서 태어난 사람은 혈액 속에 감마글로불린이 없다. 이 상태를 무감마글로불린혈증이라고 하며, 이들은 다양한 감염에 감염되기 쉽고 그중 어떤 것은 치명적일 수 있다(그림 16-4). 이에 대한 성공적인 수술치료법은 조혈모세포이식이다. 환자에게 이식된 백혈구는 림프절에 자리를 잡고 림프구가 된다. 이들은 항원에 의해 자극되어 항체를 생산한다.

장기이식 수술 예정 환자는 장기 거부 반응 가능성을 줄이기 위해 면역억제제 치료를 받는다. 가장 치명적인 면역억제 질환 중 하나는 사람면역결핍바이러스(human immunodeficiency virus, HIV) 감염으로, 이는 T 림프구 활동과 세포매개 반응에서 중요한 역할을 하는 도움 T 세포를 파괴하여 2차 감염의 위험을 증가시킨다(그림 16-5).

면역계의 구성 요소

면역세포는 골수에서 기원하며 다양한 특수세포로 분화하는 줄기세포이다. 감염 시 첫 번째로 반응하는 신체세포에는 골수 내 공통 골수성 전구세포(common myeloid progenitor stem cell, CMP)의 산물로서 선천적 면역세포인 호중구, 호산구, 지방세포, 단구, 대식세포 및 수지상세포가 있다.

적응(획득) 면역세포는 공통 림프성 전구세포(common lymphoid progenitor stem cell, CLP)에서 발생하며 B 세포(낭 유래)와 T 세포(흉선 유래)를 포함한다. 줄기세포 중 일부는 흉선으로 이동하여 4가지 유형의 T 세포(도움 T 세포, 억제 T 세포, 세포독성 T 세포 및 지연 과민성 T 세포) 중 하나로 분화한다. 흉선에서 T 세포의 분화는 출생 직전에 시작된다. T 세포는 체액성 항체에는 관여하지 않지만 세포매개 면역반응 및 항체 생산 조절에 관여한다.

다른 줄기세포는 흉선으로 이동하지 않고 장, 간 및 비장의 림프성 부위에서 분화하여 B 세포가 된다. B 세포는 림프 조직으로 이동해 림프계와 혈류를 순환하는 항체를 생성하여 체액성 면역을 담당한다. B 세포의 생존기간은 약 1~2주이다. 항원에 의해 자극되면, B 세포는 즉각적

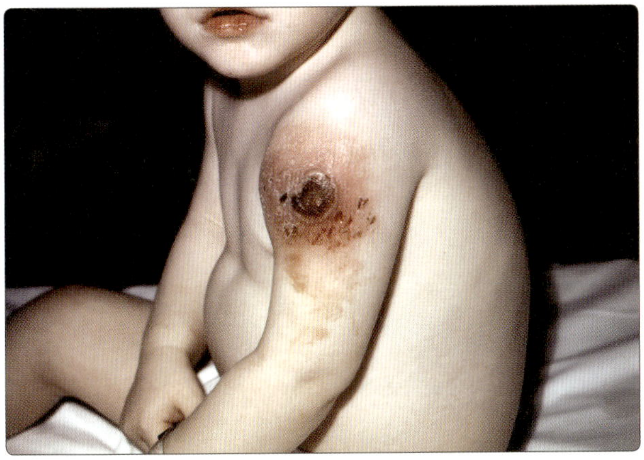

그림 16-4 천연두 백신접종 후 희귀병 Bruton의 저글로불린 혈증을 앓은 22개월 남아. CMI 결함(T 세포 결핍)으로 인한 백신접종 부위의 큰 괴사 부위가 보임
출처: Courtesy of CDC.

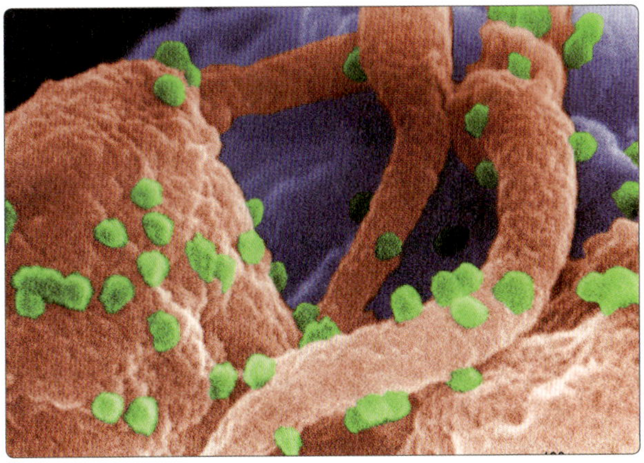

그림 16-5 좌측에 확장된 위족이 있는 림프구와 HIV-1 virions (외관상 구형)을 보여주는 주사전자현미경 사진
출처: Courtesy of CDC/C. Goldsmith, P. Feorino, E. L. Palmer, W. R. McManus.

으로 항체를 대량 생산한다.

자연살해(natural killer, NK) 세포는 골수성 전구세포에서 유래한 것으로 선천적 면역세포, 적응 면역세포와 유사한 작용을 하며 세포독성 세포로도 알려져 있다. B 세포, T 세포 및 자연살해세포를 묶어 림프구라고도 한다. 면역기억은 이전에 침입했던 특정 미생물 표식에 대한 B 세포 및 T 세포의 반응이다. B 세포는 궁극적으로 체액성 면역에 관여하고 T 세포는 세포매개 면역을 담당한다.

체액성 면역

체액성 면역(humoral immunity)은 B 세포에 의해 생성된 면역글로불린(항체)을 기반으로 하며, 항체는 외래 항원이 식세포에 의해 파괴될 수 있도록 항원에 부착한다. 이렇게 항원-항체 복합체가 형성되면 보체가 활성화되어 침입한 세균세포를 용해시키고 독소를 중화하며 식균작용을 증가시킨다. 항체는 "Y" 모양으로 배열된 4개의 단백질 사슬로 만들어진 분자이다. 짧은 말단은 항원과 결합할 수 있도록 다양한 모양을 생성하는 가변 아미노산 서열을 포함하며, 기본 부분은 불변 영역이라고 불리며 항체의 유형을 결정한다. 이밖에도 수많은 항원-항체 조합이 가능하다.

항체의 유형

혈류를 순환하는 항체를 체액성 또는 순환성 항체라고 한다. 항체의 5가지 유형은 IgA, IgD, IgE, IgG 및 IgM이다(표 16-2).

세포매개 면역

항체는 세포 내로 침입한 병원균에는 작용할 수 없기 때문에 세포매개 면역(cell-mediated immunity)은 대식세포와 T 세포를 통해 만성 감염을 조절한다. 세포매개 면역은 감염의 원인을 제거할 수는 없지만 조절할 수는 있다.

표 16-2 항체의 기능

항체 분류	기능
IgA	감염으로부터 점막과 체강 내부를 보호한다. 침샘, 초유, 눈물, 혈액과 내장에서 발견되어 분비 항체로 알려져 있다. 병원체가 점막 표면에 달라붙는 것을 방지한다.
IgD	아직 기능에 대해 완전히 밝혀지지 않았다. B 세포의 항원 자극을 조절하고, 형질세포가 생산하는 항체 유형을 결정하는 데 관여한다. B 세포 표면과 혈액에서 발견된다.
IgE	피부반응 검사 시의 알레르기, 과민증, 약물 감수성, 즉각적인 과민증의 원인이 된다. 알레르기 반응에서 발진과 두드러기를, 꽃가루 알레르기에서 콧물과 눈 가려움을, 천식과 아나필락시스 쇼크를 유발한다.
IgG	가장 다량으로 존재하며 크기가 작다. 식세포와 보체에 부착하여 세균이 식세포에 의해 파괴되거나 보체에 의해 쉽게 용해되도록 한다. 태반을 통과하여 질병으로부터 보호한다. 혈액과 림프액에서 발견된다.
IgM	가장 크기가 크며, 감염 시 우선적으로 생성된다. 특히 그람음성균에 치명적이다. 보체를 활성화시키고 식균작용을 증가시킨다. 혈액과 림프액에서 발견된다.

예를 들어, 헤르페스 바이러스는 세포를 용해시키고 다른 정상세포를 감염시키기 위해 체액을 통해 이동한다. 체액을 통해 이동하는 동안 바이러스는 항체-보체 복합체에 노출되어 파괴되며 이러한 과정을 통해 감염이 조절되게 된다. 바이러스가 체세포 내부에 침입하면 세포매개 면역반응은 감염된 세포를 파괴한다. 세포매개 면역에 의해 파괴되지 않은 바이러스는 신체의 신경절 세포에 잠복하기도 한다(그림 16-6).

세포매개 면역은 항체반응을 시작하기 위해 B 세포와 함께 작동하는 도움 T 세포로 구성된다. 도움 T 세포는 "비-자기"세포를 찾기 위해 대식세포를 방출시킨다. 또한 도움 T 세포는 새로운 T 세포와 B 세포의 빠른 생성을 유도하는 인터루킨을 생산한다. 억제 T 세포는 세포독성 T 세포가 과도하게 생산되거나 면역반응이 신체의 조직을 파괴하지 않으면서 효과적으로 이루어질 수 있도록 한다. 자연살해세포와 세포독성 T 세포는 감염된 세포 내에서 병원균을 파괴하는 데 효과적이다. 예를 들어, 간염에 걸렸을 경우에는 감염된 간세포를 파괴시킨다. 도움 T 세포의 감소는 체액성 및 세포매개 면역의 기능을 떨어뜨리게 되며 사람면역결핍바이러스/후천성면역결핍증과 같은 질병에서 관찰된다.

과민 반응

과민 반응(hypersensitivity reactions)은 비정상적인 면역반응이며, 반응은 경증에서 생명을 위협하는 수준까지 나타날 수 있다. 항체는 감염으로부터 신체를 보호하기도 하지만 신체의 세포를 손상시키기도 한다. 과민 반응에는 몇 가지 유형이 있으며, 모두 항원과 특정 항원에 감작한 T 세포로 인해 나타난다. 과민 반응은 즉시형 및 지연형으로 분류된다.

즉각적인 반응은 몇 초에서 24시간 이내에 발생하는 반응이다. 과민 반응에는 다음과 같은 4가지 하위 범주가 있다.

- 유형 I: 즉각적인 반응이라고도 한다. 꽃가루 알레르기, 동물, 풀과 나무에 대한 알레

르기 반응, 음식 알레르기, 마약 알레르기, 곤충에 물렸을 때의 알레르기 반응, 아나필락시스 쇼크로 인한 두드러기가 있다. 유형 I 알레르기 반응은 가장 위험하고 생명을 위협할 수 있다. IgE 항체와 관련이 있으며 호염기구 및 비만세포에서 히스타민을 방출하여 반응이 나타난다.

- 유형 II: 항체 의존성 반응이라고도 하며 즉각적이다. 여기에는 IgG 또는 IgM 항체와 보체가 포함된다. 유형 II 알레르기 반응은 Rh형이 다른 임신과 잘못된 혈액형 수혈 시에 나타나는 세포독성 반응이다.

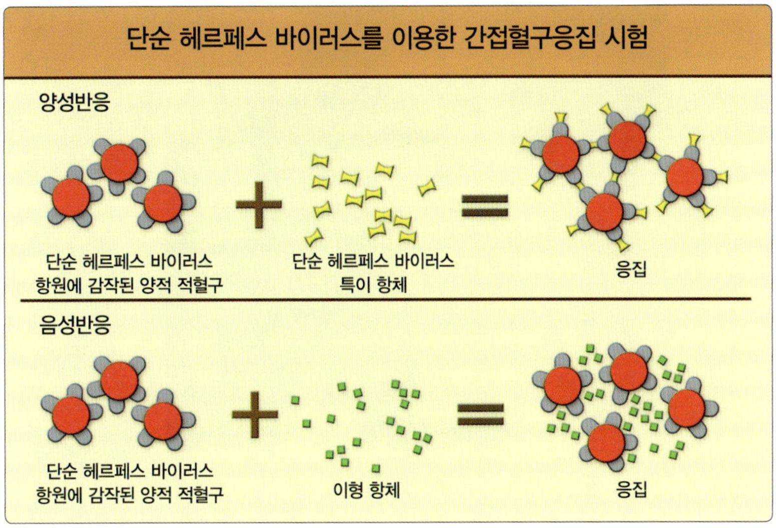

그림 16-6 단순 헤르페스 바이러스(herpes simplex virus, HSV) 특이 항체의 존재를 확인하기 위해 단순 헤르페스 바이러스 항원을 실험하는 간접혈구응집(illustrating indirect hemagglutination, IHA) 억제 시험
출처: Courtesy of CDC/Dr. F.T. Forrester.

- 유형 III: 면역 복합체 반응이라고도 한다. 이것은 IgM 또는 IgG 항체, 호중구 및 보체와 관련이 있다. 유형 III 반응은 류마티스성 관절염과 같은 자가면역질환에서 볼 수 있다.
- 유형 IV: 지연형(또는 세포매개형) 과민 반응이라고도 한다. 이는 항체와 직접적으로 관련은 없지만 항원에 대한 후속 노출로 인해 림포카인을 분비하는 감작된 T 세포와 관련이 있다.

즉각적인 과민증

대부분의 사람은 최소 한 가지에는 알레르기가 있기 때문에 유형 I은 가장 일반적으로 관찰되는 유형의 과민 반응이다. 알레르기를 가진 사람은 알레르기 항원에 노출되었을 때 IgE 항체를 생산한다(그림 16-7). 알레르기 반응의 종류와 범위는 다음 요소에 따라 다르다.

- 몸에 들어온 항원 수
- 침입 경로
- 개인의 IgE 생산
- 항원에 노출되는 시간

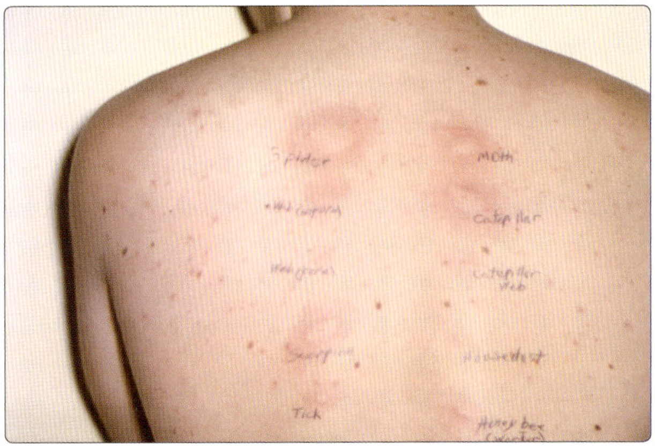

그림 16-7 알레르기원 민감성 검사
출처: Courtesy of CDC/Dr. Frank Perlman, M.A. Parsons.

혈액의 호염기구와 결합조직의 지방세포에 있

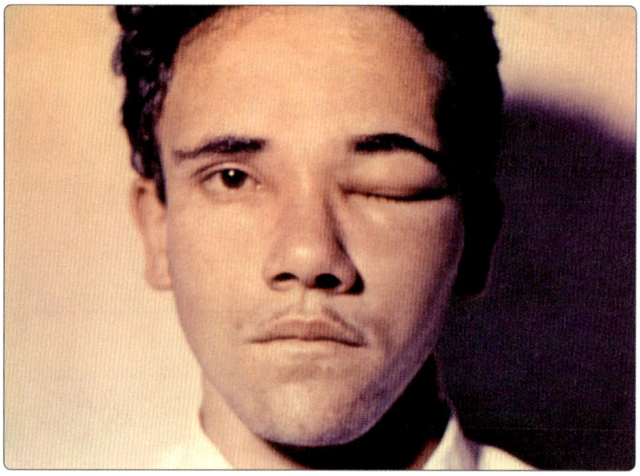

그림 16-8 갈색 은둔 거미에 얼굴을 물린 후 31시간이 경과한 환자
출처: Courtesy of CDC/M .A. Parsons/Donated by Dr. G. Rosenfeld – head of Dept. of Physiopathology and Hospital Vital Brazil.

는 IgE가 처음 항원에 노출되면 알레르기 반응이 일어난다. 두 번째로 노출되면 IgE를 가진 비만세포 또는 호염기구가 항원과 결합한다. 감작된 세포는 재채기, 비염(콧물) 및 눈의 가려움증을 일으키는 히스타민, 프로스타글란딘, 세로토닌, 브래디키닌 및 기타 물질을 방출한다.

국소 반응

고초열(꽃가루 알레르기)은 국소 알레르기 반응의 한 예이다. 알레르기 항원이 체내로 들어오는 방법과 IgE가 부착되는 위치에 따라 증상과 반응은 다르게 나타난다. 예를 들어, 알레르기 항원이 흡입된 꽃가루인 경우, 항원은 호흡기 점막에 부착되고 IgE는 호흡기의 비만세포에 부착하게 된다. 이후 IgE가 부착된 비만세포가 항원과 결합하여 다량의 히스타민을 방출하여 꽃가루 알레르기 증상이 나타난다. 항히스타민은 히스타민 수용체와 결합하여 히스타민 및 그 증상을 유발하는 작용을 차단한다.

아나필락시스 반응

아나필락시스는 가장 심각하고 생명을 위협할 수 있는 과민 반응 유형이다. 이 반응은 이전에 감작된 항원에 재노출된 후에 발생한다. 가장 일반적인 항원은 약물 또는 곤충의 독이다(그림 16-8). 반응은 수초에서 수분 내에 일어날 수 있으며, 초기 증상 및 징후는 다음과 같다.

- 가려움증
- 발적
- 두통
- 특히 약물 반응으로 인한 귀울림
- 입안의 금속성 맛(특히 약물 반응에 의함)
- 후두 경련 및 기관지 경련으로 인한 호흡 곤란
- 고혈압
- 빈맥
- 안절부절 못함

후기 징후와 증상은 다음과 같다.

- 급속한 저혈압
- 메스꺼움 및 구토
- 혼란과 집중력 저하
- 호흡부전

즉시 치료하지 않으면 의식소실과 사망이 발생할 수 있다. 치료에는 다음이 포함된다.

- 100% 산소 투여
- 에피네프린 주입: 기관지 확장, 후두 경련 감소, 혈압 상승
- 스테로이드 주입: 비만세포를 안정화시켜 연쇄 반응을 감소시킴
- 체액량 유지를 위해 정맥으로 수액주입
- 혈압 상승을 위한 혈압강화제 투여

의료환경에서는 알레르기가 있는 환자를 확인하고 의료인이 이 정보를 이용할 수 있게 하는 것이 중요하다. 알레르기 정보를 환자의 차트 바깥과 환자 인식 팔찌에 분명하게 표시한다. 의료환경 외에서도 심각한 알레르기가 있는 사람들은 알레르기 정보를 표시하는 금속성 환자 인식 팔찌를 착용하여 타인에게 이를 알릴 수 있다. EpiPen®과 같은 자동 주사기 유형의 도구는 이전에 아나필락시스 반응을 겪었거나 발생 위험이 높은 환자에게 사용하도록 사전에 적정량의 에피네프린을 재어둔 도구이다. 이러한 도구는 알레르기 노출 위험이 있을 때 사용할 수 있도록 항상 근처에 두어야 한다.

용혈성 수혈 반응

용혈성 수혈 반응은 유형 II 즉각적인 과민 반응의 한 예이다. 수혈할 혈액이 환자의 혈액형과 일치하지 않으면 방대한 용혈성 수혈 반응이 일어날 수 있다. 용혈 반응은 즉각적인 치료가 없다면 치명적일 수 있다. 의식이 있는 환자는 기운 없음을 표현하는 경우가 많다. 그 외 증상으로는 호흡곤란, 빠른 맥박, 창백한 피부 등이 있다. 수술에서 전신마취를 받는 환자는 이러한 증상을 관찰하기 어려울 뿐 아니라 눈에 띄는 유일한 징후가 수술부위의 혈액소실 증가와 적혈구가 산소를 운반할 수 없어 나타나는 혈중 산소 포화도(SaO_2)의 감소일 수 있다.

용혈 반응이 나타났을 때 첫 번째 처치는 수혈을 중단하는 것이다. 그 후에 혈액백에서 샘플을 채취해 혈액은행으로 보낸 후 불일치를 확인한다. 저혈당이 흔히 발생하기 때문에 스테로이드를 투여하고 소변 배출을 주의 깊게 관찰해야 한다. 또한 어떤 경우에는 환자에게 투석이 필요할 수도 있다.

Rh 부적합 반응

Rh 부적합은 임부의 혈액형이 Rh 음성이고 태아가 Rh 양성인 경우에 발생한다. 태아의 적혈구가 태반을 통해 모체의 혈액과 섞이면 모체는 과민 반응을 일으키고 태아의 "비자기" 혈액에 대한 항체를 생성한다. 항체가 태반을 통과하면 태아의 혈액세포를 공격한다. 가벼운 반응은 태어난 후 광선 요법으로 치료할 정도의 신생아 황달을 일으킬 수 있으나 더 심각한 반응으로 태아 사망, 뇌 손상 또는 후발적인 발달 지연을 초래할 수 있다. 첫 임신은 신체가 반응을 일으키는 데에 충분한 항체를 만들지 않았기 때문에 일반적으로 반응이 없거나 경미한 반응을 일으킨다. 낙태, 유산 또는 이전 출산 이후의 임신은 더 심각한 반응을 일으킬 수 있다. 산전관리가 가능한 지역에서는 Rh 부적합을 예방하는 RhoGAM(Rho D 인간면역글로불린) 주사제로 인해 Rh 부적합 반응이 드물다.

신생아 용혈성질환은 태아 적아구증으로도 알려져 있으며, 심한 경우 수혈이 필요할 수 있다.

자가면역질환

유형 III 과민 반응은 자가면역질환을 유발한다. 자가면역질환은 면역계가 신체 조직을 "자기"의 일부로 인식하지 못하면서 발생한다. 면역계는 외부 물질로 인식되는 조직을 파괴하려고 시도한다. 또한 이 질병은 한 기관 또는 전신적으로 발생할 수 있다. 전신성 자가면역질환의 예는 다음과 같다.

- 류마티스 관절염: 면역체계가 관절의 콜라겐 조직을 공격하여 심한 손상을 유발하는 진행성 질환
- 홍반성 낭창: 관절과 피부, 심장, 폐, 신장 및 신경계를 포함한 많은 장기에 영향을 줄 수 있는 만성 염증성 결합조직 질환
- 다발성 경화증: 뉴런의 수초를 파괴하여 중추 신경계에 장애를 일으키고 전반적인 근육 약화, 마비, 방광 조절 상실, 시력장애 및 언어장애의 징후와 증상을 일으키는 질환
- 피부경화증: 섬유아세포가 자극되어 과도한 콜라겐이 생성된다. 이 콜라겐이 피부와 내장 기관 내부에 쌓여 두꺼운 결합 조직을 형성하고 경화 및 기능부전을 일으킨다. 관절과 혈관에도 영향을 줄 수 있다.
- 라이터 증후군: 반응성 관절염이라고도 불리며, 관절, 요도 및 눈이 감염으로 인해 붓고 염증반응이 나타난다.
- 쇼그렌 증후군: 수분(눈물, 타액, 질 분비물, 활액)을 생성하는 신체의 땀샘이 파괴되어 건조함과 불편함을 유발한다.
- 크론병: 염증성 장 질환으로도 불린다. 만성적인 장내 궤양을 유발하는 면역질환을 포함하여 여러 요인이 과도한 설사 및 복통을 일으킨다.

단일 기관의 자가면역 질환에는 다음과 같은 것들이 있다.

- 인슐린 의존성 당뇨병(insulin-dependent diabetes mellitus, IDDM) 또는 1형 당뇨병: 청소년 당뇨병이라고도 불린다. 인슐린을 생산하는 췌장의 베타 세포를 공격하여 결국 인슐린 생산이 완전히 감소된다.
- 그레이브스 병: 갑상선 자극 호르몬(thyroid−stimulating hormone, TSH)을 닮은 항체가 갑상선 호르몬인 thyroxine(T4)과 triiodothyronine(T3)을 과다하게 생성하여 몸의 신진대사를 조절하고 빈맥 및 안구 돌출증과 같은 갑상선 기능 항진증을 유발한다.
- 중증 근무력증: 운동하는 동안 안구 운동, 표정, 저작, 말하기, 삼킴, 호흡 및 목 또는 말단 운동을 조절하는 근육의 약화와 휴식 후의 회복이 특징인 질병이다. 흉선은 근육 운동을 담당하는 신경전달물질인 아세틸콜린을 차단하는 항체 생산과 관련 있을 수 있다.

지연성 과민증

지연성 또는 유형 IV 과민증은 감작된 T 세포가 항체가 없을 때에 물질을 분비한다는 점에서 독

특하다. 유형 IV 과민증은 다음과 같다.

1. 항원이 인체에 침투한다.
2. 대식세포가 항원을 탐식하면, 식세포에 부착된 T 세포는 항원에 의해 감작된다.
3. 감작된 T 세포가 항원에 두 번째로 노출되면 림포카인(림프구에 의해 생성되는 사이토카인)을 분비한다.
4. 림포카인은 항원을 직접 파괴한다.

투베르쿨린 피부 검사는 T 세포, 대식세포 및 림포카인의 작용을 나타내는 전형적인 예이다. 국소 반응은 48시간 이내에 나타나고 감염자는 접종 부위에 발적과 부종, 발열이 나타난다. 비슷한 반응이 옻 알레르기에서도 일어난다.

더 심각한 반응은 조직이나 장기를 이식받는 사람이 겪는 반응이다. 이 반응은 이식된 조직이나 기관에 대한 거부반응으로 나타날 수 있다. 기증자의 기관은 수혜자의 혈액 및 조직 유형과 일치해야 한다. 따라서 최적의 기증자는 형제 또는 부모와 같은 직계 가족이 된다. 거부반응은 항체와 림포카인에 의한 반응이라는 점만 제외하고는 앞서 설명한 면역반응과 유사하다. 조직/기관 거부 반응을 줄이기 위해 수술 전후에 면역억제제 요법을 받는다. 면역이 저하된 환자는 감염에 걸릴 확률이 훨씬 크기 때문에 노출을 최소화하는 등 세심한 주의를 기울여야 한다.

면역 결핍성 질환

면역계의 어느 부분이라도 면역 결핍성 질환의 영향을 받을 수 있다. 일반적으로 이러한 상황은 T 림프구 또는 B 림프구(또는 둘의 조합)가 오작동하거나 너무 적은 항체가 생성될 때 발생한다. 또한 질환은 선천적이거나 후천적일 수 있다. 선천적 유전장애에는 저감마글로불린혈증 또는 무감마글로불린혈증이 포함된다.

폐렴사슬알균, 헤모필루스 인플루엔자 및 포도알균에 의한 감염은 충분한(또는 모든) 림프구(B 세포 또는 T 세포)를 생성할 수 없기 때문에 생명을 위협할 정도로 심각하게 나타날 수 있다. 주요 감염부위는 피부, 호흡기 및 위장계이다. 후천성면역결핍증은 사람면역결핍바이러스, 영양실조, 화학요법 또는 항원제거요법의 합병증, 비장 파괴로 인한 합병증으로 발생한다. 노인과 당뇨병 환자에서는 면역 결핍 위험이 증가한다.

집단면역

지역사회 면역이라고도 알려진 집단면역은 대부분의 그룹원이 제대로 예방접종을 받았을 때 많은 집단 또는 지역사회의 감염이 예방되는 현상이다. 소수의 사람들은 백신 알레르기, 면역 저하 상태 또는 종교적 · 도덕적 반대로 인해 예방접종을 받지 않더라도 집단 내 혹은 지역사회 내에 광범위하게 퍼져 있는 병원균이 없기 때문에 감염되지 않는다. 홍역과 같은 특정 질병의 경우에는 약 95%의 지역주민이 홍역 예방접종을 받아야 집단면역이 가능하다. 예방접종 캠페인이 널리 퍼지기 이전에는 홍역에 감염된 한 사람이 평균적으로 11~18명의 다른 사람들을 감염시켰다.

2014년 12월 말에 캘리포니아 디즈니랜드를 방문한 사람들은 2015년 초에 홍역을 앓았다. 6월 말까지 미국 24개 주에서 발생한 1백 78건의 홍역에 관한 기록 중 디즈니랜드에서의 전염과 직접적인 관련이 있는 사례는 66%(1백 17건)이었다. 조사 결과는 정해진 예방접종을 받지 않은 집단에서 더 높은 발생률을 보였다. 초기 감염자는 예방접종을 잘 이루어지지 않는 외국 출신의 방문객이었을 수도 있지만 이것은 추측이다. 홍역 바이러스는 접종 후 수 시간 동안 무생물 표면에 생존할 수 있기 때문에 전파자가 예방접종을 받은 사람일지라도 집단으로 퍼질 가능성은 충분히 컸다.

어린이 백신접종에 대한 이의 제기는 영국의 젊은 연구원인 앤드류 웨이크필드(Andrew Wakefield)의 잘못된 연구 때문이다. 그가 1998년 영국 의학 저널에 발표한 연구에서 대상자는 백신을 접종한 자폐증 아이들이었다. 웨이크필드는 데이터를 위조한 것으로 밝혀졌으며 그는 대상자의 이력을 변경하였다. 또한 그는 MMR 백신 제조업자에 대한 집단 법률 소송 프로그램을 개발하고자 하는 변호사들로부터 연구자금을 지원받았다는 사실을 숨겼다. 이는 직접적인 연구와 의료계에 대한 피해뿐 아니라 공포와 불신으로 인해 지역사회에 대한 더 큰 피해를 남겼다. 즉, 백신으로 충분히 예방할 수 있던 감염을 확산시키고 적정 집단면역의 임계점 미달성이라는 결과를 초래하였다.

행동 요인

벤자민 프랭클린(Benjamin Franklin)은 "1 온스의 예방법은 1 파운드의 치료와 같은 가치를 가진다."고 말했다. 이는 미생물 성장과 감염예방이라는 중요성에 대해 잘 표현한 말이다. 사람들의 행동이 질병 전파에 있어 주 원인이 되는 경우가 있다. 감염을 예방하는 것은 비용이 많이 발생하지 않지만 이를 치료하려면 많은 비용이 든다. 질병 전파의 통제 또는 예방에 영향을 미치는 행동 요인은 다음과 같다.

- 혈액 매개 병원균이나 체액에서 발생하는 성병은 콘돔을 사용하거나 금욕을 통해 예방할 수 있다. 성병검사에서의 음성 결과 및 일부일처제, 장기적인 관계는 성관계 파트너에게 믿음을 제공할 수 있다. 위험한 행동은 감염과 질병의 발생을 증가시킨다.
- 올바른 음식 준비와 보관법은 대부분의 식중독 감염예방에 도움이 된다. 생고기나 달걀에 의한 식기의 교차 감염과 불충분한 온도에서의 조리, 저온 멸균되지 않은 유제품의 구매, 부적절한 온도에서의 음식 보관, 씻지 않은 생과일과 채소의 섭취, 씻지 않은 손으로 요리하여 발생한 분변-구강 오염은 모두 쉽게 예방할 수 있는 병원균의 전파 원인이다.
- 질병을 예방하고 취약한 어린이와 노인을 보호하기 위해서 정해진 예방접종 권장 사항을 다른 모든 사람이 준수하면 대다수 군중을 대상으로 집단면역 현상이 발생한다.
- 식수와 농업 용수로 이용되는 공공 용수의 오염을 막기 위해 기반시설을 적절하게 유지·감시하여야 한다. 또한 범람 시 오염의 전파를 막기 위한 조치를 개발해야 한다. 지방자치단체의 공중보건부서는 모기가 많은 지역에 살충제를 분사하여 모기 매개 질병을 통제해야 한다. 또한 동물 통제부서에는 질병에 걸릴 가능성이 있는 동물을 보호해야 한다.

- 반려동물 소유자는 반려동물을 위한 정기 예방접종 스케줄을 지키고, 어린이나 임부가 함께 있을 때 고양이나 개의 대소변에 감염성 세균이 존재할 수 있음을 인식해야 한다.
- 의사를 포함한 의료종사자는 환자와의 모든 상호작용 전후, 식사나 화장실을 다녀온 후에 적절한 손씻기나 손소독제와 같은 감염발생을 감소시키는 방법을 수행해야 한다. 개인보호구를 사용하면 환자 간 또는 환자와 보호자 간의 교차 오염 가능성을 줄일 수 있다. 병원성 미생물의 항균제 내성 증가를 줄이기 위해 항균제 치료를 주의 깊게 평가해야 한다. 의료 환경에서는 청소와 오염 제거를 통해 병원성 미생물이 시설 전체로 퍼지는 것을 방지하고 감염 시 치명적일 수 있는 건강관리 관련 감염 가능성을 줄여야 한다.

MICRO NOTES

"허구(에서의) 과학"

H. G. 웰스(H. G. Wells)의 『War of the Worlds』 책을 읽거나 영화를 본 이가 있을 것이다. 이 이야기는 많은 문학적 주제를 담고 있다. 또한 미생물학의 관점에서 보았을 때 질병 전파, 감염 및 면역에 대한 흥미로운 비유가 있다('스포일러 경고': 이 내용은 이야기의 결말을 포함한다). 결론적으로, 커다란 적대감을 가지고 인간을 공격하고 파괴시키던 침입자는 지구의 가장 작은 생명체인 미생물에게 패배했다. 침입한 화성인은 이 미세한 생명체에 대한 경험이 없었으며 그들과 그들의 면역계는 새로운 생명체에 대해 무방비 상태였다. 결합된 진화론적 역사를 거치며 발전한 공생관계는 우리를 외계 침략자로부터 구해주었다. 어쩌면 감기는 결국 그렇게 나쁜 것이 아닐지 모른다.

학습문제

1. 인체의 세 가지 방어선은 무엇인가?
2. 식세포와 보체의 기능을 도우며, 유일하게 태반을 통과할 수 있는 면역글로불린은 무엇인가?
3. Ig E가 비만세포, 호염기구 표면에 결합하여 과립내 히스타민, SRS-A 등의 물질을 유리하여 발생하는 과민반응을 무엇이라고 하는가?

참고문헌

Association of Surgical Technologists.(2013). *Surgical Technology for the Surgical Technologist* (4th ed.). United States: Delmar Cengage Learning.

Autoimmune diseases.(n.d.). Retrieved from http://immunologyinfo.weebly.com/autoimmune-diseases.html.

Autoimmune disease.(n.d.). Retrieved from http://www.ncbi.nlm.nih.gov/pubmedhealth/PMHT0022033/.

CDC.(2011). *Rheumatoid arthritis*. Retrieved from http://www.cdc.gov/arthritis/basics/rheumatoid.htm.

CDC.(2015). *National Health care Safety Network*. Retrieved from http://www.cdc.gov/nhsn/.

CNN Wire Staff.(2011). *Retracted autism study an elaborate fraud, British journal finds*. Retrieved from http://www.cnn.com/2011/HEALTH/01/05/autism.vaccines/index.html.

Complement.(n.d.). Retrieved from http://www.nlm.nih.gov/medlineplus/ency/article/003456.htm.

Complement.(n.d.). In *Encyclopaedia Britannica online*. Retrieved from http://www.britannica.com/EBchecked/topic/129861/complement.

Complement system. Retrieved from http://courses.washington.edu/conj/inflammation/complement.htm.

Crohn's disease: Topic overview.(n.d.). Retrieved from http://www.webmd.com/ibd-crohns-disease/crohns-disease/tc/crohns-disease-topic-overview.

Cunha, J. P.(n.d.). *Rhogam side effects center*. Retrieved from http://www.rxlist.com/rhogam-side-effects-drug-center.htm.

Difference between innate and adaptive immunity.(2012). Retrieved from http://www.differencebetween.com/difference-between-innate-and-vs-adaptive-immunity/.

Ebola virus disease and Ebola vaccines.(2015). Retrieved from http://www.historyofvaccin.org/content/articles/ebola-virus-disease-and-ebola-vaccines.

Graves disease.(n.d.). Retrieved from http://www.nlm.nih.gov/medlineplus/ency/article/000358.htm.

Hand hygiene project.(n.d.). Retrieved from http://www.centerfortransforminghealth care.org/projects/detail.aspx?Project=3.

Health care-associated infections.(n.d.). Retrieved from http://www.healthypeople.gov/2020/topics-objectives/topic/health care-associated-infections.

Health care-associated infections.(n.d.). Retrieved from http://www.medicare.gov/hospitalcompare/Data/Health care-Associated-Infections.html?AspxAutoDetectCookieSupport=1.

Hematopoietic Stem Cells and Hematopoiesis Clayton Smith, MD Cancer Control. 2003;10(1) © 2003 H. Lee Moffitt Cancer Center and Research Institute, Inc.

Hemolytic disease of the newborn.(n.d.). Retrieved from http://umm.edu/health/medical/ency/articles/hemolytic-disease-of-the-newborn.

HLA gene family.(2015). Retrieved from http://ghr.nlm.nih.gov/geneFamily/hla.

Home page.(n.d.). Retrieved from http://www.immunopaedia.org.za/index.php?id=453.

Humors.(2002). Retrieved from http://www.pbs.org/wnet/redgold/basics/humors.html.

Immunodeficiency disorders.(n.d.). Retrieved from http://www.nlm.nih.gov/medlineplus/ency/article/000818.htm.

Immunoglobulin.(n.d.). Retrieved from http://www.ebioscience.com/knowledge-center/antigen/immunoglobulin.htm.

Mandal, A.(n.d.). *Vaccine immunity*. Retrieved from http://www.news-medical.net/health/Vaccine-Immunity.aspx.

Mathew, A.(n.d.). *Hypogammaglobulinemia*. Retrieved from http://www.hxbenefit.com/hypogammaglobulinemia.html.

Mayo Clinic.(2013). *Myasthenia gravis*. Retrieved from http://www.mayoclinic.org/diseases-conditions/myasthenia-gravis/basics/causes/con-20027124.

Natural killer cell.(n.d.). Retrieved from http://www.sciencedaily.com/articles/n/natural_killer_cell.htm.

NIH.(2012). *Types of vaccines*. Retrieved from http://www.niaid.nih.gov/topics/vaccines/understanding/Pages/typesVaccines.aspx.

NIH.(2014). *Features of an immune response*. Retrieved from http://www.niaid.nih.gov/topics/immunesystem/Pages/features.aspx.

NIH.(2014). *Immune cells*. Retrieved from http://www.niaid.nih.gov/topics/immunesystem/Pages/immuneCells.aspx.

NIH.(2015). *Handout on health: scleroderma*. Retrieved from http://www.niams.nih.gov/Health_Info/Scleroderma/default.asp.

NIH.(2015). *Myasthenia gravis fact sheet*. Retrieved from http://www.ninds.nih.gov/disorders/myasthenia_gravis/detail_myasthenia_gravis.htm.

Reactive arthritis.(n.d.). Retrieved from http://www.nlm.nih.gov/medlineplus/ency/article/000440.htm.

Reuters.(2015). *Disneyland measles outbreak linked to low vaccine rate*. Retrieved from http://www.nydailynews.com/life-style/health/disney-land-measles-outbreak-linked-vaccine-rate-article-1.2151859.

Rh incompatibility.(n.d.). Retrieved from http://www.nlm.nih.gov/medlineplus/ency/article/001600.htm.

Sjogren's syndrome: Topic overview.(2012). Retrieved from http://www.webmd.com/arthritis/tc/sjogrens-syndrome-topic-overview.

Systemic lupus erythematosus.(n.d.). Retrieved from http://www.nlm.nih.gov/medlineplus/ency/article/000435.htm.

The infection prevention and HAI portal.(n.d.). Retrieved from http://www.jointcommission.org/hai.aspx.

Todar, K.(n.d.). *Immune defense against bacterial pathogens: Adaptive or acquired immunity*. Retrieved from http://textbookofbacteriology.net/adaptive.html.

Todar, K.(n.d.). *Immune defense against bacterial pathogens: Innate immunity*. Retrieved from http://textbookofbacteriology.net/innate_3.html.

Todar, K.(n.d.). *Immune defense against bacterial pathogens: Innate immunity*. Retrieved from http://textbookofbacteriology.net/innate.html.

Type 1 diabetes: Overview.(2013). Retrieved from http://www.ncbi.nlm.nih.gov/pubmedhealth/PMH0072523/.

Willingham, E., & Helft, L.(2014). *What is herd immunity*. Retrieved from http://www.pbs.org/wgbh/nova/body/herd-immunity.html.

CHAPTER 17

손위생과 격리

Hand Hygiene and Isolation Precaution

학습목표

이 장을 학습한 후, 학습자는:

1. 주요 용어를 정의할 수 있다.
2. 감염관리에서 손위생과 격리의 필요성과 중요성을 설명할 수 있다.
3. 격리주의의 구체적인 적용방법을 설명하고 수행할 수 있다.
4. 표준주의와 격리주의의 개념을 설명하고 수행할 수 있다.
5. 손위생이 필요한 상황을 알고 정확한 방법을 이해하고 수행할 수 있다.

주요 용어

감염infection: 병원성 미생물이 사람이나 동물, 식물의 조직, 체액, 표면에 정착하여 증식하는 일로 감염 경로, 전염성 여부에 따라 여러 가지로 분류됨

격리Isolation: 감염병 환자나 보균자 또는 감염이 의심되는 환자로부터 다른 환자나 직원이 감염되거나 미생물이 전파되는 것을 예방하기 위해 감염의 전파를 차단하는 모든 방법

다제내성균multidrug-resistant organisms, MDROs: 한 개 또는 그 이상의 항균제에 내성을 가진 미생물

무균법aseptic technique: 병원균이 없는 상태를 유지하는 방법. 미생물이 사람에서 사람 또는 한 인체의 특정 부위에서 다른 부위로 이동하는 것을 예방하는 방법

손마찰Hand rubbing: 물 없이 손에 문지르는 피부소독제를 이용하여 미생물을 감소시키거나 성장을 억제하는 방법으로 손소독 후 세정이나 타월을 이용한 건조가 필요하지 않음

손소독Hand disinfection: 항균제제나 비누와 물을 이용한 손 피부 소독을 말하며 피부 소독 손세척, 피부 소독 손마찰, 피부 소독/오염제거/미생물 제거를 포함한 광범위한 개념

손씻기Hand washing: 일반비누나 항균비누와 물을 이용하여 손을 씻는 것

손위생Hand hygiene: 손을 청결하게 하는 행위로 손씻기, 손소독을 모두 포함함

수술 전 손소독 Surgical hand antisepsis, surgical hand preparation: 손의 정상균무리를 감소시키고 일시적 오염균을 제거하기 위해 수술 또는 시술 전에 항균제제를 이용하여 하는 손소독

아포Spore: 특정한 세균의 체내에 형성되는 원형 또는 타원형의 구조로서 포자라고도 하며 아포가 생기는 균은

Bacillus 속균과 Clostridium 속균으로, 탄저균, 파상풍균, 보툴리누스균 등임. 아포는 고온, 건조, 동결, 방사선, 약품 등 물리적·화학적 조건에 대해서 저항력이 강하고, 악조건하에서 영양형보다도 오래 생존함

N95마스크 High filtration respirator: 공기 중으로 전파되는 미생물의 전파 및 감염을 막기 위해 사용하는 호흡기구로 0.3μm 이상 크기 입자에 대해 95%의 filtration 효율을 가짐

오염균 Transient flora: 피부의 표면에 집락을 이루는 미생물들로 피부에 장시간 생존하지는 못하지만 잠재적인 병원성 세균

정상균무리 Resident flora: 피부의 깊은 층에 부착되어 있어 기계적인 마찰로 제거하기는 어려우나, 삽입기구에 의해 인체 내로 유입되지만 않으면 병원성은 매우 낮음

집락 colonization: 균을 가지고 있으나 체내에서 활동하지 않는 상태

코호트 Cohort **격리**: 동일한 미생물이 집락되거나 감염된 환자들이 다른 환자들과 접촉되는 것을 예방하기 위하여 같은 구역에 함께 배치하는 행위

헤파필터 HEPA filter: High Efficiency Particulate Air의 약자. 미세한 입자를 제거할 수 있는 필터로 미세입자나 세균을 99.97% 이상 제거 가능함

생각해보기

표준주의(standard precaution)란 환자와 환자 간의 질병전파 및 환자와 환경의 교차 오염을 예방하기 위한 일련의 행위이다. 이 과정의 핵심요소는 개인보호구의 사용이다. 손위생은 의료관련감염 전파를 예방하기 위해 가장 효과적인 감염관리 방법이다. 이 과정에서는 손위생을 수행해야 하는 시점을 주요 내용으로 한다. 이 장의 주제들을 살펴보면서 다음을 생각해 보자.

1. 우리는 환자를 간호하면서 어느 시점에 손위생을 할 것인가?
2. 표준주의란 무엇인가?
3. 격리가 필요한 환자에게 적절한 보호구를 착용하는 것은 왜 중요한가?

임상에 적용해보기

72세 노인 환자인 김 씨는 고열을 동반한 요로감염증상으로 입원하였다. 빈뇨감과 발열을 호소하는 상태로 검사 진행 중 시행한 소변배양검사에서 다제내성균인 반코마이신 내성 장알균(vancomycin resistant enterococci, VRE)이 분리되었다. 간호사는 환자를 1인 격리병실에 배정할 수 있는지 확인하였으나 격리 가능한 병실이 없어 동일한 균이 분리되는 환자들과 함께 코호트격리를 시행하였다. 간호사는 간호사정을 통해 감염전파의 위험성을 진단하고, 감염발생위험 요인을 사정하고 손위생을 철저히 시행하도록 하였다.

손위생의 개요

손위생은 병원균의 전파를 감소시키는 가장 비용 효과적인 방법이다. 의료관련 행위를 하는 병원 직원은 손위생을 통해 감염의 전파를 막을 수 있고, 이를 통해 감염성 질병의 발생을 감소시킬 수 있다. 의료기관 종사자들은 손위생의 중요성을 인식하여 올바른 손위생을 시행할 수 있도록 해야 한다.

손위생의 역사는 19세기 중반 오스트리아 비엔나의 한 여성병원에 있는 두 개의 분만실에 산욕열로 인한 사망률의 차이가 있음을 알게된 헝가리 의사 제멜바이스(Ingaz Phillip Semmelweis)에 의해 시작되었다. 제1병동 분만실에서 분만한 산모들의 사망률이 제2병동 분만실에서 분만한 산모들보다 더 높은 것을 확인하였고, 두 분만실의 차이는 조산사가 분만을 시행하는 제2병동 분만실과 부검을 끝낸 의사와 의과대학 학생들이 분만을 시행하는 제1병동 분만실 사이에 '사체 관련 입자(cadaverous particles)'의 전달로 인한 차이와 관련이 있을 것이라는 가설을 세운다. 그는 의사와 학생들에게 환자 접촉 전 chlorinated lime 용액을 이용하여 손을 소독하도록 하였고, 이후 산모 사망률은 급격하게 감소하였다(그림 17-1).

손위생의 이해

손을 통한 미생물 전파

미생물은 환자 피부와 주변 환경에 주로 존재하기 때문에 의료진의 손은 직접 · 간접 접촉으로 환자의 미생물에 오염된다. 또한 의사와 간호사는 환자 진료 또는 간호 과정에서 미생물에 의해 손이 오염될 수 있다.

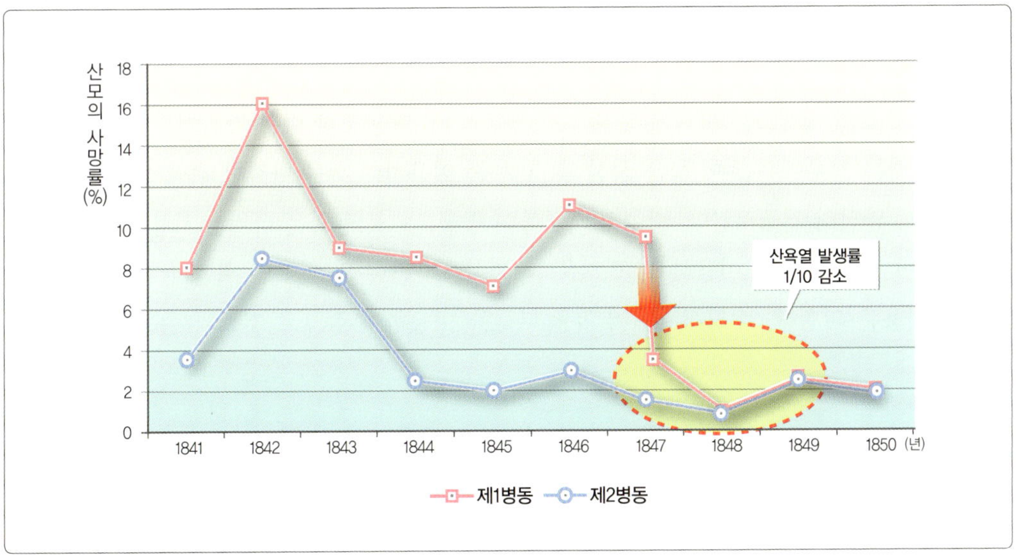

그림 17-1 제멜바이스의 연구

출처: russgeorge.net/wp-content/uploads/2014/06/Semmelweis_graph.jpg.

오염된 미생물은 의료진의 손에서 증식하므로 손위생을 시행하지 않게 되면 오염 정도는 더 심해진다. 손위생을 부적절하게 시행하는 경우(손위생 제제, 소요시간 부족 등)에 미생물이 의료진의 손에 남아 있어 교차전파가 일어날 수 있다.

의료인의 손에 존재하는 미생물의 수는 3.9×10^4에서 4.6×10^6 CFU/cm^2로 알려져 있다. 피부의 세균은 일시적 오염균(transient flora: *Staphylococcus aureus*, *Proteus mirabilis*, *Klebsiella* spp.)과 정상균무리(resident flora: coagulase negative staphylococci, *Corynebacterium* spp. *Micrococcus* spp.)로 크게 분류할 수 있다. 일시적 오염균은 피부의 표면층에 집락을 이루는 미생물들로 피부에 장시간 생존하지는 못하지만 잠재적인 병원성 세균들이다. 일시적 오염균은 오염된 환경을 접촉하였을 때 피부에 집락되며 손위생을 통해 제거가 가능하다. 다른 하나는 정상균무리로 피부의 깊은 층에 부착되어 있어 일반적인 손위생으로는 제거가 어려우나, 삽입기구 등을 통해 인체 내로 유입되지 않으면 병원성은 매우 낮다.

손위생 권장사항

손위생의 적용

손에 오염물이 묻은 것이 보이거나 혈액이나 체액에 의한 오염이 눈에 보이는 경우, 아포를 생성하는 세균(예: *Clostridium difficile*)에 의한 오염의 경우에는 물과 비누로 손위생을 해야 한다. 이외에도 아래와 같은 시점에는 손위생을 시행한다.

- 환자 접촉 전
- 청결 · 무균적 처치 전: 수술 · 시술 전, 투약 시, 점막 접촉(구강간호, 치과 치료 등), 침습적인 시술(정맥천자, 카테터 삽입 등)
- 체액 · 분비물에 노출될 위험이 있는 행위를 하고 난 후: 수술 · 시술 후, 배액 관련 행위 후
- 환자 접촉 후
- 환자 주변, 물품 접촉 후

손위생 방법

충분한 양의 알코올 제제를 손바닥에 도포하고, 양손 전체를 골고루 마를 때까지 문지른다. 비누와 물을 사용하는 경우에는 손에 물을 적신 후, 비누를 이용하여 손을 마찰한 뒤에 물로 씻어내고 일회용 타월로 완전히 건조시킨다. 다수의 사람들이 공용으로 사용하는 타월은 사용하지 않는다.

가능하면 흐르는 물을 이용하고, 뜨거운 물을 사용하면 손의 피부염 위험이 증가하므로 뜨거운 물의 사용은 피한다. 수도꼭지는 일회용 타월을 이용하여 잠그고 건조된 손은 재오염되지 않도록 한다.

수술 전 손위생

수술 전 손소독은 수술이나 침습적 시술과 같은 무균처치가 필요할 경우 수행한다. 수술실에 출입하기 전에 손이 눈에 띄게 오염되었으면 수술시작 전에 일반비누와 물로 세척 후 수술 전 손소독을 시행한다. 손소독 전에 반지, 팔찌, 손목시계는 제거하고 마스크, 모자를 착용한 후 외과적 손소독을 시행한다. 손톱은 짧게 유지하며 인조손톱은 사용하지 않는다. 손톱 밑의 이물질은

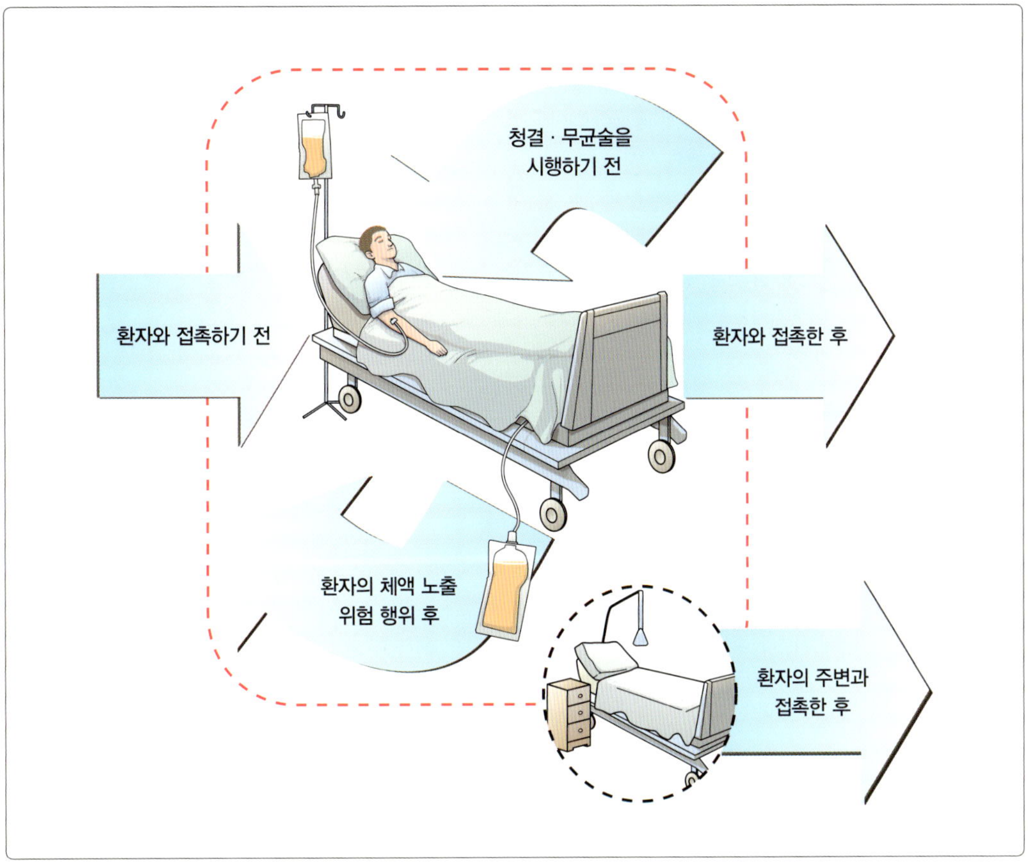

그림 17-2 손위생의 5가지 순간
출처: WHO(2009), Guidelines on Hand Hygiene in Health Care.

손톱세정기를 이용하여 제거하고 가능하면 흐르는 물에서 세척한다. 수술 전 손소독에 솔을 사용하는 것은 피부손상을 유발할 수 있어 권장되지 않는다.

수술 전 손소독을 할 때는 손과 아래팔을 제조업체가 권장하는 시간(보통 2~5분) 문지른다. 알코올 제제를 이용한 외과적 손소독의 경우 손과 아래팔을 충분히 적실만큼의 양을 사용하며 멸균장갑을 착용하기 전에 손과 아래팔을 완전히 건조시킨다.

손위생 제제

일반비누

항균제제가 포함되지 않은 제품으로 손의 오염, 더러움, 다양한 종류의 유기물질을 세정작용으로 제거한다. 일반비누는 항균작용은 거의 없으나 손에 존재하는 일시적 오염균은 제거가 가능하다. 고체비누를 사용할 경우 항상 건조한 상태로 보관되도록 하고, 액체인 경우 용기와 원액의 오염을 예방하기 위해 다시 채워 사용하지 않도록 일회용 용기를 사용해야 한다.

피부 소독제

알코올 알코올(alcohol)이 살균 효과를 나타내는 기전은 미생물의 단백질을 변성시키는 과정이다. 그람양성균 및 그람음성균, 결핵균, 기타 진균, 외피 바이러스(예: herpes simplex vi-

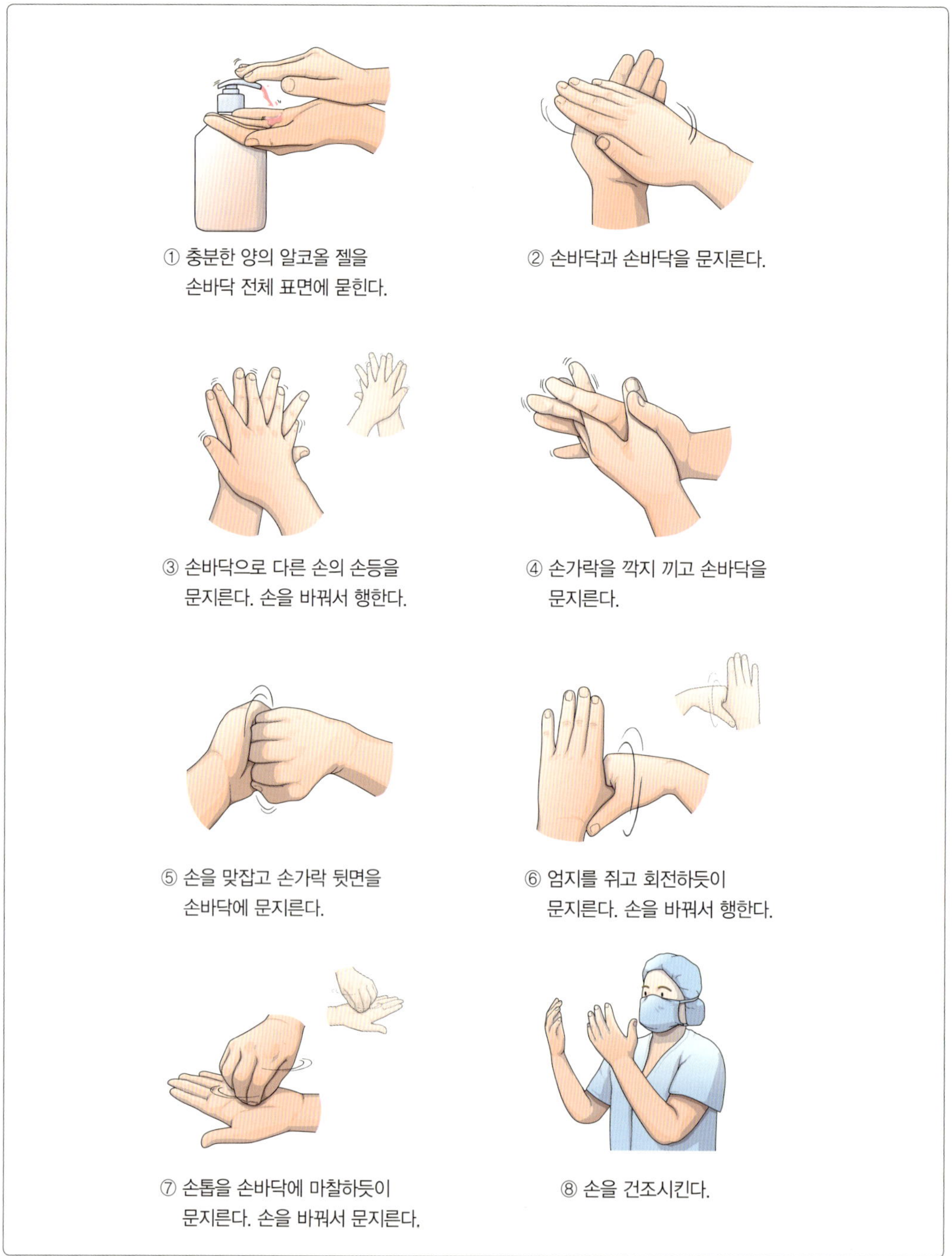

그림 17-3 **알코올 손소독제를 이용한 손위생 방법**

출처: WHO(2009), Guidelines on Hand Hygiene in Health Care.

rus, HIV, influenza virus, RSV 등)에 효과적으로 작용하나 세균의 아포, 원충류, 일부 외피가 없는 바이러스에는 효과적이지 못하다. 소독제 중에 가장 안전하고 효과가 빠르지만 알코올의 건조 효과로 피부 손상이 쉽게 생기고 가연성이라는 단점이 있다. 일차적으로 권장되는 방법은 물 없이 알코올 제제를 이용하는 손위생 방법으로 접근성이 좋아 손위생 증진에 효과적이다. 그러나 알코올이 가지고 있는 휘발성 때문에 지속성이 짧아 클로르헥시딘 글루코네이

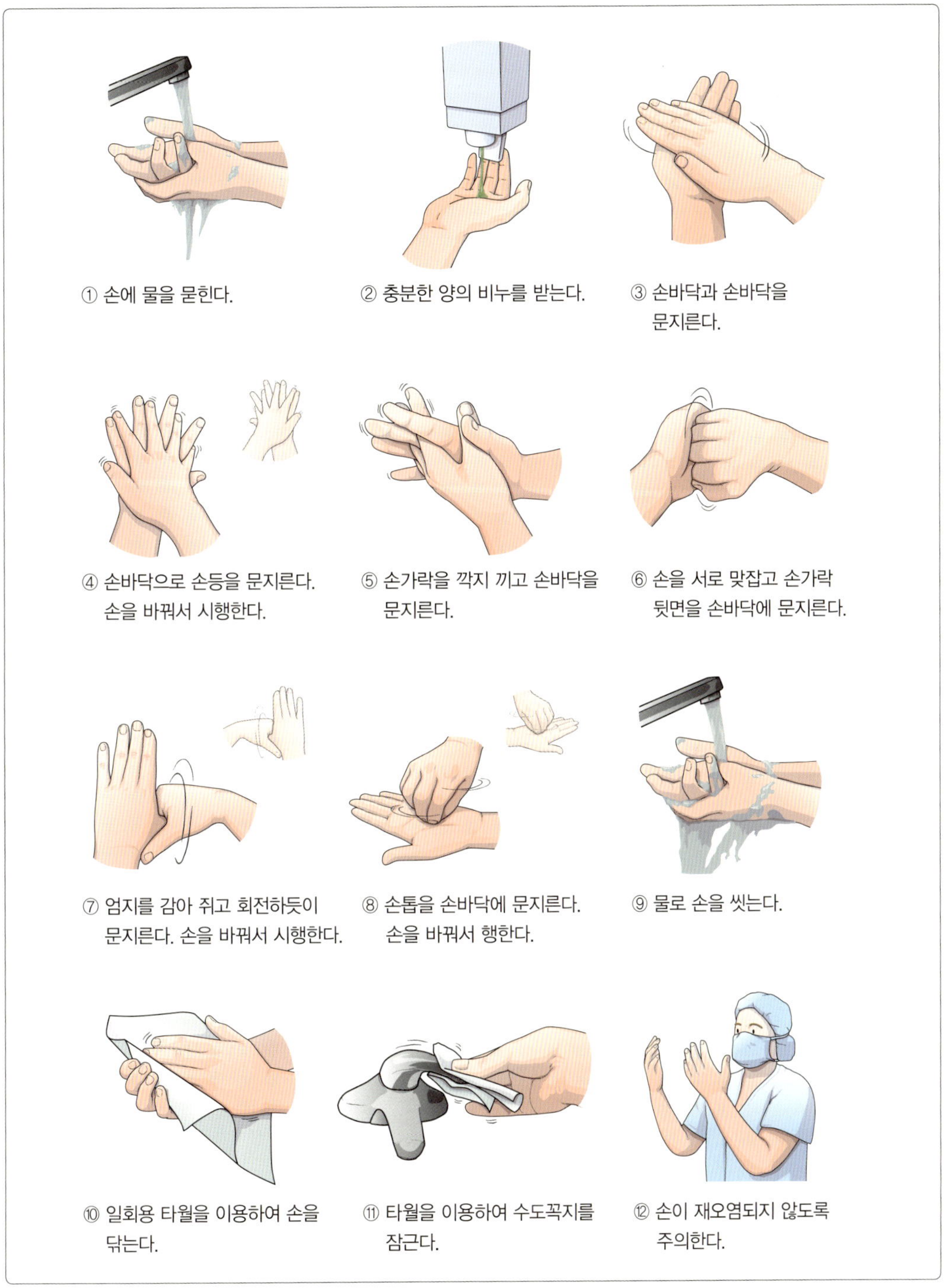

그림 17-4 물과 비누를 이용한 손위생 방법
출처: WHO(2009), Guidelines on Hand Hygiene in Health Care.

트를 첨가하여 지속성을 높이기도 한다.

클로르헥시딘 글루코네이트 클로르헥시딘 글루코네이트(Chlorhexidine gluconate, CHG)는 미생물의 세포막을 파괴시켜 살균 효과를 보인다. 그람양성균, 그람음성균, 외피 보유 바이러스에 비교적 좋은 효과를 보이나 진균, 결핵균에는 효과적이지 못하다. 피부 흡수가 거의 없으며 6시간 이상 소독효과가 지속되는 장점이 있지만, 안독성, 각막손상, 접촉성 두드러기증후군, 생후 2개월 미만 영아에서 사용 금지 등의 제한점이 있다.

아이오다인과 아이오도퍼 아이오다인(iodine)은 비교적 안전하고 빠르게 작용하는 소독제이나 피부에 잔류하여 피부를 자극하므로 반드시 제거해 주어야 한다. 반면, 아이오도퍼(iodophor)는 반드시 제거할 필요는 없다. 그람양성균, 그람음성균, 결핵균, 진균 및 바이러스에 모두 효과적이다. 피부자극 및 손상이 있을 수 있고 민감한 사람에서 알레르기 반응을 유발하며 신생아의 경우 피하 또는 점막을 통해 흡수될 수 있으므로 사용에 주의해야 한다.

장갑 착용

장갑의 착용은 손위생의 필요성을 대신할 수 없다. 혈액이나 다른 감염원이 될 수 있는 물질, 점막, 손상이 있는 피부와 접촉할 가능성이 있다고 생각되는 경우에는 장갑을 착용한다. 환자와 접촉할 때마다 장갑을 교환하며, 장갑을 착용한 상태로 오염된 신체 부위로부터 다른 인체 부위로 이동할 경우에는 장갑을 교환해야 한다. 장갑은 재사용하지 않으며, 상황별 장갑 착용 기준은 그림 17-5와 같다.

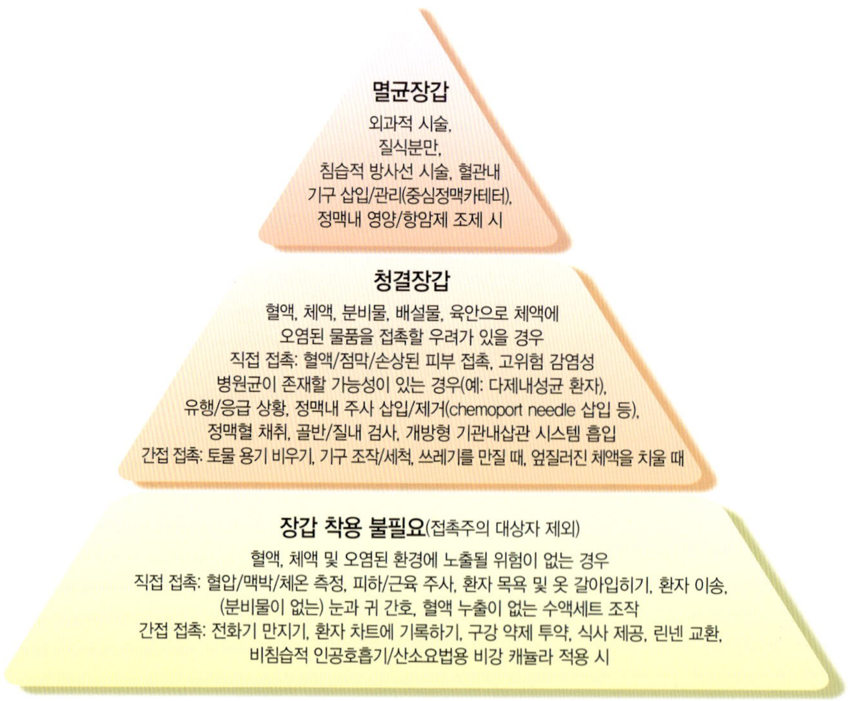

그림 17-5 상황별 장갑 착용 기준

출처: WHO(2009), Guidelines on Hand Hygiene in Health Care.

격리의 개요

감염의 전파는 감염원이 되는 미생물, 감수성 있는 숙주, 미생물의 전파라는 세 가지 요소가 있어야 이루어진다. 감염전파를 차단하기 위해서 격리주의(isolation precaution)를 적용한다. 이는 감염병 환자, 보균자 또는 감염병 의심환자를 보면서 감염되거나 미생물이 전파되는 것을 예방하기 위한 것으로 감염성 질환의 종류나 전파경로에 따라 격리주의 방법도 변화되어 왔다.

표준주의

표준주의에서는 모든 환자의 혈액, 체액(땀 제외), 분비물, 배설물, 점막, 손상된 피부는 감염 가능성이 있다고 본다. 또한 병원 내 전파 가능성이 있는 것으로 간주하여 모든 환자의 처치 시 적용한다. 환자의 진단명이나 감염 상태 등에 상관없이 적용하며, 병원 직원과 환자와의 관계 특성과 노출 범위에 따라 직원이 선택하여 적용한다.

2007년, 미국 질병관리본부(Centers for Disease Control and Prevention, CDC)에서는 표준주의의 개념 안에 다음의 10가지 범주를 포함하여 발표하였다.

손위생

손위생이 필요한 시점에 올바른 방법으로 수행하며, 자세한 내용은 그림 17-2 부분을 참조한다.

개인보호구

장갑

장갑은 혈액, 체액(땀 제외), 분비물, 배설물, 점막, 손상된 피부에 접촉할 때 착용하며 감염원의 전파 예방을 목적으로 한다. 특히 침습적 시술 등 무균적 처치 필요 시에는 멸균장갑을 착용한다. 같은 환자에게 사용 시, 사용부위가 달라지거나 오염된 경우 장갑은 교환하며 장갑을 벗은 뒤 손위생을 시행한다.

마스크, 눈 보호구

마스크는 혈액이나 체액이 튀거나 분사될 가능성이 있는 처치를 할 때 눈, 코, 입 점막을 보호하기 위해 적용한다. 손상이나 혈액, 체액 등으로 눈에 보이게 오염되는 경우 즉시 새것으로 교체 후 손위생을 수행해야 한다.

가운 또는 앞치마

가운 또는 앞치마는 혈액, 체액(땀 제외), 분비물, 배설물 등이 의료인의 피부나 의복에 묻거나 튈 위험이 있을 때 착용한다. 가운을 벗은 뒤에는 손위생을 수행한다.

호흡기 에티켓

호흡기 감염과 관련된 증상이 있는 경우(기침, 가래 콧물 등)에는 호흡기 분비물 관리가 필요하

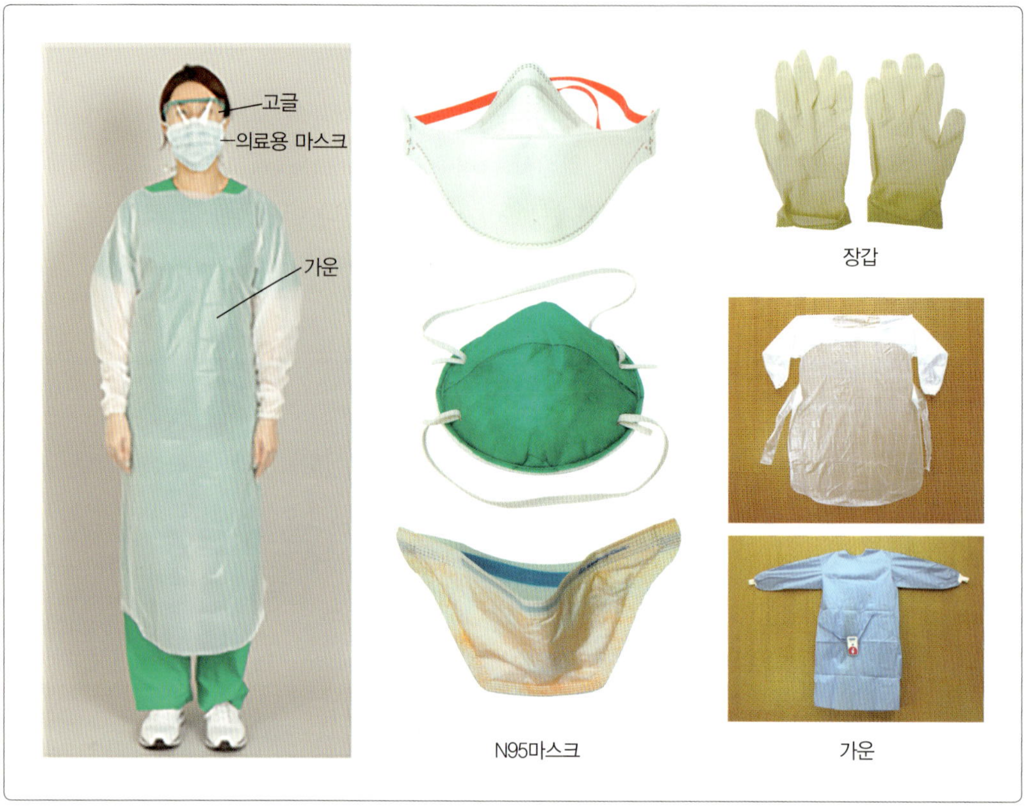

그림 17-6 개인보호구의 종류

다. 환자, 직원, 방문객을 대상으로 호흡기 질환의 증상과 징후에 대해 교육하고, 환자는 기침이나 콧물이 날 때 코와 입을 가리는 호흡기 에티켓을 준수할 수 있도록 포스터 등의 교육자료를 통해 알린다. 의료기관에서는 지역사회에서 호흡기 감염증이 유행하는 시기에 호흡기 증상 환자를 위한 분리된 장소를 제공하고 다른 환자와 적어도 1 m 이상 떨어져 있도록 한다.

호흡기 에티켓을 지키기 위해서는 기침이나 재채기를 할 때 휴지를 이용하여 입과 코를 가리며 휴지가 없을 경우 소매로 가리고 한다. 기침이 지속되는 경우 마스크를 착용하고, 기침이나 재채기를 한 후에는 흐르는 물과 비누로 손을 씻거나 손소독제를 사용하여 손위생을 한다.

환자 배치

분비물, 배설물, 상처 삼출물이 있는 환자, 바이러스성 호흡기 감염 또는 소화기 감염을 가진 소아 등 미생물의 전파 가능성이 높은 환자는 가능하면 격리병실(또는 일인실)에 배치하도록 한다.

환자 치료기구 및 물품

환자에게 사용한 기구는 의료기관의 지침에 따라 적절한 방법으로 세척, 소독, 멸균한다. 직원은 혈액, 체액으로 오염된 제품을 다룰 때 개인보호구를 착용하여 피부나 점막이 오염되지 않도록 한다.

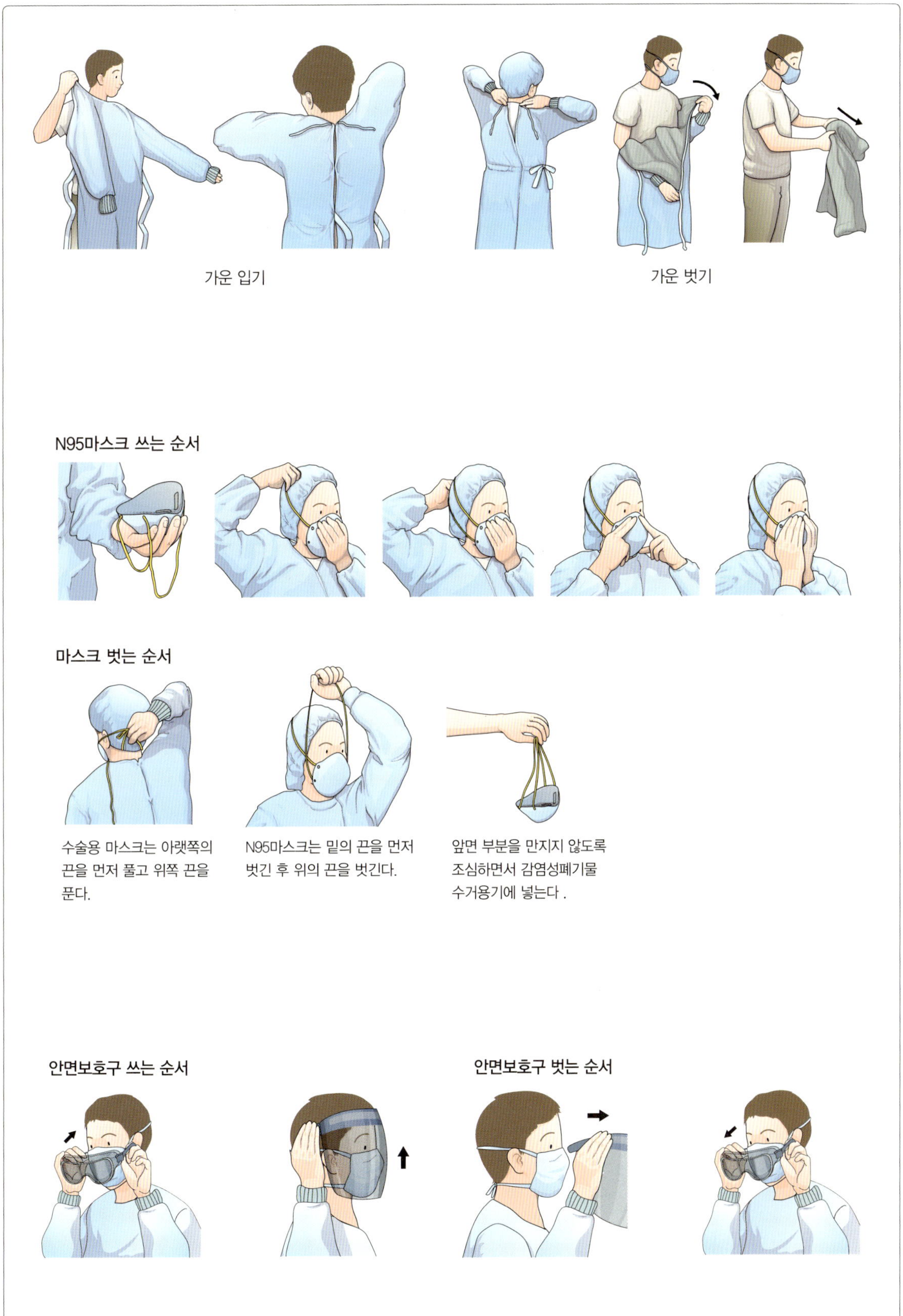

그림 17-7 개인보호구 착용 방법

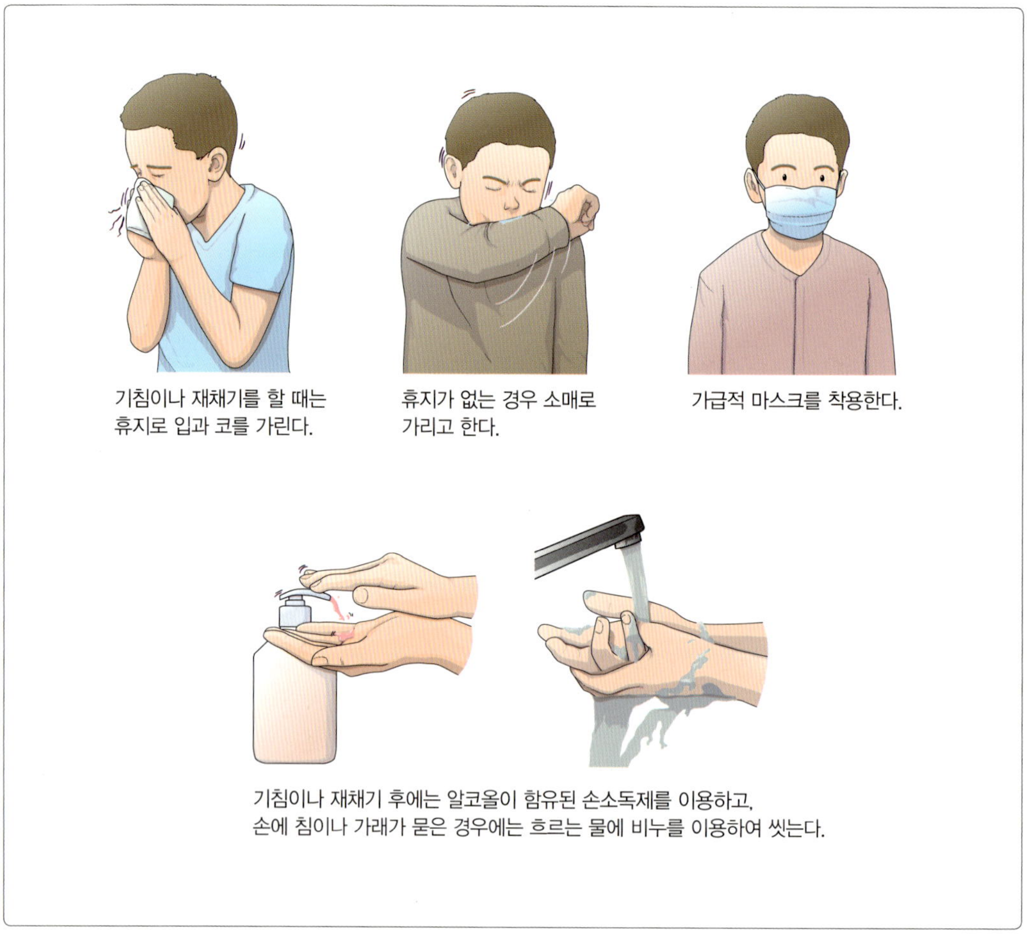

그림 17-8 호흡기 에티켓

환경관리

환자가 밀접하게 접촉하는 부분(예: 침상난간, 침상용 탁자 등)이나 환자가 자주 접촉하는 부분(예: 문손잡이 등)과 같이 오염되기 쉬운 곳은 다른 환경보다 자주 청소해야 한다. 이는 환경을 통한 미생물 전파예방에 매우 중요하기 때문이다. 환경 청소, 소독을 위한 소독제는 공인된 기관에서 승인된 제품을 사용한다.

린넨

환자가 사용한 린넨은 공기, 환경, 사람에게 오염되지 않도록 최소한으로 조작하며 혈액, 체액, 분비물 등으로 오염된 것은 따로 분리하여 운반하고 처리한다.

안전한 주사행위

주삿바늘, 주사기, 캐뉼라 등 주사행위에 사용되는 제품은 멸균된 제품으로 한 번만 사용해야 한다. 주사기는 교환하지 않고 주삿바늘과 캐뉼라만 교환해서는 안 되며 멸균된 주사용품은 무균술을 준수하여 사용한다.

한 환자에게 사용한 수액주입세트는 사용 후 폐기해야 한다. 가능하면 일회용량 바이알(single dose vial)을 사용하며 일회용량 바이알은 여러 환자에게 사용하지 않고 남은 약을 혼합해서는 안 된다.

만약 다회용량 바이알(multidose vial)을 사용해야 한다면 주사기와 바늘은 멸균된 제품을 이용해야 하며, 멸균 상태가 의심되거나 오염되었을 경우 즉시 폐기한다.

여러 명의 환자에게 생리식염수 또는 멸균증류수 등을 약물 희석용으로 사용할 때에는 대용량의 백이나 병 제품을 이용하여 필요한 만큼 나누어 사용해서는 안 된다.

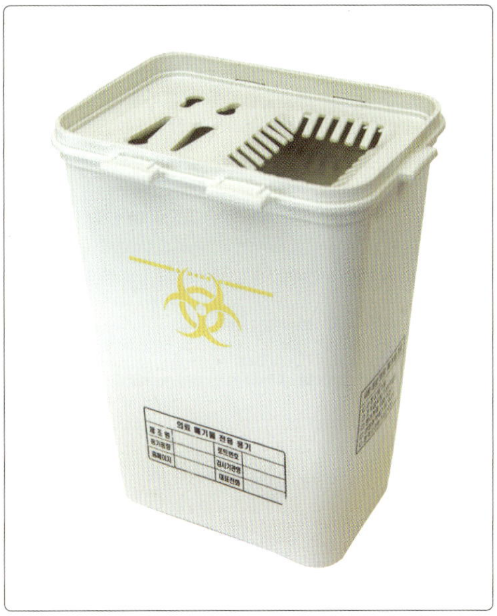

그림 17-9 손상성 폐기물 전용용기

요추천자 시술 시 관리

요추천자 시술(예: 척수조영술, 요추천자, 경막외마취 등)을 할 경우 수술용 마스크를 착용한다.

직원안전

혈액으로 전파되는 질환을 예방하기 위해 주삿바늘이나 수술용 칼 등의 날카로운 기구를 사용할 때 손상을 당하지 않도록 주의한다. 주삿바늘은 뚜껑을 다시 끼우지 않고 사용 후 바로 주삿바늘을 폐기하는 전용용기에 버린다.

전파경로별 주의

전파경로별 주의는 역학적으로 중요한 병원균이 있거나 감염원에 감염 및 보균이 확인 또는 의심되는 환자에게 표준주의에 추가하여 적용한다. 종류에는 접촉주의, 비말주의, 공기주의와

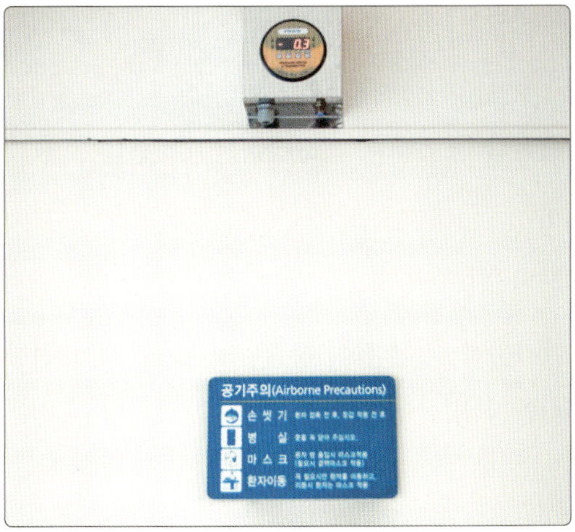

그림 17-10 공기주의 환자 병실

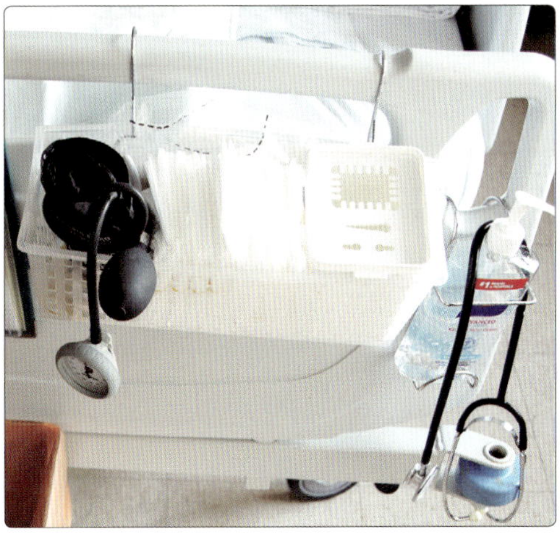

그림 17-11 병실 앞 격리 표식과 병실 내 준비된 보호장구

보호환경이 있다.

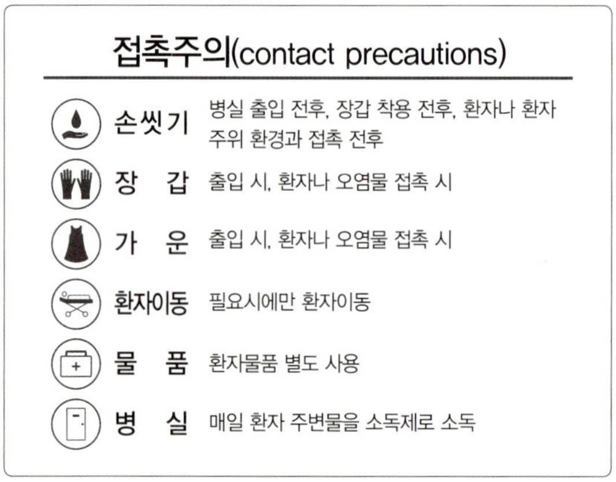

그림 17-12 접촉주의 표식의 예

접촉주의

다제내성균(multidrug-resistance organisms), 옴(Scabies), 파라인플루엔자 바이러스(Parainfluenza Virus) 등 접촉으로 전파할 우려가 높은 감염원에 적용한다.

병실배정

가능하다면 일인실을 사용한다. 일인실이 가능하지 않은 경우 오염을 발생시킬 수 있는 환자(예: 삼출물이 배액되어 주변을 오염시키는 환자, 실변 등)의 경우 우선적으로 일인실로 배치하며, 동일한 병원균에 감염 또는 보균된 환자는 동일한 병실에 코호트(cohort)격리를 시행한다.

개인보호구 착용

장갑 환자의 손상되지 않은 피부, 환자 주변 환경의 표면 또는 기구와 접촉할 때 장갑을 착용한다. 병실에 들어갈 때, 환자나 환자의 주변 물건(예: 의료장비, 침상난간 등)과 접촉할 경우 장갑을 착용한다.

가운 환자를 직접 접촉하거나 환자 주변 환경, 기구와 접촉 가능성이 있는 경우에 가운을 착용한다. 환자 병실을 나오기 전에 가운을 벗고, 벗는 과정에서 주변 환경이나 직원의 피부와 의복을 오염시키지 않도록 하며 손위생을 수행한다.

환자이동

필요한 경우에만 이동한다. 이동 중에 환자의 균 집락부위나 감염된 부위를 드레싱이나 린넨으로 덮어 개방되지 않도록 한다. 이동부서에 환자의 정보를 알리고 이송직원은 보호구(예: 장갑, 가운 등)를 착용하고 환자이동을 준비하며, 병실 밖으로 나오기 전 보호구를 벗은 후 이송한다.

의료장비/기구

환자에게 사용하는 기구는 일회용 또는 개별 물품으로 사용한다. 공통으로 사용하는 기구는 다른 환자에게 사용 전에 세척하고 소독한다.

환경관리

접촉빈도가 높은 표면(예: 침상난간, 병상 옆 개인사물함, 문손잡이 등)은 의료기관에서 정한 환경소독제를 이용하여 자주 청소한다. 접촉주의 환자 병실에 들어가기 전 환경관리 직원은 장갑과 가운을 착용한다.

해당질환

- 소화기계, 호흡기계, 피부 또는 창상 감염이나 다제내성균 분리 환자(MRSA, VRE 등)

- 감염률은 낮지만, 환경에서 오래 생존하는 장감염
    - 클로스트리디움 디피실레
    - 금환자 또는 기저귀를 사용하는 환자: Enterohemorrhagic E.coli O157:H7, 시겔라, A형 간염 바이러스, 로타바이러스
    - 호흡기세포융합 바이러스, 파라인플루엔자, 신생아/유아의 엔테로바이러스성 감염
    - 피부를 통해 전염될 수 있는 피부감염: 피부 디프테리아, 신생아 또는 점막하에 서 발견되는 단순포진바이러스, 농가진, 농양, 봉와직염, 욕창, 이, 옴, 영유아의 포도알균 종기증, Zoster(범발성 또는 면역저하숙주), 바이러스성 결막염, 바이러스성 출혈성 감염(에볼라, 라사, 마르부르크 바이러스)

비말주의

콧물이나 기침, 대화 중에 발생하는 호흡기 비말(5 μm을 초과하는 큰 비말)을 통해 미생물이 전파될 가능성이 있는 환자에게 적용한다.

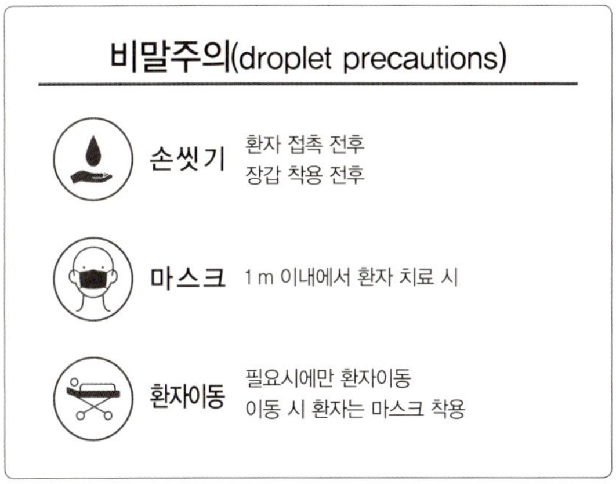

그림 17-13 비말주의 표식의 예

병실배정

의료기관에서 환자는 가능한 일인실(또는 격리병실)에 입원시킨다. 불가능할 경우 같은 병원균에 의한 감염에 한해 같은 병실에 코호트 격리시킬 수 있다.

코호트가 불가능한 경우에는 면역저하자, 개방창상 환자, 재원기간이 길어질 것으로 판단되는 환자와 같이 감염 전파가 잘 될 것으로 보이는 환자와는 동일한 병실에 배치하지 않는다. 동일 병실 내에서 비말주의를 적용하는 환자는 다른 환자와 물리적으로 1 m 이상 간격을 두도록 하며 커튼을 치고 있도록 한다.

비말주의를 적용하는 환자가 한 병실에 여러 명인 경우에는 확인되거나 의심되는 감염병이 다를 수 있으므로 환자마다 보호구를 따로 착용하고, 환자 간 손위생을 시행한다.

개인보호구

비말주의 환자가 있는 병실에 들어갈 때 수술용 마스크를 착용한다.

환자이동

가능하면 환자의 이동은 제한하며, 만약 반드시 이동이 필요하다면 환자에게 수술용 마스크를 착용하도록 하고 호흡기 에티켓을 준수하도록 한다. 환자가 수술용 마스크를 착용하고 있다면 이송직원이 수술용 마스크를 반드시 착용할 필요는 없다.

해당질환

- 수막염, 폐렴, 후두개염, 패혈증을 포함한 침습적 헤모필루스 B형 감염증
- 수막염, 폐렴, 패혈증을 포함한 침습적인 수막알균 질환

- 수막염, 폐렴, 부비강염, 중이염을 포함한 침습적인 다제내성 폐렴알균성 폐렴질환
- 기타 비말에 의해 전파되는 세균성 호흡기계 감염: 인후 디프테리아, 마이코플라즈마 폐렴, 백일해, 사슬알균성 인두염, 폐렴, 영유아 성홍열
- 기타 비말에 의해 감염되는 바이러스성 감염: 유행성 이하선염(mumps), 풍진(rubella), 파보바이러스(parvovirus B19), 아데노바이러스(adenovirus), 인플루엔자(influenza)

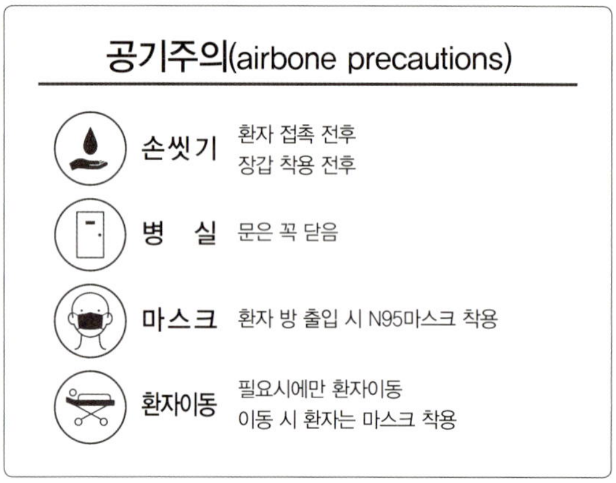

그림 17-14 공기주의 표식의 예

공기주의

5μm 이하의 작은 비말이 공기의 흐름을 타고 먼 거리를 이동하여 전파되는 감염원(예: 결핵, 수두, 홍역, 파종성 대상포진)에 감염된 환자에게 적용한다.

병실배정

환자는 음압격리병실에 입원시켜야 한다. 음압격리병실은 매일 차압을 눈으로 확인할 수 있는 방법(예: smoke tube, flutter strip 등)을 통해 적절한 음압이 유지되는지 확인하여야 한다. 기계적 차압 모니터가 구비되어 있는 경우에도 동시에 적용하여야 한다. 병실은 최소 시간당 6회(기존 건물)~12회(신축 시)의 공기교환이 이루어져야 하며 음압격리병실의 공기는 건물 외부로 직접 배출되도록 해야 한다. 외부 직접배출이 불가능한 경우 헤파(high efficacy particulated air, HEPA)필터를 통해 병원 내 공조시스템으로 유입되도록 해야 한다.

홍역, 수두, 파종성 대상포진이 확인 또는 의심되는 환자의 경우, 해당 환자의 병실에는 감수성이 있는 직원의 출입을 제한해야 한다.

개인보호구

호흡기 결핵이나 감염성 결핵 피부상처가 있을 때, 결핵 확진 또는 의심환자에게 에어로졸을 생성할 수 있는 처치(예: 삽관, 기관지 내시경 검사, 흡인 등) 시행 시 고효율 호흡기 보호구(N95마스크 등)을 착용한다. 고효율 호흡기 보호구는 직원의 얼굴 형태에 맞도록 밀착도 검사(fit test)가 시행된 제품을 선택하여 착용하도록 한다.

환자이동

격리 병실 밖으로 환자이동은 가능한 한 제한하며, 불가피하게 병실 밖으로 이동하는 경우 환자에게 수술용 마스크를 착용하도록 하고 호흡기 에티켓을 준수하도록 한다. 수두나 결핵균에 의한 병변이 있는 경우, 배액이 있는 경우는 병변을 덮은 채로 이동한다.

해당질환

결핵, 수두, 홍역, 파종성 대상포진 등이 있다.

보호환경

동종 조혈모세포이식(Allogenic hematopoietic stem cell transplantation, HSCT) 환자의 경우 환경에 있는 진균(예: *Aspergillus* spp.)으로부터 노출을 예방하기 위해 보호환경을 적용한다.

병실배정

환자는 양압병실에 배치한다. 병실은 밖과 비교하여 압력 차이 2.5 Pa 이상의 양압을 유지하도록 한다. 보호환경 병실에 유입되는 공기는 직경 0.3 μm 이상의 입자를 제거할 수 있는 99.97% 이상의 고효율 헤파필터로 여과한다. 병실 내부의 공기는 한쪽 방향에서 환자의 침대를 거쳐 반대편 배출구로 배출되도록 해야 하며 음압격리병실과 같이 차압이 유지되고 있는지 육안과 기계적 모니터링 방법을 통해 감시되어야 한다. 병실 내 공기는 최소 시간당 12회 공기교환이 이루어져야 한다.

보호환경 병실에는 말린 꽃, 생화, 화분 등을 두지 않으며 병실 물품은 매끄럽고 구멍이 없어 세척이 용이한 재질이어야 한다. 먼지가 발견될 때마다 습식으로 제거하고, 먼지가 축적되는 틈이나 스프링클러 헤드 부분을 주기적으로 청소해야 한다.

환자이동

환자가 보호병실 밖으로 이동하는 것을 제한한다. 불가피하게 병실 밖으로 이동할 때 원내에 공사가 진행되고 있다면 환자가 N95마스크를 착용하도록 한다.

표 17-1 전파경로별 주의유형별 의료인 보호구

보호구	접촉주의	비말주의	공기주의	보호주의
장갑	○	X	X	X
가운	○	X	X	X
수술용 마스크	X	○	X	○
N95마스크	X	X	○	X

MICRO NOTES

"언제부터 수술용 장갑을 쓰기 시작했을까?"

처음 수술용 장갑을 사용하기 시작했다고 알려진 의사는 존스 홉킨스 대학을 설립한 의사 중 하나인 윌리엄 스튜어트 홀스테드(William stewart Halsted)로, 1890년에 처음으로 수술용 장갑을 사용한 것으로 알려져 있다. 수술용 장갑을 사용하기 전까지 carbolic acid 성분의 소독제를 이용해서 손을 소독하였으나, 이 소독제에 예민했던 윌리엄은 Goodyear Tire라는 회사에 장갑 제작을 문의하였고, 이후 처음으로 고무로 만든 수술용 장갑을 사용하게 되었다.

학습문제

1. 손위생과 관련된 다음 설명 중 적절한 것은 무엇인가?

① 병실 환자침대의 side rail만 접촉하였다면 손위생을 하지 않아도 된다.
② 유효기간이 경과한 손소독제는 멸균하여 사용한다.
③ 환자에게 혈액 채취 등 침습적인 처치를 하기 전에만 물로 손을 씻는다.
④ 병원 복도에서 환자와 접촉하기 전 손위생이 필요하다.
⑤ 손위생 제제로 알코올 손소독제를 사용하는 것은 효과적이지 않다.

2. 환자 처치 시 장갑 사용에 대한 설명으로 올바른 것은 무엇인가?

① 손위생이 필요한 경우 멸균장갑으로 대체할 수 있다.
② 손의 오염이 우려되는 행위를 하기 전에 장갑을 착용한다.
③ 장갑을 두 겹으로 착용하는 경우에는 손위생이 불필요하다.
④ 장갑이 깨끗한 경우 장갑을 낀 채로 손위생이 가능하다.
⑤ 청결 처치와 오염 처치를 한 번의 장갑착용으로 모두 시행할 수 있다.

3. 마스크 착용 시 주의할 점으로 옳지 않은 것은 무엇인가?

① 얼굴에 잘 밀착되도록 착용한다.
② 젖거나 손상된 경우 새 것으로 교환한다.
③ 호흡기 질환이 있는 경우 마스크를 착용한다.
④ 결핵 환자를 진료할 때에는 외과용 마스크 위에 N95마스크를 착용한다.
⑤ 일회용이므로 한 번 사용 후 버린다.

1.④ 2.② 3.④

참고문헌

김경미 외(2016). 알기쉬운 감염관리. 정담미디어.
정선영 외(2012). 감염관리학 제2판. 현문사, 대한감염관리간호사회.
김의종 외(2011). 의료기관의 감염관리 제4판. 한미의학, 대한병원감염관리학회.
World Health Organization patient Safety(2009). WHO guidelines on hand hygiene in health care.
Patti Grota(2014). APIC text of infection control and epidemiology, 4th edition. Volume 2. Washington, DC; APIC.
CDC(2007). Guideline for Isolation Precautions: Preventing Transmission of Infectious Agents in Healthcare Settings.

CHAPTER 18

소독과 멸균

Disinfection and Sterilization

학습목표

이 장을 학습한 후, 학습자는:

1. 주요 용어를 정의할 수 있다.
2. 소독과 멸균의 개념을 이해하고 설명한다.
3. 사용한 기구나 물품의 올바른 세척방법을 설명한다.
4. 소독대상에 따라 소독 수준을 이해하고 설명한다.
5. 멸균의 종류와 방법을 이해하고 설명한다.
6. 올바른 소독제 사용방법을 이해하고 적용한다.
7. 물품의 재질과 용도에 따라 올바른 소독과 멸균 방법을 적용한다.

주요 용어

멸균 Sterilization: 아포를 포함한 모든 미생물을 완전히 없애는 것을 말하며 고압증기멸균, E.O. gas 멸균, 액체 화학제 등을 이용함

세척 Cleaning: 대상물로부터 모든 이물질(혈액, 침 등)을 제거하는 오염제거과정으로 소독과 멸균의 가장 기초단계임. 일반적으로 물과 기계적인 마찰 또는 세제를 같이 사용함

소독 Disinfection: 환경에서 세균의 아포를 제외한 모든 미생물을 제거하는 과정

소독제 Disinfectant: 살균제의 일종으로 무생물의 표면에서 모든 병원성 미생물을 불활성화시키지만 세균의 아포에는 작용하지 못함

오염 Contamination: 기구나 환경, 인체 표면에 혈액이나 체액, 분비물, 배설물 등이 부착되어 있는 상태로 세균이나 바이러스 등의 미생물이 존재할 가능성이 높음

재처리 Reprocessing: 사용한 기구를 다시 원래의 기능상태로 되돌리기 위한 과정으로 세척, 기능 확인, 소독, 포장 및 멸균과정이 포함됨

생각해보기

이 장의 주제를 살펴보면서 다음을 생각해보자.

1. 의료기구는 사용부위나 목적에 따라 어떻게 분류하는가?
2. 의료기구의 종류에 따른 멸균이나 소독의 수준은 무엇인가?
3. 소독제를 선택할 때 고려해야 할 사항은 무엇인가?
4. 멸균의 종류에 따른 장단점은 무엇인가?

임상에 적용해보기

김 간호사는 상처전문간호사로 반코마이신내성 장알균이 분리되는 환자의 욕창소독을 하였다. 소독 후 사용한 재사용 기구는 비닐봉투에 넣은 후 오염기구 수거통에 넣어 중앙공급실로 소독을 의뢰하였다. 환자가 사용하는 기구나 물품 이외에도 환자의 주변환경 역시 미생물에 의해 오염되기 쉽고 오염된 환경이 다른 환자에게 감염을 전파하는 감염원으로 작용할 수 있다. 그러므로 의료기구나 물품을 재사용할 때 요구되는 올바른 소독과 멸균의 수준을 정하고 청결한 환경을 유지함으로써 감염의 전파를 예방할 수 있다.

의료기관에서 사용하는 기구나 물품의 올바른 소독과 멸균은 감염의 예방과 관리를 위해 필수적이다.

이 장은 의료기관에서 사용하는 기구나 물품의 세척, 소독, 멸균에 대한 개념과 의료기구에 따른 소독과 멸균의 수준, 소독제의 종류와 특성, 멸균의 원리와 방법 등을 다루고자 한다.

세척

세척은 물과 세제로 물품의 표면에 붙어 있는 이물질을 제거하는 것으로 미생물이나 오염물질을 없애는 과정이다. 세척의 목적은 미생물의 양을 감소시키고, 피나 점액과 같은 유기물을 감소시켜 소독제나 멸균의 효과를 극대화하기 위함이다. 세척은 적절한 소독과 멸균을 위한 필수요건이므로 의료기관에서는 세척에 관한 규정을 수립하고 수행에 대한 모니터링을 해야 한다.

일반적인 주의사항

사용한 기구는 주변을 오염시키지 않도록 주의하면서 세척장소로 운반한다. 세척 과정에서 기구 표면에 손상이 있거나 부식된 것 등을 확인하여야 하며, 세척을 위해 분해가 필요한 기구는 제조사의 권고에 따라 분해하여 세척한다.

기구에 묻은 오물은 미생물이 쉽게 자랄 수 있는 환경을 조성하며, 기구 상태에 손상을 줄 수 있으므로 가능한 빨리 세척한다. 사용한 기구를 즉시 세척할 수 없을 때에는 젖은 수건으로 덮고 플라스틱백에 넣어 건조되지 않게 한다. 이때 생리식염수는 기구에 손상을 줄 수 있으므로 물이나 효소세척제 등을 사용한다. 세척제가 기구 표면에 남아 있으면 소독 및 멸균과정을 방해할 수 있으므로 충분히 헹군다.

세척 시 솔을 사용하여 모든 이물질을 제거한다. 세척솔은 사용한 다음 적합한 재처리과정을 거친 후 사용해야 한다. 의료기구의 재처리는 가능하면 중앙공급실에서 시행하는 것이 바람직하다. 세척에 참여하는 직원은 적절한 개인보호구(예: 방수가운, 장갑, 보안경, 마스크 등)를 착용하도록 한다(그림 18-1).

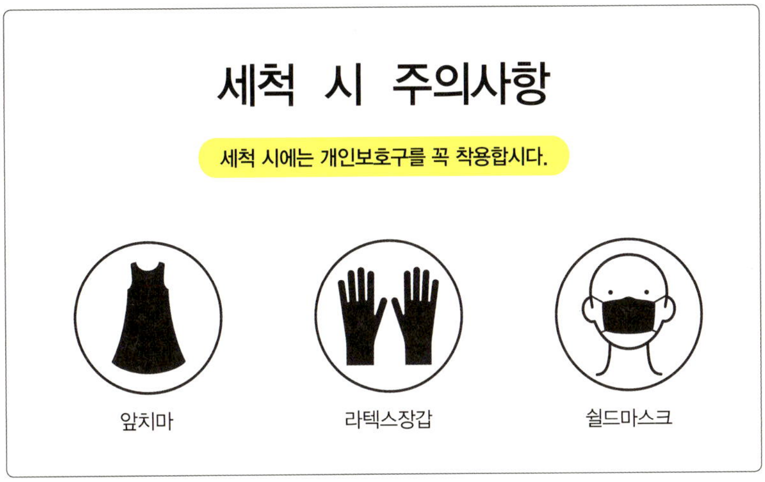

그림 18-1 세척 시 개인보호구 착용의 예

세척방법

손세척

기계세척기 사용이 부적절하거나 이용할 수 없는 기구일 경우 손세척을 시행하며, 직원들에게 손세척 절차에 대한 교육과 훈련을 실시하도록 한다. 손세척 시에는 복잡하거나 날카로운 기구를 다룰 때 찔리거나 손상을 입지 않도록 주의한다. 특히 날카로운 바늘이나 칼날은 의료폐기물 전용용기(손상성 폐기물용) 박스에 별도 분리하여 처리한다.

기계세척

기계세척기는 제조사의 권고사항을 확인하여 정기적으로 점검하며 결과를 기록하고 보관한다. 세척기는 제조사 권장 주기에 따라 내부세척과 소독을 실시한다. 세척 시에는 기구의 모든 표면이 세척제와 충분히 접촉할 수 있도록 가능한 분해하고 뚜껑이 있는 기구는 완전히 열어준다. 또한 기구가 올바로 세척되었는지를 확인하기 위해 세척 후 기구의 이물질 여부를 육안이나 세척과정의 출력물 등을 통해 확인한다.

초음파세척기는 육안으로 보이는 큰 오염을 제거할 수 없으므로 1차 오염제거 후 사용한다. 고무와 PVC는 진동을 흡수하기 때문에 초음파세척이 불가능하며, 깨지기 쉬운 물품들은 손상될 수 있다. 내강이 있는 기구는 초음파세척 전과 후에 손으로 세척하며, 세척 시에는 주변 오염을 방지하기 위해 뚜껑을 덮어놓아야 한다.

소독과 멸균의 수준

의료기구나 물품은 재질과 사용 용도에 따라 적절한 소독이나 멸균을 적용해야 한다.

소독과 멸균의 적용 원칙

의료기관에서 사용하는 모든 기구 및 물품은 환자와의 접촉 방법이나 상황에 따라 고위험기구, 준위험기구, 비위험기구로 나뉘어진다. 기구의 종류에 따라 멸균과 소독 수준이 다양하므로, 적절한 소독방법에 의해 관리되어야 한다.

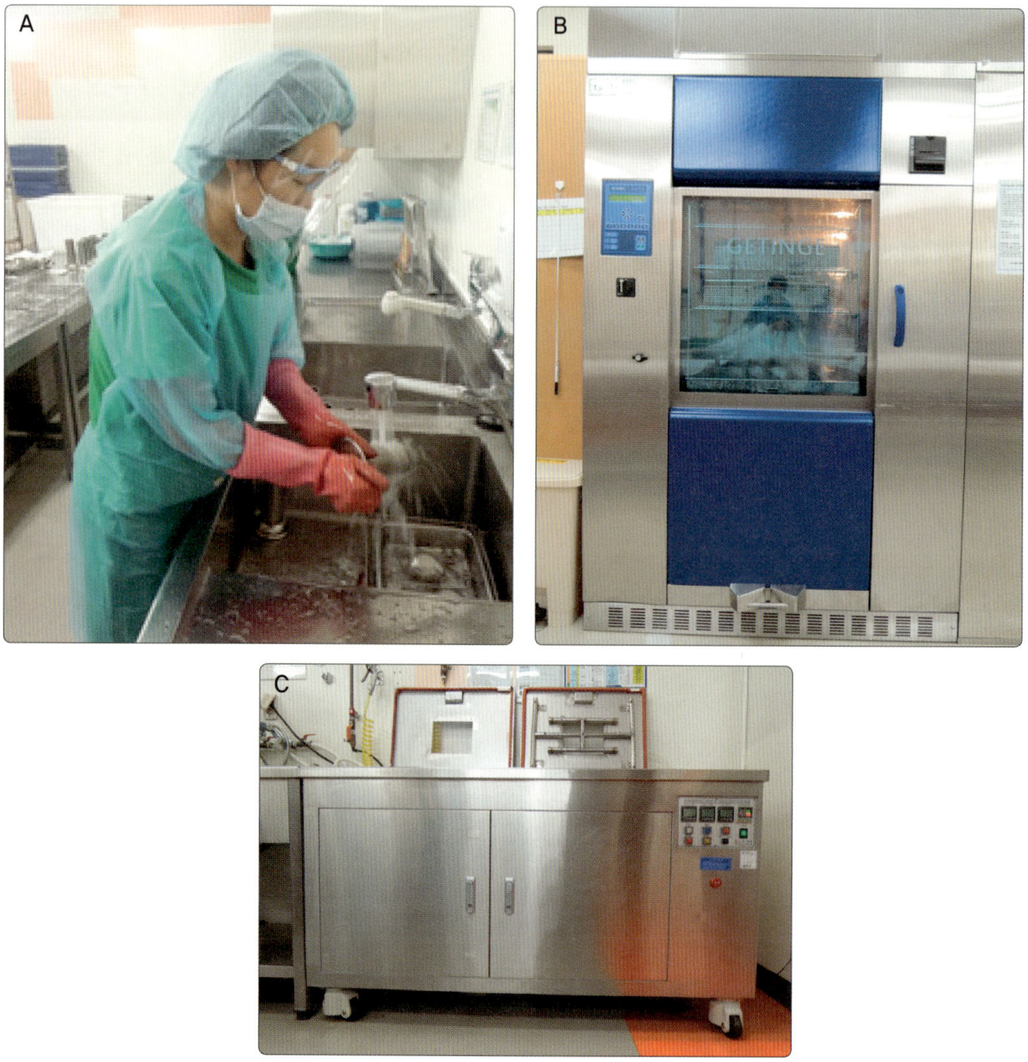

그림 18-2 세척방법. A: 손세척, B: 기계세척, C: 초음파세척

고위험기구

미생물에 오염되면 감염의 위험이 매우 높은 무균조직 또는 혈관계에 삽입되는 기구(물품)로서 세균의 아포를 포함한 어떠한 미생물도 존재하지 않아야 한다. 이러한 기구들은 철저한 멸균이 어렵기 때문에 멸균된 물품을 구매하거나 의료기관 내에서 매 사용 시마다 멸균 처리 후 사용한다.

준위험기구

정상적인 점막이나 손상이 있는 피부에 접촉하는 물품들로 미생물이 존재하지 않아야 하지만 일부 미생물의 아포는 있을 수 있다. 열에 안전한 의료기구인 경우에는 고온 멸균을 하는 것이 안전하며, 열에 안전하지 않은 경우라면 소독제를 사용한 높은 수준의 소독을 한다.

비위험기구

손상이 없는 피부와 접촉하며, 점막에는 사용하지 않는 기구(물품)로서, 대부분의 영양형 세균을 사멸할 수 있는 낮은 수준의 소독을 적용한다. 이러한 기구는 의료종사자의 손을 오염시키거나 의료기구와의 접촉을 통해 이차적으로 감염을 유발할 수 있으므로 매 환자 사이마다 또는 주기적으로 소독한다.

소독 수준에 따른 분류

소독은 환자에 대한 감염노출의 위험 정도에 따라 소독을 실시하며, 소독은 다음과 같이 분류한다.

높은 수준의 소독

세균 아포를 완전히 사멸할 수는 없으나 모든 미생물을 사멸하는 것을 의미한다.

중간 수준의 소독

결핵균, 영양형 세균, 대부분의 바이러스와 진균을 사멸하지만, 세균의 아포를 사멸할 수 있는 능력은 없다.

낮은 수준의 소독

대부분의 영양형 세균, 바이러스, 일부 진균을 죽이지만, 결핵균이나 세균의 아포 등과 같이 내성이 있는 미생물은 사멸하지 못한다.

의료기구의 분류에 따른 소독과 멸균방법

의료기관에서 사용하는 물품이나 기구는 사용 목적과 방법에 따라 멸균이나 소독방법을 선택한 후 적절한 방법을 결정한다(표 18-1). 그리고 의료기관에서 사용하는 의료기구나 물품의 재질과 형태별 소독이나 멸균의 적용방법은 표 18-2와 같다.

표 18-1 의료기구의 분류에 따른 소독과 멸균방법

분류	해당 기구(예시)	소독 및 멸균방법
고위험기구 (critical items)	수술기구, 심도관, 요로카테터, 이식물, 내시경 부속품 중 생검 겸자나 절단기, 무균적 체강 내로 삽입되는 초음파 탐침(probe)과 내시경류(관절경, 복강경 등), 전기소작팁(elevtrocautery tips), 자궁경부 큐렛(endooervical curettes), 이동겸자(transfer forceps), 초고속 치과용 핸드피스를 포함한 치과기구(dental equipment including high speed dental handpieces)	멸균 화학 멸균
준위험기구 (semicritical items)	내시경류(위내시경, 기관지내시경, 대장내시경 등), 호흡치료기구 및 마취기구, 후두경날(laryngoscope blade), 식도기능검사 카테터(esophageal manomerty catheter), 대장항문기능검사 카테터(anorectal manometry catheter), 냉동수술 탐침(cryosurgical probes), 개검기(nasal/anal/vaginal specula), 심폐소생백 마스크(CPR face masks), 유축기구 부속품(breast pump accessories), 직장/질 초음파 탐침	화학 멸균 높은 수준 소독
비위험기구 (non-critical items)	대소변기, 혈압측정기, 청진기, 심전도 기계, 손상 없는 피부와 접촉하는 초음파 탐침(복부, 방광 초음파 등)	낮은 수준 소독

출처: Rutala W. A., Weber D. J., Healthcare Infection Control Practices Advisory Committee(HICPAC)(2008). Guideline for Disinfection and Sterilization in Healthcare Facilities.

표 18-2 물품의 재질과 형태별 소독과 멸균의 적용

구분	멸균		소독		
			높은 수준	중간 수준	낮은 수준
	고위험기구		준위험기구	준위험기구의 일부, 비위험기구의 일부	비위험기구
	방법	노출시간	방법(노출시간 20℃ 이상에서 12~30분간)[2,3]	방법 (노출시간 1분 이상)[9]	방법 (노출시간 1분 이상)[9]
표면이 견고하고 매끄러운 제품[1,4]	A	제조사 권고대로	D	K	K
	B	제조사 권고대로	E	L[5]	L
	C	제조사 권고대로	F	M	M
	D	20~25℃에서 10시간	H	N	N
	F	6시간	I[6]		O
	G	50~56℃에서 12분	J		
	H	3~8시간			
고무 튜브 카테터[3,4]	A	제조사 권고대로	D		
	B	제조사 권고대로	E		
	C	제조사 권고대로	F		
	D	20~25℃에서 10시간	H		
	F	6시간	I		
	G	50~56℃에서 12분	J		
	H	3~8시간			
폴리에틸렌 튜브, 카테터[3,4,7]	A	제조사 권고대로	D		
	B	제조사 권고대로	E		
	C	제조사 권고대로	F		
	D	20~25℃에서 10시간	H		
	F	6시간	I[6]		
	G	50~56℃에서 12분	J		
	H	3~8시간			
렌즈가 있는 기구[4]	A	제조사 권고대로	D		
	B	제조사 권고대로	E		
	C	제조사 권고대로	F		
	D	20~25℃에서 10시간	H		
	F	6시간	J		
	G	50~56℃에서 12분			
	H	3~8시간			
체온계 (구강, 항문용)[8]					K[8]
경칩이 있는 기구[4]	A	제조사 권고대로	D		
	B	제조사 권고대로	E		
	C	제조사 권고대로	F		
	D	20~25℃에서 10시간	H		
	F	6시간	I[6]		
	G	50~56℃에서 12분	J		
	H	3~8시간			

A. 증기 혹은 열기를 포함한 고열 멸균(제조사 권고에 따르며, 3~30분 소요됨)
B. Ethylene oxide gas(제조사 권고에 따르며, 일반적으로 50~60℃에서 멸균 1~6시간, 공기 정화 8~12시간 소요됨)
C. Hydrogen peroxide gas plasma(제조사 권고에 따르며, 내강 구경과 길이에 따라 45~72분 소요됨)
D. Glutaraldehyde-based formulations(>2% glutaraldehyde); glutaraldehyde (1.12%)+1.93% phenol/phenate. 높은 수준의 소독을 위해 35℃에서 5분간 소독 필요함
E. Ortho-phthalaldehyde(OPA) 0.55%
F. Hydrogen peroxide 7.5%(구리, 아연, 동을 부식시킴)

G. Peracetic acid, 농도는 다양하며 0.2% 이상의 농도에서 아포 사멸됨, 50~56℃에서 침적함
H. Hydrogen peroxide(7.35%) + 0.23% peracetic acid; hydrogen peroxide 1% + peracetic acid 0.08% (금속 기구는 부식됨)
I. Wet pasteurization, 세제를 사용하여 세척한 후 70℃에서 30분간 소독함
J. Hypochlorite, 식염수를 전기 분해하여 바로 사용하며 활동 염소 농도는 >650~675임(금속 기구를 부식시킴)
K. Ethyl 혹은 isopropyl alcohol(70~90%)
L. Sodium hypochlorite(5.25~6.15% 가정용 표백제를 1:500 희석하면 유효염소량 100 ppm 이상임)
M. Phenolic germicidal detergent solution(제조사 권고에 따라 희석)
N. Iodophor germicidal detergent solution(제조사 권고에 따라 희석)
O. Quaternary ammonium germicidal detergent solution(제조사 권고에 따라 희석)

1) 수치료 기구는 관련 자료를 참조한다.
2) 모든 미생물을 제거하려면 좀 더 긴 시간이 필요하다. Follow the FDA-cleared high-level disinfection claim. 10분으로 불충분한 경우가 많다. 특히 좁은 관이나 미생물 또는 세균의 은신처가 될 만한 곳은 더 많은 시간이 필요하다. 20℃에서 2% glutaraldehyde로 결핵균과 비결핵성 마이코박테리아의 사멸을 위해 최소 필요한 시간은 20분. 일부 고수준 소독제는 노출 시간이 짧아지기도 한다(예: ortho-phthalaldehyde는 20℃에서 12분). 온도를 높이면 노출 시간을 줄일 수 있음(예: 내시경 자동세척소독기의 경우, 2.5% glutaraldehyde는 35℃에서 5분간, 0.55% OPA는 25℃에서 5분간).
3) 튜브제품들은 소독제에 충분히 잠겨야 함. 공기로 인해 잠기지 않은 부분이 없도록 주의한다.
4) 재료와의 적합성을 사용하기 전에 충분히 검토해야 한다.
5) 1,000 ppm 농도는 배양하거나 농축하는 검사실, 혹은 미생물이 엎질러졌을 때 사용한다. 경우에 따라 표면을 부식시키기도 한다(5.25~ 6.15% 가정용 표백제를 1:50 희석하며 유효염소량이 1,000ppm 이상임).
6) 호흡치료 기구 혹은 마취 기구를 Pasteurization(washer-disinfector)하는 방법은 높은 수준 소독의 대안으로 알려져 있으나 일부 보고에 따르면 Pasteurization 효과가 불분명하다.
7) 적용 시 온도에 안전한지를 평가해야 한다.
8) 구강체온계와 직장체온계는 세척, 소독, 멸균 과정에서 섞이지 않도록 한다.
9) 국내 관련 법규와 제조사의 권고에 따라 사용해야 한다.

출처: Rutala W. A., Weber D. J., Healthcare Infection Control Practices Advisory Committee(HICPAC)(2008). Guideline for Disinfection and Sterilization in Healthcare Facilities.

소독제에 대한 미생물의 내성

프리온, 세균 아포가 가장 강력한 내성을 보이며, 지질 바이러스가 가장 쉽게 파괴된다. 프리온은 기존의 멸균방법과 다른 별도의 멸균방법을 적용해야 사멸이 가능하다(표 18-3).

표 18-3 소독과 멸균에 대한 미생물 내성단계

미생물	내성	해당되는 예	필요한 소독 수준
프리온	높음 ↑	CJD(Creutzfeldt-Jakob disease)	프리온 소독방법
세균 아포 Coccidia		*Bacillus atrophaeus* Cryptosporidium	멸균
항산균		*M. tuberculosis, M. terrae*	높은 수준의 소독
비지질, 소형 바이러스 진균		Polio, coxsackie Aspergillus, Candida	중간 수준의 소독
영양형 세균 지질, 중형 바이러스	낮음	*S. aureus, P. aeruginosa* HIV, HSV, HBV	낮은 수준의 소독

출처: Rutala W. A., Weber D. J.(2003). Modern advances in disinfection, sterilization, and medical waste management. in Wenzel R.P. Prevention and Control of Nosocomial Infections. 4th ed. Baltimore: Williams and Wilkins.

소독제의 종류와 특성

소독제는 미생물의 세포 구조나 성분과 반응하거나 대사작용을 저해함으로써 살균력을 갖는다. 소독제는 미생물이나 유기물의 존재, 소독제의 농도 등 여러 가지 요인들에 의해 소독력에 영향을 받으므로 사용목적과 사용 환경을 고려하여 소독제를 선택한 후 올바른 사용방법을 숙지하여 사용하여야 한다.

이상적인 소독제의 조건

소독제는 종류가 다양하고 특성과 사용방법이 서로 다르므로 사용 시에는 각각의 특성을 잘 파악하고 용도에 적합하며 다음과 같은 조건을 만족하는 것을 선택하도록 한다.

즉, 소독제는 각종 미생물에 대해 폭넓게 사용이 가능하고 일정한 소독 효과를 신속하게 나타내야 하며, 유기물질, 비누나 세제 찌꺼기, 물 등 환경적인 요인에 의하여 영향받지 않아야 한다. 또한 세척작용이 우수하여 헹구기 쉬워야 하며, 희석과 헹굼이 용이하도록 모든 농도에 수용성이 있어야 한다. 그리고 원액이나 희석된 상태에서 소독력이 쉽게 변화되지 않는 화학적 안정성이 있어야 하며, 동일한 소독효과를 갖는다면 경제적인 것이 좋다. 또한 사용자에게 독성이나 자극이 없어야 하며, 환경에 유해하지 않아야 한다.

소독제 관리

소독제는 제품의 사용설명서를 확인하여 올바른 방법으로 사용하도록 하며, 소독제 농도, 적용시간, 유효기간 등을 준수하여 사용한다. 개봉한 소독제는 용기가 오염되지 않도록 주의하고, 소독제는 동일한 용기에 재보충하지 않으며, 소독제 용기는 재사용하지 않는다. 만약 용기를 재사용하는 경우 세척, 소독 혹은 멸균 후 사용한다.

희석한 소독제는 가능한 빨리 사용하며, 장기간 사용하는 경우 제품 회사에서 제시한 소독력 확인방법을 준수한다. 그리고 희석 소독제의 경우 오염되기 쉬우므로 보관 및 사용방법에 유의하여 사용한다. 또한 사용하는 소독제의 물질안전보건자료(Material Safety Data Sheet, MSDS)를 사용부서에 비치하고 숙지하여야 한다.

소독제의 종류와 사용방법

알코올

살균범위 60~80% 에틸알코올은 세균뿐만 아니라 결핵균, 바이러스, 진균에 대한 살균력이 신속하나 세균 아포에 대한 살균력은 없다. 단백질로 오염된 의료기구를 통과하는 능력이 부족하고 아포를 살균할 수 없으므로 높은 수준의 소독을 필요로 하는 경우에는 적당하지 않다.

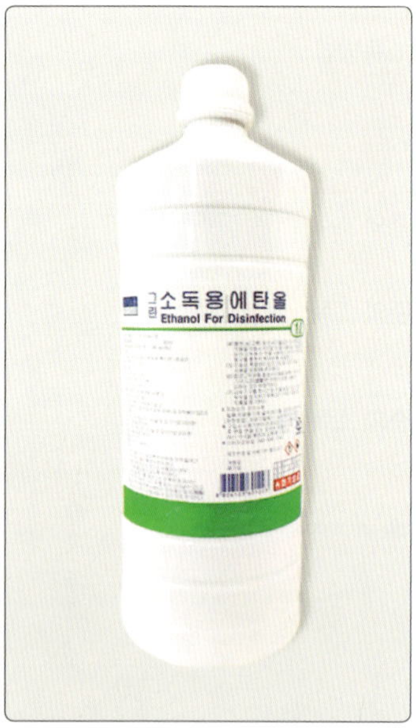

그림 18-3 알코올(alcohol)

사용범위 및 주의사항 일반적으로 주사 전 피부소독, 손소독에 사용하며,

인체의 점막 및 피부와 접촉하는 물품의 소독에 흔히 사용한다. 넓은 환경표면 소독에는 사용하지 않으며, 구강 및 직장 체온계, 청진기 등 물품의 표면 소독에 사용한다.

피부소독제로 자주 사용할 경우 피부를 건조하게 하며, 인화성 물질이므로 서늘하고 환기가 잘되는 곳에 보관하여야 한다.

4급 암모늄염

살균범위 세균, 지방친화성(협막) 바이러스, 진균에 대한 살균력이 있다. 그러나 아포, 결핵균, 친수성(비협막) 바이러스에 대한 살균력은 없다.

사용범위 및 주의사항 세척제로는 우수하지만, 소독제의 오염문제가 자주 보고되어 피부 소독제로의 사용은 권장하지 않는다. 일반적으로 환경 바닥이나 가구, 벽 등의 청소용 환경소독제로 광범위하게 사용한다. 유기물이 있는 경우 살균력이 저하되므로 환자의 배설물 등의 소독에는 부적합하다.

양성 계면활성제

살균범위 그람양성균, 그람음성균에 대한 살균력은 우수하나 진균에 대해서는 효과가 없으며, 친수성 바이러스, 폴리오바이러스에도 살균력이 없다.

사용범위 및 주의사항 주로 병원성 세균에 오염된 기구의 오염제거나 환경 표면의 소독, 피부 소독에 사용된다.

클로르헥시딘 글루코네이트

살균범위 피부에 존재하는 그람양성균에 높은 소독력을 나타내지만 결핵균에는 효과가 없으며, 바이러스와 세균의 아포에 대해서도 살균력이 없다.

사용범위 및 주의사항 피부에 자극이 적고 6시간 정도 소독지속 효과가 있어 피부소독이나 손소독에 널리 사용된다. 알코올이나 증류수에 희석하여 피부 및 점막 소독제로 사용한다. 알코올과 혼합한 0.5% 희석액은 알코올이나 베타딘(betadine) 단독 사용보다 손위생이나 수술부위 피부 준비 시 미생물 제거 효과가 좋은 것으로 보고되고 있다. 점막 소독에는 0.1~0.5% 희석액(멸균증류수)을 사용한다.

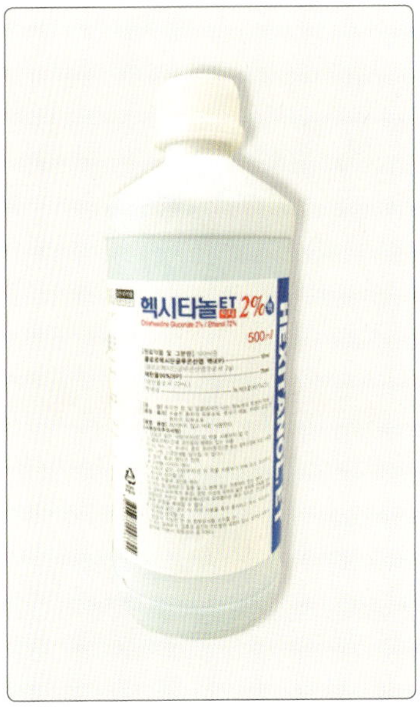

그림 18-4 클로르헥시딘 글루코네이트(chlorhexidine gluconate)

글루탈알데하이드

살균범위 결핵균을 포함한 모든 그람양성균과 그람음성균, 진균, 바이러스(B형 간염 바이러스, 인간면역결핍바이러스 포함)에 대한 살균력이 있다.

사용범위 및 주의사항 높은 수준의 소독이 가능하므로 내시경류, 마취 및 호흡치료기구, 투석기구 등에 주로 사용된다. 금속 표면을 부식시키지 않

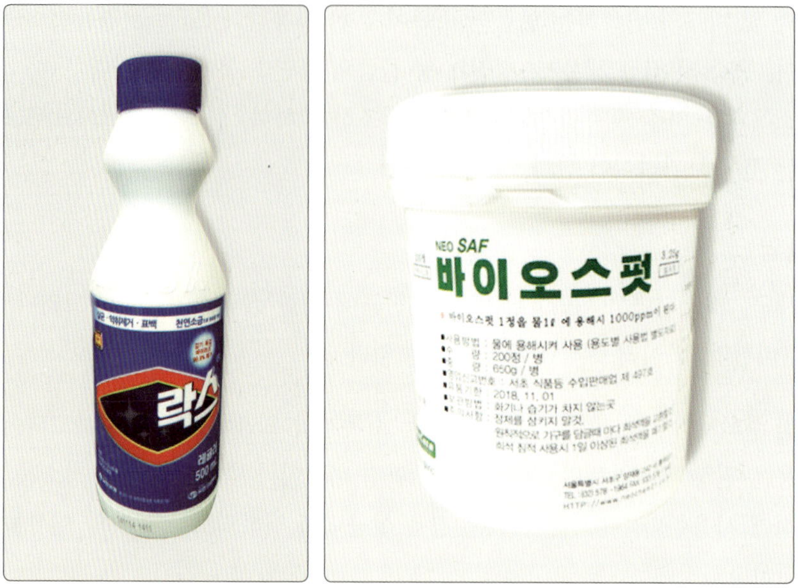

그림 18-5 염소 및 염소화합물(chloride and chlorine compounds)

고, 렌즈장착 기구를 손상시키지 않기 때문에 내시경 등의 소독에 흔히 사용된다. 결핵균을 사멸하려면 실온에서는 2% 용액으로 최소한 20분 이상 침적시켜야 하며, 내시경에 남아 있는 소독제로 인한 위막성 대장염 등이 발생할 수 있으므로 사용 후 꼼꼼한 세척이 필수적이다. 사용자는 통풍이 잘 되는 곳에서 사용하도록 하고, 장갑, 보안경 등 개인보호구를 착용한다. 독성이 강하고 비싼 가격 때문에 일반 환경 표면에는 사용하지 않는다.

염소 및 염소화합물

살균범위 염소 소독제는 농도에 따라 소독 효과가 달라진다. 유기물질이 없는 상태에서 일반 세균은 5 ppm 미만에서, 마이코플라스마는 25 ppm(4% 차아염소산나트륨 기준 물:소독제=1.6 L:1 cc)에서 수 초 안에 사멸된다. 결핵균을 죽이려면 1,000 ppm(4% 차아염소산나트륨 기준 물:소독제=40:1)이 필요하다.

사용범위 및 주의사항 의료환경에서 주로 환경소독제로 사용되며, 세탁물, 감염성 의료폐기물, 치과기기, 혈액투석에 사용되는 물이나 기계의 소독에 주로 사용한다. 가격이 비싸지 않고, 살균 효과가 신속한 것이 장점이지만 부식성이 강하고, 장기간 보관 시 소독 효과가 감소하는 단점이 있다. 유기물질에 의해 비활성화되기 때문에 사전 세척은 필수적이다.

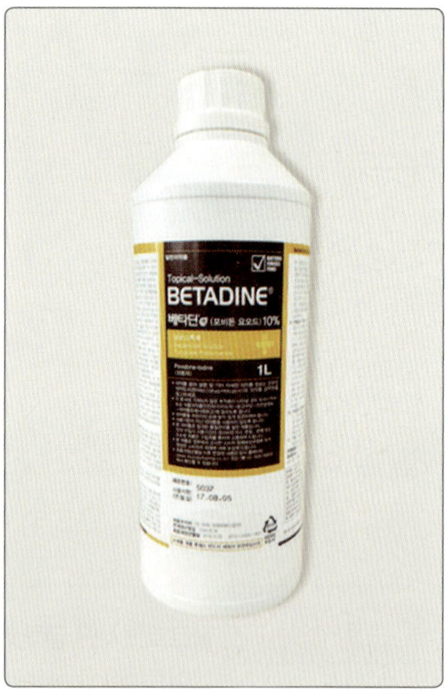

그림 18-6 요오드, 아이오도퍼 (iodine and iodophor)

요오드, 아이오도퍼

살균범위 그람양성균, 그람음성균, 아포, 바이러스, 진균, 원충까지 살균의 범위가 넓다. 그러나 진균이나 아포에 대한 살균효과를 보려면 오랜 시간 침적이 요구된다. 피부소독제로 만들어진 아이오도퍼는 유리 요오드의 농도가 낮아 물품 소독제로는 효과가 적다.

사용범위 및 주의사항 부식방지 처리가 되어 있지 않은 금속을 부식시키며, 고무나 플라스틱 제품을 손상시키고 착색이 되는 단점이 있다. 유기물에 의하여 살균작용이 거의 영향을 받지 않으나 낮은 농도에서는 살균력이 현저히 저하된다. 피부를 통해 흡수되므로 임신부나 수유부에게 장기간 사용하지 않도록 하며, 요오드 과민증 환자, 갑상선 기능 이상 환자 등은 사용하지 않도록 한다. 창상치료나 좌욕, 침습적인 시술을 하기 전, 피부 준비를 위해 사용하는 경우라면 10% 용액을 사용하도록 하며, 구강 함수에는 2% 희석용액을 사용하도록 한다.

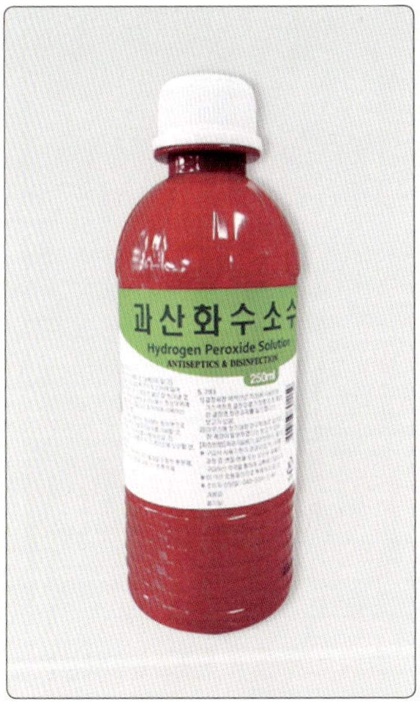

그림 18-7 과산화수소 (hydrogen peroxide)

과산화수소

살균범위 세균, 바이러스, 진균, 결핵균 및 세균의 아포에 모두 유효하다. 6~25% 농도에서는 화학멸균제로 사용 가능하나, 과산화수소와 과초산의 혼합은 아포에 대한 살균능력을 증가시킨다.

사용범위 및 주의사항 3% 피부소독제로 사용할 경우는 소독보다는 괴사조직의 제거를 위해 사용된다. 물품의 소독과 멸균에는 6% 이상의 농도로 사용한다. 콘텍트렌즈, 인공호흡기, 내시경 소독 등에 사용되며, 사용 후 충분하게 헹구지 않으면 각막손상, 위막성 결장염 등이 발생할 수 있다.

과초산

살균범위 그람양성균 및 그람음성균, 진균, 효모 등은 100 ppm 미만의 농도에서 5분 이내에 불활성화시킬 수 있다. 유기물 제거 능력은 강력하나 유기물이 있으면 200~500 ppm 정도가 되어야 한다.

사용범위 및 주의사항 수술기구, 치과기구, 내시경 기구의 화학멸균제로 사용한다. 구리, 황동, 철 및 아연을 부식시킨다. 희석 시에는 불안정해진다. 예를 들어 1% 용액은 가수분해로 6일 만에 반으로 감소하며, 40%의 과초산은 한달이 지나면 유효성분의 1~2%가 감소한다.

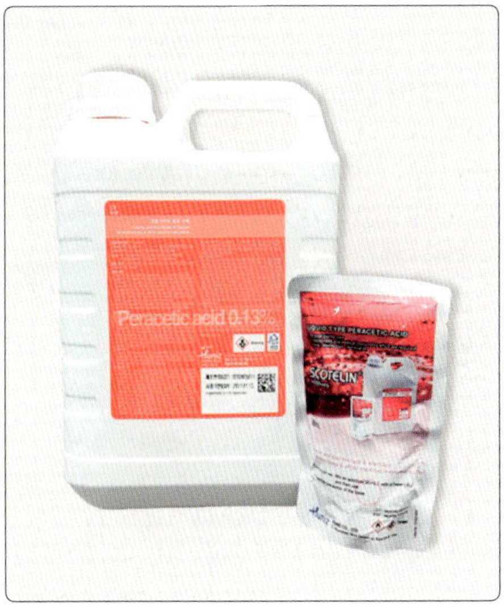

그림 18-8 과초산제제(peracetic acid)

올소프탈알데하이드

살균범위 마이코박테리아(Mycobacteria)를 5분, *M. bovis*는 0.21%에서 6분이면 충분하다고 보고되고 있다. 아포의 경우

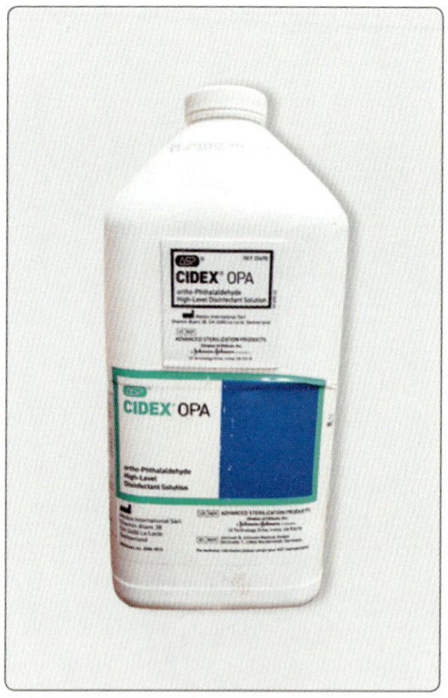

그림 18-9 올소프탈알데하이드(ortho-phthaldehyde, OPA)

실온에서 270분간 노출시켜도 살균력이 없다. *B. subtilis*를 5 log만큼 감소시키는 데 20℃에서는 24시간이 필요하지만 35℃로 온도를 높이면 3시간으로 감소된다. 실온에서 5분 미만일 경우 살균효과가 적어지지만 10분 이상과는 별 차이가 없는 것으로 나타나 5~10분간 접촉시키도록 한다.

사용범위 및 주의사항 높은 수준의 소독제로서 내시경류 소독에 주로 사용한다. 글루탈알데히드에 비해 안정적(pH 3~9까지)이며, 눈이나 코에 자극이 없고, 활성화제가 필요하지 않다. 중성이고 거품이 적어 쉽게 헹구어지고 일반적으로 환경소독에는 사용하지 않는다. 세척 시 남은 오염물질은 올소프탈알데하이드의 소독 효과를 감소시킨다. 최소 효과 농도는 0.3%이며, 테스트 스트립을 이용해 농도를 모니터링하며 제조사에서 권장하는 사용기간을 초과하지 않도록 한다.

표 18-4 멸균방법별 장단점 비교

	장점	단점
증기멸균	• 환자, 직원, 환경에 대한 독성 없음 • 멸균 적용 대상이 광범위 • 짧은 시간에 멸균 가능 • 경제적임	• 열에 민감한 기구에 해를 미침 • 습열의 침투가 어려운 물품에는 부적합(예: 바세린, 오일 등) • 물기가 남아 있을 경우 부식의 원인이 될 수 있음 • 화상 위험 있음
건열멸균	• 환자, 직원, 환경에 독성 없음 • 전체 과정의 관리 및 감시가 쉬움 • 증기침투가 불가능하고 분해되지 않는 기구의 고온멸균에 효과적임 • 유리의 표면을 부식시키지 않음	• 열에 불안정한 기구에 해를 미침 • 침투 시간이 길고 속도가 느림
E.O. 가스멸균	• 포장재질이나 기구의 관속으로 투과 • 일회용 cartridge의 경우 음압인 챔버에서 가스 누출이나 E.O. 가스 노출 없이 위험을 최소화하면서 사용 가능 • 조작과 감시가 쉬움 • 대부분의 의료재질과 적합성 높음	• 잔재하는 E.O. 가스 제거를 위해 정화 필요 • E.O. 가스 독성, 발암성, 가연성 있음 • E.O. 가스 방출에 대한 규정 준수 필요 • E.O. 가스의 cartridge는 가연성 액체 보관장에 저장해야 함 • 적용 주기와 정화시간이 김
과산화수소 플라즈마 가스멸균	• 환경과 의료인에게 인정 • 잔류 독성 없음 • 28~73분의 작용시간, 정화시간 필요 없음 • 50℃ 이하에서 작용, 열과 습도에 민감한 물품에 사용 가능 • 조작과 설비, 감시 쉬움 • 대부분의 의료기구 사용 가능	• 섬유질(종이), 린넨, 액체는 사용할 수 없음 • 모델에 따라 멸균용적 다양(1.8~9.4 ft3) • 관이 길거나 좁은 경우는 부적합(제조회사의 권장사항 확인) • 합성팩(polypropylene 포장지, polyolefin 봉투)이나 특수용기 필요 • 노출 기간 중 pH의 농도가 1 ppm 이상이 되면 독성의 가능성 있음

출처: Rutala W. A., Weber D. J.(1999). Disinfection of endoscopes: review of new chemical sterilants used for high-level disinfection. Infect. Control Hosp. Epidemiol. 20(1), 69-76.

멸균의 원리와 방법

멸균 상태란 아포를 포함한 살아 있는 모든 미생물이 존재하지 않음을 의미한다. 멸균 상태 확인은 내성이 높은 아포생성 미생물을 멸균기에 넣고 멸균과정이 끝난 후 그 미생물이 존재하는지를 확인하여 알 수 있다.

멸균방법의 선택

멸균 대상 물품과 제조사에서 권고하는 멸균방법 혹은 제품설명서를 확인하여 적절한 멸균방법을 적용한다. 또한 멸균방법별 장단점을 확인하는 것 또한 중요하다(표 18-4).

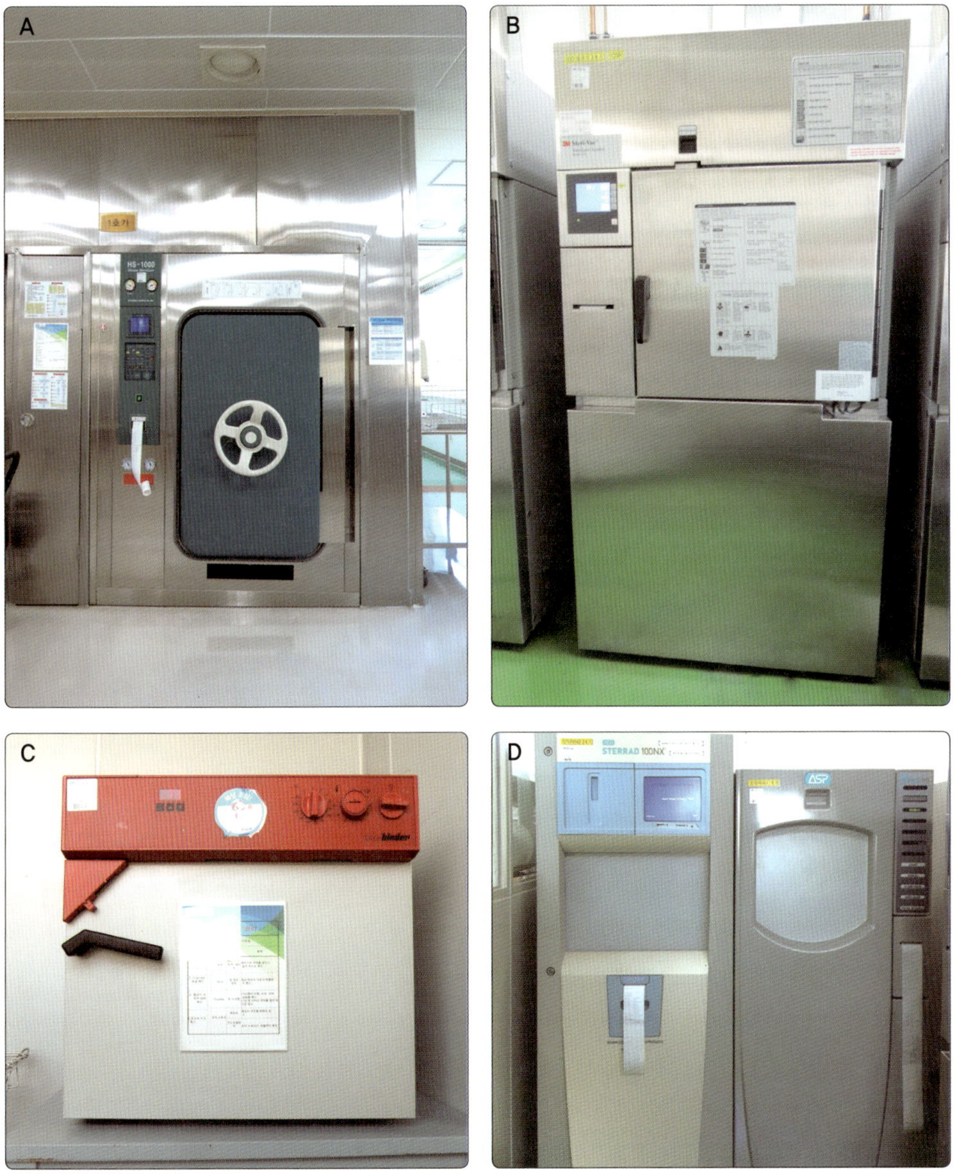

그림 18-10 멸균기의 종류. A: 증기멸균기, **B:** E.O. 가스멸균기, **C:** 건열멸균기, **D:** 과산화수소 플라즈마 가스멸균기

표 18-5 멸균 확인방법

<table>
<tr><th colspan="2" rowspan="2">멸균 감시 종류</th><th rowspan="2">감시방법</th><th colspan="5">멸균 감시 주기</th></tr>
<tr><th>증기</th><th>과산화수소 가스 플라즈마</th><th>과초산</th><th>E.O. 가스</th><th>건열</th></tr>
<tr><td rowspan="3">기계적 확인</td><td>진공, 온도, 압력, 시간</td><td>• 멸균기의 chart, timer, lamp, gauge 등을 통해 확인</td><td>모든 회차</td><td>모든 회차</td><td>업체 권장사항에 따름</td><td>모든 회차</td><td>모든 회차</td></tr>
<tr><td>보위딕 검사 (Bowie-Dick test)</td><td>• 선진공 증기 멸균기의 챔버 내부에 공기 제거와 증기 침투가 적절한지 확인</td><td>매일 1회 (매일 첫 번째 사이클에서 시행)</td><td>–</td><td>–</td><td>–</td><td>–</td></tr>
<tr><td>진공 누설 검사 (Leak test)</td><td>• 멸균기의 최저 · 최고 압력의 차이 파악</td><td>매주 1회</td><td>–</td><td>–</td><td>–</td><td>–</td></tr>
<tr><td rowspan="2">화학적 확인</td><td>외부 화학적 지표</td><td>• 멸균 물품의 포장 외부에 위치
• 내부 지표가 눈에 보이면 외부 지표를 사용하지 않아도 됨</td><td>모든 멸균팩</td><td>모든 멸균팩</td><td>–</td><td>모든 멸균팩</td><td>모든 멸균팩</td></tr>
<tr><td>내부 화학적 지표</td><td>• 멸균 물품의 포장 내부에 위치</td><td>모든 멸균팩과 세트</td><td>모든 멸균팩과 세트</td><td>모든 회차</td><td>모든 멸균팩과 세트</td><td>–</td></tr>
<tr><td colspan="2" rowspan="2">생물학적 확인</td><td rowspan="2">• 멸균기의 종류에 따라 승인받은 상품화된 아포 사용
• 생물학적 지표는 멸균이 가장 어려운 장소에 위치
• 인체삽입물의 경우, 생물학적 지표가 음성으로 나올 때까지 사용하지 않음
• 다음의 경우에는 연속 3회 비정기적 검사 실시
– 멸균기를 처음 설치할 때
– 멸균기를 이동할 때
– 멸균기에서 오작동이 발생하였을 때
– 중대한 수리 후(예: 압력 용기의 용접, 챔버 문/진공 펌프/주요 배관 조립부의 교체 등)</td><td>최소 매주 1회 (단, 인체삽입물이 포함된 경우 모든 회차에서 사용)</td><td>매일 1회</td><td>주 1회</td><td>모든 회차</td><td>모든 회차</td></tr>
<tr><td colspan="3">생물학적 지표: Geobacillus stearothermophilus</td><td colspan="2">생물학적 지표: Bacillus atrophaeus</td></tr>
</table>

출처: 병원중앙공급간호사회(2010). 중앙공급실 업무표준 안내서(II).

멸균물품의 포장

멸균물품은 포장을 개봉할 때까지 멸균이 유지될 수 있도록 포장해야 한다. 또한 멸균제(증기, 건열, 가스)가 모든 표면에 도달하도록 포장하며, 경첩이 있는 기구는 열려있거나 풀려있어야 한다. 포장재질이 멸균과정에 적합한지, 미생물이나 습기를 막을 수 있도록 천공이나 찢어짐

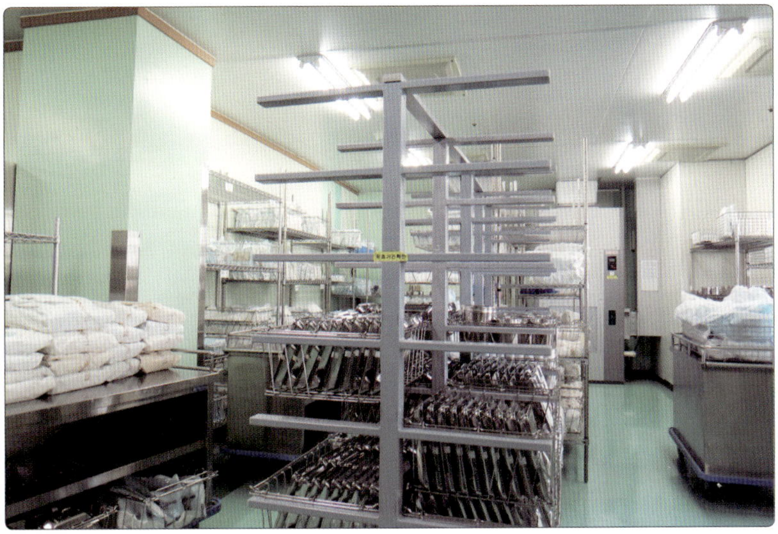

그림 18-11 멸균물품의 보관

에 충분히 견디는지 확인하여 사용한다.

멸균물품의 적재

멸균기 내 물품의 모든 표면이 멸균되도록 여분의 공간을 만들고 적정량을 적재한다. 즉, 멸균물품은 탱크 내 용적의 60~70%만 채우도록 하며, 가능한 같은 재료들을 함께 멸균한다.

멸균물품의 보관

멸균물품의 보관 장소는 출입이 제한되며 환기가 잘 되고, 온도와 습도가 적절하게 유지되어야 한다. 보관 장소는 청결한 상태를 유지하도록 하며, 출입인원을 통제하고, 멸균물품과 접촉하기 전 손위생을 실시한다. 유효기간이 경과한 물품이 사용되지 않도록 유효기간과 제품명이 잘 보이도록 진열하고, 먼저 멸균한 것부터 사용한다.

멸균 과정 확인

멸균이 되었는지를 확인할 수 있는 방법은 일반적으로 다음 세 가지가 있다. 이 중 한 가지만으로는 멸균 여부를 판단하기 어려우므로, 적어도 두 가지 이상의 방법을 함께 사용해야 한다(표 18-5).

기계적 · 물리적 지표

멸균 과정 동안의 진공, 압력, 시간, 온도를 측정하는 멸균기의 타이머나 계기판 등을 통해 멸균기의 기능이 제대로 작동되는지를 확인하는 방법이다. 이 방법으로는 실제 멸균이 제대로 되었는지를 확인할 수는 없다.

화학적 지표

미생물이 모두 사멸했는지에 대한 멸균 상태를 확인하는 것보다는 포장 물품이 멸균 과정을 거쳤

구분	멸균 전	멸균 후
외부	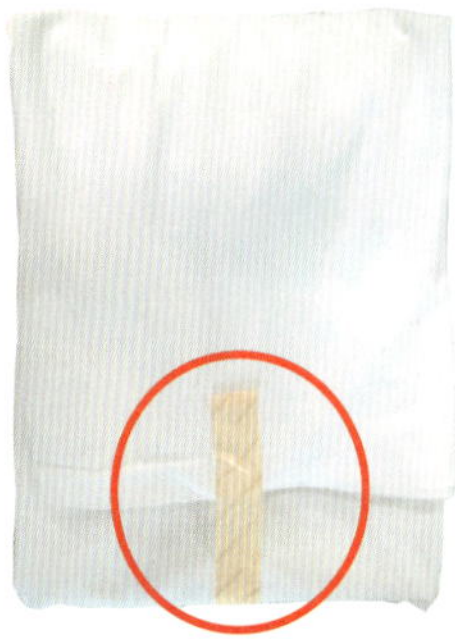	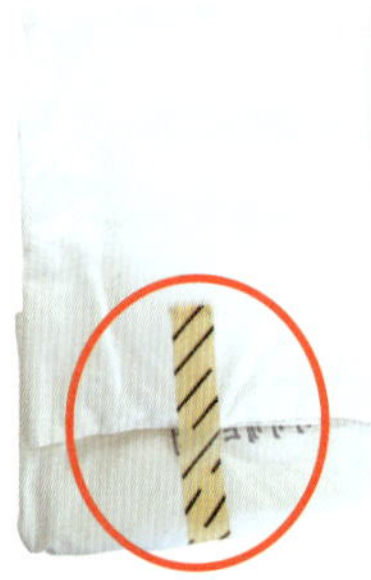
내부	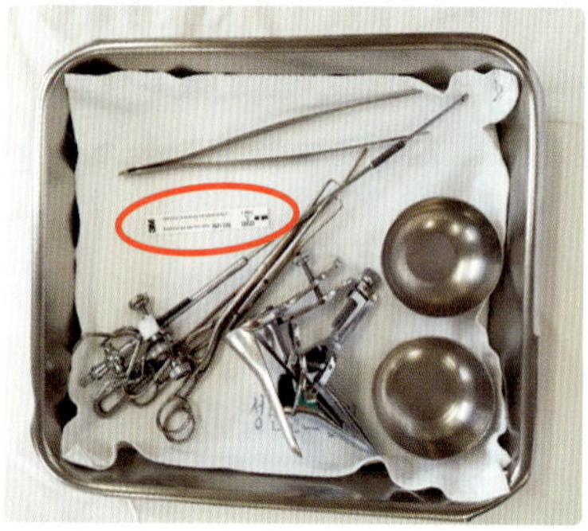	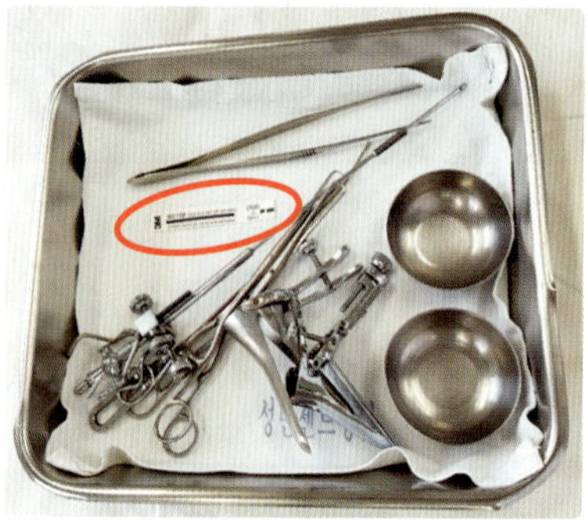

그림 18-12 화학적 지표(멸균과정 전후 사진)

는지를 확인하는 수준으로 멸균 과정의 오류 발견이 비교적 쉽고 가격이 저렴하다(그림 18-12).

생물학적 지표

해당 멸균방법에 가장 강한 미생물을 이용하여 멸균 유무를 확인하는 방법으로 멸균방법에 따라 다른 균주가 사용된다. 멸균과정 동안 멸균기 내부에서 멸균이 잘 안 되는 곳에 생물학적 지표를 넣고 멸균과정이 끝난 후 세균을 배양하여 멸균 여부를 확인한다(그림 18-13).

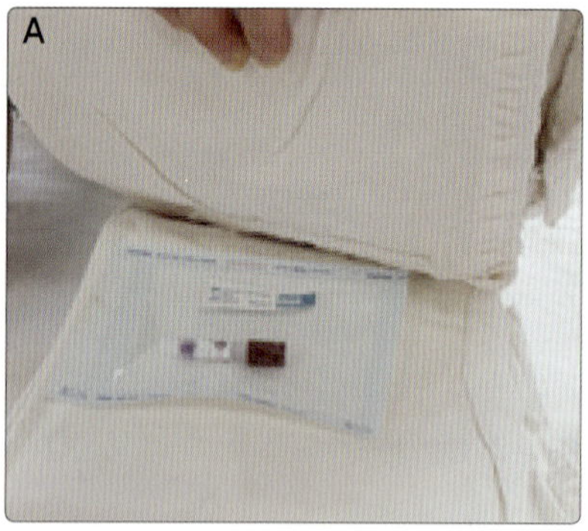

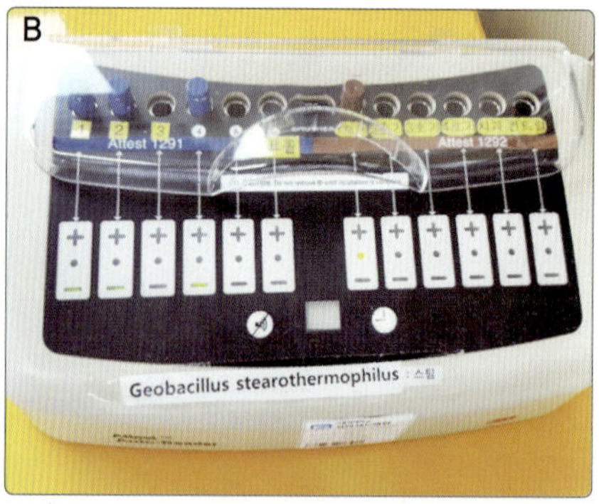

그림 18-13 **생물학적 지표와 세균배양.** **A:** 멸균팩에 생물학적 지표 삽입, **B:** 생물학적 지표의 세균배양

멸균물품 사용 시 주의사항

멸균된 물품끼리 접촉할 때에만 멸균 상태가 유지되므로 멸균물품을 다룰 때에는 멸균장갑을 착용한 후 만지도록 한다. 멸균물품은 사용 전 유효기간과 포장 상태를 확인한다. 물품이 멸균된 것인지 의심스러울 때(예: 젖거나 습기 찬 물품, 포장이 찢어졌거나 구멍이 난 물품, 멸균 유효기간이 지났거나 유효기간이 명

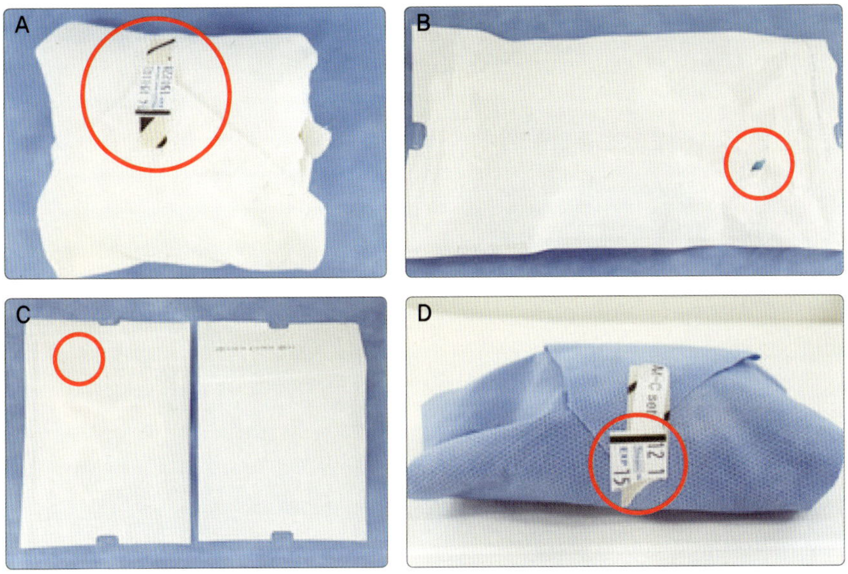

그림 18-14 오염이 의심되는 물품

A: 젖거나 습기 찬 물품
B: 포장이 찢어졌거나 구멍이 난 물품
C: 멸균 유효기간이 지났거나 유효기간이 명시되지 않은 물품
D: 멸균 상태를 확인하는 테이프가 제대로 부착되지 않았거나 테이프의 색이 제대로 바뀌지 않은 경우

시되지 않은 물품, 멸균 상태를 확인하는 테이프가 제대로 부착되지 않았거나 테이프의 색이 제대로 바뀌지 않은 경우 등)에는 오염된 것으로 간주한다(그림 18-14).

MICRO NOTES

"현대 외과수술의 아버지 조셉 리스터(Joseph Lister, 1827~1912)"

세계적인 미생물학자 파스퇴르(Pasteur)가 물체가 썩는다든지, 포도주로 되는 발효라는 것은 눈으로 볼 수 없는 아주 작은 미생물의 작용에 의한다는 것을 밝혀냈음을 이미 밝힌 바 있다. 파스퇴르는 가열과 여과의 방법으로 포도주 안에 있는 해로운 미생물들을 제거하는 방법도 개발하였지만, 사람에게 이것을 적용할 수 없었다.

리스터는 이러한 파스퇴르의 연구결과를 읽게 되었고 세균을 죽일 수 있는 적절한 화학제품을 찾았다. 그는 하수구에 효과적인 살균제로 석탄산이 사용되고 있고 그것을 인간의 몸에 사용하기 시작하였다. 1865년부터 리스터는 그의 손과 수술에 사용하는 도구와 붕대를 씻는데 석탄산을 사용하였고, 공기로 운반되는 세균을 죽이기 위에 석탄산을 공중에 뿌렸다. 그의 생각은 적중하여 석탄산으로 상처를 소독한 환자는 패혈증도 발생하지 않았고 상처가 신속히 치유되는 것을 확인하였다. 그는 그 결과를 1867년, 「The Lancet」라는 유명한 의학 잡지에 발표하였다.

현대에는 인체에 유해할 수 있어 소독제를 분무하거나 석탄산(페놀)을 수술부위 소독제로 사용하지는 않지만 조셉 리스터는 수술기구와 상처소독에 소독제를 최초로 적용하여 패혈증을 치료한 외과의사로 외과수술의 아버지라고 불리고 있다.

학습문제

1. 소독제에 대한 미생물의 내성이 높은 순서대로 나열된 것은 무엇인가?

① *B. atrophaeus* > *M. tuberculosis* > MRSA > HIV
② *B. atrophaeus* > *M. tuberculosis* > HIV > MRSA
③ *M. tuberculosis* > *B. atrophaeus* > *Candida* spp. > HIV
④ *Candida* spp. > *M. tuberculosis* > *B. atrophaeus* > HIV
⑤ *Candida* spp. > *B. atrophaeus* > *M. tuberculosis* > HIV

2. 멸균과정의 확인방법에 대한 설명으로 옳은 것은 무엇인가?

① 한 가지 지표만으로도 멸균 여부를 쉽게 판단된다.
② 화학적 지표는 모든 미생물이 사멸했는지 확인할 수 있다.
③ 기계적 지표는 물품이 실제적으로 멸균되었는지 확인 가능하다.
④ 생물학적 지표는 시각적으로 반응하는 화학제를 이용한 방법이다.
⑤ 생물학적 지표는 가장 강한 미생물을 사용하여 멸균유무를 확인하는 것이다.

3. 세척의 일반적인 주의사항으로 틀린 것은 무엇인가?

① 세척 직원은 방수 앞치마, 마스크, 장갑 등의 개인보호구 착용 후 세척한다.
② 사용한 물품은 소독이나 멸균 전에 이물질을 제거하기 위해 반드시 세척한다.
③ 수돗물은 기구를 부식시키므로 생리식염수나 효소세척제 등을 사용한다.
④ 사용한 기구를 즉시 세척할 수 없을 때에는 젖은 수건 등으로 덮어 건조되지 않게 한다.
⑤ 기구에 묻은 오물은 가능한 한 빨리 세척한다.

4. 멸균방법에 대한 설명으로 틀린 것은 무엇인가?

① 과산화수소 플라즈마 가스멸균은 관이 긴 물품의 경우 멸균이 불가능할 수 있다.
② E. O. 가스멸균은 환자나 직원, 환경에 대한 독성이 없다.
③ 건열멸균은 열에 불안정한 기구에는 사용하지 않는다.
④ 증기멸균은 짧은 시간에 멸균이 가능하여 경제적이다.
⑤ 과산화수소 플라즈마 가스멸균은 정화시간이 필요 없다.

1.① 2.⑤ 3.③ 4.②

참고문헌

대한감염관리간호사회.(2012). 감염관리학, 제2판, 현문사.
대한병원감염관리학회.(2011) 의료기관의 감염관리. 제4판, 한미의학.
병원중앙공급간호사회.(2010). 중앙공급실 업무표준 안내서(II).
박인혜, 안성희, 이인숙, 전성숙, 정인숙, 조복희.(2000). 가정간호사를 위한 역학과 감염관리, 현문사.
CDC.(2003). Guidelines for environmental infection control in health-care facilities: recommendations of CDC and the Healthcare Infection Control Practices Advisory Committee(HICPAC). MMWR 52(RR-10).
Patient Safety Branch History of Health.(2007). Best Practice Guidelines for the Cleaning, Disinfecttion and Sterilization of Medical Device in Health Authorities.
Rutala W. A, Weber D. J.(1999). Disinfection of endoscopes: review of new chemical sterilants used for high-level disinfection. Infect. Control Hosp. Epidemiol. 20(1), 69-76.
Rutala W. A., Weber D. J.(2008). Healthcare Infection Control Practices Advisory Committee(HICPAC). Guideline for Disinfection and Sterilization in Healthcare Facilities.
Rutala W. A., Weber D. J.(2003). Modern advances in disinfection, sterilization, and medical waste management. in Wenzel RP. Prevention and Control of Nosocomial Infections. 4th ed. Baltimore: Williams and Wilkins.

CHAPTER 19

요로감염관리

Infection Control for Urinary Tract Infections

학습목표

이 장을 학습한 후, 학습자는:

1. 주요 용어를 정의할 수 있다.
2. 요로감염의 발생과정을 이해하고 설명할 수 있다.
3. 요로감염 예방을 위한 관리방법을 이해하고 설명할 수 있다.
4. 요로감염을 예방하기 위한 중재전략을 이해하고 이를 적용할 수 있다.

주요 용어

급성 단순 요로감염 Acute uncomplicated urinary tract infection: 빈뇨, 절박뇨, 배뇨곤란, 치골상부압통을 특징으로 하는 방광의 감염을 말함

급성 신우신염 Acute pyelonephritis: 늑골척추각(costovertebral angle, CVA) 통증과 압통, 발열과 같은 증상을 동반하기도 하는 신장의 염증으로, 급성 단순 요로감염이 발생하는 환자들에서 발생함

도뇨관 관련 세균뇨 Catheter-associated bacteriuria: 도뇨관 유지 환자에서 요로 감염의 증상 유무와 관계없이 의미 있는 세균뇨가 존재하는 것을 말함. (1) 도뇨관 관련 무증상 세균뇨: 요로 감염에 합당한 증상과 징후가 없는 경우를 말함, (2) 도뇨관 관련 요로감염(catheter-associated urinary tract infection, CAUTI)은 요로감염에 합당한 증상이나 징후가 있는 경우를 말함

무증상 세균뇨 Asymptomatic bacteriuria: 증상이나 징후 없이 적절하게 채취된 요검체에서 의미 있는 양의 세균이 동정된 경우를 말하며, 보통 소변배양검사에서 두 종류 이하의 균이 10^5 CFU/mL 이상 분리된 경우를 말함

복합 요로감염 Complicated urinary tract infection: 비뇨생식기에 기능적 또는 구조적 결함이 있는 경우 발생하는 요로감염으로, 치료가 어렵고 재발이 잘 되며 항균제 내성균에 의한 경우가 흔함

요로패혈증 Urosepsis: 상부 요로의 염증이 국소 또는 원위부 조직의 손상을 유발하고 균혈증을 일으킨 것으로, 패혈증 증상과 함께 혈액배양검사에서 요배양검사와 동일한 균이 검출되는 경우

생각해보기

유치도뇨관은 가장 흔히 사용하는 의료기구로 요로감염의 약 80%는 유치도뇨관 삽입으로 발생한다. 이에 유치도뇨관 관련 요로감염을 위해서 적절한 관리가 필요하다. 이 장의 주제들을 살펴보면서 다음을 생각해보자.

1. 유치도뇨관 삽입이 꼭 필요한 환자는 누구인가?
2. 유치도뇨관 유지관리의 원칙은 무엇인가?
3. 유치도뇨관 관련 요로감염예방을 위하여 필요한 중재전략은 무엇인가?

임상에 적용해보기

김 씨는 70세 여성 환자로 골반골절로 입원하였다. 환자는 수술 후 유치도뇨관을 가지고 있었다. 입원 20일 후 갑자기 고열이 발생하여 혈액배양검사와 소변배양검사, 객담배양검사를 시행하였다. 검사 결과, 소변배양검사에서 대장균(*E. coli*)이 10^5 CFU/mL 이상 분리되었다. 상기 환자의 요로감염 발생 원인을 파악한 결과, 불필요하게 수술 후 유치도뇨관 삽입기간이 길었다는 것을 확인하였다. 따라서 유치도뇨관 제거와 항균제 치료 후 요로감염증상이 없어지고 소변배양검사를 다시 시행한 결과, 더 이상의 균이 검출되지 않았다.

비뇨기계의 감염은 호흡기 감염에 이어 두 번째로 흔한 감염으로, 미국에서는 8백만 명이 매년 병원을 방문한다. 또한 20~25%의 여성에서 요로감염이 발생하고, 이 중 약 20%는 재발하게 된다.

비뇨기계는 요도, 방광, 요관 그리고 신장으로 구성되어 있으며, 일반적으로 무균영역이다. 요로감염은 무증상 세균뇨, 요도염, 방광염, 신우신염에서 요로패혈증까지 포함하는 용어로 방광염을 포함하는 하부요로감염과 신우신염을 포함하는 상부요로감염으로 구분된다.

요로감염은 가장 흔한 감염으로 전체 의료관련감염의 30~40%를 차지하고, 요로감염 발생률은 1~10%이다. 특히 입원기간 동안 유치도뇨관의 사용은 감염의 위험요인으로 알려져 있으며, 1회 카테터 사용으로 인한 세균뇨의 발생은 1~20%로 알려져 있다. 도뇨관과 관련된 세균뇨의 발생이 매일 3~8%에 이르기 때문에 1개월 이상 도뇨관을 가지고 있는 환자는 대부분 세균뇨가 발생하게 된다. 그러므로 도뇨관 관련 요로감염을 줄이기 위해서는 무엇보다도 도뇨관 삽입을 최소화하는 것이 필요하다.

기본 원칙

소변은 무균 상태로 세균 증식을 예방하는 체액성 또는 세포학적 방어기전을 가지고 있지 않으나, 소변이 한 방향으로 흐르는 것은 씻어내는 효과에 의해 요로감염을 최소화하는 데 도움이 될 수 있다.

세균뇨는 요로감염이 발생했다는 것을 알 수 있는 의미 있는 변화로, 대부분 대장균(*E. coli*), 장알균(*Enterococcus* spp.) 또는 *Staphylococcus saprophyticus*와 같은 피부정상균무리가 방광염의 원인이 된다.

병원균

그람음성막대균과 장알균은 소변에서 자랄 수 있는 일차적인 장내 세균으로 장내 집락에 의해 소변에서 세균이 발생한다. 대장균은 장내 정상균무리로 요로감염의 가장 흔한 원인균이다. 요로감염의 95%는 단순 세균이 동정되며, 신우신염과 합병증이 없는 요로감염의 80%가 대장균과 같은 장내세균 속이 동정된다. 재발되는 요로감염과 신우신염은 다양한 원인균에 의해 일어나며, 어떤 경우 항균제 내성이 증가하기도 한다. Pseudomonas, Serratia, Stenotrophomonas, Acinetobacter 등과 같은 다른 의료관련감염과 관련된 그람음성균이 분리되기도 한다. 단순요로감염(uncomplicated UTI)과 복합요로감염(complicated UTI)과 관련된 원인균은 표 19-1과 같다.

항균제 내성률이 증가하고 있는데, 이는 요로감염의 형태에 따른 균주 분리에 영향을 줄 수 있다. 항균제를 지속적으로 사용할 경우 진균이 원인균으로 동정되기도 한다.

진단

소변 검체

오염 가능성을 최소화하는 'clean catch' 방법으로 소변 검체를 수집했을 경우 신뢰할 수 있는

표 19-1 요로감염의 원인균

	단순요로감염(%)	복합요로감염(%)
그람음성		
Escherichia coli	70~95	21~54
Proteus mirabilis	1~2	1~10
Klebsiella species	1~2	2~17
Citrobacter species	<1	5
Enterobacter species	<1	2~10
Pseudomonas aeruginosa	<1	2~19
기타	<1	6~20
그람양성		
Coagulase-negative staphylococci	5~10*	1~4
Enterococci	1~2	1~23
Group B streptococci	<1	1~4
Staphylococcus aureus	<1	1~23
기타	<1	2

* *Staphylococcus saprophyticus*
출처: Hooton T. M. The current management strategies for community-acquired urinary tract infection. Infect Dis Clin North Am 2003 Jun; 17(2): 303-332.

검체라고 인정된다. 협조가 불가능한 환자와 같이 필요한 경우에는 침습적인 방법으로 방광으로부터 직접 검체 수집이 필요하기도 한다. 검체 채취를 위한 도뇨관의 삽입은 권고하지 않으며, 소변 검체 채취 시 간헐적 도뇨관을 삽입할 수 있다.

소변검사

소변검사에서 백혈구와 세균이 존재할 경우 요로감염을 의심할 수 있다. 백혈구 esterase와 nitrites은 농뇨와 세균뇨를 확인할 수 있는 빠른 시험방법으로, dipstick 결과가 양성인 경우 배양과 분리된 균의 감수성검사를 포함한 좀 더 민감성 있는 검사의 확인이 필요하며, 무증상 세균뇨의 농뇨만으로 항균제 치료를 하지는 않는다.

배양

카테터로부터 무균적으로 수집된 소변배양에서 두 종류 이하의 균이 10^5 CFU/mL 이상 분리된 경우 진단한다.

위험요인

소아

요로감염은 호흡기계 감염에 이어 두 번째로 소아에서 흔히 발생하는 세균감염부위로 소아에서의 세균뇨의 출현은 성별, 나이와 관련이 있다. 신생아 시기에는 여아보다 남아에서 3~5배 더 많이 나타나며, 학령기 여아의 5%는 요로감염을 경험한다. 2세 이하 여아의 최대 2.2%는 요로감염으로 진행하며, 감염위험요인은 엄마의 요로감염력, 방광요관역류(vesicoureteral reflux)에 대한 가족력, 배뇨 기능장애에 대한 가족력, 변비가 있다. 거품목욕과 욕조에 오래 머무르기, 소변을 지나치게 참음, 방광 비우는 것을 지연하는 경우 발생위험을 높인다. 특히 2세 이하의 영아는 대개 비특이적 증상을 보이며 증상으로는 야단법석함, 발열, 식욕감퇴, 오심, 복부통증, 신생아황달, 체중이 잘 증가하지 않음, 유뇨증, 혈뇨가 포함된다.

여성

여성의 4명 중 1명은 요로감염의 기왕력을 가지고 있다. 요로감염은 남성보다 여성에게서 14배 이상 높다. 요로감염의 발생을 높이는 여성의 위험요인은 다음과 같다. (1) 짧은 요도, (2) 질과 항문으로부터 여성요도의 하부 1/3 오염, (3) 남성처럼 완전히 방광이 비워지지 않는 점, (4) 성교를 통해 방광으로 세균이 침입 또는 항문과 질의 근접 등은 세균의 감염을 쉽게 가능하게 한다.

*Staphylococcus saprophyticus*는 흔하지 않는 병원균이며 대체로 요로감염과는 관련이 없지만 이 병원균은 성생활이 왕성한 여성에게서 7~26%까지 나타난다.

임신

임산부의 4~10%에서 무증상 세균뇨가 발생하고 1~4%가 급성 방광염을 경험한다. 요로감염의 기왕력이 있는 여성은 기왕력이 없는 사람보다 더 자주 발생한다. 임신부는 신장 여과에 혈류공급 증가, 호르몬 변화, 임신 진행으로 인한 요도의 위치 변동으로 발생위험이 증가한다. 호르몬 변화로 인해 요도가 이완되며, 이러한 요도의 이완은 요량증가를 가져오고 요정체를 가져온다.

이런 변화는 세균이 쉽게 요도에서 신장으로 침입할 수 있게 해주고 상부 감염을 증가시킨다. 치료하지 않는 상부 요로감염은 나쁜 예후와 관련이 있으며, 치료하지 않는 무증상 세균뇨는 방광염(40%), 신우신염(25~30%)의 발생위험을 높인다. 이런 이유로 무증상 세균뇨의 적극적인 치료가 요구된다.

고령

모든 연령대의 여성에서 요로감염이 발생하지만 여성의 나이에 따라 빈도가 증가한다. 대개 고령이 요로감염의 발생을 증가하는 것으로 알려져 있으며, 치매, 의식장애, 기구 사용, 쇠약 등이 감염의 위험을 증가시킨다.

남성

남성에서의 요로감염은 3개월 이하의 영아와 50세 이상의 남성에서 발생되는데, 3개월에서 50세 사이는 드물다. 신생아의 포경수술은 요로감염 발생을 90%까지 줄일 수 있으며, 남성의 연령에 따라 전립선 비대가 진행되고 방광의 소변이 정체하게 되어 요로감염이 증가하게 된다. 감염 발병률은 남성이 높으며, 감염의 경우 증상이 있고 전립선염, 부고환염, 고환염까지 일으키기도 한다. 만성 전립선염은 치료하기가 매우 어렵고 남성의 만성 세균뇨를 흔하게 일으킨다.

당뇨

세균뇨는 당뇨가 없는 여성보다 당뇨가 있는 경우에 흔하며, 당뇨가 있는 경우 유병률이 약 26%이며, 당뇨의 기간과 합병증 유무와 관련이 있다. 무증상 세균뇨의 제2형 당뇨 여성은 다른 종류의 제1형 당뇨 또는 당뇨가 없는 경우보다도 유증상 요로감염으로 더 많이 진행하며, 무증상 세균뇨가 있는 당뇨 여성에 대한 장기 연구에서 고혈압 또는 신장 기능 저하를 경험하지 않고 20% 정도가 요로감염으로 진행하였다. 제1형 당뇨 여성의 경우 성행위와 구강 피임약의 복용이 요로감염의 발생 위험을 증가시킨다.

도뇨관 관련 요로감염

요로감염은 의료관련감염의 가장 흔한 감염이며 감염의 약 80%가 도뇨관과 관련이 있다. 급성기 병원에 입원한 환자의 12~16%는 입원기간 동안 도뇨관 삽입과 관련이 있으며, 장기요양병원에서는 약 5% 정도가 도뇨관 관리와 관련이 있다. 이러한 기구 사용과 관련하여 낮은 발병률과 사망률을 보이지만, 도뇨관 삽입으로 인해 매일 3~7% 요로감염의 위험이 증가한다. 도뇨관을 갖고 있는 환자의 성별에 따라 감염률 차이가 있으며, 남성의 경우 오염된 배액관으로부터 내관으로 세균이 이동하여 감염이 발생하며, 여성의 오염은 도뇨관 외관의 세균이 요도구를 통해 이동하여 발생한다.

의료관련 요로감염 발생률은 점차 감소되고 있지만 여전히 의료관련감염 중에서 많은 빈도를 보이고 있다. 또한 2002년 보고된 연구에 의하면 보고된 감염의 36%가 요로감염이며 치명률은 2.3%로 나타났다(Klevens et al.). 그러므로 감염을 예방할 수 있는 방법은 도뇨관을 사용하지 않거나 세균뇨가 발생되기 전에 제거하는 것이다.

발병기전

회음부에 존재하는 대장균 등의 세균은 요도 끝부분에 존재할 수 있지만 요도를 통과하여 방광에 도달하기 어렵다. 또한 소변을 보는 경우를 제외하고는 요도는 항상 닫혀 있고 정기적으로 소변을 보면서 세균을 같이 배출시키고 방광을 비우기 때문에 정상적인 경우에는 세균이 방광에 존재하기 어렵다. 그 외에 방광 표면의 면역세포와 IgA 항체, 정기적인 방광 상피세포의 탈락, 세균의 부착을 방해하는 뮤신층 등 다양한 기전으로 인체는 방광으로 세균이 침입을 방어할 수 있다. 하지만 도뇨관이 삽입된 경우에는 요도가 강제로 열리게 되면서 요도를 통한 방광으로의 세균 침입이 쉬워지고, 도뇨관 내부를 통해 세균에 오염된 소변이 방광으로 역류할 수 있다. 그리고 도뇨관 자체로 인한 방광 표면의 물리적 손상은 감염의 위험을 높이며, 도뇨관의 구조적 한계로 인해 관이 삽입되어 있어도 방광 안에 일부의 소변은 저류될 수 밖에 없어, 이로 인해 세균 증식에 유리한 조건이 형성된다. 도뇨관 관련 세균의 침입경로와 그에 따른 감염관리 요점을 정리해보면 그림 19-1과 같다.

도뇨관을 통한 세균의 침입경로는 도뇨관 외부를 통한 세균의 방광으로 침입(전체 감염의 66%)과 도뇨관 내부를 통한 세균의 침입(전체 감염의 34%)으로 나누어 볼 수 있다.

도뇨관 외부를 통한 세균의 방광 침입경로를 보면 도뇨관을 삽입하는 과정에서 요도 끝에 존재하는 세균이 침입하게 된다. 또한 도뇨관 유지 중 회음부의 집락하고 있던 여러 가지 균들이 관의 외부를 따라 세균이 방광으로 침입하게 된다.

도뇨관 내부를 통한 세균의 침입경로는 소변 채취 등의 이유로 도뇨관과 소변백 사이의 폐쇄도뇨시스템의 단절로 인해 세균이 도뇨관 내부로 침입하거나, 소변백을 비우는 과정에서 입구가 오염되고 이 과정에서 유입된 세균이 소변백 내에서 증식한 후 역류를 통해 침입하게 된다.

도뇨관 관련 요로감염의 예방전략

Society for Healthcare Epidemiology of America(SHEA)/Infectious Diseases Society of America(IDSA)에서는 의료기관에서의 도뇨관 관련 요로감염 예방을 위한 전략을 제시하였고, 예방전략은 아래와 같다.

- 도뇨관 관련 요로감염 예방을 위한 적절한 기본 조직
- 도뇨관 관련 요로감염 감염감시
- 교육과 훈련
- 도뇨관 시술을 위한 적절한 기술
- 적절한 유치도뇨관 관리
- 책임
- 수행 평가

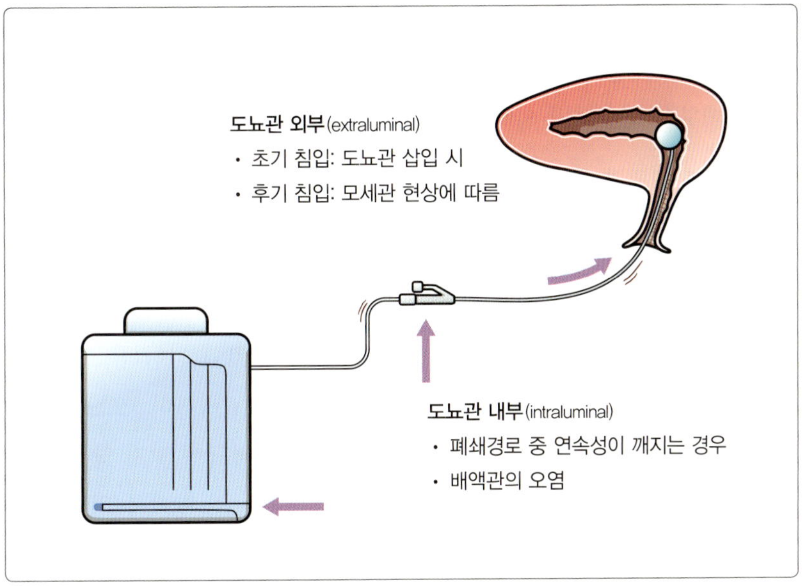

그림 19-1 도뇨관을 통한 세균의 침입경로

요로감염예방지침

적절한 도뇨관 사용

도뇨관(요로카테터)은 꼭 필요한 때에 삽입하고 필요한 기간만큼만 유지한다(표 19-2). 대부분의 환자에게 특히, 도뇨관 삽입으로 인한 사망률이 높거나 도뇨관 관련 요로감염의 위험이 높은 여성, 고령자, 면역저하자와 같은 환자에게는 도뇨관 사용과 사용기간을 최소화한다. 이 밖에도 요실금 관리를 위한 도뇨관 사용을 피한다. 수술환자에게 필요시에만 사용하고, 도뇨관을 사용해야 하는 경우 지속적으로 유지해야 하는 경우가 아니라면 수술 후 가능한(24시간 이내) 빨리 제거한다.

가능하다면 도뇨관 삽입의 대안을 고려한다. 방광폐쇄 또는 요정체를 제외하고 의사소통이 되는 남성 환자에게 도뇨관의 대안으로 외관카테터(예: 콘돔카테터) 사용을 고려한다. 척추손상환자나 방광배뇨장애환자에게 장기 도뇨관 대신 간헐적 도뇨관과 같은 대안을 고려한다. 척수막탈출증(myelomeningocele)과 신경원성방광(neurogenic bladder) 소아환자에게 요도 퇴행의 위험을 줄이기 위해 간헐적 도뇨관 삽입을 고려한다.

도뇨관 삽입

도뇨관 삽입이 필요한 경우 삽입과 유지에 대해 무균적 시술의 정확한 방법을 알고 훈련된 사람이 수행하는 것이 중요하다. 도뇨관 또는 도뇨관 부위와 관련된 조작 전후, 삽입 전후 즉각 손 위생을 수행하고 멸균기구와 무균술을 사용하여 삽입한다. 또한 멸균된 장갑, 멸균포를 사용하고 요도 외 청결을 위해 적절한 소독 또는 멸균액을 사용하며, 삽입 시 일회용 윤활제를 사용한다.

삽입 후 움직임 예방과 요도견인을 위해 적절하게 고정하며, 방광경과 요도 손상을 최소화하기 위해 가장 작은 내경의 카테터, 배액이 견고한 것을 사용한다. 만일 간헐적 도뇨를 한다면 방광의 과잉팽창을 예방하기 위해 정규적인 간격을 유지하고, 소변량을 확인을 목적으로 간헐적 도뇨를 하는 환자는 불필요한 삽입을 줄이기 위해 이동식 초음파기계 사용을 고려한다.

도뇨관 유지

도뇨관 삽입 시 무균술을 준수하고 폐쇄 배액시스템을 유지한다. 만일 무균적으로 조작되지 않았거나 연결관이 새는 경우 멸균기구를 이용하여 무균적으로 교환한다. 도뇨관과 배액관의 연결부위가 봉인되거나 또는 사전 연결하여 사용하는 방법을 고려한다. 도뇨관과 배액관이 꼬이지 않도록 하며, 소변백은 항상 방광보다 아래에 유지하며 바닥에 닿지 않도록 하고, 소변의 흐름이 막히지 않도록 유지하는 것이 중요하다. 또한 소변백은 각 환자를 위해 분리된 청결 수집통을 이용하여 정규적으로 비우며 소변이 튀지 않도록 하고, 비 멸균된 수집통에 배액 마개가 닿지 않도록 한다.

카테터와 소변백을 조작하는 동안 필요하다면 가운과 장갑을 착용하도록 하며, 표준주의 지침을 준수한다. 카테터와 소변백의 정규적인 교환, 교환기간의 고정은 권고하지 않으며 감염, 폐쇄, 폐쇄배액시스템이 유지되지 않을 때 카테터와 소변백을 교환한다.

만일 임상적으로 예외가 아니라면(예: 요로수술 후 제거한 도뇨관에서 세균뇨가 나온 환자) 단기 혹은 장기간 도뇨관을 사용하는 경우에도 요로감염예방을 위해 일상적으로 항균제를 사용하지 않는다.

표 19-2 도뇨관 삽입 적응 및 부적응 사례

도뇨관 삽입 적응 사례 예

- 급성 요로정체 또는 방광로 폐쇄가 있는 환자
- 중환자의 정확한 소변량 측정이 필요한 경우
- 다음의 수술과정과 관련되어 사용하려고 할 때
  - 비뇨생식기와 인접한 구조의 수술 또는 비뇨기적 수술을 받는 환자
  - 장시간의 수술을 받는 환자(이 경우 카테터는 마취회복실에서 제거되어야 함)
  - 수술 동안 많은 양의 수액 또는 이뇨제를 투여받는 환자
  - 수술 동안 소변량의 관찰이 필요한 경우
- 요실금환자의 천골부위 또는 회음부위의 개방 창상이 있는 경우
- 부동 자세를 요구하는 환자(예: 흉곽 또는 척추 불안정, 골반 골절과 같은 다발손상)
- 말기 환자의 안위 증진 향상이 필요한 경우

도뇨관 부적응 사례 예

- 실금환자의 간호 대안인 경우
- 소변보는 것이 가능한 환자에게 다른 진단적 목적 또는 배양을 위한 소변을 채집하는 경우
- 적응 사례(예: 요도 또는 인접부위 손상, 척추 마취의 장기 효과 등)가 아니면서 수술 후 기간이 연장되어 사용하는 경우

출처: CDC(2009). Guideline for prevention of catheter-associated urinary tract infections.

카테터를 가지고 있는 동안 요로감염을 예방하기 위해 소독제를 사용한 회음부 관리는 하지 않으며 정기적인 청결 상태(예: 매일 목욕 및 샤워하는 동안 표면 세척)를 유지하는 것이 적절하다. 만일 폐쇄가 예상되는 경우가 아니라면(예: 방광수술 후 출혈) 방광세척은 하지 않는다. 항균제를 사용한 관례적인 방광 세척은 권고하지 않으며, 소변백에 소독제 또는 항균제를 관례적으로 사용하지 않는다.

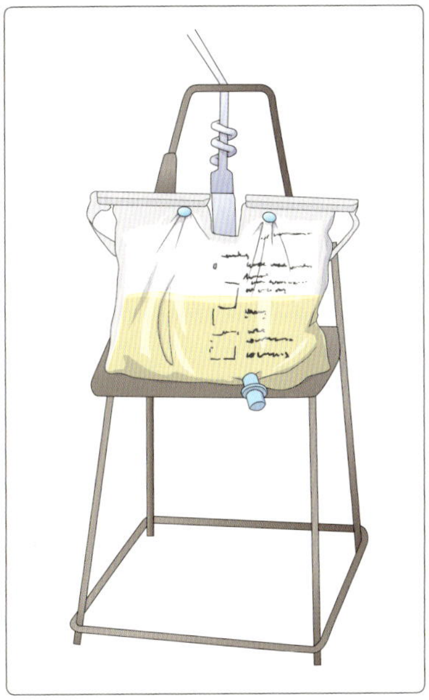

그림 19-2 요로카테터 유지관리

기타

도뇨관 재질

만일 포괄적인 전략 적용 후에도 도뇨관 관련 요로감염이 줄어들지 않는다면 항균제/소독제가 도포된 도뇨관 사용을 고려한다. 적어도 포괄적인 전략은 도뇨관 사용, 무균적인 삽입과 유지관리에 관한 강력 권고안을 포함해야 한다.

친수성 도뇨관(hydrophilic catheter)은 간헐적 도뇨관을 사용하는 환자에게서 표준 카테터로 선택할 수 있으며, Silicone은 자주 폐쇄가 발생하는 장기 사용 환자에게서 내피로 덮어지는 위험을 줄이기 위해 선택할 수 있다.

폐쇄관리

만일 폐쇄가 일어나면 도뇨관 재질이 폐쇄의 원인일 수 있으므로 도뇨관을 교환한다.

검체수집

소변 채취 시 무균적으로 시행한다. 소량의 검체를 채취할 때는 채취부위를 소독 후 멸균 주사기를 이용하여 흡인하고, 많은 양의 소변은 무균적으로 배액관을 통하여 채취한다.

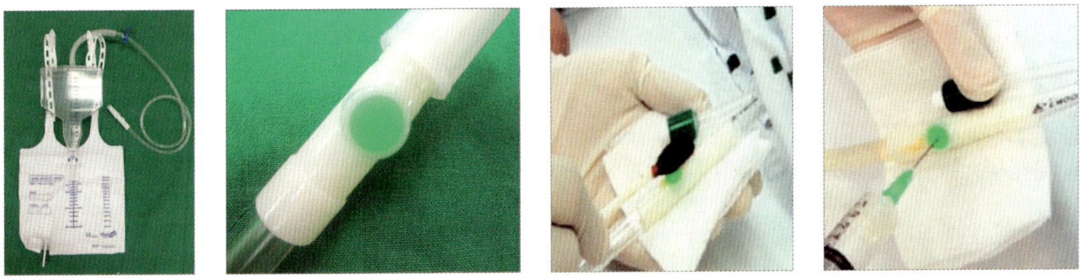

주삿바늘을 사용하는 포트 　 포트 소독 　 포트에서 검체 채취

그림 19-3 유치도뇨관의 검체 채취 방법

질 향상 프로그램

도뇨관 관련 요로감염의 위험 감소와 유치도뇨관 적정 사용을 향상하기 위해 위험 사정에 근거를 둔 질 향상 프로그램 또는 전략을 실행하여야 하며, 중재 프로그램의 예는 다음과 같다.

- 지속적인 도뇨관의 필요성을 사정하고 도뇨관을 갖고 있는 모든 환자를 식별하기 위해 경보 및 상기시키는 시스템
- 불필요한 도뇨관 제거에 대한 규칙 또는 지침
- 도뇨관 간호, 손위생, 적절한 사용에 대한 수행 회환 및 교육
- 다음과 같은 수술 전후 도뇨관 관리에 대한 절차 또는 지침
  - 도뇨관 삽입과 수술 후 도뇨관 제거에 대한 특수 지침
  - 간호사가 방광 초음파 스캐너 사용과 간헐적 도뇨관 사용을 관리하는 등 수술 후 요로 정체 관리에 대한 규칙 또는 지침

행정기반

지침 규정 도뇨관 사용, 삽입, 유지와 관련된 근거 중심의 지침을 제공하고 적용하며, 기관의 기준에 따른 도뇨관 사용에 합당한 사례인지 등의 지침이나 규정의 이행도 모니터링을 고려한다.

교육과 훈련 도뇨관 대안과 도뇨관 삽입의 다른 부작용, 도뇨관 관련 요로감염에 대한 교육을 제공하고, 제거, 유지 삽입과정, 기술을 포함한 연수 교육과정을 제공한다. 가능하다면, 도뇨관 간호, 유지와 관련된 다른 관점과 기관의 정한 기준에 맞는지 수행 회환을 고려한다.

공급 도뇨관 삽입 시 무균술 준수에 필요한 물품 공급을 원활하게 한다.

문서 체계 도뇨관 삽입 적응 사유, 삽입 시간과 날짜, 제거 시간과 날짜, 수행한 사람에 대해 문서화한다. 문서는 의무기록에서 사정할 수 있어야 하며 표준화된 서식을 사용한다.

감염감시 자원 만일 도뇨관 관련 요로감염 감염감시를 수행한다면, 도뇨관 사용 및 예후를 위한 감염감시를 수행하기 위해 기술적 자원과 충분히 훈련된 인력을 확보한다.

감염감시

기관 특성에 맞는 위험 사정을 고려한 도뇨관 관련 요로감염 감염감시를 계획한다. 도뇨관 관련 요로감염의 잠재적 위험과 카테터 사용 빈도에 근거한 감염감시 산출자료를 병동 또는 환자 그룹단위로 명시한다. 카테터를 갖고 있는 환자의 무증상 세균뇨에 대한 정기적인 스크리닝은 권고하지 않으며, 도뇨관 관련 요로감염 감염감시를 수행할 때, 관련 의료진(예: 진료 및 간호직원)에게 병동 단위별 감염률을 정규적으로 피드백한다.

도뇨관 관련 요로감염 감염감시 수행을 위해 아래의 표준화된 방법을 사용한다.

- 예로 CAUTI 감염감시에 사용되는 산출지표는 다음을 포함한다.
  - 도뇨관 천일 사용당 도뇨관 관련 요로감염 건수
  - 도뇨관 천일 사용당 도뇨관 관련 요로감염으로부터 이차적인 혈류감염 건수
  - 도뇨관 사용비: 도뇨관 사용일수/환자 재원일수
- 증상 있는 요로감염을 명확하게 하기 위해 CDC(Centers for Disease Control and Prevention)/NHSN(National Healthcare Safety Network) 진단기준을 사용한다.

도뇨관 관리를 위한 다각적 접근(CAUTI Bundle)

미국 의료기관에서 의료관련감염의 의무적 보고가 늘어나고 있는 상황에서 병원들은 유치도뇨관 사용에 대해 관리 번들(bundle)을 개발하고 있다. 의료질향상연구소(Institute for Healthcare Improvement, IHI)를 포함해서 많은 기관에서 이러한 관리 번들의 적용으로 도뇨관 관련 요로감염의 유의한 감소가 보고되었다. 의료질향상연구소의 웹사이트에 소개된 관리 번들은 다음과 같다.

- 불필요한 도뇨관 삽입 방지
- 무균술을 사용한 도뇨관 삽입
- 권고된 가이드라인에 근거한 도뇨관 유지
- 매일 도뇨관의 필요성을 검토하고 즉시 제거

MICRO NOTES

유치도뇨관(Foley catheter)의 어원

Foley catheter는 유치도뇨관의 가장 흔한 형태로 1929년 처음 발명한 프레드릭 유진 바실 폴리(Frederic Eugene Basil Foley, 1891~1966)의 이름을 따서 Foley catheter라는 이름으로 명명되었다.

학습문제

1. 다음의 환자에게 도뇨관을 삽입하고자 한다. 카테터 삽입의 적응증으로 틀린 것은 무엇인가?
   ① 정확한 소변량 측정이 필요한 중환자
   ② 비뇨생식기와 인접한 구조의 수술을 받은 환자
   ③ 실금환자
   ④ 골반골절과 같은 다발성 손상 환자
   ⑤ 말기 암환자

2. 소변 검체 채취 방법으로 옳은 것은 무엇인가?
   ① 감염이 의심될 경우 도뇨관을 잘라 팁 배양검사를 시행하고 확인한다.
   ② 소변백에서 소변을 무균적으로 받는다.
   ③ 요로감염이 높은 중환자실에서는 일주일마다 배양검사를 한다.
   ④ 채집 포트 소독 후 멸균 주사기로 무균적으로 소변 검체를 채취한다.
   ⑤ 도뇨관에서 소변백을 무균적으로 분리하여 소변백에 있는 소변 검체를 채취한다.

3. 요로카테터 관련 요로감염의 예방 · 관리 방법으로 올바른 것은 무엇인가?
   ① 정기적으로 방광세척을 시행한다.
   ② 소변백은 항상 방광보다 위에, 바닥에 닿지 않게 유지한다.
   ③ 유치도뇨관 유지 중에 밀폐시스템을 유지한다.
   ④ 배액관은 중환자실의 모든 환자를 위해 하나의 수집통을 이용하여 정규적으로 비운다.
   ⑤ 예방적 항균제를 투여한다.

1.③ 2.④ 3.③

참고문헌

대한감염관리간호사회(2012). 감염관리학. 현문사.

대한병원감염관리학회(2011). 의료기관의 감염관리, 4판. 한미의학.

대한의료관련감염관리회(2017). 의료기관의 감염관리, 5판. 한미의학.

APIC(2008). Guide to the elimination of catheter-associated urinary tract infections 2008.

APIC(2009). APIC Text of Infection control and epidemiology.

CDC(2009). NHSN patient safety protocol 2009.

Deborah S. Y. et al.(2008). A Compendium of Strategies to prevent healthcare-associated infections in acute care hospitals, ICHE 2008 vol 29 supplement 1, 12-21.

Evelyn L. et al.(2008). Strategies to prevention catheter-associated urinary tract infection in acute care hospital, ICHE 2008 vol 29 supplement 1, 41-50.

HIPAC(2009). Guideline for prevention of catheter associated urinary tract infection 2009.

IHI(2011). How-to Guide: Prevent Catheter-Associated Urinary Tract Infections.

P. A. Tambyah, K. T. Halvorson, D. G. Maki(1999). A prospective study of pathogenesis of catheter-associated urinary tract infections, 1999, Mayo Clinic Proceedings 74(2), 131-136.

CHAPTER 20

수술부위 감염관리

Infection Control for Surgical Site Infection

학습목표

이 장을 학습한 후, 학습자는:

1. 주요 용어를 정의할 수 있다.
2. 수술부위감염의 위험요인을 이해하고 설명할 수 있다.
3. 수술부위감염의 관리방법을 이해하고 설명할 수 있다.
4. 수술부위감염의 예방 전략을 수립할 수 있다.

주요 용어

사강Dead space: 장기들을 적출한 후 생기는 공간

인공삽입물Implant: 핀, 나사, 인공심장판막, 인조혈관, 인공관절 등 일시적이거나 영구적으로 인체에 삽입하는 물질

전자가위Clipper: 수술부위의 털을 제거할 때 사용하는 기구로 면도기와 달리 털을 잘라내어 피부의 손상을 막을 수 있는 기구

정상균무리Normal flora: 미생물파트 용어. 정상적으로 인체내에 존재하는 미생물(세균, 진균, 기타 원핵세포 등의 총칭), 정상균무리로 인해 기타 병원성 균주의 증식을 방해해서 몸의 감염을 예방하나, 면역 상태가 저하된 경우에는 정상균무리에 의해 감염이 발생하게 됨(기회감염)

최소억제농도Minimum inhibitory concentration, MIC: 세균의 성장을 막는 최소한의 항균제 농도

포식작용phagocytosis: 백혈구, 중성구, 큰포식세포 등 포식작용세포가 미생물이나 미생물의 일부분, 이물질과 죽은세포 등을 소화시켜 파괴하는 것

생각해보기

수술부위감염은 의료관련감염 중 두세 번째로 흔한 의료관련감염으로 전체 의료관련감염의 14~16% 정도를 차지한다. 수술부위감염 발생으로 인한 인적 · 경제적 손실이 크므로, 환자의 성공적인 수술 및 회복을 위해서는 수술부위감염의 위험요인과 예방법을 확인하고, 수술부위감염 예방법을 적용할 수 있어야 한다. 이 장의 주제들을 살펴보면서 다음을 생각해보자.

1. 수술환자에게 효과적인 감염예방법은 무엇인가?
2. 수술장 환경관리는 왜 중요한가?
3. 퇴원환자의 효과적인 수술부위 관리 방법은 무엇인가?

임상에 적용해보기

김 씨는 67세 노인 당뇨와 퇴행성 관절염이 있는 환자로 혼자 살고 있다. 무릎 통증이 악화되고 거동이 불편하여 3일 전에 슬관절치환술(total knee replacement)을 받았다. 수술 후 회복이 잘 진행되었고 혈당조절도 잘 되어 4일째에 퇴원 예정이다. 간호학생은 담당 간호사와 함께 퇴원교육을 하기 위해 환자 병실을 방문하였다. 우선 퇴원 후 식이관리를 통한 혈당조절의 중요성과 규칙적인 관절 운동을 하도록 격려하였다. 수술부위감염 예방 및 관리를 위해 수술부위의 불편감을 사정 후 자택에서의 수술 창상 관리방법을 교육하고, 수술부위에 열감, 통증, 발적, 부종 등의 수술부위감염 증상이 보일 경우 즉시 병원으로 방문할 것을 교육하였다.

수술부위감염

수술부위감염(surgical site infection, SSI)은 수술 종류에 따라 수술 후 30일 이내, 또는 90일 이내에 감염이 발생한 경우를 말한다. 감염이 침범한 정도에 따라 수술부위감염을 세 가지로 분류하는데, 피부나 피하조직까지 감염이 침범한 경우를 표재성 수술부위감염(superficial incisional SSI), 근막과 근육층까지의 심부연조직까지 침범한 경우를 심부 수술부위감염(deep incisional SSI), 수술 중 개방하거나 조작한 기관이나 강에서 감염이 발생한 경우를 기관/강 수술부위감염(organ/space SSI)으로 정의한다(그림 20-1).

수술부위감염 발생현황과 손실

2016년 세계보건기구에서는 수술부위감염은 저개발국과 개발도상국에서 수술한 환자의 1/3 이상에서 발생한다고 하였다. 또한 감염이 낮은 것으로 알려진 유럽과 미국에서조차도 두 번째로 흔한 의료관련감염이라고 보고하였다. 2013년, 미국 질병관리본부(Centers for Disease Control and Prevention, CDC)는 의료관련감염 중 수술부위감염은 15만 7천 5백 건이었고, 전체 의료관련감염의 약 30%를 차지한다고 보고하였다. 우리나라의 경우도 2016년, 전국감염감시체계를 통해 16가지 종류의 수술을 감시한 결과, 수술 1백 건당 3건의 수술부위감염이 발생하였다.

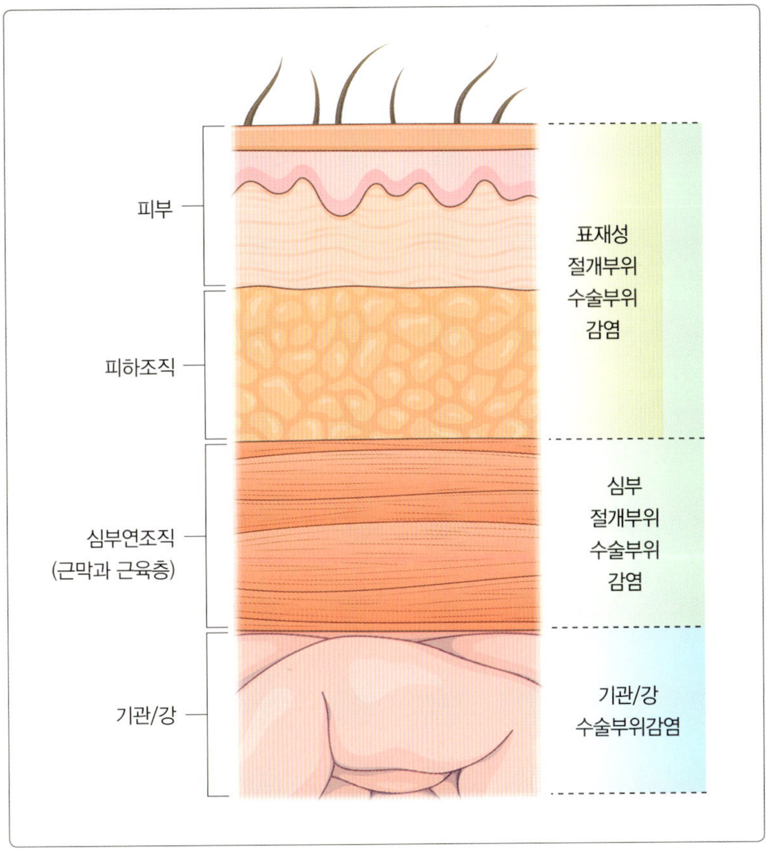

그림 20-1 수술부위감염의 종류

수술부위감염은 수술부위의 국소적인 감염에서부터 사망에 이르게 하는 전신감염을 일으킬 수 있다. 따라서 수술부위감염의 발생은 이환율과 사망률을 증가시키고, 이로 인한 입원기간의 연장과 의료비용의 증가 등의 경제적인 손실을 발생시키며, 의료분쟁까지도 초래한다. 미국의 보고에 따르면 수술부위감염은 일반인에 비해 사망의 위험이 2~11배 높고, 재입원할 위험이 5배 높았으며, 입원 기간이 7~10일 정도 늘어났고, 이로 인한 의료비는 연간 1백억 달러 이상이었다고 한다. 유럽에서도 연간 50만 명 이상에서 수술부위감염이 발생하여 1백억 유로 이상의 추가 의료비용이 발생한다고 보고하였다. 국내에서도 1998년 3개 대학병원의 외과 수술환자를 대상으로 한 연구에서 환자 1인당 약 3백 30~3백 90만 원의 추가 비용이 발생하였으며, 평균 20.4일의 추가입원이 보고되었다. 이로 인한 의료관련 분쟁도 2001~2007년 6월까지의 의료분쟁 2백 79건 중 1백 90건이 수술관련 분쟁으로 나타났다. 이러한 수술부위감염은 적극적인 감염관리활동을 통해 약 35%까지 예방할 수 있다고 알려져 있다. 따라서 최신 과학적 근거에 기반한 감염예방법을 수술 전 과정에 적용하여 수술부위감염을 최소화하기 위한 노력이 필요하다.

수술부위감염의 위험요인

수술부위감염을 유발하는 요인은 내인성 요인(환자 관련)과 외인성 요인(치료과정/수술관련) 등 다양한 요인들이 있으며, 이러한 위험요인들이 복합적으로 상호작용하여 수술부위감염을 일으킨다. 수술부위감염 발생위험은 오염된 세균의 양과 세균의 독성에 비례하며, 환자의 감염에 대한 저항성에는 반비례한다.

수술상처 부위 세균

수술부위에 오염된 세균의 양이 많을수록 수술부위감염 발생 위험이 증가한다. 피부 정상균무리 중 일부는 피부 모낭이나 땀샘 등 피부 아래층에도 존재하고 있어 수술 전 과정 동안 무균술을 적용하고, 수술부위를 소독제로 소독하더라도 수술부위의 세균의 양을 줄이는 것은 가능하나, 모든 세균을 제거할 수는 없다. 수술부위에 세균이 침범하는 경로는 다양한데, 그중 환자의 정상균무리가 수술과정 동안 수술부위에 침범하여 오염이 발생하는 내인성 경로가 가장 흔한 오염 경로이다. 이 외에도 오염된 수술기구, 오염된 의료진의 의복, 환자가 수술부위 이외의 부위에 감염이 있는 경우 혈액을 통해 감염이 전파되는 경로 등이 있을 수 있다.

수술부위의 세균 오염 정도에 따라 청결상처(clean wound), 청결/오염상처(clean-contaminated wound), 오염상처(contaminated wound), 불결/감염상처(dirty-infected wound)의 4가지로 분류하는데(표 20-1), 수술상처의 오염도가 심할수록 수술부위감염 발생이 증가한다. 대장수술 후에 복강 내 대장의 정상균무리인 그람음성 장내세균에 의한 수술부위감염이 흔히 일어나는데, 이는 오염상처의 수술 시 수술과정 중 장기를 절개할 때 장기 내의 정상균무리에 의해 오염이 발생하는 경우가 많기 때문이다.

수술부위감염의 주요 원인균은 *Staphylococcus aureus,* Coagulase-negative staphylococci, *Escherichia coli, Enterococcus faecalis, Pseudomonas aeruginosa* 등이며(그림 20-2), 최근 수술부위감염 원인균 중 항균제 내성률이 증가하고 있는데, 이는 광범위한 항균제 사용, 심각한 기저질환이나 면역력이 떨어져 있는 환자의 수술 증가가 원인인 것으로 추정된다.

세균의 독성

세균의 독성이 강할 경우 세균의 오염 양이 적더라도 감염의 가능성은 커진다. 황색포도알균

표 20-1 세균 오염 정도에 따른 수술상처 분류

분류	정의	감염원	감염률
청결상처	• 염증과 감염이 발생하지 않은 수술 상처 • 호흡기계, 소화기계, 비뇨생식기계를 포함하지 않은 경우 • 수술부위는 일차봉합되어야 하며 배액관은 폐쇄 시스템이어야 함 예: 갑상선 수술, 유방암 수술 등	• 수술실, 의료진 • 환자피부	1~5%
청결/오염상처	• 수술 중 커다란 오염이나 수술 전에 감염증이 없는 호흡기계, 소화기계 혹은 비뇨생식기계에 대한 수술의 상처 • 폐절제술, 감염되지 않은 담도, 충수, 자궁 혹은 구강인두에 대한 수술 예: 계획된 대장수술, 질자궁척출술 등	• 장관 내 집락균	10% 미만
오염상처	• 개방상처나 오래되지 않은 사고 상처(4시간 이내), 수술 중 명백한 오염이 발생하였거나, 소화기계로부터 다량의 오염이 있는 경우, 급성 감염이 있으면서 농이 형성되지 않은 경우 • 감염이 있는 비뇨기계, 담도계 수술 예: 장 천공수술	• 전반적 집락균	10~17%
불결/감염상처	• 괴사된 조직이 있거나 오래된 사고상처(4시간 이상 지연), 이물질이 박힌 경우, 대변 등의 오염물질에 의해 오염된 경우, 수술 중 농양이 발견된 경우, 장 파열이 된 경우 예: 복강 내 농양	• 이미 존재하는 병원균	27% 이상

출처: Wenzel R. P.(2003). Prevention and Control of Nosocomial Infections, 4th. Philadelphia: Lippincott, Williams, and Wilkins.

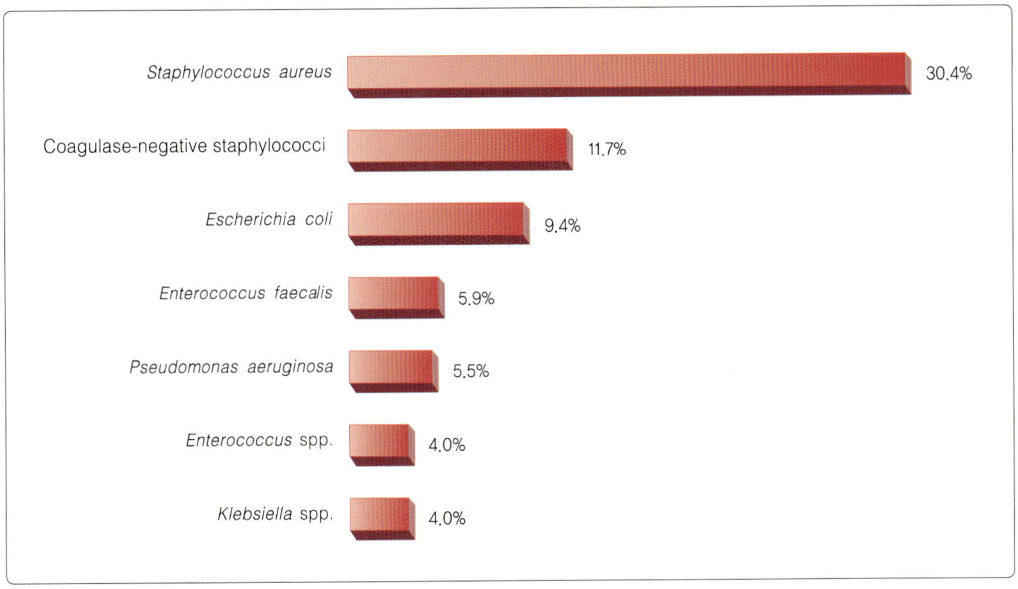

그림 20-2 수술부위감염의 원인균
출처: WHO(2016). Global guidelines on the prevention of surgical site infection.

(*S. aureus*), A군 사슬알균(Group A streptococci), *Clostridium perfringens* 등은 소량의 오염으로도 수술부위에 괴사감염을 일으킬 수 있다. 세균의 내독소, 외독소 또한 조직을 직접 손상시키거나 환자의 방어 기제를 억제시켜 감염을 일으킨다.

환자의 감수성

수술부위에 미생물이 오염되었다고 모두 수술부위감염이 발생하는 것은 아니다. 즉, 미생물 침입에 저항하는 환자의 방어기제에 따라 수술부위감염은 발생할 수도 발생하지 않을 수도 있다. 고령, 당뇨, 암, 흡연, 스테로이드 사용, 비만, 영양불량, 수술 전 장기재원, 수술 전 비강의 황색포도알균 보균 등 다양한 환자의 특성이 수술부위감염 발생의 위험을 증가시키는 것으로 알려져 있다.

수술과정

수술부위 혈종의 헤모글로빈은 세균의 철분 공급원이 되어 세균증식을 돕고, 수술기구 봉합선 등의 이물질은 세균 확산이 가능한 환경을 제공하며, 괴사조직은 백혈구의 포식작용을 피할 수 있는 은신처를 제공하며, 거대한 사강액들이 축적되어 이 또한 방어기전 활동을 억제하게 된다. 따라서 수술 중 조직의 부드러운 조작, 효과적인 지혈, 괴사된 조직이나 이물질 제거, 적절한 배액과 봉합재료 사용, 사강(dead space)을 최소화하는 수술의의 숙련된 수술기술은 수술부위감염 감소를 위해 중요하다.

수술 중 무균술이 깨지거나, 피부소독이 부적절한 경우, 수술실 온습도와 공기순환이 부적절한 경우, 수술실 출입 인력이 많고, 수시로 수술실 문이 열리는 경우, 수술시간이 긴 경우, 정규적인 세척, 소독 또는 멸균 절차를 거치지 않은 수술기구를 사용한 경우, 일반 면도기를 이용하여 제모를 한 경우에 수술부위감염의 위험이 증가한다.

수술부위감염 예방

수술부위감염을 예방하기 위해서는 세균들의 침입을 최소화하고, 수술부위의 미세환경을 최적화시키고, 환자의 감염에 대한 저항력을 강화시키는 것이다.

수술 전 예방

계획된 수술인 경우 가능한 수술 전 감염의 위험요인을 제거하는 것이 효과적이다. 당뇨환자는 수술 전후 혈당조절을 엄격히 관리하고, 적어도 30일 전부터 금연을 해야 한다. 암환자와 심장수술환자의 수술부위감염 예방을 위하여 저체중 환자는 다중영양강화제 사용을 고려할 수 있다.

수술 전 피부의 세균 집락을 감소시키기 위해 항균비누 또는 소독제로 전날 밤 또는 수술 당일 샤워를 한다. 심장 수술과 정형외과 수술환자 중 메티실린 내성 황색포도알균이 검출되는 환자는 수술 전 양쪽 비강에 뮤피로신 연고를 도포하여 제균을 권고하고 있다. 계획된 성인의 대장수술일 경우 장세척을 위해 관장 등의 기계적 세척과 함께 경구용 항균제를 투여하는 것이 감염의 위험을 감소시킨다. 수술부위의 제모는 체모가 수술을 방해하지 않는다면 권장하지 않으며, 필요한 경우는 수술 직전 수술실 입실 전에 전자가위(clipper)를 이용하여 제모한다. 일반 면도기는 수술부위에 상처를 유발하여 수술부위감염 위험이 높아 사용을 제한하고 있다(그림 20-3).

수술을 위한 예방적 항균제는 수술 중 내인성 또는 외인성 세균이 수술부위를 오염시키는 것을 막고 궁극적으로 수술 후 수술부위감염을 예방하기 위함이다. 예방적 항균제의 선택은 수술부위별 호발 원인균에 효과적인 항균제를 선택하여야 하며, 수술과정 중 혈중 항균제 농도가 세균의 최소억제농도(minimum inhibitory concentration, MIC) 이상이 유지된 상태

구분	2회 면도 후 피부 확대 사진		결과
전자 가위 사용	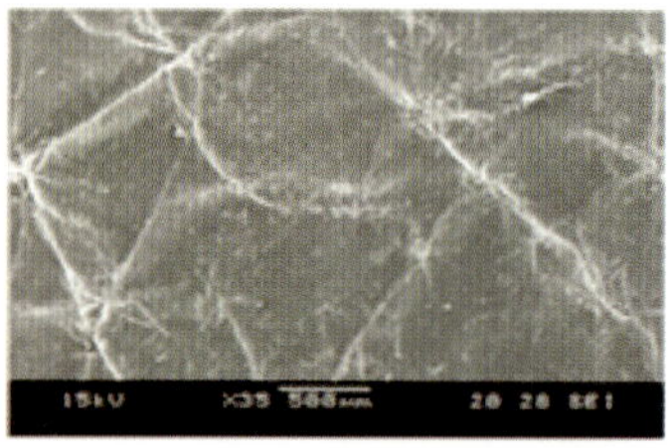	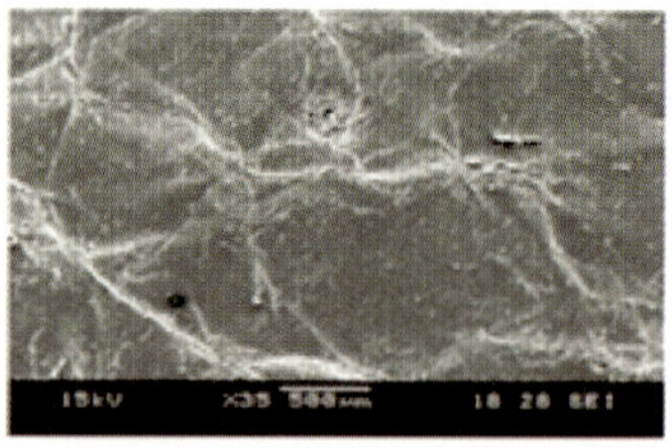	피부자극 없음
일반 면도기 사용	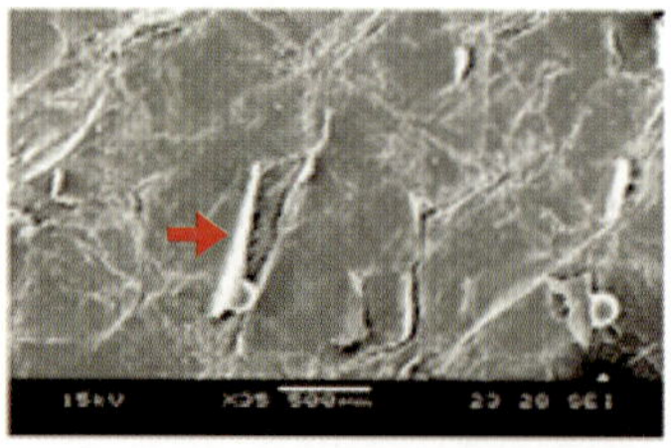	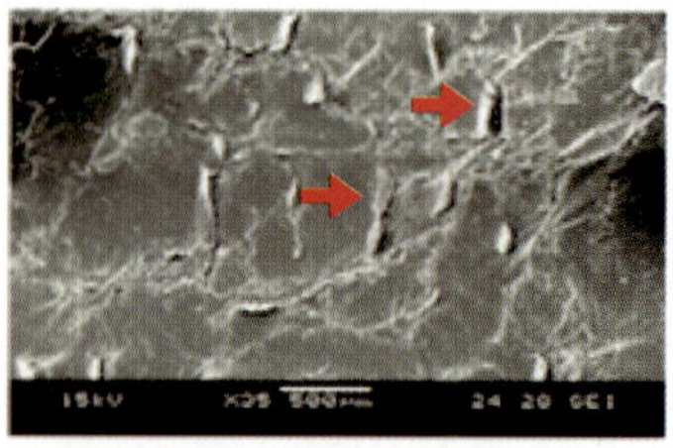	피부자극 및 손상부위 (➔)

그림 20-3 **전자가위와 일반 면도기 사용 시의 피부.** 전자가위로 제모 시에는 피부 위 털을 자르므로 피부 손상이 없음. 일반 면도기로 제모 시에는 피부 손상이 일어남

에서 수술이 이루어져야 하므로 항균제는 피부 절개 전 60분 이내(단, 반코마이신과 퀴놀론계열 항균제의 경우 2시간 이내)에 투여하도록 한다. 또한 항균제 반감기가 짧은 경우 수술 중간에 추가로 항균제를 투여하여 수술상처 봉합 후까지 일정 혈중 농도를 유지하는 것을 권고하고 있다(그림 20-4). 수술 전 예방적 항균제의 사용은 상처 봉합 이후의 항균제 투여가 수술부위감염 위험을 낮춘다는 증거가 없으므로 수술 전 예방적 항균제의 사용은 24시간 이내에 중단하고, 일부 심장수술의 경우 48시간 이내 중단하는 것을 일반적으로 추천한다. 수술 후 배액관이나 카테터를 보유하고 있는 환자에서 수술부위감염 예방을 위해 예방적 항균제의 기간을 연장할 필요는 없다.

수술환자의 피부소독은 절개부위를 깨끗이 닦은 후 적절한 소독제를 선택하여 배농부위까지 포함하여 광범위하게 소독부위를 선정하고, 절개부위 중심에서 바깥으로 소독한다(그림 20-5). 소독제는 금기가 아니라면 알코올이 함유된 클로르헥시딘을 사용하고, 알코올이 함유된 클로르헥시딘을 사용할 수 없는 경우 포비돈-아이오다인을 사용할 수 있다.

수술에 참여하는 의료진은 손톱을 짧게 관리하며, 손과 팔의 장신구를 제거하고 수술전 외과적 손위생(손소독 또는 손씻기)을 한다. 외과적 손위생 전 손톱 밑을 깨끗이 한다. 외과적 손소독은 알코올이 함유된 손소독제를 이용하여 손톱, 손, 손목에서 팔꿈치까지 마찰을 하여 마를 때까지 또는 제조사의 권장시간까지 손을 소독한다(그림 20-6). 외과적 손씻기는 항균비누와 물을 이용하여 손과 아래 팔, 팔꿈치까지 포함하여 2~5분간 씻은 후 멸균 수건으로 손을 말린다. 외과적 손위생 후 수술장으로 이동할 때는 손을 위로 올려 몸에서 떨어지게 하여 손이 오염되지 않도록 조심하면서 이동한다.

수술 참여 의료진에게 전파 가능한 감염성 질환의 증상이나 징후가 있는 경우는 즉시 관리자에게 보고하고 절차에 따라 치료 또는 근무를 제한한다. 피부에 삼출성 병변이 있는 경우에는 미생물 배양검사를 시행하고, 적절한 치료 후 감염증상이 없어질 때까지 근무를 제한한

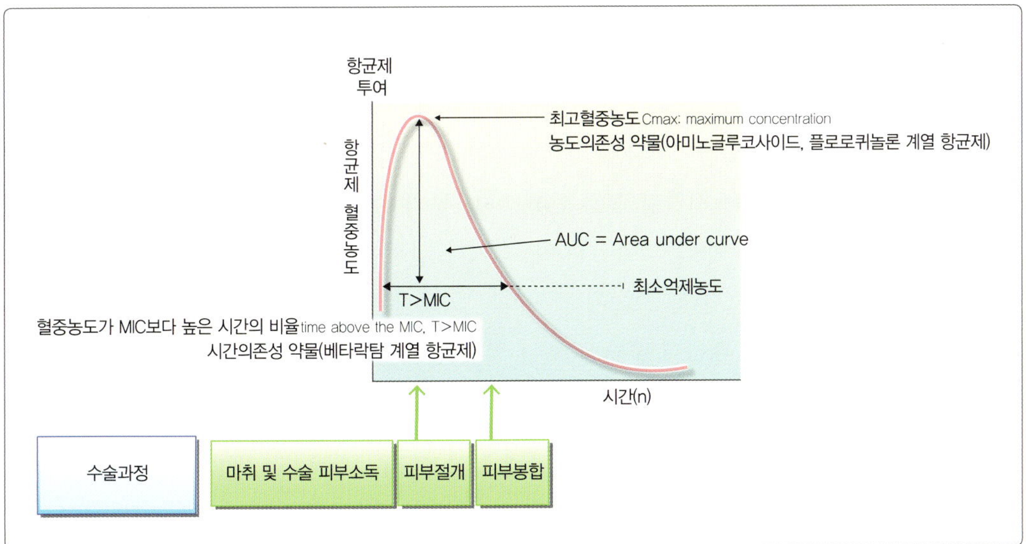

그림 20-4 수술장에서의 예방적 항균제 투약

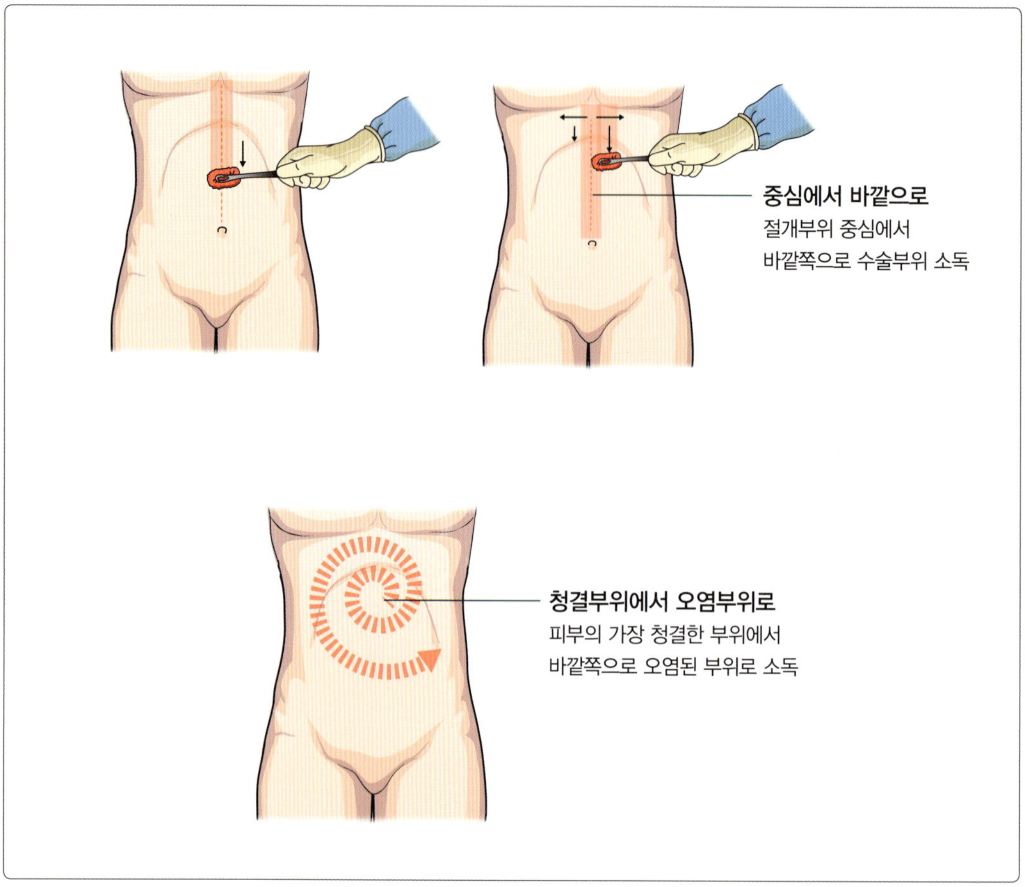

그림 20-5 **수술환자 피부 준비(복부수술).** 수술부위를 중심으로 중심에서 밖으로 소독 또는 동심원을 그리며 소독함

다. 코나 피부에 황색포도알균과 같은 미생물을 보균하더라도 미생물 전파와 관련이 없는 경우라면 근무를 제한할 필요는 없다.

수술 중 예방

환기 및 환경관리 수술실은 수술환자를 감염으로부터 안전할 수 있도록 설계하고 관리하여야 한다. 수술실의 공기는 수술실에서 복도쪽으로 흘러 외부의 오염원이 흘러들어오지 않도록 양압으로 유지해야 한다. 또한 시간당 최소 15회 이상 공기 순환이 이루어지고, 이 중 20%는 신선한 공기로 순환이 되어야 한다. 모든 재순환 공기나 신선한 공기는 필터를 거쳐 깨끗한 공기가 수술장으로 들어가도록 한다. 수술에 참여하는 의료진은 필요한 인력으로 제한하고, 필요한 장비, 기구들은 미리 준비하여 수술실 문이 열리는 것을 최소화 하도록 한다. 또한 수술실 문은 항상 닫혀 있어야 한다(그림 20-7).

수술장 환경은 수술 시 깨끗한 환경을 제공하기 위하여 환경 표면을 소독한다. 환경관리에서는 수술실 내 접촉 빈도에 따라 매 환자마다 청소해야 하는 부위와 오염이 되는 경우에만 청소하는 부위를 구별해서 청소해야 한다(그림 20-8). 또한 청소의 순서는 밖에서 안으로, 위에서 아래로, 한 환경 표면 청소 시에는 밖에서 안으로, 위에서 아래의 방향으로, 오염이 덜한

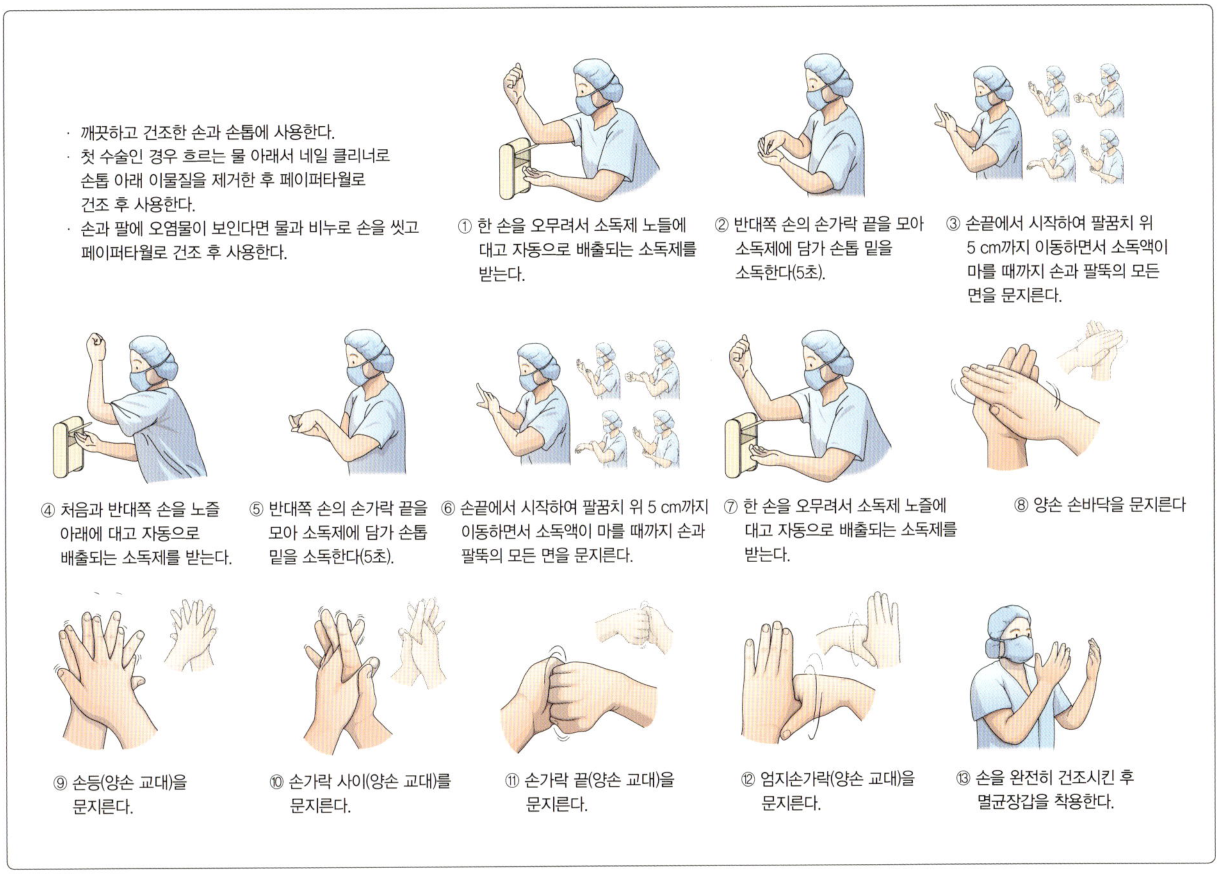

그림 20-6 물 없이 적용하는 손소독 방법을 이용한 외과적 손위생
출처: WHO(2009). Guidelines on Hand Hygiene in Health Care.

곳에서 오염이 심한 곳으로 청소하는 것이 원칙이다(그림 20-9). 수술 중 의료장비나 환경 표면에 눈에 보이는 혈액, 체액의 오염이 발생한 경우 다음 수술 전에 소독제로 소독하고, 마지막 수술이 끝난 후에는 소독제를 사용하여 수술실을 청소한다(terminal cleaning). 오염 또는 불결-감염 수술을 한 후에 일반적인 청소를 하며, 특수한 청소나 수술실을 폐쇄할 필요는 없다.

무균술 수술 시 수술부위는 고위험 무균영역으로 외과적 무균술을 준수한다. 즉, 수술에 사용되는 모든 기구는 멸균하여 사용하여야 한다. 모든 침습적 처치 및 수술 시 무균술을 준수해야 하고, 멸균 기구는 사용 직전에 조립하고 준비한다. 수술에 참여하는 의료진은 모자, 마스크, 멸균장갑, 멸균가운을 착용한다(그림 20-10). 수술부위는 멸균된 수술포로 덮는다. 수술가운과 수술포는 혈액과 체액 등 오염물질에 젖지 않는 방수재질의 제품을 권장한다. 수술가운이 혈액, 체액 등으로 오염된 것은 새 수술복으로 갈아입는다. 수술부위의 손상을 최소화하기 위해 수술부위는 가능한 부드럽게 조작하고 출혈이 많을 경우 지혈을 한다. 수술부위의 사강이나, 이물질, 죽은 조직은 상처 회복과정을 지연시키므로 제거한다. 감염된 수술부위는 절개부위를 개방하여 배농과 배액을 충분히 하여야 하고, 개방 상처인 경우에는 상처관리를 주의해서 적절히 관리하여야 한다.

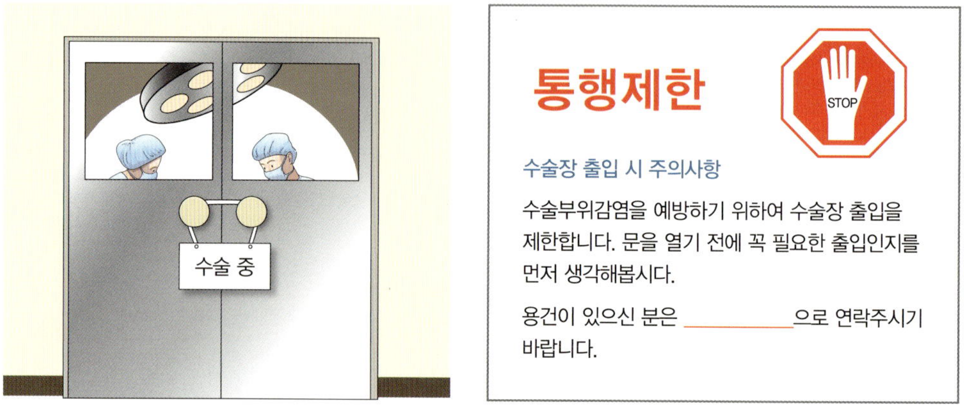

그림 20-7 **수술장 출입관리.** 문은 항상 닫아두고, 출입을 최소화하기 위하여 안내판을 부착할 수 있음

환자관리 전신마취하여 수술을 받는 성인 환자에게 수술 중, 수술 직후 2~6시간 동안 충분한 산소를 공급하는 것도 수술부위감염 예방에 효과적이다. 치료적 목적으로 저체온을 유지하는 환자를 제외하고 수술 전후 정상체온을 유지하며, 수술 중 적절한 수액공급을 통해 혈역동학적 안전성을 유지한다. 또한 당뇨 유무와 상관없이 수술 전후 혈당을 조절하기 위하여 강화된

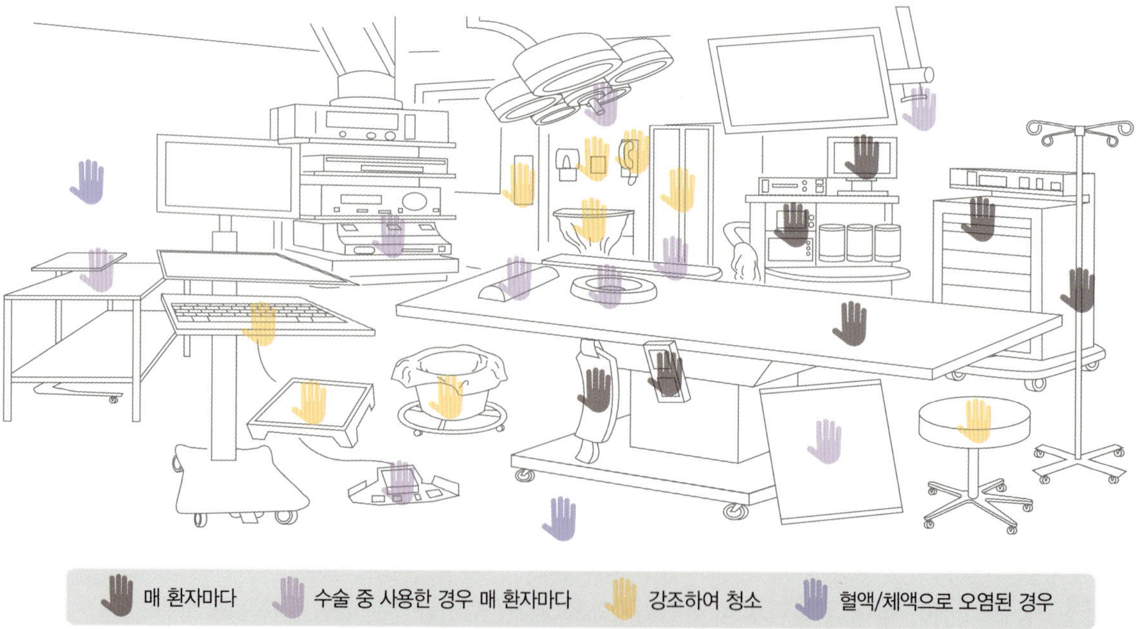

그림 20-8 **수술실 내 위치별 청소빈도.** 접촉이나 오염 빈도에 따라 구분함

출처: Allen, G.(2014). Implementing aorn recommended practices for environmental cleaning. AORNJ, 99(5), 570-582.

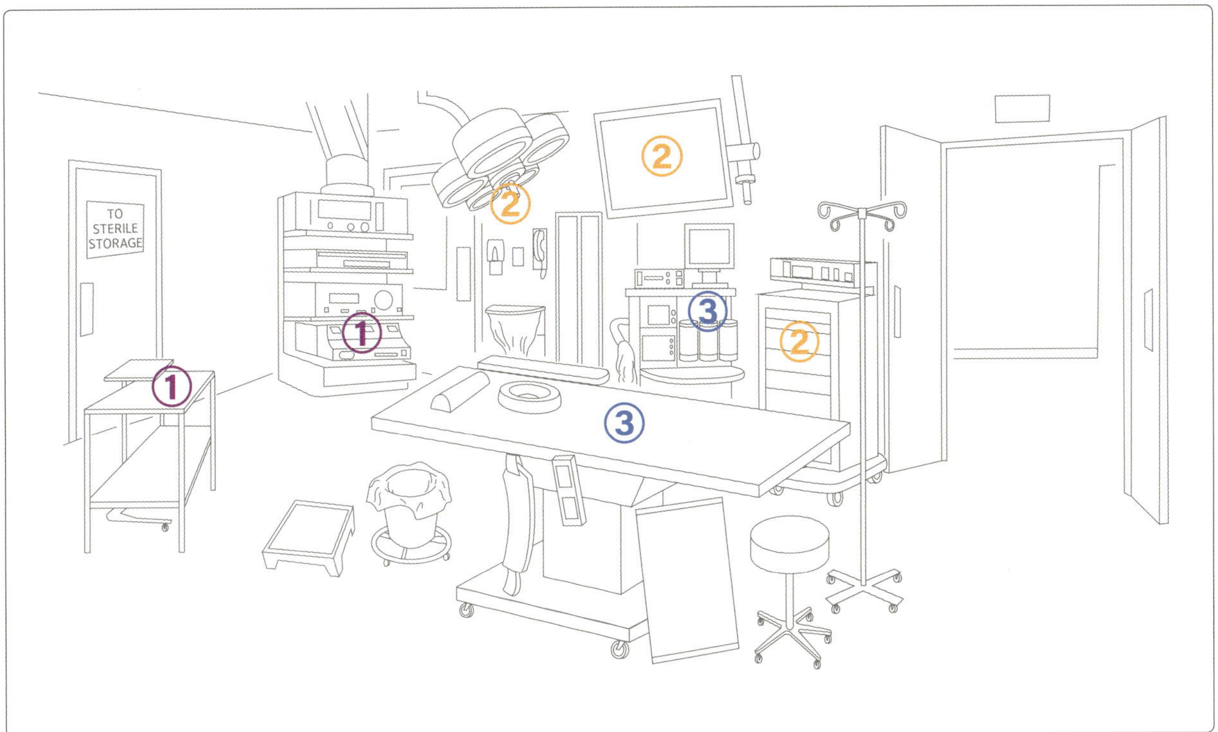

그림 20-9 **청소 순서**

출처: Adapted with permission from Perioperative Standards and Recommended Practices. Copyright© 2014, AORN, Inc, 2170 S. Parker Road, Suite 400, Denver, CO 80231. All rights reserved.

혈당조절 프로토콜 사용을 고려할 수 있다.

수술 후 예방

상처관리 절개부위를 일차 봉합한 경우에는 상처의 자연 치유를 위해 봉합 24~48시간 이후에 드레싱을 교환한다. 드레싱을 교환하기 전후 손위생을 하며, 무균술을 준수한다. 환자와 가족에게 수술상처 관리방법, 수술부위감염의 증상, 의사에게 연락해야 할 증상 등을 교육한다.

수술부위감염 감시 모니터 및 환류 수술부위감염 발생을 모니터링하고, 그 결과를 주기적으로 수술 의료진에 환류하는 것은 수술부위감염 위험을 감소시키는 중요한 전략 가운데 하나이다. 성공적인 수술부위감염 감시를 위해서는 표준화된 수술부위감염의 정의를 사용하고, 위험요인에 따라 수술부위감염 발생률을 구분하여 비교 가능하도록 자료를 분석하고, 그 자료를 수술 의료진과 공유하는 것이다. 우리나라는 질병관리본부 주관으로 미국 질병관리본부의 수술부위감염 감시 기준을 도입하여 2006년부터 전국 수술부위감염감시 체계를 운영하고 있으며, 감시결과는 수술부위

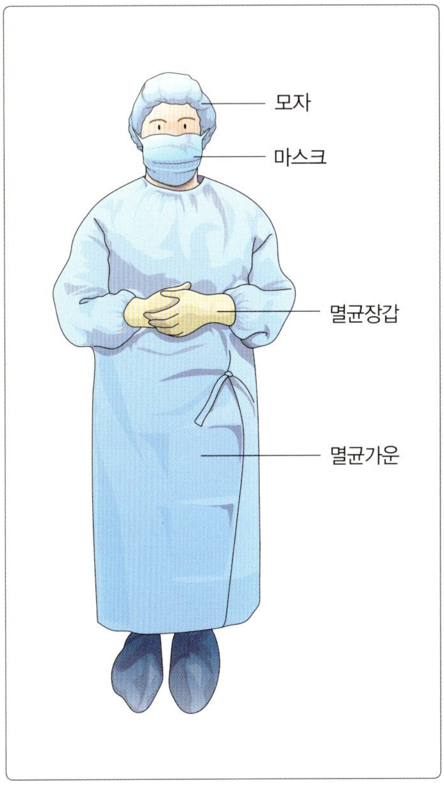

그림 20-10 **수술참여 의료진의 복장**

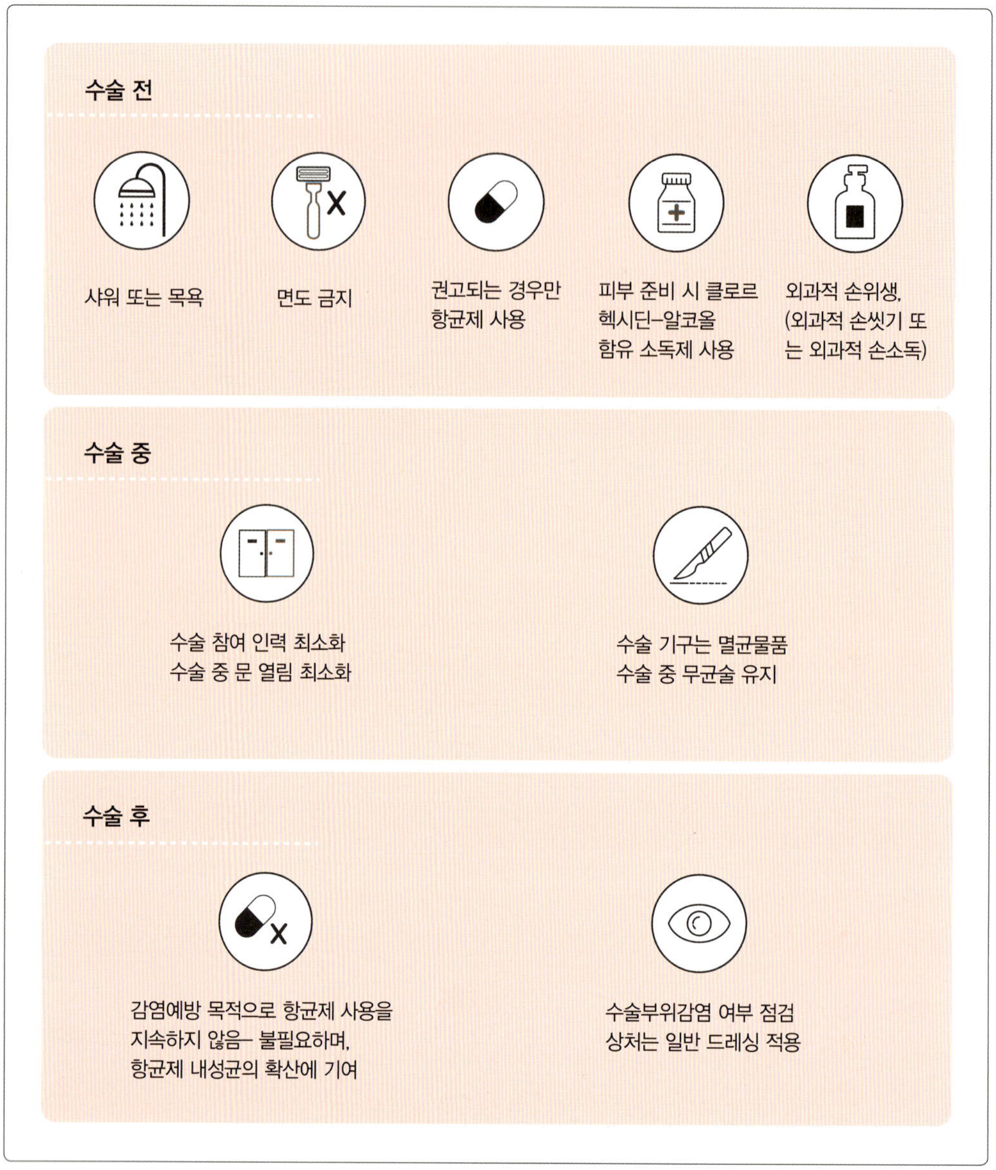

그림 20-11 **수술 전, 수술 중, 수술 후 수술부위감염 예방법**
출처: http://www.who.int/gpsc/ssi-prevention-guidelines/en

창상 종류, 미국 마취과협회 환자상태 분류 체계 점수(American Society of Anesthesiologist's physical status classification system, ASA score)(표 20-2), 수술시간에 따라 위험요인을 보정하여 감염률을 산출하여 공유하고 있다.

수술부위감염 예방 전략

수술 전, 중, 후 전 과정 동안 외래, 병동, 수술장의 다학제 팀이 과학적 근거에 따른 적극적인 감염 예방활동을 진행해야 그 효과를 볼 수 있다(그림 20-11). 또한 수술 전 과정에서 수술부위감염 예방법에 대해 환자와 보호자에게 교육하여 감염 예방법을 준수할 수 있도록 하게 하는 것 또한 중요하다. 수술부위감염 예방을 위해 한 가지 전략으로는 감염예방의 효과를 기대하기

표 20-2 미국 마취과협회 환자상태 분류체계

ASA SCORE	정의
1	정상적인 건강한 환자
2	경증 질환 환자
3	중증 질환 환자
4	생명 위험 중증 질환(생명을 끊임없이 위협하는 심각한 전신적 질병이 있는 환자)
5	수술 없이는 생존 불가능하다고 생각되는 빈사 상태 환자
6	뇌사 판정 받은 환자로 장기 기증 목적으로 장기를 제거하는 경우

어렵고 여러 가지 전략을 묶어서 함께 제공하는 bundle approach법이 효과적이다.

미국의 의료질향상연구소(Institute for Healthcare Improvement, IHI)는 세계적으로 의료의 질 향상을 주도하고 있는 비영리기관으로 2004년부터 입원환자들에게 발생하는 의학적 상해를 감소시키기 위한 국가적 캠페인인 10만 명 구하기 운동을 시작하였고, 6가지 캠페인 중 수술부위감염 감소를 위한 4가지 전략을 강조하였다. 그 전략은 (1) 적절한 예방적 항균제 사용, (2) 적절한 체모 제거, (3) 심장수술을 받은 환자의 수술 후 혈당조절, (4) 대장, 직장수술 환자의 수술 직후 정상체온 유지이다.

MICRO NOTES

"수술실 소독"

1867년 영국 외과의사 조셉 리스터(Joseph Lister)는 파스퇴르의 영향으로 페놀이 포함된 콜타르(석탄산) 성분의 유도체를 수술부위에 바르거나, 상처에 세균이 붙지 않도록 수술장 공기 중에 분무하여 수술실 방안의 세균을 모두 죽이는 방법을 적용하였다. 제멜바이스의 손씻기, 리스터의 소독제 도입 등을 통해 패혈증으로 인한 사망을 줄일 수 있었다.

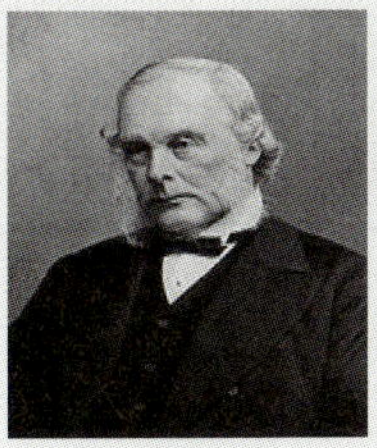

조셉 리스터

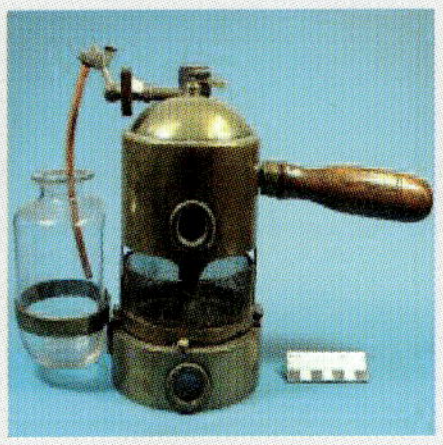

콜타르 분무기

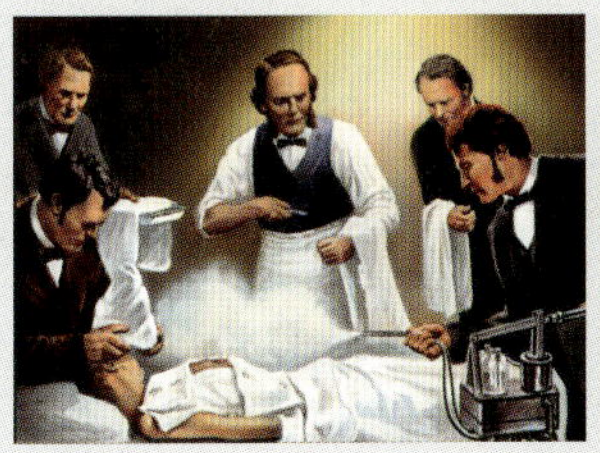

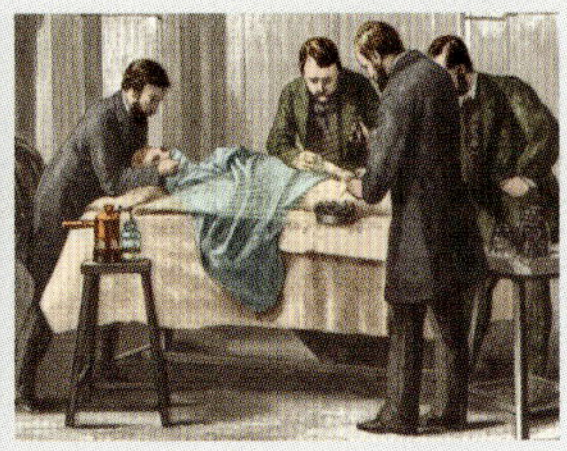

수술과정

출처: http://peconicpublicbroadcasting.org/post/butchering-art-how-19th-century-physician-made-surgery-safer#stream/0

학습문제

1. 수술부위감염의 위험요인이 아닌 것은 무엇인가?
   ① 청결창상보다 개방창상의 수술부위감염위험이 높다.
   ② 정상혈당환자는 수술부위감염의 위험이 높다.
   ③ 장기간 입원환 암환자는 수술부위감염의 위험이 높다.
   ④ 스테로이드 제제를 사용하는 면역저하자는 수술부위감염의 위험이 높다.
   ⑤ 비만환자는 수술부위감염의 위험이 높다.

2. 수술 전 준비 과정에 대한 설명으로 맞는 것은 무엇인가?
   ① 수술부위 삭모는 수술 전날 병실에서 시행한다.
   ② 수술 전 피부소독제로 샤워하는 것은 수술부위감염 예방에 가장 효과가 있다.
   ③ 제모가 필요한 경우는 전기가위(clipper)보다는 1회용 면도기를 사용한다.
   ④ 응급수술이 아닌 경우 수술 전 HbA1C를 조절 하는 것은 수술부위감염 예방에 도움이 된다.
   ⑤ 위 수술환자는 수술 전날부터 예방적 항균제를 투여한다.

3. 수술 중 감염예방법에 대한 설명으로 틀린 것은 무엇인가?
   ① 입원기간 동안만 수술부위감염 발생 여부를 감시한다.
   ② 외과적 손위생은 적절한 소독제로 2~5분간 손, 아래팔, 팔꿈치까지 손위생을 한다.
   ③ 수술부위 사강은 가능한 없앤다.
   ④ 예방적 항균제는 피부 절개 전 60분 이내에 투여하고, 수술 후 24시간 이내 종료한다.
   ⑤ 수술중 환자의 체온을 주기적으로 측정하고, 정상 체온을 유지한다.

4. 수술 후 감염예방에 대한 설명으로 틀린 것은 무엇인가?
   ① 배액관은 가능한 빨리 제거한다.
   ② 수술부위감염감시는 필요 없다.
   ③ 수술부위 드레싱은 24~48시간 동안 멸균 드레싱을 유지한다.
   ④ 수술 후 환자와 보호자에게 수술부위감염의 징후에 대해 설명한다.
   ⑤ 수술 후 퇴원상담을 제공하여 수술부위의 불편감을 확인한다.

1.② 2.④ 3.① 4.②

참고문헌

대한감염관리간호사회(2012). 감염관리학, 현문사.

대한병원감염관리학회(2011). 의료기관의 감염관리, 4판. 한미의학.

대한의료관련감염관리학회(2017). 의료기관의 감염관리, 5판. 한미의학.

최정현, 김경미, 신완식, 허동호, 김희정, 조윤경, 김우주 외(1998). 수술부위 감염이 의료비용 및 재원기간에 미치는 영향에대한 연구. 대한병원감염관리학회추계학술대회, 193-216.

Allen, G.(2014). Implementing aorn recommended practices for environmental cleaning. AORNJ, 99(5), 570-582.

Anderson, D. J., Kaye, K. S., Classen, D., Arias, K. M., Podgorny, K., Burstin, H., Yokoe, D. S., et al.(2008). Strategies to prevent surgical site infections in acute care hospitals. Infection Control & Hospital Epidemiology, 29(Suppl 1), S51-61.

Anderson, D. J., Podgorny, K., Berrios-Torres, S. I., Bratzler, D. W., Dellinger, E. P., Greene, L., et al.(2014). Strategies to prevent surgical site infections in acute care hospitals: 2014 update. Infection Control & Hospital Epidemiology, 35(06), 605-627.

Cima, R., Dankbar, E., Lovely, J., Pendlimari, R., Aronhalt, K., Nehring, S., Quast, L., et al.(2013). Colorectal surgery surgical site infection reduction program: A national surgical quality improvement program--driven multidisciplinary single-institution experience. Journal of the American College of Surgeons, *216*(1), 23-33.

Kim, J. M., Park, E. S., Jeong, J. S., Kim, K. M., Kim, J. M., Oh, H. S., Pai, C. H., et al.(2000). Multicenter surveillance study for nosocomial infections in major hospitals in korea. Nosocomial infection surveillance committee of the korean society for nosocomial infection control. Am J Infect Control, 28(6), 454-458.

Magill, S. S., Edwards, J. R., Bamberg, W., Beldavs, Z. G., Dumyati, G., Kainer, M. A., et al.(2014). Multistate point-prevalence survey of healthcare–associated infections. Journal of the American College of Surgeons, *216*(1), 23-33.

Mangram, A. J., Horan, T. C., Pearson, M. L., Silver, L. C., Jarvis, W. R., & Committee, H. I. C. P. A.(1999). Guideline for prevention of surgical site infection, 1999. Am J Infect Control. 27(2), 97-134.

Wenzel, R. P.(2004). Prevention and control of nosocomial infections, 4th. philadelphia: Lippincott, williams, andwilkins.

WHO.(2009). WHO Guidelines on Hand Hygiene in Health Care. Geneva: World Health Organization.

WHO.(2016). Global guidelines on the prevention of surgical site infection. http://www.who.int/gpsc/ssi-prevention-guidelines/en

http://www.who.int/gpsc/5may/tools/9789241597906/en/

http://www.who.int/gpsc/ssi-infographic.pdf?ua=1

http://konis.cdc.go.kr/konis/sub/manual.htm

CHAPTER 21

의료관련 폐렴의 감염관리

Infection Control for Healthcare-associated Pneumonia

학습목표

이 장을 학습한 후, 학습자는:

1. 주요 용어를 정의할 수 있다.
2. 폐렴의 발생원인과 기전을 이해하고 설명할 수 있다.
3. 폐렴의 예방을 위한 관리지침을 이해하고 설명할 수 있다.
4. 인공호흡기 관련 폐렴의 예방 전략을 설명할 수 있다.

주요 용어

심부정맥 혈전증 Deep vein thrombosis: 오랜 기간 동안 침대에 누워 있거나, 외상을 입었거나 또는 혈전이 생기기 쉬운 여러 상황(악성 종양을 가진 환자 등)에 처해 있을 때, 하지의 정맥혈이 정체되어 심부(깊은 부위)의 정맥에 혈전이 생기는 것

응축수Condensate: 수증기로 용해나 레토르트를 가열했을 때, 열교환기에서 생기는 수증기의 응축물

인공호흡기Ventilator: 기관 내 삽관(endotracheal intubation) 또는 기관절개(tracheostomy)를 통해 거치 상태를 유지하고 있는 지속적인 호흡보조기

폐렴Pneumonia: 폐의 염증으로 폐포 내에 공기 대신 염증세포나 삼출액으로 가득 차 호흡곤란을 야기하며, 발열 등의 전신 증상을 동반함. 또한 위치나 원인균 등에 따라 구분됨

폐색전Pulmonary embolism: 심장 등에 있던 혈전이 혈액을 통해 폐의 혈관에 걸려 있는 상태

폐활량계Inspirometer: 폐활량을 측정하는 기계로서 폐기능검사 중 가장 쉽게, 그리고 경제적으로 할 수 있는 기본적 방법임. 폐활량계에 의해 (1) 폐활량(vital capacity: 전체 폐가 호흡할 수 있는 용량) 및 정적 폐용적(static lung volume: 호흡하지 않고 가만히 있을 때를 가정한 폐용량)을 측정하고, (2) 1초간 노력성 호흡량(1초 동안 최대한 내쉰 호기량) 등의 최대 노력성 호흡곡선을 얻을 수 있으며, (3) 최대 자발성 호흡량을 구할 수 있음. 이런 각 검사방법으로 폐질환이 폐쇄성인지 제한성인지를 구분할 수 있음

흡인Aspiration/Suction: (1) 허파로(기체, 액체, 고체에 상관없이) 들여마시는 행위, (2) 밀폐된 공간에 들어있는 기체나 액체를(주로 침을 이용하여) 뽑아내는 행위

생각해보기

폐렴은 의료관련감염 중 두 번째로 높게 발생하고, 특히 인공호흡기 관련 폐렴이 발생빈도와 사망률이 높기 때문에 이 과정에서는 인공호흡기 관련 폐렴을 감소시키기 위한 감염관리 전략이 중요하다. 이 장의 주제들을 살펴보면서 다음을 생각해 보자.

1. 인공호흡기를 유지하고 있는 환자에서 효과적인 인공호흡기 회로 및 기구관리 방법은 무엇인가?
2. 인공호흡기를 유지하고 있는 환자에서 감염예방을 위한 일반적인 방법은 무엇인가?

임상에 적용해보기

흡인성폐렴이 의심되어 67세의 남성 환자 이 씨가 내원하였다. 이 씨는 호흡곤란 증상이 심해져서 중환자실로 이실 후 인공호흡기를 적용하였다. 인공호흡기 관련 폐렴을 예방하기 위해 가능한 매일 투여하는 진정제를 중단하고 자발호흡을 시도하여 인공호흡기를 조기에 제거하도록 하며, 흡인을 막기 위해 30° 이상의 상체거상체위를 유지한다. 또한 매일 클로르헥시딘을 이용한 구강간호를 실시하며 매회 흡인(개방형) 시에는 멸균된 일회용 흡인카테터와 멸균수를 사용한다. 또한 인공호흡기 튜브에 고이는 응축수는 자주 배출시키고, 환자 쪽으로 들어가지 않도록 주의하도록 한다.

개요

폐렴은 요로감염 그리고 카테터 관련 혈류감염과 더불어 주요 의료관련감염 중의 하나이다. 구강과 상기도에는 다양한 정상균무리가 늘 존재하지만 하기도는 대부분 미생물이 없는 무균상태를 유지하고 있다. 따라서 어떤 원인이나 경로든지 하기도에 미생물이 침입하여 성장하면 폐렴 발생 가능성이 높아진다. 의료관련 폐렴은 노령, 면역저하환자, 심질환자, 만성 폐질환자, 흉복부 수술을 받은 환자, 중환자실 입원환자 등에서 증가하며, 의식저하 상태, 기관 내 삽관, 비위관 삽입, 앙와위를 취하는 경우에서도 많이 발생한다. 또한 오염된 호흡 치료 기구나 인공호흡기 치료를 하는 경우 오염된 의료인의 손과의 접촉을 통해서도 발생한다. 의료기관에서는 이를 예방하기 위해 일반적으로 흡인을 감소시키고, 손위생을 준수하며, 호흡기 장치의 적절한 소독과 멸균을 유지하고, 백신접종, 의료진과 환자를 교육해야 한다.

특히 인공호흡기 관련 폐렴은 환자의 사망률을 높이며, 환자의 입원기간을 2~3배 길어지게 하고, 그에 따라 병원비용도 증가하여 환자와 가족에게 경제적 부담을 가중시킨다. 이에 폐렴의 예방 및 관리대책 특히 인공호흡기 관련 폐렴 예방을 위한 전략을 수립하여 시행해야 한다.

역학 및 발생기전

의료관련 폐렴은 병원에서 발생하는 감염 중 사망의 가장 흔한 원인이다. 요로감염의 사망률은 10~20% 정도인

데 비해 의료관련 폐렴은 감염과 관련된 사망이 60% 이상을 차지하고 있다고 알려져 있다.

의료관련 폐렴의 대부분은 중환자실에서 발생하고 인공호흡기를 하는 환자에서 발생 위험이 가장 높다. 2012년, 미국 통계에 따르면 1천 인공호흡기 적용일수당 0~4.4건의 인공호흡기 관련 폐렴이 발생했으며, 국내의 경우 2015~2016년 전국의료관련감염 감시체계(Korean National Healthcare-associated Infections Surveillance System, KONIS)의 자료에 의하면 1천 인공호흡기 적용일수당 0~2.80건의 인공호흡기 관련 폐렴이 발생한 것으로 보고되었다.

폐렴이 발생하는 주요 경로는 구강 내 오염균의 흡인, 세균에 오염된 에어로졸(aerosol)의 흡입, 혈류를 통한 폐외로부터의 전파, 위장관 내 세균의 폐내 역류 등 다양하나(그림 21-1) 의료관련 폐렴의 주요 경로는 흡인에 의한 것이다. 이는 인체의 상기도에는 정상균무리가 존재하고, 하기도는 무균 상태를 유지하고 있어 흡인 시 상기도의 정상균무리가 하기도로 유입되어 폐렴이 생길 가능성을 높이기 때문이다.

원인 병원체

병원에 입원한 후 발생하는 의료관련 폐렴의 원인균으로는 60% 정도가 호기성 그람음성균으로 장내세균이나 녹농균이며 여러 가지 균이 중복되어 감염을 일으키는 경우가 많다. 황색포도알균(*Staphylococcus aureus*)은 20~25% 정도를 차지하며 폐렴사슬알균(*Streptoccoccus pneumoniae*)은 5~10% 정도를 차지한다. 면역저하자에서는 바이러스와 진균 등도 원인이

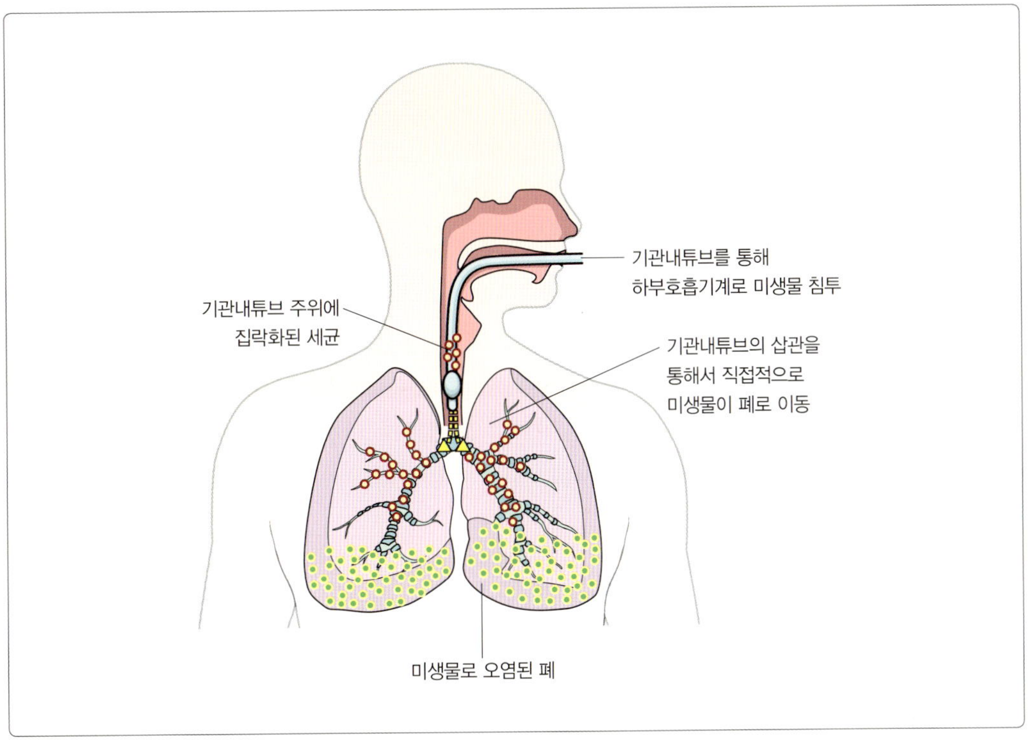

그림 21-1 기관 삽관으로 인한 폐렴 발생

표 21-1 국내 중환자실 의료관련 폐렴 주요 원인균

원인균	No.(%)			
	2012.7~2013.6 (n=768)	2013.7~2014.6 (n=724)	2014.7~2015.6 (n=603)	2015.7~2016.6 (n=554)
그람양성균				
S. aureus	226(29.4)	175(24.2)	148(24.5)	158(28.5)
Streptococcus sp.	7(0.9)	2(0.3)	21(3.5)	14(2.5)
S. pneumoniae	5(0.7)	5(0.7)	7(1.2)	4(0.7)
그람음성균				
A. baumannii	246(32.0)	261(36.0)	219(36.3)	191(34.5)
K. pneumoniae	83(10.8)	93(12.8)	74(12.3)	52(9.4)
P. aeruginosa	85(11.1)	76(10.5)	44(7.3)	49(8.8)
E. aerogenes	30(3.9)	21(2.9)	19(3.2)	18(3.2)
E. cloacae	13(1.7)	12(1.7)	16(2.7)	12(2.2)

출처: 전국의료관련감염 감시체계(2012~2016).

될 수 있다. 또한 인플루엔자와 같은 바이러스성 감염은 지역사회에서 유행을 일으키기도 한다. 국내의 경우 2015년~2016년 전국의료관련감염 감시체계의 자료에 따르면 *Acinetobacter baumannii*, *Staphylococcus aureus*, *Klebsiella pneumoniae*, *Pseudomonas aeruginosa* 등의 순서로 분리 건수가 높았다(표 21-1).

폐렴 예방을 위한 감염관리 지침

의료관련 폐렴 예방지침은 2003년, 미국 질병관리본부의 HICPAC(Healthcare Infection Control Advisory Committee)에서 제정된 지침을 중심으로 기술하였다.

의료인 교육

의료관련 세균성 폐렴을 예방하기 위하여 역학과 감염관리 방법에 관한 지위와 역할에 맞게 역할을 수행할 수 있도록 의료인을 교육한다.

감염과 미생물 감시

폐렴의 고위험군인 중환자실 환자에 대한 감시를 시행하고 원인 미생물과 감수성에 관한 자료를 수집, 분석하여 이를 관련된 의료진에게 제공한다.

임상적 · 역학적 감염관리의 목적이 없는 경우에 호흡 치료에 사용되는 기구나 폐기능 검사기구, 흡입마취에 사용하는 기구들의 일상적인 감시 배양은 하지 않는다.

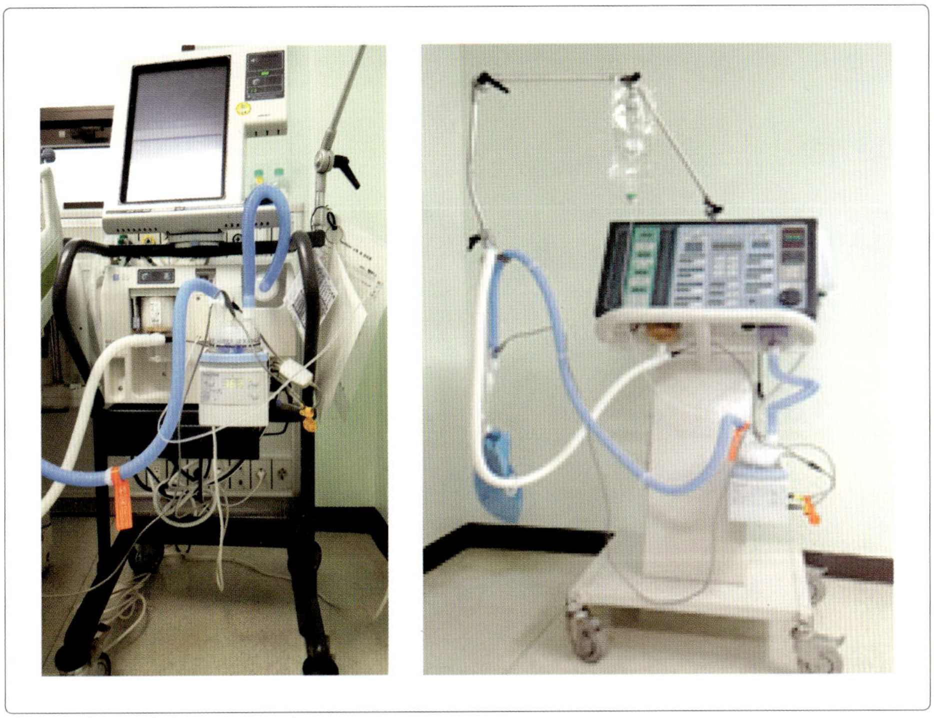

그림 21-2 인공호흡기의 예

병원성 미생물 전파차단

호흡장비 및 기구

일반적으로 모든 호흡 장비와 기구는 멸균 또는 소독 전에 세척해야 한다. 재사용이 가능한 하기도의 점막에 직접 또는 간접적으로 접촉하는 장비나 장치들은 높은 수준 소독 또는 멸균을 한다. 멸균이나 소독을 시행한 후에는 오염되지 않도록 주의한다. 재사용이 가능한 기구와 장비들은 화학적 소독 후에는 멸균수로 헹구어낸다. 이것이 불가능할 경우 여과된 물이나 수돗물로 헹구고 알코올로 헹군 후 강한 바람으로 건조시키거나 건조 캐비닛에 보관한다.

인공호흡기 내부 자체는 일상적으로 멸균이나 소독을 하지 않는다.

가습기가 달린 호흡기 회로는 사용 중인 경우 사용기간이나 종류에 따라 일상적으로 교체하지 않는다. 호흡기 회로는 눈으로 보아서 오염되었거나 기능이 불량하면 교체한다. 호흡기 회로 튜브에 모아지는 응축수는 주기적으로 배액시키거나 버리도록 하고 환자 쪽으로 들어가지 않도록 주의한다. 또한 이러한 과정을 수행하는 경우에는 장갑 착용과 수행 전후 손위생을 실시한다. 가습기의 물은 멸균증류수를 이용하고, 열 습기교환기(Heat and mois-

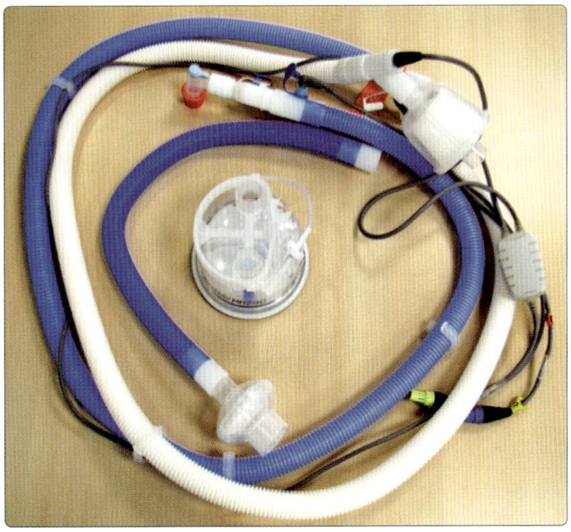

그림 21-3 인공호흡기 회로

ture exchanger, HME)를 가진 인공호흡기 회로는 육안으로 오염된 것이 보이거나 기능이 불량하면 교체한다. 단, 사용 중인 열 습기교환기는 48시간보다 자주 교체하지 않는다.

산소 가습기

산소 가습기는 제조회사의 지시에 따라 재처리 과정을 시행한다. 비강 캐뉼라(Nasal prong)의 경우 마스크를 포함한 연결 튜브가 육안으로 오염된 것이 보이거나 기능이 불량할 때 교체한다.

소용량 분무기

소용량 투약분무기(hand-held & in-line, nebulizer)는 동일한 환자 치료 사이에 세척 및 소독하고 멸균수로 헹군 후 건조시킨다. 분무용으로 사용하는 경우에는 멸균수를 사용하고 무균적으로 투여한다. 가능한 분무 사용 약제는 일회용으로 사용한다. 다회 용량 약품 사용 시에는 제조회사의 지시에 따른다.

분무텐트

분무텐트(mist tents)는 다른 환자에게 사용할 때는 분무 텐트와 이와 관련된 기구들을 멸균 혹은 높은 수준으로 소독한 후 재사용한다. 동일한 환자에게 사용할 때는 매일 낮은 수준의 소독 후에 사용한다.

또한 인공호흡기의 온도계는 서로 다른 환자들에게 사용하는 경우 멸균이나 높은 수준의 소독을 해야 한다.

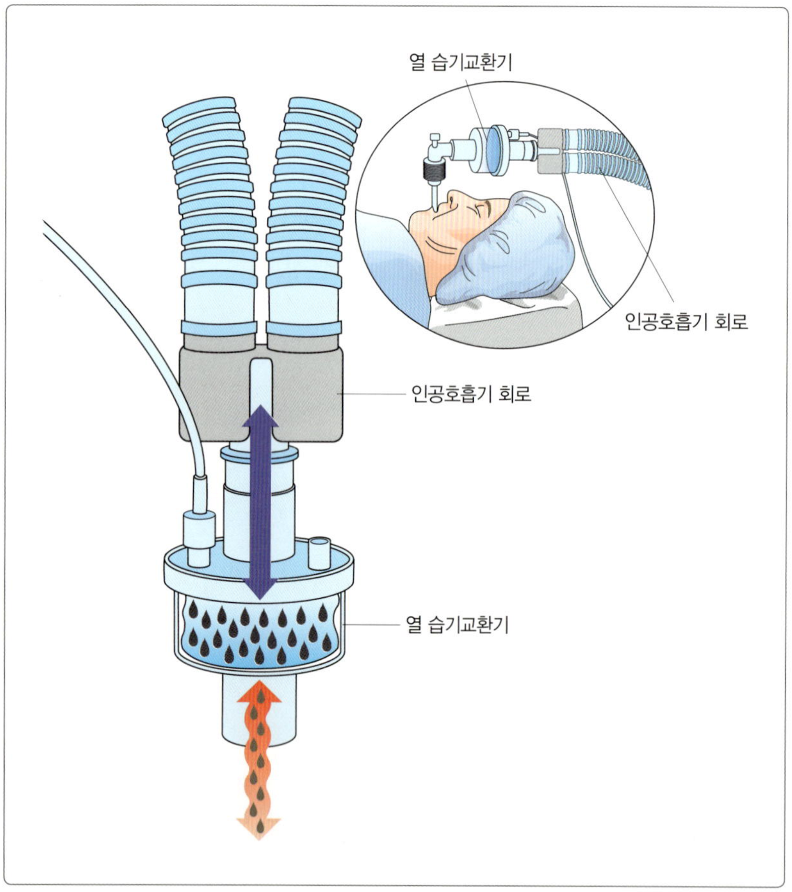

그림 21-4 열-습기 교환기 작동 예

소생용 백

소생용 백을 서로 다른 환자에게 사용할 때는 멸균이나 높은 수준의 소독을 한다.

마취기구

마취기구 내부장치는 주기적으로 멸균이나 소독하지 않는다. 재사용하는 기관 튜브, 안면 마스크, 흡기 또는 호기 튜브, Y-피스(piece), 저장백(reservoir bag), 가습기, 튜브 등은 제조회사의 지시에 따라 세척한 후 멸균 또는 높은 수준의 소독을 실시한다. 호흡장치 및 회로에 부착되는 다른 기구는 제조회사의 지시에 따라 세척한 후 멸균 혹은 높은 수준의 소독을 한다.

폐기능 검사기구

폐기능 검사 기구는 매 환자마다 폐기능 검사 기계의 내부를 정기적으로 소독하거나 멸균할 필요는 없다. 최대 호기 유속기(peak flow meter)나 폐활량계를 서로 다른 환자에게 사용할 때는 마우스피스나 필터를 교환한다.

실내용 가습기

비말을 생성하는 실내용 가습기는 매일 멸균이나 높은 수준의 소독과 함께 멸균된 증류수를 사용한다. 이식 병실의 물에서 레지오넬라가 검출되면 더 이상 검출되지 않을 때까지 사용해서는 안 된다.

사람 간 전파예방

표준주의

손위생 장갑 착용 여부에 관계없이 환자의 점막, 기도 분비물 및 이에 오염된 물품과 접촉했을 때는 비누나 알코올 손소독제로 손위생을 시행한다(그림 21-8).

장갑 착용 호흡기 분비물이나 분비물에 오염된 물품을 다룰 때 장갑을 착용한다. 기도 분비물이나 이에 오염된 물품을 다룬 후 다른 환자와 접촉할 때 또는 같은 환자에서 오염된 부위와 접촉 후 호흡기나 호흡기구를 다룰 때 반드시 장갑을 교환하고 손의 오염을 제거한다. 기도 분비물 오염이 예상되는 경우에는 가운을 착용하고 오염 후에 다른 환자와 접촉하기 전에 가운을 교체한다(그림 21-9).

기관절개 환자의 관리

기관절개술을 무균적으로 실시한다. 기관 절개 후 튜브를 교환할 때 멸균술을 준수하고 교환할 튜브는 멸균이나 높은 수준의 소독을 한다.

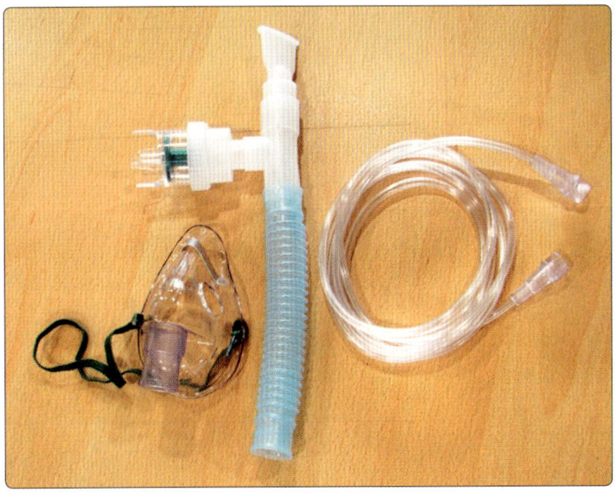

그림 21-5 소용량 투약 분무기

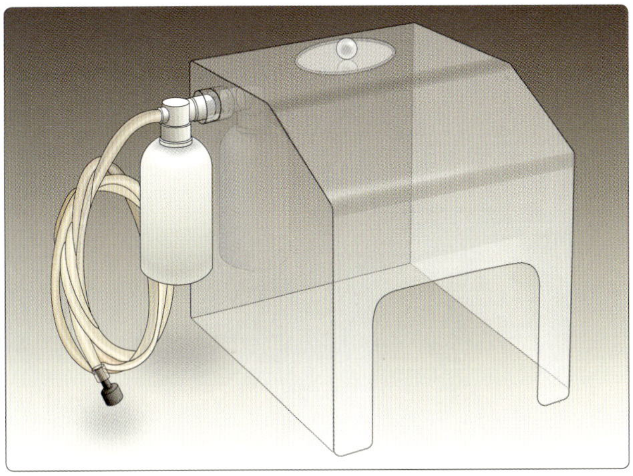

그림 21-6 분무텐트. 고농도의 산소와 함께 분무요법에 사용되는 텐트

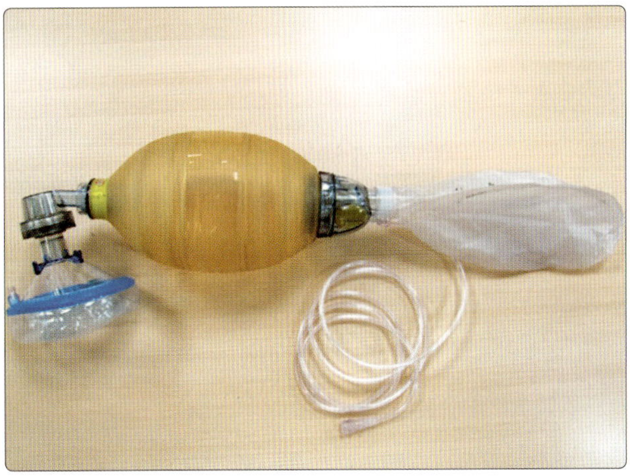

그림 21-7 소생용 백

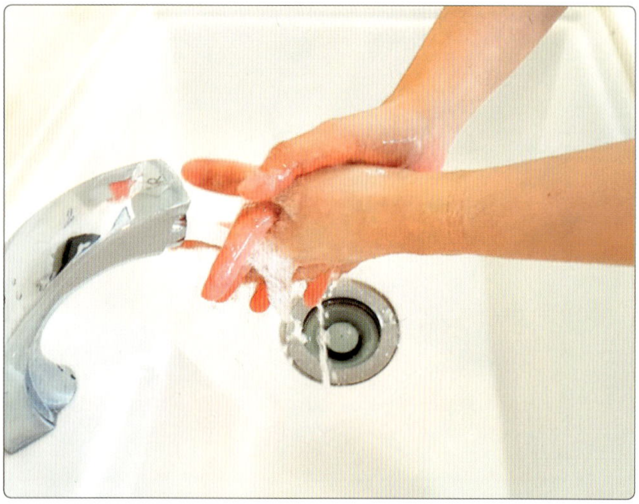

그림 21-8 비누로 손을 씻는 모습

기도 분비물의 흡인

폐렴을 예방하는 데 사용되는 폐쇄형 흡인카테터와 개방형 흡인카테터 간에 사용의 차이는 없다. 개방형 흡인시스템으로 흡인(suction) 시 반드시 멸균된 일회용 카테터를 사용한다. 환자의 하부기도에 카테터를 다시 넣기 전에 카테터 내에 고여 있는 분비물을 제거하기 위하여 일회용 멸균수를 사용한다.

감염에 대한 숙주 위험인자의 조절

감염에 대한 방어력의 증강

침습성 폐렴알균 감염에 대한 고위험군 환자에게 폐렴구균 예방접종을 시행한다. 65세 이상의 환자 또는 65세 미만의 고위험군 환자에서 13가 폐렴알균 단백 결합 백신을 우선 접종하고 6~12개월 후 23가 폐렴알균 다당류 백신을 접종한다.

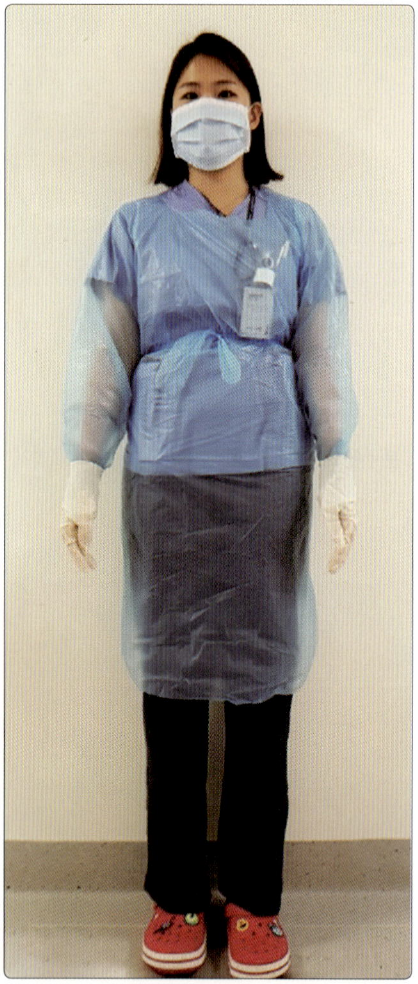

그림 21-9 비말이 튀는 것을 예방하기 위한 가운, 마스크, 장갑 착용 모습

흡인예방에 대한 주의

기관 내 삽관, 기관 절개, 장관 영양튜브는 임상적 적응증이 해결되면 가능한 한 빨리 제거한다.

기관 내 삽관의 기간과 필요를 줄이기 위해 비침습적 기계 환기를 사용한다. 가능하다면 기관 내 삽관보다 비침습적 기계 환기를 사용하는 것을 권고하며 기관 내 삽관의 기간을 줄이기 위해 침습적 기계 환기를 제거하는 과정으로 비침습적 기계 환기를 사용하기도 한다.

기계 환기를 하고 있는 환자에게 반복적인 기관 내 삽관은 피해야 한다. 환자 상태가 가능하다면 비강-기관(naso-tracheal)보다 구강-기관(oro-tracheal)삽관을 시행한다. 또한 가능하면 성문하부에 축적되는 분비물을 지속적으로 배출할 수 있도록 삽관 튜브를 사용한다. 기관 내 튜브를 제거하거나 위치를 바꾸기 위해 커프의 압력을 뺄 경우에는 커프의 위쪽에 고인 분비물을 제거한다.

장관영양(enteral feeding)과 관련된 흡인(aspiration) 예방을 위해 금기가 아니라면, 흡인에 대한 고위험군 환자(기계환기 또는 장관영양튜브를 하고 있는 환자)의 머리를 30~45° 올려주고, 영양튜브의 위치가 적절한지 일상적으로 확인한다.

구강인두 집락화의 예방 및 관리를 위해 고위험군 환자의 구강 인두를 소독제로 세척하고 오염을 제거하기 위해 포괄적 구강 위생 프로그램을 시행한다. 심장 수술 환자에 대해서는 수술 전후로 클로르헥시딘을 이용하여 구강세척을 실시한다.

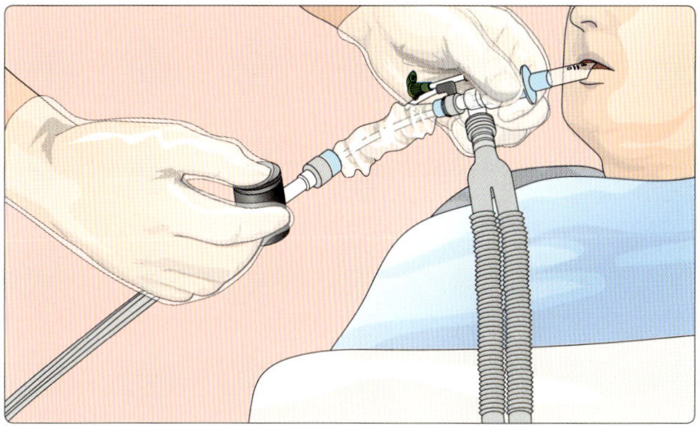

그림 21-10 폐쇄회로 흡인카테터 적용

수술 후 폐렴의 예방

수술 전 환자(특히 수술 후 폐렴발생의 고위험군 환자)에게 수술 후 폐렴예방을 위해 심호흡과 조기이상을 교육한다. 금기사항이 아니라면 수술 후 모든 환자에게 심호흡과 조기이상을 격려하고 수술 후 폐렴에 대한 고위험 환자들에게 폐활량계를 사용하게 한다(그림 21-12).

인공호흡기 관련 폐렴예방을 위한 전략(VAP Bundle)

2000년도 이후부터 의료관련감염의 예방 지침으로 '관리 번들(bundle)' 개념이 도입되기 시작하였다. 인공호흡기 관련 폐렴 위험요인은 다양하기 때문에 폐렴 발생을 감소시키기 위해서는 다양한 감염예방 전략이 필요하다. 인공호흡기 관련 폐렴예방 활동에 따라 인공호흡기 관련 폐렴 발생률을 22~61%까지 감소시킬 수 있다. 이에 의료질향상연구소(Institute for Healthcare Improvement, IHI)는 2006년 인공호흡기 관련 폐렴 발생률을 감소시키는 것을 목적으로 효과가 입증된 다음의 중재방법을 발표하였다.

- 상체거상 체위(elevation of the head of the bed)
- 매일 진정제 중단(sedation vacations)과 기관내 삽관을 제거할 준비가 되어 있는지 사정
- 소화성 궤양(peptic ulcer disease) 예방약(prophylaxis)
- 심부정맥 혈전증(deep venous thrombosis) 예방약(prophylaxis)
- 클로르헥시딘 구강간호(2010년 추가됨)

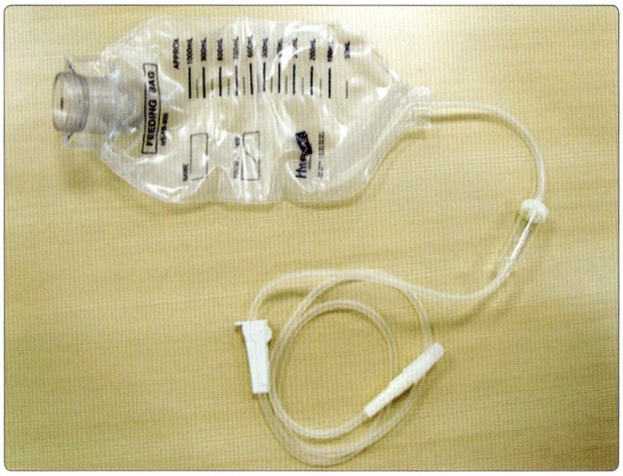

그림 21-11 비위관 영양 백

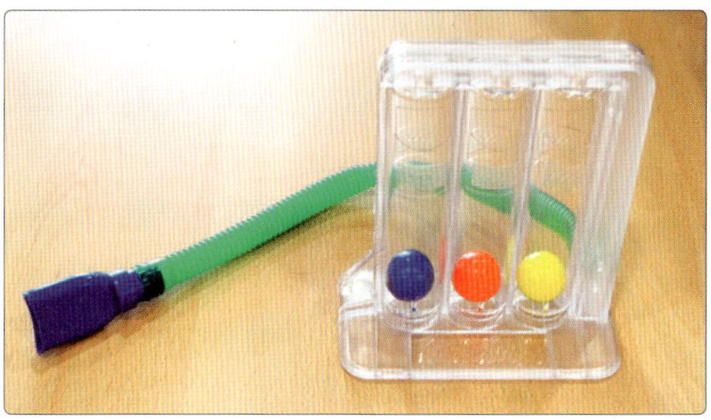

그림 21-12 폐활량계

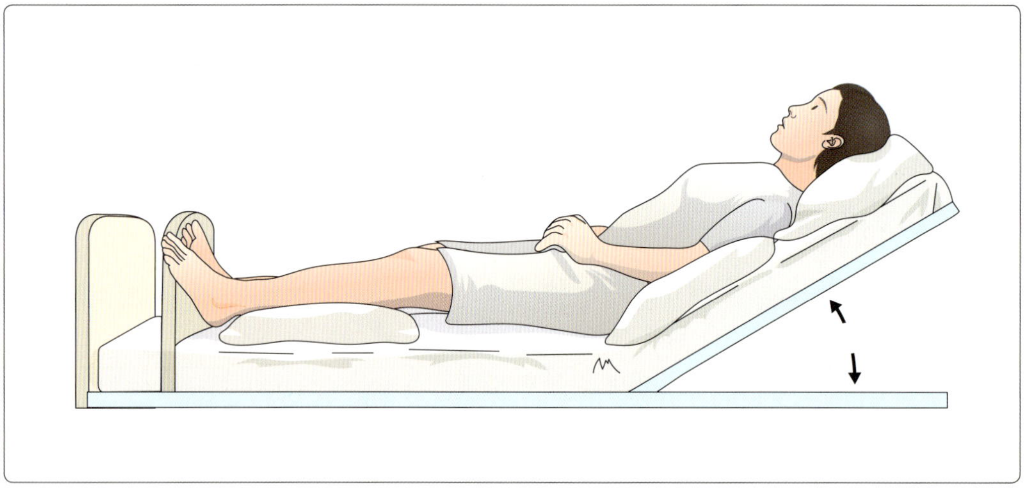

그림 21-13 30° 침상상승 각도를 유지한 Low-Fowler(semi-Fowler's)의 체위

상체거상 체위

침상각도를 30~40°로 상승하는 것은 위액의 흡인을 예방하고 폐확장을 쉽게 하여 환기를 증진시킴으로써 폐렴을 예방한다(그림 21-13). 86명의 인공호흡기 치료를 받은 환자를 대상으로 한 연구에서 상체거상을 한 그룹이 똑바로 누워 있는 환자들에 비해 통계적으로 의미있게 폐렴 발생률이 적었다(semi-recumbent: 5%, supine: 23%, p=0.018). 그러나 반좌위를 취할 경우, 침대에서 미끄러져 피부 손상을 일으킬 가능성이 있으므로 환자의 피부간호에도 신경을 써야 한다.

진정제 중단과 기관 내 삽관 제거 준비

매일 환자에게 투여 중인 진정제를 중단하고 환자가 기관 내 삽관을 제거할 상태인지 확인하여 가능한 빨리 인공호흡기 치료를 중단하는 것은 폐렴예방에 있어 중요하다. 이 방법을 적용하여 호흡기 사용일수를 7.3~4.9일로 감소시켰다. 그러나 이 방법은 환자가 진정 상태에서 의식을 회복하게 되면서 환자는 불안과 통증을 경험하게 될 가능성이 높으며, 의식이 혼미한 상태에서 스스로 기관 내 삽관을 제거하거나 불안정해지면서 산소포화도가 떨어질 수 있다.

소화성 궤양 예방약

스트레스성 궤양은 중환자실 환자의 위장관 출혈의 주요 원인이며 위장관 출혈 환자는 출혈이 없는 환자에 비해 사망률이 5배나 증가하게 된다. 그러나 스트레스성 궤양을 예방하기 위해 약제를 투여하면 위액의 산도가 높아져 세균을 죽이는 위액의 능력이 감소하고 위액 흡인 시 폐렴이 발생할 가능성이 높을 것이라고 보고되었다. 그러나 1990년 이전까지의 연구결과를 분석한 자료에 의하면, 위액 산도의 증가와 폐렴발생과의 관련성은 확인되지 않았으며, 이러한 결과를 바탕으로 이 중재안이 번들에 포함되었다.

심부정맥 혈전증 예방약

심부정맥 혈전증 예방은 부동자세를 취하고 있는 환자 모두에게 필요한 중재로 혈전형성과 폐색전을 감소시킨다. 심부정맥혈전의 예방과 인공호흡기 관련 폐렴의 연관성은 명확하지 않으나 이 중재방안이 폐렴을 감소시킨다는 보고가 있다. 심부정맥혈전 예방약 투여 시에는 반드시 환자의 출혈위험을 사정해야 한다.

클로르헥시딘 구강간호

인공호흡기를 적용하고 있는 환자는 저작운동(chewing)이 부족하고, 타액이 없기 때문에 치석이 증가하며, 치아 사이에 생막(biofilm) 형성이 증가된다. 치태는 미생물이 부착하여 생장한 것으로 인공호흡기 관련 폐렴을 일으키는 잠재적인 호흡기 병원소가 될 수 있다. 구강간호는 인공호흡기 관련 폐렴을 예방하는 데 효과적인 방법으로, 구강간호를 통해서 구강점막 내 세균과 상부호흡기의 세균 집락화를 감소시킬 수 있다. 클로르헥시딘은 치태 생성과 치육염 억제제로 승인받아 왔다. 2007년 발간된 메타분석에서 구강 내 오염제거는 인공호흡기 관련 폐렴과 사망률에 효과적이라고 평가되었다. 인공호흡기를 가지고 있는 환자에서 클로르헥시딘을 이용한 구강 내 오염제거는 인공호흡기 관련 폐렴의 발생위험을 낮추는 것과 관련이 있었다.

MICRO NOTES

1984년 레지오넬라 집단 병원감염(의료관련 폐렴)이 한국을 뒤흔들다.

1984년 7월, K병원 중환자실에 입원해있던 4명의 환자가 사망하고 간호사 등이 대거 원인 모를 질병에 걸려 치료를 받고 있다는 놀라운 소식이 전해졌다. 보건당국은 물론이고 온 나라가 깜짝 놀랐다. 원인은 알 수 없었고, 신문은 1면에 '괴질'이라며 대서특필했다. 그리고 매일 매일 속보를 쏟아냈다.

보건사회부(현재 보건복지부) 중앙역학조사반이 긴급 투입돼 조사를 벌였으며, 정확한 병원체를 알 수 없었지만 병실 냉방기가 의심됐다.

중환자실에서 모두 23명이 병실 냉방기를 통해 레지오넬라균에 감염되어 4명이 사망했다고 방역 당국이 발표하면서 사건은 일단락됐다. 그 이후 여름철만 되면 레지오넬라 주의보가 발령된다. 당시와 같은 집단발병 사망은 그 후 없었지만 산발적으로 환자가 보고되고 있다.

출처: 오마이뉴스(2015. 6. 19.)

학습문제

1. 의료관련 폐렴 발생경로 중 가장 흔한 원인은 무엇인가?
   ① 세균에 오염된 비말(aerosol) 흡입
   ② 폐외로부터 혈류를 통한 전파
   ③ 위장관 내 세균의 폐내 역류
   ④ 상기도 오염균의 흡인
   ⑤ 의료진의 손에 의한 감염

2. 소용량 분무기를 관리하는 방법 중 옳은 것은 무엇인가?
   ① 흡인에 사용하는 물은 수돗물을 사용해도 된다.
   ② 동일한 환자 치료 시에는 세척 및 소독을 시행하지 않아도 된다.
   ③ 다용량으로 사용하는 분무용 약제는 1년 이내까지 사용 가능하다.
   ④ 소용량 분무기는 환자가 바뀔 때마다 새로운 것으로 사용한다.
   ⑤ 일회용으로 사용되는 분무용 약제는 동일한 환자에게 사용 시 여러 번 나누어 사용해도 된다.

3. 인공호흡기를 삽입하고 있는 환자에게 폐렴을 예방하기 위해서 적용해야 하는 효과적인 간호중재 (bundle)로 바르지 못한 것은 무엇인가?
   ① 침상각도의 상승
   ② 매일 인공호흡기의 중단이 가능한지 지속적으로 환자 평가
   ③ 소화성 궤양예방을 위한 약제 투여 금지
   ④ 심부정맥 혈전증 예방요법 시행
   ⑤ 클로르헥시딘 구강간호시행

1.④ 2.④ 3.③

참고문헌

대한감염관리간호사회(2012). 감염관리학. 동방한문화.
대한의료감염관리학회(2017). 의료관련 감염관리. 한미의학.
APIC. "Pneumonia" APIC text of infection control and epidemiology. 2014.
Drakulovic M. B., Torres A., Bauer T. T., Nicolas J. M., Nogue S., Ferrer M(1999). Supine body position as a risk factor for nosocomial pneumonia in mechanically ventilated patients: a randomised trial. Lancet. Nov 27; 354(9193): 1851-1858.
HICPAC. Guideline for Preventing Healthcare-Associated Pneumonia. MMWR 2003: 53; RR-3.
http://www.ihi.org/IHI/Programs/Campaign/VAP.htm
Kress J. P, Pohlman A. S. O'Connor M. F. Hall J. B., Daily interruption of sedative infusions in critically ill patients undergoing mechanical ventilation. N Engl J Med(2000); 342(20): 1471-1477.

CHAPTER 22

혈류감염 예방

Infection Control for Intravascular Catheter-Related Infection

학습목표

이 장을 학습한 후, 학습자는:

1. 주요 용어를 정의할 수 있다.
2. 혈관카테터 관련 혈류감염의 기전을 이해한다.
3. 혈관카테터 관련 혈류감염 감소 전략을 이해한다.
4. 혈관카테터 관련 혈류감염 발생 예방을 위한 전략을 수행할 수 있다.

주요 용어

카테터 관련 혈류감염 Catheter Associated Blood Stream Infection: 카테터를 삽입한 환자에서 발생한 혈류감염으로 다른 부위의 감염의 증거가 없으면서 혈액 배양에서 균이 분리된 경우

중심정맥카테터 번들 Central line bundle: 중심정맥카테터를 삽입하고 있는 환자에게 혈류감염을 예방하기 위하여 적용하는 효과적인 여러 가지 중재의 묶음(bundle)을 말함

생각해보기

이 장의 주제들을 살펴보면서 다음을 생각해보자.

1. 중심정맥카테터 관련 혈류감염은 무엇인가?
2. 카테터 관련 혈류감염을 감소시키기 위해서 준수해야 하는 지침에는 어떠한 것들이 포함되어 있는가?

임상에 적용해보기

박 씨는 60세 환자로 폐암 수술 후 중환자실에 입실하였다. 수술 중 모니터링을 위하여 삽입한 오른쪽 쇄골하정맥(subclavian vein)부위에 중심정맥카테터를 가지고 있으며, 수술 후 중환자실에서 중심정맥압 모니터링 및 기타 약물을 주입하면서 치료 중이다. 수술 후 7일째에 38.1℃의 발열을 보였고, 수술부위 상처나 폐렴의 증거는 뚜렷하지 않은 상태이다. 주치의는 혈액배양검사를 시행하였고, 며칠 후 혈액배양검사 결과에서 황색포도알균(*Staphylococcus aureus*) 두 쌍이 동정되었다. 이 환자는 중심정맥카테터 관련 혈류감염으로 진단되어, 항균제 투여를 시작하고 카테터를 제거하였다.

혈관카테터 관련 혈류감염

개요

수액요법(intravenous therapy)은 현대 의료의 중요한 치료방법 중 하나이지만, 합병증으로 카테터 관련 감염, 패혈성 정맥염, 심내막염이나 전이 감염(폐농양, 뇌농양, 골수염, 안내염 등) 등의 국소 혹은 전신 감염증을 일으킬 수 있다. 카테터 관련 감염의 발생빈도는 카테터 종류, 카테터 조작의 빈도나 환자 관련 요인(예: 기저질환, 질환의 급성 강도)에 따라 달라진다. 중심정맥카테터는 침습적 의료장비로 많은 문제를 야기할 수 있는데, 그중 하나가 감염 합병증인 중심정맥카테터 관련 혈류감염(central line associated bloodstream infection, CLABSI)이다. 중심정맥카테터 관련 혈류감염은 가장 흔한 의료관련 감염 중 하나로, 의료비용의 증가와 재원기간의 연장을 초래하고, 일부 환자는 이로 인하여 사망에 이르기도 한다. 중환자실 환자는 대개 장기간 중심정맥카테터를 삽입하고 있고, 수액이나 약물, 혈액제제 등의 투여가 빈번하여 중심정맥카테터의 조작 빈도가 높으므로 중증합병증이 흔히 발생하게 된다. 또한 응급상황에서 카테터를 삽입할 경우 일반적으로 권고하는 지침을 제대로 수행하지 못하므로 카테터 관련 감염에 더욱 취약하다. 폐동맥이나 말초동맥에 카테터를 삽입한 경우에는 혈역학적 측정(hemodynamic monitoring)이나 혈액 채취 등으로 하루에 여러 번 카테터 조작이 필요하므로, 오염이나 감염의 빈도가 더욱 증가할 수 있다.

발생기전

중심정맥카테터의 종류에 따라 주요 감염 발생기전이 달라질 수 있다. 단기간 사용하는 중심정맥카테터와 관련된 감염은 주로 삽입부위의 피부 정상균무리가 중심정맥카테터를 따라서 이동하여 중심정맥카테터의 끝을 오염시키면서 발생하는 경우가 대부분이다. 장기간 사용하는 중심정맥카테터 관련 감염의 상당 부분은 중심정맥카테터 연결부위(catheter hub)가 오염되어 중심정맥카테터 내강에 균이 정착하게 되고, 이로 인하여 감염이 발생할 수 있다. 때로는 다른 부위의 감염에서 균혈증이 발생하여 미생물이 혈류를 타고 와서 중심정맥카테터에 달라붙어 집락되기도 하고, 드물게는 오염된 수액이 주입되어 혈류감염이 발생할 수도 있다(그림 22-1).

중심정맥카테터 관련 감염 위험을 감소하기 위한 핵심 전략으로는 중심정맥카테터 삽입 및 관리 시에 균의 오염을 최소화하고, 중심정맥카테터가 불필요한 경우 빨리 제거하는 것이 중요하다.

원인균

정맥카테터 관련 혈류감염의 주요한 원인균은 피부정상균무리이다(그림 22-1).

혈관카테터 관련 감염예방과 관리지침

교육 및 훈련

혈관 내 카테터의 사용 적응증, 올바른 카테터 삽입과 유지방법 그리고 혈관 내 카테터 관련 감염예방을 위한 적절한 감염관리방법에 대하여 직원들에게 계속적인 교육과 훈련을 해야 한다. 카테터를 삽입하고 조작하는 모든 의료진을 대상으로 주기적으로 삽입과 유지지침에 대한 지식과 수행도를 사정한다. 말초 혈관과 중심정맥카테터의 삽입과 유지에 대하여 능숙하게 수

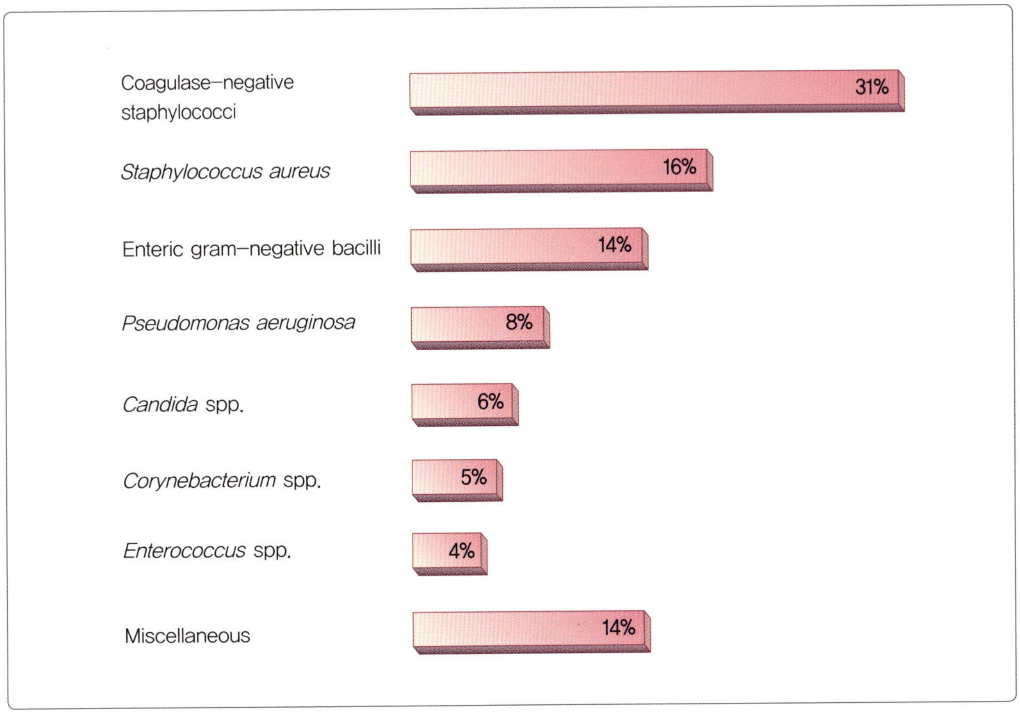

그림 22-1 **정맥카테터 관련 혈류감염의 원인균**

출처: Maki D. G., Kluger D. M., Crnich C. J.(2002). The microbiology of intravascular device-related infection in adults: 1. an analysis of 159 prospective studies; 2. implications for prevention and treatment(abstract). Abstracts and *Proceedings from the 40th Annual Meeting of the Infectious Disease Society of America.* Chicago, IL: Infectious Disease Society of America.

행할 수 있는 훈련된 직원을 배정하는 것이 중요하며, 카테터 관련 혈류감염을 줄이기 위해 중환자실의 적정 간호인력 수준을 유지하는 것이 필요하다.

손위생과 무균술

혈관 내 카테터의 삽입, 교환, 사정, 교정, 드레싱 전후 그리고 카테터 삽입부위를 촉진하기 전후에도 손위생을 시행해야 하며 혈관 내 카테터 삽입 및 관리 시 무균술을 준수한다. 무균술을 지키지 않는다면 피부소독 후에 삽입부위를 만지지 않는다. 말초정맥카테터의 삽입 시 피부 소독 후에 혈관 접근부위를 접촉하지 않는다면 멸균장갑 대신 청결장갑을 사용할 수 있다

동맥 · 중심정맥카테터 또는 미드라인카테터(midline catheter) 삽입 시에는 멸균장갑을 착용하며, 가이드와이어를 사용한 카테터 교환 시 새로운 카테터를 조작하기 전에는 새로운 멸균장갑을 사용한다. 또한 카테터 드레싱을 교환할 때에는 청결 또는 멸균장갑을 착용한다.

카테터 삽입

말초정맥카테터 및 미드라인카테터 삽입을 위해 카테터부위를 선택할 때, 성인은 하지보다 상지를 선택한다. 하지에 삽입한 카테터는 가능한 빨리 상지로 옮긴다. 소아는 상지 또는 하지(신생아나 어린 영아에서) 두피부위를 선택한다.

카테터의 삽입부위는 사용 목적과 사용기간, 잘 알려진 감염성 또는 비감염성 합병증(예: phlebitis, infiltration), 그리고 개별적인 카테터 조작의 경험 등을 고려하여 선택한다. 혈관 외 유출(extravasation) 발생 시에 세포 괴사를 초래할 수 있는 수액이나 약물을 주입할 때 금속 바늘(steel needles)의 사용은 피하고, 말초정맥카테터 삽입일시를 삽입부위(드레싱 위 등)에 기재한다.

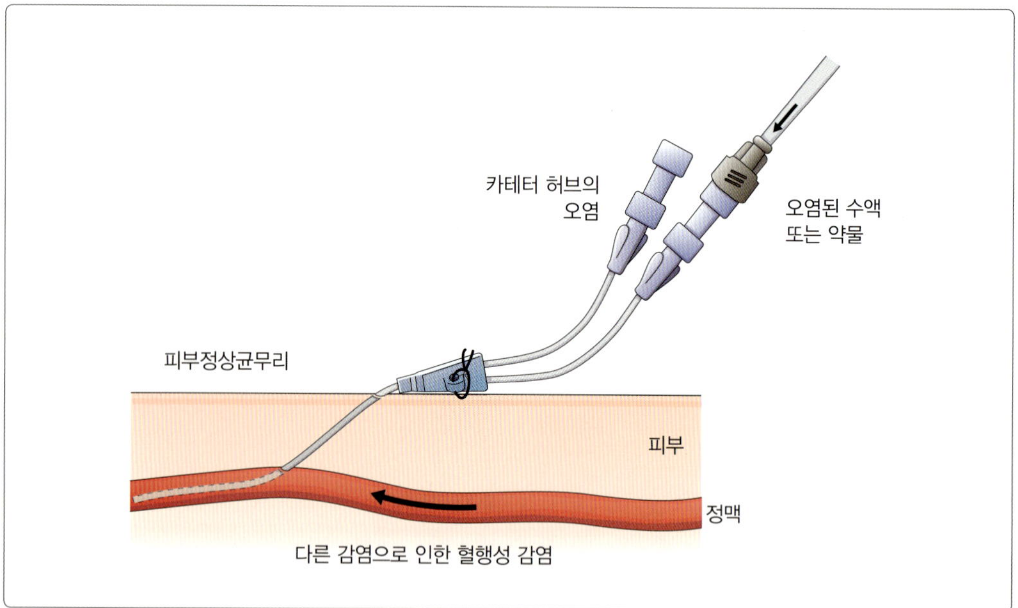

그림 22-2 중심정맥카테터 관련 혈류감염의 기전

출처: Crnich, C. J., & Maki, D. G.(2002). The promise of novel technology for the prevention of intravascular device-related bloodstream infection. Pathogenesis and short-term devices. Clinical Infectious Diseases, 34(9), 1232-1242.

정맥요법이 6일 이상 경과될 때에는 짧은 말초카테터 대신에 미드라인카테터 또는 말초삽입형 중심정맥카테터(peripherally inserted central catheter, PICC)를 사용한다.

매일 카테터 삽입부위를 드레싱 위로 촉진하여 압통(tenderness)이 있는지 확인하고 투명 드레싱인 경우 살펴보고 확인한다. 만일 환자에게 임상적으로 감염증상이 없다면 거즈와 불투명 드레싱을 제거할 필요는 없으나, 환자에게 국소적 압통이나 다른 카테터 관련 균혈증의 증상이 있을 경우 불투명 드레싱을 제거하여 삽입부위를 관찰한다. 환자에게 정맥염의 증상(국소적 열감, 압통, 홍반, 정맥의 촉지) 등의 감염증상이 있거나 카테터가 제대로 기능하지 않는 경우 말초정맥카테터를 제거한다.

중심정맥카테터 삽입부위를 선택할 때 감염성 합병증을 감소시킬 수 있는 권장 부위를 선택할 것인지, 물리적 합병증(기흉, 쇄골하 동맥 천자, 쇄골하 정맥 열상/협착, 혈흉, 혈전증, 공기 색전증, 카테터 이상 위치)을 감소시킬 수 있는 부위를 선택할 것인지에 대하여 위험과 이익을 따져 삽입부위를 선택한다. 성인에서 중심정맥카테터 삽입부위로 대퇴정맥(femoral vein)의 사용을 지양한다. 비터널형 중심정맥카테터(non-tunneled CVC)의 감염 위험을 줄이기 위해 성인에서는 경정맥(jugular)이나 대퇴부(femoral)부위보다는 쇄골하부위를 사용한다. 혈액 투석을 받는 환자에서 쇄골하정맥의 협착을 피하기 위하여 쇄골하부위는 피하는 것이 좋으며, 만성 신부전 환자의 투석을 위한 영구적 도관 장치로 중심정맥카테터보다 동정맥루(fistula) 또는 이식기구(graft)를 사용하는 것이 권고된다. 여러 차례의 도관 시도와 기계적인 합병증을 감소시키기 위하여, 가능하면 초음파 유도 하에 중심정맥카테터를 삽입하고, 초음파 유도는 충분히 훈련된 직원이 시행한다. 환자의 치료에 필요한 최소한의 주입구(port) 또는 내관(lumen)을 가진 중심정맥카테터를 사용하며 정맥 내 카테터가 더 이상 필요하지 않으면 즉시 제거한다. 무균술을 철저히 지켰다고 확신할 수 없을 경우(예: 응급 상황에서 카테터를 삽입한 경우)에는 가능한 한 빨리(48시간 이내) 교체한다.

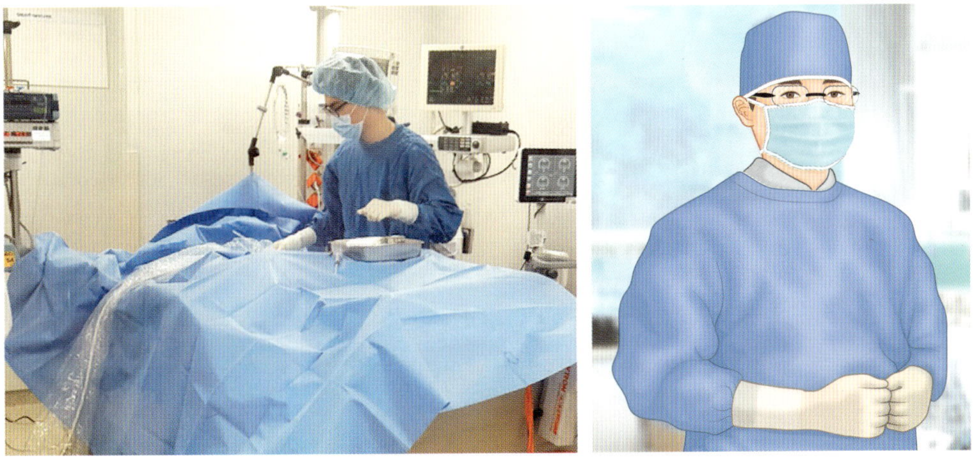

그림 22-3 멸균대공포 및 개인보호구 착용 모습

최대멸균차단

중심정맥카테터, 말초삽입형 중심정맥카테터 등을 삽입하거나 가이드와이어를 사용한 카테터 교환 시에는 모자, 마스크, 멸균가운, 멸균장갑을 착용하고, 환자의 전신을 덮을 수 있는 멸균 방포를 사용하여 최대멸균차단(maximal sterile barrier precautions, MBP)을 한다(그림 22-3).

한 체계적 고찰에서는 중심정맥카테터 삽입 시 최대멸균차단을 하였을 때 중심정맥카테터 관련 감염이 감소하였음을 보여주었다. 이는 최대멸균차단 시 미생물의 전파 감소 및 피부에 균 집락을 늦출 수 있기 때문이라고 설명하였다.

피부 준비

말초정맥카테터 삽입 전에는 소독제(70% alcohol, tincture of iodine 또는 alcoholic chlorhexidine gluconate solution)로 피부를 소독한다. 중심정맥카테터와 말초 동맥 카테터 삽입 및 드레싱 교환 시에는 알코올이 함유된 0.5% 초과 클로르헥시딘(chlorhexidine)으로 피부를 소독한다. 만약 클로르헥시딘의 사용이 금기라면, 아이오딘팅크(tincture of iodine), 아이오도퍼(iodophor), 또는 70% 알코올을 대체제로 사용할 수 있으며, 소독제는 제조사의 권고에 따라 카테터 삽입 전에 말려서 사용해야 한다.

삽입부위 피부에 집락균 수가 많을수록 감염의 위험이 증가하기 때문에 중심정맥카테터 삽입부위 피부의 소독이 감염을 예방하는 데 매우 중요하다. 피부소독 시 2% 클로르헥시딘을 사용한 경우 포비돈 아이오다인 또는 70% 알코올을 사용한 경우에 비해 감염예방 효과가 높다는 여러 연구 결과가 있었다. 또한 메타분석 결과에서도 클로르헥시딘으로 소독시 포비돈 아이오다인으로 소독하였을 때보다 감염의 위험이 49% 정도 감소되었다고 보고하였다(RR 0.51, 95% CI 0.27~0.97).

카테터부위 소독 방법

카테터부위 드레싱 종류로는 멸균거즈 또는 멸균투명한 반투과성 드레싱을 사용한다(그림 22-4). 환자가 발한이나 삽입부위의 출혈 또는 삼출(oozing)이 있는 경우 이러한 문제가 해결될 때까

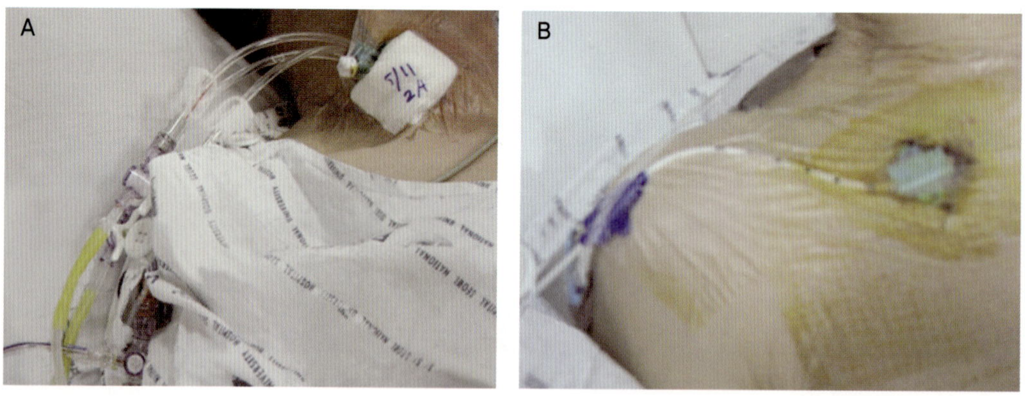

그림 22-4 A: 멸균거즈 드레싱, B: 멸균투명 드레싱

지 거즈 드레싱을 사용한다. 드레싱이 젖거나 느슨해지거나 눈에 보이게 오염된 경우는 카테터부위 드레싱을 교체한다.

진균감염이나 내성균을 유발할 가능성이 있기 때문에, 투석카테터를 제외하고는 삽입부위에 국소적으로 항균제 연고나 크림을 사용하지 않는다. 또한 카테터 또는 카테터 부위가 물에 잠기지 않도록 한다. 샤워는 카테터로 미생물이 유입될 가능성을 줄일 수 있는 예방지침이 시행될 수 있는 경우에 한하여 할 수 있다(예: 샤워하는 동안 카테터의 연결부위가 비투과성 커버로 충분히 보호되는 경우).

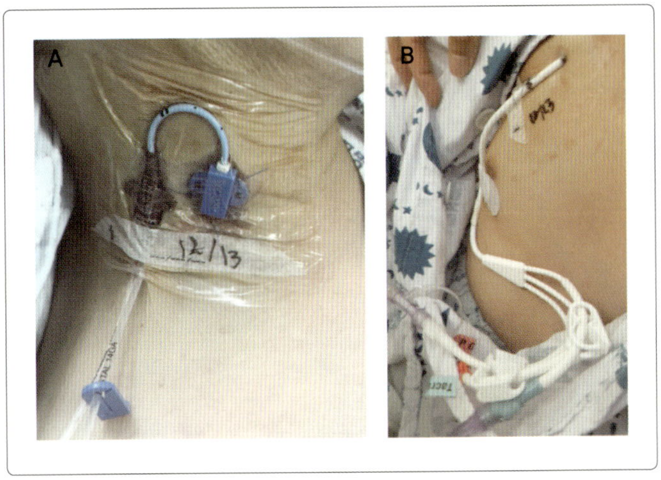

그림 22-5 A: 비터널형 중심정맥카테터, B: 터널형 중심정맥카테터

단기간 사용하는 중심정맥카테터 부위의 멸균 거즈 드레싱은 2일마다 교환한다. 또한 드레싱의 교환을 통한 장점보다 카테터의 위치가 잘못될 가능성이 높은 소아를 제외하고는, 단기간 사용하는 중심정맥카테터의 멸균 투명 드레싱은 적어도 7일마다 교체한다. 터널형 또는 이식형 중심정맥카테터는 삽입부위가 잘 아물 때까지 드레싱이 오염되거나 느슨해지지 않는 한 투명 드레싱을 일주일에 1회 이상 교환할 필요는 없다. 장기간 사용하는 커프식(long-term cuffed) 또는 터널형 중심정맥카테터가 잘 아물었을 때, 어떤 드레싱이 필요한지에 관한 권고안은 마련되어 있지 않다.

환자의 개별 임상적 상황에 따라 정기적으로 드레싱 부위를 촉진하거나 드레싱 교환 시 카테터 삽입부위를 눈으로 관찰하여 확인한다. 만약 환자가 삽입부위의 압통이 있거나 명확한 원인이 없는 발열, 또는 국소적 감염이나 균혈증을 암시하는 다른 임상 증상을 보인다면 드레싱을 제거하고 부위를 확인한다. 중심정맥카테터 삽입부위는 매 근무 조마다 드레싱 건조 상태 및 부착 상태, 발적, 부종, 삼출물 등의 유무를 관찰하고 1일 1회 이상 기록하며, 중심정맥카테터 드레싱 날짜를 삽입부위에 기록한다. 환자들에게 카테터 삽입부위의 변화 또는 다른 새로운 불편감이 생기는 경우 보고하도록 격려한다.

카테터와 수액세트의 교환

성인환자의 경우 정맥염과 감염의 위험을 감소시키기 위하여 말초정맥카테터는 72~96시간마다 교환한다. 소아에서는 임상적 상태를 고려하여 말초혈관카테터를 교환한다. 특별한 적응증에 해당되는 경우에만 미드라인카테터를 교환한다.

카테터 관련 감염을 감소시키기 위한 목적으로 중심정맥카테터, 말초삽입형 중심정맥카테터, 혈액투석카테터 또는 동맥카테터를 정기적으로 교환할 필요는 없다.

감염예방을 위하여 가이드와이어를 사용하여 카테터를 일상적으로 교체하지 않는다. 감염이 의심되는 비터널형(non-tunneled) 카테터를 교환할 때에는 가이드와이어를 사용하여 교환하지 않는다. 만약 감염의 증거가 없다면, 비터널형 카테터가 제대로 기능하지 못하여 교환하는 경

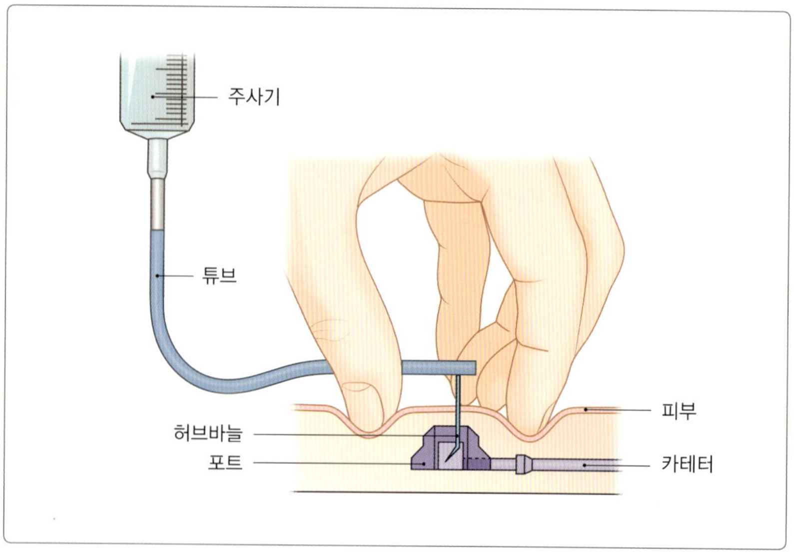

그림 22-6 이식형 포트

우에는 가이드와이어를 이용할 수 있다. 가이드와이어를 사용하여 카테터를 교환 시에는 새로운 카테터를 조작하기 전에 새로운 멸균장갑을 착용한다.

혈액, 혈액제제 또는 지질유제를 투여받지 않는 환자에서 지속적으로 수액세트를 사용하는 경우에는 96시간보다 더 자주 교환할 필요는 없으나 적어도 7일마다 교환해야 한다. 혈액이나 혈액 성분 제제 또는 지질 유제(아미노산과 글루코스가 3-in-1 로 혼합되거나 따로 주입되는 제제)를 투여하기 위해 사용된 수액세트는 주입시작 24시간 이내에 교환한다. 제조사의 권고에 따라 바이알(vial)로 교환되었다면, 프로포폴(propofol) 주입에 사용된 수액세트는 6~12시간마다 교환한다. 이식형 포트(implantable ports)에 사용하는 바늘 교환에 대한 권고 사항은 없다.

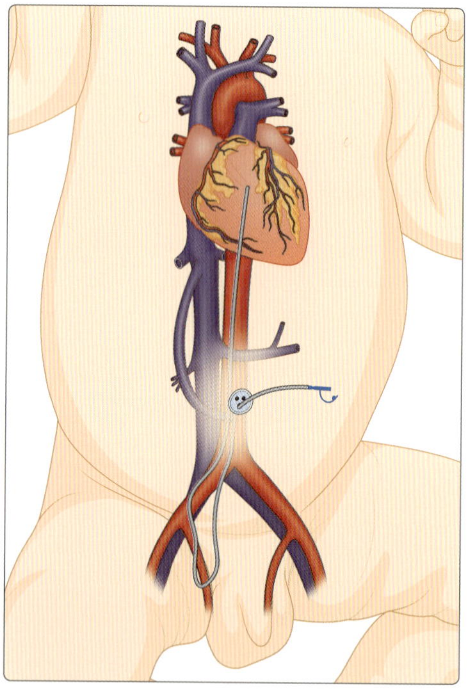

그림 22-7 제대카테터

카테터 종류별 관리

제대카테터 카테터 관련 균혈증, 하지의 혈관 기능부전 또는 혈전 등의 증상이 있으면 제대동맥카테터를 제거하고, 새로 삽입하지 않는다.

카테터 삽입 전 적절한 피부소독제로 제대 삽입부위를 소독한다. 단, 신생아에게는 갑상선에 영향을 줄 수 있으므로 요오드팅크는 사용하지 않으며, 다른 요오드 함유 제품(예: povidone-iodine)은 사용할 수 있다. 제대카테터 삽입부위에 항균 연고나 크림의 일상적인 도포는 오히려 진균 감염이나 항균제 내성을 유발할 수 있으므로 사용하지 않는다.

제대동맥카테터로 주입되는 수액에 소량의 헤파린(0.25~1.0 F/mL)을 첨가한다. 하지의 혈관 부전 증상이 발견되거나 더 이상 카테터가 필요하지 않으면 즉시 제대카테터를 제거한다. 정상적으로 제대동맥카테터는 5일 이상 유지하지 않는다. 제대정맥카테터도 필요하지 않으면 가능한 빨리 제거하는 것이 좋으나 무균적으로 관리가 된다면 14일까지도 사용 가능하다.

말초동맥카테터와 동맥압 모니터장치 성인에서는 감염의 위험을 감소시키기 위하여 대퇴 또는 액와(axillary) 동맥보다는 요골(radial), 상완(brachial) 또는 족배(dorsalis pedis) 동맥을 선택하여 카테터를 삽입하지만 소아에서는 상완 동맥은 사용하지 않으며 대퇴 또는 액와 동맥보다는 요골, 족배, 후경골(posterior tibial) 동맥부위를 선택한다.

말초동맥카테터를 삽입할 때에는 최소한 모자, 마스크, 멸균장갑 그리고 소방포를 사용해야 하여, 액와 또는 대퇴 동맥카테터를 삽입할 때에는 최대멸균차단지침을 준수한다. 동맥카테터는 임상적으로 필요할 때에만 교환하며 필요가 없으면 가능한 빨리 제거한다. 가능하면 재사용보다는 일회용 변환기 부속장치(transducer assembly)를 사용한다.

카테터 관련 감염예방을 위하여 일상적으로 동맥카테터를 교환하지 않는다. 일회용 혹은 재사용 변환기는 96시간 간격으로 교환하며, 변환기를 교환할 때 시스템의 다른 구성요소인 튜브(tubing), 지속분출장치(continuous-flush device), 분출액(flush) 등을 함께 교환한다.

동맥압 모니터링 시스템의 모든 구성요소(calibration devices, flush solution 등)는 멸균 상태로 유지한다. 동맥압 모니터링 시스템을 조작하거나 시스템 내로 투입하는 것 을 최소화한다. 동맥압 모니터링 카테터의 개방성을 유지하기 위해 개방형 분출 시스템(open flush system: 주사기나 stopcock이 필요함)보다는 폐쇄 분출 시스템(closed-flush system, continuous flush system)을 사용한다. 동맥압 모니터링 시스템이 포트(stopcock) 대신 다이어그램(diaphragm)에 연결될 경우에는 시스템을 다루기 전에 적절한 소독제로 다이어그램을 닦아야 한다. 동맥압 모니터링 회로에 포도당 용액이나 주사용 영양수액을 투여하지 않는다.

바늘 없는 혈관카테터 시스템 바늘 없는 구성요소(needleless components)는 적어도 수액세트를 교환하는 주기마다 교환하며 72시간보다 더 자주 교환할 필요는 없으며, 제조사의 권고에 따라 교환한다(그림 22-8).

시스템의 모든 구성요소들이 새거나 손상될 위험이 없는지 확인한다. 세트에 있는 주입 포트는 적절한 소독제(클로르헥시딘, 포비돈 아이오다인, 아이도퍼, 70% 알코올)로 닦아내고 멸균

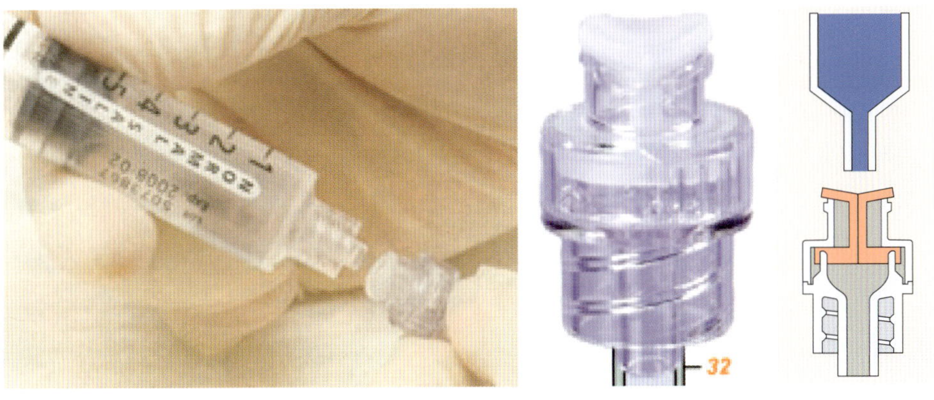

그림 22-8 바늘 없는 혈관카테터 시스템의 예시

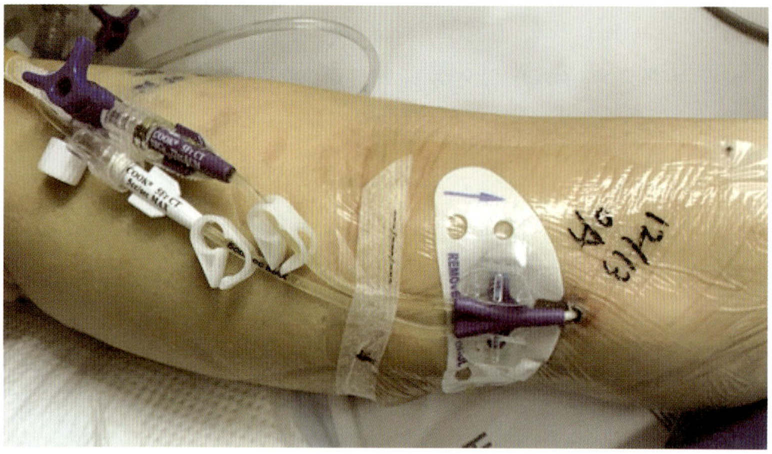

그림 22-9 봉합이 필요 없는 고정장치

기구만을 사용하여 오염 위험을 최소화한다. 이는 정맥카테터의 주입 포트가 오염되어 카테터 내부에 미생물의 집락이 발생할 수 있으며, 특히 장기간 중심정맥카테터를 가지고 있는 경우 허브나 포트에 접촉하는 횟수가 증가하기 때문에 그 위험은 더욱 증가한다.

주입구에 접근하는 바늘 없는 시스템을 사용할 때 기계적인 밸브(valve)를 통한 감염의 위험이 증가하므로 격막 밸브 분리형(split septum valve)을 사용하는 것이 좋다.

기타 감염관리

혈관내 카테터 감염위험을 감소시키기 위하여 봉합이 필요 없는 고정장치를 사용할 수 있다(그림 22-9). 카테터 관련 균혈증을 감소시키기 위한 포괄적인 전략을 적용했음에도 불구하고, 균혈증의 발생이 높을 경우에는 5일 이상 중심정맥카테터의 유지가 필요한 환자의 경우에는 소독제나 항균제(chlorhexidine/silver sulfadiazine 또는 minocycline/rifampin)가 도포된 중심정맥카테터를 사용할 수 있다. 여기서 포괄적인 전략이란 카테터를 삽입하고 유지하는 사람에 대한 교육, 최대멸균차단지침, 중심정맥카테터의 삽입 시 피부소독제로 알코올이 함유된 0.5% 초과 클로르헥시딘이 함유된 알코올을 사용하는 것이다.

카테터의 균 집락 형성과 카테터 관련 균혈증을 예방하기 위한 목적으로 카테터의 삽입 전 또는 사용기간 동안 일상적으로 전신적인 예방적 항균제를 사용하지 않는다. 투석카테터의 제조사의 권고에 따라 투석카테터의 재질이 연고와 상호작용하지 않을 경우에만 투석 카테터의 유출구(exit site)에 베타딘 연고(povidone-iodine antiseptic ointment) 또는 bateracin/gramicidin/polymyxin B 연고를 사용할 수 있다.

카테터의 무균관리를 최대한 수행하였음에도 불구하고 카테터 관련 균혈증이 여러 번 발생한 환자에서는 장기간 사용하는 카테터에 예방적 항균제 잠금액을 사용한다. 일반적인 환자들에서 카테터 관련 감염의 위험을 감소시키기 위하여 항응고 요법을 일상적으로 사용하지는 않는다.

근거중심의 권고된 실무의 수행도 향상을 위한 다각적 전략으로 병원 특성화된 또는 상호협력에 기초한 수행도 향상 계획을 사용한다.

표 22-1 혈관카테터의 종류

종류		삽입부위	길이	비고
말초형 카테터	말초정맥 카테터	일반적으로 손, 상완에 삽입	<8cm	장기간 사용 시 정맥염, 혈류감염 발생 드묾
	말초동맥 카테터	요골동맥에 주로 삽입; 대퇴, 상완동맥 삽입 가능	<8cm	감염률 낮음, 혈류감염 발생이 드묾
	미드라인 카테터	팔 오금을 통하여 척측피정맥(basilica vein)이나 요측피정맥(cephalic) 근위부에 위치, 중심정맥에 들어가지 않으므로 말초정맥 카테터	8~20cm	짧은 말초정맥카테터보다 정맥염 발생률 낮음
중심형 카테터	A. 비터널형 중심정맥 카테터	피부를 통해 중심정맥(쇄골하, 대퇴, 경정맥)에 삽입하여 카테터 팁이 상대정맥(supra vena cava)에 위치	≥8cm	가장 많이 사용 대부분의 카테터 관련 혈류감염 원인
	폐동맥 카테터	중심정맥에 테프론 인트로듀서를 통해 삽입	≥30cm	주로 헤파린 함유 카테터 관련 혈류감염 발생이 중심정맥카테터와 비슷
	말초삽입형 중심정맥 카테터	상완의 척측피 정맥, 요측피 정맥에 삽입하여 카테터 팁이 상대정맥에 위치	≥20cm	비터널형 중심정맥카테터에 비해 감염률 낮음
	B. 터널형 중심정맥 카테터	피하에 터널이 있고 쇄골하, 경정맥에 삽입하여 카테터 팁이 상대정맥에 위치	≥8cm	피하터널의 커프가 카테터 트랙을 따라 균이 들어오는 것을 막음
이식형 포트		피하에 터널이 있고 포트를 삽입함	≥8cm	카테터 관련 혈류감염 위험 낮음, 카테터 관리 불필요
제대 카테터		제대정맥이나 동맥을 통해 삽입	≤6cm	제대 정맥과 동맥의 카테터 관련 혈류감염 비슷

중심정맥카테터 관련 혈류감염은 적절한 감염관리 번들을 통해 예방이 가능하다. 미국 의료질 향상연구소(Institute for Healthcare Improvement, IHI)는 2006년 중심정맥카테터 관련 혈류감염 발생률을 감소시키는 것을 목적으로 효과가 입증된 다음의 번들(central line bundle)을 발표하였다.

- 손위생
- 삽입 시 최대멸균차단과 멸균 대공포 사용
- 클로르헥시딘 글루코네이트 피부 소독
- 적절한 부위 및 종류의 중심정맥카테터 선택
- 매일 중심정맥카테터의 필요성 검토

MICRO NOTES

미시건 주 키스톤 중환자실 프로젝트(Michigan Keystone Intensive care unit project)

미국의 존스홉킨스 병원과 미시건 건강과 병원협회(Michigan Health and Hospital Association)에서 미시건 주에 103개 중환자실을 대상으로 2004년 3월부터 2005년 9월까지 중환자실의 중심정맥카테터 관련 혈류감염 감소를 위한 중재로 central bundle을 적용하여 처음 평균 중심정맥카테터 관련 혈류감염 발생률이 1,000카테터일당 7.7건에서 중재 후 16~18개월째에 1.3건으로 감소하였고, 중앙값은 0이었다.

학습문제

1. 혈류감염예방을 위한 감염관리지침으로 올바른 것은 무엇인가?

① 혈류감염예방을 위해 중심정맥카테터를 주기적으로 교환한다.
② 중심정맥카테터 삽입부위 피부 소독은 알코올이 함유된 2% 클로르헥시딘 소독제를 사용한다.
③ 중심정맥카테터 거즈 드레싱은 7일마다 교환한다.
④ 중심정맥카테터 삽입부위는 쇄골하정맥 부위보다는 대퇴부가 선호된다.

2. 카테터 관련 혈류감염을 감소시키기 위한 중재로 올바른 것은 무엇인가?

① 카테터 관련 감염의 위험을 감소시키기 위하여 항응고 요법을 일상적으로 사용한다.
② 카테터의 균 집락 형성과 카테터 관련 균혈증을 예방하기 위한 목적으로 카테터의 삽입 전 또는 사용기간 동안 일상적으로 전신적인 예방적 항균제를 사용한다.
③ 중심정맥카테터 삽입부위는 드레싱 건조 상태 및 부착상태, 발적, 부종, 삼출물 등의 유무를 관찰하여 기록하며, 중심정맥카테터 드레싱 날짜를 삽입부위에 기록한다.
④ 세트에 있는 주입 포트는 소독제로 닦지 않아도 된다.

1.② 2.③

참고문헌

대한의료관련감염관리학회(2017). 의료기관의 감염관리 제5판, 한미의학.
APIC(2015). Guide to preventing central line-associated bloodstream infections.
Australian Commission on Safety and Quality in Health care(2012). Central line insertion and maintenance guidelines.
Chaiyakunapruk N., Veenstra D. L., Lipsky B. A., Saint S.(2002). Chlorhexidine Compared with Povidone-Iodine Solution for Vascular catheter-site care:A Meta-Analysis. Annals of internal medicine, 136(11), 792-801.
Crnich C. J., Maki D. G.(2002). The promise of novel technology for the prevention of intravascular device-related bloodstream infection. I. Pathogenesis and short-term devices. Clinical Infectious Diseases, 34(9), 1232-1242.
Hu K. K., Lipsky B. A., Veenstra D. L., Saint S.(2004). Using maximal sterile barriers to prevent central venous catheter-related infection: a systematic evidence-based review. American journal of infection control, 32(3), 142-146.
JCI(2012). Preventing Central Line Associated Bloodstream Infections. A Global Challenge, A Global Perspective.
Ling M. L., Apisarnthanarak A., Jaggi N., Harrington G., Morikane K.(2016), Thu le TA, Ching P et al. APSIC guide for prevention of Central Line Associated Bloodstream Infections(CLABSI). Antimicrobial Resistance & Infection Control, 5(1), 1-9.
Marschall J., Mermel L. A., Classen D., Arias K. M., Podgorny K., Anderson D. J., Burstin H. et al.(2014). Strategies to prevent central line-associated bloodstream infections in acute care hospitals: 2014 update. Infect Control Hosp Epidemiol, 35 Suppl 2, S89-107.
O'Grady N. P.(2011), Alexander M., Burns L. A., Dellinger E. P., Garland J., Heard S.O., Lipsett PA et al.(2011)(the Healthcare Infection Control Practices Advisory Committee). Guidelines for the prevention of intravascular catheter-related infections.
O'Neil C., Ball K., Wood H., McMullen K., Kremer P., Jafarzadeh S. R., Fraser V et al.(2016). A Central Line Care Maintenance Bundle for the Prevention of Central Line-Associated Bloodstream Infection in Non-Intensive Care Unit Settings. Infect Control Hosp Epidemiol, 37(6), 692-698.
The Joint Commission(2013). Preventing Central Line–Associated Bloodstream Infections: Useful Tools, An International Perspective. Nov 20.

CHAPTER 23

다제내성균과 신종 재출현 감염병 관리

Infection Control of Multidrug-resistant Organisms and Emerging-reemerging Infectious Disease

학습목표

이 장을 학습한 후, 학습자는:

1. 주요 용어를 정의할 수 있다.
2. 다제내성균의 개념을 이해한다.
3. 다제내성균의 전파예방과 관리방법을 설명할 수 있다.
4. 신종 재출현 감염병의 개념을 이해한다.
5. 신종 재출현 감염병의 전파예방과 관리방법을 설명할 수 있다.

주요 용어

능동적 감시배양 Active Surveillance Culture, ASC: 환자에게 격리주의지침을 적용하거나 해제할 목적으로 미생물 보균을 확인하기 위해 시행하는 검사

베타락탐계 항생제β-lactams antibiotic agent: 화학구조상 베타락탐 고리(β-lactam ring)를 기본 구조로 하는 항생제[예: 페니실린(penicillin), 세팔로스포린(cephalosporin), 모노박탐(monobactam), 카바페넴(carbapenems)계 항생제]

신종 감염병 Emerging infectious disease: 인구집단에 처음으로 발생하는 질병 또는 기존에 존재하였으나 유병률이나 지역적으로 급속하게 증가하는 감염병

인수공통감염병Zoonoses: 동물과 사람 사이에 상호 전파되는 병원체에 의하여 발생되는 전염병

코호트Cohorting: 동일한 미생물이 집락되거나 감염된 환자들을 다른 환자들과 접촉을 예방하기 위하여 같은 구역에 함께 배치하는 행위

항균제Antimicrobial agent: 세균, 바이러스, 진균, 기생충과 같은 미생물을 사멸시키거나 성장을 멈추게 하는 약의 종류

항생제Antibiotic agent: 세균을 사멸시키거나 성장을 멈추게 하는 약의 종류

생각해보기

이 장의 주제들을 살펴보면서 다음을 생각해보자.

1. 다제내성균의 전파를 차단하는 것은 왜 중요한가?
2. 다제내성균을 보균하거나 감염된 환자를 간호할 때 어떤 예방지침을 준수해야 하는가?
3. 신종 및 재출현 감염병의 출현에 기여하는 요인은 무엇인가?
4. 신종 및 재출현 감염병의 전파를 예방하기 위해 의료기관에서는 어떤 대응전략이 필요한가?

임상에 적용해보기

의학기술의 발달로 새로운 항균제들이 개발되고 있으나 미생물은 지속적으로 내성유전자를 획득하면서 여러 계열의 항균제에 내성을 보이는 다제내성균이 증가하고 있다. 다제내성균의 확산은 효과적인 치료제 선택을 어렵게 하고, 환자의 재원기간 연장, 의료비용 상승, 사망률 증가 등 심각한 건강 위협을 일으키며 전 세계적인 문제가 되고 있다. 특히 국내의 경우 미국이나 유럽과 같은 선진국에 비해 다제내성 현황이 높은 수준으로, 다제내성균의 전파를 예방하기 위하여 다각적인 감염관리 전략을 정확하게 이해하고, 이를 준수하는 노력이 필요하다. 효과적인 다제내성균 관리를 위해서는 내성균 환자를 조기에 확인할 수 있는 절차를 마련하여 신속하게 격리하고, 전파를 차단하기 위한 지침을 이행하는 것이 중요하다. 이를 위해 고위험 환자군(중환자실 재원, 침습적 기구 삽입, 기저질환, 면역저하, 수술 등)의 경우 선별검사를 통해 보균 여부를 파악하는 것이 도움이 될 수 있으며, 환자 처치 시에는 의료진의 판단에 따라 표준주의와 접촉주의를 철저하게 준수해야 한다.

다제내성균

개요

항균제는 1940년대 이후부터 감염성 질환 환자들의 치료를 돕고 사망을 크게 감소시키는 데 기여하였다. 가장 널리 알려진 항균제는 세균을 목표로 하는 항생제이며, 그 외 항바이러스제, 항진균제, 항기생충제가 있다. 하지만 이러한 항균제를 오랜 기간 동안 광범위하게 사용하면서, 미생물을 파괴시키기 위해 개발된 항균제에 미생물들이 적응을 하게 되었고 약의 효과를 감소시키는 결과를 초래하였다. 항균제 내성은 약의 효과를 저해시키는 미생물의 능력이며, 다제내성균(multidrug-resistant organisms, MDROs)은 한 가지 혹은 그 이상의 항균제 계열에 내성이 있는 미생물을 의미한다. 어떤 다제내성균의 이름이 한 가지 약제에 대한 내성으로 표시되어 있더라도 대부분의 이용 가능한 항균제에 흔히 내성이 있다. 주요 항균제 내성은 세균, 결핵, 말라리아, 사람면역결핍바이러스, 인플루엔자 내성 등 여러 종류가 있으나, 이 장에서는 의료기관에서 주로 문제가 되고 있는 항생제 내성균을 중심으로 살펴보도록 할 것이다.

항균제 내성 증가와 관련된 주요 요인은 먼저 부적절한 항균제 사용이다. 항균제는 가장 흔하게 처방되는 약제 중 하나이나 불필요하게 처방되거나 부적절한 기간 혹은 용량으로 사용되는 경우가 많다. 또한 가축을 도축하고 제조하는 과정에서 내성균이 축산물을 오염시키거나, 가축의 배설물을 통해 내성균이 환경을 오염시킬 수 있다. 이때 이와 관련된 식품을 부적절한 방법으로 처리하여 섭취하거나 오염된 환경을 접촉함으로써 사람이 감염될 수 있다. 마지막으로, 사람 대 사람 혹은 환경으로부터 내성균주가 전파되는 것이다. 특히 의료기관에서는 다제내성균에 감염되거나 보균하고 있는 환자, 오염된 환경이나 의료기관 종사자의 손을 매개로 하여 다른 환자에게 전달되는 경우가 가장 흔한 전파경로이다(그림 23-1).

주요 다제내성균

메티실린 내성 황색포도알균

메티실린 내성 황색포도알균(methicillin resistant *Staphylococcus aureus*, MRSA)은 현재 사용 가능한 모든 베타락탐계 항생제에 내성이 있는 황색포도알균을 말한다. 황색포도알균은 페니실린이 발명되면서 크게 감소하였으나, 페니실린 분해효소를 생성하는 균이 등장하면서 페니실린의 효과가 떨어졌다. 페니실린 분해효소에 안정적인 베타락탐계 항생제가 개발되었지만, 다시

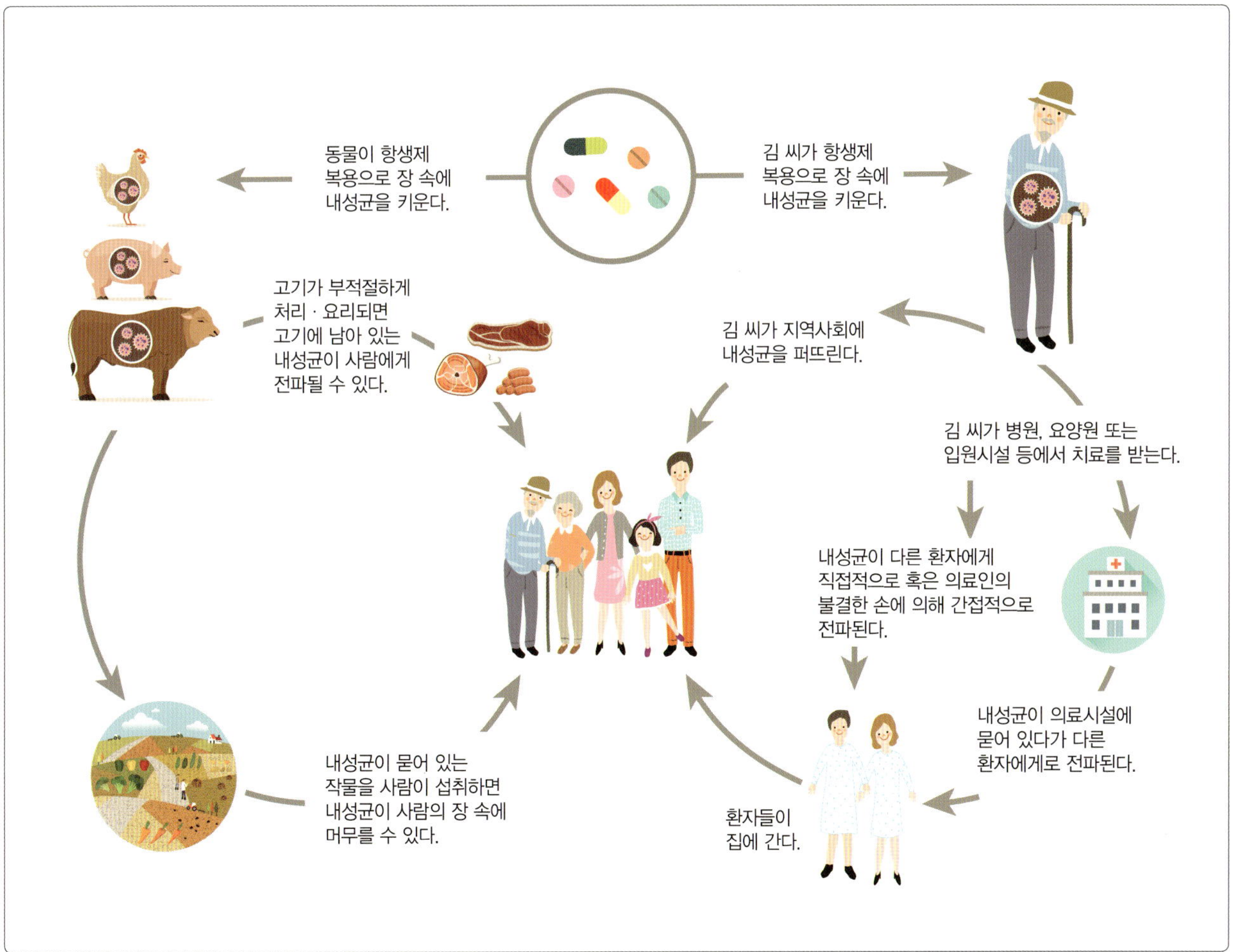

그림 23-1 항균제 내성 전파경로의 예
출처: 미국 질병통제관리본부(Centers fo Disease Control and Prevention, CDC) https://www.cdc.gov/drugresistance/about.html

이에 내성을 가진 메티실린 내성 황색포도알균이 출현하며 수십 년 동안 전 세계적으로 가장 빈번하게 확인된 다제내성균으로 자리 잡았다. 우리나라는 대부분의 병원에서 분리된 황색포도알균 중 메티실린 내성 황색포도알균이 차지하는 비율이 70%를 넘어서는 것으로 조사되며, 최근에는 지역사회 획득 메티실린 내성 황색포도알균 감염이 증가하고 있다.

반코마이신 내성 장알균

장알균은 장관과 여성 생식기계에 집락하며 대부분 큰 문제를 일으키지 않으나 가끔씩 요로감염, 혈류감염 혹은 피부 상처감염을 야기할 수 있다. 반코마이신은 이러한 감염을 치료할 때 사용될 수 있는데, 일부 장알균이 반코마이신에 더 이상 효과가 없어졌고 이러한 균을 반코마이신 내성 장알균(vancomycin resistant enterococci, VRE)이라고 한다. 반코마이신 내성 장알균은 반코마이신 외에도 여러 항생제에 내성을 나타내기도 하면서 반코마이신 내성 장알균 감염 시 항생제 선택의 폭을 좁게 만들며, 내성 유전자가 황색포도알균으로 전달되어 반코마이신 내성 황색포도알균(vancomycin resistant *Staphylococcus aureus*, VRSA)을 출현시킬 수 있다는 점 때문에 중요한 의미를 갖고 있다.

카바페넴 내성 아시네토박터 바우마니균

아시네토박터균은 토양, 물, 동물, 사람에서 발견되며 자연계에 널리 존재한다. 또한 아시네토박터 감염은 의료기관 입원 환자에서 산발적으로 발생하면서 유행이 보고되는데, 특히 중심정맥관, 인공호흡기 같은 침습적인 처치를 받는 중증환자에게서 가장 흔히 발생된다. 아시네토박터는 무생물 표면에서 오랜 기간 동안 생존하면서 의료기관 내 환경에 광범위하게 전파될 수 있기 때문에 예방 및 관리를 위해 주의를 기울여야 한다. 아시네토박터균의 카바페넴 내성 획득에 가장 중요한 기전은 카바페넴 분해효소 생성이며, 카바페넴 내성 아시네토박터 바우마니균(carbapenem-resistant acinetobacter baumannii, CRAB)은 다른 항균제에 대한 내성 유전자도 흔히 가지고 있다.

카바페넴 내성 장내세균속균종

장내세균 속은 그람음성 막대균의 80%를 차지하며 주로 요로감염, 위장관염, 폐렴, 패혈증 등의 감염을 일으킨다. 카바페넴은 장내세균에 의한 감염에서 가장 최후에 사용하는 광범위항균제로 카바페넴계 항균제에 내성이 있는 장내세균에 의한 감염 발생 시 사용 가능한 항균제가 제한되어 환자 치료가 어려워지며, 중환자에서는 치명률과 사망률이 높은 것으로 보고된다. 특히 카바페넴 내성 장내세균속균종(carbapenem-resistant enterobacteriaceae, CRE)의 내성기전 중 카바페넴 분해효소를 생성하는 카바페넴 내성 장내세균이 국가 그리고 의료기관 사이에 빠르게 확산되며 증가 추세를 보이고 있다.

다제내성균의 전파예방과 관리

행정적인 지원

의료기관은 다제내성균을 효과적으로 관리할 수 있도록 전문 인력을 배치하고, 관련 지침을 수립하며, 행정적인 지원과 재정 자원을 제공하고, 다제내성균 집락 혹은 감염환자를 신속하게 확인

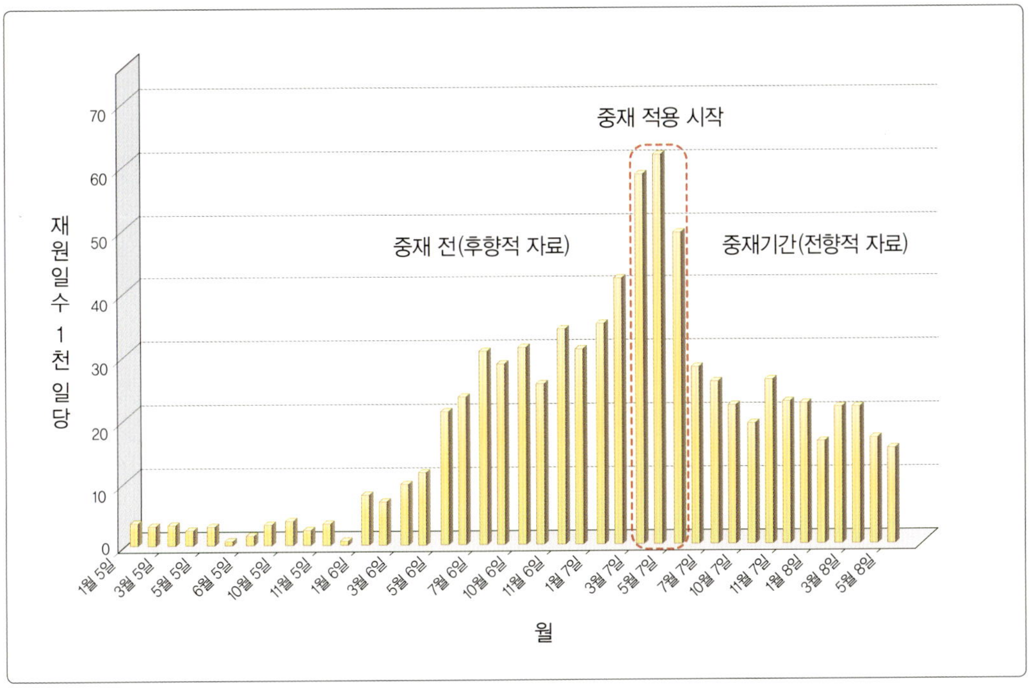

그림 23-2 **다제내성균 발생률**

출처: Mitchell J. Schwaber & Yehuda Carmeli(2014). An Ongoing National Intervention to Contain the Spread of Carbapenem-Resistant Enterobacteriaceae. Clin Infect Dis, 58(5)

할 수 있는 체계를 마련하여야 한다. 다제내성균의 발생이나 유병 현황을 조사하여 의료기관 내 직원들에게 결과를 환류하고, 환자가 이동하기 전에 해당 부서 혹은 다른 의료기관 직원에게 환자에 대한 정보를 제공함으로써 감염관리 지침을 충실히 이행할 수 있도록 하며, 관리 절차를 지속적으로 평가한다.

교육

의료종사자의 입사 시 교육 및 정기 교육과정을 통해 다제내성균의 전파 위험과 관리 방법에 대한 교육과 훈련을 제공한다.

항균제 사용관리

여러 부서 간 협력을 통해 항균제 사용 및 관리에 대한 사항을 검토하며, 임상의사가 적절한 항균제를 처방할 수 있도록 항균제 사용 지침을 수립하고, 교육과 훈련을 제공한다. 제한 항균제는 승인을 받은 후 사용할 수 있는 절차를 마련하거나 환자에게 항균제를 처방하기 전 고려 사항을 확인하도록 점검표를 개발하는 것이 도움이 될 수 있다. 또한 정기적인 항균제 감수성 보고 및 최신 경향에 대한 분석을 시행하는 체계를 구축한다.

다제내성균 감시 활동

미생물 검사실에서는 표준화된 검사법으로 항균제 감수성을 결정하며, 새로운 내성 유형을 확인했을 때 실시간으로 모니터링할 수 있는 절차를 마련한다. 또한 의료기관 내에서 다제내성균의 전파경로를 확인하거나 역학적인 관계를 조사할 때 분자유형 확인을 위해 검체를 보관하

표 23-1 다제내성균 종류별 능동적 감시배양 검체 채취 부위

다제내성균	검체 채취 부위
메티실린 내성 황색포도알균	비강 전방 추가: 인후, 기관내관 흡인물, 경피적 위조루술 부위, 직장 주변이나 회음부
반코마이신 내성 장알균	대변, 직장 혹은 직장 주변 부위
다제내성 그람음성 막대균	호흡기계 보균이 의심될 경우, 기관내관 흡인물 혹은 객담

는 검사실 프로토콜을 개발하고 이행한다.

통계적인 방법을 사용하여 다제내성균 발생률을 산출하고 경향을 분석하며, 감염관리 중재 적용 여부와 효과를 판단한다(그림 23-2).

다제내성균 관리를 강화해야 할 필요가 있을 때, 다제내성균 획득 위험이 높은 환자군(예: 중환자실, 골수이식병동, 암병동, 다제내성균 유병률이 높은 시설에서 온 환자, 집락이나 감염된 환자와 같은 병실을 사용한 환자, 이전에 다제내성균이 집락 혹은 감염된 사람)을 대상으로 능동적 감시배양을 실시할 수 있다. 손상된 피부와 배액이 되는 상처, 그 외 다제내성균의 종류에 따라 특정 부위의 검체를 채취하여 배양검사를 시행한다(표 23-1). 특히 중환자실과 같이 고위험 부서에 입실할 때 감시배양을 하고 다제내성균의 전파를 평가하기 위해 정기적으로 감시배양을 시행한다. 또한 다제내성균의 전파가 의료종사자와 관련이 있다는 역학적 근거가 있을 때는 의료종사자를 대상으로 배양검사를 시행하는 것을 고려할 수 있다(그림 23-3).

환자 배치

다제내성균이 집락되거나 감염된 환자는 가능한 일인실에 격리하고, 전파 가능성이 높은 환자를 우선 배치한다. 일인실을 사용할 수 없다면, 동일한 다제내성 환자끼리 같은 병실이나 구역

표 23-2 다제내성균이 주로 집락될 수 있는 의료기관 내 주요 물품

침대(틀, 난간)	화장실	수치료 장비
침구(이불, 베개, 매트리스)	싱크	심폐소생 물품
침대 옆 탁자, 의자	수도꼭지 손잡이	인공호흡기
호출벨	직원용 탁자, 선반	전자 체온계
전화기	컴퓨터 키보드	청진기
텔레비전	대·소변기	혈압계 커프
문 손잡이	대·소변기 세척기	혈액투석기
조명 스위치	수액주입기	흡인기

출처: Provincial Infectious Diseases Advisory Committee(PIDAC; 2015, MAY).

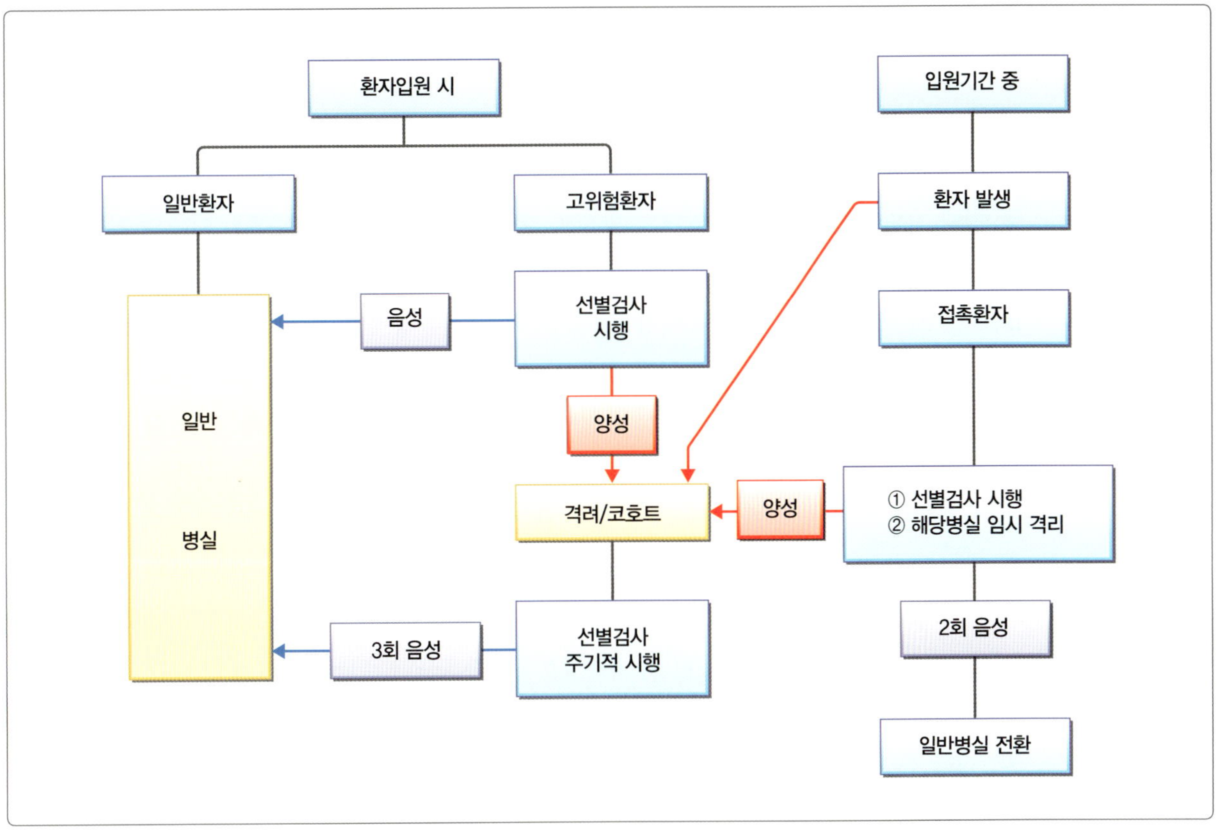

그림 23-3 선별검사 시행과 격리에 대한 알고리즘 예시
출처: 질병관리본부 다제내성균 관리 지침(2012).

에 코호트하고, 코호트도 어려울 경우 다제내성균을 획득하거나 감염과 관련된 부작용 위험이 낮은 환자들과 동일한 병실에 배치한다. 이때 접촉주의와 더불어 코호트를 시행하였음에도 다제내성균 전파가 지속될 경우, 전담 간호사와 보조인력을 배치하고, 해당 부서로 환자 입원을 중지시킨다.

전파예방 주의지침

의료기관 내 모든 사람들은 표준주의 지침을 준수한다. 급성기 치료 의료기관에서는 다제내성균 집락 혹은 감염환자에 대해 일상적으로 접촉주의를 실시하며, 장기요양기관에서는 분비물이 많거나, 욕창이 있거나, 배액이 되는 상처가 있거나, 변실금이 있거나, 장루가 있는 등과 같이 환자의 임상적인 상황을 고려하여 표준주의와 더불어 접촉주의를 시행한다.

환경관리

다제내성균 집락 혹은 감염환자는 가능한 물품을 개별적으로 사용하며, 미생물이 집락되어 있을 것으로 예상되는 환자 주변 물품이나 자주 접촉하는 환경 표면을 자주 세척하고 소독한다(표 23-2).

신종 재출현 감염균

개요

과거 수천 년 동안 다양한 과학적 · 역사적 자료를 통해 새로운 감염병이 나타난 것을 확인할 수 있다(그림 23-4). 신종 감염병의 발생과 재출현 감염병에 의한 유행은 인류의 건강뿐만 아니라 사회 경제적 안정에도 영향을 미치고 있다. 신종 재출현 감염병(emerging-reemerging infectious disease)의 출현은 미생물, 인간 그리고 환경적인 요인들이 기여하고 있는데(표 23-3), 오늘날에는 해외여행과 국제 교류의 증가가 이러한 출현을 가속화시키고 있다.

신종 감염병은 새롭게 출현한 감염병과 재출현 감염병으로 나누어 분류할 수 있다. 새롭게 출현한 감염병은 인간 숙주에서 처음으로 알려진 질환이며, 재출현 감염병은 과거에 인간이 감염된 역사가 있지만 새로운 지역 혹은 약제내성 형태로 지속해서 나타나거나 분명히 관리된 후 또는 박멸시킨 후에 다시 나타난 감염병으로 정의할 수 있다. 특히 신종 감염병의 60~80%는 동물에서 유래된 인수공통전염병인데, 1997년 H5N1 조류인플루엔자바이러스(avian influenza virus), 2003년 중증급성호흡기증후군 코로나바이러스, 2009년 H1N1 인플루엔자바이러스, 2012년 중동호흡기증후군 코로나바이러스 등은 야생 철새, 사향고양이, 돼지, 낙타 등이 병원소 혹은 숙주로 작용하여 인간에게 감염을 야기시켰다. 그 외는 대부분 유전적으로 전파가 잘되거나 병원성을 획득한 감염성 물질로 인한 감염병이며, 다제내성 결핵, 범유행성 인플루엔자 등을 예로 들 수 있다.

주요 신종 및 재출현 감염균

사람면역결핍바이러스

새롭게 출현한 감염균 중 가장 대표적인 예는 사람면역결핍바이러스(human immunodefi-

표 23-3 신종 및 재출현 감염병의 출현에 기여하는 요인

미생물	인간 숙주	인간 환경
유전적 적응과 변화	감염에 대한 인간의 민감도	기후와 날씨
다균성 질환(polymicrobial diseases)	인구학적 변화와 행동	생태계 변화
	국제 교역과 여행	경제적 개발과 토지 사용
	위해 목적(생물테러)	기술과 산업
	직업적 노출	가난과 사회 불균형
	항균제의 부적절한 사용	공공보건서비스 부족
		동물 개체군
		전쟁과 기근
		정치적 의지 부족

출처: Morens & Fauci(2013). Emerging Infectious Diseases: Threats to Human Health and Global Stability. PLOS pathogens, 9(7).

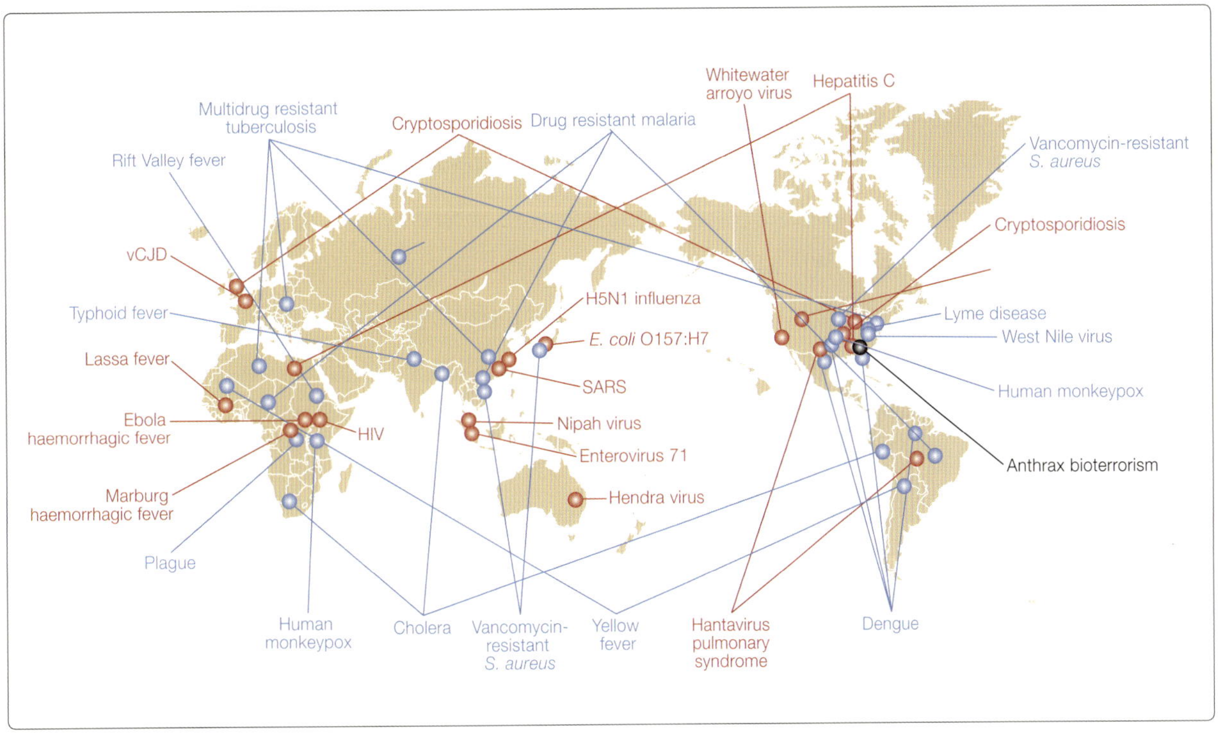

그림 23-4 주요 신종 및 재출현 감염병

출처: Morens, Folkers & Fauci(2004). The challenge of emerging and re-emerging infectious diseases. Nature, 430(8): 242-249.

ciency virus, HIV)인데, 1800년대 후반 즈음에 인간이 침팬지를 사냥할 때 침팬지의 면역결핍바이러스가 전파되면서 변이를 일으킨 것으로 추정하고 있다. 사람면역결핍바이러스는 혈액과 체액을 통해 전파되며, 성 접촉, 오염된 주사기의 공동 사용, 혈액이나 혈액제제의 투여 및 수직감염 등의 경로를 통해 인간 집단 내에서 꾸준하게 발생하고 있다.

중증급성호흡기증후군 코로나바이러스

2002년 중국 광동지역에서 처음 발생 후 전 세계로 확산된 중증급성호흡기증후군 코로나바이러스(severe acute respiratory syndrome coronavirus, SARS-CoV)는 총 8천 98명이 감염되어 7백 74명이 사망한 것으로 보고되었다. 기존의 코로나바이러스와 다른 새로운 군에 속하는 것으로 밝혀졌는데, 동물 숙주 코로나바이러스 변종에 의해 동물로부터 사람으로 감염이 일어난 것으로 추정하고 있으며, 기침, 재채기, 말할 때 배출되는 호흡기 비말을 통해 직접 전파되거나 호흡기 비말로 오염된 물건과의 접촉을 통해서 간접적으로 전파될 수 있다.

인플루엔자 바이러스

인플루엔자 바이러스(influenza virus)는 사람, 조류, 돼지, 말을 포함한 많은 종을 감염시킬 수 있다. 사람을 감염시킬 수 있는 인플루엔자 바이러스가 다른 종에서 처음 출현했을 때, 사람에게는 유행을 일으키지 못하고 산발적으로 사람 간 감염을 일으키며 동물 숙주에서 유행할 수 있다. 계속해서 사람 간 전파 능력을 발전시킬 수 있기 때문에 산발적으로 사람 감염사례를 발생시키는 신종 인플루엔자 바이러스는 전 세계적 유행 위험이 있다.

조류인플루엔자 바이러스의 직접적인 인간 전파사례가 지속적으로 보고되었으며, 높은 치사율을 야기시키기도 하였다. 최근 사람을 감염시킨 가장 중요한 조류인플루엔자 바이러스는 A(H5N1)으로 고병원성이 될 수 있다. A(H5N1)의 사람 감염사례는 1997년, 중국 · 홍콩특별자치구에서 보고되었고, 2003년 이후 다른 국가에서 발견되고 있다. 인플루엔자 A(H5N1)는 야생 조류 사이에서 널리 유행하고 있는 것으로 알려져 있기 때문에 사람에서 더 많은 사례가 예상된다. 사람 조류인플루엔자 감염의 대부분 사례는 감염된 가금류나 감염된 조류의 분비물 혹은 배설물로 오염된 표면을 접촉하여 발생하였다. 하지만 사람 간 조류 인플루엔자 A(H5N1)의 전파가 지금까지는 효율적이거나 지속적이지 못하였다. 사람 간 전파 가능성이 있는 감염사례에서는 밀접하고, 보호장구 없이 접촉한 것과 관련이 있었으며, 호흡기 비말이나 접촉을 통해 바이러스가 전파된 것으로 추정된다.

2009년 세계적인 유행을 일으켰던 인플루엔자 A(H1N1) 바이러스는 돼지, 조류, 인간 바이러스의 유전자 재배열이 원인이었고, 사람 간 전파를 통해 효율적으로 확산되었다. 2009년 4월 북아메리카에서 처음 발견되어 2009년 6월부터 2010년 8월까지 전 세계적 유행을 야기시켰다.

중동호흡기증후군 코로나바이러스

2012년 사우디아라비아에서 처음 보고된 신종 코로나바이러스는 인간에게 호흡기감염증을 일으키며 높은 치사율을 나타냈고, 2013년 국제 바이러스 분류 위원회에서 중동호흡기증후군 코로나바이러스(Middle East respiratory syndrome coronavirus, MERS-CoV)로 명명되었다.

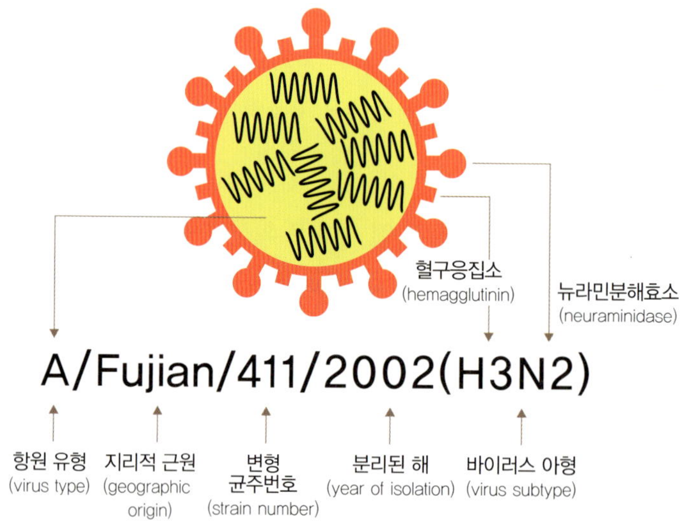

그림 23-5 **인플루엔자 바이러스 명명법.**
인플루엔자 바이러스는 내부구조의 항원에 따라 A형, B형, C형으로 구분되는데, 이 중 A형은 사람뿐 아니라 다른 동물들까지 감염시키면서 큰 유행을 일으킬 수 있으며, 가장 독력이 강함. 바이러스 표면에 존재하는 표면단백질 헤마글루티닌(hemagglutinin, HA)과 뉴라미니다제(neuraminidase, NA) 유전자의 변화에 의해 변이가 생김. 이들의 조합으로 아형(subtype)이 구분되지만, 아형이 동일하더라도 유전자 특성이 달라질 수 있어서 바이러스를 최초로 분리한 지역과 연도를 추가하여 이름을 지음

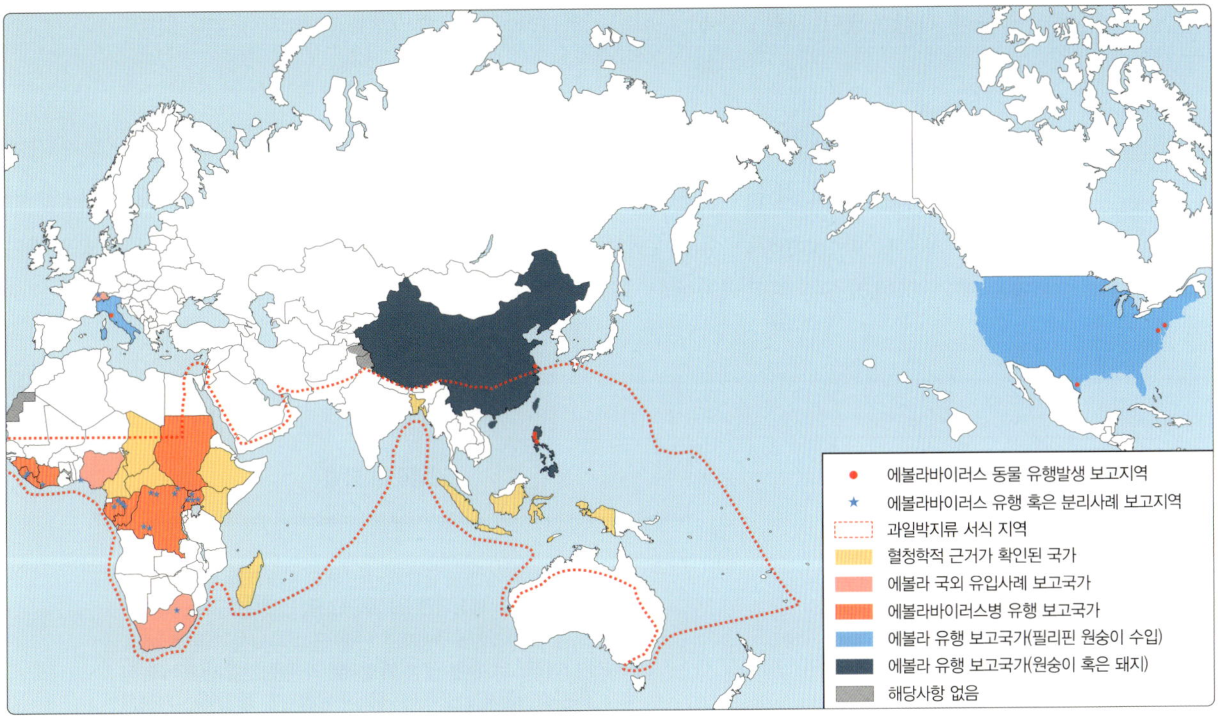

그림 23-6 사람과 동물에서의 에볼라바이러스병 유행 분포

출처: World Health Organization(WHO, 2014), Ebola maps. http://www.who.int/csr/disease/ebola/global_ebolaoutbreakrisk_20140818-1.png?ua=1

단봉낙타의 바이러스가 직 · 간접적으로 인간에게 전파되었을 가능성이 제시되고 있는데, 아직 명확한 전파기전은 알려지지 않았다. 주로 사우디아라비아에서 발생되고 있는 중동호흡기증후군/코로나바이러스는 사람 간 전파를 통해 전 세계의 여러 지역으로 전파되었다. 2015년 한국에서도 첫 번째 중동호흡기증후군/코로나바이러스 유행이 있었으며, 약 2개월 동안 유행이 발생하여 총 1백 86명이 감염되었고, 38명이 사망하였으며, 1만 6천 6백 93명을 자가 격리하였다. 이들 중 대부분의 사례가 의료관련감염으로 보고되었다.

에볼라바이러스

에볼라바이러스병(Ebola virus diseases, EVD)은 치명률이 높은 급성 중증질환으로 이전에는 에볼라 출혈열(Ebola haemorrhagic fever)로 불려졌으나, 출혈이 없는 환자들도 있기 때문에 에볼라바이러스병으로 불린다. 1976년 수단 남부지역과 콩고민주공화국 에볼라강 근처 마을에서 동시에 유행을 일으키며 처음 출현하였다. 감염원이 정확하게 밝혀지진 않았으나, 아프리카 지역의 과일박쥐가 에볼라 바이러스의 자연 숙주로 알려져 있으며, 원숭이, 고릴라, 침팬지 등을 통해 전파되는 것으로 추정된다. 하지만 최초 환자에서 사람 간 전파는 환자의 혈액이나 체액 등과 접촉을 통해서 이루어졌고, 이러한 밀접접촉 외에도 보호장구 미착용 혹은 부적절한 착용으로 병원 환경에서 감염이 되거나 환자의 부적절한 시신 처리과정에서 노출되는 경우 등이 보고되었다. 역사적으로 에볼라 바이러스는 동부 및 중부 아프리카 열대지방에서 발생하였는데, 2014~2016년 서아프라카 유행이 가장 규모가 크고 복합적이었으며 국가 간 전파까지 발생하면서 세계적으로 공포를 확산시켰다(그림 23-6).

기타

대부분의 중요한 재출현 감염균은 오래 전에 처음 나타났으나, 생존하여 인간 집단과 인간에 의해 변화된 환경에 적응하며 지속되고 있다. 뎅기 바이러스(dengue virus)와 웨스트나일 바이러스(West Nile virus)의 경우 인간의 지리적 이동에 의해 모기를 매개로 확산된 병원체이다. 뎅기 바이러스는 아프리카에서 모기에 의해 감염된 사람이 노예매매를 통해 미국으로 이

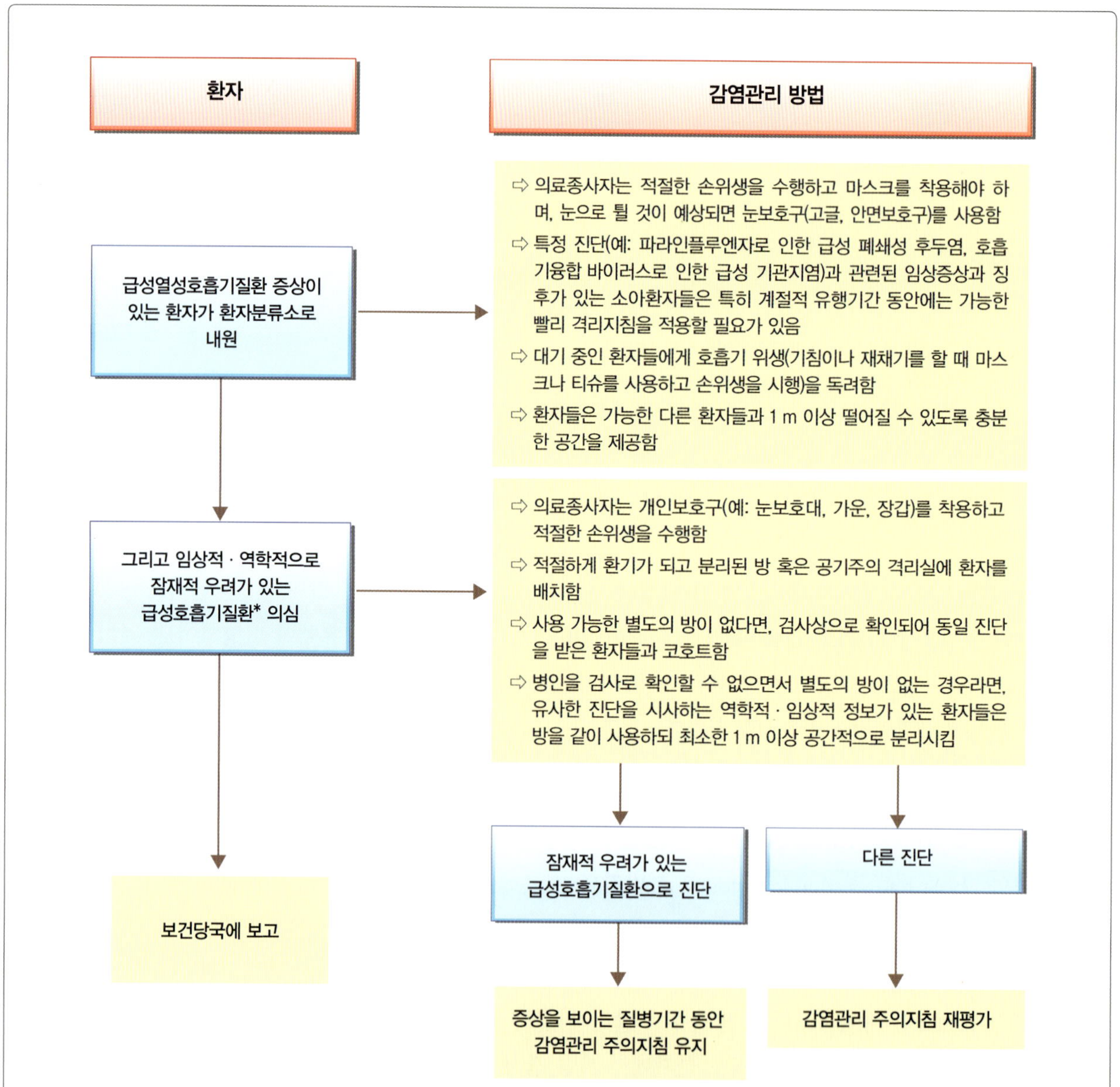

* 잠재적 우려가 있는 급성호흡기질환은 중증급성호흡기증후군(SARS), 인간감염을 야기시킬 수 있는 신종 인플루엔자바이러스, 높은 이환률과 사망률로 유행을 야기시킬 수 있는 새로운 미생물로 야기될 수 있는 급성호흡기질환 등을 포함함.

그림 23-7 급성 호흡기 감염(의심)환자 감염관리 절차

동하면서 전파되었으며, 웨스트나일 바이러스는 감염된 사람, 새 혹은 모기가 동아시아로부터 서반구로 여행 또는 이동하면서 1999년 미국으로 건너왔다.

1947년 우간다 지카 숲의 붉은털 원숭이에서 처음 바이러스가 발견된 지카 바이러스(zika virus)는 1954년 아프리카에서 사람에게 최초로 분리된 이후 아프리카, 동남아시아 일부 국가에서 산발적으로 발생하였다. 이후 2007년 북태평양 의얍섬(Yap islnad)에서 유행이 발생하여 태평양 일부 섬 지역으로 확산되고, 2015년 브라질을 중심으로 아메리카 대륙에서 크게 유행하면서 지카 바이러스 감염이 소두증, 길렝-바레증후군(Guillain-Barre syndrome) 등의 신경계 질환을 유발할 수 있다는 것이 알려지며 2016년 2월 세계보건기구가 국제 공중보건 비상사태를 선언하였다. 주로 감염된 모기를 통해 사람에게 전파되나 혈액과 정액 등을 통한 전파도 가능하기 때문에 예방을 위해서는 모기에 물리지 않도록 하며, 유행 지역으로 다녀온 여행자는 임신을 자제하는 것이 권고된다.

그 외에도 콜레라는 세계여행, 계절변화, 전쟁, 자연재해, 부적절한 위생, 가난, 사회분열 상태와 관련되면서 두 세기 이상 반복적으로 재출현하고 있다. 또한 항균제 남용과 부적절한 사용으로 클로스트리디움 디피실레(*Clostridium difficile*)와 여러 종류의 다제내성균의 출현을 야기시키고 있다.

의료기관에서의 신종 재출현 감염병 관리

신종 재출현 감염병은 발생 시점, 심각도, 전파 속도 및 범위, 사회 · 경제적 영향이 불확실하고, 예측불가능하기 때문에 사회적으로 불안감이나 혼란을 야기할 수 있다. 따라서 신종 재출현 감염병으로부터 공중보건에 미치는 위험을 최소화하기 위해서는 감시를 통한 감염병 발생의 조기 인지, 전파를 예방하기 위한 환자관리가 중요하며(그림 23-7), 감염전파 예방지침 제정, 감염병 발생 시 의료기관 대응 매뉴얼 수립, 의료종사자에 대한 교육과 훈련, 국내 및 국외 감염병 발생 정보수집 및 공유 등 의료관련감염 예방 및 관리를 강화해야 한다. 또한 예상되는 질환에 대한 개인보호구, 환자 진료를 위한 물품 및 시설을 확보하여 대응물자를 준비하고, 비상 시 전달체계를 마련해야 한다. 더불어 실제 위기상황을 가정하여 정교한 시나리오를 개발한 후 계획을 준비하고, 시행하며, 점검하여 지속적으로 보완해야 한다.

MICRO NOTES

1976년, 중부 아프리카에 있는 자이르(현 콩고민주공화국) 북부의 얌부쿠 마을에서 고열, 피를 토하거나 피가 섞인 설사, 커피, 복통, 의식저하 등의 증상을 보이는 환자들이 발생하여 다수가 사망하는 사례가 보고되었다. 세계보건기구에서는 그 무렵 수단 남부 마리디 지역에서도 비슷한 상황이 발생한 것을 확인하고, 두 지역 환자들의 혈액과 조직시료를 채취하여 검사를 하도록 조치하였다. 분석 결과, 물음표(?)처럼 생긴 이상한 바이러스가 발견되었는데, 형태적으로는 마버그(Marburg) 바이러스와 비슷하지만 항체적으로는 다른 미지의 바이러스라고 결론을 내렸으며, 첫 환자의 거주지역이 에볼라 강 인근마을이어서 에볼라바이러스로 명명하였다.

학습문제

1. 항균제 내성균에 대한 설명으로 적절한 것은 무엇인가?

① 미생물이 항균제에 적응하면 약의 효과가 좋아진다.

② 메티실린 내성 황색포도알균은 대부분의 베타락탐계 항생제에 내성이 있다.

③ 항바이러스에 내성을 나타내는 미생물은 다제내성균에 포함되지 않는다.

④ 다제내성균이 집락된 환자는 다른 환자에게 내성균을 전파시키지 않는다.

⑤ 항균제 내성균은 환경 표면에서 생존할 수 있는 시간이 짧다.

2. 항균제 내성균 증가와 관련된 요인이 아닌 것은 무엇인가?

① 의료기관 환경 접촉을 통한 전파

② 항균제 내성균을 보균한 가축을 도축하여 제조한 축산물을 부적절한 방법으로 처리하여 섭취

③ 의료기관 종사자의 손을 통한 전파

④ 적절한 항균제 처방을 위한 전산 체계 구축

⑤ 항균제 사용량 증가

3. 신종 재출현 감염병의 발생에 기여하는 요인이 아닌 것은 무엇인가?

① 미생물의 유전적인 적응

② 생물테러

③ 생태계 변화

④ 국제교역과 해외여행

⑤ 공공보건 서비스 확대

1.② 2.④ 3.⑤

참고문헌

김영아, 박윤수, 육태미, 이상선, 손영준(2016). 국내 항균제 사용 실태 및 주요 병원균의 항균제 내성에 관한 연구. 국민건강보험 일산병원 연구소.
김우주(2016). 신종인수공통전염병의 출현 전망과 대응 전략. 대한인수공통전염병학회 학술발표 초록집, 2015(1): 13-14.
대한의료관련감염관리학회(2017). 의료기관의 감염관리. 한미의학.
보건복지부(2014). 감염병 위기관리 표준매뉴얼.
유한상(2016). 인수공통감염병 대책 개선 방안 연구. 질병관리본부 정책연구용역사업 최종결과보고서(11-1352159-000626-01)
윤희정, 염준섭(2016). 지카바이러스 감염. 대한내과학회지, 91(1): 5-11.
정은경(2017). 국가 감염병 공중보건위기 대비와 대응체계. 대한의사협회지, 60(4): 296-299.
질병관리본부(2012). 다제내성균 감염관리 지침.
질병관리본부(2012). 카바페넴 내성 장내세균속 감염관리 지침.
질병관리본부(2016). 에볼라바이러스병 대응 지침.
최보율(2017). 신종 감염병에 의한 공중보건위기의 대비와 대응. 대한의사협회지, 60(4): 290-291.
Association for Professionals in Infection Control and Epidemiology(APIC, 2010). Guide to the Elimination of Methicillin-Resistant Staphylococcus aureus(MRSA) Transmission in Hospital Settings, 2nd Edition.
APIC(2012). Guide to the Elimination of Methicillin-Resistant Acinetobacter baumannii Transmission in Hospital Settings.
Carlene A. Muto et al.(2003). SHEA Guideline for Preventing Nosocomial Transmission of Multidrug-Resistant Strains of Staphylococcus aureus and Enterococcus. Infection Control and Hospital Epidemiology, 24(5): 362-386.
Centers for Disease Control and Prevention(CDC, 2007). Guideline for Isolation Precautions: Preventing Transmission of Infectious Agents in Healthcare Settings.
CDC(2013). Antibiotic resistance threats in the United States.
David M. Morens & Anthony S. Fauci(2013). Emerging Infectious Diseases: Threats t o Human Health and Global Stability. PLOS pathogens,

9(7), e1003467: 1-3.
Jane D. Siegel et al.(2006). Management of Multidrug-Resistant Organisms In Healthcare Settings. Centers for Disease control and Prevention.
Mitchell J. Schwaber & Yehuda Carmeli(2014). An Ongoing National Intervention to Contain the Spread of Carbapenem-Resistant Enterobacteriaceae. Clin Infect Dis, 58(5):697-703.
Moran K. 2015 MERS outbreak in Korea: hospital to hospital transmission. Epidemiol Health, 37: e2015033.
Provincial Infectious Diseases Advisory Committee(PIDAC, 2012). Best Practices for Environmental Cleaning for Prevention and Control of infections In All Health Care Settings, 2nd edition.
World Health Organization(2014). Infection prevention and control of epidemic and pandemic prone acute respiratory infections in health care.

CHAPTER 24

직원감염관리

Infection Control in Healthcare Workers

학습목표

이 장을 학습한 후, 학습자는:

1. 주요 용어를 정의할 수 있다.
2. 의료기관 직원이 이환되기 쉬운 감염성질환에 대해 설명할 수 있다.
3. 감염성질환을 예방하기 위한 방법을 설명하고, 수행할 수 있다.
4. 감염성질환에 노출되었을 때의 관리에 대해 설명할 수 있다.

주요 용어

감수성 Susceptibility: 건강의 위해요인에 대해 저항력이 없으며 취약한 특성으로 인해 건강이 악화될 우려가 있는 상태

객담도말검사 Sputum smear examination: 도말이란 가래나 혈액 등의 체액을 슬라이드 글라스(slide glass) 등에 얇게 펴서 바른다는 뜻. 객담도말검사는 결핵이 의심되는 환자에서 결핵균의 배출 여부를 확인하기 위해 환자의 객담을 슬라이드 글라스에 얇게 펴서 바른 후 염색을 하여 현미경으로 결핵균의 존재 여부를 확인하는 검사법

객담배양검사 Sputum culture test: 결핵이 의심되는 환자의 가래를 균이 잘 자랄 수 있는 환경에서 키워서 결핵균이 자라는지 확인하는 검사. 결핵균은 매우 느리게 증식하는 균이기 때문에 균의 존재 여부를 확인하는 데 보통 2~8주 정도의 시간이 걸림. 그러나 객담배양검사는 객담도말검사에 비해 훨씬 적은 양의 균도 찾아낼 수 있으며 약제감수성 검사를 시행할 수 있다는 장점이 있음

결핵균 핵산증폭 검사 Tuberculosis polymerase chain reaction, PCR: 결핵균 DNA를 추출하여 결핵균의 존재 여부 및 그 종류를 확인하는 검사법으로 객담도말검사나 배양검사를 대체할 수 없으나 보조적인 진단방법으로 이용할 수 있음

경피적 Percutaneous: '피부를 통과하여'라는 의미임

인터페론감마 분비검사 Interferon-gamma releasing assay, IGRA: 결핵균에 의한 인체의 세포매개성 면역반응을 관찰하는 방법으로 결핵균에 감작된 림프구들은 세포매개 면역반응을 통해 인터페론 감마의 분비능이 높다는 점을 이용하여 결핵균 특이 항원을 사용하여 수치를 측정하는 것임. 잠복결핵감염자를 찾아내는 데 유용한 검사로 혈액을 채취하여 검사하는 방법

잠복결핵감염 Latent tuberculosis infection, LTBI: 결핵균에 감염되어 체내에 소수의 살아 있는 균이 존재하나 임상적으로 결핵증상이 없고, 균이 외부로 배출되지 않아 타

인에게 전파되지 않으며, 객담 항산균 검사와 흉부 X선 검사에서 정상인 경우

지표환자Index case, Index patient: 어떤 집단에서 처음으로 발견된 결핵환자로 결핵역학조사 시 기준이 되는 환자

투베르쿨린 피부반응검사 Tuberculin skin test, TST: 결핵균에 감염된 상태를 알아보기 위한 검사로, 결핵균의 배양액으로부터 정제한 결핵균 항원(purified protein derivatives, PPD)을 팔에 피내 주사하여 면역반응이 일어나는지 확인하는 방법. 주사 후 48~72시간에 주사부위의 피부조직이 단단해지는 경결부위를 측정

활동성 결핵 Active tuberculosis: 결핵균이 잠복기가 아닌 활발한 증식을 일으키는 상태로, 결핵 임상증상이 있으면서 폐결핵의 경우 객담검사(도말검사, 결핵균 핵산증폭 검사, 또는 배양검사)에서 양성이 확인되거나 영상의학 검사(흉부 X선 검사 또는 흉부 전산화 단층촬영 등) 상 활동성 병변이 관찰된 경우

생각해보기

이 장의 주제들을 살펴보면서 다음을 생각해보자.

1. 의료기관 근무 전 감염성질환 예방을 위한 예방접종에는 어떤 종류가 있는가?
2. 의료기관 근무 중 환자에게 사용한 바늘에 찔렸을 경우에는 어떻게 해야 하는가?
3. 의료기관 근무 중 수행해야 할 감염성질환 예방법에는 어떤 것이 있는가?
4. 전염력이 있는 폐결핵 환자에게 노출되었을 경우, 어떻게 해야 하는가?

임상에 적용해보기

병원 근무 중에 발생할 수 있는 감염성질환을 예방하기 위해 예방접종을 수행하고, 손위생을 철저히 수행하며, 필요시 개인보호구를 착용하도록 한다. 주삿바늘 찔림 사고 예방을 위해 의료기관에서 제공하는 안전제품을 사용하도록 하고, 주삿바늘 등을 손으로 분리하지 않도록 한다.

만약 혈액이나 체액에 노출되었다면 노출된 부위를 물과 비누로 씻는 등의 일차 조치를 취한 후 의료기관의 규정에 따라 노출사고를 보고하도록 한다.

의료기관은 다양한 병원체가 있는 환경이므로 직원이나 실습하는 학생들은 여러 경로를 통해 감염성질환에 노출될 수 있다. 감염 가능성이 있는 혈액이나 체액이 손상된 피부나 점막에 묻거나 튀는 경우, 기침이나 대화 시에 환자의 호흡기 분비물이 튀는 경우, 균이 분리되는 환자와 직접 접촉하거나 오염된 병원 환경이나 장비와 간접 접촉하는 경우 등이 대표적인 감염경로이다.

그러므로 의료기관 직원은 백신을 접종하고, 감염성질환에 노출되는 것을 예방하기 위한 방법을 적용할 수 있어야 하며, 노출 시 적절한 관리방법을 수행하여 감염성질환에 이환되는 것을 예방하여야 한다.

감염성질환의 역학

감염성질환의 종류

의료기관에서 근무하는 직원은 다양한 경로를 통해 감염성질환에 노출될 수 있으며, 그중 대표적인 감염성질환에는 공기 · 비말전파 감염병, 혈액매개감염병이 있다.

'공기 · 비말전파 감염병'이란, 결핵, 수두, 홍역, 인플루엔자, 유행성 이하선염, 풍진, 백일해 등과 같이 공기 또는 비말 등을 매개로 호흡기를 통하여 전염되는 감염병을 말한다. '혈액매개감염병'이란, B형 간염, C형 간염, 사람면역결핍바이러스 감염 및 매독 등 혈액 및 체액을 매개로 타인에게 전염되어 질병을 유발하는 감염병을 말한다.

감염성질환의 노출사례

침습적인 처치 동안 주삿바늘에 찔림으로서 혈액이나 체액에 노출되는 경우가 가장 흔하며, 그 외 점막이나 손상된 피부에 혈액이나 체액이 튀는 경우, 드물게는 환자에게 물리는 경우가 있다.

프랑스의 주삿바늘사고 실태조사 네트워크(Nosocomial Infection Alert Investigation and

표 24-1 의료기관 직원에게 권장하는 예방접종

의료직과 관계 없이 시행하는 예방접종(표준 예방접종표 참조)	
파상풍-디프테리아(Td)	10년마다
사람유두종바이러스	10대~26세 여성
A형 간염	30세 미만에서는 검사 없이 접종, 30세 이상에서는 검사 후 항체 음성이면 접종
의료직 시작 시, 병력으로 면역을 확인할 수 없을 때에는 항체를 검사하고 음성일 때 접종	
B형 간염	입사 시 항체검사에서 음성이면 3회 접종 → 1~2개월 후 항체 확인 → 음성이면 3회 재접종 → 1~2개월 후 항체 확인 → 음성이면 재접종 불필요
수두	1970년[1] 이후 출생자에서 근무 시작 시 수두항체 검사 → 음성이면 2회 접종(0개월, 1~2개월)
의료직 시작 시, 검사 없이 접종	
인플루엔자	매년
파상풍-디프테리아-백일해(Tdap)	1회
홍역-볼거리-풍진(MMR)	1967년 이후 출생자[2]에서 근무 시작 전 2회 접종
병원 내 유행 시 또는 실험실 근무자에게 추가되는 예방접종	
4가 단백결합 수막알균 백신	

1) 국내에서 나이 기준은 연구가 없어 정하기 어렵지만, 1970년으로 정함
2) 2회 예방접종을 받은 의무기록, 홍역-볼거리-풍진에 대한 의사의 진단이 있으면 항체검사 또는 접종이 불필요함
출처: 대한감염학회 성인예방접종 가이드라인(2012). http://www.ksid.or.kr/file/2012_vaccine.pdf

표 24-2 예방접종 종류별 접종시기, 용량 및 접종방법(성인 기준)

종류	접종시기	접종용량	접종방법
A형 간염	2회 접종 (스케줄은 제품에 따라 다름)	제품에 따라 다름	근육주사
B형 간염	0, 1, 6개월 일정	1.0 mL	삼각근에 근육주사
홍역-볼거리-풍진(MMR)	4주 간격으로 2회 접종	0.5 mL	상완 외측면에 피하주사
수두	4~8주 간격으로 2회 접종	0.5 mL	상완 외측면에 피하주사
파상풍-디프테리아(Td)	10년마다	0.5 mL	삼각근에 근육주사
인플루엔자	매년 10~12월(유행 2주 전에 접종하는 것이 효과적임)	0.5 mL	근육주사

Surveillance Network, NIAISN)의 보고에 의하면, 전체 주삿바늘 찔림 사고의 49.3%는 간호사에서 발생하였고, 의사 14.0%, 조무사 11.6%, 간호학생 10.3%의 순으로 발생하였다. 스위스의 12개 병원을 대상으로 시행한 주삿바늘 찔림 사고 집계에서도 45.6%가 간호사, 간호학생, 조무사에서 발생한 것으로 나타났다.

국내 주삿바늘손상 감시체계(Needle Safety Network System)의 자료에 따르면, 2012년에 발생한 주삿바늘 찔림 사고는 총 9백 36건이었다. 또한 국내 한 지역의 간호학과 3, 4학년 간호 대학생 3백 9명 중 71.5%가 혈액과 체액에 노출경험이 있는 것으로 나타났다.

감염성질환의 예방법

의료기관에서 근무하는 직원은 환자로부터 감염되거나 환자를 감염시킬 가능성이 높으므로 일부 감염성질환에 대해서는 적극적인 예방접종이 필요하다. 또한 예방접종을 통한 질병의 예방은 감염된 직원을 격리하거나 치료하는 것에 비해 비용절감의 효과도 있다.

의료기관 직원에게 권장하는 예방접종에는 B형 간염, 수두, 인플루엔자, Tdap(파상풍, 디프테리아, 백일해), MMR(홍역, 볼거리, 풍진) 등이 있다(표 24-1).

특히 우리나라는 B형 간염에 대한 유병률이 높으므로 환자의 혈액이나 체액에 노출될 가능성이 높은 처치가 빈번한 의료인들에게는 항체검사를 통해 면역력이 없는 경우, 예방접종을 해야 한다. 또한 고령자, 기저질환이 있는 환자가 계절성 인플루엔자에 이환되면 합병증이 발생할 가능성이 있기 때문에 환자 간 또는 의료종사자를 매개로 한 환자로의 수평전파를 막기 위해 매년 인플루엔자 예방접종을 해야 한다.

예방접종 종류별 접종시기, 용량 및 접종방법은 표 24-2와 같다.

건강진단

건강진단은 직원에게서 발생한 질병을 조기에 진단하여 감염된 직원을 치료할 수 있을 뿐 아니라 의료기관 내 질병의 전파를 조기에 차단할 수 있다. 또한 건강진단에서 확인된 검사결과

표 24-3 건강진단의 종류

종류	실시 목적
채용 건강진단	신규 채용 근로자의 기초건강자료 확보 및 배치 적합성 평가
일반 건강진단	근로자의 건강보호, 유지 및 주기적인 업무 적합성의 평가
배치 전 건강진단	특수 건강진단대상 업무(유해인자 및 야간근무)에 신규 배치되는 근로자의 기초건강자료 추가 확보 및 해당 노출업무에 대한 배치 적합성 평가
특수 건강진단	유해인자(178종) 노출업무에 종사하는 근로자의 직업병 예방 및 해당 노출 업무에 대한 주기적인 업무 적합성 평가
수시 건강진단	특수 건강진단대상 업무에 종사하는 근로자가 직업성 천식, 피부질환, 그 밖의 건강 장해를 의심하게 하는 증상이 보이거나 의학적 소견이 있는 근로자에 대해 신속한 건강평가 및 해당 노출 업무에 대한 업무 적합성 재평가
임시 건강진단	직업병 유소견자 발생 시 같은 부서근무자 또는 같은 유해인자 노출 근로자의 유해인자 중독 여부, 질병발생 여부 및 발생원인 평가를 위해 실시

출처: 산업안전보건기준에 관한 규칙(2017. 3. 3.).

에 기초하여 예방접종의 필요 여부를 판단하며, 감염질환에 노출되었을 때 필요한 조치를 결정하는 기초자료로 활용할 수 있다.

건강진단은 채용 시 검진, 모든 직원들에게 시행되는 정기검진, 일부 부서 직원들을 대상으로 감염노출 빈도를 고려하여 시행하는 특수검진 등을 포함한다(표 24-3). 결핵노출 빈도가 높은 병동이나 검사실 직원들은 결핵 감염 여부에 대한 검사가 필요하고, B형 간염이나 C형 간염 환자와의 접촉 빈도가 높은 부서에서는 B형 간염, C형 간염에 대한 추가검진이 필요하다.

우리나라는 국내총생산(GDP)이 세계 11위에 달하는 등 안정된 경제수준을 기록하고 있음에도 불구하고, 2015년 결핵으로 인한 사망자 수는 2천 2백 9명(인구 10만 명당 4.3명)으로 여전히 높은 수준을 보이고 있다.

결핵균에 감염되었다고 해서 모두 결핵이 발병하는 것은 아니며, 약 10%가 결핵으로 발병한다. 일반적으로 결핵균에 감염되면 2년 이내에 5%가 발생하고, 그 이후 평생에 걸쳐 5%가 발생한다. 결핵균이 감염되어 있지만 현재 결핵이 발병하지 않은 상태를 잠복결핵감염이라 한다. 전염성이 없어 타인에게 전파시키지 않지만, 치료로 결핵이 발병하는 것을 예방할 수 있으며 잠복결핵감염 치료 시 결핵 발병을 60~90%까지 예방할 수 있다.

따라서 의료기관 직원은 '결핵균 노출 가능성과 결핵 발병 시 파급효과'를 고려하여 부서, 직종에 따라 4군으로 분류한 후 잠복결핵 검사를 시행해야 한다. 잠복결핵 검사는 초회검진과 주기적 검진으로 구분한다. 초회검진은 의료기관에 소속된 기관(다른 기관으로 그 소속을 변경하여 근무한 기간을 포함) 중 1회 잠복결핵감염 검진을 실시하는 것을 말한다(표 24-4).

감염성질환 노출예방을 위한 예방법

의료기관에서 근무하는 직원이 근무 도중 환자의 혈액, 체액에 노출되는 경우는 흔히 발생하

표 24-4 의료기관 종사자 잠복결핵감염 검진-권고 수준 및 시기

	구분	해당 부서 예시	초회검진	주기적 검진
1군	• 결핵환자를 검진 · 치료 · 진단하는 의료인 및 의료기사 등 • 호흡기결핵환자와 접촉가능성이 높은 종사자	• 호흡기내과 외래 · 병동, 기관지내시경실, 결핵균검사실, 폐기능 검사실 등 • 감염내과 외래 · 병동, 내과중환자실, 응급실 등 • 소아 호흡기 · 알레르기 클리닉 등 • 흉부영상 촬영 부서	실시	실시
2군	• 면역이 약하여 결핵 발병 시 중증결핵 위험이 높은 환자와 접촉하는 종사자 • 신생아, 면역저하자 등 결핵균 감염 시 중증결핵 발병 고위험군과 접촉 가능성이 높은 종사자	• 신생아실, 신생아중환자실 등 • 1, 2차 분만의료기관, 조산원 등 • 장기이식병동, 혈액암병동, 투석실, 사람면역결핍바이러스 관련 부서 등	실시	실시
3군	• 그 밖에 호흡기 감염이 우려되는 의료기관 종사자 • 호흡기결핵환자와 접촉 가능성이 비교적 낮은 종사자	• 1군 또는 2군에 해당하지 않는 임상과 의료인 및 의원급 의료기관 등	실시	권고
4군	• 기타 의료기관 종사자 • 그 밖의 결핵감염 위험도가 낮은 종사자	• 환자와의 접촉 가능성이 낮은 사무직 종사자 등	실시	해당 없음

출처: 질병관리본부(2016. 8.). 의료기관 결핵관리 안내.

표 24-5 상황별 개인보호구의 종류

상황(예)	개인보호구의 종류
채혈, IV 카테터 삽입	장갑
호흡기 증상을 가진 환자 간호	마스크
결핵(의심) 환자 간호	N95마스크
다제내성균 환자 간호	가운, 장갑
구강, 기관 내 흡인	가운, 장갑, 마스크, 고글
의료기구 세척, 소독	가운, 장갑, 마스크, 고글
설사 등의 배설물을 치울 때	장갑(필요시 가운)

기 때문에 이를 예방하기 위해서는 손위생, 개인보호구 착용, 주삿바늘 찔림 사고 예방법을 준수해야 한다.

손위생이 필요한 5가지 순간(환자접촉 전후, 청결 · 무균 처치 전, 혈액 · 체액 노출 위험 후, 환자환경 접촉 후)에는 손위생을 수행하도록 하며, 손에 눈에 보이는 오염이 있거나 아포

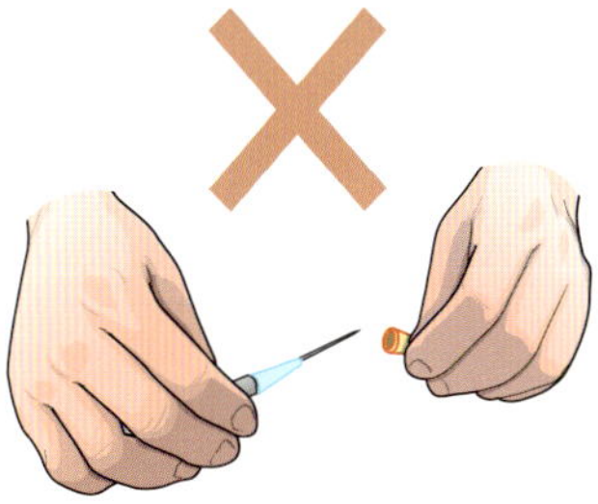

사용한 주삿바늘은 절대 다시 뚜껑(cap)을 씌우지 않는다.

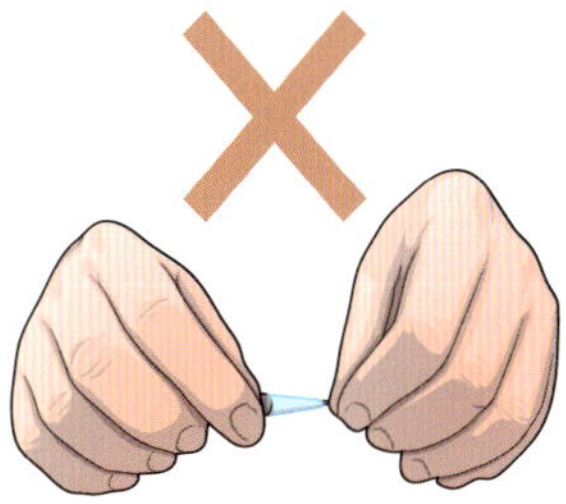

사용한 주삿바늘은 구부리거나 자르지 않는다.

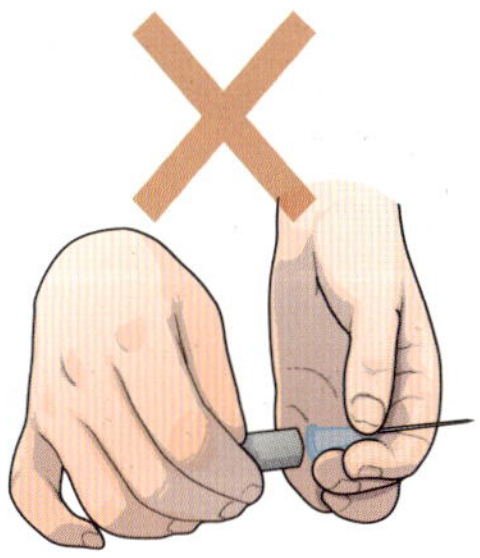

사용한 주삿바늘은 주사기에서 억지로 빼지 않는다.

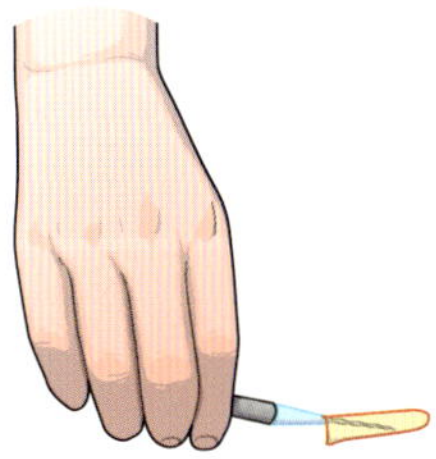

"Scoop" method: 부득이 뚜껑을 씌워야 할 경우는 한 손으로 뚜껑을 바닥에 놓고 주삿바늘로 뚜껑을 떠올리듯이 씌운 후 닫는다.

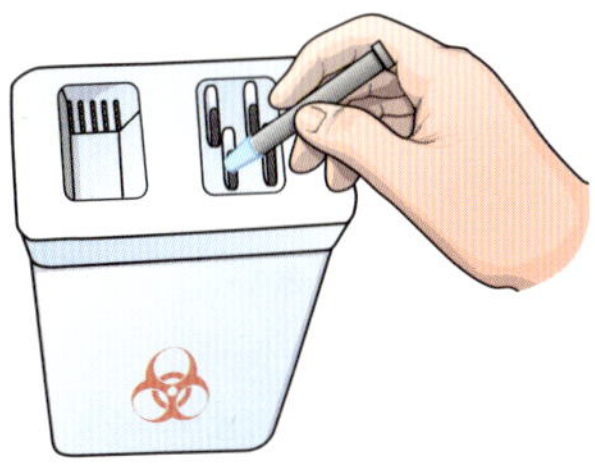

사용한 주삿바늘은 손상성 의료폐기물 전용용기에 즉시 분리수거한다.

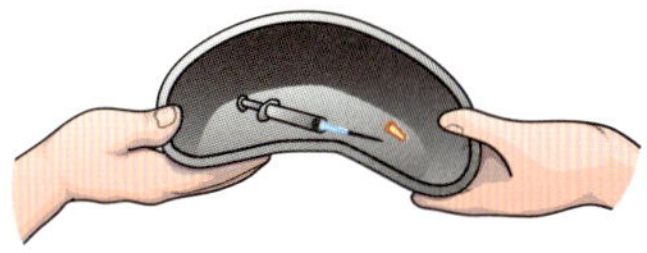

주삿바늘이나 주사기 등 날카로운 기구들을 비좁지 않은 넉넉한 공간에 놓아둔다.

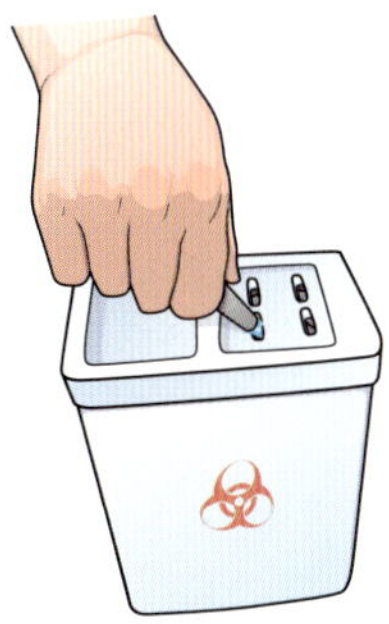

손상성 의료폐기물 용기는 3/4 이상 사용하지 않으며, 사용하지 않을 경우 뚜껑을 닫아둔다.

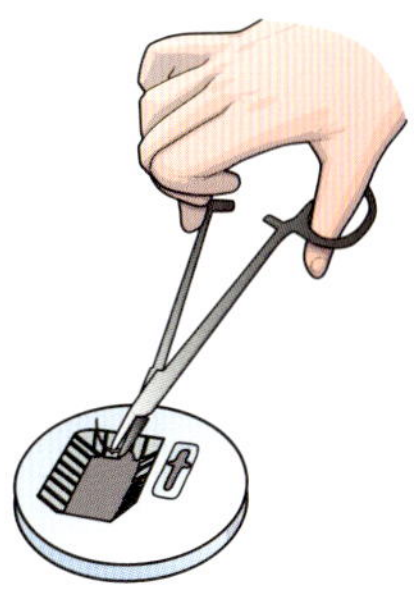

주삿바늘이나 날카로운 기구를 정리할 때 포셉 등의 도구를 이용한다.

그림 24-1 주삿바늘 찔림 사고 예방법

종류	예시
혈당검사용 란셋	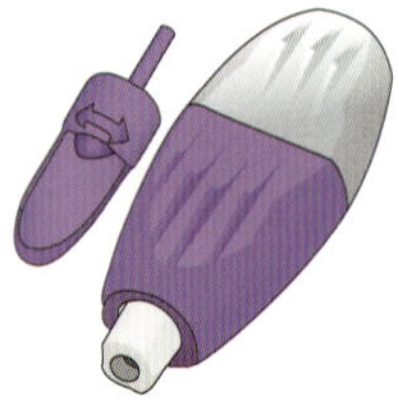 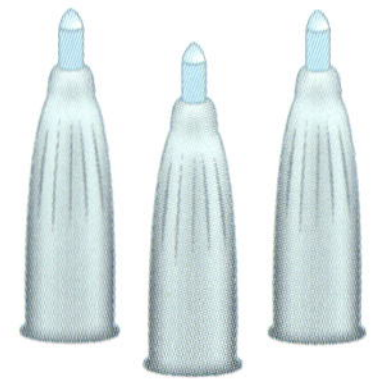 • 란셋의 바늘 부분이 외부로 노출되지 않는 형태
안전바늘	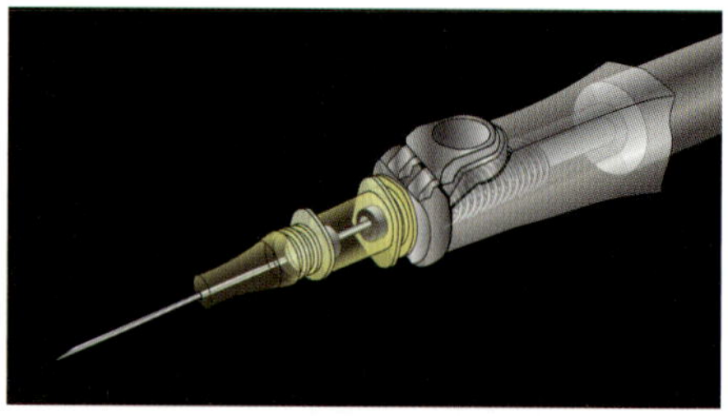 • 시술자가 원할 때 버튼을 누르면 바늘이 안으로 들어가는 형태
	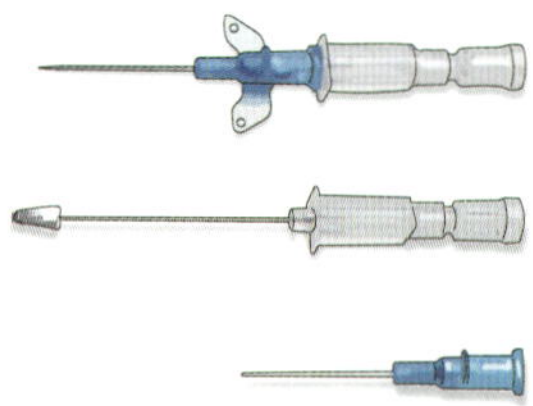 • 바늘을 제거하면 바늘 끝에 뚜껑이 자동으로 덮히는 형태
	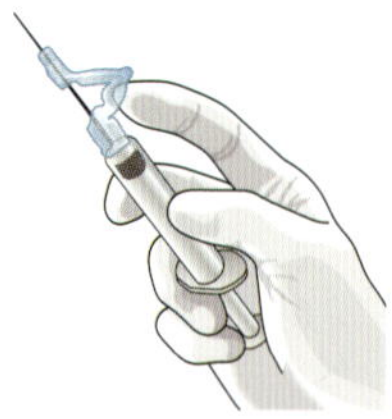 • 검지손가락으로 밀면, 바늘이 안으로 들어가는 형태
	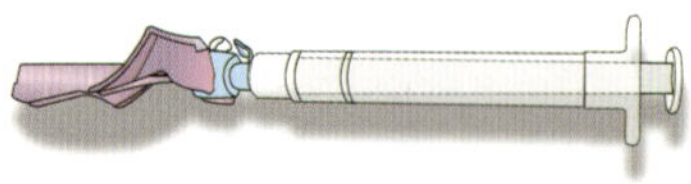 • 엄지손가락으로 커버를 딸깍 소리나게 누르면 바늘이 완전히 커버 안으로 들어가는 형태

그림 24-2 안전기구의 예시

(예: *Clostridium difficile*)가 분리되는 환자나 환경과 접촉한 경우에는 물과 비누로 손을 씻어야 한다. 또한 개인보호구(예: 장갑)를 벗은 후에도 손위생을 수행해야 한다.

또한 감염원으로부터 의료기관 직원을 보호하기 위해 필요시 개인보호구를 착용하도록 한다. 개인보호구에는 장갑, 가운·앞치마, 마스크(N95마스크), 고글 및 안면보호구 등이 있으며, 상황별 개인보호구의 종류는 표 24-5와 같다.

장갑은 혈액이나 체액 또는 오염된 환경이나 기구를 만질 경우 착용하도록 한다. 가운·앞치마는 피부나 옷이 혈액이나 체액에 오염될 가능성이 있을 경우 착용하도록 한다. 마스크는 비말로 전파되는 호흡기 감염을 예방하기 위해 착용하거나 무균술 시행 시 구강 또는 코의 세균으로 인한 오염을 예방하기 위해 착용한다(예: 비말전파가 가능한 환자와 접촉할 때, 요추천자 시, 중심정맥관 삽입 시). N95마스크는 공기로 전파되는 호흡기 감염을 예방하기 위해 착용한다(예: 결핵환자와 접촉할 때). 마지막으로 고글·안면보호대는 환자의 혈액, 체액, 분비물 등이 튀거나 분사될 가능성이 있는 처치를 할 때 눈, 코, 입 점막을 보호하기 위해 착용한다(예: 흡인, 기관지경 검사 등).

주삿바늘 찔림사고 예방을 위해서는 사용한 주삿바늘을 구부리거나, 자르거나, 뚜껑을 다시 씌우는 행위를 해서는 안 되며, 사용한 주삿바늘은 손으로 분리하지 않고 손상성 의료폐기물 전용용기를 이용해 분리한다(그림 24-1). 또한 의료기관에서 안전바늘을 제공하고, 혈

표 24-6 공기·비말매개 감염성질환에 노출된 후의 예방약 투여 및 주의사항

질환	예방요법	적응증	주요 부작용 및 주의점	비고
디프테리아	Benzathine penicillin 1.2 mU 1회 또는 Erythromycin 1 gm/day PO, 7일간 투여	디프테리아에 노출 혹은 보균자로 알려진 의료인		5년 이내에 Td를 접종받지 않았을 경우 과거에 면역된 사람도 Td 1회 접종
수막알균질환	Rifampin 600 mg PO, 매 12시간마다 2일간 혹은 Ceftriaxone 250 mg IM 1회 혹은 Ciprofloxcin 500 mg PO 1회	감염된 환자의 호흡기 분비물과 직접 접촉한 의료인(구강 대 구강 소생술, 기도 내 삽관, 기도 내 튜브 조작 혹은 구인두강의 면밀한 접촉)	임신 시에는 Rifampin과 Ciprofloxacin은 추천되지 않음	
백일해	Erythromycin 500 mg 하루 4회 혹은 Trimethoprim sulfamethoxazole 1알 1일 2회, 노출 후 14일간 투여	호흡기 분비물, 감염된 사람의 호흡기로부터 발생한 연무질과 직접 접촉한 사람		
대상포진	대상포진 면역글로불린 투여 • 50 kg 이하인 경우 125 U/10 kg • 50 kg 초과 시 612 U까지 투여	지속적으로 감염된 의료인이나 환자에게 노출된 수두에 감수성이 있는 사람으로서 특히 임신이나 면역저하와 같은 합병증의 위험이 높은 사람		대상포진 면역글로불린 투여 여부를 결정할 때는 혈청 검사 결과를 고려할 것 대상포진 면역글로불린 투여로 인해 수두 발생이 예방된다면 노출 후 백신을 투여함

액매개 감염병 환자에게는 안전바늘을 사용하도록 한다(그림 24-2).

감염성질환 노출 시 관리

의료기관에서 근무하는 직원이 감염성질환에 노출되었을 때는 일차 조치를 취한 이후 근무하는 병원의 노출 보고 및 조치 규정에 따라 적절한 조치를 받아야 한다(표 24-6).

공기 · 비말매개 감염성질환

수두

수두(chickenpox)에 노출된 직원이 수두 과거력이 없거나 불명확하면 항체 검사를 시행하여 감수성이 있는지 여부를 파악한다. 수두항체 검사가 음성일 때는 노출 후 96시간 이내 대상포진 면역글로불린(varicella zoster immune globulin, VZIG)을 접종한다. 만일 수두에 대한 감수성이 있다면, 첫 노출 후 10일부터 마지막 노출 후 21일까지 근무를 제한하며, 대상포진 면역글로불린을 투여했다면 근무제한 기간을 첫 노출 후 10일부터 마지막 노출 후 28일까지로 연장한다. 환자에게 지속적으로 노출된 감수성이 있는 직원 중 수두에 걸리기 쉬운 임신부나 면역저하와 같은 고위험군은 대상포진 면역글로불린을 투여한다.

홍역

홍역(measles)에 감수성이 있는 직원이 노출되었다면, 72시간 이내에 홍역백신을 접종하도록 한다. 만약 백신을 접종할 수 없는 고위험군인 경우 노출 후 6일 이내에 면역글로불린을 투여하도록 한다. 감수성 있는 직원은 마지막 노출 후 5~21일까지 혹은 발진이 생긴 후 4일까지 근무를 제한한다.

디프테리아

디프테리아(diphtheria)에 노출된 직원에게 예방약을 투여하는 것에 대한 효과는 명확히 증명되지는 않았으나 직원 감염보고 사례가 있으므로 benzathine penicillin 1.2 mU을 1회 근육주사하거나 erythromycin 1 gm/day을 7일간 경구투여 하는 것을 권고한다.

수막알균질환

수막알균질환(meningococcal disease) 환자에게 구강 대 구강 소생술, 기도 내 삽관, 기도 내 튜브를 조작하거나 구인두강의 면밀한 접촉 등을 통해 호흡기 분비물과 직접 접촉한 의료인은 rifampin 600 mg을 매 12시간마다 2일간 경구투약하거나, ceftriaxone 250 mg을 1회 근육주사 혹은 ciprofloxacine 500 mg을 1회 경구투여한다. 임신을 한 경우에는 rifampin과 ciprofloxacin을 피하도록 한다. 그러나 수막알균질환 노출 여부만으로는 근무제한은 필요하지 않다.

유행성이하선염

유행성이하선염(mumps)에 감수성이 있는 직원이 노출되었다면, 첫 노출 12일 후부터 마지막 노출 후 26일까지 근무를 제한한다. 하지만 감염예방을 위해 권고되는 예방약은 없다.

백일해

백일해(pertussis)에 노출된 직원에게 예방약을 투여하는 것에 대해서는 그 효과가 명확히 증명되지 않는다. 그러나 일반적으로 환자의 호흡기분비물이나 호흡기로부터 발생한 연무질과 직접 접촉한 직원은 erythromycin 500 mg을 하루 4회 혹은 trimethoprim sulfamethoxazole을 1일 2회 1알씩 노출 후 14일간 투여한다. 백일해에 노출된 직원의 근무제한은 권고되지 않는다.

풍진

임신 중에 풍진(rubella)에 감염되면 태아에게 선천성 풍진증후군을 유발할 수 있으므로 풍진에 감수성이 있는 임신 중인 의료기관 직원이 노출되지 않도록 주의한다. 풍진 환자에게 노출된 직원이 발생하면, 풍진에 감수성이 있는지를 평가한다. 또한 감수성이 있다면 처음 노출 7일째부터 마지막으로 노출된 후 21일까지 근무를 제한한다.

대상포진바이러스

대상포진바이러스(varicella−zoster virus, VZV)에 지속적으로 노출된 직원 중 대상포진에 걸리기 쉬운 사람 특히 임신이나 면역저하와 같은 고위험군일 때는 대상포진 면역글로불린(varicella zoster immune globulin)을 예방적으로 투여한다. 50 kg 이하일 경우에는 125 U/10 kg, 50 kg 초과 시에는 612 U까지 투여한다. 감수성이 있는 노출된 직원은 처음 노출 후 8일째부터 마지막으로 노출된 후 21일까지(단, 대상포진 면역글로불린을 투여했을 때는 28일) 환자 접촉을 제한해야 한다.

인플루엔자

인플루엔자(influenza)에 감염되면 필요한 경우(고위험군 환자 등)에는 발병 초기에 항바이러스제제를 투여한다.

결핵

활동성 결핵(tuberculosis)환자에 노출된 경우에는 접촉자를 대상으로 결핵증상이 있는지 확인하고 투베르쿨린 피부반응검사(tuberculin skin test, TST), 인터페론감마 분비검사(interfer-

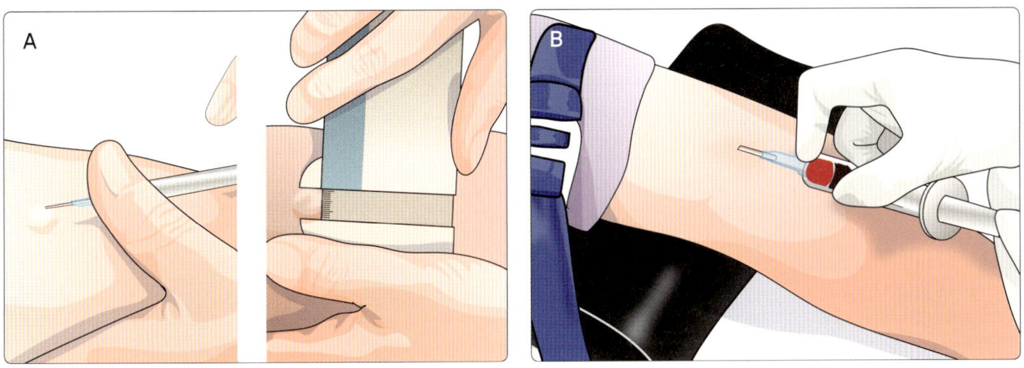

그림 24-3 잠복결핵감염 진단방법
A: 투베르쿨린 피부반응검사(TST): 피내주사, B: 인터페론감마 분비검사(IGRA): 혈액검사

on-gamma releasing assay, IGRA) 등의 결핵 감염검사와 흉부 X선검사를 시행한다(그림 24-3). 접촉자 중 결핵환자로 의심 또는 확진된 경우에는 결핵치료를 시행하고, 결핵균에 감염된 것(잠복결핵)으로 진단된 사람에게는 잠복결핵 감염치료를 시행한다.

결핵노출 시 접촉자 범위 선정은 다음과 같다. 먼저 지표환자(환자, 의료기관 직원 모두 포함)의 객담을 포함한 호흡기검체 검사결과가 양성으로 확인된 경우, 접촉자 조사를 시행한다. 접촉자 조사 시 밀접접촉자의 범위는 지표환자의 전염성 강도 및 전염 가능기간, 지표 환자와의 접촉시간 등으로 고려하여 결정한다(표 24-7). 접촉자 조사 범위(밀접 접촉자) 결정 시 지표환자의 전염성 강도 및 전염 가능기간, 지표환자와 접촉시간, 지표환자와 접촉자들이 접촉한 공간의 특성, 접촉자 특성을 고려해야 한다.

지표환자의 전염가능 기간 동안 밀폐된 좁은 실내 공간에서 연속해서 하루 8시간 이상 접촉했거나 누적 기준 40시간 이상 접촉한 경우 우선적으로 포함한다. 또한 밀폐 여부(출입문, 창문 등의 개폐 상황), 공간 크기, 환기시스템 설치 여부, 구성원 밀집도, 채광 여부 등을 확인해야 하며, 접촉자의 특성을 고려해야 하는데, 면역억제자나 5세 미만의 소아 등 결핵발병 고위험군 접촉자는 조사 대상에 우선적으로 포함한다.

접촉자를 대상으로 결핵검사(흉부 X선검사, 필요시 추가 흉부 CT검사 가능), 잠복결핵감염검사(TST검사, IGRA검사, 또는 TST/IGRA검사)를 시행한다.

혈액매개 감염질환

혈액이나 혈액을 포함한 체액은 잠재적으로 감염성질환의 매개체가 될 수 있다. 이러한 체액의 종류에는 정액, 질분비물, 뇌척수액, 활액(synovial fluid), 흉막액(pleural fluid), 복강액(peritoneal fluid) 등이 있다.

혈액매개 감염질환 노출 시 일차 조치

주삿바늘에 찔리거나 점막에 묻은 경우에는 멸균증류수 혹은 물로 씻거나 헹군다. 피부 소독제로 노출 부위를 소독하는 것은 질병 전파를 줄인다는 명확한 증거는 없으나, 소독제의 사용이 금기는 아니다(표 24-8).

표 24-7 지표환자 전염성 강도 및 전염 가능기간

지표환자 검사결과			
결핵증상	객담도말양성	흉부방사선 공동	전염 가능 기간
예	예 또는 아니오	예 또는 아니오	• 결핵증상 시작 3개월 전 시점 • 객담 도말 및 흉부 방사선 진단일 중 가장 앞선 시점으로부터 3개월 전
아니오	아니오	아니오	• 진단일로부터 이전 4주 시점부터
아니오	둘 중 하나 이상 예		• 객담 도말 또는 흉부 방사선 진단일 중 앞선 진단일의 이전 3개월 시점부터

표 24-8 혈액, 체액 노출 시 일차 조치법

혈액, 체액 노출 시 상황	노출 시 일차 조치
찔림 사고	• 즉시 물과 비누로 씻어낸다.
피부에 혈액, 체액이 튄 경우	• 즉시 물과 비누로 씻어낸다. • 피부에 소독제를 사용할 필요는 없다. • 피부를 문지르지 않는다.
눈에 혈액, 체액이 튄 경우	• 적어도 15분 동안 물 또는 생리식염수로 눈을 씻어낸다.
입, 코에 혈액, 체액이 튄 경우	• 즉시 혈액, 체액을 뱉어내고, 물로 여러 번 입안을 헹군다. • 코를 푼 후 물 또는 생리식염수로 코 안을 세척한다. • 소독제를 사용하지 않는다.

출처: WHO(2010), Best practices for injection and related procedures toolkit.

만약 눈이나 점막에 튄 경우는 충분히 세척한다(그림 24-4). 눈에 혈액, 체액 등의 감염성물질이 튀었을 때는 즉시 눈을 손가락으로 고정한 채 물로 세척하고, 눈동자를 움직이도록 한다. 세척시간은 15분 이상이어야 한다. 콘택트렌즈를 착용하였다면 물로 세척을 하면서 콘택트렌즈를 제거한다.

혈액매개 감염질환 노출 보고

혈액 및 체액에 노출된 경우 노출과 관련된 상황, 노출원과 관련된 내용, 노출 후 조치 내용 등을 포함한 노출 보고서를 반드시 작성하도록 한다. 작성한 보고서는 관리부서에서 보관하도록 하여 추후에 발생할지도 모르는 직원감염발생 시 근거자료로 활용할 수 있도록 해야 한다.

혈액매개 감염질환 종류에 따른 조치사항

의료기관 직원이 감염성질환에 노출된 경우 신속하게 진단하고, 처리하는 것이 가장 중요하다. 감염성질환에 노출되었을 때 직원의 면역상태와 임신 여부 등에 따라 적절한 예방약 투여, 검사, 상담 및 주기적인 추후검사를 시행해야 한다. 또한 추후검사에서 감염이 확인된 경우에는 직원격리, 치료 등의 관리가 필요하다.

노출원인 환자를 대상으로 B형 간염 바이러스(hepatitis B virus, HBV), C형 간염 바이러스(hepatitis C virus, HCV), 사람면역결핍바이러스(human immunodeficiency virus, HIV) 감염에 대한 평가를 시행한다. 감염상태를 모른다면, 노출원에게 사고에 대해 알리고 혈액매개감염에 대한 혈청학적 검사를 시행한다.

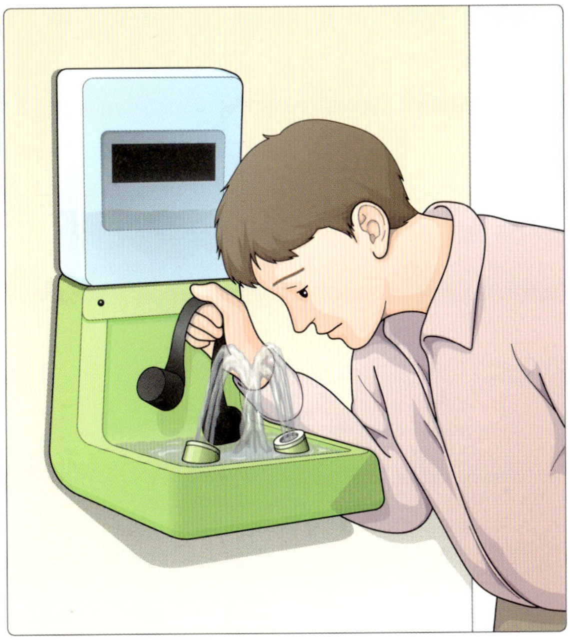

그림 24-4 Eye wash station 사용

감수성이 있는 직원이 B형 간염에 노출되었을 때의 감염률은 1~30%이며 노출원의 B형 간염 바이러스 상태

표 24-9 B형 간염 바이러스 감염에서의 혈청학적 진단

HBsAg	IgM Anti-HBc	Total Anti-HBc	Anti-HBs	의의
+	−	−	−	anti-HBc가 형성되기 전인 급성 B형 간염의 초기 상태
+	+	+	−	급성 B형 간염의 초기 또는 만성 B형 간염의 악화 상태
−	+	+	− 또는 +	급성 B형 간염을 앓고서 최근 회복된 상태
+	−	+	−	만성 B형 간염 상태(보유자 또는 만성 간염)
−	−	+	+	과거 B형 간염의 회복상태(자연감염에 의한 면역이 있는 상태)
−	−	−	+	B형 간염 백신에 의한 면역이 있는 상태
−	−	+	−	4가지 가능성 존재 ① 급성 B형 간염의 회복 ② 먼 과거에 면역이 생겼으나 anti-HBs 양이 감소하여 검사에 검출이 되지 않을 정도로 낮음 ③ 면역이 없으나 anti-HBc가 위양성 ④ 만성 감염자이나 HBsAg 양이 검사에 음성일 정도로 낮음

표 24-10 B형 간염 바이러스의 경피 또는 점막 노출 후의 권장 예방 조치법

노출된 사람의 상태[1]	감염원의 상태		
	HBsAg 양성	HBsAg 음성	HBsAg 미상
백신 미접종자	B형 간염 면역글로불린 주사[2] 1회+백신접종 3회	백신접종 3회	백신접종 3회
백신 과거 접종자			
표면항체 형성[3]	조치 필요없음	조치 필요 없음	조치 필요 없음
표면항체 미형성[4]	B형 간염 면역글로불린 주사 1회 + 백신접종 3회 또는 B형 간염 면역글로불린 주사 2회(1달 간격)[5]	조치 필요 없음	고위험(HBsAg 양성일 가능성이 높은 경우)에 해당되면 HBsAg 양성인 경우에 준해 조치
표면항체 형성 미상	anti-HBs 실시하여 결과에 따름 • anti-HBs ≥ 10mIU/mL: 조치 필요 없음 • anti-HBs < 10mIU/mL: HBIG 1회 + 백신접종 1회	조치 필요 없음	anti-HBs 실시하여 결과에 따름 • anti-HBs ≥ 10mIU/mL: 조치 필요 없음 • anti-HBs < 10mIU/mL: HBIG 1회, 1~2개월 후 anti-HBs 검사 시행[6]

1) 과거에 B형 간염 바이러스 감염이 이미 있었던 경우는 재감염에 대한 면역이 존재하기에 노출 후 예방조치가 필요 없음
2) B형 간염 바이러스와 백신의 동시 접종 시 서로 다른 부위에 접종, B형 간염 면역글로불린 주사 0.06 mL/kg(최대량 5mL) 근육주사로 노출 후 가능한 빨리, 최대 7일 이내에 접종함
3) 백신접종 후 anti-HBs ≥ 10 mIU/mL로 확인된 경우
4) 백신접종 후 anti-HBs < 10 mIU/mL로 확인된 경우
5) 과거에 백신 첫 3회 접종으로 anti-HBs < 10 mIU/mL로 확인된 후 2번째 3회 접종을 미완료한 경우는 B형 간염 면역글로불린 주사 1회와 백신접종 3회를 시행하고, 2번째 3회 백신접종(총 6회)을 실시했음에도 anti-HBs < 10mIU/mL로 확인된 경우는 B형 간염 면역글로불린 주사 2회로 시행함
6) 만약 anti-HBs < 10 mIU/mL인 경우는 백신을 2회 더 접종함

표 24-11 사람면역결핍바이러스에 대한 조치사항

노출 형태	침습적 노출		점막 및 피부노출	
혈액의 감염상태	심한 노출[5]	가벼운 노출[6]	다량 노출[7]	소량 노출[8]
사람면역결핍바이러스 양성-1급[1]	확장 3제 예방요법[9]		확장 3제 예방요법	기본 2제 예방요법
사람면역결핍바이러스 양성-2급[2]	확장 3제 예방요법	기본 2제 예방요법	기본 2제 예방요법[10]	
혈액의 사람면역결핍바이러스 감염 상태 모름[3]	예방요법 필요 없음. 그러나 사람면역결핍바이러스 위험요인이 있으면 기본 2제 예방요법을 고려함			
노출된 혈액을 확인할 수 없음[4]	예방요법 필요 없음. 그러나 사람면역결핍바이러스에 감염된 환자의 것으로 추정되면 기본 2제 예방요법을 고려함			
사람면역결핍바이러스 음성	예방요법 필요 없음			

1) 다량의 바이러스(1,500 RNA copies/mL 이상), 감염의 증상, 후천성면역결핍증 등이 있는 경우이다.
2) 무증상 또는 소량의 바이러스이다.
3) 노출된 혈액이 사망한 사람의 혈액이거나 추적이 불가능한 경우 등 검사할 수 없는 경우이다.
4) 폐기한 혈액 또는 주사침 등에 의한 노출로 혈액원을 파악할 수 없는 경우 등이다.
5) 환자의 근육 또는 혈관에 사용한 주사침이나 도구에 혈액이 묻어 있는 것이 육안으로 확인되는 경우 등이다.
6) 피상적 손상이거나 주사침에 혈액이 보이지 않는 경우 등이다.
7) 혈액이 뿌려지거나 흘려진 경우 등이다.
8) 혈액이 몇 방울 정도 묻은 경우 등이다.
9) 해당 전문가의 견해에 따라 결정한다.
10) 해당 전문가의 견해에 따라 결정한다.

표 24-12 혈액노출 후 추적관리

혈액매개감염성 질환의 종류	추적관리 내용 및 시기
B형 간염 바이러스	HBsAg: 노출 후 3개월, 6개월
C형 간염 바이러스	anti HCV RNA[1]: 4~6주 anti HCV[2]: 4~6개월
사람면역결핍바이러스	anti 사람면역결핍바이러스[3]: 6주, 12주, 6개월

1) anti HCV RNA: C형 간염 바이러스 RNA 검사
2) anti HCV: C형 간염항체 검사
3) anti HIV: 사람면역결핍항체 검사

에 따라 달라진다. B형 간염에 노출 후 예방요법을 결정하기 위해서는 노출원 환자의 B형 간염 표면항원(hepatitis B surface antigen: HBsAg) 상태와 노출직원의 B형 간염 예방접종 및 백신상태를 포함하여 몇 가지 요소들을 고려해야 한다.

면역력이 없는 직원이 B형 간염에 노출되면 B형 간염 면역글로불린 주사(Hepatitis B immune globulin, HBIG) 주사와 함께 B형 예방접종을 시행한다. B형 간염 면역글로불린 주사는 노출 후 가능한 빠른 시간 내에 주사한다(24시간 이내 투여가 좋으며, 최소 7일 이내 투여).

B형 간염 예방접종 시리즈(0, 1, 6개월 접종)를 1회 시행하였으나 효과적인 항체생성이 안 된 직원이 노출된 경우는 B형 간염 면역글로불린 주사 1회 투여 후 B형 간염 예방접종을 재시작한다. 노출된 직원은 HBsAg 검사를 노출 즉시, 3개월, 6개월에 받는다.

표 24-13 감염성질환의 종류와 노출 시 접촉자 관리

질병	접촉자 관리
콜레라(cholera)	• 발병 여부 관찰: 환자와 음식, 식수를 같이 섭취한 접촉자는 마지막 폭로 가능 시점부터 5일간 발병 여부를 감시
장티푸스(typhoid fever)	• 발병 여부 관찰: 마지막 노출 시점부터 21일까지 발병 여부를 감시 • 고위험군(식품업종사자, 수용시설 종사자 등)은 대변배양검사 결과가 나올 때까지는 음식취급, 탁아, 환자간호 등 금지
파라티푸스(paratyphoid fever)	• 발병 여부 관찰: 마지막 노출 시점부터 21일까지 발병 여부를 감시 • 고위험군(식품업종사자, 수용시설 종사자 등)은 대변배양검사 결과가 나올 때까지는 음식취급, 탁아, 환자간호 등 금지
세균성이질(shigellosis)	• 발병 여부 관찰: 환자와 음식, 식수를 같이 섭취하는 접촉자는 마지막 폭로 가능 시점부터 7일간 발병 여부를 감시 • 환자와 접촉한 사람이 설사 증상을 보일 경우 입원치료함. 설사가 소실되고 48시간 이상 경과한 후, 24시간 이상의 간격으로 시행한 대변이나 직장도말배양검사에서 연속 2회 음성 확인 • 고위험군(식품업종사자, 수용시설 종사자 등)은 대변배양검사 결과가 나올 때까지는 음식취급, 탁아, 환자간호 등 금지
장출혈성대장균(enterohemorrhagic *Escheria coli*) 감염증	• 발병 여부 관찰: 환자와 음식, 식수를 같이 섭취한 접촉자는 마지막 폭로가능 시점부터 8일간 발병 여부를 감시 • 고위험군(식품업종사자, 수용시설 종사자 등)은 대변배양검사 결과가 나올 때까지는 음식취급, 탁아, 환자간호 등 금지
A형 간염(hepatitis A)	• 면역글로불린 투여 및 예방접종 가능(노출 후 적어도 2주 이내에 투여)
유비저(melioidosis)	• 환자병변의 분비물 등에 노출된 경우 예방적 화학요법으로 doxycycline 등의 항균제를 2~3주간 투여

C형 간염 바이러스(hepatitis C virus, HCV)는 경피적으로 노출되었을 경우, 전파위험은 1.8% 정도이다. C형 간염 바이러스 노출 후 전파를 예방하기 위해 노출 직원에게 면역글로불린, 항바이러스제 혹은 면역억제제를 투여하는 것은 권고되지 않는다. C형 간염 바이러스에 노출된 직원은 기초검사로 anti-HCV, ALT검사를 시행한다. 추적검사는 노출 후 4~6주에 anti-HCV RNA검사를 시행하고, 4~6개월에 anti-HCV, ALT검사를 시행한다. HCV에 노출된 직원은 추적 조사기간 동안 이차 전파예방을 위해 성행위를 변경하거나 임신을 피하거나 혹은 수유를 중단하는 등의 특별한 조치를 할 필요는 없으나, 혈액, 혈장, 기관, 조직 또는 정액공여는 삼가야 한다.

사람면역결핍바이러스 감염은 경피적으로 노출되었을 경우, 전파위험은 약 0.3%이고, 점막에 노출되었을 경우는 약 0.09%이다. 항레트로바이러스제(antiretrovial drug)의 예방적 투약은 가능한 빠른 시기(적어도 24시간 이내)에 시작하도록 하며, 오심, 구토, 설사 등 부작용을 견딜만하면 4주간 투여한다. 사람면역결핍바이러스 항체검사는 노출 당시와 노출 후 6주, 12주, 6개월에 실시한다. 2차 감염 전파예방을 위해 수혈이나 장기이식 등을 하지 않도록 하며, 성교 시 콘돔을 사용하고, 여성은 수유를 하지 않는다.

표 24-14 감염성질환에 노출되었거나 감염된 직원에 대한 근무제한

질병/증상	근무제한	제한 기간
결막염	환자 및 환자가 입원한 환경과 접촉 제한	분비물이 없어질 때까지
설사 질환		증상이 없어질 때까지
급성기(설사 및 다른 증상 동반)	환자 및 환자 입원 환경과 접촉 혹은 음식물 다루는 것을 제한	증상이 없어질 때까지
회복기, *Salmonella* spp.	고위험 환자 치료 제한	항균제 치료 후 24시간 이상 간격으로 실시한 2번의 배양검사에서 음성이 나올 때까지
디프테리아	근무제한	증상이 없어질 때까지
A형 간염	환자 및 환자가 입원한 환경과 음식물 다루는 것을 제한	
B형 간염		
노출되기 쉬운 시술을 시행하지 않는 급성 또는 만성 B형 간염 표면항원을 가진 사람	제한하지 않음	
노출되기 쉬운 시술을 하는 급성 또는 만성 B형 간염 표면항원을 가진 사람	전문가 검토 및 자문이 있을 때까지 수술 등 침습적인 시술을 시행하지 않도록 함	HBeAg이 음성으로 나올 때까지
C형 간염	추천되는 바 없음	
herpes simplex		
Genital	제한하지 않음	병소가 치유될 때까지
Hands(herpetic whitlow)	환자 및 입원한 환경과 접촉 제한	
Orofacial	고위험 환자 치료 시 제한이 필요한지 평가	
사람면역결핍바이러스		
감염	전문가에게 자문을 구할 때까지 침습적인 시술을 시행하지 않도록 함	
홍역		
감염	근무제한	발진 생긴 후 7일까지
노출 후(감수성이 있는 사람)	근무제한	마지막 노출 후 5일부터 21일까지 발진 발생 후 4일까지
수막알균 감염	근무제한	효과적인 치료 시작 후 24시간까지
유행성 이하선염		
감염	근무제한	이하선염 발생 후 9일까지
노출 후(감수성이 있는 사람)	근무제한	처음 노출 후 12일부터 마지막 노출 후 26일까지 혹은 이하선염 발생 후 9일까지
이	환자와 접촉 제한	치료가 되고 성체 또는 미성숙된 이가 관찰되지 않을 때까지

표 24-14 감염성질환에 노출되었거나 감염된 직원에 대한 근무제한(계속)

질병/증상	근무제한	제한 기간
백일해		
감염	근무제한	카타르가 시작부터 발작 후 3주까지 혹은 효과적인 항균제 치료 시작 후 5일까지
노출 후(무증상인 경우)	근무제한 없음. 예방요법 추천됨	
노출 후(증상이 있는 경우)	근무제한	효과적인 항균제 치료 후 5일까지
풍진		
감염	근무제한	발진 발생 후 5일까지, 딱지가 생길 때까지
노출 후(감수성이 있는 사람)	근무제한	첫 노출 후 7일부터 마지막 노출 후 21일까지
옴	환자와 접촉 제한	의학적으로 치료될 때까지
황색포도알균 감염		
삼출물이 있는 피부병변	환자 환자가 입원한 환경 또는 음식물 다루는 것을 제한	병소가 치유될 때까지
보균	역학적으로 연관성이 있는 경우는 제한하지 않음	
그룹 A 사슬알균 감염	환자, 환자 입원 환경 혹은 음식물 다루는 것을 제한	적절한 치료 시작 후 24시간까지
결핵		
급성기	근무제한	감염성이 없는 것으로 증명(AFB음성)될 때까지
PPD 음성에서 양성으로 전환	제한하지 않음	
수두		
감염	근무제한	모든 병소가 건조되고 딱지가 생길 때까지
노출 후(감수성이 있는 사람)	근무제한	
대상포진		
건강한 사람의 국소화된 감염	병소를 덮고, 고위험 환자 치료 제한	모든 병소가 건조되고 딱지가 생길 때까지
면역저하자의 전신 또는 국소 감염	환자와 접촉제한	모든 병소가 건조되고 딱지가 생길 때까지
노출 후(감수성이 있는 사람)	환자와 접촉제한	첫 노출 후 8일부터 마지막 노출 후 21일까지 (대상포진 면역글로불린을 투여받았다면 28일), 만약 수두가 발생했다면 모든 병소가 건조되고 딱지가 생길 때까지
급성 발열을 동반한 바이러스성 호흡기 감염	고위험 환자 치료로부터 제한하거나 호흡기세포융합 바이러스(respiratory syncytial virus,RSV)와 인플루엔자가 지역에서 발생하는 동안 고위험 환자가 있는 환경으로부터 제한	급성 증상이 없어질 때까지

기타 감염성질환

그 외 감염성질환의 종류와 노출 시 접촉자 관리는 다음과 같다.

감염성질환에 이환된 직원관리

감염된 직원이 확인되면 질환치료를 시작하고, 일부 감염병의 경우, 의료기관 내의 전파를 예방하기 위하여 근무제한이 필요하다. 주요 근무제한 질환은 표 24-14와 같다.

MICRO NOTES

혈액 노출로 인한 직원감염 사례

1992년 9월 펜실베니아에 위치한 병원 중환자실에서 근무하던 린다 아놀드(Lynda Arnold)는 응급실에서 올라온 환자에게 차트 확인 없이 환자에게 혈관카테터를 삽입하는 과정에서 환자가 팔로 쳐서 주삿바늘에 찔리게 되었다. 환자의 정보를 확인한 결과, 환자가 사람면역결핍바이러스 검염인임을 알게 되었다. 린다 아놀드는 3주 후 발열, 발진, 인후통 등의 증상을 보였고 결국 노출 6개월 후 사람면역결핍바이러스로 진단받게 되었다.

학습문제

1. 임상실습 도중 B형 간염 환자의 혈액이 눈에 튀었다. 다음 중 가장 먼저 해야 할 일은 무엇인가?

① 병동 수간호사에게 감염성물질에 노출되었음을 알리고, 보고서를 작성한다.
② 응급실로 달려가 진료를 받고, 혈액검사를 시행한다.
③ 안경을 착용했으니 별 일 아니라고 생각하고, 실습을 계속 한다.
④ 혈액이 눈에 튄 즉시 eye washer station으로 달려가 15분간 눈을 물로 세척한다.
⑤ 환자의 혈액매개 감염질환 여부를 확인하기 위해 환자에게 검사를 시행해 줄 것을 병원에 요청한다.

2. 주삿바늘 찔림 사고를 예방하기 위한 행위로 맞지 않는 것은 무엇인가?

① 주삿바늘을 구부리거나 손으로 분리하지 않는다.
② 손상성 의료폐기물 전용용기는 가득 채운 후 교환하도록 한다.
③ 혈액매개 감염환자에게는 안전바늘을 사용한다.
④ 수술실 간호사는 찔림 사고 예방을 위해 이중장갑을 착용한다.
⑤ 주삿바늘의 캡을 씌울 때 양손을 사용하지 않고, 한 손 기법(one hand technique)을 사용한다.

3. 병원직원의 경우, 매년 접종해야 하는 예방접종은 무엇인가?

① 인플루엔자
② B형 간염
③ 수두
④ MMR
⑤ A형 간염

참고문헌

결핵 진료지침 개정위원회(2017). 결핵진료지침(3판).
김경미 외(2016). 알기 쉬운 감염관리, 정담미디어, 233-251.
대한의료관련감염관리학회(2017). 의료기관의 감염관리, 한미의학, 873-910.
박순미, 정인숙, 전성숙(2007). 수술에 참여하는 의료인의 자상예방지침 준수와 관련요인. 대한임상건강증진학회지 7(4), 276-283.
산업안전보건법 시행규칙 제 98조.
윤성원 외(2014). 환자안전의 핵심 감염관리, 도서출판 오래, 345-391.
이재영, 박정숙(2017). 간호대학생의 임상실습 중 주사침 자상 발생 예측요인, 기본간호학회지 24(1), 84-94.
정미현(2015). 간호대학생의 혈액 및 체액 노출실태, 감염예방 표준주의 지식, 인지도 및 수행도, 한국콘텐츠학회 논문지, 15(4), 316-329.
질병관리본부(2017). 국가결핵관리지침.
질병관리본부(2017). 예방접종 대상 감염병의 역학과 관리.
호리 사토시(2017). 현장에서 바로 통하는 감염관리, 메디캠퍼스.
Bolyard E. A., et al.(1998). Guideline for Infection Control in Health Care Personnel, Am J Infect Control 26: 289-354.
WHO(2010). Best practices for injection and related procedures toolkit.

찾아보기

ㅈ

B

C

D

E

F

G

H

I

J

K

L

M

X

Y

Z